**Arzneimittel-Atlas 2014**

Bertram Häussler, Ariane Höer, Elke Hempel (Hrsg.)

# Arzneimittel-Atlas 2014

## Der Arzneimittelverbrauch in der GKV

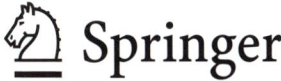

Prof. Dr. med. Bertram Häussler
Mediziner und Soziologe
bertram.haeussler@iges.de

Dr. med. Ariane Höer
Ärztin für Pharmakologie und Toxikologie
ariane.hoer@iges.de

Elke Hempel
Diplom-Ökonomin
elke.hempel@iges.de

IGES Institut GmbH
Friedrichstraße 180
10117 Berlin
www.iges.de
www.arzneimittel-atlas.de

„IGES Arzneimittel-Atlas" ist eine eingetragene Marke der IGES Institut GmbH.

ISBN-13 978-3-662-43446-8        ISBN 978-3-662-43447-5 (eBook)
DOI 10.1007/ 978-3-662-43447-5

Die Deutsche Nationalbibliothek verzeichnet diese Publikation in der Deutschen Nationalbibliografie;
detaillierte bibliografische Daten sind im Internet über http://dnb.d-nb.de abrufbar.

Springer Medizin
© Springer-Verlag Berlin Heidelberg 2014

Dieses Werk ist urheberrechtlich geschützt. Die dadurch begründeten Rechte, insbesondere die der Übersetzung, des Nachdrucks, des Vortrags, der Entnahme von Abbildungen und Tabellen, der Funksendung, der Mikroverfilmung oder der Vervielfältigung auf anderen Wegen und der Speicherung in Datenverarbeitungsanlagen, bleiben, auch bei nur auszugsweiser Verwertung, vorbehalten. Eine Vervielfältigung dieses Werkes oder von Teilen dieses Werkes ist auch im Einzelfall nur in den Grenzen der gesetzlichen Bestimmungen des Urheberrechtsgesetzes der Bundesrepublik Deutschland vom 9. September 1965 in der jeweils geltenden Fassung zulässig. Sie ist grundsätzlich vergütungspflichtig. Zuwiderhandlungen unterliegen den Strafbestimmungen des Urheberrechtsgesetzes.

Produkthaftung: Für Angaben über Dosierungsanweisungen und Applikationsformen kann vom Verlag keine Gewähr übernommen werden. Derartige Angaben müssen vom jeweiligen Anwender im Einzelfall anhand anderer Literaturstellen auf ihre Richtigkeit überprüft werden.

Die Wiedergabe von Gebrauchsnamen, Warenbezeichnungen usw. in diesem Werk berechtigt auch ohne besondere Kennzeichnung nicht zu der Annahme, dass solche Namen im Sinne der Warenzeichen- und Markenschutzgesetzgebung als frei zu betrachten wären und daher von jedermann benutzt werden dürfen.

Planung: Diana Kraplow
Projektmanagement: Dr. Astrid Horlacher
Lektorat: Gertrud Hammel, Aystetten
Umschlaggestaltung: Fotosatz-Service Köhler GmbH – Reinhold Schöberl, Würzburg
Anatomische Abbildungen: Dr. Katja Dalkowski, Buckenhof
Satz und digitale Bearbeitung der Abbildungen: Fotosatz-Service Köhler GmbH – Reinhold Schöberl, Würzburg

Gedruckt auf säurefreiem und chlorfrei gebleichtem Papier

Springer Medizin ist Teil der Fachverlagsgruppe Springer Science+Business Media
www.springer.com

# Autoren- und Mitarbeiterverzeichnis

## Autoren

*Xiaoyu Chen*
IGES Institut GmbH

*Dr. Katarina Dathe*
IGES Institut GmbH

*Prof. Dr. Bertram Häussler*
IGES Institut GmbH

*Dr. Robert Haustein*
IGES Institut GmbH

*Elke Hempel*
IGES Institut GmbH

*Dr. Ariane Höer*
IGES Institut GmbH

*Christoph de Millas*
IGES Institut GmbH

## Unter Mitarbeit von

*Sabine König*
IGES Institut GmbH

*Steffen Richter*
IGES Institut GmbH

*Jürgen Rost*
INSIGHT Health GmbH & Co. KG

*Tobias Woköck*
IGES Institut GmbH

## Mitglieder des projektbegleitenden Beirats

*Dr. Jürgen Bausch*
Ehrenvorsitzender der Kassenärztlichen Vereinigung Hessen

*Regina Feldmann*
Vorstand der Kassenärztlichen Bundesvereinigung

*Prof. Dr. Christoph H. Gleiter*
Geschäftsführer der CenTrial GmbH, Geschäftsführer des Koordinierungszentrums für Klinische Studien an den Universitätsklinika Tübingen und Ulm (KKS-TU GmbH)

*Dr. Andreas Penk*
Vorsitzender der Geschäftsführung der Pfizer Deutschland GmbH

*Dr. Bernhard Rochell*
Hauptgeschäftsführer der Bundesärztekammer (BÄK)

*Dr. Sebastian Schmitz*
Hauptgeschäftsführer der Bundesvereinigung Deutscher Apothekerverbände (ABDA)

*Ulrich Weigeldt*
Bundesvorsitzender des Deutschen Hausärzteverbandes e.V.

*Prof. Dr. Eberhard Wille*
Stellv. Vorsitzender des Sachverständigenrates zur Begutachtung der Entwicklung im Gesundheitswesen

# Inhalt

| | | |
|---|---|---|
| **1** | **Zusammenfassung – Das Wichtigste in Kürze** | 1 |
| **2** | **Arzneimittelausgaben der gesetzlichen Krankenversicherung im Jahr 2013 im Überblick** | 3 |
| 2.1 | Grundelemente der Ausgabenentwicklung | 3 |
| 2.2 | Apothekenumsätze versus Erstattungspreise | 5 |
| 2.3 | Entwicklung der Apothekenumsätze | 5 |
| 2.4 | Die Komponenten der Ausgabenveränderungen im Überblick | 10 |
| 2.5 | Die Komponenten im Einzelnen | 15 |
| 2.6 | Betrachtung des Marktes für Individualrabatte | 37 |
| 2.7 | Marktentwicklung von Wirkstoffen mit Generikaeinführungen 2012/2013 | 45 |
| **3** | **Umsatzveränderungen in einzelnen Indikationsgruppen** | 49 |
| 3.1 | A02 Mittel bei säurebedingten Erkrankungen | 51 |
| 3.2 | A10 Antidiabetika | 61 |
| 3.3 | A16 Andere Mittel für das alimentäre System und den Stoffwechsel | 74 |
| 3.4 | B01 Antithrombotische Mittel | 87 |
| 3.5 | B02 Antihämorrhagika | 101 |
| 3.6 | B03 Antianämika | 110 |
| 3.7 | C02, C03, C07, C08, C09 Mittel zur Behandlung der Hypertonie | 121 |
| 3.8 | C10 Lipidsenkende Mittel | 137 |
| 3.9 | G04 Urologika | 148 |
| 3.10 | J01 Antibiotika zur systemischen Anwendung | 160 |
| 3.11 | J05 Antivirale Mittel zur systemischen Anwendung | 170 |
| 3.12 | Schwerpunkt Prävention durch Impfen – J07 Impfstoffe | 184 |
| 3.13 | L01 Antineoplastische Mittel | 212 |
| 3.14 | L02 Endokrine Therapie (zytostatische Hormone) | 227 |
| 3.15 | L03 Immunstimulanzien | 237 |
| 3.16 | L04 Immunsuppressiva | 248 |
| 3.17 | M01 Antiphlogistika und Antirheumatika | 263 |
| 3.18 | M05 Mittel zur Behandlung von Knochenkrankheiten | 273 |
| 3.19 | N02 Analgetika | 282 |
| 3.20 | N03 Antiepileptika | 293 |
| 3.21 | N04 Antiparkinsonmittel | 304 |
| 3.22 | N05 Psycholeptika | 314 |
| 3.23 | N06 Psychoanaleptika | 327 |
| 3.24 | N07 Andere Mittel für das Nervensystem | 340 |
| 3.25 | R03 Mittel bei obstruktiven Atemwegserkrankungen | 351 |
| 3.26 | S01 Ophthalmika | 364 |
| **4** | **Regionale Entwicklung von Ausgaben und Verbrauch** | 377 |

| | | |
|---|---|---|
| **5** | **AMNOG: Aktueller Stand der frühen Nutzenbewertung nach § 35 SGB V** | 383 |
| 5.1 | Übersicht zum Verfahrensstand | 383 |
| 5.2 | Nutzenbewertungen 2012 und 2013 | 393 |
| 5.3 | Nutzenbewertungen des Bestandsmarkts | 396 |
| 5.4 | Folgen für die Versorgung – Opt-out | 397 |
| 5.5 | Verbrauch von Wirkstoffen mit abgeschlossener Nutzenbewertung | 398 |
| 5.6 | Ergebnisse der Erstattungsbetragsverhandlungen | 413 |
| 5.7 | Fazit | 416 |
| | | |
| **6** | **Methodische Erläuterungen** | 419 |
| 6.1 | ATC-Klassifikation | 420 |
| 6.2 | DDD-Konzept | 421 |
| 6.3 | Datenbasis | 424 |
| 6.4 | Statistische Komponentenzerlegung/Indexanalyse | 427 |
| 6.5 | Epidemiologie, Bedarf und Angemessenheit der Versorgung | 432 |
| 6.6 | Entwicklung der Indikationsgruppen | 434 |
| 6.7 | Aufteilung des Arzneimittelmarktes in Versorgungssegmente | 435 |
| 6.8 | Regionale Arzneimittelanalysen | 435 |
| 6.9 | Rabatte in der gesetzlichen Krankenversicherung | 437 |
| 6.10 | Internationaler Preisvergleich | 439 |
| | | |
| **7** | **Tabellarische Informationen** | 441 |
| | **Glossar** | 453 |
| | **Stichwortverzeichnis** | 455 |

# Vorwort zum Arzneimittel-Atlas 2014

Der Arzneimittel-Atlas erscheint mit dieser Ausgabe zum neunten Mal in Folge. Zentrales Thema ist weiterhin der Verbrauch von Arzneimitteln innerhalb der GKV und die damit assoziierten Ausgaben der Krankenkassen. Rabatte auf Arzneimittel beeinflussen die Ausgaben inzwischen in hohem Maße. Als Reaktion darauf hat sich im Arzneimittel-Atlas die Darstellung der Arzneimittelausgaben auf Basis von Erstattungspreisen bereits etabliert. Die Betrachtung der Prävalenz von Erkrankungen und des resultierenden Behandlungsbedarfs ist weiterhin von großer Bedeutung für die Bewertung des Verbrauchs, genau wie die Analyse struktureller Einflussfaktoren, die im Arzneimittel-Atlas 2014 für das Berichtsjahr 2013 besonders im Hinblick auf Verschiebungen zwischen Therapieansätzen und Analog-Wirkstoffen erneut besonders dynamische Entwicklungen zeigte.

Der Arzneimittel-Atlas 2014 untersucht 95 Indikationsgruppen, davon 30 im Detail. Eine gewisse Kontinuität hat inzwischen auch das Thema der individuellen Rabattverträge nach § 130a Abs. 8 SGB V (Kapitel 2). Erneut gib es eine zusammenfassende Darstellung zu Wirkstoffen, bei denen der Patentablauf zur Einführung von Generika geführt hat. Die Analyse der Arzneimittel-Ausgaben auf regionaler Ebene ist inzwischen ebenfalls aus dem Arzneimittel-Atlas nicht mehr wegzudenken (Kapitel 4). Die Darstellung der regionalen Verbrauchsunterschiede für jede Indikationsgruppe anhand einer Landkarte sowie die Analyse und Diskussion der Unterschiede wird fortgeführt. Damit liefert der Arzneimittel-Atlas die Basis für den interregionalen Vergleich.

Unter den Indikationskapiteln findet sich in diesem Jahr ein Schwerpunktkapitel zum Thema Impfstoffe (Kapitel 3.12). In einem weiteren Sonderkapitel werden auch wieder die Auswirkungen der mit dem AMNOG eingeführten „frühen Nutzenbewertung" diskutiert (Kapitel 5).

Unser Dank gilt der Firma INSIGHT Health und ihrem Geschäftsführer, Herrn Roland Lederer, die uns wie schon in den Vorjahren die Datenbasis des Arzneimittel-Atlas zur Verfügung stellten. Für die finanzielle Unterstützung unserer Arbeit am Atlas danken wir dem Verband Forschender Arzneimittelhersteller. Wir danken ebenfalls unserem wissenschaftlichen Beirat, der die Arbeit am Arzneimittel-Atlas kritisch begleitet hat. Für die Inhalte des Arzneimittel-Atlas 2014 zeichnen aber ausschließlich die Herausgeber und Autoren verantwortlich. Zuletzt ist den Mitarbeitern beim Springer-Verlag für ihre Flexibilität und die große Unterstützung der Arbeit am Arzneimittel-Atlas zu danken.

*Berlin, im Juli 2014*

*Prof. Dr. Bertram Häussler*
*Dr. Ariane Höer*
*Elke Hempel*

Ergänzende Informationen unter:
www.arzneimittel-atlas.de

# Vorwort zum ersten Arzneimittel-Atlas (Arzneimittel-Atlas 2006)

Valide Informationen über die Versorgung der Bevölkerung mit Arzneimitteln und die dadurch entstehenden Ausgaben für die Kostenträger sind unverzichtbar für eine verantwortliche Gestaltung ihrer medizinischen und wirtschaftlichen Rahmenbedingungen. Vor diesem Hintergrund kommt dem Arzneiverordnungs-Report, der diese Funktion seit über 20 Jahren wahrnimmt, ein großer Verdienst zu.

In dieser Zeit haben jedoch enorme Veränderungen stattgefunden: Die Mehrzahl der Arzneimittel, die vor 20 Jahren eingesetzt wurden, werden heute nicht mehr verwendet. Viele davon werden heute von Fachleuten abgelehnt, weil sie keinen wissenschaftlichen Standards genügen. Polypragmasie und eine gewisse Beliebigkeit der Anwendung gehörten damals notwendigerweise zum Alltag des Verordnens, das noch wenig von finanziellen Restriktionen beeinflusst war. Die heutige Arzneimitteltherapie hat damit nicht mehr viel gemein: Leitlinien prägen ihren Einsatz. Die Wirtschaftlichkeit des Einsatzes von Arzneimitteln wird ständig thematisiert und von Patienten, Ärzten und Apothekern eingefordert.

Vor dem Hintergrund dieses Wandels erschien es uns angebracht, die Angemessenheit der durch den Arzneiverordnungs-Report bereitgestellten Information zu untersuchen. Das Ergebnis unserer Analyse ließ es sinnvoll erscheinen, einen neuen Ansatz zu entwickeln und umzusetzen. Der vorliegende Arzneimittel-Atlas bietet sich nunmehr als alternatives Informationssystem an.

Dass der Atlas überhaupt realisiert werden konnte, hatte jedoch zwei unverzichtbare Voraussetzungen: Die Verfügbarkeit der Verordnungsdaten der gesetzlichen Krankenversicherung und die Finanzierung des Vorhabens.

Die erforderlichen Daten wurden uns von der Firma INSIGHT Health zur Verfügung gestellt, die diese erst seit relativ kurzer Zeit bereitstellen kann. Wir danken insbesondere Herrn Roland Lederer für seine vertrauensvolle Unterstützung. Es ist zu wünschen, dass die derzeitigen Planungen zur Gesundheitsreform nicht dazu führen werden, dass das frühere Datenmonopol wieder hergestellt wird und alternative Berichtssysteme wie der Arzneimittel-Atlas unmöglich werden.

Dem Verband Forschender Arzneimittelhersteller danken wir für das Vertrauen, ein solches Vorhaben in vertretbarer Zeit überhaupt realisieren zu können, sowie für die dafür erforderliche finanzielle Unterstützung.

Besonderer Dank gilt unserem früheren Kollegen Peter Reschke, der seit 1. Juli dieses Jahres Geschäftsführer des Instituts des Bewertungsausschusses ist. Er hat das komplizierte Formelwerk entwickelt und seine Umsetzung begleitet.

Den Mitgliedern des projektbegleitenden Beirats danken wir ganz herzlich für ihre wertvollen Beiträge zur Ausgestaltung der Methode und zur Interpretation der Resultate. Für den Inhalt sind jedoch ausschließlich die Autoren verantwortlich.

*Berlin, im September 2006*

*Prof. Dr. Bertram Häussler*
*Dr. Ariane Höer*
*Elke Hempel*
*Philipp Storz*

# 1 Zusammenfassung – Das Wichtigste in Kürze

Im Jahr 2013 änderten sich die gesetzlichen Rahmenbedingungen für die ambulante Arzneimittelversorgung in der gesetzlichen Krankenversicherung (GKV) kaum, weshalb der Ausgabenanstieg 2013 wieder der langfristigen Marktentwicklung entsprach. Die Regelungen des „Gesetzes zur Änderung krankenversicherungsrechtlicher und anderer Vorschriften" (GKV-ÄndG), insbesondere die erhöhten Rabattsätze und das Preismoratorium, galten weiterhin und entfalteten entsprechende Wirkung. Die Ausgaben der GKV für Arzneimittel stiegen 2013 nach der amtlichen Statistik KJ1/KV45 um 3,4% bzw. 989 Mio. Euro auf 30,19 Mrd. Euro. Nach einem Rückgang im Jahr 2011 und einem geringfügigen Anstieg 2012 lagen die Arzneimittelausgaben damit wieder auf dem Niveau des Jahres 2010 (30,18 Mrd. Euro). Dennoch kam es auch 2013 zu höheren Einsparungen als in den Vorjahren. Die geleisteten Rabatte der Hersteller betrugen 2013 5,6 Mrd. Euro und waren damit um 680 Mio. Euro bzw. 16,2% höher als 2012. An der Steigerung trugen die Abschläge und das Preismoratorium nach § 130a Abs. 1a und 3a SGB V zu gut 30%, die individuellen Rabatte nach § 130a Abs. 8 und § 130b SGB V zu knapp 70% bei. Die Zuzahlungen der Patienten waren 2013 mit 2,0 Mrd. Euro nur um 97 Mio. Euro höher als im Vorjahr. Bezieht man auch die Apothekenabschläge mit ein, dann wurden den Kassen 2013 in Summe Abschläge und Zuzahlungen von 8,7 Mrd. Euro gewährt (676 Mio. Euro mehr als 2012).

Unter den 30 im Detail betrachteten Indikationsgruppen von Fertigarzneimitteln war 2013 bei 17 Gruppen im Vergleich zum Vorjahr ein Anstieg der Ausgaben auf Basis der Erstattungspreise zu beobachten. An erster Stelle lagen – wie bereits in den Vorjahren – die Immunsuppressiva mit 348 Mio. Euro (2012: 214 Mio. Euro), gefolgt von den antithrombotischen Mitteln mit 219 Mio. Euro (2012: 122 Mio. Euro). An dritter Stelle lagen die antineoplastischen Mittel mit 125 Mio. Euro (2012: 65 Mio. Euro). Für insgesamt elf der betrachteten Indikationsgruppen konnte 2013 ein Ausgabenrückgang von mindestens 10 Mio. Euro festgestellt werden. Am höchsten war der Ausgabenrückgang bei den Mitteln mit Wirkung auf das Renin-Angiotensin-System mit 103 Mio. Euro und den Psycholeptika mit 71 Mio. Euro. Ursache waren in diesen Gruppen erhebliche Einsparungen durch Generikasubstitution. Den dritthöchsten Ausgabenrückgang verzeichneten die Immunstimulanzien, bei denen durch Rabattverträge die Preiskomponente am stärksten zu den Einsparungen von 63 Mio. Euro beitrug.

Wie in der Vergangenheit war auch 2013 der Verbrauchsanstieg der stärkste Treiber für den Ausgabenanstieg. Der Wert der Verbrauchskomponente lag 2013 mit 703 Mio. Euro nur wenig unter dem Vorjahreswert von 728 Mio. Euro. Am stärksten trugen zu dem verbrauchsbedingten Ausgabenanstieg erneut die Immunsuppressiva bei, gefolgt von den antithrombotischen Mitteln.

Der Anteil höherpreisiger Analog-Wirkstoffe und die Modernisierung der Therapie erhöhten 2013 die Ausgaben mit insgesamt 694 Mio. Euro in ähnlichem Maße wie 2012 mit 683 Mio. Euro. Hier ist besonders die Therapieansatzkomponente zu nennen, die

2013 die Ausgaben um 525 Mio. Euro erhöhte. Als Ursache für den Anstieg der Therapieansatzkomponente sind vor allem höhere Verbrauchsanteile der direkten Faktor-Hemmer in der Gruppe der antithrombotischen Mittel sowie des CYP17-Inhibitors Abirateron in der Gruppe der endokrinen Therapie zu nennen.

Diesem Ausgabenanstieg insbesondere durch neue Arzneimittel standen 2013 mit 609 Mio. Euro anbieterbezogene Einsparungen durch die Generika- und Herstellerkomponente gegenüber, die jedoch deutlich unter den Einsparungen des Vorjahres von 852 Mio. Euro lagen. Den größten Beitrag leisteten Einsparungen durch Generikasubstitution, die bei 356 Mio. Euro lagen. Zu nennen sind hier vor allem die Einführung weiterer Generika für Angiotensin-II-Antagonisten und der steigende Anteil von Generika für die Neuroleptika Olanzapin und Quetiapin.

Die Preiskomponente hatte 2013 mit insgesamt nur 0,1 Mio. Euro keinen Einfluss auf die Ausgaben. 2012 trug sie mit 670 Mio. Euro noch massiv zu den Einsparungen bei. In der Preiskomponente schlugen sich 2013 die Änderungen in der Apothekenvergütung nieder, die zu Mehrausgaben von 374 Mio. Euro führten.

Das Schwerpunktkapitel dieser Auflage ist dem Thema Prävention durch Impfen gewidmet. Im Vordergrund stehen die Impfungen gegen das humane Papillomavirus (HPV) sowie gegen Masern. Die HPV-Impfung wird seit 2007 von der ständigen Impfkommission empfohlen. Durch die Impfung soll die Häufigkeit des Gebärmutterhalskrebses gesenkt werden. Inzwischen konnte gezeigt werden, dass sowohl die Prävalenz der durch die Impfung erfassten HPV-Stämme als auch von Zellveränderungen am Gebärmutterhals nach Einführung der Impfung rückläufig sind. Dennoch ist die Impfquote in Deutschland mit 35 bis 40% sehr niedrig, während bspw. in Großbritannien 80% erreicht werden. Ziel der WHO war es, die Masern bis 2015 auszurotten. Durch zweimalige Impfung und hohe Impfquoten könnte dies erreicht werden. In Deutschland wurde das vorgegebene Ziel der WHO einer Durchimpfung von mindestens 95% bislang nicht erreicht – für die erforderliche 2. Impfung liegt die Impfquote lediglich bei 92%.

In einem weiteren Sonderkapitel werden die Auswirkungen des Gesetzes zur Neuordnung des Arzneimittelmarktes in der gesetzlichen Krankenversicherung (AMNOG) betrachtet, das seit Januar 2011 für jeden neu eingeführten Wirkstoff eine Nutzenbewertung durch den Gemeinsamen Bundesausschuss (G-BA) vorsieht. Auf Basis dieser Nutzenbewertung wird dann entschieden, ob das Arzneimittel in das Festbetragssystem eingegliedert wird oder ob ein Erstattungsbetrag entsprechend dem ermittelten Zusatznutzen verhandelt wird. Erwartungsgemäß wird der Zusatznutzen von den Herstellern höher eingeschätzt. Aber auch G-BA und IQWiG urteilen unterschiedlich: Das IQWiG orientiert sich bei der Bewertung eher an formalen Kriterien, der G-BA berücksichtigt die Versorgungsrealität stärker. Trotz der Anerkennung eines Zusatznutzens durch den G-BA werden viele Wirkstoffe nur zurückhaltend eingesetzt. Teilweise kann dies dadurch erklärt werden, dass Alternativen – darunter sowohl etablierte als auch neuere Wirkstoffe – in Konkurrenz zu den bewerteten Wirkstoffen stehen. Erwartungen, dass die Patienten durch das AMNOG schneller mit nutzbringenden Arzneimittelinnovationen versorgt würden, haben sich bisher nicht durchgängig erfüllt.

Beim Vergleich mit den Preisen in den 15 europäischen Ländern, die bei den Preisverhandlungen berücksichtigt werden können, zeigt sich, dass für die meisten Arzneimittel der von der GKV erstattete Preis unter dem europäischen Durchschnitt liegt; für einige Produkte ist er sogar niedriger als das europäische Minimum.

# 2 Arzneimittelausgaben der gesetzlichen Krankenversicherung im Jahr 2013 im Überblick

Bertram Häussler, Christoph de Millas

Im Jahr 2013 gab es keine fundamentalen gesetzlichen Eingriffe in den ambulanten Arzneimittelmarkt der gesetzlichen Krankenversicherung (GKV), es kam daher zu einem Ausgabenanstieg entsprechend dem langfristigen Trend. Die Regelungen des „Gesetzes zur Änderung krankenversicherungsrechtlicher und anderer Vorschriften" (GKV-ÄndG), welches im August 2010 in Kraft trat, galten weiterhin. Für die Abgaben der pharmazeutischen Unternehmer galten ein Herstellerabschlag von 16 % für Arzneimittel ohne Festbetrag und ein Preismoratorium. Die mit dem „Gesetz zur Neuordnung des Arzneimittelmarktes in der gesetzlichen Krankenversicherung" (AMNOG) eingeführte frühe Nutzenbewertung in Verbindung mit Preisverhandlungen führte 2013 zu steigenden Einspareffekten. Bis Ende des Jahres 2013 wurden für fast 30 Wirkstoffe Erstattungsbeträge festgelegt. Im Verhältnis zu anderen gesetzlichen Maßnahmen zur Senkung der Arzneimittelausgaben, wie bspw. den individuellen Rabattverträgen nach § 130b Abs. 8 SGB V, waren die Einsparungen aber immer noch gering.

Die Ausgaben der gesetzlichen Krankenversicherung (GKV) für Arzneimittel nach der Statistik des Bundesministeriums für Gesundheit (BMG) stiegen 2013 um 3,4 % (bzw. 989 Mio. Euro) von 29.198 Mio. auf 30.188 Mio. Euro (◘ Tab. 2.1). Nach einem Rückgang im Jahr 2011 und einem minimalen Anstieg 2012 lagen die Arzneimittelausgaben damit wieder auf dem Niveau des Jahres 2010 (30.180 Mio. Euro).

## 2.1 Grundelemente der Ausgabenentwicklung

Die GKV-Arzneimittelausgaben entsprechend der amtlichen Statistik setzen sich aus drei Elementen zusammen:

» Umsätze aus Verordnungen für Arzneimittel, Verbandmittel etc., die über Apotheken ausgeliefert werden mit Ausnahme der Impfstoffe
» Abschläge auf diese Umsätze durch Rabatte und Zuzahlungen
» Sonstige Umsätze von anderen Lieferanten sowie für Artikel, die nicht Arzneimittel sind, aber dort erfasst werden

Die Umsätze der Apotheken mit Arznei- und Verbandmitteln zu Apothekenverkaufspreisen stiegen – berechnet aus der amtlichen Statistik des BMG (Jahresstatistik KJ1 für 2011 und 2012 und Quartalsstatistik KV45 für das Jahr 2013, Stand 07.03.2014) – um 4,5 % bzw. 1.548 Mio. Euro auf 35.742 Mio. Euro (◘ Tab. 2.1) (Vorjahreswert 2,7 % bzw. 885 Mio. Euro).

Den gestiegenen Umsätzen standen Abschläge gegenüber, die den Kassen im Vergleich zum Vorjahr zusätzliche Entlastungen von insgesamt 676 Mio. Euro brachten (Vorjahr -797 Mio. Euro). Die geleisteten Zuzahlungen nahmen weiter zu. Sie stiegen im Vergleich zum Vorjahr um 97 Mio. Euro. Ein Grund dafür war zum einem die gestiegene Anzahl von Verordnungen. Für Fertigarzneimittel nahmen diese von 2012 nach 2013 um 1,7 % zu. Eine weitere Ursache war der Wegfall der Praxisgebühr zum 01.01.2013. Für alle Zuzahlungen gilt eine Belastungsgrenze von 2 % (bzw. 1 % für chronisch kranke Patienten)

◻ **Tab. 2.1** Elemente der Ausgabenentwicklung der GKV für Arznei- und Verbandmittel in den Jahren 2011 bis 2013.

| | Element der Ausgabenentwicklung | Quelle | 2011 (Mio. Euro) | 2012 (Mio. Euro) | 2013 (Mio. Euro) | Differenz 2012 vs. 2013 (Mio. Euro) | Differenz 2012 vs. 2013 (%) |
|---|---|---|---|---|---|---|---|
| I | Gesamtsumme Arznei- und Verbandmittel aus Apotheken nach AVP* | IGES-Berechnung | 33.309 | 34.194 | 35.742 | 1.548 | 4,5 |
| II | Abschläge auf diese Umsätze | | −7.231 | −8.028 | −8.704 | −676 | 8,4 |
| | darunter | | | | | | |
| IIa | Zuzahlungen von Patienten | KJ1/KV45 | −1.807 | −1.927 | −2.024 | −97 | 5,1 |
| IIb | Arzneimittelrabatte von Herstellern (gesetzlich und individuell) | KJ1/KV45 | −4.238 | −4.922 | −5.602 | −680 | 13,8 |
| IIc | Arzneimittelrabatte von Apothekern | KJ1/KV45 | −1.186 | −1.178 | −1.077 | 101 | −8,6 |
| III | Sonstiges** | KJ1/KV45 | 2.906 | 3.032 | 3.150 | 118 | 3,9 |
| | **Ausgaben GKV** | KJ1/KV45 | **28.984** | **29.198** | **30.188** | **989** | **3,4** |

\* Aus Apotheken, ohne Hilfsmittel, zu Apothekenverkaufspreisen
\*\* Ausgaben für Arzneimittel außerhalb der vertragsärztlichen Versorgung, Digitalisierung der Verordnungsblätter, Arzneimittel von sonstigen Lieferanten und dem Versandhandel
Quelle: ABDA, BMG (KJ1, KV45/ Stand 7.3.2014), NVI (INSIGHT Health), IGES-Berechnungen

des jährlichen Bruttoeinkommens. Mit dem Ende der Praxisgebühr müssen betroffene Patienten nun mehr Zuzahlungen für Arzneimittel leisten, bis sie die Belastungsgrenze erreichen. Weitere Faktoren, die auf die Höhe der Zuzahlungen einen Einfluss hatten, waren die Preisentwicklung und der Anteil der erlassenen Zuzahlungen in Folge von Festbeträgen und Rabattverträgen nach § 130a SGB V.

Die Rabatte der Hersteller bewirkten 2013 nach der Statistik des BMG eine zusätzliche Entlastung der GKV in Höhe von 680 Mio. Euro gegenüber 2012 (Vorjahr: −685 Mio. Euro). In der Statistik wird dabei zwischen den gesetzlichen und individuellen Rabatten unterschieden. Die gesetzlichen Rabatte umfassen Abschläge nach § 130a Abs. 1 bis 3b SGB V. Die individuellen Rabatte beinhalten die Rabattverträge nach § 130a Abs. 8 als auch die verhandelten Abschläge nach § 130b zwischen dem GKV-Spitzenverband und den pharmazeutischen Unternehmen auf Basis der frühen Nutzenbewertung nach § 35a durch den Gemeinsamen Bundesausschuss (G-BA). Obwohl es wie 2012 zu keiner Änderung in den gesetzlichen Rabatten kam, stiegen sie im Jahr 2013 mit 8,1% relativ stark. Bezüglich der individuellen Rabatte nach

§ 130b ist zu berücksichtigen, dass die zu leistenden Rabatte erst seit Februar 2013 in der Lauer-Taxe aufgeführt wurden. Für 2012 waren diese Rabatte in der Quartalsstatistik (KV45) noch nicht oder nur zu einem geringerem Teil enthalten. Im endgültigen Rechnungsergebnis (KJ1) waren sie vermutlich berücksichtigt. Für 2013 kann von einer Vollerfassung ausgegangen werden. Die Höhe der geleisteten Individualrabatte nahm insgesamt um 19,9% zu (eine Aufteilung findet sich unter Tabelle 6.7. in ▶ Kap. 6), d. h. insbesondere die Einsparungen bei den individuellen Rabattverträgen wuchsen weiterhin kräftig (Details siehe ▶ Abschn. 2.6).

Die geleisteten Abschläge der Apotheker nahmen für das Jahr 2013 deutlich ab (um 101 Mio. Euro). Dies war Folge des gesunkenen Apothekenabschlags von 2,05 Euro auf 1,75 Euro in der ersten Jahreshälfte 2013 bzw. auf 1,85 Euro in der zweiten Jahreshälfte.

Die sonstigen Ausgaben für Arzneimittel außerhalb der vertragsärztlichen Versorgung, die Digitalisierung der Verordnungsblätter und für Arzneimittel sonstiger Lieferanten sowie des Versandhandels nahmen 2013 mit 3,9% etwas stärker zu als die gesamten Ausgaben für Arzneimittel. Nach einem Rückgang im Vorjahr stiegen 2013 die Ausgaben für Arzneimittel aus dem Versandhandel wieder um 2,1%. Der Versandhandel wuchs damit aber schwächer als der Gesamtmarkt, entsprechend blieb der Anteil an den gesamten Arzneimittelausgaben mit 1,3% weiterhin gering.

## 2.2 Apothekenumsätze versus Erstattungspreise

Im Arzneimittel-Atlas 2014 erfolgt die Darstellung der Ausgabenentwicklung wie im Vorjahr auf Basis der Erstattungspreise. Das heißt, alle von Herstellern und Apotheken gewährten Abschläge und Rabatte nach § 130, § 130a Abs. 1, 1a, 3a, 3b und 8 und § 130b SGB V wurden berücksichtigt. Lediglich die Zu- und Aufzahlungen der Patienten konnten nicht berücksichtigt werden, da sich Informationen über erlassene Zuzahlungen wegen Überschreitung der Belastungsgrenze nach § 62 SGB V nicht der einzelnen Verordnung zuordnen ließen. Diese hier berichteten Erstattungspreise spiegeln somit den arzneimittelbezogenen Betrag wider, welcher von den Krankenkassen erstattet und von den Patienten gezahlt wurde. Vereinbarungen über Erstattungsbeträge nach § 130b SGB V wurden auf Basis des Informationsstandes zum 01.03.2014 berücksichtigt. Es wurde davon ausgegangen, dass alle Rabatte nach § 130b, die bis zum 01.03.2014 gemeldet wurden, rückwirkend ab zwölf Monaten nach Markteintritt geleistet wurden. Die Vorgehensweise zur Berechnung der Erstattungspreise ist in ▶ Kap. 6 beschrieben.

## 2.3 Entwicklung der Apothekenumsätze

Um mit den Arzneimittel-Atlanten der Vorjahre kompatibel zu sein, erfolgte auch für den Arzneimittel-Atlas 2014 die Auswahl der betrachteten Arzneimittelgruppen auf Basis der Apothekenverkaufspreise. Die betrachteten Komponenten wurden hingegen, wie in ▶ Abschn. 2.2 dargelegt, auf Basis der Erstattungspreise berechnet. Gemeinsame Grundlage für alle Berechnungen im Arzneimittel-Atlas 2014 waren die Daten der „Nationalen Verordnungsinformation" (NVI).

Bei Betrachtung der Umsätze auf Basis der Apothekenverkaufspreise auf der Ebene von 95 Indikationsgruppen wiesen zwölf Indikationsgruppen im Jahr 2013 eine Umsatzveränderung von mehr als 40 Mio. Euro auf. Die Indikationsgruppe »Ophthalmika« (S01) zur Behandlung von Augenerkrankungen überschritt dabei 2013 zum ersten Mal im Betrachtungszeitraum diese Schwelle. Seit dem ersten Arzneimittel-Atlas (Ausgabe 2006) wurden somit für insgesamt 33 Indikationsgruppen mindestens einmal Umsatzveränderungen von mehr als 40 Mio. Euro ausgewiesen (siehe ▶ Kap. 4). Die betrachteten Indikationsgruppen sind in ◘ Tab. 2.2 aufgeführt. In Folge der Aufnahme der Gruppe S01 wurde für den Arzneimittel-Atlas 2014 auf eine vertiefende Darstellung der Indikationsgruppen zu Allergenen (V01) und Diagnostika (V04) verzichtet, da es sich bei beiden Indikationen nicht um Arzneimittel im engeren Sinne handelt und es in den letzten Jahren zu keinen größeren strukturellen Veränderungen in diesen Märkten gekommen war. Es bilden somit 30 Gruppen die Grundlage für die Analysen im Arzneimittel-Atlas 2014 auf Basis der Verordnungen für Fertigarzneimittel. Die topographische Darstellung der Gruppen erfolgt in ◘ Abb. 2.1. Sie zeigt die zwölf Indikationsgruppen mit einer Umsatzveränderung von mehr als 40 Mio. Euro im Jahr 2013. Insgesamt erhöhte sich für 21 der betrachteten Indikationsgruppen der Umsatz im Vergleich zum Vorjahr (◘ Tab. 2.2). Bei über zwei Drittel der betrachteten Indikationsgruppen zeigte sich ein Umsatzanstieg und damit eine deutlich höhere Dynamik als im Vorjahr.

Der mit Abstand größte Umsatzanstieg wurde, wie schon in den Jahren zuvor, für die Gruppe der Immunsuppressiva (L04) festgestellt (376,7 Mio. Euro). Der zweitstärkste Umsatzanstieg erfolgte in der Indikationsgruppe der antithrombotischen Mittel (B01) mit 248,5 Mio. Euro. Diese Entwicklung war noch stärker als im Vorjahr durch den Faktor-Xa-Hemmer Rivaroxaban geprägt. Die Umsätze für Rivaroxaban stiegen 2013 um 210,4 Mio. Euro (im Vorjahr 89,5 Mio. Euro). Ein deutlich höherer Umsatzanstieg als im Vorjahr zeigte sich ebenfalls bei den Fertigarzneimitteln der antineoplastischen Mittel (L01). Insbesondere für den Therapieansatz der Proteinkinase-Hemmer nahmen die Umsätze um 124,4 Mio. Euro zu. Für die Indikationsgruppe der antineoplastischen Mittel insgesamt stiegen die Umsätze um 146,8 Mio. Euro. Auch für Antidiabetika (A10) blieb 2013 mit 135,5 Mio. Euro der Umsatzanstieg auf einem hohen Niveau. Der Anstieg wurde in erster Linie durch Fixkombinationen und DPP-IV-Inhibitoren getragen. Für die Gruppe der endokrinen Therapie (L02) gingen 2012 die Umsätze noch leicht um 8,8 Mio. Euro zurück (◘ Abb. 2.2). Im Jahr 2013 folgte dann ein kräftiger Anstieg von 135,2 Mio. Euro. Dies war mit 24,9% auch der größte relative Anstieg über alle betrachteten Indikationsgruppen. Ursächlich ist der CYP17-Inhibitor Abirateron zu nennen, dessen Umsatz im Jahr 2012 um 116,8 Mio. Euro und 2013 um 139,6 Mio. Euro stieg. Im Jahr 2012 wurde dieser Anstieg durch Patentausläufe bei den Enzyminhibitoren komplett abgefangen, da hier die Umsätze durch die hohen Generikaquoten um 116,4 Mio. Euro zurückgingen. Da 2012 schon sehr hohe Generikaquoten erreicht wurden, reduzierte sich der Umsatz für die Enzyminhibitoren 2013 nur noch um 13,8 Mio. Euro und der Umsatzanstieg durch Abirateron wurde kaum kompensiert.

Im Bereich der Indikationsgruppen mit einem Umsatzrückgang erlebten die Psycholeptika (N05) mit 99,3 Mio. Euro den stärksten Rückgang. Dies war weiterhin Folge des generischen Wettbewerbs für Olanzapin und Quetiapin. Die Umsatzentwicklung in der Gruppe der antiviralen Mittel zur systemischen Anwendung (J05) wurde 2012 (Anstieg um 190,3 Mio. Euro) und 2013 (Rückgang um 99,3 Mio.) insbesondere durch die Proteasehemmer Boceprevir und Telaprevir zur Behandlung der chronischen Hepatitis C beeinflusst. Nach einem steilen Anstieg zur Markteinführung Ende 2011, gefolgt von einer Umsatzsteigerung von 105,7 Mio. Euro 2012, brachen die Umsätze 2013 um 78,0 Mio. Euro ein (siehe ▶ Kap. 5.4).

Weitere Aufschlüsse über die Umsatzdynamik des Jahres 2013 ergeben sich aus einer differenzierten Betrachtung nach Versorgungssegmenten. Diese gliedern den GKV-Markt in Grund-, Spezial-, Supportiv- und HIV-Versorgung. Die Grundversorgung

## 2.3 Entwicklung der Apothekenumsätze

**Tab. 2.2** Umsätze und Umsatzveränderungen in den 31 betrachteten Indikationsgruppen in den Jahren 2012 und 2013.

| ATC 3 | Indikationsgruppe | Umsatz (Mio. Euro) | Umsatz (Mio. Euro) | Umsatzänderung (Mio. Euro) | Prozentuale Veränderung gegenüber Vorjahr |
|---|---|---|---|---|---|
| | | 2012 | 2013 | 2012 vs. 2013 | 2012 vs. 2013 |
| L04 | Immunsuppressiva | 2.485,6 | 2.862,3 | 376,7 | 15,2 |
| B01 | Antithrombotische Mittel | 1.018,2 | 1.266,7 | 248,5 | 24,4 |
| L01 | Antineoplastische Mittel | 1.103,2 | 1.250,0 | 146,8 | 13,3 |
| A10 | Antidiabetika | 2.058,8 | 2.194,3 | 135,5 | 6,6 |
| L02 | Endokrine Therapie | 543,1 | 678,3 | 135,2 | 24,9 |
| R03 | Mittel bei obstruktiven Atemwegserkrankungen | 1.633,8 | 1.700,1 | 66,3 | 4,1 |
| J01 | Antibiotika zur systemischen Anwendung | 786,2 | 842,4 | 56,2 | 7,1 |
| S01 | Ophthalmika | 562,8 | 605,9 | 43,1 | 7,7 |
| M01 | Antiphlogistika und Antirheumatika | 712,2 | 744,0 | 31,7 | 4,5 |
| N02 | Analgetika | 1.684,2 | 1.713,0 | 28,7 | 1,7 |
| N03 | Antiepileptika | 840,5 | 866,3 | 25,8 | 3,1 |
| L03 | Immunstimulanzien | 1.424,6 | 1.447,0 | 22,4 | 1,6 |
| A16 | Andere Mittel für das alimentäre System und den Stoffwechsel | 252,7 | 274,5 | 21,8 | 8,6 |
| C02 | Antihypertonika | 322,0 | 341,9 | 19,9 | 6,2 |
| N04 | Antiparkinsonmittel | 532,5 | 549,5 | 17,0 | 3,2 |
| C03 | Diuretika | 403,4 | 420,3 | 16,9 | 4,2 |
| N07 | Andere Mittel für das Nervensystem | 184,4 | 199,0 | 14,6 | 7,9 |
| B02 | Antihämorrhagika | 178,7 | 188,2 | 9,5 | 5,3 |
| C07 | Beta-Adrenorezeptor-Antagonisten | 652,0 | 660,5 | 8,5 | 1,3 |
| G04 | Urologika | 370,2 | 377,3 | 7,1 | 1,9 |
| N06 | Psychoanaleptika | 1.126,4 | 1.128,2 | 1,8 | 0,2 |
| C08 | Calciumkanalblocker | 290,4 | 284,9 | -5,5 | -1,9 |
| J07 | Impfstoffe | 1.012,4 | 999,8 | -12,6 | -1,2 |
| M05 | Mittel zur Behandlung von Knochenerkrankungen | 363,6 | 350,5 | -13,0 | -3,6 |
| B03 | Antianämika | 254,2 | 240,5 | -13,7 | -5,4 |
| A02 | Mittel bei säurebedingten Erkrankungen | 821,6 | 795,3 | -26,4 | -3,2 |
| C10 | Lipidsenkende Mittel | 637,8 | 592,9 | -44,9 | -7,0 |
| C09 | Mittel mit Wirkung auf das Renin-Angiotensin-Syste | 1.903,9 | 1.854,5 | -49,4 | -2,6 |
| J05 | Antivirale Mittel zur systemischen Anwendung | 1.141,5 | 1.085,0 | -56,5 | -4,9 |
| N05 | Psycholeptika | 1.154,6 | 1.055,3 | -99,3 | -8,6 |
| | Sonstige Gruppen | 5.966,6 | 6.084,6 | 118,0 | 2,0 |
| | **Gesamt** | **32.422,2** | **33.653,0** | **1.230,8** | **3,8** |

Quelle: IGES-Berechnungen nach NVI (INSIGHT Health)

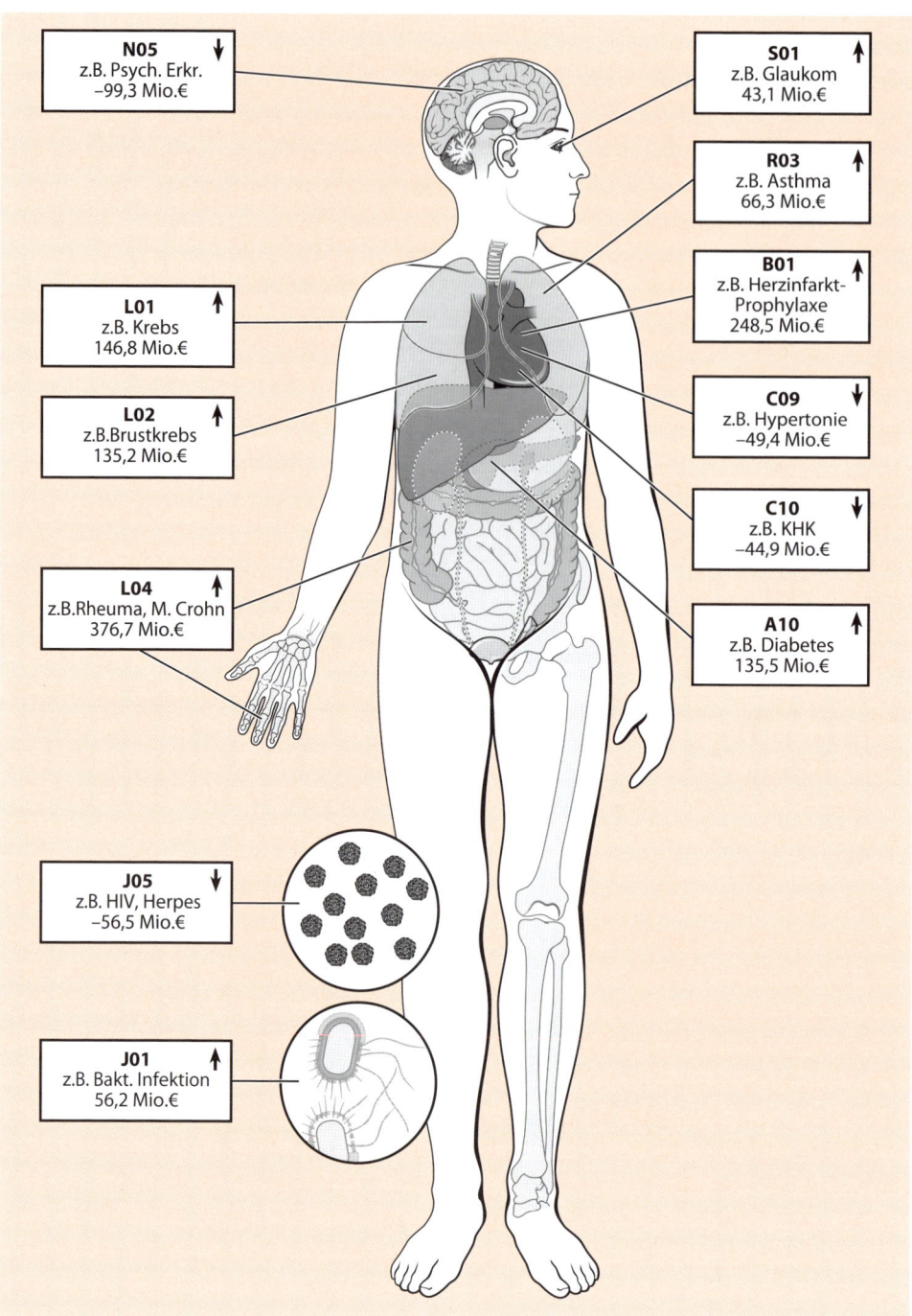

**Abb. 2.1** Medizinisch-topographische Zuordnung der Umsatzveränderungen im Jahr 2013 für Indikationsgruppen mit Umsatzsteigerungen bzw. -rückgängen von mehr als 40 Mio. Euro.
Quelle: IGES-Darstellung auf Basis NVI (Insight Health)

2.3 Entwicklung der Apothekenumsätze

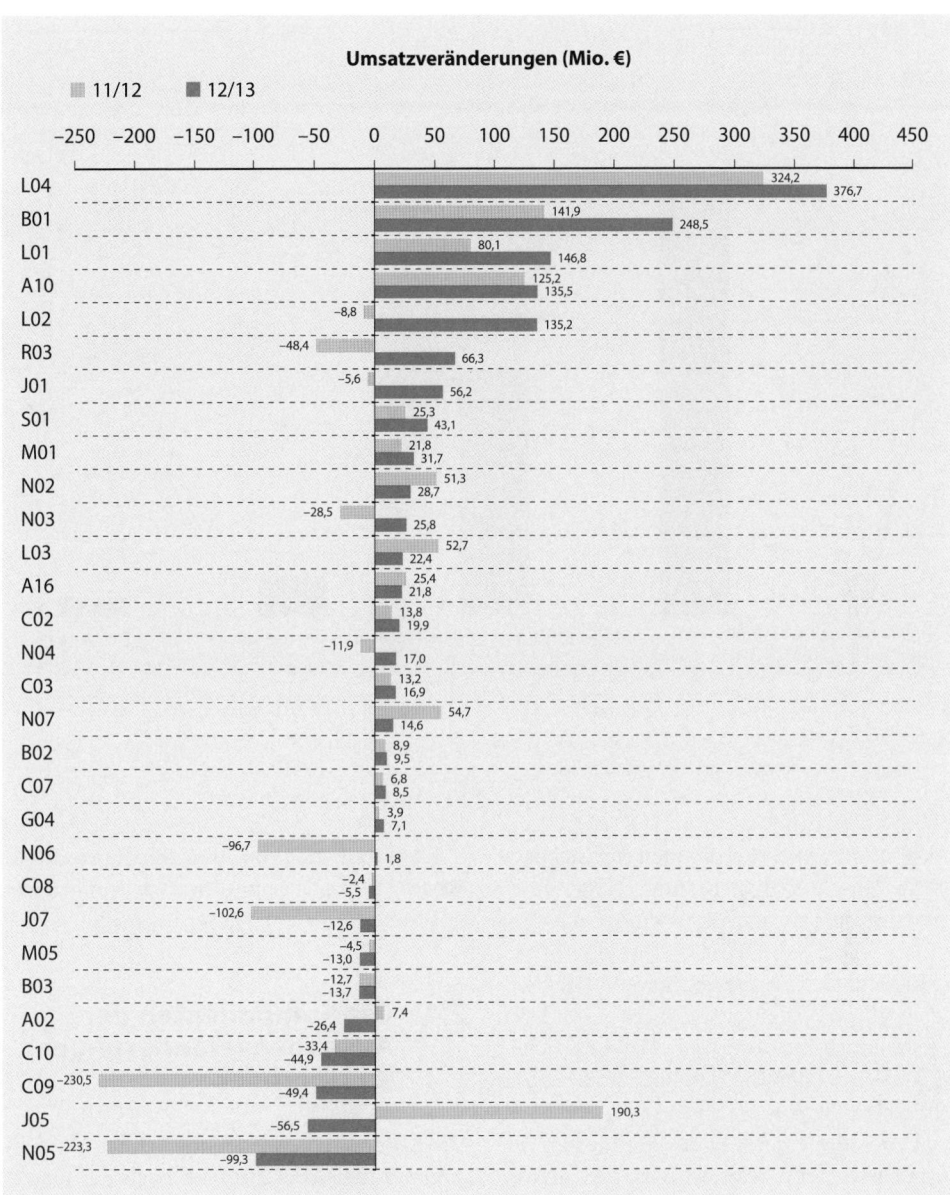

◘ **Abb. 2.2** Umsatzveränderungen gegenüber dem Vorjahr in den 30 betrachteten Indikationsgruppen in den Jahren 2012 und 2013 in Mio. Euro.
Quelle: IGES-Berechnungen nach NVI (INSIGHT Health)

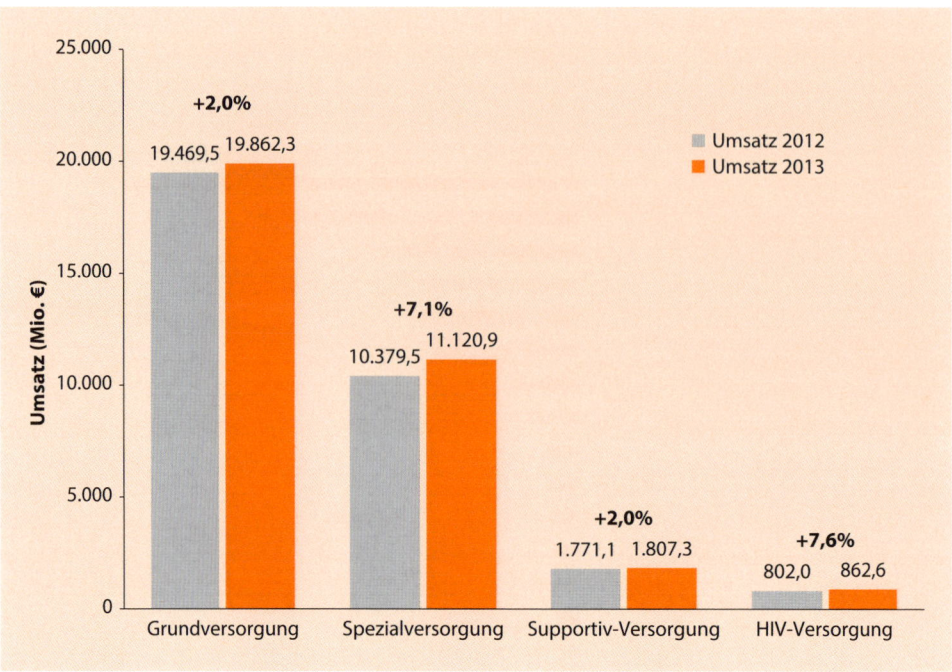

◘ **Abb. 2.3** Arzneimittelumsätze zulasten der GKV in den Jahren 2012 und 2013 nach Versorgungssegmenten in Mio. Euro.
Quelle: IGES-Berechnungen nach NVI (INSIGHT Health)

führen Hausärzte und die meisten Fachärzte durch. Die Spezialversorgung erfolgt durch spezialisierte Fachärzte bzw. wird durch diese initiiert. Die Supportivversorgung umfasst hauptsächlich die Schmerztherapie. Die HIV-Versorgung wird aufgrund ihrer besonderen Behandlungssituation und der ungleichen regionalen Verteilung der Prävalenz separat betrachtet (siehe ▶ Abschn. 6.7).

Durch die Trennung des Marktes in Versorgungssegmente zeigt sich, dass der Umsatzanstieg 2013 von 1.230,8 Mio. Euro für Fertigarzneimittel insbesondere auf die Entwicklung in der Spezialversorgung zurückzuführen war. Die Umsatzveränderung war in diesem Segment absolut (741,3 Mio. Euro) am größten. Der relative Anstieg war mit 7,1% ähnlich hoch wie in der HIV-Versorgung (7,6%). In der Grundversorgung zeigte sich nach einem Rückgang im Vorjahr nun wieder ein leichter Umsatzanstieg von 392,7 Mio. Euro (2,0%) (◘ Abb. 2.3). Die Supportivversorgung zeigte mit 2,0% die gleiche Steigerungsrate.

## 2.4 Die Komponenten der Ausgabenveränderungen im Überblick

Die Komponentenzerlegung erfolgt seit dem Arzneimittel-Atlas 2011 auf Basis der Erstattungspreise (zur detaillierten Beschreibung der Methodik siehe ▶ Abschn. 6.4), weshalb im Folgenden immer von Ausgaben die Rede ist. Die Änderung der Berechnungsbasis von Umsätzen auf Ausgaben beeinflusst vor allem die Preiskomponente. Für alle übrigen Komponenten ergeben sich ähnliche Ausprägungen wie bei einer Berechnung auf Basis der Apothekenverkaufspreise. Insofern bleibt die

## 2.4 Die Komponenten der Ausgabenveränderungen im Überblick

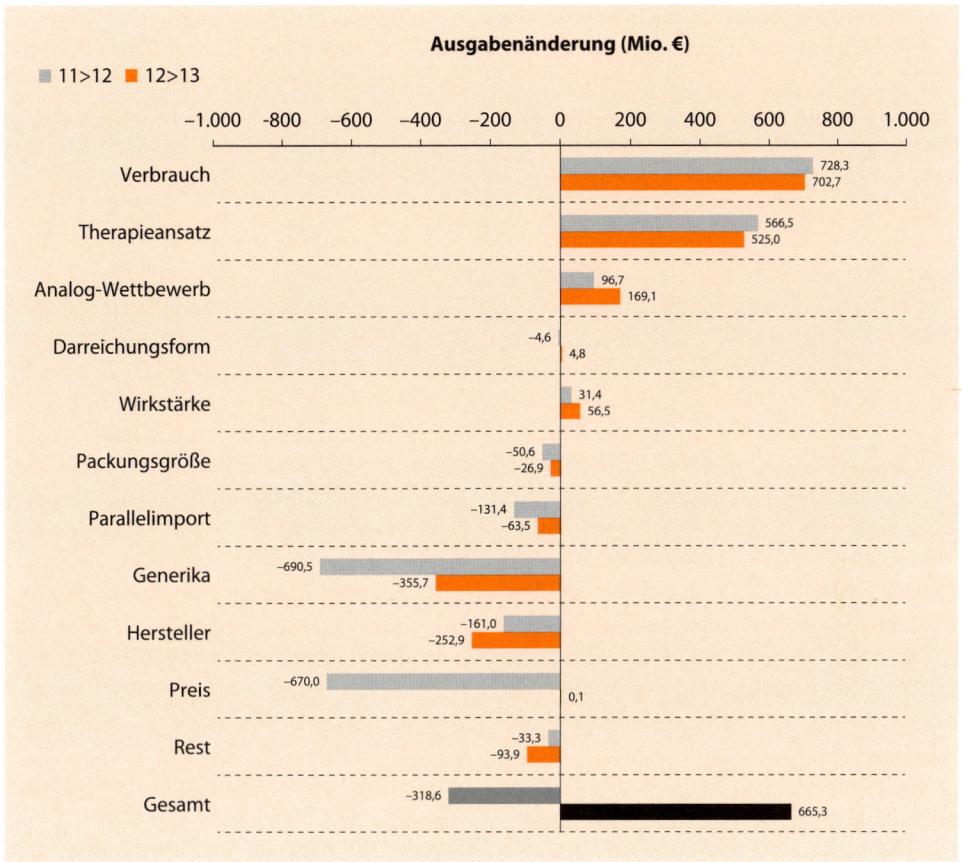

◻ **Abb. 2.4** Gesamte Ausgabenveränderung und Veränderung der Komponenten der Ausgabenentwicklung im GKV-Arzneimittelmarkt in den Jahren 2012 und 2013 in Mio. Euro.
Quelle: IGES-Berechnungen nach NVI (INSIGHT Health)

Vergleichbarkeit mit den früheren Ausgaben des Arzneimittel-Atlas für die meisten Komponenten gegeben. Für eine Gruppe von zehn verschiedenen Komponenten werden Ausgabenveränderungen für die Versichertengemeinschaft ermittelt, welche sich aus den Mengen-, Struktur- und Preisänderungen von 2012 auf 2013 ergeben haben.

Die Struktur der Veränderung der Ausgabenkomponenten ähnelt mit Ausnahme der Preiskomponente der des Vorjahres, einzelne Komponenten weisen aber in ihrem Ausmaß deutliche Unterschiede gegenüber dem vorherigen Berichtsjahr auf. Hierbei sind insbesondere die Veränderungen bei den Komponenten für Generika hervorzuheben (◻ Abb. 2.4).[1]

Im Jahr 2013 betrugen die Arzneimittelausgaben für Fertigarzneimittel auf Basis der Erstattungspreise 27.094 Mio. Euro. Nach dem Ausgabenrückgang im Vorjahr bedeutete dies einen deutlichen Anstieg von 665,2 Mio. Euro.

---

1 Die Werte der Komponentenzerlegung 2011/2012 weichen vom Arzneimittel-Atlas 2013 ab. Die Abweichung ergibt sich durch Datenaktualisierungen, insbesondere für Rabattverträge aufgrund nachträglich gemeldeter Zahlungen an das BMG (Details siehe Abschnitt 6.4).

Der Ausgabenanstieg, welcher durch die Verbrauchskomponente erklärt werden kann, fiel 2013 mit 702,7 Mio. Euro nur leicht niedriger aus als im Vorjahr (728,3 Mio. Euro). Der steigende Verbrauch von Arzneimitteln war also weiterhin die stärkste positive Treibkraft auf die Ausgabenentwicklung.

Die Komponente „Therapieansatz", ein Indikator für Fortschritte in der Therapie, ging mit einem Wert von 525,0 Mio. Euro im Vergleich zum Vorjahr (566,5 Mio. Euro) ebenfalls etwas zurück. Im Vergleich zu den Vorjahren lag die Komponente damit aber weiterhin auf relativ hohem Niveau.

Der durch die Komponente „Analog-Wettbewerb" angezeigte Ausgabenanstieg nahm 2013 im Vergleich zum Vorjahr mit einem Wert von 169,1 Mio. Euro deutlich zu (Vorjahr 96,7 Mio. Euro). Im Verhältnis zu den Verschiebungen zwischen Therapieansätzen spielten die Mehrausgaben durch den Einsatz von teureren Arzneimitteln auf der Ebene der Analog-Wirkstoffe aber 2013 eine ähnlich geringe Rolle wie im Vorjahr.

Im Jahr 2013 gab es geringfügige Ausgabensteigerungen durch Wechsel auf günstigere Darreichungsformen. Während es durch die Komponente „Darreichungsform" im Vorjahr zu geringen Einsparungen von 4,6 Mio. Euro kam, führten 2013 strukturelle Verschiebungen bei den Darreichungsformen zu einem leichten Ausgabenanstieg von 4,8 Mio. Euro.

Die Komponente „Wirkstärke" blieb auch 2013 positiv und führte zu Mehrausgaben von 56,5 Mio. Euro (Vorjahr: 31,4 Mio. Euro) in der GKV. Dies bedeutet, dass in Summe über alle Indikationsgruppen die Ausgabensteigerungen durch Verschiebungen zu vergleichsweise teureren Wirkstärken höher waren als die Einsparungen durch umgekehrte Verschiebungen in anderen Indikationsgruppen. Es fiel keine Indikationsgruppe durch auffallend hohe Ausgabensteigerungen oder Einsparungen bedingt durch diese Komponente auf.

In Bezug auf die Komponente „Packungsgröße" hielt der Trend zu größeren Packungen an, wenn auch mit abnehmender Tendenz. Im Jahr 2013 wurden Einsparungen von 26,9 Mio. Euro erzielt. Dies war noch einmal deutlich weniger als 2012 mit 50,6 Mio. Euro.

Parallelimporte trugen 2013 mit 63,5 Mio. Euro zu den Einsparungen bei. Das Volumen der Einsparungen durch günstigere Parallelimporte war somit deutlich niedriger als im Vorjahr mit 131,4 Mio. Euro. Der Anteil von Parallelimporten war gemessen am Verbrauch stagnierend. Einsparungen erklären sich daher auch aus Patentausläufen, bei denen der Anteil der Parallelimporte zugunsten noch günstigerer Generika oder rabattierter Originalprodukte zurückging.

Die Generikakomponente trug 2013 mit −355,7 Mio. Euro erheblich zu den Einsparungen bei und war damit wie im Vorjahr (−690,5 Mio. Euro) der größte strukturelle Einspareffekt. Somit konnte man beträchtliche Einsparungen durch den Wechsel von teureren Originalen auf günstigere Generika erreichen. Der Vergleich zu 2012 zeigt aber, dass es 2013 keine großen Patentausläufe gab (siehe auch ▶ Abschn. 2.7). Anders als im Vorjahr konnten die Mehrausgaben durch den höheren Anteil hochpreisiger Therapieansätze nicht durch Einsparungen infolge höherer Generikaquoten kompensiert werden.

Dafür spielten 2013 die Einsparungen innerhalb der Generika eine noch größere Rolle als 2012. Bei der Komponente „Hersteller" fiel für 2013 der Einsparungseffekt mit 252,9 Mio. Euro deutlich höher als im Vorjahr mit 161,0 Mio. Euro aus. Die Summe aus Generika-, Hersteller und Restkomponente zeigt, dass sowohl 2013 als auch 2012 durch die vermehrte Abgabe von Produkten günstigerer Generikahersteller bei gleicher Therapie die stärksten Einsparungen erzielt werden konnten. Dabei spielten auch die Rabattverträge eine Rolle, denn der Wechsel von nichtrabattierten Arzneimitteln auf rabattierte mit günstigeren Erstattungspreisen führte zu entsprechenden strukturellen Einsparungen.

Die Komponente „Preis" war mit 0,1 Mio. Euro faktisch unverändert. Im Jahr 2012 gab es hingegen noch einen Einspareffekt von 670,0 Mio. Euro. Eine Rolle spielte dabei, dass tief greifende Spargesetze sowohl 2012 als auch 2013 ausblieben Dafür gab es aber gesetzlich bedingte Mehrausgaben, insbesondere bei den Apotheken. Zum einem sank zum 01.01.2013 der Apothekenabschlag von 2,05 Euro auf 1,75 Euro bzw. 1,85 Euro ab dem 01.07.2013. Des Weiteren hatte es seit ihrer Einführung im Jahr 2004 keine Anpassung der fixen Apothekenvergütung gegeben. Dies geschah nun erstmals zum 01.01.2013 durch eine Anhebung von 8,10 Euro auf 8,35 Euro. Im August 2013 erfolgte dann eine weitere Erhöhung um 0,16 Euro zur Finanzierung des Notdienstes. Diese drei Maßnahmen hatten einen positiven Einmal-Effekt auf die Preise von schätzungsweise 374 Mio. Euro. Preissenkungen auf der Ebene der Abgabepreise der Unternehmen wurden somit durch Preiserhöhungen auf Ebene der Apothekenverkaufspreise kompensiert. Auch der Markt für die individuellen Rabatte nach § 130a Abs. 8 SGB V war in Bewegung. Die Höhe der geleisteten individuellen Rabatte nahm zwar 2013 zu, das Umsatzvolumen unter Rabatt selbst jedoch stagnierte, und für einzelne Wirkstoffe ging das Volumen stark zurück (siehe ▶ Abschn. 2.6.) Dies bedeutete aber für die Preiskomponente, dass die nochmalige Erhöhung des Rabattes für ein Produkt, das bereits unter Rabatt stand, einen geringeren Effekt auf die Komponente hatte als der komplette Wegfall des Rabatts. Preiserhöhungen durch die Unternehmen waren kaum festzustellen und wurden zudem durch das Preismoratorium aufgefangen.

Die Komponenten können dabei für die einzelnen Versorgungssegmente (zur Einteilung siehe ▶ Abschn. 2.3) sehr unterschiedlich ausfallen. Um zu einer übersichtlichen Betrachtung auf Ebene der Versorgungssegmente zu gelangen, wurden im Folgenden einzelne Komponenten zu Hauptkomponenten zusammengefasst.

„*Innovationen*" setzt sich aus den Komponenten „Therapieansatz" und „Analog-Wettbewerb" zusammen. Dahinter steht die Überlegung, dass diese Komponenten in der Regel dadurch zu Ausgabensteigerungen führen, dass der Anteil neuer Arzneimittel gegenüber älteren steigt.

Unter „*Technische Einsparungen*" werden Komponenten zusammengefasst, die zu Ausgabenreduktionen führen und bei denen die strukturellen Änderungen, die durch diese Komponenten angezeigt werden, unabhängig vom Anbieter des Produkts sind. Dazu werden die Komponenten „Darreichungsform", „Wirkstärke", „Packungsgröße" und „Parallelimport" gezählt.

Die Komponenten „Generika" und „Hersteller", die ausschließlich Änderungen der Anteile der unterschiedlichen Anbieter anzeigen, werden in der Hauptkomponente „Anbieterbezogene Einsparungen" zusammengefasst. Die Entscheidung für ein günstiges Generikum oder einen günstigeren Hersteller erfolgt häufig ohne Einbeziehung des verordnenden Arztes aufgrund der *Aut Idem*-Regelung (bevorzugte Abgabe eines der drei günstigsten Alternativen) und insbesondere aufgrund von Rabattverträgen (bevorzugte Abgabe des rabattierten Arzneimittels). Die Komponente „Anbieterbezogene Einsparungen" drückt somit eher den Preiswettbewerb zwischen den Arzneimittelherstellern aus, sei es direkt über den Listenpreis oder indirekt über gewährte Rabatte gegenüber den Krankenkassen.

Die Komponente „Rest" drückt strukturelle Verschiebungen aus, die durch die oben genannten Komponenten nicht erfasst werden. Dies waren 2013 insbesondere Verschiebungen innerhalb eines Herstellers, wenn dieser mehrere Anbieter abbildet.

Die einzelnen Versorgungssegmente haben eine unterschiedliche Marktbedeutung in der

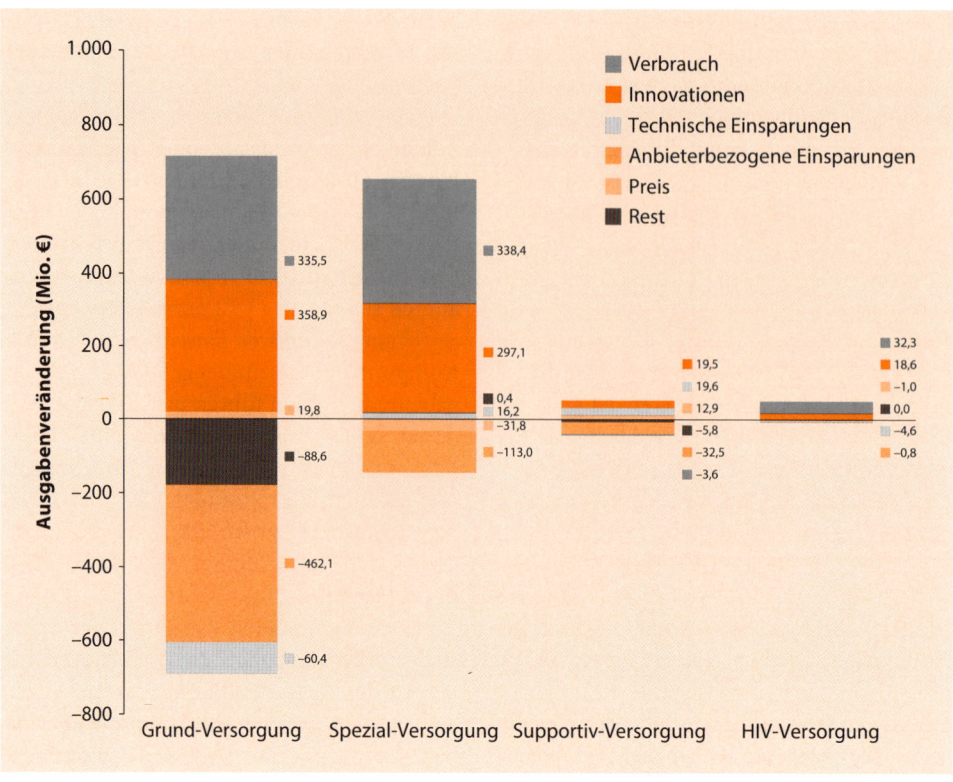

◘ **Abb. 2.5** Gesamte Ausgabenveränderung und Veränderung der Komponenten der Ausgabenentwicklung im GKV-Arzneimittelmarkt im Jahr 2013 in Mio. Euro.
Quelle: IGES-Berechnungen nach NVI (INSIGHT Health)

GKV. Mit 15.839,7 Mio. Euro entfiel 2013 der Großteil der Ausgaben auf die Grundversorgung. Die Spezialversorgung hatte ein Volumen von 9.095,1 Mio. Euro. Die Supportivversorgung (1.427,2 Mio. Euro) und die HIV-Versorgung (732,1 Mio. Euro) hatten eine deutlich geringere Marktgröße.

Die Betrachtung macht deutlich, dass die positiven Ausgabenveränderungen 2013 sowohl in der Spezialversorgung mit 338,4 Mio. als auch in der HIV-Versorgung mit 32,3 Mio. Euro primär verbrauchsgetrieben waren (◘ Abb. 2.5). Mit einer Zunahme von 4,7% gegenüber 2012 war auch der relative Anstieg der Verbrauchskomponente in der HIV-Versorgung am größten. In der Grundversorgung mit 335,5 Mio. Euro war die Verbrauchskomponente zwar ebenfalls positiv, aber nicht der größte Ausgabentreiber. In der Supportivversorgung ging der Verbrauch sogar leicht zurück (–3,6 Mio. Euro).

Die Ausgaben in der Grundversorgung und der Supportivversorgung wurden am stärksten durch das Verschreiben neuer Arzneimittel nach oben getrieben (358,9 Mio. bzw. 19,5 Mio. Euro), wie es die Innovationskomponente anzeigt. Relativ zum Ausgabenniveau des Vorjahres war der Anstieg aber in der Spezialversorgung am größten. Ein Ausgabenanstieg von 297,1 Mio. Euro bedeutete einen relativen Anstieg von 3,5%.

Ausgabenrückgänge durch technische Einsparungen waren im Bereich der Grundversorgung mit –60,4 Mio. und in der HIV-Versorgung mit –4,6 Mio. Euro festzustellen. In der

Spezial- und Supportivversorgung zeigten die hier zusammengefassten Komponenten gestiegene Ausgaben in Höhe von 16,2 Mio. Euro bzw. 19,6 Mio. Euro an. Ursache dafür war in der Spezialversorgung insbesondere die Wirkstärkenkomponente. In der Supportivversorgung trug auch der höhere Anteil von teureren Darreichungsformen zu dem Ausgabenanstieg bei.

In der Grundversorgung wurden absolut (−462,1 Mio.) und relativ zum Vorjahr (−2,9%) durch anbieterbezogene Effekte die größten Einsparungen erzielt. Auch in der Spezial- und Supportivversorgung wurden dadurch mit −113,0 Mio. Euro und −32,5 Mio. Euro ebenfalls die höchsten Einsparungen erzielt. Allein in der HIV-Versorgung ergab sich kaum ein Effekt.

Im Hinblick auf die Preise war die Entwicklung uneinheitlich und die Ausprägung gering. Der größte Spareffekt ergab sich absolut (−31,8 Mio. Euro) und relativ (−0,4%) in der Spezialversorgung. Hierzu hatten auch die Rabatte im Rahmen der frühen Nutzenbewertung eine Rolle gespielt, da die Mehrheit der hier betroffenen Wirkstoffe der Spezialversorgung zuzuordnen sind. Der absolut höchste Preisanstieg zeigte sich mit 19,8 Mio. Euro in der Grundversorgung. Der größte relative Anstieg zeigte sich mit 0,9% in der Supportivversorgung, was einen Ausgabenanstieg von 12,9 Mio. Euro bedeutete.

Für die Grundversorgung war auch noch die Rest-Komponente mit −88,6 Mio. Euro auffällig. Hier drückten sich mehrheitlich strukturelle Verschiebungen zwischen verschiedenen Tochterfirmen eines Herstellers in Folge der Neuausschreibung von individuellen Rabattverträgen aus.

## 2.5 Die Komponenten im Einzelnen

Die Komponentenzerlegung für die einzelnen Indikationsgruppen, die im Arzneimittel-Atlas besprochen werden, zeigt deutliche Unterschiede im Einfluss der betrachteten Komponenten auf die gesamten Ausgabenveränderungen der einzelnen Indikationsgruppen (◉ Abb. 2.6).

Die Verbrauchskomponente führte in der Mehrzahl der Indikationsgruppen zur Ausgabenerhöhung. Der mit Abstand deutlichste Verbrauchsanstieg zeigte sich, wie in den Vorjahren, in der Indikationsgruppe der Immunsuppressiva (L04). Auf einem deutlich niedrigeren Niveau folgten dann die Indikationsgruppen der antithrombotischen Mittel (B01) und Arzneimittel zur Behandlung der Hypertonie (C02–C09). Noch bedeutsamer war für die antithrombotische Mittel (B01) der Ausgabenanstieg durch neue Arzneimittel. In der Gruppe der Arzneimittel zur endokrinen Therapie (L02) war der Anstieg durch neu eingeführte Wirkstoffe ebenfalls hoch. Die höchsten technischen Einsparungen gab es in der Indikationsgruppe der Psycholeptika (N05). Auch die anbieterbezogenen Einsparungen waren in dieser Gruppe sehr hoch. Übertroffen wurden sie allein von Mitteln zur Behandlung der Hypertonie (C02–C09). War 2012 bei der deutlichen Mehrheit der betrachteten Indikationsgruppen die Preiskomponente negativ, so galt dies 2013 nur noch für zehn der 26 Indikationsgruppen. Die größten Preissteigerungen gab es für die Mittel zur Behandlung der Hypertonie (C02–C09), bei den Immunsuppresiva (L04) und den Psycholeptika (N05). Die stärksten preisbedingten Ausgabenrückgänge fanden sich mit Abstand bei den Indikationsgruppen für Mittel bei säurebedingten Erkrankungen (A02) und bei den Immunstimulanzien (L03).

### 2.5.1 Verbrauch

Ausgabensteigerungen bedingt durch Verbrauchszunahmen stellten – wie schon in den Jahren zuvor – die größte Komponente dar. Sie war mit 702,7 Mio. Euro aber erneut ge-

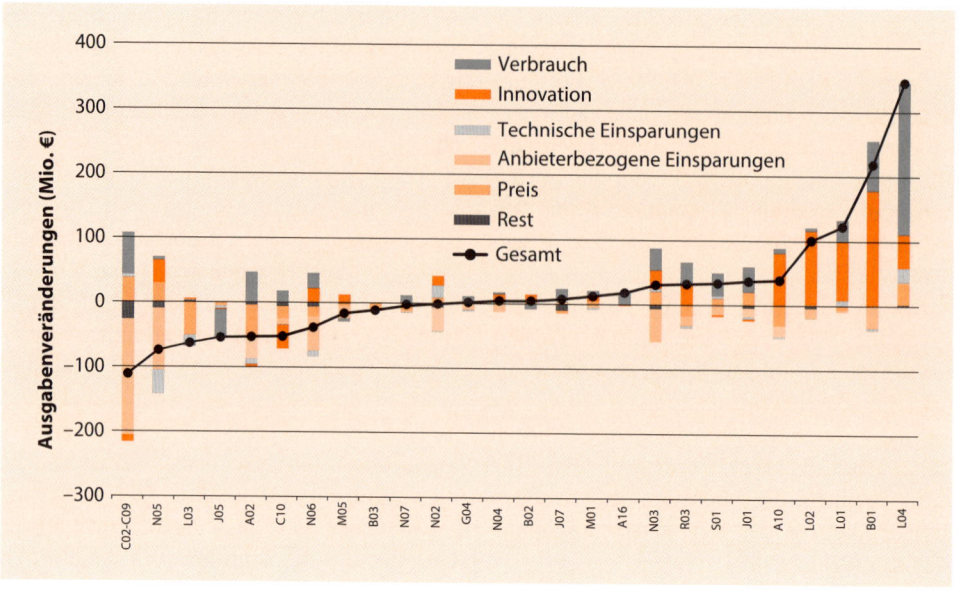

◘ **Abb. 2.6** Einfluss der Komponenten auf die Ausgabenveränderung 2013 in den 30 betrachteten Indikationsgruppen.
Quelle: IGES-Berechnungen nach NVI (INSIGHT Health)

ringer als im Vorjahr (728,3 Mio. Euro). Auf Ebene der im Atlas im Detail besprochenen Indikationsgruppen (siehe ▶ Kap. 3), zeigte sich nur für wenige ein verbrauchsbedingter Ausgabenrückgang. Dieser war am auffälligsten bei den antiviralen Mittel zur systemischen Anwendung (J05), wo nach einem deutlichen Anstieg 2012 (88,7 Mio. Euro) die verbrauchsbedingten Ausgaben nun wieder um 43,3 Mio. Euro zurückgingen. Entsprechend der Entwicklung für den Gesamtmarkt war auch für die meisten Indikationsgruppen der verbrauchsbedingte Ausgabenanstieg geringer als 2012 (◘ Abb. 2.7). Weiterhin zunehmend und die mit Abstand am stärksten verbrauchsgetriebene Gruppe waren wieder die Immunsuppressiva (L04). Auch bei den antithrombotischen Mitteln (B01) zeigte sich 2013 erneut eine Zunahme der verbrauchsbedingten Ausgaben auf hohem Niveau.

Vertieft man den Blick auf Teil-Indikationsgruppen, so lässt sich erkennen, bei welchen Erkrankungen im Jahr 2013 ein erhöhter Verbrauch bestand. Zwei Drittel des Ausgabenanstiegs, welcher auf die Verbrauchskomponente entfiel, verteilte sich auf 18 Teil-Indikationsgruppen (◘ Tab. 2.3).

Die Behandlung der rheumatoiden Arthritis bzw. anderer immunologischer Erkrankungen mithilfe von Immunsuppresiva (L04) führte zu verbrauchsbedingten Mehrausgaben von 112,8 Mio. Euro. Bezüglich der Multiplen Sklerose kam es zu einem starken Verbrauchsanstieg in unterschiedlichen Indikationsgruppen (Immunsuppresiva (L04) und Immunmodulatoren (L03)). In der Summe betrug der verbrauchsbedingte Ausgabenanstieg 90,7 Mio. Euro. Für die Vorbeugung einer Thrombenbildung bei erhöhter Thrombozytenaggregationsneigung, wie bspw. bei akutem Koronarsyndrom oder Vorhofflimmern, führte der höhere Verbrauch zu einer Erhöhung der Ausgaben um 77,3 Mio. Euro.

## 2.5 Die Komponenten im Einzelnen

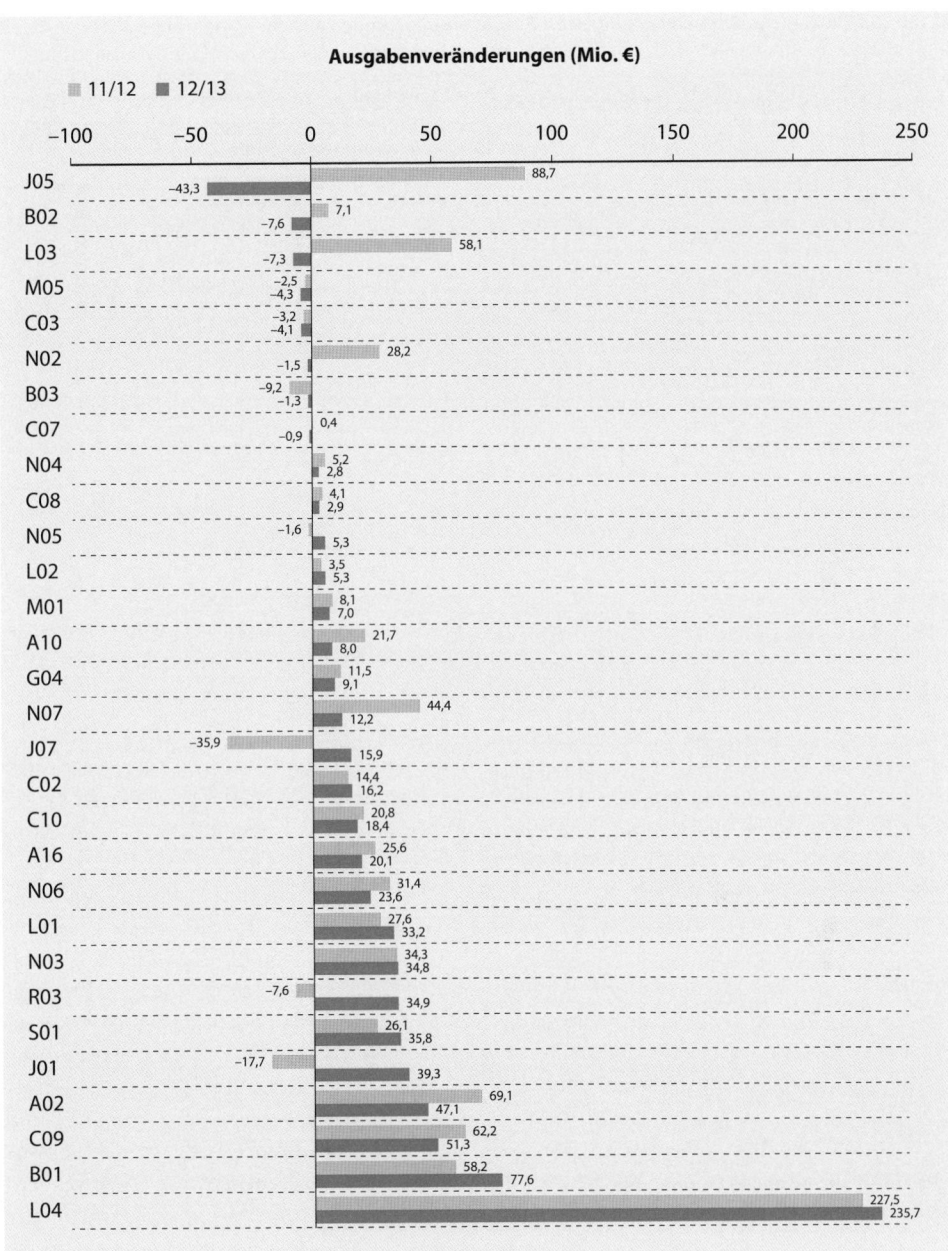

**Abb. 2.7** Ausgabenveränderungen durch die Komponente „Verbrauch" in Mio. Euro gegenüber dem Vorjahr in den Jahren 2012 und 2013 in den 30 betrachteten Indikationsgruppen.

Quelle: IGES-Berechnungen nach NVI (INSIGHT Health)

■ Tab. 2.3 Beitrag einzelner Erkrankungen zu Ausgabensteigerungen aus der Komponente „Verbrauch", die im Jahr 2013 zusammen zwei Drittel der gesamten Ausgabensteigerungen der Komponente ausmachten.

| Erkrankung, Teil-Indikationsgruppe | Wirkstoffe aus Indikationsgruppe | Ausgabensteigerung (Mio. Euro) | Ausgabensteigerung (%) |
|---|---|---|---|
| Rheumatoide Arthritis und andere Systemerkrankungen | L04 | 112,8 | 11,1 |
| Erhöhte Thrombozytenaggregationsneigung | B01 | 77,3 | 7,6 |
| Multiple Sklerose (Immunsuppresiva) | L04 | 71,2 | 7,0 |
| Mittel mit Wirkung auf das Renin-Angiotensinsystem (Hypertonie) | C09 | 51,3 | 5,0 |
| Säurebedingte Erkrankungen | A02 | 47,1 | 4,6 |
| Bakterielle Infektionen | J01 | 39,3 | 3,9 |
| Verschiedene Krebserkrankungen | L01 | 35,9 | 3,5 |
| Asthma, COPD | R03 | 34,9 | 3,4 |
| HIV/ AIDS | J05 | 32,3 | 3,2 |
| Makuladegeneration | S01 | 29,2 | 2,9 |
| Diabetes mellitus (Teststreifen) | V04 | 27,5 | 2,7 |
| Neuropathische Schmerzen | N03 | 23,7 | 2,3 |
| Mukoviszidose | R07 | 20,5 | 2,0 |
| Multiple Sklerose (Immunmodulatoren) | L03 | 19,6 | 1,9 |
| Lipidsenker | C10 | 18,4 | 1,8 |
| Psoriasis | L04 | 16,0 | 1,6 |
| Antidepressiva | N06 | 15,5 | 1,5 |
| Pulmonale Hypertonie | C02 | 15,1 | 1,5 |
| Summe | | 687,5 | 67,5 |
| Alle positiven Ausgabenveränderungen aus Komponente „Verbrauch" | | 1.018,0 | 100,0 |

Quelle: IGES-Berechnungen nach NVI (INSIGHT Health)

## 2.5.2 Therapeutischer Ansatz

Die Komponente „Therapeutischer Ansatz" wird positiv, wenn zwischen Berichts- und Vorjahr innerhalb einer Indikationsgruppe der Verbrauchsanteil von Wirkstoffgruppen, die mehr kosten als der Durchschnitt aller Therapieansätze, in dieser Indikationsgruppe zunimmt. Dies kann sowohl Gruppen von Analog-Wirkstoffen betreffen aber auch Wirkstoffgruppen, die aktuell nur durch einen einzigen Wirkstoff definiert sind. Ebenso kann ein Therapieansatz Wirkstoffe umfassen, die einen analogen Wirkmechanismus aufweisen, die aber dennoch bei sehr unterschiedlichen Erkrankungen eingesetzt werden, wie bspw. die Proteasehemmer bei den antineoplastischen Mitteln. Entsprechend ist die Komponente negativ, wenn relativ günstige Wirkstoffgruppen ihren Anteil erhöhen. Zu einer Zunahme von Ausgaben kommt es beispielsweise dann, wenn der Wechsel zu einer Wirkstoffgruppe erfolgt, welche aufgrund des bestehenden Patentschutzes einen höheren Preis pro Tagesdosis aufweist.

Die Komponente „Therapeutischer Ansatz" wies im Vergleich zum Vorjahr einen etwas niedrigeren Wert auf. Insgesamt führte sie zu einer Ausgabensteigerung von 525,0 Mio. Euro (im Vorjahr: 566,5 Mio. Euro) und lag damit im Vergleich zu den Vorjahren immer noch auf einem hohen Niveau. In vier der betrachteten Indikationsgebiete zeigte sich eine bedeutsame Zunahme der Ausgaben in Folge von Marktanteilsverschiebungen zwischen Therapieansätzen (◘ Abb. 2.8).

Im Jahr 2013 trug die Indikationsgruppe der antithrombotischen Mittel (B01) am stärksten zur Ausgabensteigerung durch diese Komponente bei (151,6 Mio. Euro). Für die zweitgrößte Indikationsgruppe, der endokrinen Therapie (L02), war der Anstieg mit 100,4 Mio. Euro rund ein Drittel niedriger. Ebenfalls deutlich höhere Ausgabensteigerungen gab es in den Gruppen der Antidiabetika (A10) mit 83,1 Mio. Euro. Die Gruppe der antineoplastischen Mittel (L01) fiel mit 57,3 Mio. Euro ebenso auf.

Die Ursachen waren ähnlich wie im Vorjahr. In der Gruppe der antithrombotischen Mittel (B01) waren weiterhin vor allem die höheren Verbrauchsanteile von direkten Faktor-Xa-Inhibitoren und direkten Thrombininhibitoren für den therapiebedingten Ausgabenanstieg verantwortlich. In der Gruppe der endokrinen Therapie (L02) konnte der CYP17-Inhibitor Abirateron zur Behandlung des Prostata-Karzinoms seinen Marktanteil gegenüber den anderen Therapieansätzen weiter signifikant steigern. In der Gruppe der Antidiabetika (A10) fanden für die Behandlung des nicht insulinpflichtigen Diabetes mellitus Verschiebungen zugunsten von DPP-4-Inhibitoren und ihrer Kombinationen mit Metformin zulasten der Sulfonylharnstoffderivate statt. Auch GLP1-Rezeptor-Agonisten und SGLT2-Inhibitoren erhöhten ihren Marktanteil. Im Fertigarzneimittel-Markt für antineoplastische Mittel (L01) nahm der Verbrauchsanteil für die Gruppe der Proteinkinase-Hemmer weiter zu.

In Bezug auf Indikationen mit negativer Therapieansatzkomponente waren zwei Gruppen auffällig. Bei der Gruppe der lipidsenkenden Mittel (C10) setzte sich die Entwicklung des Vorjahres fort. In dieser Gruppe kam es 2013 zu Einsparungen in Höhe von 30,8 Mio. Euro. Dies stellte eine nochmalige Steigerung des Vorjahreswertes von 22,5 Mio. Euro dar. Ursache dieser Entwicklung war der sinkende Anteil von Mono- und Kombipräparaten mit dem Wirkstoff Ezetimib. Im Falle der antiviralen Mittel zur systemischen Anwendung (J05) war es 2012 noch zu einem Ausgabenanstieg von 79,0 Mio. Euro gekommen, gefolgt von einem Rückgang von 10,6 Mio. Euro im Jahr 2013. Treibend waren hier die neuen Wirkstoffe zur Behandlung der chronischen Hepatitis C. Hatten die Proteasehemmer Telaprevir und Boceprevir ihren Anteil am Verbrauch 2012 noch stark erhöht, so ging er 2013 zurück (siehe ▶ Kap. 3.8 und 3.11 für Details).

2 Arzneimittelausgaben der gesetzlichen Krankenversicherung im Jahr 2013 im Überblick

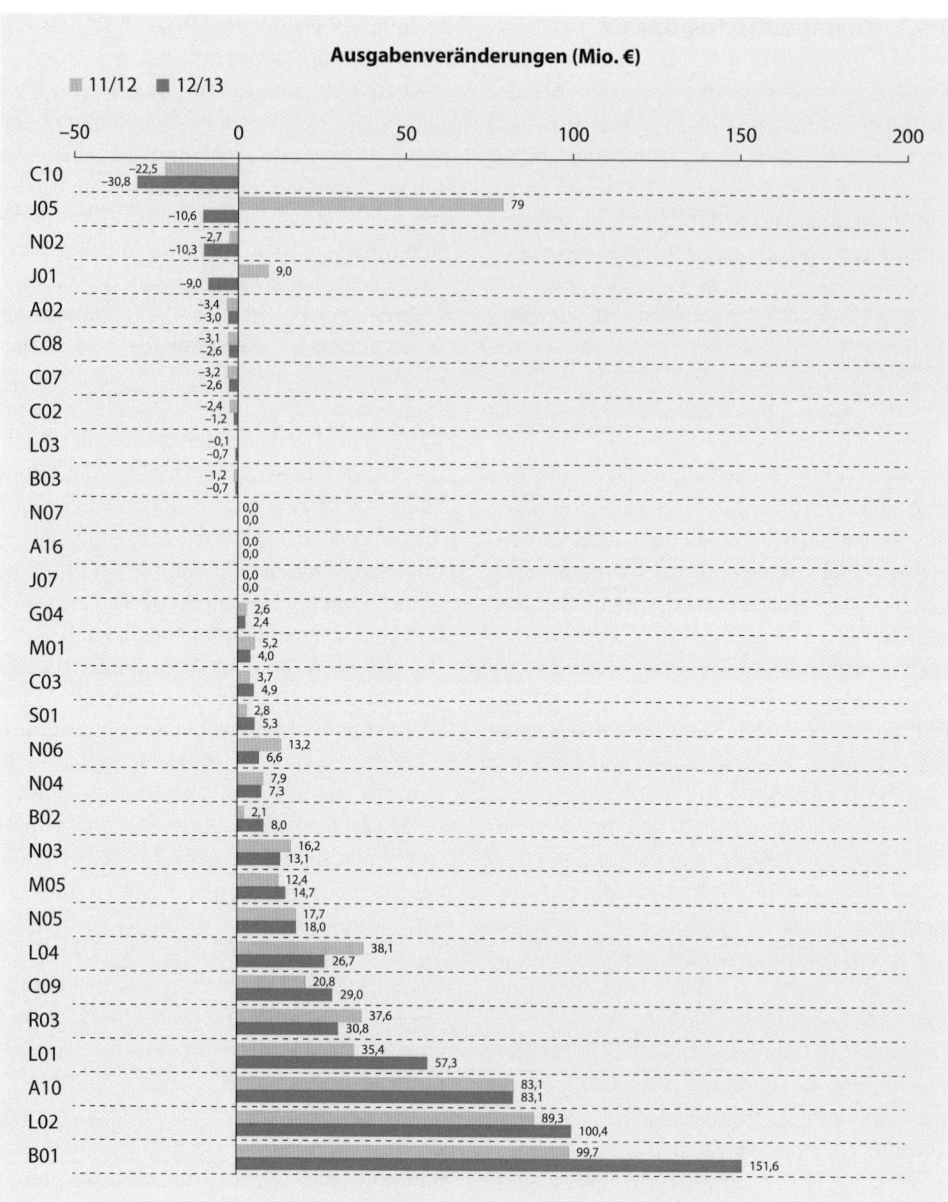

◘ Abb. 2.8 Ausgabenveränderungen durch die Komponente „Therapeutischer Ansatz" in Mio. Euro gegenüber dem Vorjahr in den Jahren 2012 und 2013 in den 30 betrachteten Indikationsgruppen.
Quelle: IGES-Berechnungen nach NVI (INSIGHT Health)

## 2.5.3 Analog-Wettbewerb

Die Komponente „Analog-Wettbewerb" zeigt Ausgabenveränderungen an, die dadurch zustande kommen, dass sich innerhalb einer Indikationsgruppe der Anteil niedrigpreisiger Analog-Wirkstoffe gegenüber dem Anteil hochpreisiger verändert. Wenn der Anteil hochpreisiger Wirkstoffe steigt, wird die Komponente positiv. Sinkt dieser Anteil, wird der Wert der Komponente niedriger oder sogar negativ.

Der Wert der Analogkomponente war im Jahr 2013 mit 169,1 Mio. Euro deutlich höher als 2012 (96,7 Mio. Euro). Auf Ebene der einzelnen Indikationsgruppen fielen insbesondere die Gruppen der antineoplastischen Mittel (L01), der antithrombotischen Mittel (B01), der Immunsuppressiva (L04) und der Analgetika (N02) auf. In jeder der Indikationsgruppen kam es 2013 zu Mehrausgaben von über 25 Mio. Euro, und mit Ausnahme der Analgetika war für alle Gruppen der Anstieg noch einmal größer als im Vorjahr (◘ Abb. 2.9).

In ◘ Tab. 2.4 sind die neun Symptome bzw. Erkrankungen gelistet, die zwei Drittel der Ausgabensteigerungen ausmachten, die sich auf die Bevorzugung hochpreisiger, oft innovativer Analog-Wirkstoffe zurückführen ließen. Im Bereich der antineoplastischen Mittel (L01) sind in den Jahren 2012 und 2013 eine Vielzahl neuer Proteinkinase-Hemmer auf den Markt gekommen, die im Schnitt teurer waren als bspw. das etablierte Imatinib. Insbesondere Vemurafenib und Ruxolitinib konnten signifikante Verbrauchsanteile hinzugewinnen. Bei den Wirkstoffen zur Behandlung erhöhter Thrombozytenaggregationsneigung (B01) spielten insbesondere Verschiebungen bei den direkten Faktor-Xa-Hemmer, wo der Verbrauchsanteil von Rivaroxaban deutlich anstieg, eine Rolle. In der Gruppe der Immunsuppresiva (L04) kam es bei den Mitteln vor allem zur Behandlung der rheumatoiden Arthritis zu Verschiebungen zugunsten von Abatacept innerhalb der selektiven Immunsuppressiva und zugunsten von Adalimumab bei den TNF-alpha-Inhibitoren. Ursache für die positive Analogkomponente in der Gruppe der Analgetika (N02) waren höhere Verbrauchsanteile von Tapentadol und für Oxycodon-Kombinationen innerhalb des Therapieansatzes der Opioide.

Einsparungen im Jahr 2013 durch den Wechsel auf günstigere Wirkstoffe waren allein bei den Mitteln mit Wirkung auf das Renin-Angiotensin-System (C09) deutlich ausgeprägt. In dieser Gruppe gingen die Ausgaben um 43,3 Mio. Euro zurück. Gegenüber dem Vorjahr war das ein etwas schwächerer Ausgabenrückgang (–48,6 Mio. Euro). Zu nennen sind hier insbesondere die höheren Verbrauchsanteile von Valsartan und Candesartan, sei es einzeln oder in Kombination mit Diuretika. Hier führte der generische Wettbewerb zu Verschiebungen in der Therapieentscheidung bei den Ärzten.

## 2.5.4 Darreichungsform

Verschiebungen in der Struktur der verordneten Darreichungsformen (z. B. werden bestimmte Wirkstoffe mehr in Tabletten- und weniger in Tropfenform verordnet) ergeben sich überwiegend aus medizinischen Erwägungen. Im Jahr 2013 führte diese Komponente zu geringen Mehrausgaben in Höhe von 4,8 Mio. Euro. Im Vorjahr gab es noch Einsparungen von 4,6 Mio. Euro. Die Entwicklung war dabei von wenigen Indikationsgebieten abhängig. Zu Mehrausgaben durch einen erhöhten Verbrauchsanteil von teureren Darreichungsformen kam es insbesondere in den Indikationsgruppen der Analgetika (N02) mit 8,3 Mio. Euro und der Antiparkinsonmittel (N04) mit 2,8 Mio. Euro. Verantwortlich für die Einsparungen war insbesondere die negative Darreichungsformkomponente der Psycholeptika (N05) mit –8,3 Mio. Euro. Im Vorjahr lag der Einspareffekt in dieser Gruppe noch bei -15,0 Mio. Euro. Der

2 Arzneimittelausgaben der gesetzlichen Krankenversicherung im Jahr 2013 im Überblick

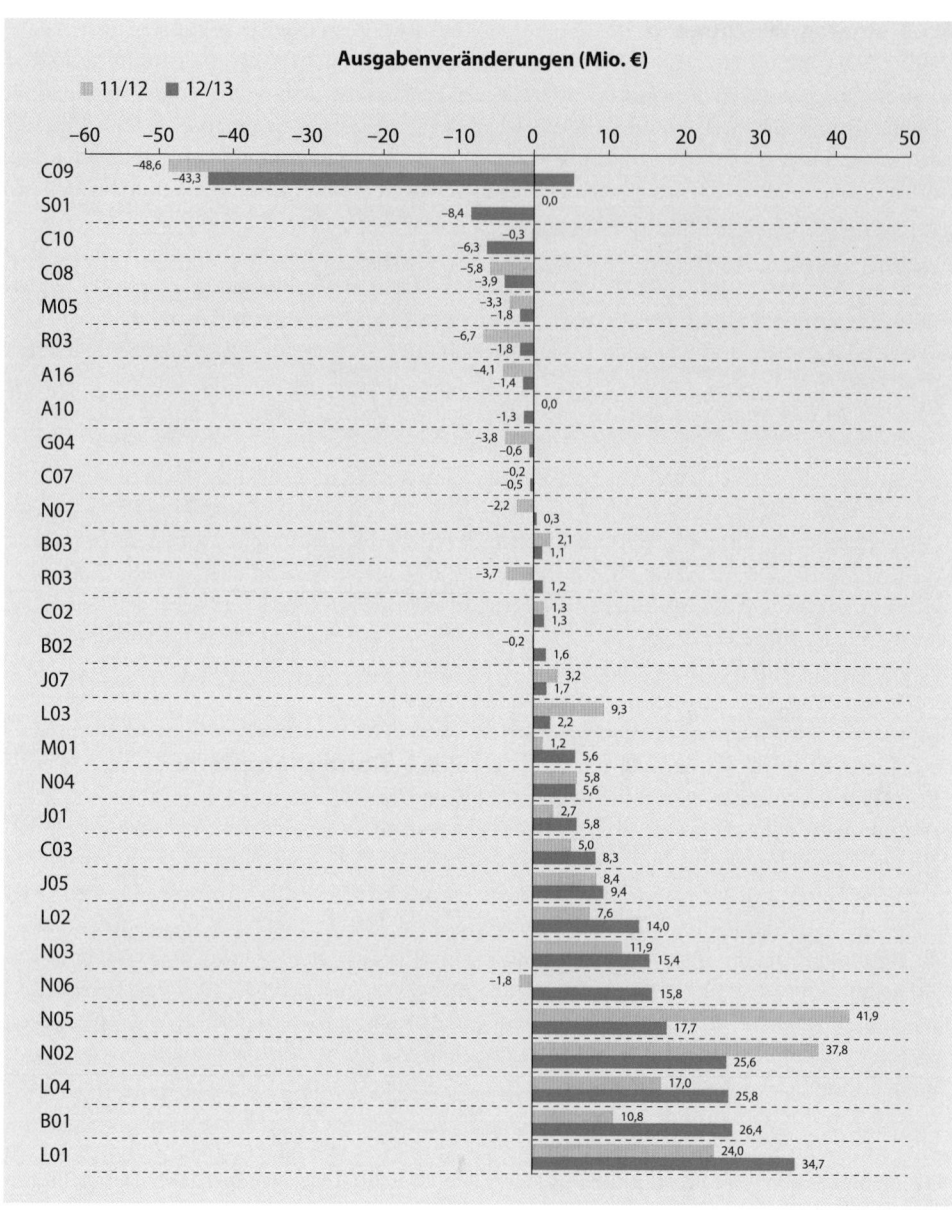

◘ Abb. 2.9 Ausgabenveränderungen durch die Komponente „Analog-Wettbewerb" in Mio. Euro gegenüber dem Vorjahr in den Jahren 2012 und 2013 in den 30 betrachteten Indikationsgruppen.
Quelle: IGES-Berechnungen nach NVI (INSIGHT Health)

◘ **Tab. 2.4** Beitrag einzelner Erkrankungen zu Ausgabensteigerungen aus der Komponente „Analog-Wettbewerb", die im Jahr 2013 zusammen zwei Drittel der gesamten Ausgabensteigerungen der Komponente ausmachten.

| Erkrankung, Teil-Indikationsgruppe | Wirkstoffe aus Indikationsgruppe | Ausgabensteigerung (Mio. Euro) | Ausgabensteigerung (%) |
|---|---|---|---|
| Verschiedene Krebserkrankungen | L01 | 34,7 | 12,3 |
| Opioide, Analgetika, Antipyretika | N02 | 24,9 | 8,8 |
| Erhöhte Thrombozytenaggregationsneigung | B01 | 20,5 | 7,3 |
| Antidepressiva | N06 | 18,0 | 6,4 |
| Neuroleptika, Antipsychotika | N05 | 17,8 | 6,3 |
| Prostatakrebs | L02 | 17,7 | 6,3 |
| HIV/ AIDS | J05 | 16,5 | 5,9 |
| Rheumatoide Arthritis und andere Systemerkrankungen | L04 | 15,7 | 5,6 |
| Epilepsie | N03 | 12,6 | 4,5 |
| Diuretika | C03 | 8,3 | 2,9 |
| Muskelspasmen | M03 | 8,2 | 2,9 |
| Summe | | 194,9 | 69,1 |
| **Alle positiven Umsatzveränderungen aus Komponente „Analog"** | | 282,1 | 100,0 |

Quelle: IGES-Berechnungen nach NVI (INSIGHT Health)

geringere Einspareffekt in dieser Indikationsgruppe erklärt den Wechsel des Effekts für den Gesamtmarkt.

### 2.5.5 Wirkstärke

Eine Verschiebung der Struktur der verordneten Wirkstärken kann Ausdruck von Sparbemühungen sein. Im Sinne der Reduzierung von Zuzahlungen[2] kann durch die Verordnung höherer Wirkstärken die zeitliche Reichweite einer Verordnung für den Patienten verlängert werden, wenn die jeweiligen Einheiten – am besten eignen sich Tabletten – geteilt werden. Einzelne Regelungen in den Arzneimittelvereinbarungen der regionalen Kassenärztlichen Vereinigungen (KV) begünstigen auch die Verschreibung höherer Wirkstärken, da sich so die Kosten je Tagestherapie-Dosis (DDD) senken lassen. Auf der anderen Seite erschwert die Ausweitung der Rabattverträge nach § 130a Abs. 8 SGB V den Ärzten, höhere Wirkstärken zu verschreiben, da sie nicht sicher sein können, dass die Patienten auch ein leicht teilbares Produkt erhalten. Das Teilen von Tabletten kann außerdem die Therapiesicherheit beeinträchtigen, weil viele Tabletten nicht korrekt teilbar sind

---
[2] Da die Zuzahlung pro Verordnung auf zehn Euro begrenzt ist und sich bei günstigeren Preisen die Zuzahlungen für unterschiedliche Wirkstärken oftmals kaum unterscheiden, sind für die Patienten Packungen mit höheren Wirkstärken meist günstiger.

(N.N. 2011). Daher ist es für die Patienten am einfachsten, Arzneimittel einzunehmen, die sie nicht teilen müssen. Möglicherweise erklärt dies die Beobachtung, dass zunehmend wieder Arzneimittel geringerer Wirkstärke verordnet werden. Schließlich ist aber auch zu berücksichtigen, dass der Effekt dieser Komponente in der Regel kaum ins Gewicht fällt.

Die Komponente „Wirkstärke" war 2013 positiv. Mit 56,5 Mio. Euro war der Wert auf einem höheren Niveau als im Vorjahr (31,4 Mio. Euro). Die höchste positive Ausprägung hatte die Wirkstärkekomponente in der Gruppe der Immunsuppressiva (L04) mit 8,3 Mio. Euro und der antineoplastischen Mittel (L01) mit 8,0 Mio. Euro ( Abb. 2.10). Für diese Indikationsgebiete spielten eher therapeutische Gründe eine Rolle. In der Gruppe der Analgetika (N02) ergaben sich Mehrausgaben von 7,0 Mio. Euro. Diese Gruppe wird dominiert von Generika, daher führten hier eher Rabattverträge zu Verschiebungen bei den Verordnungen bzw. den in der Apotheke abgegebenen Produkten. Nennenswerte Einsparungen wurden mit 3,0 Mio. Euro in der Gruppe der Mittel bei säurebedingten Erkrankungen (A02) erzielt. Bei den antiviralen Mitteln zur systemischen Anwendung (J05) ergaben sich Einsparungen in Höhe von 2,9 Mio. Euro durch den Einsatz günstigerer Darreichungsformen ausschließlich in der HIV-Therapie.

### 2.5.6 Packungsgröße

Das Verschreiben größerer Packungen stellt wie das Verschreiben höherer Wirkstärken eine Möglichkeit dar, günstigere Kosten je Tagesdosis (DDD) zu erreichen und Zuzahlungen für den Patienten zu sparen. Im Gegensatz zur Wirkstärke wird die Entscheidung über die Packungsgröße nicht durch Rabattverträge nach § 130a Abs. 8 SGB V beeinflusst.

Entsprechend war für 2013 weiterhin ein Trend zu größeren Packungen zu beobachten, der zu Einsparungen führte. Für das Jahr 2013 war der Effekt der Komponente „Packungsgröße" aber noch einmal kleiner als im Jahr 2012. Im Berichtsjahr wurden die Ausgaben durch diese Komponenten um 26,9 Mio. Euro gesenkt, 2012 waren es noch 50,6 Mio. Euro. Den größten Beitrag zum Ausgabenrückgang lieferten Psycholeptika (N05) mit −9,1 Mio. Euro ( Abb. 2.11) und damit leicht höheren Einsparungen als 2012 (−8,2 Mio. Euro). Auch für die Gruppe der Mittel bei säurebedingten Erkrankungen (A02) gab es einen signifikanten Einspareffekt im Jahr 2013 von 5,4 Mio. Euro und somit ebenfalls leicht höher als im Vorjahr (−4,8 Mio. Euro).

Insgesamt erstreckten sich die Einsparungen durch den Wechsel auf günstigere Packungsgrößen über die Mehrzahl der betrachteten Indikationsgruppen. Nennenswerte Ausnahme bildeten drei Gruppen, doch selbst in diesen war der jeweils beobachtete Ausgabenanstieg nicht bedeutend. Am größten war der positive Effekt in der Gruppe der Ophthalmika (S01) mit 3,2 Mio. Euro. Für die Gruppe der Impfstoffe (J07) fiel die Ausgabensteigerung mit 2,9 Mio. Euro geringer als im Vorjahr aus (3,6 Mio. Euro). In der Gruppe der Analgetika (N02) gab es 2012 noch einen Ausgabenrückgang durch strukturelle Verschiebungen zwischen Packungsgrößen von 4,0 Mio. Euro. Im Jahr 2013 war die Komponente hingegen positiv (2,6 Mio. Euro).

### 2.5.7 Parallelimporte

Als Parallelimporte werden Arzneimittel bezeichnet, die von Importeuren in einigen europäischen Ländern zu einem geringeren Preis erworben und daraufhin in Deutschland unterhalb des Preises des Originalarzneimittels angeboten werden. Die Importeure machen sich dabei Preisunterschiede zunutze, die in der Regel durch einzelstaatliche Re-

## 2.5 Die Komponenten im Einzelnen

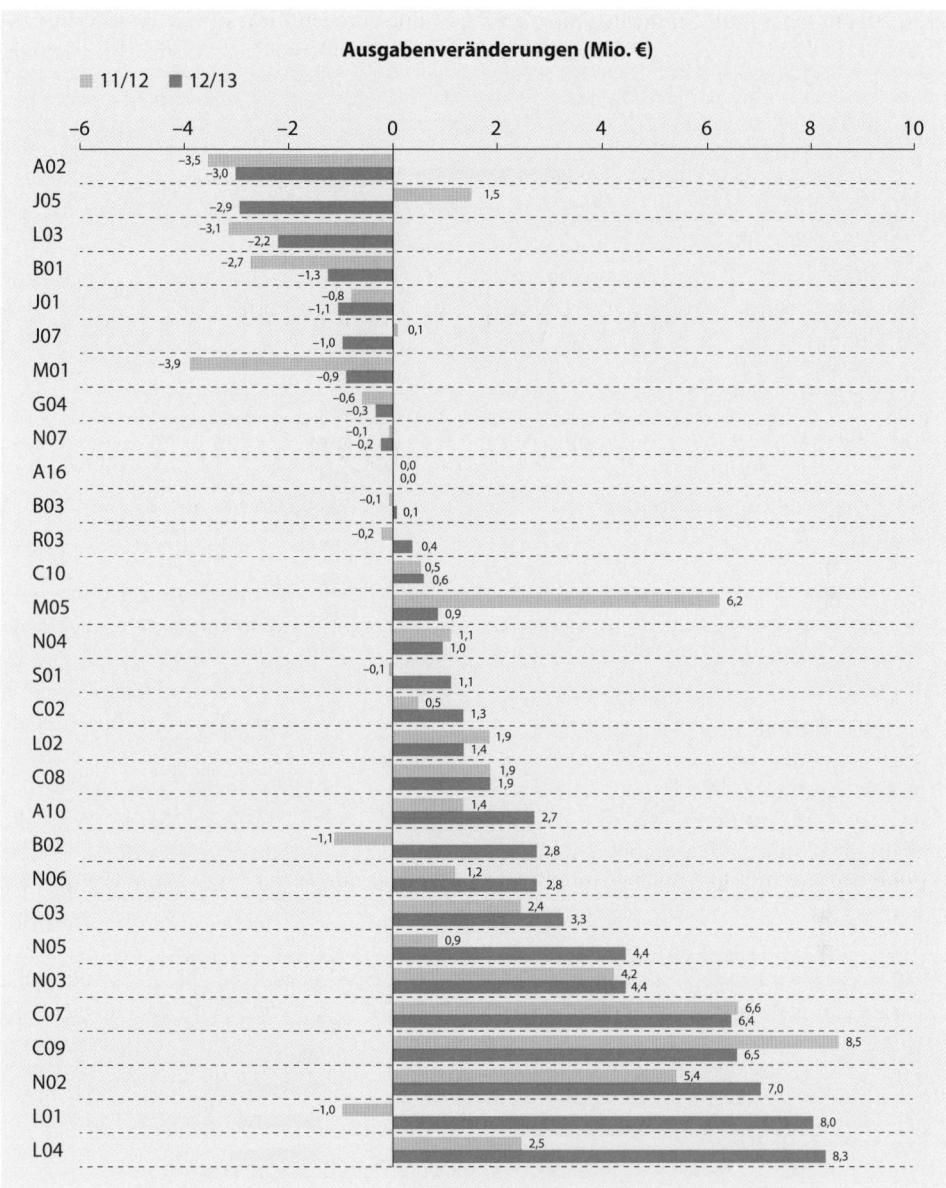

**Abb. 2.10** Ausgabenveränderungen durch die Komponente „Wirkstärke" in Mio. Euro gegenüber dem Vorjahr in den Jahren 2012 und 2013 in den 30 betrachteten Indikationsgruppen.
Quelle: IGES-Berechnungen nach NVI (INSIGHT Health)

2 Arzneimittelausgaben der gesetzlichen Krankenversicherung im Jahr 2013 im Überblick

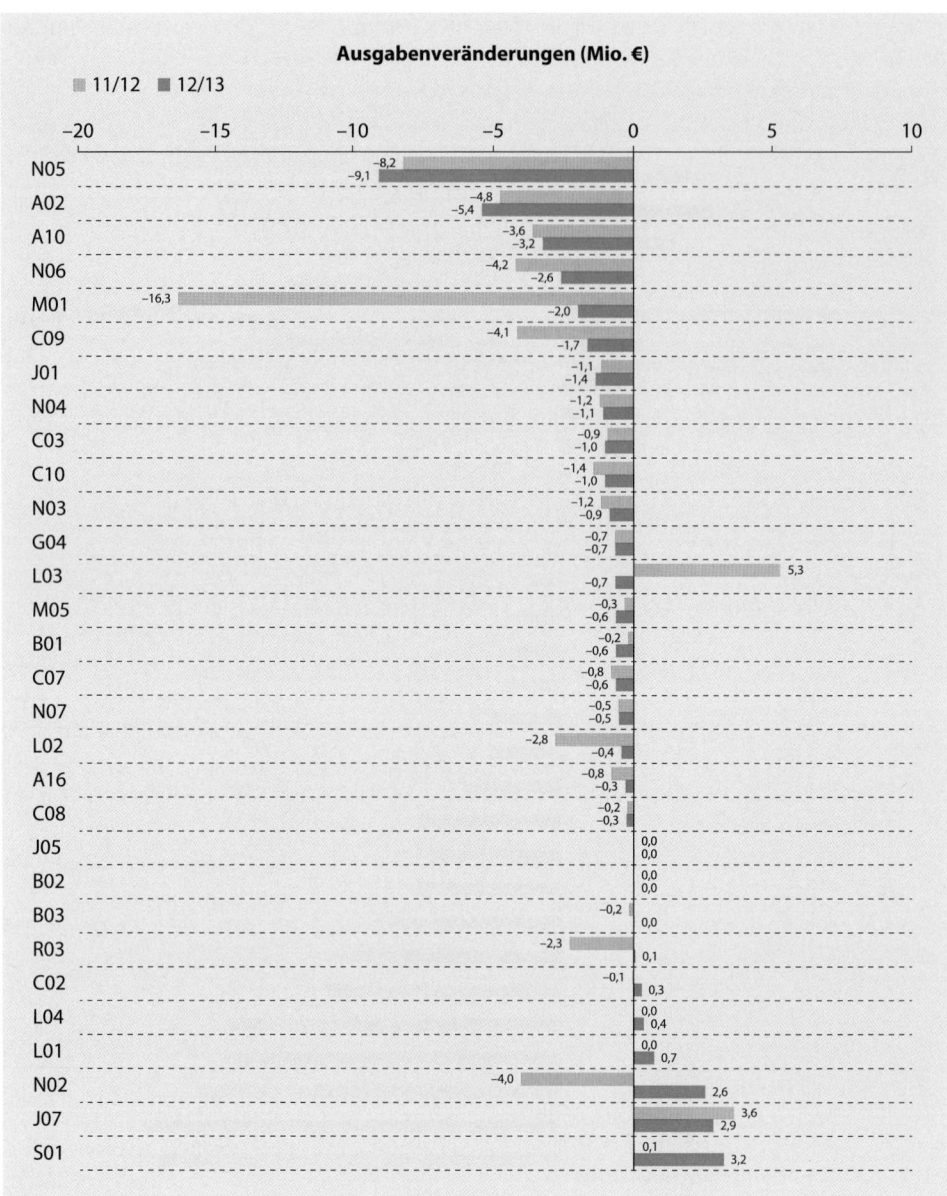

◘ Abb. 2.11 Ausgabenveränderungen durch die Komponente „Packungsgröße" in Mio. Euro gegenüber dem Vorjahr in den Jahren 2012 und 2013 in den 30 betrachteten Indikationsgruppen.
Quelle: IGES-Berechnungen nach NVI (INSIGHT Health)

gelungen in den Exportländern erzwungen werden.[3]

Es ist gesetzlich vorgeschrieben, dass die Apotheke ein importiertes Arzneimittel abgeben muss, wenn dessen Abgabepreis in Deutschland mindestens 15% oder mindestens 15 Euro unter dem Preis des Originalpräparats liegt (§ 129 Abs. 1 SGB V). Daneben müssen Apotheker auch eine entsprechende Abgabequote erfüllen (Rahmenvertrag nach § 129 Abs. 2 SGB V). Für Ärzte entstehen daraus Vorteile, weil sie die ihnen zugeordneten Arzneimittelausgaben reduzieren können. Die Patienten sparen durch Parallelimporte möglicherweise Zuzahlungen oder eventuelle Aufzahlungen. Aufgrund der gesetzlichen Vorgaben bedeutet eine negative Komponente „Parallelimporte" daher in der Regel, dass in den einzelnen Indikationen die Anbieter von Parallelimporten ihren Marktanteil steigern konnten. Nach dem Patentauslauf und dem Markteintritt von Generika können die angezeigten Einsparungen aber auch Ausdruck eines geringeren Marktanteils von Parallelimporten sein, weil der Preis für Generika günstiger ist als der Preis für Parallelimporte, da sich letztere am Originalprodukt orientieren. Dieser Effekt tritt insbesondere bei hochpreisigen Wirkstoffen mit einem bedeutsamen Anteil von Parallelimporten auf. In den beiden Indikationsgruppen mit den größten Einsparungen in der Parallelimportkomponente ließen sich 2013 beide Effekte beobachten, doch die Verschiebung zu günstigen Generika überwog in ihrer Wirkung. Insgesamt war die Marktbedeutung von Reimporten weiterhin leicht rückläufig und ging von 2,9% auf 2,8% gemessen am Verbrauch für Fertigarzneimittel zurück.

---

3 Unter gesamtökonomischen Gesichtspunkten kommen Autoren wie *Kanavos* et al. (2004) zu dem Ergebnis, dass Parallelimporte mehr die Innovationskraft der forschenden Firmen schädigen, als dass sie in den importierenden Ländern sogenannte Wohlfahrtsgewinne entstehen lassen.

Im Jahr 2013 betrug die Parallelimportkomponente −63,5 Mio. Euro, und die so erzielten zusätzlichen Einsparungen waren weniger als halb so hoch wie im Vorjahr (−131,4 Mio. Euro.). Wie in ◘ Abb. 2.12 zu sehen, waren die Einspareffekte in den meisten Indikationsgebieten rückläufig oder es kam zu einem Vorzeichenwechsel. Noch relativ hohe Einspareffekte zeigten sich in der Gruppe der Psycholeptika (N05) und der Mittel mit Wirkung auf das Renin-Angiotensin-System (C09). In der Gruppe der Psycholeptika (N05) wirkten die gleichen Effekte wie 2012: Zum einen gab es bei den atypischen Neuroleptika Quetiapin und Olanzapin Einsparungen dadurch, dass Generika anstelle von Parallelimporten abgegeben wurden. Für die patentgeschützten Atypika Paliperidon und Aripiprazol konnten dagegen Parallelimporte ihre Verbrauchsanteile gegenüber dem Originalprodukt steigern. Der Anteil von Parallelimporten in der gesamten Gruppe ging, gemessen am Verbrauch, von 9,0% auf 8,3% zurück. In der Indikationsgruppe C09 fand bei den AT-II Antagonisten Irbesartan, Candesartan und Valsartan sowohl bei den Einzel- als auch Kombipräparaten eine Verschiebung zu günstigen Generika statt. Bei dem Renin-Inhibitor Aliskiren war die Verbrauchsentwicklung stark rückläufig, doch war davon das Originalprodukt stärker betroffen als die Parallelimporte. Über die ganze Indikationsgruppe C09 betrachtet, sank aber der Anteil von Parallelimporten von 2,1% auf 1,7%.

Eine auffällige positive Parallelimportkomponente zeigte sich allein für die Gruppe der Immunsuppresiva (L04). Nach einem Einspareffekt von 7,8 Mio. Euro im Jahr 2012 gab es 2013 Mehrausgaben in Höhe von 18,2 Mio. Euro. Bei dem selektiven Immunsuppressivum Abatacept gab es von 2012 nach 2013 eine Verschiebung von günstigeren Parallelimporten zu teureren Originalprodukten. Im Falle von Etanercept gab es mit dem Wegfall der Rabattverträge für das Original eine Marktverschiebung zugunsten der Parallelim-

**Ausgabenveränderungen (Mio. €)**

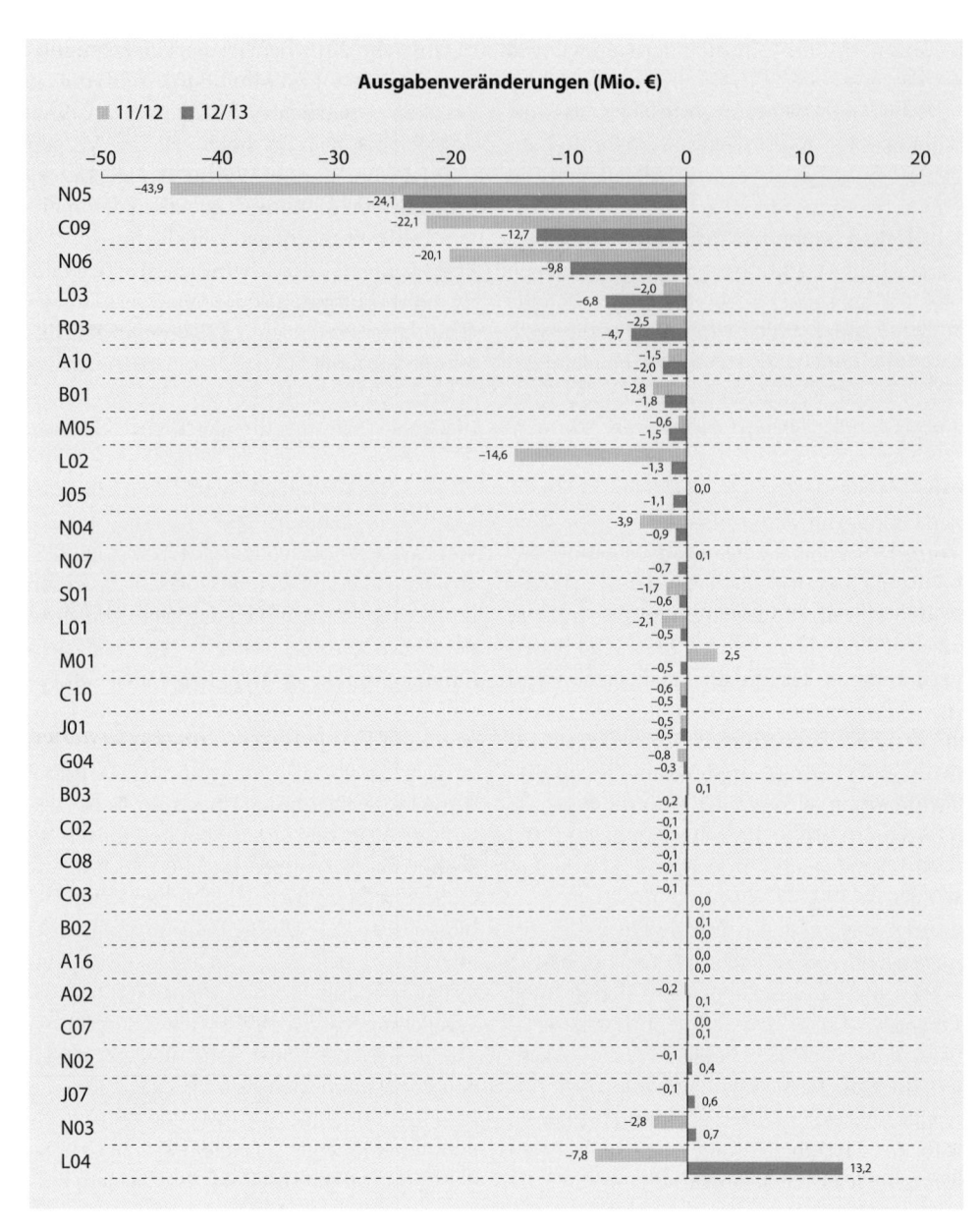

■ 11/12   ■ 12/13

| Gruppe | 11/12 | 12/13 |
|---|---|---|
| N05 | −43,9 | −24,1 |
| C09 | −22,1 | −12,7 |
| N06 | −20,1 | −9,8 |
| L03 | −2,0 | −6,8 |
| R03 | −2,5 | −4,7 |
| A10 | −1,5 | −2,0 |
| B01 | −2,8 | −1,8 |
| M05 | −0,6 | −1,5 |
| L02 | −14,6 | −1,3 |
| J05 | 0,0 | −1,1 |
| N04 | −3,9 | −0,9 |
| N07 | 0,1 | −0,7 |
| S01 | −1,7 | −0,6 |
| L01 | −2,1 | −0,5 |
| M01 | 2,5 | −0,5 |
| C10 | −0,6 | −0,5 |
| J01 | −0,5 | −0,5 |
| G04 | −0,8 | −0,3 |
| B03 | 0,1 | −0,2 |
| C02 | −0,1 | −0,1 |
| C08 | −0,1 | −0,1 |
| C03 | −0,1 | 0,0 |
| B02 | 0,1 | 0,0 |
| A16 | 0,0 | 0,0 |
| A02 | −0,2 | 0,1 |
| C07 | 0,0 | 0,1 |
| N02 | −0,1 | 0,4 |
| J07 | −0,1 | 0,6 |
| N03 | −2,8 | 0,7 |
| L04 | −7,8 | 13,2 |

◘ **Abb. 2.12** Ausgabenveränderungen durch die Komponente „Parallelimporte" in Mio. Euro gegenüber dem Vorjahr in den Jahren 2012 und 2013 in den 30 betrachteten Indikationsgruppen.

Quelle: IGES-Berechnungen nach NVI (INSIGHT Health)

porte. Im Jahresdurchschnitt waren diese aber gemessen am Erstattungspreis teurer als das zu Anfang des Jahres 2013 noch teilweise unter Rabatt stehende Original.

### 2.5.8 Generika

Die Förderung der Substitution von Originalarzneimitteln durch Generika war bisher neben der Einführung der Verordnungsbudgets und des Festbetragssystems eines der zentralen Instrumente zur Steuerung der Arzneimittelausgaben in der GKV. Auf diesem Wege nahmen die Quoten der Verordnungen mit Generika und Biosimilars in den entsprechenden Marktsegmenten (Generika, Biosimilars und die Produkte der ursprünglichen Originalhersteller) ständig zu. Im Jahr 2013 entfielen in diesen Segmenten 89,9% des Verbrauchs nach Tagesdosen und 68,7% aller Ausgaben auf Generika und Biosimilars. Deutschland gilt in dieser Hinsicht als einer der Märkte mit der höchsten Generikasubstitution in Europa (*European Commission* 2009).

Im Jahr 2013 kam es bedingt durch die Erhöhung des Generikaanteils innerhalb verschiedener Indikationsgruppen wie schon in den Vorjahren zu einem Rückgang der Ausgaben der Versichertengemeinschaft. Im Vergleich zu 2012, als die Einsparungen bei 690,5 Mio. Euro lagen, fielen die Einsparungen durch die Abgabe von günstigeren Generika im Berichtsjahr mit 355,7 Mio. Euro nur noch knapp halb so hoch aus. Die Auswirkungen der Komponente für die einzelnen Indikationsgruppen zeigt ◘ Abb. 2.13.

Für viele generisch verfügbare Wirkstoffe werden mit dem Patentauslauf meist schon nach einem Jahr hohe Generikaquoten erreicht. Deutliche Einsparungen im Rahmen der Generikakomponente treten daher insbesondere durch den erstmaligen Einsatz von Generika bei umsatzstarken Wirkstoffen auf, deren Patentschutz im Betrachtungszeitraum abgelaufen ist (*Albrecht* et al. 2011). Insgesamt

war der Markt weniger durch jüngere Entwicklungen geprägt als vielmehr durch weiterhin bestehende strukturelle Verschiebungen von Patentausläufen der Jahre 2011 und Anfang 2012. Der größte Einspareffekt für das Jahr 2013 zeigte sich wie im Vorjahr mit 123,9 Mio. Euro in der Indikationsgruppe der Mittel mit Wirkung auf das Renin-Angiotensin-System (C09). Hier spielten weiterhin die Patentausläufe für Valsartan (November 2011) und Candesartan (Mai 2012) inklusive der entsprechenden Diuretika-Kombinationen die größte Rolle. Zusätzlich zeigte sich auch für Irbesartan (August 2012) eine stärkere strukturelle Verschiebung zugunsten der Generikaanbieter. In der Gruppe der Psycholeptika (N05) waren die Einsparungen insbesondere Folge des Patentauslaufs von Quetiapin (April 2012). Aber auch im Markt für Olanzapin (Oktober 2011) zeigte sich 2013 noch ein großer Effekt aufgrund des Auslaufens von Rabattverträgen für das Altoriginal im Jahr 2012. Insgesamt wurden durch Generikasubstitution in dieser Gruppe 70,9 Mio. Euro eingespart. Die negative Generikakomponente von 31,5 Mio. Euro in der Gruppe der Psychoanaleptika (N06) war insbesondere bedingt durch die Patentausläufe der Antidementiva Memantin (Oktober 2012) und Donepezil (Januar 2012). Eine langsamere Marktdurchdringung von Generika zeigte sich bei Rivastigim (Mai 2012). In der Indikationsgruppe der Antiepileptika (N03) sorgte die Generikasubstitution bei Levetiracetam (März 2011) für eine negative Komponente. Wie im Falle von Olanzapin liefen 2012 bestehende Rabattverträge mit Originalherstellern endgültig aus. Dies bedeutete 2013 einen zusätzlichen Spareffekt. Insgesamt ergab sich für die gesamte Indikationsgruppe ein Einspareffekt auf die Ausgaben von 30,0 Mio. Euro. Weitere Details zu Patentausläufen in den Jahren 2012 und 2013 sind in ▶ Abschn. 2.7 näher erläutert.

2 Arzneimittelausgaben der gesetzlichen Krankenversicherung im Jahr 2013 im Überblick

**Ausgabenveränderungen (Mio. €)**

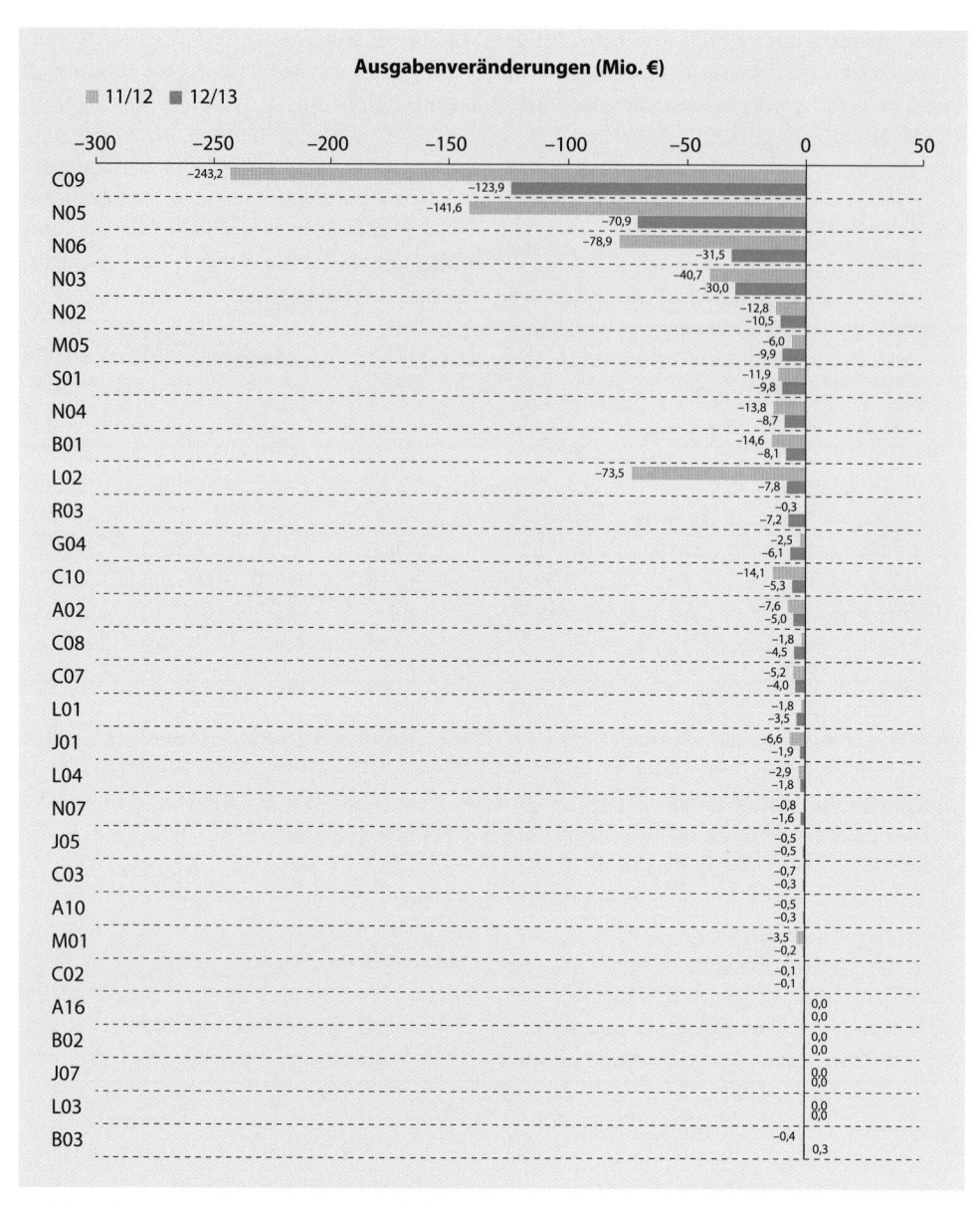

■ 11/12   ■ 12/13

| Gruppe | 11/12 | 12/13 |
|---|---|---|
| C09 | −243,2 | −123,9 |
| N05 | −141,6 | −70,9 |
| N06 | −78,9 | −31,5 |
| N03 | −40,7 | −30,0 |
| N02 | −12,8 | −10,5 |
| M05 | −6,0 | −9,9 |
| S01 | −11,9 | −9,8 |
| N04 | −13,8 | −8,7 |
| B01 | −14,6 | −8,1 |
| L02 | −73,5 | −7,8 |
| R03 | −0,3 | −7,2 |
| G04 | −2,5 | −6,1 |
| C10 | −14,1 | −5,3 |
| A02 | −7,6 | −5,0 |
| C08 | −1,8 | −4,5 |
| C07 | −5,2 | −4,0 |
| L01 | −1,8 | −3,5 |
| J01 | −6,6 | −1,9 |
| L04 | −2,9 | −1,8 |
| N07 | −0,8 | −1,6 |
| J05 | −0,5 | −0,5 |
| C03 | −0,7 | −0,3 |
| A10 | −0,5 | −0,3 |
| M01 | −3,5 | −0,2 |
| C02 | −0,1 | −0,1 |
| A16 | 0,0 | 0,0 |
| B02 | 0,0 | 0,0 |
| J07 | 0,0 | 0,0 |
| L03 | 0,0 | 0,0 |
| B03 | −0,4 | 0,3 |

**Abb. 2.13** Ausgabenveränderungen durch die Komponente „Generika" in Mio. Euro gegenüber dem Vorjahr in den Jahren 2012 und 2013 in den 30 betrachteten Indikationsgruppen.
Quelle: IGES-Berechnungen nach NVI (INSIGHT Health)

## 2.5.9 Hersteller

In der Komponente „Hersteller" kommen Verschiebungen zwischen den Verbrauchsanteilen zum Ausdruck, die sich innerhalb einer Indikationsgruppe zwischen Herstellern mit unterschiedlichen Kosten pro definierte Tagesdosis ergeben. Zu solchen Verschiebungen kommt es insbesondere bei generischen Arzneimitteln, weshalb die Komponente hauptsächlich die Verlagerung hin zu preisgünstigeren Generikaherstellern abbildet. Dabei spielt durch die Betrachtung der Komponentenzerlegung auf Basis der Erstattungspreise auch der Abschluss von Rabattverträgen nach § 130a Abs. 8 SGB V eine Rolle. Infolge der Verschiebung von Verordnungen zu dem Rabattpartner einer Kasse kommt es selbst bei vergleichbaren Listenpreisen zu einem Einspareffekt durch den Herstellerwechsel.

Auch im Jahr 2013 führten strukturelle Verschiebungen zwischen Herstellern zu erheblichen Einsparungen, die mit 252,9 Mio. Euro auf deutlich höherem Niveau lagen als im Vorjahr mit 161,0 Mio. Euro. Die Einsparungen verteilten sich auf eine Vielzahl von Gruppen, die ihre Einsparungen gegenüber dem Vorjahr steigern konnten. (◘ Abb. 2.14). Hier könnte die Umstellung von Portfolio- auf Einzelverträge bei den individuellen Rabatten eine Rolle gespielt haben. Die höchsten Einsparungen im Berichtsjahr erzielten die Mittel bei säurebedingten Erkrankungen (A02) mit 26,4 Mio. Euro. Ähnlich waren die Einsparungen bei den Mitteln mit Wirkung auf das Renin-Angiotensin-System (C09) mit 26,3 Mio. Euro und den Analgetika (N02) mit 26,2 Mio. Euro.

Zu signifikanten Mehrausgaben kam es 2013 allein für die Gruppe der Impfstoffe (J07) und der Immunsuppressiva (L04) durch eine Erhöhung des Verbrauchsanteils von höherpreisigen Herstellern.

## 2.5.10 Preis

Erstmals seit der Berechnung der Komponenten auf Basis der Erstattungspreise war die Preiskomponente nicht eindeutig negativ. Nach einem Einspareffekt von 670,0 Mio. Euro im Jahr 2012 brachte die Preiskomponente 2013 in Höhe von 0,1 Mio. Euro quasi keinen Ausgabeneffekt.

Ursächlich dafür waren insbesondere Veränderungen in der Vergütung der Apotheken. Diese hatten 2013 einen positiven Einmal-Effekt auf die Preiskomponente, der auf 374 Mio. Euro zu schätzen ist. Der Apothekenabschlag war 2011 mit dem AMNOG von 1,75 Euro auf 2,05 Euro angehoben worden. Für das Jahr 2013 verhandelten der GKV-Spitzenverband und der Deutsche Apothekerverband (DAV) neu über den Abschlag. Zum 01.01.2013 galt daher vorerst wieder ein Abschlag von 1,75 Euro. Nach der Einigung zwischen den beiden Parteien galt dann ein Abschlag von 1,85 Euro ab dem 01.07.2013. Neben der Reduzierung des Abschlags kam es erstmals seit 2004 zu einer Anpassung der fixen Apothekenvergütung. Sie erhöhte sich im Januar 2013 von 8,10 auf 8,35 Euro. Im August 2013 folgte dann eine weitere Erhöhung von 0,16 Euro zur Finanzierung der pauschalen Vergütung des Notdienstes.

Bei den individuellen Rabattverträgen nach § 130a Abs. 8 SGB V ergaben sich zwei Effekte. Zum einen nahm die Höhe der geleisteten Rabatte weiterhin zu und damit auch die Rabattquote je Verordnung. Dies hatte einen senkenden Effekt auf die Preiskomponente. Auf der anderen Seite nahm der Umsatz unter Rabatt ab. Das Auslaufen eines Rabattvertrages ohne Neuausschreibung bedeutete eine Erhöhung des Erstattungspreises und somit einen positiven Effekt auf die Preiskomponente. Dieser Effekt war dabei relativ stärker, denn die nochmalige Erhöhung des Rabattes für ein Produkt, das bereits unter Rabatt stand, hatte einen geringeren Effekt auf die Komponente als der komplette Wegfall des

2 Arzneimittelausgaben der gesetzlichen Krankenversicherung im Jahr 2013 im Überblick

**Ausgabenveränderungen (Mio. €)**

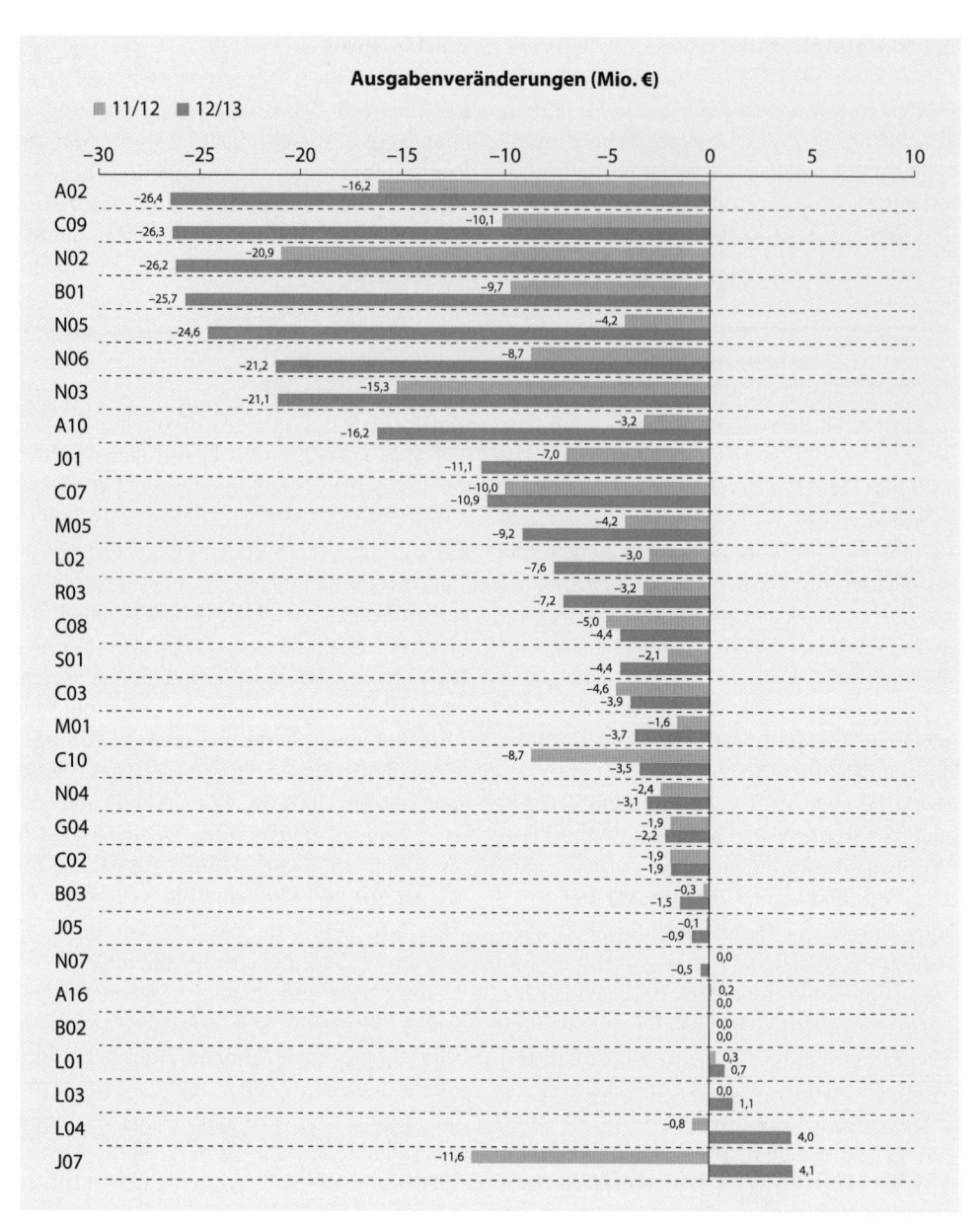

■ 11/12   ■ 12/13

| Indikation | 11/12 | 12/13 |
|---|---|---|
| A02 | -26,4 | -16,2 |
| C09 | -26,3 | -10,1 |
| N02 | -26,2 | -20,9 |
| B01 | -25,7 | -9,7 |
| N05 | -24,6 | -4,2 |
| N06 | -21,2 | -8,7 |
| N03 | -21,1 | -15,3 |
| A10 | -16,2 | -3,2 |
| J01 | -11,1 | -7,0 |
| C07 | -10,0 | -10,9 |
| M05 | -9,2 | -4,2 |
| L02 | -7,6 | -3,0 |
| R03 | -7,2 | -3,2 |
| C08 | -5,0 | -4,4 |
| S01 | -4,4 | -2,1 |
| C03 | -4,6 | -3,9 |
| M01 | -3,7 | -1,6 |
| C10 | -8,7 | -3,5 |
| N04 | -3,1 | -2,4 |
| G04 | -2,2 | -1,9 |
| C02 | -1,9 | -1,9 |
| B03 | -1,5 | -0,3 |
| J05 | -0,9 | -0,1 |
| N07 | -0,5 | 0,0 |
| A16 | 0,2 | 0,0 |
| B02 | 0,0 | 0,0 |
| L01 | 0,3 | 0,7 |
| L03 | 0,0 | 1,1 |
| L04 | -0,8 | 4,0 |
| J07 | -11,6 | 4,1 |

◨ **Abb. 2.14** Ausgabenveränderungen durch die Komponente „Hersteller" in Mio. Euro gegenüber dem Vorjahr in den Jahren 2012 und 2013 in den 30 betrachteten Indikationsgruppen.
Quelle: IGES-Berechnungen nach NVI (INSIGHT Health)

Rabatts. An folgendem Beispiel soll dieser Effekt verdeutlicht werden: Der Listenpreis zweier Medikamente (A und B) sei jeweils 100 Euro. Beide leisteten 2012 einen individuellen Rabatt von 25%. Der Erstattungspreis war somit 75 Euro. Im Jahr 2013 beendete A den Rabattvertrag und B gewährte einen höheren Rabatt von 30%. Für A stieg somit der Erstattungspreis um 25 Euro, während er für B um 5 Euro abnahm. Das Auslaufen des Rabattvertrages hatte somit einen stärkeren Effekt auf die Preiskomponente als die nochmalige Erhöhung des Rabattes.

Ursache für diesen Rückgang im Umsatzvolumen unter Rabatt war sicherlich auch das gesetzliche Auslaufen von Verträgen, die nicht nach den Vorgaben des Vergaberechts ausgeschrieben worden waren. Durch das zweite Gesetz zur Änderung arzneimittelrechtlicher und anderer Vorschriften wurden solche Verträge Ende März 2013 unwirksam. Dies betraf vor allem sogenannte Portfolioverträge. Einzelverträge erlauben einen im Schnitt höheren Rabatt aufgrund der höheren Zahl potenzieller Anbieter, auf der anderen Seite kann über Portfolioverträge eine größere Vielfalt an Wirkstoffen abgedeckt werden.

Die geleisteten Rabatte im Anschluss an die frühe Nutzenbewertung nach § 130b SGB V stiegen in ihrem Volumen von 46,5 Mio. Euro auf 137,7 Mio. Euro (▶ siehe Tabelle 6.7 in Kapitel 6). Dieser Anstieg kam aber nicht allein durch Preisverhandlungen zu weiteren Wirkstoffen zustande, sondern auch über den gestiegenen Verbrauch der Produkte im Markt. Für die betroffenen Wirkstoffe nahm das Volumen von 17,4 Mio. DDD auf 39,9 Mio. DDD zu.

Da sich auf Ebene der Hersteller die gesetzliche Lage nicht änderte, war der zusätzliche Spareffekt durch gesetzliche Abschläge entsprechend gering. Die Wiedereinführung des Preismoratoriums (§ 130a Abs. 3b SGB V) mit dem GKV-Änderungsgesetz (GKV-ÄndG) bedeutet, dass seit August 2010 Preiserhöhungen in Form eines Rabattes an die GKV zurückerstattet werden mussten. Auf Basis dieser Regelung leisteten im Jahr 2013 die Hersteller Rabatte in Höhe von 255,6 Mio. Euro. Zusätzlich bewirkte das Preismoratorium, dass Preiserhöhungen der Listenpreise tendenziell ausblieben. Ebenfalls mit dem GKV-ÄndG wurde der Herstellerabschlag nach § 130a Abs. 1a SGB V für patentgeschützte Arzneimittel von 6% auf 16% erhöht. Auf Grundlage dieser Regelung leisteten die Arzneimittelhersteller einen Rabatt von 2.010,6 Mio. Euro. Generische Arzneimittel leisteten zusätzlich 160,1 Mio. an Rabatten auf Grundlage des § 130a Abs. 3b SGB V. Schließlich mussten auf Basis des § 130a Abs. 2 SGB V die Hersteller von Impfstoffen ebenfalls einen zusätzlichen Rabatt leisten. Ziel der gesetzlichen Regelung ist es, Erstattungspreise für Impfstoffe auf dem Niveau der Länder Frankreich, Italien, Großbritannien und Spanien zu erreichen. Die Regelung gilt aber nur für Impfungen, die Pflichtleistungen nach § 20d Abs. 1 SGB V sind: Dies sind alle Impfungen entsprechend der Schutzimpfungsrichtlinie (G-BA 2014). Für Satzungsleistungen wird kein Rabatt geleistet. Satzungsleistungen und Pflichtleistungen waren auf Basis der zur Verfügung stehenden Daten nicht zu unterscheiden. Somit konnte man für eine einzelne Verordnung nicht bestimmen, ob ein Abschlag bezahlt wurde. Für die Berechnung der Erstattungspreise galt die Annahme, dass immer ein Rabatt geleistet wurde, wenn er in der Apothekensoftware abgebildet war. Die errechneten Einsparungen von 37,5 Mio. Euro im Jahr 2013 sind somit als Schätzung zu sehen. Allerdings ist davon auszugehen, dass die Mehrzahl der abgegebenen Impfstoffe für Impfungen entsprechend der Schutzimpfungsrichtlinie verwendet wurde, sodass die geschätzte Summe an Einsparungen nur wenig über den tatsächlichen Einsparungen liegt.

In der Summe bedeutete diese Entwicklung auf Ebene der Hersteller, dass deren Vergütung von 2012 nach 2013 leicht anstieg, aber in einem geringerem Maße als die nomi-

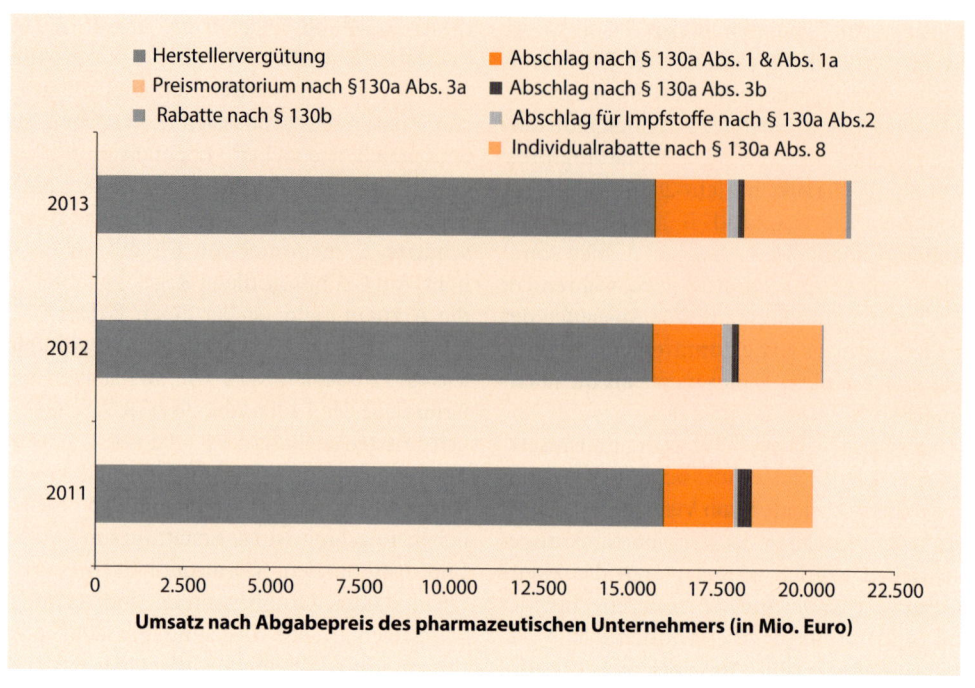

**Abb. 2.15** Umsatzentwicklung für Fertigarzneimittel in der GKV auf Basis des Abgabepreises des pharmazeutischen Unternehmers (ApU) differenziert nach Vergütung und Abschlägen (2011–2013) in Euro.
Quelle: IGES-Berechnungen nach NVI (INSIGHT Health)

nalen Umsätze nach Abgabepreis des pharmazeutischen Unternehmers (ApU) (Abb. 2.15). Die Umsätze nach ApU stiegen 2013 um 3,6% auf 21.190,8 Mio. Euro, doch die Vergütung stieg nur leicht um 0,3% auf 15.746,8 Mio. Euro. Der Anteil der Vergütung am ApU nahm somit weiter ab.

Auf Ebene der einzelnen Indikationsgruppen war im Jahr 2012 nur in fünf der betrachteten Indikationsgruppen die Preiskomponente positiv. Im Jahr 2013 galt dies für 16 und damit der Mehrheit der betrachteten Gruppen (Abb. 2.16). Am stärksten war der Preisanstieg mit 32,9 Mio. Euro in der Gruppe der Immunsuppressiva (L04). Dies war insbesondere Folge des Rückgangs der abgeschlossenen Rabattverträge für das noch unter Patent stehende Etanercept. Gemessen am Verbrauch (DDD) ging die Rabattquote von 75% auf 25% zurück. Die Preiskomponente für Mittel mit Wirkung auf das Renin-Angiotensin-System (C09) lag mit 32,4 Mio. Euro auf einem ähnlichen Niveau wie die der Immunsuppressiva. Hier fielen vor allem Valsartan-Produkte mit Preissteigerungen auf. Als nächste Gruppe folgten die Psycholeptika (N05) mit einer Preiskomponente von 29,8 Mio. Euro. Hier nahm unter anderem das Preisniveau für Altoriginale von Olanzapin in Folge auslaufender Rabattverträge zu. Eine positive Preiskomponente von über 20 Mio. Euro zeigte sich außerdem bei den Antiepileptika (N03) mit 21,2 Mio. Euro und den Antibiotika zur systemischen Anwendung (J01) mit 20,9 Mio. Euro. In beiden Indikationsgebieten war ein Rückgang der Anteile von Umsätzen unter Rabatt zu beobachten.

Einen preisbedingten Ausgabenrückgang von über 20 Mio. Euro gab es nur in drei Indikationsgebieten. In allen zeigte sich eine

## 2.5 Die Komponenten im Einzelnen

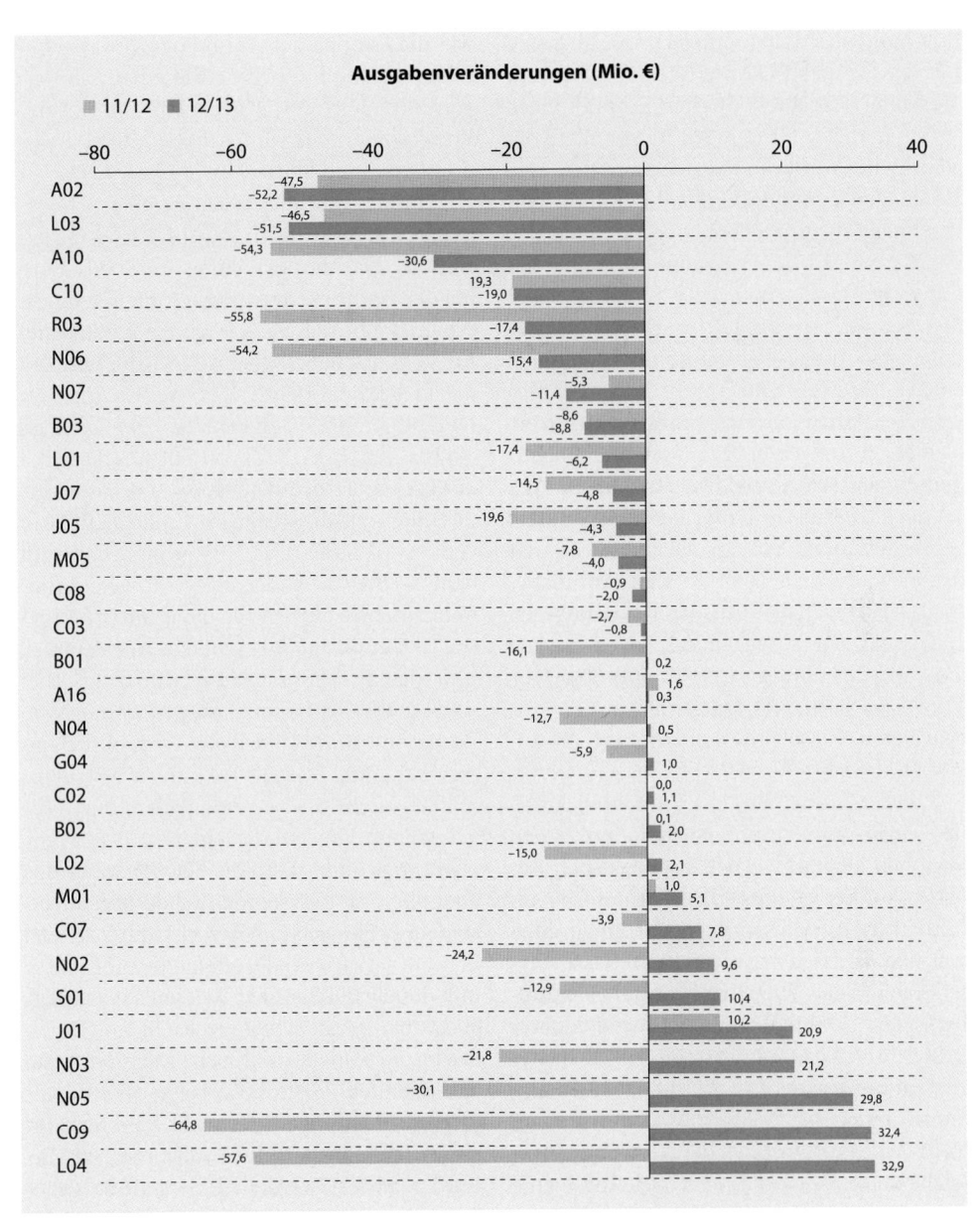

**Abb. 2.16** Ausgabenveränderungen durch die Komponente „Preis" in Mio. Euro gegenüber dem Vorjahr in den Jahren 2012 und 2013 in den 30 betrachteten Indikationsgruppen.
Quelle: IGES-Berechnungen nach NVI (INSIGHT Health)

Erhöhung des Rabattanteils. Am höchsten war der Einspareffekt mit 52,2 Mio. Euro für die Mittel bei säurebedingten Erkrankungen (A02). In dieser Gruppe wirkte vor allem der generische Wettbewerb zwischen den verschiedenen Protonenpumpenhemmern. Einsparungen auf ähnlichem Niveau zeigten sich 2013 mit 51,5 Mio. Euro in der Gruppe der Immunstimulanzien (L03). Ein Treiber war hier der patentgeschützte Wirkstoff Glatirameracetat zur Behandlung der Multiplen Sklerose. Dessen Umsätze im Rahmen individueller Rabattverträge nahmen deutlich zu. Gemessen am Verbrauch stieg die Rabattquote von 3,4% auf 60,5%. Sowohl für A02 als auch L03 nahm dabei der Einspareffekt gegenüber dem Vorjahr leicht zu. In der dritten auffälligen Gruppe, den Antidiabetika (A10), war der Einspareffekt hingegen rückläufig. Die Mehreinsparungen gingen von 54,3 Mio. Euro (2012) auf 30,6 Mio. Euro (2013) zurück. Haupttreiber der Einsparungen waren hier insbesondere die Insulin-Analoga.

Bei der Betrachtung der Preisentwicklung ist es interessant zu untersuchen, in welchen Gruppen der Preisverfall – sei es durch Rabatte, Festbeträge oder Preiswettbewerb – im Verhältnis zum Umsatz nach AVP am größten war. Die stärksten negativen Preiseffekte zeigten sich in den Gruppen der Mittel bei säurebedingten Erkrankungen (A02) und anderer Mittel für das Nervensystem (N07). In der Indikationsgruppe A02 wurden 2012 Fertigarzneimittel mit einem Umsatz (AVP) von 821,6 Mio. Euro zulasten der GKV abgegeben (siehe ◘ Tab. 2.2). Bei einer Preiskomponente von –52,2 Mio. Euro im Jahr 2013 bedeutete dies einen preisbedingten Umsatzrückgang von 6,3%. Bei den anderen Mitteln für das Nervensystem (N07) lag der Umsatz 2012 bei 199,0 Mio. Euro und die Preiskomponente 2013 betrug –11,4 Mio. Euro. Dies entsprach einem preisbedingten Umsatzrückgang von 6,2%. Die Indikationsgruppe mit dem größten preisbedingten Anstieg relativ zum Umsatz war die Gruppe der Antibiotika zur systemischen Anwendung (J01). Bei einem Umsatz von 786,2 Mio. (2012) bedeutete eine positive Preiskomponente von 20,9 Mio. (2013) einen preisbedingten Umsatzanstieg von 2,7%.

Einflüsse auf die Komponente durch einmalige Preiseffekte sind 2014 wieder zu erwarten. Da die Erhöhung von 0,16 Euro bei der Apothekenvergütung unterjährig geschah, ergibt sich 2014 noch ein zusätzlicher Effekt von schätzungsweise 66 Mio. Euro auf die Preiskomponente. Des Weiteren lief im Dezember 2013 der erhöhte Zwangsrabatt (§130a Abs. 1a SGB V) von 16% aus. Die Frist des Preismoratoriums (§130a Abs. 3a) wurde in einem ersten Schritt bis Ende März 2014 verlängert. Zum 01.04.2014 erfolgte dann mit dem 14. SGB V-Änderungsgesetz eine Erhöhung von 6% auf 7% für nicht unter Festbetrag stehende patentgeschützte Arzneimittel, und das Preismoratorium wurde bis Dezember 2017 fortgesetzt. Ausgenommen vom Preismoratorium sind allein Arzneimittel unter Festbetrag. Bliebe 2014 die Marktstruktur ähnlich zu 2013, ergäbe sich allein durch die gesetzliche Umstellung ein positiver Preiseffekt von rund 1.023 Mio. Euro. Dem werden aber auch preissenkende Effekte gegenüberstehen. So ging von März bis Mai 2013 der Umsatz (AVP) von Produkten unter einem individuellen Rabatt von 33% auf 29% zurück, stieg aber seitdem wieder leicht an. Dieser Rückgang war sehr wahrscheinlich Folge der auslaufenden Portfolioverträge. Würde die Quote von 33% wieder erreicht, könnten 2014 zusätzliche Einsparungen von rund 200 Mio. Euro realisiert werden. Eine weitere Erhöhung der geleisteten Rabatte je Verordnung ist ebenfalls nicht unwahrscheinlich. Neben den individuellen Rabattverträgen gewinnt auch die frühe Nutzenbewertung immer mehr an Bedeutung, und seit dem 01.04.2014 erfolgt die Bestimmung der Margen für Apotheken und Großhandel auf Basis des Erstattungsbetrages und nicht des ApU. Dies hat einen zusätzlichen preissenkenden Effekt.

Dennoch kann in der Summe für 2014 keine negative Preiskomponente erwartet werden. Eine positive Preiskomponente von 400 bis 600 Mio. Euro erscheint jedoch nicht unwahrscheinlich.

## 2.6 Betrachtung des Marktes für Individualrabatte

Die individuellen Rabattverträge nach § 130a Abs. 8 SGB V sind mittlerweile ein etabliertes Instrument in der Arzneimittelversorgung der gesetzlichen Krankenversicherung (GKV), das in seiner Bedeutung als Sparinstrument auch 2013 weiter zunahm. Das Umsatzvolumen unter Rabatt nahm 2013 jedoch leicht ab. Im Jahr 2013 wurden Arzneimittel mit einem Umsatz (nach Apothekenverkaufspreis) von insgesamt 10.266,7 Mio. Euro im Rahmen von Rabattverträgen abgegeben (◘ Tab. 2.5). Gegenüber dem Vorjahr war dies ein Rückgang von 159,3 Mio. Euro. Die geleisteten Rabatte stiegen aber weiter an, sodass insgesamt im Vergleich zum Vorjahr zusätzliche Einsparungen aus den Verträgen resultierten (▶ siehe Abschnitt 2.6.1).

Die Betrachtung des Rabattmarktes erfolgt im Gegensatz zur Komponentenzerlegung im vorherigen Abschnitt auf Basis des Umsatzes, also der Apothekenverkaufspreise (AVP), und nicht auf Basis der Ausgaben, d. h. der Erstattungspreise, da die Einsparungen durch individuelle Rabattverträge bei den Ausgaben bereits berücksichtigt sind. Der Vergleich des Marktes mit und ohne Rabattverträge auf Basis der Ausgaben würde somit zu einer relativen Unterschätzung der Bedeutung von Rabattverträgen führen.

### 2.6.1 Der Gesamtmarkt für Individualrabatte

Die folgenden Abschnitte geben einen Überblick über die Umsätze von Arzneimitteln, für die es 2013 individuelle Rabatte gab. Die Methode zur Berechnung der Umsätze von ra-

◘ Tab. 2.5 Anteil rabattierter Arzneimittel am Arzneimittelumsatz nach Kassenart im Jahr 2013.

| Kassenart | Umsatz rabattierter Arzneimittel (Mio. Euro) | Anteil am Gesamtumsatz (%) | Verbrauch rabattierter Arzneimittel in DDD (Mio.) | Anteil am Gesamtverbrauch (%) |
|---|---|---|---|---|
| AOK | 3.987,5 | 30,2 | 9.704,0 | 58,7 |
| EKK | 3.864,0 | 32,8 | 7.766,5 | 56,9 |
| BKK | 1.427,3 | 32,2 | 3.221,4 | 59,4 |
| KBS | 443,4 | 39,5 | 1.109,9 | 66,9 |
| IKK | 424,8 | 20,4 | 911,0 | 36,7 |
| LKK | 119,6 | 31,3 | 324,6 | 57,1 |
| Ohne Zuordnung | 0,0 | 0,0 | 0,0 | 0,0 |
| **Summe** | **10.266,7** | **30,5** | **23.037,3** | **56,5** |

AOK: Allgemeine Ortskrankenkassen, BKK: Betriebskrankenkassen, EKK: Ersatzkrankenkassen, IKK: Innungskrankenkassen, KBS: Knappschaft inkl. See-Krankenversicherung, LKK: Landwirtschaftliche Krankenkasse. Ohne Zuordnung: Kostenträger unbekannt und sonstige Kostenträger.

Quelle: IGES-Berechnungen nach NVI (INSIGHT Health)

battierten Arzneimitteln ist im ▶ Abschn. 6.9 detailliert beschrieben.

Der Markt für Arzneimittel, die im Rahmen eines Rabattvertrags nach § 130a Abs. 8 abgegeben wurden, hatte 2013 eine geringere Dynamik. Der Rabattmarkt war von 2011 nach 2012 um 13,8 % gestiegen, von 2012 auf 2013 gab es einen Rückgang von 1,5 %. Die Gesamtsumme des Rabattmarktes belief sich 2013 auf 10.266,7 Mio. Euro. Von diesem Umsatz entfielen 74,0 % auf den generikafähigen Markt. Im Jahr 2012 hatten Wirkstoffe, die 2013 generikafähig waren, noch einen Anteil von 77,6 % am Umsatz des Rabattmarktes. Auch innerhalb des Generikamarktes ging der Anteil des Umsatzes unter Rabatt zurück. Im Jahr 2013 befanden sich 50,8 % des generikafähigen Marktes unter einem Rabattvertrag, im Jahr 2012 hatte das Marktsegment einen Anteil von 53,0 %. Insbesondere für Biosimilars ging die Quote deutlich zurück. Wie bereits in ▶ Abschn. 2.5.10 angesprochen, war das Verbot von sogenannten Portfolio-Verträgen durch das Zweite Gesetz zur Änderung arzneimittelrechtlicher und anderer Vorschriften im Juli 2012 Ursache für diese Entwicklung. Dies bedurfte der Neuausschreibung vieler Verträge Anfang 2013 und reduzierte die Zahl der potenziellen Wirkstoffe, für die sich Rabattverträge lohnten. In den anderen Marktsegmenten nahmen Rabattverträge hingegen weiterhin an Bedeutung zu, wenn auch nicht mit der gleichen Dynamik wie in den Vorjahren. Bei Arzneimitteln, die 2012 und 2013 unter Patentschutz standen, betrug die Steigerung der Umsätze unter Rabattvertrag von 2012 nach 2013 16,3 %. Das Segment hatte damit ein Volumen von 1.642,6 Mio. Euro erreicht. Der mit Abstand größte absolute Anstieg bei patentgeschützten Arzneimitteln zeigte sich 2013 für Glatirameracetat. Das Rabattvolumen nahm um 184,9 Mio. Euro zu, sodass 61,2 % des Umsatzes dieses Wirkstoffs im Jahr 2013 durch Individualverträge rabattiert war. Einen nochmals starken Anstieg gab es für das Antidepressivum Duloxetin, bei dem 2013 58,5 Mio. Euro Umsatz mehr unter Rabatt waren als im Vorjahr. Somit befanden sich im Jahr 2013 57,6 % des Umsatzes unter Rabatt. Die Marktsituation lässt vermuten, dass in beiden Fällen die Originalhersteller versuchten, den Anteil von Parallelimporten zu reduzieren. Deren Anteil ging, gemessen am Umsatz, bei Glatirameracetat von 35,3 % im Jahr 2012 auf 15,3 % im Jahr 2013 zurück. Bei Duloxetin gab es einen Rückgang von 40,9 % auf 24,7 %. Eine auffällige Marktumstellung gab es bei Etanercept. Der Umsatz unter Rabatt ging um 220,9 Mio. Euro zurück. Dies bedeutete einen Rückgang des Rabattanteils von 75 % auf 25 %. Bestanden 2012 noch Rabattverträge mit 110 Krankenkassen, so gab es 2013 nur noch Verträge mit zehn Kassen, die zumeist im Laufe des Jahres ausliefen. Trotzdem zeigte die allgemeine Entwicklung, dass Rabattverträge für patentgeschützte Wirkstoffe attraktiv blieben. Durch die „Exklusivität" der Wirkstoffe ergeben sich zwar nur geringe Möglichkeiten, den Absatz auszuweiten. Doch der Rabattvertrag kann in Märkten mit einem hohen Anteil von Parallelimporten und Wirkstoffen, die kurz vor Patentablauf stehen, oder Verträgen, bei denen Ärzte eingebunden sind, ein strategisches Element darstellen. In letzterem Fall könnten Ärzte auch einen Anreiz erhalten, anstelle eines bisher bevorzugt verordneten nicht rabattierten Wirkstoffs einen rabattierten Wirkstoff mit vergleichbarer therapeutischer Wirkung zu verordnen. Inwieweit sogenannte mehrdimensionale Verträge (z. B. Mehrwertverträge oder Risk/Cost-Sharing-Verträge) an Bedeutung gewonnen haben, lässt sich nicht abschätzen, da die Apothekensoftware keine Auskunft darüber gibt, welcher Typ von Rabattvertrag vorliegt. Bei einem mehrdimensionalen Vertrag können zum Beispiel zusätzliche Leistungen durch den Hersteller enthalten sein, oder der Hersteller übernimmt das Risiko bei ausbleibendem Therapieerfolg.

## 2.6 Betrachtung des Marktes für Individualrabatte

**Tab. 2.6** Durchschnittlicher Rabatt nach Kassenart (2013).

| Kassenart | Durchschnittlicher Rabatt auf AVP |
|---|---|
| AOK | 31,4% |
| EKK | 21,6% |
| BKK | 22,6% |
| KBS | 34,2% |
| IKK | 22,7% |
| LKK | 27,4% |
| **GKV-Gesamt** | **26,4%** |

AOK: Allgemeine Ortskrankenkassen, BKK: Betriebskrankenkassen, EKK: Ersatzkrankenkassen, IKK: Innungskrankenkassen, KBS: Knappschaft inkl. See-Krankenversicherung, LKK: Landwirtschaftliche Krankenkasse.

Quelle: IGES-Berechnungen nach NVI (INSIGHT Health) und BMG (KV 45)

Die Bestimmung des durchschnittlichen Rabattes für das Berichtsjahr erfolgte auf Basis der amtlichen Statistik KV45 (vorläufige Rechnungsergebnisse der GKV). Laut der Statistik KV45 (Stand 07.03.2014) des Bundesministeriums für Gesundheit (BMG) verbuchten die Kassen im Jahr 2013 2.848,1 Mio. Euro Rabatte durch individuelle Verträge. Damit waren die Einsparungen durch Rabatte größer als durch die gesetzlichen Abschläge (▶ siehe Tabelle 6.7 in Kapitel 6). In dieser Summe sind aber auch die Rabatte enthalten, welche die Hersteller aufgrund der Preisverhandlungen nach Abschluss der frühen Nutzenbewertung gewähren. Da diese Rabatte in der Apothekensoftware ausgewiesen werden, können sie spezifisch berechnet werden. Auf Basis der bis Ende 2013 veröffentlichten Abschläge ergaben sich Einsparungen in Höhe von 137,7 Mio. Euro, damit verblieb für die individuellen Rabattverträge ein Volumen von 2.710,3 Mio. Euro. Bezogen auf die Umsätze individualrabattierter Arzneimittel in Höhe von 10.266,7 Mio. Euro im Jahr 2013 ergab dies einen Rabatt von 26,4% auf den AVP. Dies bedeutete einen deutlichen Anstieg gegenüber dem Vorjahr. Entsprechend der amtlichen Statistik KJ1 (endgültiges Rechnungsergebnis der GKV) ergaben sich nach Abzug der Rabatte nach § 130b Einsparungen von 2.328,5 Mio. Euro für das Jahr 2012. Rechnet man diesen Rabatt auf die Umsätze unter Rabatt in Höhe von 10.426,0 Mio. Euro an, dann ergibt dies einen durchschnittlichen Rabatt auf den AVP von 22,3%.

Da der individuelle Rabatt allein durch den Hersteller geleistet wird, war aus seiner Sicht der prozentuale Abschlag je Verordnung noch höher. Gemessen am Abgabepreis des pharmazeutischen Unternehmers (ApU) betrug der Umsatz unter Rabatt im Jahr 2013 5.258,6 Mio. Euro. Daraus resultierte ein durchschnittlich geleisteter Rabatt durch die Hersteller von 51,5%. Im Jahr 2012 lag diese Quote noch bei 43,3%.

Für die weitere Berechnung wurde berücksichtigt, dass sich zwischen den einzelnen Kassenarten deutliche Unterschiede bezüglich der gewährten Rabatte ergeben, sodass ein kassenartspezifischer durchschnittlicher Rabatt ermittelt und für die weiteren Berechnungen verwendet wurde (◘ Tab. 2.6).

Bei der Bestimmung der Einsparungen durch Rabattverträge muss bedacht werden, dass aus Sicht der Kassen Mehrkosten in Form erlassener Zuzahlungen anfallen. Diese betrugen im Jahr 2013 schätzungsweise 285,6 Mio. Euro.[4] Dadurch reduzierte sich der wahre Einspareffekt für die Kassen auf 2.562,5 Mio. Euro.

Neben den beschriebenen direkten Einsparungen durch Rabattverträge gibt es auch indirekte Spareffekte, die sich aber nur schwer erfassen lassen. Beispielsweise entstehen Substitutionseffekte, wenn Ärzte wegen des geringeren Regressrisikos oder eines finanziellen Anreizes durch die Kasse den Patienten von einem teureren Wirkstoff auf einen rabattierten Wirkstoff umstellen. Diese finanziellen Anreize können die Kassen nach § 130a Abs. 8 Satz 5 SGB V gewähren. Diese strukturellen Effekte schlagen sich dann auch in der Generika- und Herstellerkomponente der Komponentenzerlegung nieder (siehe ▶ Abschn. 2.5.8 und 2.5.9).

Es gibt aber auch Mehrkosten, die sich nicht wie die erlassenen Zuzahlungen zumindest teilweise fassen lassen. So fallen administrative Kosten für die Ausschreibung und das Management der Verträge an. Die Höhe dieser Kosten ist allerdings nicht bekannt.

Schließlich können Rabattverträge auch als Werbeinstrument dienen, um Versicherte zu binden oder neue Interessenten zu gewinnen, beispielsweise wenn Verträge mit Originalherstellern oder mit Herstellern sogenannter Marken-Generika geschlossen werden, die bei den Versicherten evtl. ein besseres Ansehen genießen. Auf diese Weise könnten Zuweisungen aus dem Gesundheitsfonds erhöht und gesichert werden.

### 2.6.2 Individualrabatte bei einzelnen Indikationsgruppen

Unter den Indikationsgruppen, die im Arzneimittel-Atlas 2014 im Detail beschrieben werden, hatten die Mittel mit Wirkung auf das Renin-Angiotensin-System (C09) mit 996,2 Mio. Euro im Jahr 2013 das größte Umsatzvolumen unter Rabatt. Gegenüber dem Vorjahr war das nochmals eine Steigerung von 45,3 Mio. Euro. In der Indikationsgruppe mit dem zweitgrößten Umsatzvolumen unter Rabatt war der Anstieg noch stärker: Im Jahr 2013 nahm der rabattierte Markt für Antidiabetika (A10) um 113,2 Mio. Euro auf 971,1 Mio. Euro zu ( Abb. 2.17). Das Verhältnis des rabattierten Umsatzes zum Gesamtumsatz der jeweiligen Indikationsgruppe war 2013 in der Indikationsgruppe der Mittel bei säurebedingten Erkrankungen (A02) mit 77,1% am höchsten. Auch in den verschiedenen Teil-Indikationsgruppen zur Behandlung der Hypertonie (C02, C03, C07, C08, C09) fanden sich hohe Rabattquoten von über 50%. Eine Ausnahme bildeten die Antihypertonika (C02) mit 20,1%. Zwar war auch in dieser Gruppe der Anteil von Generika hoch, aber es fehlten einzelne umsatzstarke generische Wirkstoffe, für die sich der Aufwand einer Einzelausschreibung gelohnt hätte. Allerdings spielen die Antihypertonika in der Behandlung der Hypertonie nur eine marginale Rolle (s. ▶ Kap. 3.7), sodass sich der Aufwand zur Ausschreibung und Verhandlung von Einzelverträgen für die Kassen vermutlich kaum lohnt.

Ein großer relativer Anstieg war in der Gruppe der Immunstimulanzien (L03) zu beobachten. Das Rabattvolumen nahm um 39,0% zu, entsprechend wuchs die Rabattquote von 32,1% auf 43,9%. Wie bereits in ▶ Abschn. 2.5.10 ausgeführt, waren hier Rabattverträge für den bei Multipler Sklerose eingesetzten Wirkstoff Glatirameracetat der treibende Faktor.

Es gab 2013 auch Indikationsgruppen mit einem abnehmenden Rabattmarkt. Am auffälligsten war die Entwicklung für die Gruppen der Immunsuppresiva (L04). Hauptsächlich durch das Auslaufen der Rabattverträge für Etanercept sanken die Umsätze unter Ra-

---

4 Dabei wurde berücksichtigt, dass ein rabattiertes Arzneimittel bereits im Rahmen eines Festbetrages von der Zuzahlung befreit sein konnte (§ 31 Abs. 3 SGB V).

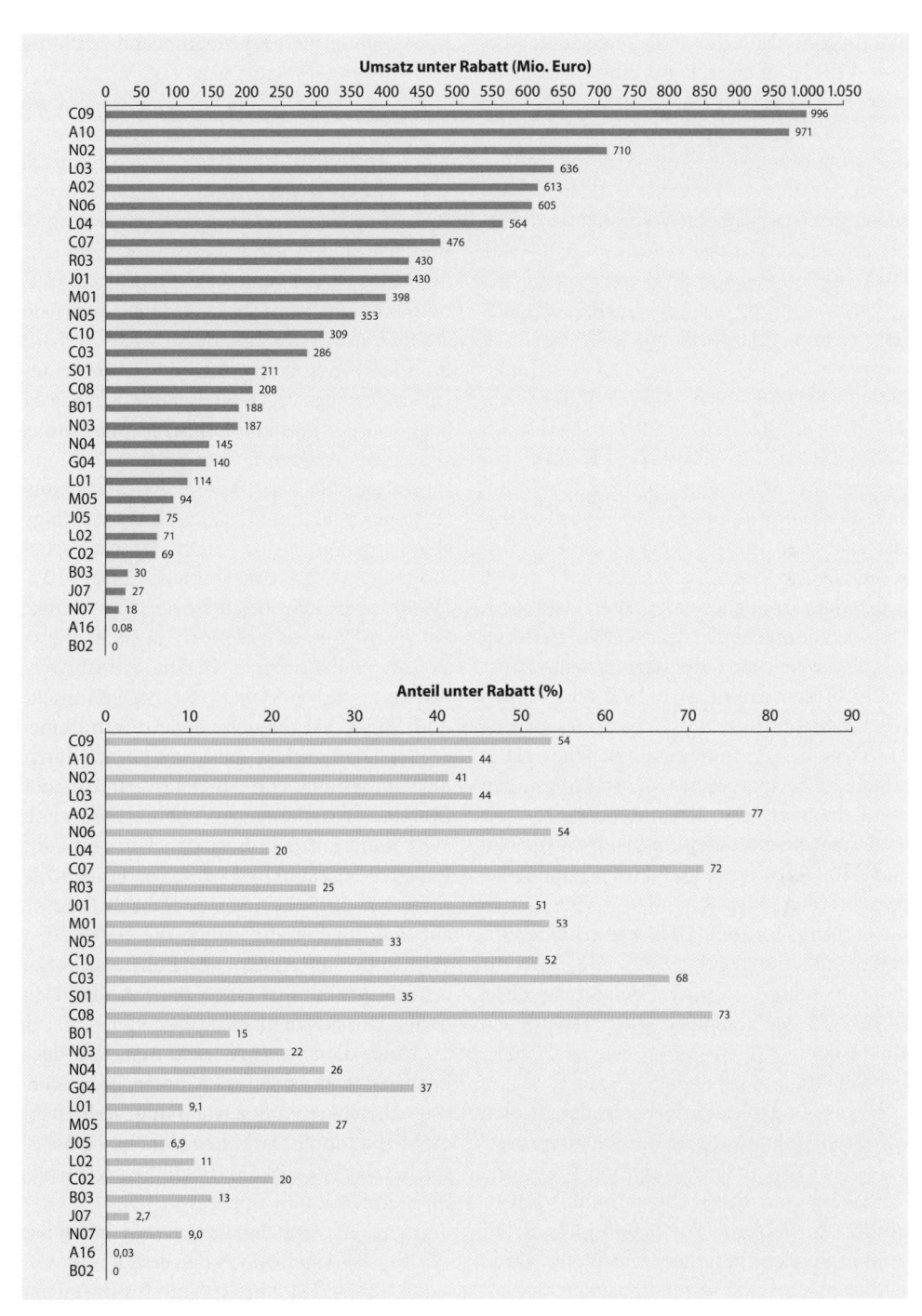

## 2.6 Betrachtung des Marktes für Individualrabatte

**Umsatz unter Rabatt (Mio. Euro)**

| Gruppe | Umsatz |
|---|---|
| C09 | 996 |
| A10 | 971 |
| N02 | 710 |
| L03 | 636 |
| A02 | 613 |
| N06 | 605 |
| L04 | 564 |
| C07 | 476 |
| R03 | 430 |
| J01 | 430 |
| M01 | 398 |
| N05 | 353 |
| C10 | 309 |
| C03 | 286 |
| S01 | 211 |
| C08 | 208 |
| B01 | 188 |
| N03 | 187 |
| N04 | 145 |
| G04 | 140 |
| L01 | 114 |
| M05 | 94 |
| J05 | 75 |
| L02 | 71 |
| C02 | 69 |
| B03 | 30 |
| J07 | 27 |
| N07 | 18 |
| A16 | 0,08 |
| B02 | 0 |

**Anteil unter Rabatt (%)**

| Gruppe | Anteil |
|---|---|
| C09 | 54 |
| A10 | 44 |
| N02 | 41 |
| L03 | 44 |
| A02 | 77 |
| N06 | 54 |
| L04 | 20 |
| C07 | 72 |
| R03 | 25 |
| J01 | 51 |
| M01 | 53 |
| N05 | 33 |
| C10 | 52 |
| C03 | 68 |
| S01 | 35 |
| C08 | 73 |
| B01 | 15 |
| N03 | 22 |
| N04 | 26 |
| G04 | 37 |
| L01 | 9,1 |
| M05 | 27 |
| J05 | 6,9 |
| L02 | 11 |
| C02 | 20 |
| B03 | 13 |
| J07 | 2,7 |
| N07 | 9,0 |
| A16 | 0,03 |
| B02 | 0 |

◘ **Abb. 2.17** Umsatz rabattierter Arzneimittel in ausgewählten Indikationsgruppen. Die Angaben zu den Anteilen beziehen sich auf den Umsatz aller Arzneimittel der jeweiligen Indikationsgruppe im Jahr 2013.

Quelle: IGES-Berechnungen nach NVI (INSIGHT Health)

batt von 809,3 Mio. Euro (2012) auf 564,1 Mio. Euro (2013). Entsprechend ging die Rabattquote von 32,6% auf 19,7% zurück.

Gemessen in Tagesdosen (DDD), hatte die Gruppe der Mittel mit Wirkung auf das Renin-Angiotensin-System (C09) den mit Abstand größten absoluten Verbrauch an rabattierten Arzneimitteln. So wurden 6.101,4 Mio. DDD im Rahmen von Rabattverträgen abgegeben, was 75,3% des Verbrauchs entsprach ( Abb. 2.18). Entsprechend der hohen Umsatzquote war bei den Mitteln bei säurebedingten Erkrankungen (A02) mit 80,9% der Anteil rabattierter Arzneimittel am Verbrauch am höchsten. Die Zahl der Indikationsgruppen, bei denen über 50% der definierten Tagesdosen im Rahmen eines Rabattvertrages abgegeben wurden, ging gegenüber 2012 kaum zurück. Waren es 2012 noch 17 der 30 Indikationsgruppen, so erreichten 2013 noch 16 Indikationsgruppen diese Quote. In Bezug auf die Zuwachsraten der rabattierten Arzneimittel in den einzelnen Indikationsgruppen war ebenso wie bei der Umsatzentwicklung die Gruppe der Immunstimulanzien (L03) auffällig. Die abgegebene Menge im Rahmen von Rabattverträgen stieg um 32,7%.

In einzelnen Indikationsgruppen spielten auch 2013 Rabattverträge faktisch keine Rolle, da sie in den entsprechenden Märkten auch nicht sinnvoll wären: Dies waren insbesondere Antihämorrhagika (B02). Für Mittel für das alimentäre System und den Stoffwechsel (A16) ging der Verbrauch unter Rabatt nach einem kurzen Anstieg 2012 wieder zurück. Die Rabattquote sank von 5,0% auf 1,7%.

Daneben gab es Bereiche, in denen man von einer Untererfassung der Rabattverträge ausgehen kann. In der Gruppe der Impfstoffe (J07) stieg zwar der Verbrauch unter Rabatt um 16,1%, was einem Anteil von 5,6% am gesamten Impfstoffverbrauch entsprach. Doch sehr wahrscheinlich waren Rabattverträge auf Grundlage von § 132e SGB V zur Versorgung von Schutzimpfungen untererfasst, zumal diese Verträge nicht auf Ebene der einzelnen Kasse, sondern für KV-Regionen abgeschlossen wurden.

### 2.6.3 Individualrabatte nach Wirkstoffen

Bezogen auf den gesamten Arzneimittelmarkt der GKV ist der Anteil rabattierter Arzneimittel an den Verordnungen hoch: Fast jede zweite Verordnung (49,5%) erfolgte 2013 im Rahmen von Rabattverträgen. Gemessen am Umsatz betrug der Anteil aber nur 30,5%, weil bei Rabattverträgen weiterhin niedrigpreisige, generische Wirkstoffe dominierten.

Im Jahr 2013 wurden für 826 Wirkstoffe (definiert gemäß ATC-Code) Rabattverträge abgeschlossen. Diese Wirkstoffe umfassten insgesamt 69,6% des Umsatzes und 90,3% des Arzneimittelverbrauchs (in DDD) in der GKV. Im Vorjahr galt noch für 879 Wirkstoffe ein Rabattvertrag. Der durch Rabattverträge erfasste Markt war mit 71,1% (Umsatz) und 90,5% (Verbrauch) aber nur minimal größer. Dieser Effekt wurde vermutlich durch die Umstellung von Portfolioverträgen auf Einzelausschreibungen erzielt. Die zehn Wirkstoffe mit dem höchsten Umsatz unter Rabattvertrag sind in  Tab. 2.7 dargestellt. Sie vereinten 2013 22,6 % des Rabattvolumens auf sich. Im Vorjahr kamen die ersten zehn Wirkstoffe auf 22,7 % des Rabattumsatzes, beanspruchten also einen nahezu identisch hohen Umsatzanteil.

Unter den zehn Wirkstoffen mit dem höchsten Umsatzvolumen unter Rabattvertrag schwankte, in Bezug auf den Verbrauch, die Rabattquote zwischen 35,3% (Interferon beta-1a) und 94,5% (Insulin glargin). Mit Interferon beta-1a, Interferon beta-1b, Glatirameracetat und Insulin glargin befanden sich vier Wirkstoffe unter den ersten zehn, die keine direkte Konkurrenz durch Biosimilars oder Generika in den Jahren 2012 und 2013 hatten. Mithilfe der Rabattverträge konnten die Originalhersteller damit Marktanteile ge-

## 2.6 Betrachtung des Marktes für Individualrabatte

**Verbrauch unter Rabatt (Mio. DDD)**

| Indikationsgruppe | Verbrauch |
|---|---|
| C09 | 6.101 |
| A02 | 2.654 |
| C07 | 1.709 |
| C08 | 1.618 |
| C03 | 1.501 |
| C10 | 1.391 |
| A10 | 1.195 |
| N06 | 1.000 |
| M01 | 669 |
| B01 | 538 |
| N02 | 378 |
| R03 | 369 |
| G04 | 350 |
| N05 | 289 |
| J01 | 251 |
| C02 | 236 |
| S01 | 211 |
| N03 | 137 |
| M02 | 116 |
| L04 | 64 |
| L02 | 64 |
| N04 | 56 |
| N07 | 26,2 |
| B03 | 19,5 |
| L03 | 11,5 |
| J05 | 5,5 |
| L01 | 3,3 |
| J07 | 1,81 |
| A16 | 0 |
| B02 | 0 |

**Anteil unter Rabatt (%)**

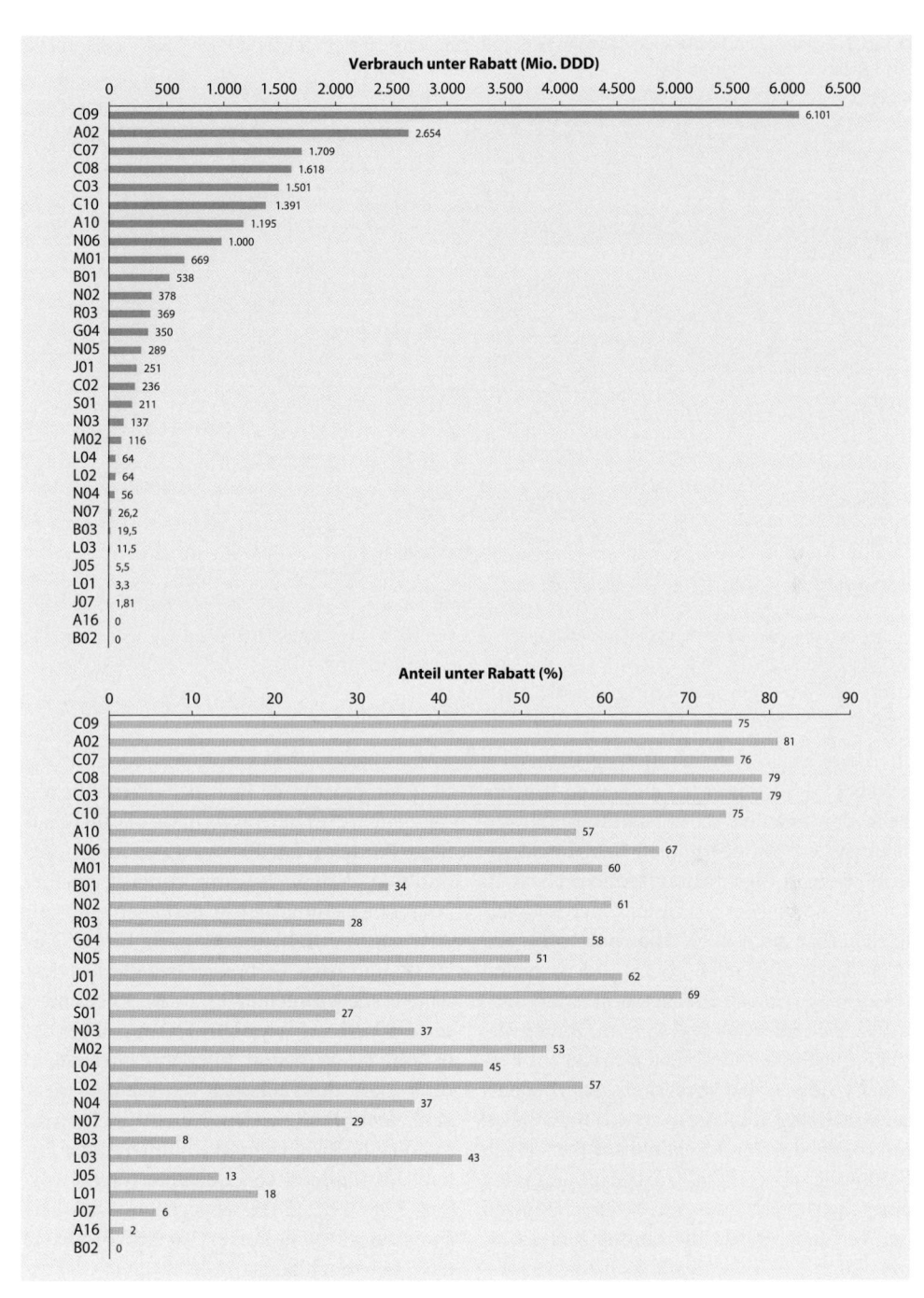

| Indikationsgruppe | Anteil |
|---|---|
| C09 | 75 |
| A02 | 81 |
| C07 | 76 |
| C08 | 79 |
| C03 | 79 |
| C10 | 75 |
| A10 | 57 |
| N06 | 67 |
| M01 | 60 |
| B01 | 34 |
| N02 | 61 |
| R03 | 28 |
| G04 | 58 |
| N05 | 51 |
| J01 | 62 |
| C02 | 69 |
| S01 | 27 |
| N03 | 37 |
| M02 | 53 |
| L04 | 45 |
| L02 | 57 |
| N04 | 37 |
| N07 | 29 |
| B03 | 8 |
| L03 | 43 |
| J05 | 13 |
| L01 | 18 |
| J07 | 6 |
| A16 | 2 |
| B02 | 0 |

**Abb. 2.18** Verbrauch rabattierter Arzneimittel (in Mio. DDD) in ausgewählten Indikationsgruppen. Die Angaben zu den Anteilen beziehen sich auf den Verbrauch aller Arzneimittel der jeweiligen Indikationsgruppe im Jahr 2013.

Quelle: IGES-Berechnungen nach NVI (INSIGHT Health)

◘ Tab. 2.7 Umsatz und Verbrauch der zehn Wirkstoffe mit den höchsten Umsätzen in der GKV, für die im Jahr 2013 Rabattverträge bestanden.

| ATC-Code | Bezeichnung | Umsatz unter Rabatt (Mio. Euro) | Anteil Umsatz unter Rabatt (%)* | DDD unter Rabatt (Mio.) | Anteil DDD unter Rabatt (%)* |
|---|---|---|---|---|---|
| A02BC02 | Pantoprazol | 383,8 | 80,7 | 1.699,9 | 81,3 |
| M01AE01 | Ibuprofen | 245,6 | 79,6 | 414,4 | 81,1 |
| C10AA01 | Simvastatin | 238,9 | 79,6 | 1.079,9 | 79,8 |
| L03AB07 | Interferon beta-1a | 223,5 | 35,3 | 3,0 | 32,3 |
| A10AE04 | Insulin glargin | 216,6 | 94,5 | 109,3 | 94,5 |
| N02BB02 | Metamizol-Natrium | 215,3 | 84,4 | 138,3 | 86,3 |
| C09AA05 | Ramipril | 207,9 | 87,4 | 3.287,4 | 87,3 |
| C07AB02 | Metoprolol | 200,9 | 72,4 | 682,4 | 75,2 |
| L03AX13 | Glatirameracetat | 195,2 | 61,2 | 3,5 | 60,5 |
| L03AB08 | Interferon beta-1b | 193,5 | 86,5 | 4,5 | 86,3 |

\* Die Angaben beziehen sich auf den Umsatz bzw. den Verbrauch aller Fertigarzneimittel mit dem jeweiligen Wirkstoff im Jahr 2013.

Quelle: IGES-Berechnungen nach NVI (INSIGHT Health)

genüber Parallelimporten ausweiten bzw. im Falle der Insuline die Erstattungsfähigkeit sicherstellen. Bei den beiden Beta-Interferonen Interferon beta-1a und Interferon beta-1b zur Behandlung der Multiplen Sklerose spielte sicherlich auch die Konkurrenz zwischen den Wirkstoffen eine Rolle. Zudem bieten jeweils zwei Hersteller sogenannte „Bioidenticals" zu beiden Wirkstoffen an. Rabattverträge spielten damit im Patentmarkt im Vergleich zum Festbetragssystem eine bedeutsamere Rolle. Gemessen am Umsatz fielen nur 4,8% des Marktsegments unter einen Festbetrag, aber 15,3% wurden im Rahmen eines Rabattvertrages umgesetzt. Gemessen am Verbrauch lagen die Quoten bei 15,2% bzw. 20,8%. Im generikafähigen Markt wurden beim Umsatz 68,2% für das Festbetragssystem und 50,8% beim Rabattmarkt erreicht. Gemessen am Verbrauch lagen die Anteile bei 88,8% und 65,2%.

Pantoprazol war auch 2013 der Wirkstoff mit dem höchsten Umsatz in Bezug auf rabattierte Produkte. Die Rabattquoten für Umsatz und den Verbrauch waren dabei gegenüber 2012 noch einmal leicht gestiegen. Im Jahr 2012 lag die Rabattquote nach Umsatz bei 79,3% und nach Verbrauch bei 80,1%. Diese Anteile stiegen auf 80,7% bzw. 81,3%. Gemessen am Verbrauch war 2013 Ramipril der bedeutsamste Wirkstoff. Dies war auch schon im Vorjahr der Fall, doch gehörte der Wirkstoff noch nicht zu den zehn Arzneimitteln mit dem höchsten Umsatzvolumen unter Rabatt. Im Rahmen von Rabattverträgen wurden 3.287 Mio. DDD abgegeben. Dies entsprach einer Quote von 87,3%. Im Vorjahr lag die Quote noch bei 84,7%.

## 2.6.4 Individualrabatte nach Krankenkassenarten

Nach Kassenarten betrachtet, hatte auch 2013 die Knappschaft Bahn See (KBS) den höchsten Anteil unter Rabatt sowohl nach Umsatz (39,5%) als auch nach Verbrauch (66,9%) (siehe ◘ Tab. 2.5). Bei den Innungskassen (IKK) war die Quote mit 20,4 % konstant aber weiterhin deutlich unterhalb des GKV-Durchschnitts, im Bezug auf den Verbrauch gab es jedoch einen Anstieg von 35,6% auf 36,7%. Das geringe Niveau war weiterhin auf eine einzelne Kasse des IKK-Systems zurückzuführen. Ohne diese Kasse hätten auch die IKKen eine Rabattquote von fast 60% des Verbrauchs erreicht. Bei den anderen Krankenkassenarten waren die Rabattquoten beim Verbrauch rückläufig und allein bei den Ersatzkassen (EKK) stieg der Anteil am Umsatz minimal.

Betrachtet man nicht nur die Kassenarten, sondern auch einzelne Krankenkassen, dann entfielen auf die Krankenkasse mit der höchsten Rabattquote (gemessen am Umsatz) 41,0% auf rabattierte Arzneimittel. Die Krankenkasse mit dem höchsten Anteil rabattierter Arzneimittel (gemessen in Tagesdosen) hatte eine Quote von 66,9%. In absoluten Zahlen betrachtet, betrug das größte Volumen rabattierter Arzneimittel bei einer einzelnen Kasse 1.366,2 Mio. Euro, was einem Anteil von 32,2% am Fertigarzneimittel-Umsatz der Kasse entsprach. Dieselbe Kasse hatte mit 2.711,2 Mio. DDD auch gemessen am Verbrauch das größte Rabattvolumen. Bezogen auf den Gesamtverbrauch der Kasse war dies eine Quote von 53,8%.

## 2.7 Marktentwicklung von Wirkstoffen mit Generikaeinführungen 2012/2013

Der Patentablauf bzw. das Auslaufen von ergänzenden Schutzzertifikaten (SPC, supplementary protection certificates) von Arzneimitteln führt dazu, dass das exklusive Vermarktungsrecht für den Hersteller bzw. Lizenznehmer erlischt und das Arzneimittel auch von anderen Herstellern auf den Markt gebracht werden kann. Je nachdem, ob es sich um ein sogenanntes „small molecule" oder ein Biologikum handelt, ist die Einführung von Generika oder Biosimilars möglich. Für Generika ist in der Regel eine bezugnehmende Zulassung erforderlich, d. h., der Generikahersteller kann sich auf die Zulassungsunterlagen des Originalprodukts beziehen und muss insbesondere die Bioäquivalenz für sein Produkt nachweisen. Biosimilars müssen, wie das Original, zentral durch die EMA zugelassen werden, und je nach Anwendungsgebiet sind die Anforderungen für die Zulassung unterschiedlich. Es muss die Ähnlichkeit im Vergleich zum Referenzprodukt in Bezug auf Qualität, Wirksamkeit und Sicherheit nachgewiesen werden (*EMA* 2005).

Je nach Attraktivität des Wirkstoffs – die vom Bedarf und vom Umsatz, ggf. auch vom technischen Aufwand zur Herstellung abhängig ist – werden nach Ablauf der Marktexklusivität von mehr oder weniger vielen Anbietern Generika bzw. Biosimilars in den Markt gebracht. Für den Originalhersteller bedeutet die Einführung von Generika häufig das Ende des Produktlebenszyklus und einen Einbruch des Umsatzes für das betreffende Produkt. Für die GKV bedeutet die Einführung in der Regel, dass die Ausgaben für den Wirkstoff sinken, weil die Generika billiger angeboten werden und durch Rabattverträge noch billiger werden können. Es ist allerdings auch möglich, dass die Ausgaben zunächst steigen, weil bei hohem ungedecktem Bedarf auch der Verbrauch steigt und dies durch die gesunkenen Kosten je DDD nicht kompensiert werden kann (*Häussler* et al. 2009). Durch die Einführung von Generika sind auch strukturelle Veränderungen möglich, insbesondere in Märkten mit konkurrierenden Analog-Wirkstoffen. Hier kann die Einführung günstiger Generika dazu führen, dass andere Wirkstoffe, die als Standard gelten, Anteile verlieren. Diese Entwicklung war nach Einführung von Pantoprazol-Generika bei den Protonenpumpen-Inhibitoren zu beobachten (siehe ▶ Kap. A02) und zeichnet sich nach Einführung von Atorvastatin-Generika bei den Statinen ab (siehe ▶ Kap. C10).

Im Folgenden wird gezeigt, wie sich der Markt für Wirkstoffe, welche in den letzten beiden Jahren (2012/2013) ihren Patentschutz verloren haben, entwickelt hat. Die Auflistung beschränkt sich dabei auf Wirkstoffe, die 2011 mindestens 50 Mio. Euro Jahresumsatz (AVP) aufwiesen und für die ein Generikum im Zeitraum November 2011 bis Dezember 2013 auf den Markt gekommen war. ◘ Tab. 2.8 gibt eine Übersicht zu den betrachteten 15 Wirkstoffen.

Bezüglich der Verbrauchsentwicklung nach Einführung von Generika sticht der ATII-Antagonist Valsartan hervor. Im November 2011 kamen die ersten Generika auf dem Markt. Von 2012 nach 2013 stieg der Verbrauch in Folge dessen um 27,4%, bezogen auf das Jahr 2011 war sogar ein Anstieg um 82,2% zu beobachten. Insgesamt war für 10 der betrachteten 15 Wirkstoffe der Verbrauchsanstieg gegenüber 2011 positiv. Einen auffälligen Verbrauchsrückgang von 2010 nach 2013 zeigte sich für das Biophosphat Zoledronsäure zur Behandlung von Knochenmetastasen (−18,3%) und der ATII-Antagonisten-Kombination Irbesartan mit Diuretikum (−17,8%). Im Falle der Zoledronsäure war bereits vor Einführung der Generika ein Verbrauchsrückgang der für die Behandlung von Knochenmetastasen zugelassenen Produkte des Originals festzustellen. Im Falle der Irbesartan-Kombination wurden im Betrachtungszeitraum andere ATII-Antagonsisten ebenfalls generisch (z. B. Candesartan, Valsartan) und es kam zu entsprechenden Marktverschiebungen. Verbrauchsgewinne sind für die Zukunft nicht auszuschließen. So gab es zum Beispiel für Irbesartan als Monosubstanz von 2011 nach 2012 einen Verbrauchsrückgang von 7,0%. Doch mit der stärkeren Etablierung generischer Versionen stieg der Verbrauch von 2012 nach 2013 um 5,1%.

Wie zu erwarten, kommt es trotz der allgemeinen Mengenausweitung zu einem Rückgang der Umsätze: Dieser war von 2011 nach 2013 in allen betrachteten Wirkstoffmärkten festzustellen. Sei es durch den Preisverfall in Folge der Generikaeinführungen oder durch Verbrauchsrückgang wie im Falle von Zoledronsäure und der Irbesartan-Kombination. Der stärkste Umsatzrückgang zeigte sich mit 75,1% für den Cholinesterasehemmer Donepezil zur Behandlung der Demenz vom Alzheimer-Typ. Im Fall von Donepezil war der Umsatzrückgang durch die Generikaquote bedingt, die 2013 mit 95,1% (bezogen auf den Verbrauch) die höchste Generikaquote unter den betrachteten Wirkstoffen darstellte.

Insgesamt lief für alle relevanten Mittel zur Behandlung der Demenz vom Alzheimer-Typ das Patent im Betrachtungszeitraum aus, doch zeigte sich eine sehr unterschiedliche Marktentwicklung. Bezüglich der Marktdurchdringung der Generika war für Galantamin die Entwicklung ähnlich zu Donepezil. Im Jahr 2013 wurden Quoten von 89,0% (Umsatz) und 91,6% (Verbrauch) erreicht. Der Preiswettbewerb war aber geringer. Für Donepezil gingen die Preise gemessen am Umsatz je DDD um 79% zurück. Für Galantamin sanken die Preise nur um 31,9%. Die geringste Generikaquote unter den vier Wirkstoffen, sowohl gemessen am Verbrauch (37,3%) als auch nach Umsatz (26,9%), hatte 2013 Rivastigmin. Ursache dafür war, dass im Mai 2012 nur das Patent für die Kapseln auslief. Der Großteil der abgegebenen Mengen (71%) erfolgte 2013 aber in Form von Pflastern. Generika für diese Darreichungsform kamen erst im März 2013 auf den Markt. Im Falle von Memantin wurde die Marktdurchdringung der Generika durch Rabattverträge für das Originalprodukt verlangsamt. Für drei der

## 2.7 Marktentwicklung von Wirkstoffen mit Generikaeinführungen 2012/2013

Tab. 2.8 Umsätze, Mengen, Generika- und Rabattquoten im Jahr 2013 für Wirkstoffe mit Patentauslauf zwischen November 2011 und Dezember 2013 mit mind. 50 Mio. Euro Umsatz im Jahr 2011.

| Wirkstoff | ATC-Kode | Markteintritt erstes Generikum | Umsatz (Mio. Euro) | | | DDD (Mio.) | | | Anteil Umsatz Generika (%) | Anteil DDD Generika (%) | Anteil DDD unter Rabatt (Original) (%) |
|---|---|---|---|---|---|---|---|---|---|---|---|
| | | | 2011 | 2012 | 2013 | 2011 | 2012 | 2013 | 2013 | 2013 | 2013 |
| Quetiapin | N05AH04 | 15.03.2012 | 369,4 | 286,6 | 212,9 | 44,9 | 47,9 | 52,0 | 50,8 | 71,8 | 0,6 |
| Olanzapin | N05AH03 | 01.10.2011 | 272,9 | 116,7 | 84,4 | 36,0 | 36,0 | 39,3 | 66,8 | 89,4 | 0,1 |
| Candesartan | C09CA06 | 01.05.2012 | 213,8 | 158,2 | 127,7 | 461,6 | 492,8 | 601,5 | 68,9 | 85,2 | 0,0 |
| Candesartan und Diuretika | C09DA06 | 01.05.2012 | 171,0 | 129,1 | 97,1 | 153,3 | 159,0 | 181,5 | 65,6 | 82,5 | 0,0 |
| Valsartan und Diuretika | C09DA03 | 15.11.2011 | 149,3 | 80,2 | 92,5 | 144,2 | 172,7 | 195,1 | 75,6 | 88,8 | 0,0 |
| Valsartan | C09CA03 | 15.11.2011 | 115,2 | 71,2 | 104,9 | 236,3 | 338,1 | 430,6 | 84,8 | 92,2 | 0,0 |
| Zoledronsäure | M05BA08 | 01.06.2013 | 113,9 | 102,9 | 87,8 | 9,3 | 8,4 | 7,6 | 22,3 | 0,9 | 18,1 |
| Memantin | N06DX01 | 01.10.2012 | 106,4 | 108,1 | 93,4 | 27,9 | 29,2 | 31,1 | 39,8 | 51,8 | 51,8 |
| Donepezil | N06DA02 | 15.01.2012 | 99,9 | 45,1 | 24,9 | 26,6 | 27,8 | 31,5 | 81,3 | 95,1 | 0,0 |
| Irbesartan und Diuretika | C09DA04 | 01.09.2013 | 86,9 | 77,3 | 67,7 | 81,1 | 73,7 | 66,7 | 1,3 | 2,4 | 30,4 |
| Montelukast | R03DC03 | 01.03.2013 | 65,9 | 61,5 | 48,5 | 34,0 | 32,0 | 31,8 | 41,3 | 49,1 | 3,2 |
| Rivastigmin | N06DA03 | 01.05.2012 | 61,5 | 58,0 | 50,6 | 11,8 | 12,1 | 12,6 | 26,9 | 37,3 | 0,0 |
| Galantamin | N06DA04 | 01.12.2011 | 59,6 | 40,4 | 36,7 | 14,0 | 13,6 | 12,7 | 89,0 | 91,6 | 0,0 |
| Latanoprost | S01EE01 | 01.02.2012 | 57,6 | 52,9 | 55,9 | 58,3 | 65,1 | 76,5 | 52,6 | 62,7 | 39,3 |
| Irbesartan | C09CA04 | 15.08.2012 | 52,2 | 44,8 | 32,7 | 75,6 | 70,3 | 73,8 | 42,7 | 61,7 | 30,8 |

Quelle: IGES Berechnungen nach NVI (INSIGHT Health)

Wirkstoffe spielten Rabattverträge zum Original keine Rolle. Im Falle von Memantin wurden aber im Jahre 2013 51,8% des Altoriginals, gemessen am Verbrauch, im Rahmen von Rabattverträgen abgegeben. Memantin hatte damit auch die höchste Quote unter allen betrachten 15 Wirkstoffen. Die Entwicklung ist auch insofern ungewöhnlich, als die Anteile nach Einführung der Generika noch einmal anstiegen – im Jahr 2012 wurden nur 41,2% im Rahmen von Rabattverträgen abgegeben. Normalerweise laufen Rabattverträge für Altoriginale mit dem Generikaeintritt aus. So erfolgte der Verbrauch für das Altoriginal von Candesartan 2012 noch zu über 40% im Rahmen von Rabattverträgen. Im Jahr 2013 gab es dagegen für das Altoriginal keine Rabattverträge mehr.

Neben Rivastigmin war auch das atypische Neuroleptikum Quetiapin ein Beispiel für Fälle mit beanspruchten Teilpatenten. Trotz Einführung von Generika im ersten Quartal 2012 wurden erst im November 2012 Patentstreitigkeiten bezüglich der retardierten Zubereitungsform zugunsten der Generikahersteller entschieden (*N.N.* 2012). Dies wirkte 2013 noch nach. Während in diesem Jahr für die nicht retardierte Form der Verbrauchsanteil der Generika bereits bei 93% lag, wurden bei der retardierten Form nur 53% erreicht.

## Literatur

Albrecht M, Bleß H-H, Brenck A, Haustein R, de Millas C (2011) Generika in Deutschland: Wettbewerb fördern – Wirtschaftlichkeit stärken. Studie im Auftrag von Pro Generika. http://www.progenerika.de/downloads/9634/IGESStudie18102011_ko.pdf (30.05.2012).

EMA (2005) Guideline on Similar Biological Medicinal Products. http://www.emea.europa.eu/docs/en_GB/document_library/Scientific_guideline/2009/09/WC500003517.pdf

European Comission (2009) Pharmaceutical Sector Inquiry – Final Report. http://ec.europa.eu/competition/sectors/pharmaceuticals/inquiry/ (30.05.2012).

G-BA (2014) Richtlinie des Gemeinsamen Bundesausschusses über Schutzimpfungen nach § 20d Abs. 1 SGB V. https://www.g-ba.de/downloads/62-492-847/SI-RL_2013-12-05.pdf

Häussler B, Höer A, Hempel E, Storz P (2006) Arzneimittel-Atlas 2006. Urban und Vogel, München.

Häussler B, Höer A, Hempel E, Klein S (2009) Arzneimittel-Atlas 2009. Urban und Vogel, München.

Kanavos P, Costa-i-Font J, Merkur S, Gemmill M (2004) The Economic Impact of Pharmaceutical Parallel Trade: A Stakeholder Analysis. The Health and Social Care discussion paper series, London School of Economics and Political Science, Januar 2004. http://www2.lse.ac.uk/LSEHealthAndSocialCare/LSEHealth/pdf/Workingpapers/Paper.pdf (09.08.2011).

N.N. (2012) Astra Zeneca verliert Streit um Quetiapin retard. Apotheke Adhoc. http://www.apotheke-adhoc.de/nachrichten/nachricht-detail/astra-zeneca-verliert-streit-um-quetiapin-retard/ (23.04.2013).

N.N. (2011) Korrespondenz: Tabletten teilen: Geld sparen mit Tablettenbruch? Arznei-Telegramm 42: 30–31.

# 3 Umsatzveränderungen in einzelnen Indikationsgruppen

Ariane Höer, Katarina Dathe, Robert Haustein

Bei der Analyse der zehn identifizierten Komponenten in den einzelnen Indikationsgruppen wird im Folgenden die Frage leitend sein, ob die ermittelten Veränderungen plausibel erklärbar sind vor dem Hintergrund verschiedener Einflüsse, die für den Gebrauch von Arzneimitteln als konstitutiv gelten können:

» Die Demographie und Epidemiologie bilden die Grundlage für den Bedarf an Arzneimitteln.
» Die Pharmazie stellt Arzneimittel zur Verfügung und vermarktet diese industriell.
» Die Medizin entwickelt kurative und präventive Behandlungskonzepte, die u. a. auch den Einsatz von Arzneimitteln zum Gegenstand haben.
» Patienten, Ärzte und Apotheker sammeln mit Arzneimitteln praktische Erfahrungen und wirken auf dieser Basis ebenfalls auf den Verbrauch von Arzneimitteln ein. Apothekern fallen im Rahmen von Steuerungsansätzen wie der Aut-idem-Regelung sowie der Abgabe von Parallelimporten ebenfalls umsatzwirksame Entscheidungen zu.
» Das Gesundheitssystem und die Gesundheitspolitik definieren Behandlungsmöglichkeiten, auch in Abgrenzung zu anderen Sozialsystemen (z. B. Pflege). Die Politik stellt Finanzmittel zur Verfügung und schafft Anreizsysteme bei Ärzten und Patienten mit dem Ziel sparsamer Mittelverwendung.

In den einzelnen Indikationsgruppen wurden daher systematisch folgende Betrachtungen angestellt, um die Effekte der genannten Faktoren empirisch zu identifizieren:

1. Eine systematische Beschreibung der Entwicklung der verschiedenen Wirkstoffe einer Indikationsgruppe, insbesondere im Hinblick auf ihr therapeutisches Einsatzgebiet und ihre Leistungsfähigkeit. Vor diesem Hintergrund lässt sich verstehen, welche ärztlichen Überlegungen hinter den jeweiligen Verordnungen stehen und wodurch Mengenveränderungen oder Strukturverschiebungen motiviert sein könnten.

2. Eine Beschreibung der Entwicklung des gesamten Verbrauchs in einer Indikationsgruppe und in den einzelnen Teil-Indikationsgruppen. Dabei kann in der Regel ein relevanter Ausschnitt aus dem Lebenszyklus einer Indikationsgruppe betrachtet werden. Damit bietet sich die Möglichkeit, die Veränderungen des Verbrauchs im Berichtsjahr dahingehend zu beurteilen, ob es sich um eine zu erwartende oder um eine außergewöhnliche Veränderung handelt. Eine kräftige Steigerung im Berichtsjahr hat z. B. eine andere Bedeutung, wenn die Steigerungsraten in den vorausgehenden Jahren bereits kräftig gewesen sind. In diesem Fall kann davon ausgegangen werden, dass ein Therapieprinzip nachhaltig Anerkennung genießt und dass der Behandlungsbedarf noch nicht gedeckt ist. Wenn einer kräftigen Steigerung Jahre vorausgingen, in denen ein konstanter Verbrauch zu beobachten war, müssen besondere Effekte in Betracht gezogen werden, beispielsweise zunehmende Verbräuche aufgrund der Tatsache, dass die Verordnungen in einer anderen Indikationsgruppe wegen einer Markt-

rücknahme plötzlich zurückgegangen sind.
3. Die Betrachtung der „Bedarfsgerechtigkeit" spiegelt den realen Verbrauch in einer Indikationsgruppe an dem Verbrauch, der zu erwarten wäre auf der Basis der Häufigkeit der Erkrankungen, die mit diesen Arzneimitteln zu behandeln sind, und den Empfehlungen von medizinischen Leitlinien zum Einsatz dieser Arzneimittel bei den entsprechenden Erkrankungen. Daraus kann in einzelnen Indikationsgruppen erklärt werden, ob eine Zunahme des Verbrauchs z. B. als Kompensation einer Unterversorgung interpretiert werden kann oder ob andere Gründe dafür verantwortlich sind, wie die Schaffung neuer Behandlungsmöglichkeiten – alternativ oder zusätzlich – im ambulanten Bereich.
4. Die Betrachtung der Umsatzdynamik öffnet schließlich die Perspektive für alle übrigen Komponenten, die mit Ausnahme der Preiskomponente Effekte der Bemühungen von Ärzten und Patienten um eine wirtschaftliche Inanspruchnahme von Arzneimitteln beschreiben.

Auf dieser Grundlage wurde nach Erklärungsmustern gesucht, die aus wissenschaftlicher Sicht und aufgrund praktischer Erfahrungen der Autoren eine hohe Plausibilität haben. Die Vielfalt der im Rahmen dieser Analyse präsentierten, eigenen empirischen Befunde sowie der Befunde aus zahlreichen Studien unterstützt die Gültigkeit dieser Erklärungsmuster.

Bei diesem Vorgehen handelt es sich nicht um eine wissenschaftliche Beweisführung im engeren Sinne, sondern um die Aufstellung von Hypothesen, die aus Sicht der Autoren eine erhebliche Ausgangsvalidität haben. Durch die Darstellung dieser Erklärungsmuster und Hypothesen in den folgenden Abschnitten wird eine öffentliche Diskussion über die Entwicklungsdynamik des Arzneimittelverbrauchs in der GKV ermöglicht. Diese geht weit über das bisher bekannte Niveau der Unterstellung hinaus, dass diese Dynamik durch die Tendenz zur Verordnung von Scheininnovationen bedingt sei.

Für eine wissenschaftliche Verifizierung einzelner Hypothesen sind gesonderte Studien erforderlich, die im Wesentlichen aus dem Inventar der Versorgungsforschung stammen.

## 3.1 A02 Mittel bei säurebedingten Erkrankungen

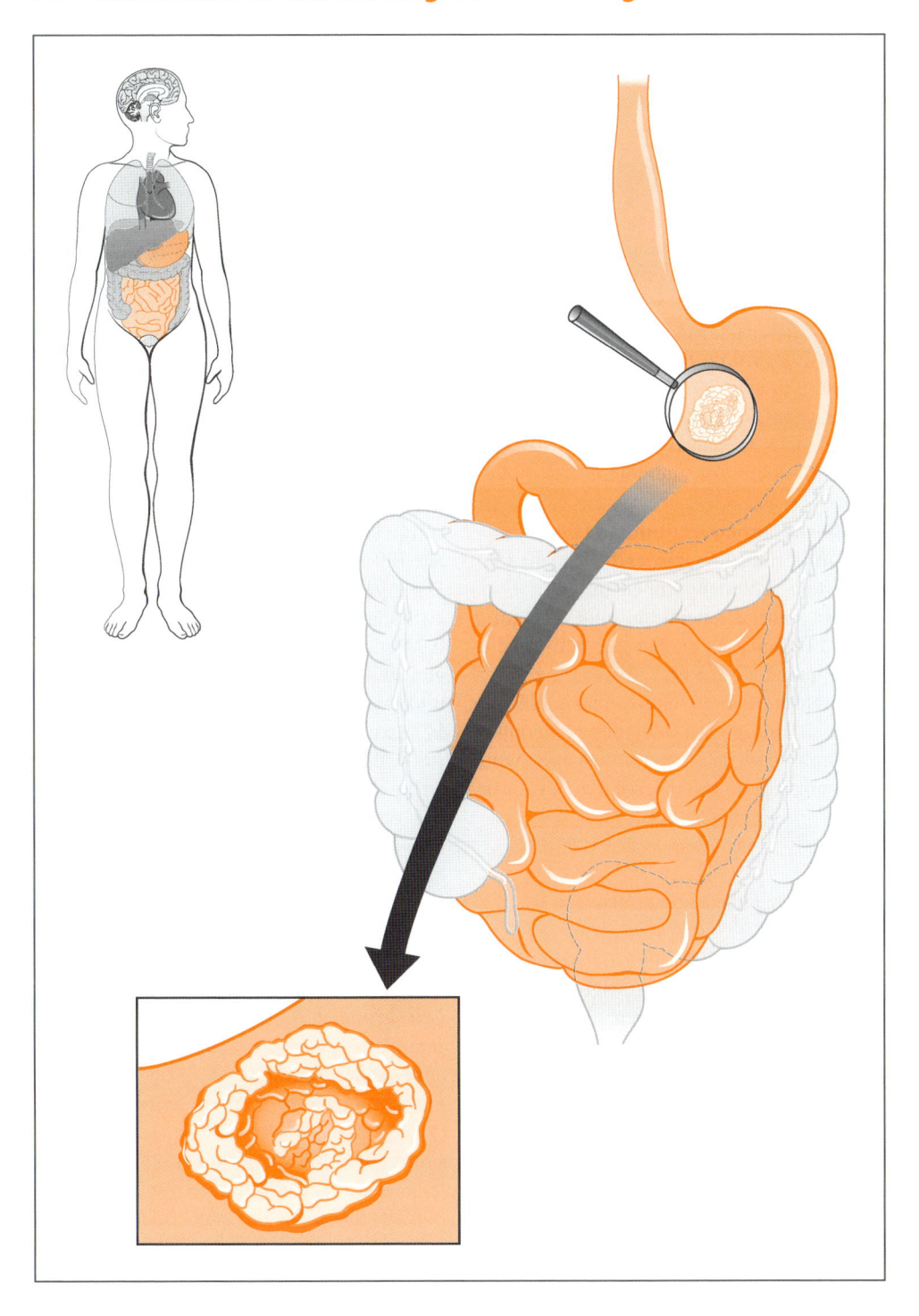

### 3.1.1 Entwicklung der Indikationsgruppe

In der Indikationsgruppe der Mittel bei säurebedingten Erkrankungen spielen heute nur noch zwei Therapieansätze eine Rolle, die nachfolgend kurz skizziert werden.

**$H_2$-Antagonisten**
Mit der gezielten Entwicklung der $H_2$-Antagonisten gelang der Durchbruch in der Behandlung säurebedingter Gesundheitsstörungen im Bereich des Magens und Zwölffingerdarms: 1976 wurde mit Cimetidin der erste Wirkstoff dieser Gruppe eingeführt. Mit den $H_2$-Antagonisten lässt sich die Säuresekretion gezielt durch die selektive Blockade von Histamin-$H_2$-Rezeptoren hemmen.

**Protonenpumpen-Inhibitoren (PPI)**
Mit Einführung des Omeprazols im Jahr 1989 als erstem Protonenpumpen-Inhibitor (PPI) standen dann Arzneimittel zur Verfügung, deren Effektivität in der Säuresekretionshemmung unübertroffen ist. Die nahezu zeitgleiche Entdeckung der Infektion mit *Helicobacter pylori* als häufiger Ursache des Magenulkus hat dann sogar zu einer kausalen Behandlungsmöglichkeit geführt, bei der PPI unverzichtbarer Bestandteil sind.

### 3.1.2 Entwicklung des Verbrauchs

Im Zeitraum von 2003 bis 2011 hat sich der Verbrauch in der Indikationsgruppe gegen säurebedingte Erkrankungen mehr als verdreifacht und erreichte 2013 fast 3,3 Mrd. DDD (◘ Abb. 3.1).

Jedem GKV-Versicherten wurden 2013 im Mittel 47 DDD säurehemmende Mittel verordnet, womit diese Wirkstoffe zu den am häufigsten gebrauchten Arzneimitteln gehören.[1] Die Verbrauchssteigerung lag 2012 bei 11,6% und erreichte 2013 nur noch 8,3%. Der absolute Verbrauchsanstieg erreichte 2011 mit knapp 323 Mio. DDD seinen bisherigen Gipfel und lag 2013 mit rund 253 Mio. DDD deutlich niedriger. Mehrere Gründe sprechen dafür, dass für die seit über zehn Jahren anhaltende Zunahme des Verbrauchs von Mitteln bei säurebedingten Erkrankungen ein steigender Bedarf der Behandlung der Refluxerkrankung oder der Magenschutztherapie verantwortlich ist (siehe ▶ Abschn. 3.1.3). Der enorme Verbrauchszuwachs in den letzten Jahren ist jedoch kaum durch eine sprunghafte Bedarfssteigerung in den genannten Indikationen zu erklären. Der mittlere AVP je DDD ist im Beobachtungszeitraum jährlich gesunken: für die PPI 2012 im Durchschnitt um 10% (von 0,29 auf 0,26 Euro) und 2013 um rund 11% (auf 0,23 Euro). Inzwischen stehen alle PPI in generischer Form zur Verfügung. Die AVP aller Wirkstoffe bewegen sich inzwischen auf ähnlichem Niveau (zwischen 0,22 und 0,28 Euro je DDD). Am stärksten gingen 2013 die AVP je DDD für Rabeprazol und Omeprazol zurück, nämlich um 47 bzw. 17%, sodass der AVP je DDD für diese Wirkstoffe 0,28 bzw. 0,24 Euro erreichte. Es ist anzunehmen, dass künftig die AVP für die PPI deutlich geringer zurückgehen werden. Die anhaltenden Preissenkungen allein erklären die hohe Verbrauchszunahme aber nicht befriedigend, denn auch 2006 sind die Preise gesunken, während der Verbrauch vergleichsweise weniger deutlich anstieg. Die Verbrauchssteigerung fiel jedoch mit der Einführung der Bonus-Malus-Regelung zusammen, die allerdings 2007 für die PPI nicht angewendet wurde und 2008 durch die Leitsubstanzregelung ersetzt wurde. Der Verbrauchsanstieg im Jahr 2009 ist umso bemerkenswerter, als Pantoprazol und Omeprazol in bestimmten Wirkstärken und Packungsgrößen seit dem Sommer 2009 rezeptfrei erhältlich sind (EMA 2009, 7. AMVVÄndV), was offenbar nicht zu einem Rückgang des

---
1 Zur Kategorisierung der Häufigkeit des Gebrauchs siehe Tabelle 6.3.

## 3.1 A02 Mittel bei säurebedingten Erkrankungen

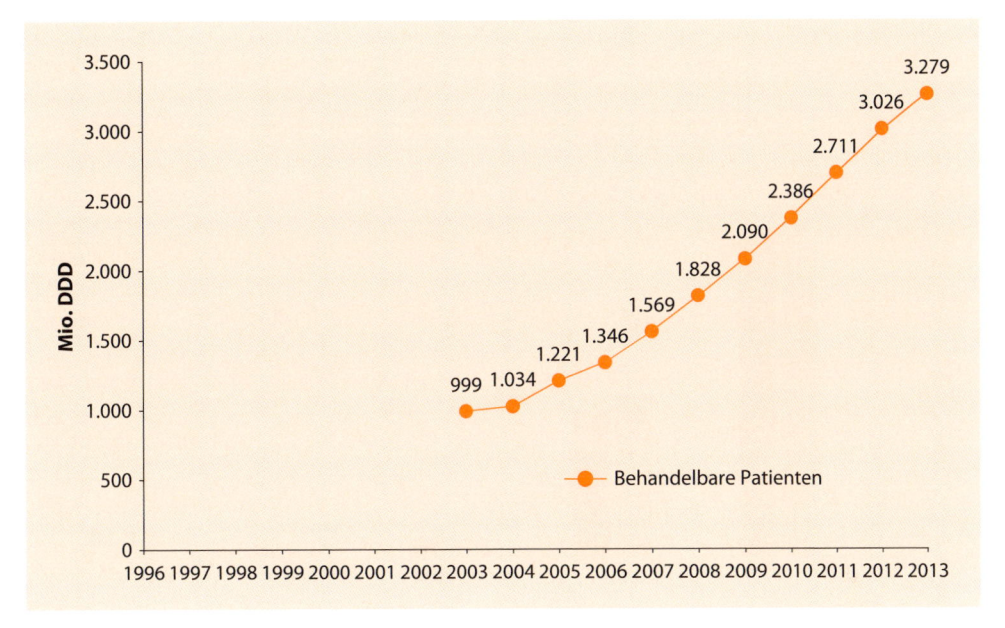

**Abb. 3.1** Verbrauch von Arzneimitteln aus der Indikationsgruppe A02 in Mio. DDD im Zeitraum von 2003 bis 2013*.
* Die Darstellung beschränkt sich auf die Jahre 2003 bis 2013, da nur für diesen Zeitraum eine Anwendung der geänderten DDD-Festlegungen möglich ist, die 2008 publiziert wurden (Fricke et al. 2008).
Quelle: IGES-Berechnungen nach NVI (INSIGHT Health)

zulasten der GKV verordneten Verbrauchs geführt hat.

Der massive Verbrauchsanstieg ist seit 2009 ganz überwiegend durch Pantoprazol bedingt, dessen Patentschutz 2009 ablief. Bis auf Esomeprazol, für das es seit 2010 Generika gibt, ist für alle anderen PPI der Verbrauch massiv zurückgegangen. Im Vergleich von 2013 zu 2009 war der Einbruch bei Rabeprazol und Omeprazol besonders massiv (83 bzw. 31%). Der Verbrauch von Omeprazol ging um knapp 20% zurück, während der von Pantoprazol sich fast verdreifacht hat.

Wie zuvor erwähnt, dominieren unter den Wirkstoffen gegen säurebedingte Erkrankungen PPI, deren Anteil am Verbrauch im Zeitraum von 2011 bis 2013 von 96,5 auf 97,7% gestiegen ist. Der Verbrauchsanteil der $H_2$-Antagonisten sank von 3,2 auf 2,0%. Andere Wirkstoffgruppen sind praktisch ohne Bedeutung.

Bei der Gruppe der PPI ist es in den letzten beiden Jahren zu erheblichen Verschiebungen zwischen den Verbrauchsanteilen gekommen (Abb. 3.2). In der Vergangenheit war Omeprazol der dominante Wirkstoff, gefolgt von Pantoprazol. Mit Einführung der Pantoprazol-Generika im Jahr 2009 hat sich das Verhältnis inzwischen komplett umgedreht. Während der Verbrauchsanteil von Omeprazol im Beobachtungszeitraum von rund 38 auf 29% zurückging, stieg der Anteil von Pantoprazol von 57 auf knapp 65% an. Der Anteil der übrigen PPI lag insgesamt bei 5,4%. Zu der Bevorzugung von Pantoprazol dürften die nur noch geringen Preisunterschiede zwischen den PPI kaum noch beitragen. Hier spielen möglicherweise qualitative Aspekte eine Rolle. Pantoprazol gilt als der PPI mit der geringsten Wahrscheinlichkeit für Arzneimittelinteraktionen (*Cascorbi* 2012).

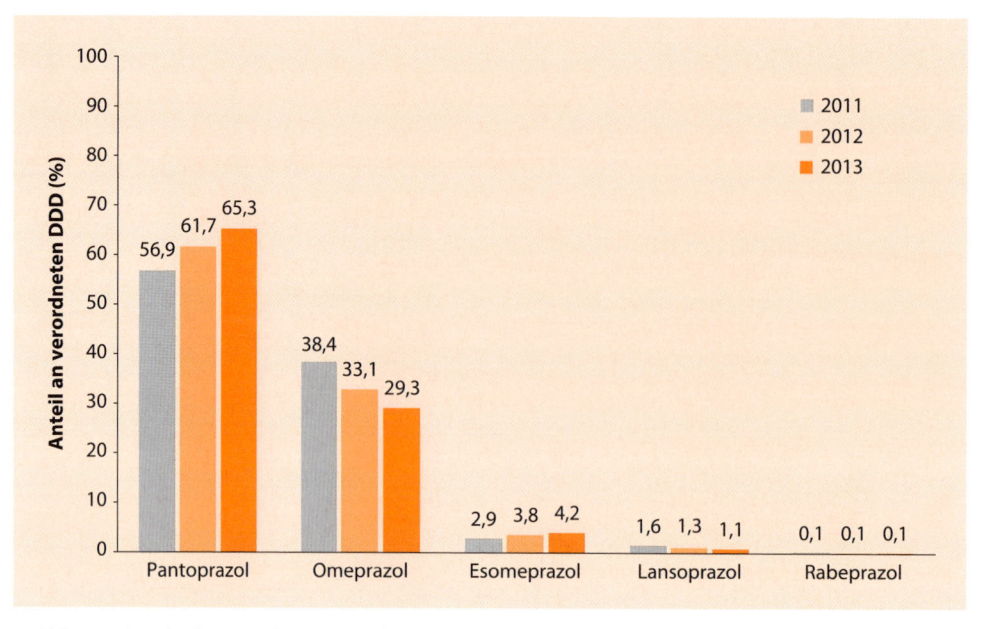

◻ **Abb. 3.2** Anteile der verordneten DDD für die Analog-Wirkstoffe des Therapieansatzes „Protonenpumpen-Inhibitoren (PPI)" für 2011 bis 2013.
Quelle: IGES-Berechnungen nach NVI (INSIGHT Health)

### 3.1.3 Regionale Unterschiede im Verbrauch

Beim Verbrauch von Mitteln gegen säurebedingte Erkrankungen, der vor allem den Verbrauch von PPI anzeigt, waren 2013 erhebliche regionale Unterschiede zu beobachten (◻ Abb. 3.3). In Mecklenburg-Vorpommern war der Pro-Kopf-Verbrauch mit fast 65 DDD am höchsten. Der niedrigste Verbrauch wurde mit 40 DDD je Versicherten in der KV-Region Hamburg beobachtet. Die höchste Zuwachsrate war in der KV-Region Nordrhein zu beobachten, wo der Verbrauch im Vergleich zum Vorjahr um 10% anstieg. Die multiple Regressionsanalyse zeigt, dass sich der unterschiedliche Pro-Kopf-Verbrauch weitgehend (Bestimmtheitsmaß 0,81) durch die Unterschiede im Verbrauch anderer Arzneimittel – insbesondere von antithrombotischen Mitteln –, dem Anteil der Personen über 55 Jahren sowie dem Anteil von Personen mit einem BMI über 30 in der jeweiligen Region erklären lässt (▶ Kap. 3). Der Zusammenhang mit dem Anteil adipöser Menschen ist plausibel, da Übergewicht ein Risikofaktor sowohl für das Entstehen einer gastroösophagealen Refluxerkrankung als auch die Ausprägung der Symptomatik ist (*Herold* 2010, *Nocon* et al. 2007). Im Alter zwischen 60 und 69 Jahren ist die Prävalenz der Refluxerkrankung am höchsten und die Symptomatik am schwersten (*Nocon* et al. 2006). Auch der Zusammenhang mit dem Verbrauch von antithrombotischen Mitteln (▶ Kap. 3.4) ist plausibel, denn den größten Anteil an diesen Mitteln hat die Acetylsalicylsäure, die bei Daueranwendung das Risiko für Ulzera im Magen-Darm-Bereich erhöht.

## 3.1 A02 Mittel bei säurebedingten Erkrankungen

**KV Schleswig-Holstein**
49,73 DDD
8,2%

**KV Hamburg**
40,04 DDD
6,9%

**KV Mecklenburg-Vorpommern**
64,67 DDD
7,1%

**KV Bremen**
44,85 DDD
9,0%

**KV Brandenburg**
50,22 DDD
9,4%

**KV Niedersachsen**
47,51 DDD
9,2%

**KV Berlin**
43,68 DDD
5,5%

**KV Westfalen-Lippe**
51,75 DDD
9,6%

**KV Sachsen-Anhalt**
50,17 DDD
8,5%

**KV Nordrhein**
50,08 DDD
9,7%

**KV Thüringen**
54,70 DDD
6,9%

**KV Sachsen**
44,78 DDD
7,5%

**KV Hessen**
43,81 DDD
8,0%

**KV Rheinland-Pfalz**
53,10 DDD
7,4%

**KV Saarland**
55,12 DDD
7,1%

**KV Bayerns**
41,86 DDD
7,0%

**KV Baden-Württemberg**
41,99 DDD
7,9%

**Verbrauch (A02) pro GKV-Versicherten in DDD, z-standardisierte Abweichung vom Mittelwert, 2013**
(Deutschland: 47,16 DDD)

- $z \leq -1{,}5$
- $-1{,}5 < z \leq -0{,}5$
- $-0{,}5 < z < 0{,}5$
- $0{,}5 \leq z < 1{,}5$
- $z \geq 1{,}5$

sowie Änderungen gegenüber dem Vorjahr in Prozent (Deutschland: 8,2%)

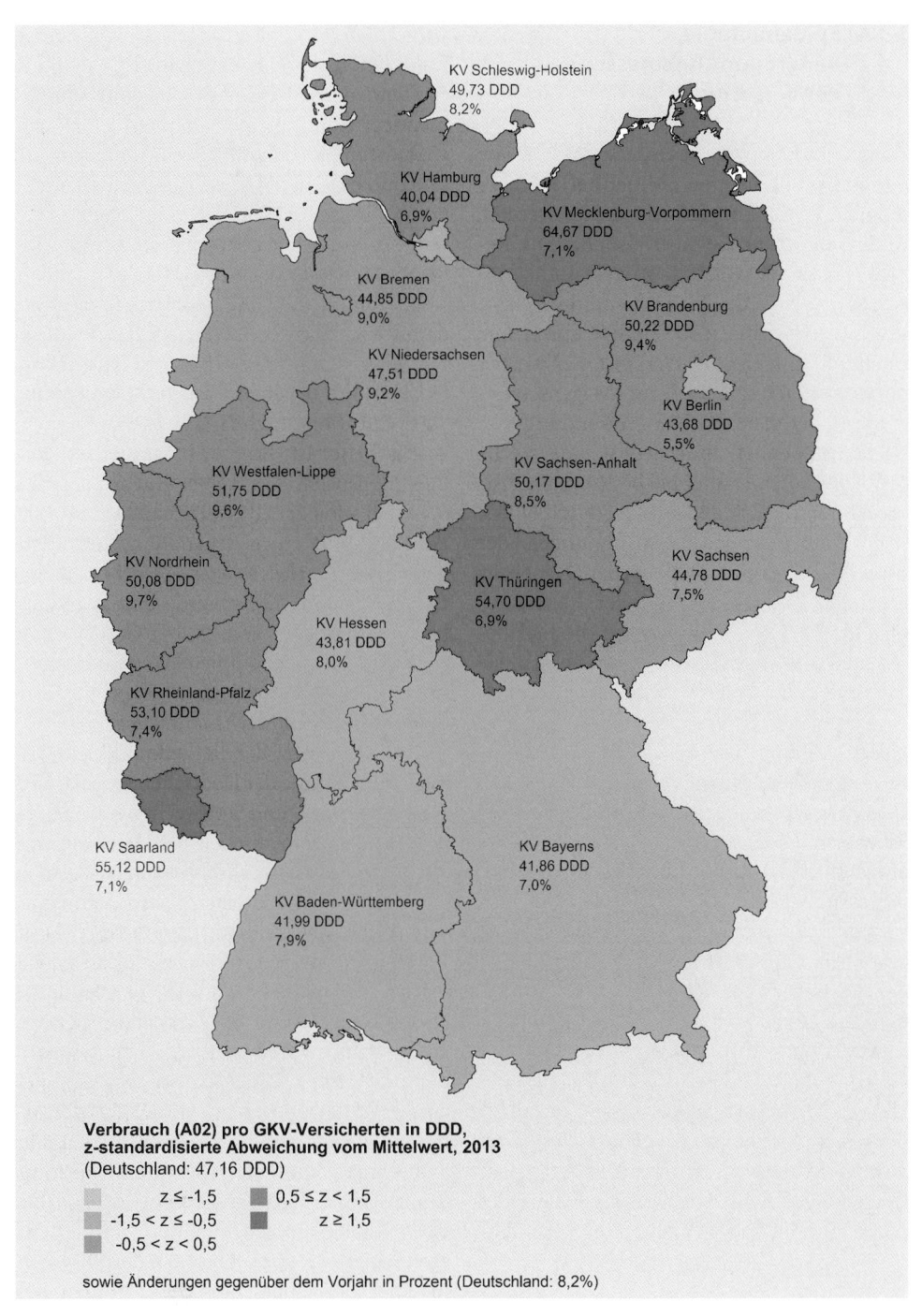

**Abb. 3.3** Verbrauch von Arzneimitteln aus der Indikationsgruppe „A02 Mittel bei säurebedingten Erkrankungen" in DDD je Versicherten im Jahr 2013 und Änderung gegenüber dem Vorjahr nach KV-Region.
Quelle: IGES-Berechnungen nach NVI (INSIGHT Health)

## 3.1.4 Epidemiologie, Bedarf und Angemessenheit der Versorgung

Zu den Indikationen, bei denen Wirkstoffe der Indikationsgruppe „Mittel bei säurebedingten Erkrankungen" eingesetzt werden, gehört vor allem die gastroösophageale Refluxerkrankung (GERD). Weitere Indikationen sind Ulzera des Magens und des Darms sowie die Gastritis, insbesondere durch eine Infektion mit *Helicobacter pylori*. Darüber hinaus werden die PPI zur Magenschutztherapie bei gleichzeitiger Anwendung von NSAR verwendet. Indiziert ist eine solche „Magenschutztherapie" bei bestimmten Risikofaktoren für Komplikationen durch NSAR (bspw. frühere Magen-Darm-Blutungen oder Alter über 65 Jahre). Auch bei der Dyspepsie, die nicht immer klar von der Refluxösophagitis zu trennen ist, werden die hier betrachteten Wirkstoffe eingesetzt, obwohl sie für diese Indikation nicht zugelassen sind.

Angaben zur Prävalenz einer *Helicobacter pylori*-Infektion werden in verschiedenen Regionen Deutschlands von 21% für den Großraum Hannover bis zu 44% für das Bundesland Sachsen-Anhalt angegeben. Bei etwa 17% der Patienten, die von einer *Helicobacter pylori*-Infektion betroffen sind, entwickelt sich eine gastroduodenale Ulkuskrankheit und in seltenen Fällen (< 1%) sogar ein Magenkarzinom (*RKI* 2013a). Die Inzidenz des Ulkus wird im Bundesgesundheitssurvey 1998 mit 0,17% angegeben, die der Gastritis mit 0,5%. Bei rund 70 bis 80% der Ulzera (*Caspary* et al. 1996) bzw. bei etwa 15% der Gastritis-Fälle ist von einer *Helicobacter pylori*-Infektion als Ursache auszugehen[2] (*Rugge* 2008). Ein nachgewiesenes Ulkus, das durch eine *Helicobacter pylori*-Infektion hervorgerufen wird, ist in jedem Fall mit einer Eradikationstherapie zu behandeln.

Tendenziell wird eher von einer abnehmenden Zahl an behandlungsbedürftigen Ulzera für die Zukunft auszugehen sein, da sich durch die drastische Therapie des *Helicobacter pylori*-Keims in den vergangenen Jahren ein Kohorteneffekt eingestellt hat. Das heißt, das Risiko der Ansteckung mit diesem Keim nimmt bevölkerungsbezogen ab und damit auch das Risiko, behandlungsbedürftige Gastritiden und Ulzera zu entwickeln (*RKI* 2013b). Bei einer Gastritis, die nicht mit einer Infektion durch *Helicobacter pylori* vergesellschaftet ist, liegt nicht immer ein Behandlungsbedarf vor. Daher ergeben sich für die Population der GKV insgesamt ca. 141.000 Patienten mit einer Behandlungsindikation Ulkus oder *Helicobacter pylori*-bedingter Gastritis. Beim Ulkus wurde eine Mindestbehandlungsdauer von 28, bei Gastritis von sieben Tagen angenommen (*Wolff und Weihrauch* 2009, *Deutsche Gesellschaft für Verdauungs- und Stoffwechselkrankheiten* 2008).

Die Prävalenz der Refluxkrankheit wird nach der Leitlinie der Deutschen Gesellschaft für Verdauungs- und Stoffwechselerkrankungen in der erwachsenen Bevölkerung auf 10 bis 20% geschätzt (*Koop* et al. 2005). Auch eine systematische Übersichtsarbeit zur Prävalenz der Refluxkrankheit in Europa (*Dent* et al. 2005) schätzt die Prävalenz zwischen 9,8 und 18%. *Toghanian* et al. (2010) ermittelten ebenfalls auf Grundlage europäischer Daten eine Prävalenzrate von 19%, wobei bei 61% der prävalenten Patienten die Störung von einem Arzt diagnostiziert wurde. 31% der Patienten gaben an, unter einer schwereren Symptomatik zu leiden (Symptome an mindestens zwei Tagen pro Woche und nachts bzw. Medikamenteneinnahme mindestens zweimal pro Woche). Bei 41,8% der Patienten in einer der eingeschlossenen Studien bestand diese Symptomatik bereits seit zehn oder mehr Jahren. *Nocon* et al. 2006 verwendeten Daten des Bundesgesundheitssurvey

---

[2] Einer Untersuchung von *Weck* et al. 2009 zufolge dürfte diese Zahl jedoch noch deutlich höher liegen, ohne dass dort jedoch konkret quantifizierbare Aussagen gemacht werden.

## 3.1 A02 Mittel bei säurebedingten Erkrankungen

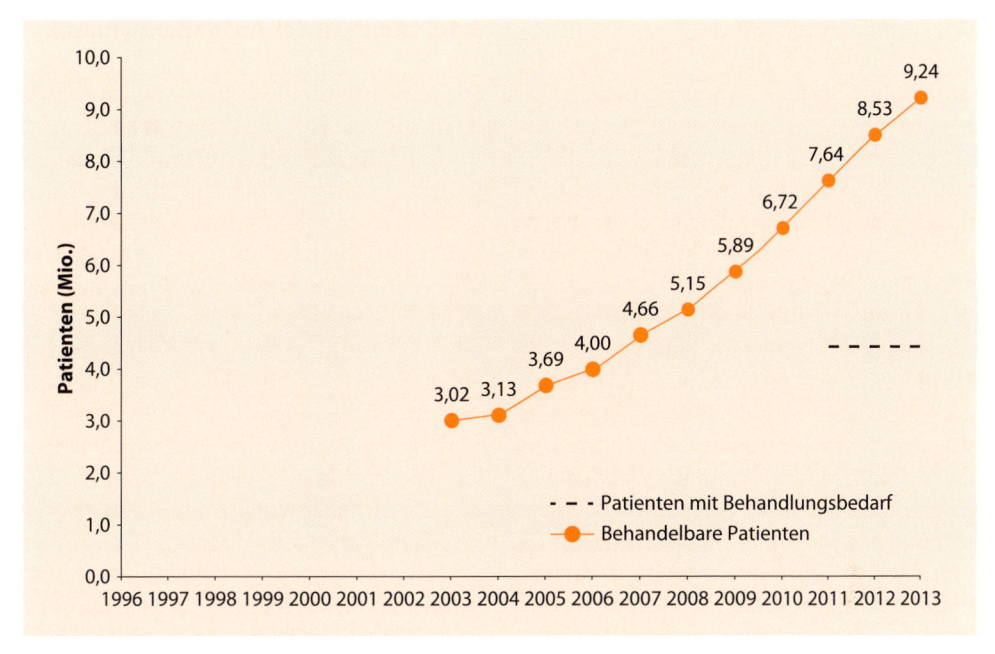

**Abb. 3.4** Behandlungsbedarf von säurebedingten Erkrankungen (A02).
Quelle: IGES-Berechnungen nach NVI (INSIGHT Health)

1998, in dem 18% der Befragten mittelschwere bis schwere Reflux-Symptome angaben. Diese Prävalenz wurde der Schätzung der Patientenzahl zugrunde gelegt und ein Behandlungsbedarf von 41,8% der Patienten angenommen. Darauf basierend ergibt sich für die GKV-Population eine Zahl von rund 4,3 Mio. behandlungsbedürftigen Patienten.

Auf der Basis dieser Annahmen kann geschätzt werden, dass die Zahl der behandelbaren Patienten von 3,0 Mio. im Jahr 2003 auf 9,2 Mio. im Jahr 2012 angestiegen ist (Abb. 3.4). Der Bedarf für die Behandlung der Patienten mit Ulkus, Gastritis oder einer Refluxkrankheit war bereits 2007 gedeckt. Nicht berücksichtigt werden konnte der Bedarf für die Anwendung von PPI im Sinne einer Magenschutztherapie bei der Verordnung von nicht steroidalen Antirheumatika sowie bei Dyspepsie, der nur sehr schwer zu schätzen ist. Die Diagnose einer Refluxkrankheit kann auch nicht in jedem Falle objekti-

viert werden, denn bei bestehender Symptomatik (Sodbrennen) schließt das Fehlen von endoskopisch sichtbaren Veränderungen die Diagnose nicht aus (*Koop* et al. 2005). Es ist daher anzunehmen, dass angesichts der drastisch gesunkenen Preise für PPI die Indikation für deren Verordnung weniger restriktiv als in der Vergangenheit gestellt wird.

Da Studien zum tatsächlichen Bedarf der Magenschutztherapie und bei Dyspepsie fehlen, lässt sich nicht klären, ob der aktuelle Verbrauch als Überversorgung interpretiert werden muss. Kritisiert wird bspw., dass PPI bei einem stationären Aufenthalt verordnet und bei Entlassung keine Angaben zum Absetzen der Medikation gemacht werden. Vermutlich werden viele Patienten ambulant weiterbehandelt (*NN* 2008c, *NN* 2010).

Auch in der Zukunft ist aus mehreren Gründen nur mit einer langsamen Sättigung des Bedarfs zu rechnen: Mit zunehmender Alterung der Bevölkerung wird voraussichtlich auch das Risiko für die Entwicklung von Ulzera sowie der Bedarf an nicht steroidalen Antirheumatika zur symptomatischen Behandlung von Gelenkerkrankungen steigen, der wiederum eine Magenschutztherapie erforderlich macht. Auch das Risiko für die Refluxkrankheit nimmt mit dem Lebensalter zu und korreliert zudem positiv mit dem Body-Mass-Index, wie in einer weiteren Auswertung der Nurses-Health-Studie festgestellt wurde (*Jacobson* et al. 2006). Für die Zukunft ist in Deutschland nicht nur von einer Zunahme der Zahl älterer, sondern auch der Zahl übergewichtiger Menschen auszugehen. Zudem wird die Refluxkrankheit vermutlich auch häufiger diagnostiziert, weil von einer erhöhten Wahrnehmung dieser früher oft als „Sodbrennen" bezeichneten Störung ausgegangen werden muss. Allerdings werden in diesem Zusammenhang Rebound-Phänomene diskutiert: Das Absetzen nach einer mehrwöchigen PPI-Medikation könnte demnach dazu führen, dass die ursprüngliche Symptomatik erneut auftritt, was letztlich zu einer Art Abhängigkeit und Dauergebrauch führen kann (*NN* 2009b). Dieses Phänomen kann bei bestimmten Patientengruppen, die PPI nicht nur vorübergehend oder bei akuten Beschwerden einnehmen, auch zu einer Erhöhung der verordneten Mengen an PPI beitragen; das Ausmaß dieses Effekts lässt sich aber derzeit nicht abschätzen. In der (nicht mehr gültigen) Leitlinie zur Behandlung der Refluxkrankheit wird empfohlen, die Behandlung nach einer mehrwöchigen PPI-Therapie ausschleichend abzusetzen (*Koop* et al. 2005).

### 3.1.5 Analyse der Ausgabendynamik

Die Ausgaben für die Indikationsgruppe A02 lagen 2013 bei 561 Mio. Euro (◘ Tab. 3.1).

Die Ausgaben gingen damit, wie bereits in den Vorjahren, weiter zurück. Unter den Komponenten der Ausgabenentwicklung der Indikationsgruppe verringerte sich die Bedeutung der Verbrauchskomponente im Vergleich zu den Vorjahren weiterhin leicht. So führte sie 2013 nur zu einer Ausgabenerhöhung von 47,1 Mio. Euro, was unter der Ausgabensteigerung von 69 Mio. Euro im Vorjahr lag. Wie in den vorherigen Jahren wurde der verbrauchsbedingte Ausgabenanstieg durch Einsparungen überkompensiert. Insgesamt gingen die Ausgaben 2013, anders als im vorherigen Betrachtungszeitraum, deutlich stärker zurück (–53,2 Mio. Euro) als im Vorjahr (–28,2 Mio. Euro) (◘ Abb. 3.5). Die höchsten Einsparungen waren, wie schon in den Vorjahren, durch die Preiskomponente bedingt; sie fielen 2013 etwas höher aus als 2012. An zweiter Stelle stand die Ausgabenminderung durch Einsparungen aufgrund der Herstellerkomponente. Durch diese wurde 2013 mit 26,4 Mio. Euro mehr eingespart als im Vorjahr mit 16,2 Mio. Euro. Grund dafür war die Erhöhung des Anteils rabattierter Arzneimittel in der Indikationsgruppe. Die Einsparungen durch einen höheren Anteil Generika waren 2013 mit 5,0 Mio. Euro etwas geringer als im Vorjahr mit 7,6 Mio. Euro.

Für Esomeprazol erhöhte sich der Verbrauchsanteil von Generika von 86% 2011

◘ **Tab. 3.1** Ausgabenentwicklung in der Indikationsgruppe „A02 Mittel bei säurebedingten Erkrankungen" in den Jahren 2012 und 2013

| Ausgaben (Mio. Euro) | | Änderung gegenüber Vorjahr (Mio. Euro) | | Prozentuale Veränderung gegenüber Vorjahr | | Anteil an Gesamtausgaben (%) | |
|---|---|---|---|---|---|---|---|
| 2012 | 2013 | 2011 vs. 2012 | 2012 vs. 2013 | 2011 vs. 2012 | 2012 vs. 2013 | 2012 | 2013 |
| 614,81 | 561,57 | –28,2 | –53,25 | –4,39 | –8,66 | 2,33 | 2,07 |

Quelle: IGES – Berechnungen nach NVI (INSIGHT Health)

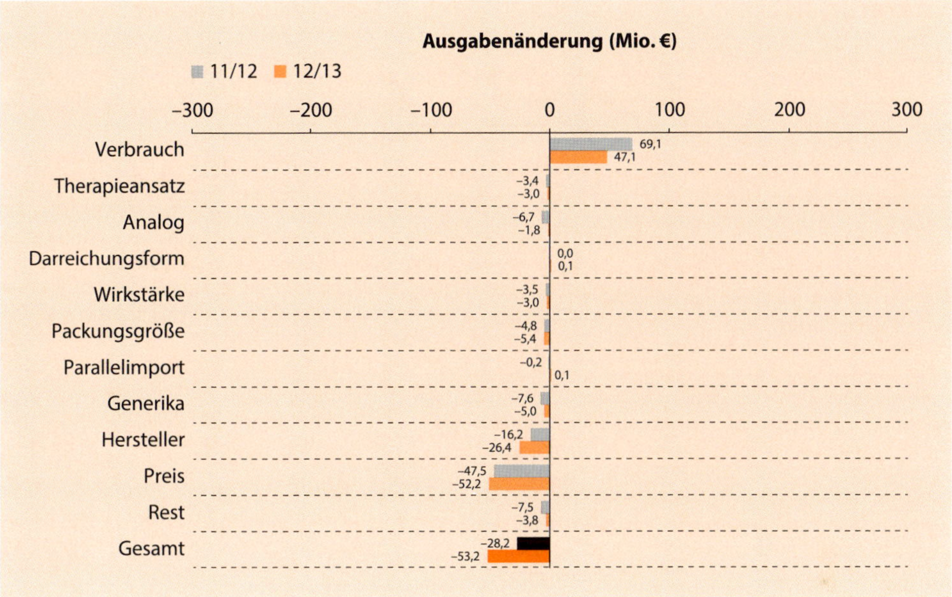

## 3.1 A02 Mittel bei säurebedingten Erkrankungen

**Ausgabenänderung (Mio. €)**

| Komponente | 11/12 | 12/13 |
|---|---|---|
| Verbrauch | 69,1 | 47,1 |
| Therapieansatz | -3,4 | -3,0 |
| Analog | -6,7 | -1,8 |
| Darreichungsform | 0,0 | 0,1 |
| Wirkstärke | -3,5 | -3,0 |
| Packungsgröße | -4,8 | -5,4 |
| Parallelimport | -0,2 | 0,1 |
| Generika | -7,6 | -5,0 |
| Hersteller | -16,2 | -26,4 |
| Preis | -47,5 | -52,2 |
| Rest | -7,5 | -3,8 |
| Gesamt | -28,2 | -53,2 |

◘ **Abb. 3.5** Komponenten der Ausgabenänderung im Jahr 2013 für die Indikationsgruppe „A02 Mittel bei säurebedingten Erkrankungen".
Quelle: IGES-Berechnungen nach NVI (INSIGHT Health)

auf 95% 2012. 2013 stieg der Verordnungsanteil von Generika nochmals leicht an (97%). Der Anteil an verordnetem generischem Pantoprazol hatte schon 2012 einen Anteil von 99,6% erreicht, sodass der weitere Anstieg auf 99,9% 2013 ohne größere Konsequenzen blieb.

Die Einsparungen durch die Therapieansatz- und Analogkomponente waren 2013 mit 3,4 bzw. 1,8 Mio. Euro gering.

Fazit zur Indikationsgruppe „A02 Mittel bei säurebedingten Erkrankungen"

| | |
|---|---|
| **Ausgaben** | Ausgabenrückgang |
| **Prominenteste Komponente(n)** | Verbrauch, Preis, Hersteller |
| **Verbrauch** | Überdurchschnittliches Wachstum<br>Bedingt durch Preissenkungen ist eine wenig restriktive Indikationsstellung für die Verordnung von PPIs anzunehmen |
| **Therapieansätze** | Entfällt |
| **Analog-Wettbewerb** | Generisches Pantoprazol und Esomeprazol werden vermehrt verordnet |
| **Sonstiges** | Ausgabenrückgang durch Preiskomponente |

## Literatur

AMVVÄndV (2009) Siebte Verordnung zur Änderung der Arzneimittelverschreibungsverordnung. http://www.buzer.de/gesetz/8905/index.htm (10.08.2011).

Cascorbi I (2012) Arzneimittelinteraktionen. Dtsch Ärztebl Int 109): 546–56

Caspary WF, Arnold R, Bayerdorffer E et al. (1996) Diagnostik und Therapie der Helicobacter-pylori-Infektion. Zschr Gastroenterol 34: 392–401.

Dent J, El-Serag H B, Wallander MA, Johansson S (2005) Epidemiology of gastrooesophageal reflux disease: a systematic review. Gut 54: 710–717.

Deutsche Gesellschaft für Verdauungs- und Stoffwechselkrankheiten (2008) Helicobacter pylori und gastroduodenale Ulkuskrankheit. Leitlinie der Deutschen Gesellschaft für Verdauungs- und Stoffwechselkrankheiten (DGVS) in Zusammenarbeit mit der Deutschen Gesellschaft für Hygiene und Mikrobiologie, Gesellschaft für Pädiatrische Gastroenterologie und Ernährung, Deutschen Gesellschaft für Rheumatologie. http://www.awmf.org/uploads/tx_szleitlinien/021-001_S3_Helicobacter_pylori_und_gastroduodenale_Ulkuskrankheit_12-2008_12-2013.pdf (10.08.2011).

DIMDI (Hrsg.) (2006, 2007, 2008) Anatomisch-therapeutisch-chemische-Klassifikation mit Tagesdosen. Amtliche Fassung des ATC-Index mit DDD-Angaben für die Bundesrepublik Deutschland im Jahr 2006 (bzw. 2007, 2008).

Edwards SJ, Lind T, Lundell L (2001) Systematic review of proton pump inhibitors for the acute treatment of reflux oesophagitis. Aliment Pharmacol Ther 15:1729–1736.

EMEA (2009) Europäischer öffentlicher Beurteilungsbericht Pantozol Control. http://www.ema.europa.eu/docs/de_DE/document_library/EPAR_-_Summary_for_the_public/human/001013/WC500038580.pdf (10.08.2011).

EMA (2010) Interaction between clopidogrel and proton-pump inhibitors. Öffentliche Stellungnahme vom 17.03.2010. http://www.ema.europa.eu/humandocs/PDFs/EPAR/Plavix/17494810en.pdf (10.08.2011).

Fricke U, Günther J, Zawinell A (2008) Anatomisch-chemisch-therapeutische Klassifikation mit Tagesdosen für den deutschen Arzneimittelmarkt. Herausgegeben vom Wissenschaftlichen Institut der Ortskrankenkassen (WIdO).

Herold G (Hrsg., 2010) Innere Medizin. Verlag Gerd Herold.

Jacobson BC, Smers SC, Fuchs CS, Kelly CP, Camargo CA Jr (2006) Body-mass index and symptoms of gastroesophageal reflux in women. N Engl J Med 354: 2340–2348.

Koop H, Schepp W, Müller-Lissner S et al. (2005) Gastroösophageale Refluxkrankheit – Ergebnisse einer evidenzbasierten Konsensuskonferenz der Deutschen Gesellschaft für Verdauungs- und Stoffwechselkrankheiten. Zschr Gastroenterol 43: 163–164.

NN (2007) Bonus-Malus gilt nicht mehr für PPI-Präparate. Ärzte-Zeitung vom 26.02.2007. http://www.aerztezeitung.de/news/article/439879/bonus-malus-gilt-nicht-ppi-praeparate.html?sh=1&h=66140533 (10.08.2011).

NN (2008) Protonenpumpenhemmer: zu häufige Verordnung und Risiken bei Dauertherapie. Der Arzneimittelbrief 42: 49

NN (2010) PPI-Verordnungen auf neuem Rekordhoch. Arznei-Telegramm 41: 106-107

NN (2009b) Protonenpumpenhemmer: Beschwerderebound nach Absetzen? Arznei-Telegramm 40: 90.

Nocon M, Keil T, Willich SN (2006) Prevalence and sociodemographics of reflux symptoms in Germany – results from a national survey. Alimentary Pharmacology & Therapeutics 23: 1601–1605.

Nocon M, Labenz J, Jaspersen D, Meyer-Sabellek et al. (2007). Association of body mass index with heartburn, regurgitation and esophagitis: results of the Progression of Gastroesophageal Reflux Disease study. J Gastroenterol Hepatol 22: 1728–1731.RKI (2013a) Epidemiologisches Bulletin, Überblick zu aktuellen Projekten des Nationalen Referenzzentrums fur Helicobacter pylori, Heft 3, 24–25.

RKI (2013b), Gastritis, Magen- und Zwölffingerdarmgeschwüre. Gesundheitsberichterstattung des Bundes. Heft 55. RKI, Berlin.

Rugge M, Kim JG, Mahachai V et al. (2008) OLGA gastritis staging in young adults and country-specific gastric cancer risk. Int J Surg Pathol. 16: 150–154.

Toghanian S, Wahlqvist P, Johnson DA, Bolge SC, Liljas B (2010) The burden of disrupting gastro-oesophageal reflux disease: a database study in US and European cohorts. Clin Drug Investig 30(3): 167–178.

Weck MN, Gao L, Brenner H (2009) Helicobacter pylori infection and Chronic Atrophic Gastritis. Associations according to Severity of disease. Epidemiology 20: 569–574.

WHO (2008) ATC Index 2007. WHO Collaborating Centre for Drug Statistics Methodology.

Wolff HP, Weihrauch TR (2009) Internistische Therapie 2008, 2009. 17. Aufl. München: Elsevier.

## 3.2 A10 Antidiabetika

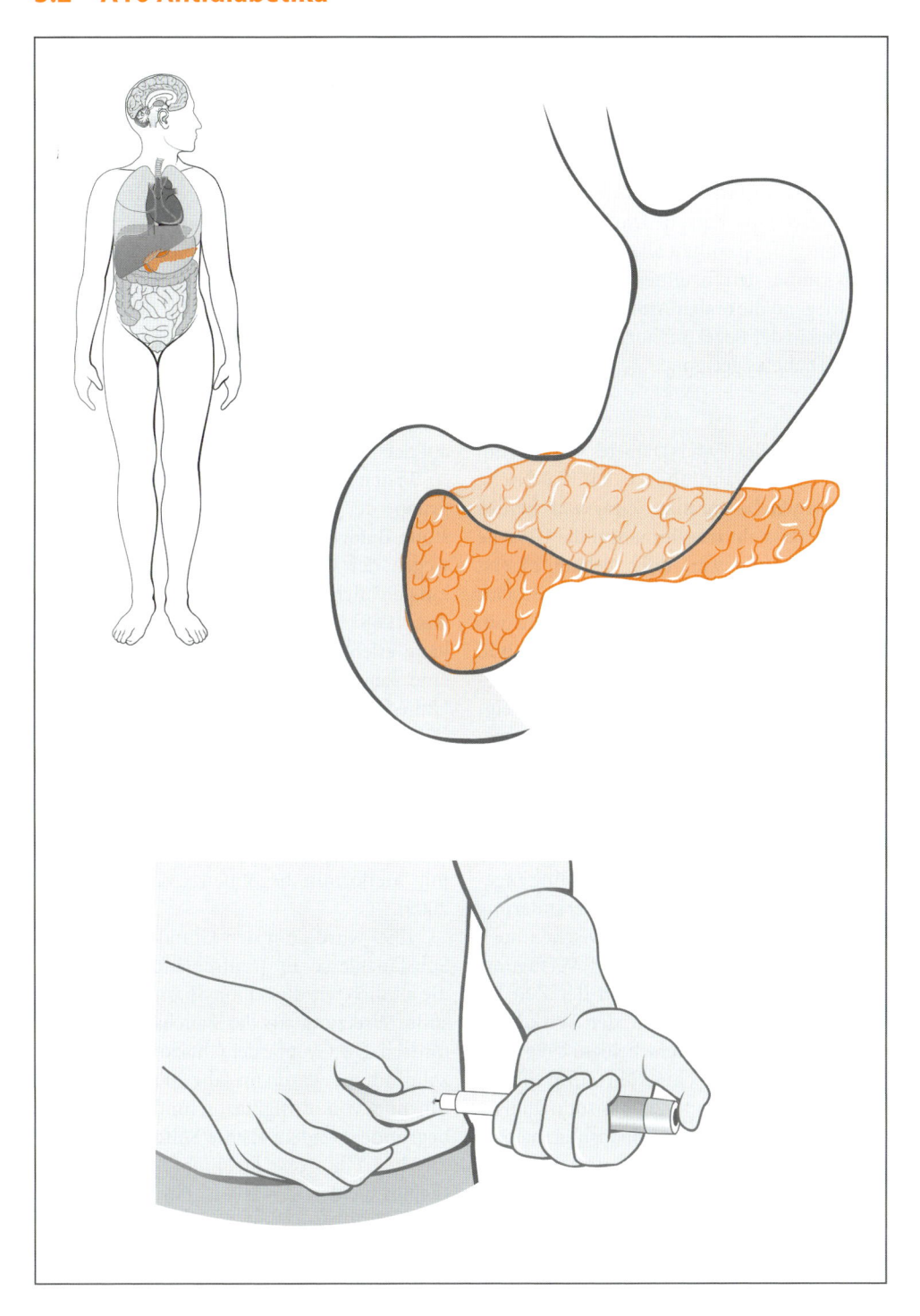

### 3.2.1 Entwicklung der Indikationsgruppe

Zur Indikationsgruppe der Antidiabetika gehört die Teil-Indikationsgruppe der Insuline, die gespritzt werden müssen. Sie sind zur Behandlung des Typ-1-Diabetes zwingend erforderlich, kommen aber auch bei Typ-2-Diabetikern zum Einsatz. Die zweite Teil-Indikationsgruppe enthält alle anderen Antidiabetika außer den Insulinen. Diese umfassen überwiegend die oralen Antidiabetika (OAD) und sind in der Regel nur zur Behandlung des Typ-2-Diabetes geeignet.

**Insuline**

Die Therapie des Typ-1-Diabetes war bis zum Beginn des 20. Jahrhunderts auf diätetische Maßnahmen beschränkt. Zwar war bereits bekannt, dass ein Insulinmangel die Ursache der Erkrankung war, doch gelang es erst Frederick Grant Banting und Charles Best im Jahre 1923 an der Universität Toronto, Insulin aus Bauchspeicheldrüsen von Hunden und Kälbern so zu extrahieren, dass es für den therapeutischen Einsatz beim Menschen geeignet war. Bis im Jahr 1982 gentechnisch hergestelltes Humaninsulin eingeführt wurde, kam Insulin vom Schwein oder Rind zum Einsatz. Um die gleichzeitige Gabe von kurz und länger wirkenden Formen zu vereinfachen, werden auch sogenannte Mischinsuline angewendet. Durch gentechnische Veränderung des Humaninsulins stehen inzwischen auch sogenannte Insulinanaloga zur Verfügung, die sich vor allem hinsichtlich der Zeit bis zum Wirkungseintritt und der Wirkdauer vom Humaninsulin unterscheiden. 1996 wurde das Insulin lispro eingeführt. Ihm folgten 1999 Insulin aspart und 2004 Insulin glulisin als ebenfalls schnell wirkende Insulinanaloga. Mit Insulin glargin und Insulin detemir wurden 2000 und 2004 zwei besonders lang wirkende Insulinanaloga eingeführt.

**Andere Antidiabetika**

Der Entwicklung der Sulfonylharnstoffe als orale Antidiabetika im Jahr 1942 lag die Beobachtung zugrunde, dass einige antibakteriell wirksame Sulfonamide Hypoglykämien erzeugen. Als Ergebnis systematischer Forschungen wurde zunächst Carbutamid als erster therapeutisch anwendbarer Sulfonylharnstoff bei Typ-2-Diabetes eingeführt, später jedoch aufgrund schwerer Nebenwirkungen vom Markt genommen. Zu Beginn der 1950er-Jahre wurde Tolbutamid, das keine unerwünschten bakteriostatischen Eigenschaften mehr besitzt, für die breite Anwendung zugelassen. Anfang der 1970er-Jahre kamen Glibenclamid und andere verwandte Substanzen auf den Markt.

In den 1960er-Jahren wurde die Wirkstoffgruppe der Biguanide eingeführt. Die Wirkstoffe Buformin und Phenformin sind heute wegen der Gefahr bedrohlicher Nebenwirkungen nicht mehr im Handel. Metformin, das 1968 in Deutschland in den Handel kam, erlebt jedoch seit Ende der 90er-Jahre eine Renaissance, zu der insbesondere die United Kingdom Prospective Diabetes Study (UKPDS) beigetragen haben dürfte. Sie zeigte, dass Metformin bei übergewichtigen Typ-2-Diabetikern die Letalität senkt (*UKPDS Group* 1998). Wann immer möglich, wird heute die medikamentöse Therapie des Typ-2-Diabetes mit Metformin begonnen (*Matthaei* et al. 2009).

1999 wurde mit den Gliniden eine neue Substanzklasse in Deutschland eingeführt, die ähnlich wie die Sulfonylharnstoffe die Insulinfreisetzung aus der Bauchspeicheldrüse fördern. Die Gruppe der Glitazone oder Thiazolidindione wurde im Jahr 2000 durch Einführung von Rosiglitazon und Pioglitazon begründet. Anders als die Sulfonyharnstoffe erhöhen Glitazone die Empfindlichkeit für Insulin an den Zielzellen. Für Rosiglitazon musste 2010 wegen des Verdachts auf erhöhte kardiovaskuläre Risiken der Vertrieb eingestellt werden (*BfArM* 2010).

◻ **Tab. 3.2** Neue Wirkstoffe in der Indikationsgruppe „A10 Antidiabetika" im Zeitraum von 2009 bis 2013.

| Jahr (Markteinführung) | Wirkstoff | Teil-Indikationsgruppe | Therapieansatz |
| --- | --- | --- | --- |
| 2009 | Liraglutid | Andere Antidiabetika | GLP-1-Rezeptor-Agonisten |
| 2009 | Saxagliptin | Andere Antidiabetika | DPP-4-Inhibitoren |
| 2011 | Linagliptin | Andere Antidiabetika | DPP-4-Inhibitoren |
| 2012 | Dapagliflozin | Andere Antidiabetika | SGLT2-Inhibitoren |
| 2013 | Lixisenatid | Andere Antidiabetika | GLP1-Rezeptor-Agonisten |

Quelle: IGES

Im Jahr 2007 wurden die ersten Vertreter der Wirkstoffgruppe der Dipeptidyl-Peptidase-4-Inhibitoren (DPP-4-Inhibitoren) oder Gliptine sowie der GLP-1-Rezeptor-Agonisten eingeführt. Diese Wirkstoffgruppen zielen auf völlig andere Angriffspunkte als die bisher angewendeten. Erster Vertreter der DPP-4-Hemmer ist das Sitagliptin, es folgten Vildagliptin (2008) und Saxagliptin (2009) (◻ Tab. 3.2). Linagliptin wurde zwar 2011 zugelassen, wurde allerdings vom Markt genommen, weil der Hersteller befürchtete, dass der Ausgang des frühen Nutzenbewertungsverfahrens zu einem zu niedrigen Erstattungsbetrag führen würde (NN 2011). Die DPP-4-Inhibitoren werden in Form von Tabletten eingenommen und verzögern den Abbau körpereigener Inkretine, die ebenfalls die Insulinfreisetzung aus der Bauchspeicheldrüse erhöhen. Gliptine werden in Kombination mit anderen Antidiabetika gegeben, in der Regel Metformin, Glitazone oder Sulfonylharnstoffe. Der erste GLP-1-Rezeptor-Agonist ist das Exenatid (◻ Tab. 3.2), ein künstlich hergestelltes Peptid, das Ähnlichkeit mit dem körpereigenen Inkretin GLP-1 (Glucagon-like peptide 1) hat. 2009 folgte Liraglutid und 2013 das Lixisenatid. Exenatid und Liraglutid werden zusätzlich zur Gabe von Metformin oder Sulfonylharnstoffen injiziert, Lixisenatid auch in Kombination mit Basalinsulin.

Das 2012 eingeführte Dapagliflozin ist der erste Vertreter der SGLT2-Inhibitoren (◻ Tab. 3.2). Bei den SGLT2 (Sodium Glucose Linked Transporter) handelt es sich um Transportproteine, die in der Niere Glukose im Austausch gegen Natrium aus dem Urin rückresorbieren. Dapagliflozin hemmt den SGLT2, wodurch vermehrt Glukose mit dem Urin ausgeschieden wird und der Blutzuckerspiegel sinkt. Der Wirkstoff steht seit Dezember 2013 für den deutschen Markt nicht mehr zur Verfügung, weil Dapagliflozin im Verfahren der frühen Nutzenbewertung kein Zusatznutzen zuerkannt wurde (s. ▶ Kap. 5).

Seit einigen Jahren sind fixe Kombinationen oraler Antidiabetika auf dem Markt. Diese Entwicklung begann mit Einführung einer Kombination aus Metformin und Rosiglitazon im Jahr 2003. Inzwischen stehen zahlreiche weitere fixe Kombinationen mit Gliptinen, Glitazonen, Metformin oder Sulfonylharnstoffen zur Verfügung.

### 3.2.2 Entwicklung des Verbrauchs

Von den Antidiabetika wurden im Jahr 2013 jedem GKV-Versicherten im Mittel rund 30 DDD verordnet. Damit gehören die Antidiabetika zu den besonders häufig verordneten Arzneimitteln. Der Verbrauch von Antidiabetika hat sich in der Zeit von 1996 bis 2013 nahezu verdoppelt. Bis 2008 war ein steileres Verbrauchswachstum zu beobachten. Seit dem Jahr 2009 hat sich der Verbrauchs-

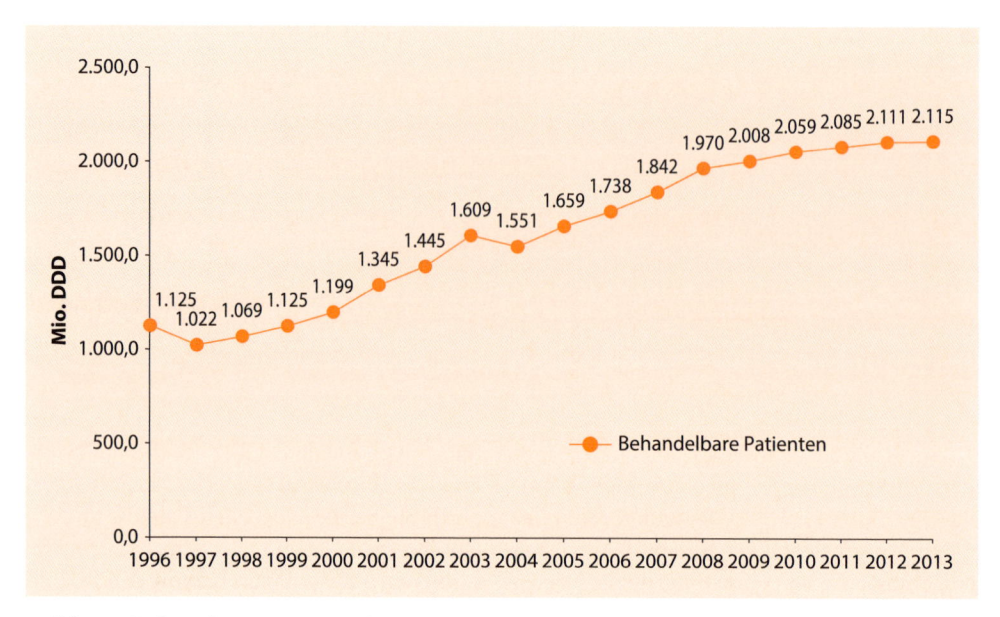

## 3 Umsatzveränderungen in einzelnen Indikationsgruppen

**Abb. 3.6** Verbrauch von Arzneimitteln aus der Indikationsgruppe „A10 Antidiabetika" in Mio. DDD im Zeitraum von 1996 bis 2013.
Quelle: IGES nach AVR (1996 bis 2002), IGES-Berechnungen nach NVI (INSIGHT Health) (ab 2003)

zuwachs im Vergleich zu den Vorjahren deutlich abgeschwächt und stagnierte im Jahr 2013 (Abb. 3.6).

Während der Verbrauch von Insulin in den letzten Jahren jährlich um rund 1% zunahm, verlangsamte sich das Wachstum bei den „anderen Antidiabetika". 2013 war ihr Verbrauch sogar leicht rückläufig (Tab. 3.3). Der Verbrauchsanteil der „anderen Antidiabetika" ist sehr viel höher als der der Insuline, da Typ-2-Diabetes, welcher in erster Linie mit diesen Arzneimitteln behandelt wird, sehr viel häufiger auftritt als Typ-1-Diabetes (siehe ► Abschn. 3.2.1).

Im Wesentlichen ist der seit 1996 beobachtete Verbrauchsanstieg vermutlich auf zwei Ursachen zurückzuführen: Einerseits auf eine Zunahme medikamentös behandelter Diabetiker, andererseits auf einen erhöhten Verbrauch bei bereits behandelten Diabetikern, um eine möglichst gute Einstellung des Blutzuckers zu erreichen, wie er durch Ziel-

**Tab. 3.3** Übersicht der Menge der verordneten DDD in den Teil-Indikationsgruppen der Indikationsgruppe „A10 Antidiabetika" in den Jahren 2011 bis 2013.

| Teil-Indikationsgruppe | DDD 2011 (Mio.) | DDD 2012 (Mio.) | DDD 2013 (Mio.) | Differenz 2011 vs. 2012 (%) | Differenz 2012 vs. 2013 (%) |
|---|---|---|---|---|---|
| Andere Antidiabetika | 1.269,99 | 1.282,83 | 1.278,06 | 1,01 | −0,37 |
| Insuline | 815,26 | 828,10 | 837,32 | 1,58 | 1,11 |
| **Summe** | 2.085,25 | 2.110,93 | 2.115,38 | 1,23 | 0,21 |

Quelle: IGES-Berechnungen nach NVI (INSIGHT Health)

## 3.2 A10 Antidiabetika

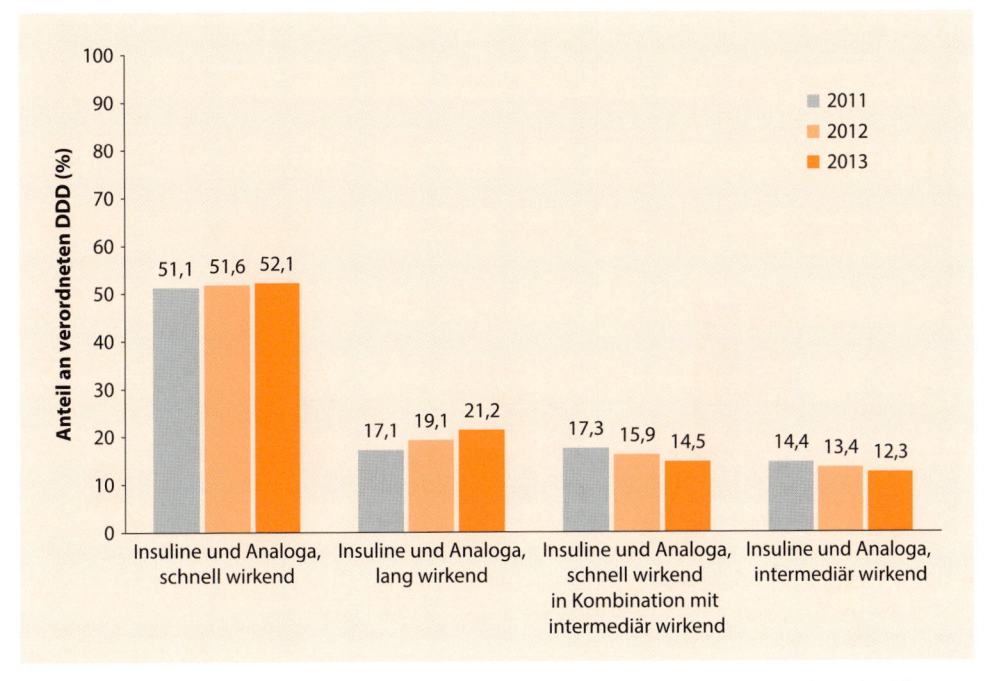

**Abb. 3.7** Anteile der verordneten DDD in der Indikationsgruppe A10 – Therapieansätze der Teil-Indikationsgruppe „Insuline" für 2011 bis 2013.
Quelle: IGES-Berechnungen nach NVI (INSIGHT Health)

werte – beispielsweise in Disease-Management-Programmen (DMP) – vorgegeben ist.

Innerhalb der Teil-Indikationsgruppe der Insuline nahm auch 2013 der Verbrauchsanteil von lang wirkenden Insulinen weiterhin zu. Die Verbrauchsanteile von Mischinsulinen (Therapieansatz „Insuline und Analoga intermediär wirkend in Kombination mit schnell wirkend") der intermediär wirkenden Insuline nahm entsprechend ab, der Anteil von schnell wirkenden Insulinen änderte sich kaum (◘ Abb. 3.7). Diese Verschiebungen zwischen den zum Einsatz kommenden Insulinformen spiegeln eine Zunahme der intensivierten Insulintherapie wider, bei der verzögert wirkendes Insulin (intermediär oder lang wirkend) mit einem schnell wirkenden kombiniert wird. Diese Form der Behandlung gilt als Therapie der Wahl bei Typ-1-Diabetes und ermöglicht bei Typ 2-Diabetes einen flexibleren Lebensstil als die konventionelle Insulintherapie mit Mischinsulinen (*Martin* et al. 2007, *Matthaei* et al. 2009).

In der Gruppe der schnell wirkenden Insuline setzte sich der Rückgang des Anteils von Humaninsulin fort, der zwischen 2011 und 2013 von 51 auf 44% fiel. Die Anteile der Insulinanaloga stiegen entsprechend an (◘ Abb. 3.8).

Bei den „anderen Antidiabetika" blieb der Anteil von Metformin stabil bei 47% (◘ Abb. 3.9). Metformin ist bei allen Typ-2-Diabetikern mit Bedarf für eine medikamentöse Therapie indiziert, bei denen keine Kontraindikation für Metformin besteht (*NVL-2013*)). Der Anteil der Sulfonylharnstoff-Monopräparate fiel zwischen 2011 und 2013 deutlich von 33 auf 26%. Für die fixen Kombinationen von oralen Antidiabetika, die DPP-4-Hemmer und GLP-1-Rezeptor-Agonisten stiegen die

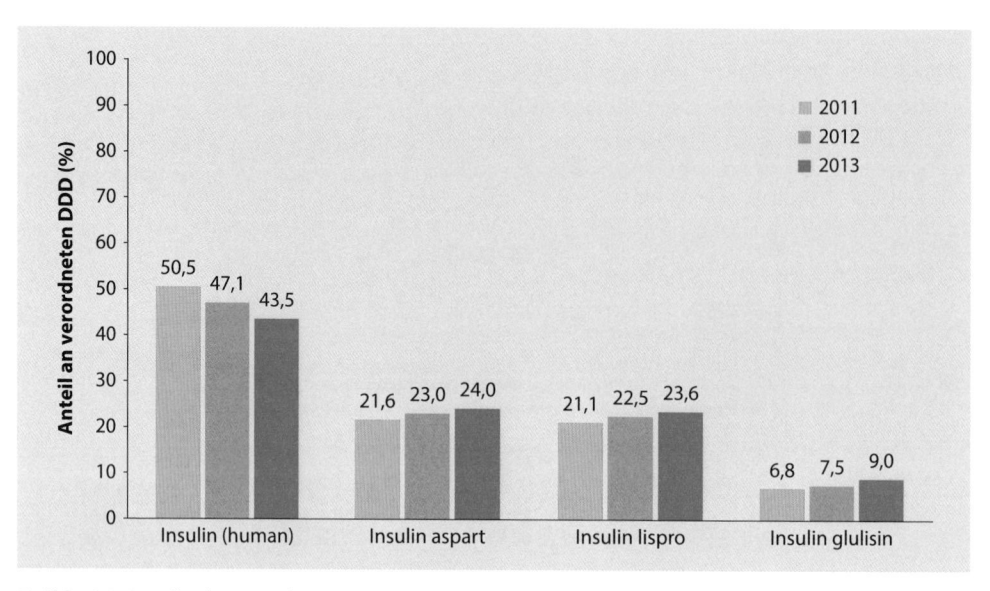

3 Umsatzveränderungen in einzelnen Indikationsgruppen

◘ **Abb. 3.8** Anteile der verordneten DDD in der Indikationsgruppe A10 – Wirkstoffe der Teil-Indikationsgruppe „Insuline"/Therapieansatz „Schnell wirkende Insuline" für 2011 bis 2013.
Quelle: IGES-Berechnungen nach NVI (INSIGHT Health)

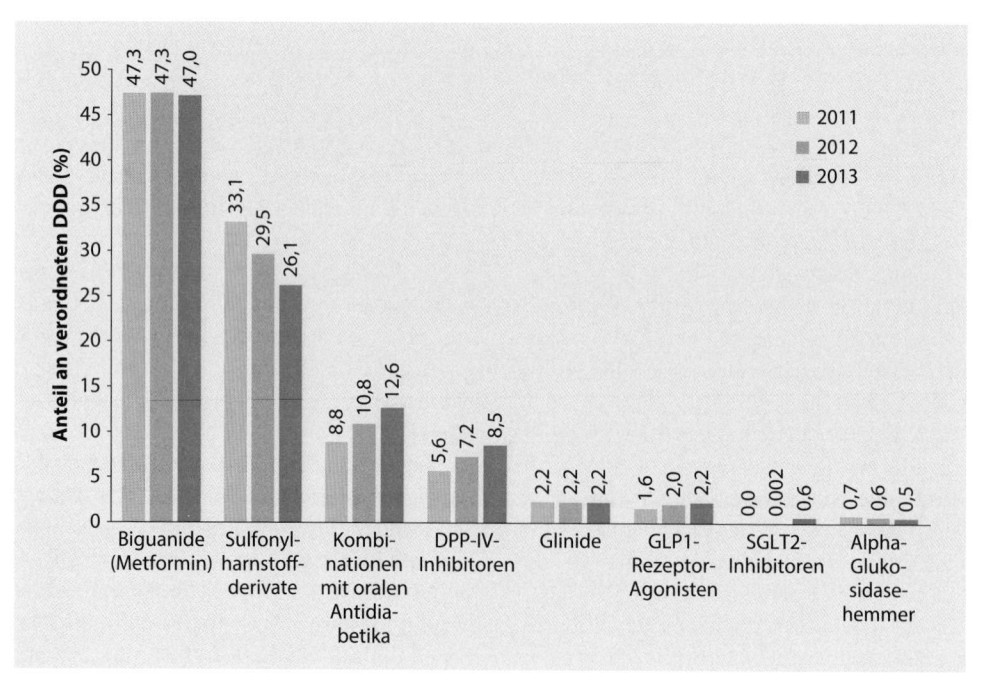

◘ **Abb. 3.9** Anteile der verordneten DDD in der Indikationsgruppe A10 – Therapieansätze der Teil-Indikationsgruppe „Andere Antidiabetika" für 2011 bis 2013. Dargestellt sind nur Therapieansätze mit einem Anteil von mindestens 0,2%.
Quelle: IGES-Berechnungen nach NVI (INSIGHT Health)

Verbrauchsanteile erneut an: die Kombinationen erreichten 2013 fast 13%, die DPP-IV-Hemmer knapp 9% und die GLP-1-Rezeptor-Agonisten erhöhten ihren Anteil leicht auf 2,2%. Die SGLT2-Inhibitoren – repräsentiert durch den Wirkstoff Dapagliflozin – erreichten 2013 einen Anteil von 0,6%. Im Therapieansatz der Fixkombinationen sind praktisch nur Kombinationen aus Metformin mit DDP-IV-Hemmern relevant. Der Anteil von Metformin/Sitagliptin sank zwischen 2011 und 2013 von 65,3 auf 62,1%, der Anteil von Metformin/Vildagliptin stieg von 30,3 auf 34,9% und der von Metformin/Saxagliptin von 0 auf 2%. Unter den Monopräparaten der DPP-4-Hemmer führte weiterhin das Sitagliptin, dessen Anteil zwischen 2011 und 2013 von 76,8 auf 71,1% zurückging. Vildagliptin verdoppelte seinen Anteil von 8,1 auf 16,3%, während der Anteil des 2009 eingeführten Saxagliptins von 15,1 auf 12,6% zurückging.

Die DPP-4-Hemmer (inkl. Fixkombinationen) und die GLP-1-Rezeptor-Agonisten konnten seit ihrer Einführung im Jahr 2007 ein Verbrauchswachstum von knapp 7 auf 298 Mio. DDD verbuchen. Aufgrund der frühen Nutzenbewertung wurde bereits das Linagliptin in Deutschland vom Markt genommen. Vom G-BA wurde den DPP-IV-Hemmern Saxagliptin und Sitagliptin ein Zusatznutzen zuerkannt, dem Vildagliptin jedoch nicht. Es bleibt abzuwarten, wie sich die Beschlüsse zur Nutzenbewertung auf die bisher beobachtete Entwicklung der neueren Antidiabetika auswirken werden.

Die zweitgrößte Gruppe innerhalb der Teil-Indikationsgruppe der anderen Antidiabetika stellen die Sulfonylharnstoffe dar, die jedoch nur Patienten mit Kontraindikationen für Metformin erhalten sollen. In diesem Therapieansatz haben nur noch zwei Wirkstoffe eine praktische Bedeutung: Es dominiert das Glimepirid, dessen Verbrauchsanteil sich zwischen 2011 und 2013 von 83 auf 85% erhöhte; entsprechend ging der Anteil des Glibenclamids zurück. In der gültigen Fassung der Nationalen Versorgungsleitlinie Diabetes wird Glibenclamid empfohlen, weil für diesen Wirkstoff gezeigt werden konnte, dass das Risiko mikrovaskulärer Komplikationen gesenkt werden kann. Es wird darauf hingewiesen, dass für Glimepirid keine Wirksamkeitsbelege vorliegen. Von der Anwendung des Glimepirids wird allerdings nicht ausdrücklich abgeraten (*NVL 2013*).

### 3.2.3 Regionale Unterschiede im Verbrauch

Der Verbrauch an Antidiabetika variiert stark zwischen den Regionen. Er reicht von 26 DDD pro GKV-Versicherten in Baden-Württemberg bis 48 DDD in Sachsen-Anhalt (◘ Abb. 3.10). Der höchste Zuwachs war 2013 mit 1,8% in Schleswig-Holstein zu beobachten. Der durchschnittliche Verbrauch in Deutschland liegt bei 30 DDD. Bei einzelner Betrachtung der möglichen Einflussfaktoren der regionalen Diabetesprävalenz (Daten zur regionalen Prävalenz von 2009 entsprechend *RKI* 2011), dem Anteil der Bevölkerung mit einem Anteil über 55 Jahren bzw. einem BMI über 30 (siehe Kapitel Methoden), zeigt der Anteil der älteren Bevölkerung in der linearen Regression den größten Zusammenhang mit dem Verbrauch ($R^2 = 0,63$), gefolgt vom Anteil der Bevölkerung mit Adipositas und der regionalen Diabetesprävalenz ($R^2 = 0,58$ bzw. $0,48$). Im multiplen Regressionsmodell verbleibt lediglich der Anteil der Älteren als signifikanter Einflussfaktor, der die beobachteten Unterschiede weitgehend erklärt. Ein signifikanter Zusammenhang mit der Diabetesprävalenz ergibt sich jedoch nur auf Basis der vom RKI 2009 publizierten Daten, die die Prävalenz für mehrere Bundesländer zusammenfasst (*RKI* 2011), aber nicht auf Basis der für 2010 verfügbaren Angaben je Bundesland (*RKI* 2012). Ursache für diese Diskrepanz ist, dass die Zahl von befragten Personen in bestimmten Regionen (z. B. Saarland, Bremen) relativ gering ist und

3 Umsatzveränderungen in einzelnen Indikationsgruppen

KV Schleswig-Holstein
26,40 DDD
1,8%

KV Hamburg
25,86 DDD
0,9%

KV Mecklenburg-Vorpommern
45,92 DDD
0,3%

KV Bremen
29,24 DDD
1,0%

KV Brandenburg
41,65 DDD
-0,3%

KV Niedersachsen
27,39 DDD
0,7%

KV Berlin
32,84 DDD
-2,4%

KV Westfalen-Lippe
28,46 DDD
0,4%

KV Sachsen-Anhalt
47,50 DDD
1,2%

KV Nordrhein
28,89 DDD
0,8%

KV Sachsen
43,29 DDD
-0,4%

KV Thüringen
43,08 DDD
0,0%

KV Hessen
27,72 DDD
-0,5%

KV Rheinland-Pfalz
29,98 DDD
-1,3%

KV Saarland
31,47 DDD
-3,4%

KV Bayerns
26,57 DDD
0,1%

KV Baden-Württemberg
25,51 DDD
0,4%

**Verbrauch (A10) pro GKV-Versicherten in DDD,
z-standardisierte Abweichung vom Mittelwert, 2013**
(Deutschland: 30,43 DDD)

- $z \leq -1{,}5$
- $-1{,}5 < z \leq -0{,}5$
- $-0{,}5 < z < 0{,}5$
- $0{,}5 \leq z < 1{,}5$
- $z \geq 1{,}5$

sowie Änderungen gegenüber dem Vorjahr in Prozent (Deutschland: 0,0%)

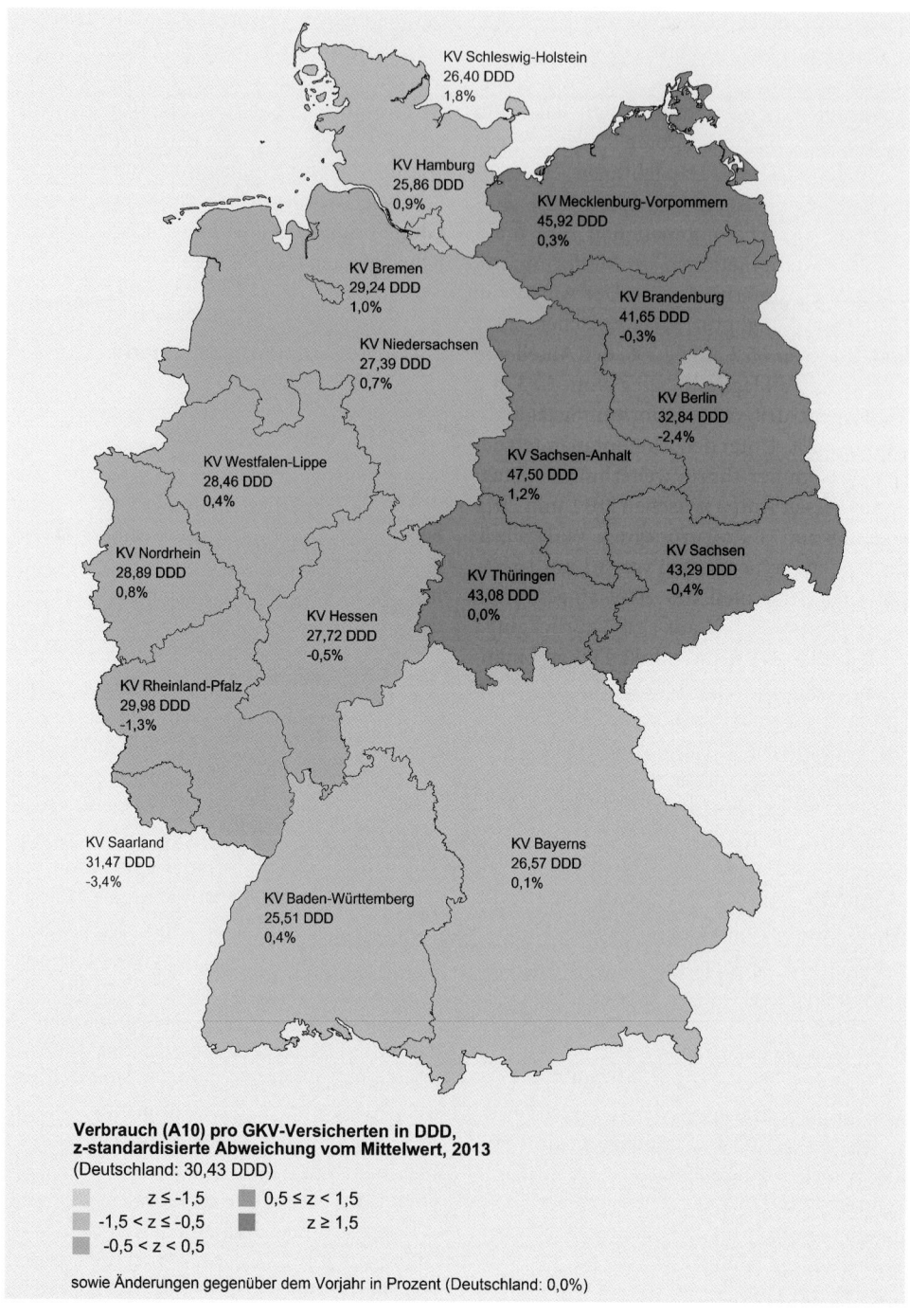

**Abb. 3.10** Verbrauch von Arzneimitteln aus der Indikationsgruppe „A10 Antidiabetika" in DDD je Versicherten im Jahr 2013 und Änderung gegenüber dem Vorjahr nach KV-Region.
Quelle: IGES-Berechnungen nach NVI (INSIGHT Health)

daher die tatsächliche Prävalenz von den erhobenen Werten abweichen kann. Zu berücksichtigen ist außerdem, dass die Prävalenzangaben in beiden Untersuchungen des RKI auf Selbstauskunft der Befragten und nicht auf einer unabhängigen ärztlichen Diagnose beruhen.

### 3.2.4 Epidemiologie, Bedarf und Angemessenheit der Versorgung

Nach den aktuellen Ergebnissen der „Studie zur Gesundheit Erwachsener in Deutschland" (DEGS1) beträgt die Prävalenz des bekannten Diabetes 7,2% (Frauen: 7,4%; Männer: 7,0%) bei Erwachsenen im Alter von 18 bis 79 Jahren (*Heidemann* 2013). Hinzu kommen je nach diagnostischen Kriterien weitere 0,7 bis 2,1% Erwachsene mit bisher unbekanntem Diabetes (*Kurth* 2012).

Der Kinder- und Jugend-Gesundheitssurvey des RKI (KiGGS), bei dem zwischen 2003 und 2006 knapp 18.000 Kinder und Jugendliche befragt und untersucht wurden, ergab, dass 0,14% aller 0- bis 17-Jährigen an Diabetes erkrankt sind. Dabei traten weder signifikante Unterschiede zwischen Mädchen und Jungen und den verschiedenen Altersgruppen noch zwischen unterschiedlichem sozialen oder Migrationsstatus oder unterschiedlicher Region auf (*Kamtsiuris* et al. 2007).

Basierend auf den aktuellen Prävalenzen aus DEGS1 und KiGGS ist im Jahr 2013 mit insgesamt 5,04 Mio. Diabetikern in der GKV-Bevölkerung zu rechnen (bekannter Diabetes). Der Anteil der Patienten mit Typ-1-Diabetes ist nicht genau bekannt. Mit der in der DEGS1 angewandten Methode wurde die Gesamtprävalenz des Typ-1-Diabetes mit 0,1% bestimmt, was ungefähr 1% der Diabetiker entspricht. Diese Prävalenz ist ausgesprochen niedrig. In der entsprechenden Publikation zur DEGS1 werden andere Studien genannt, in denen der Anteil der Typ-1-Diabetiker zwischen 3 und 6% liegt (*Heidemann* 2013). Eine andere Publikation beziffert den Anteil von Patienten mit Typ-2-Diabetes mit 95% (*Rathmann* et al. 2013). Legt man einen Anteil von 5% Typ-1-Diabetikern zugrunde, so ergeben sich für die GKV ca. 4,79 Mio. Typ-2- und ca. 0,25 Mio. Typ-1-Diabetiker.

Für Typ-1-Diabetiker ist in jedem Fall von einem Behandlungsbedarf auszugehen. Für Typ-2-Diabetiker wurde mithilfe der Daten von *Turner* et al. (1999) ein leitliniengemäßer Behandlungsbedarf in Höhe von 85% modelliert. In der GKV muss also mit insgesamt rund 4,4 Mio. Diabetikern gerechnet werden, die eine Behandlung mit Antidiabetika benötigen.

Es wurde davon ausgegangen, dass alle 0,25 Mio. Typ-1-Diabetiker mit Insulin behandelt werden. Eine eigene Modellierung ergab, dass darüber hinaus 32% aller Typ-2-Diabetiker mit Insulin behandelt werden (Mono- oder Kombinationstherapie). Insgesamt muss auf Basis dieser Modellierung also fast 1,8 Mio. Diabetikern täglich mindestens eine DDD eines Insulins zur Verfügung stehen. Weiterhin ist bei 69% aller Typ-2-Diabetiker von einem Behandlungsbedarf mit „anderen Antidiabetika" auszugehen (Mono- oder Kombinationstherapie). Als benötigte Menge wurden täglich 1,25 DDD vorausgesetzt, da viele Patienten mehr als ein „anderes Antidiabetikum" erhalten und die Dosierung bei einigen Wirkstoffen üblicherweise höher als eine DDD pro Tag ist.[3] Die insgesamt verordnete Menge von Antidiabetika hätte demnach 2013 für 5,02 Mio. Patienten ausgereicht. Die unter den genannten Annahmen berechnete Zahl behandelbarer Patien-

---

3 Für Glimepirid beispielsweise ist die DDD mit 2 mg festgelegt. Verordnungen mit Wirkstärken bis zu 2 mg hatten jedoch 2009 einen Verordnungsanteil von nur rund 33%. Die am häufigsten verordnete Wirkstärke war 3 mg mit einem Verordnungsanteil von rund 35%.

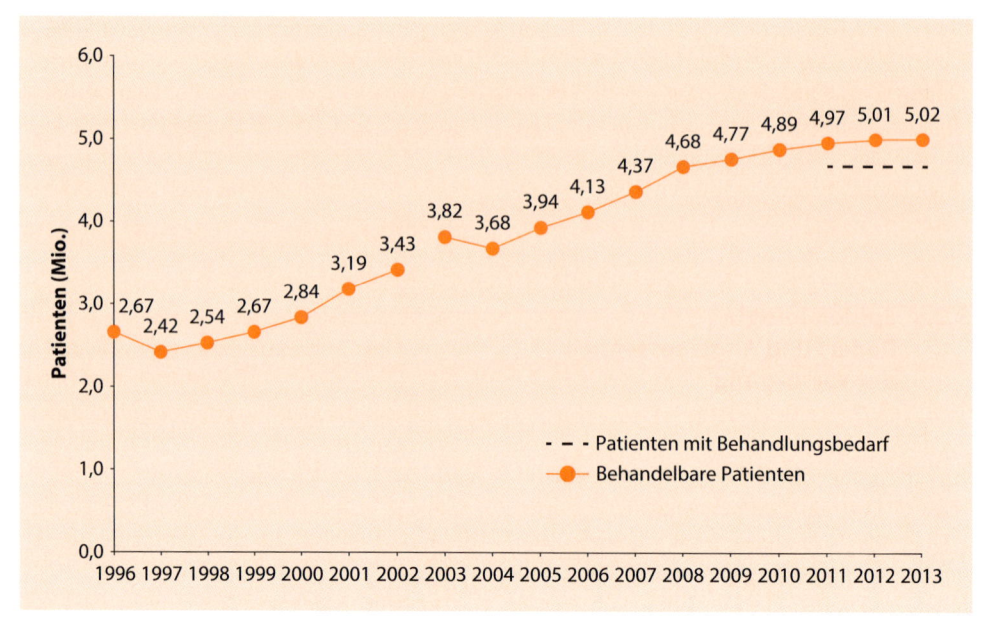

**Abb. 3.11** Behandlungsbedarf mit Antidiabetika (A10).
Quelle: Berechnungen nach AVR (1996 bis 2002) und NVI (INSIGHT Health) (ab 2003)

ten entspricht exakt dem geschätzten Bedarf (Abb. 3.11).

Die geschätzte Prävalenz bekannter Diabetiker beruht auf aktuellen Erhebungen des RKI und unterschätzt die Prävalenz vermutlich kaum. Allerdings stellen die Annahmen zum Bedarf der täglichen DDD-Mengen nur eine Näherung dar: Bricht man die Betrachtung auf die Teil-Indikationsgruppen herunter, dann hätte die Menge der verordneten Insuline von 837 Mio. DDD für 2,29 Mio. Patienten gereicht, es wurde allerdings nur ein Bedarf für 1,8 Mio. Patienten berechnet. Eine DDD Insulin entspricht 40 I.E. Der tägliche Bedarf für Insulin liegt üblicherweise zwischen 0,5 und 1 I.E. pro kg Körpergewicht bei Typ-1-Diabetikern und zwischen 0,3 und 1 I.E. pro kg Körpergewicht bei Typ-2-Diabetikern. Bei einem Körpergewicht von 70 kg entspricht dies 35 und 70 bzw. 12 und 70 I.E. (*Häussler* et al. 2010). Es ist anzunehmen, dass die getroffenen Annahmen zum täglichen Insulinbedarf zu niedrig sind und im Durchschnitt mehr als 40 I.E. Insulin benötigt werden.

Die rund 1.278 Mio. DDD der anderen Antidiabetika, die 2013 verordnet wurden, hätten unter den getroffenen Annahmen zur Behandlung von 2,8 Mio. Patienten gereicht, was sogar deutlich unter dem hier geschätzten Bedarf von 3,3 Mio. Patienten liegt.

### 3.2.5 Analyse der Ausgabendynamik

Tab. 3.4 zeigt die Ausgabenentwicklung in der Indikationsgruppe „A10 Antidiabetika". Im Vergleich zum Vorjahr kam es 2013 zu einem Ausgabenanstieg. Wie schon 2012 wurde für die Teil-Indikationsgruppe der „anderen Antidiabetika" 2013 ein Anstieg der Ausgaben beobachtet, während die Ausgaben für Insuline zurückgingen.

In den Jahren 2012 und 2013 waren vier Komponenten auffällig (Abb. 3.12): Die Verbrauchskomponente trug 2013 mit Mehraus-

## 3.2 A10 Antidiabetika

**Tab. 3.4** Ausgabenentwicklung in der Indikationsgruppe „A10 Antidiabetika" in den Jahren 2012 und 2013.

| Indikations-/Teil-Indikationsgruppe | Ausgaben (Mio. Euro) | | Änderung gegenüber Vorjahr (Mio. Euro) | | Prozentuale Veränderung gegenüber Vorjahr | | Anteil an Gesamtausgaben (%) | |
|---|---|---|---|---|---|---|---|---|
| | 2012 | 2013 | 2011 vs. 2012 | 2012 vs. 2013 | 2011 vs. 2012 | 2012 vs. 2013 | 2012 | 2013 |
| Insuline | 976,52 | 940,78 | −22,60 | −35,7 | −2,66 | −3,66 | 3,69 | 3,47 |
| Andere Antidiabetika | 659,65 | 734,5 | 67,41 | 74,85 | 11,38 | 11,35 | 2,50 | 2,71 |
| Gesamt | 1.636,17 | 1.675,28 | 44,8 | 39,1 | 2,82 | 2,39 | 6,19 | 6,18 |

Quelle: IGES-Berechnungen nach NVI (INSIGHT Health)

**Ausgabenänderung (Mio. €)**

| Komponente | 11/12 | 12/13 |
|---|---|---|
| Verbrauch | 21,7 | 8,0 |
| Therapieansatz | 83,1 | 83,1 |
| Analog | −1,3 | 0,0 |
| Darreichungsform | 2,0 | −0,4 |
| Wirkstärke | 1,4 | 2,7 |
| Packungsgröße | −3,6 | −3,2 |
| Parallelimport | −1,5 | −2,0 |
| Generika | −0,5 | −0,3 |
| Hersteller | −3,2 | −16,2 |
| Preis | −54,3 | −30,6 |
| Rest | −0,2 | −0,7 |
| Gesamt | 44,8 | 39,1 |

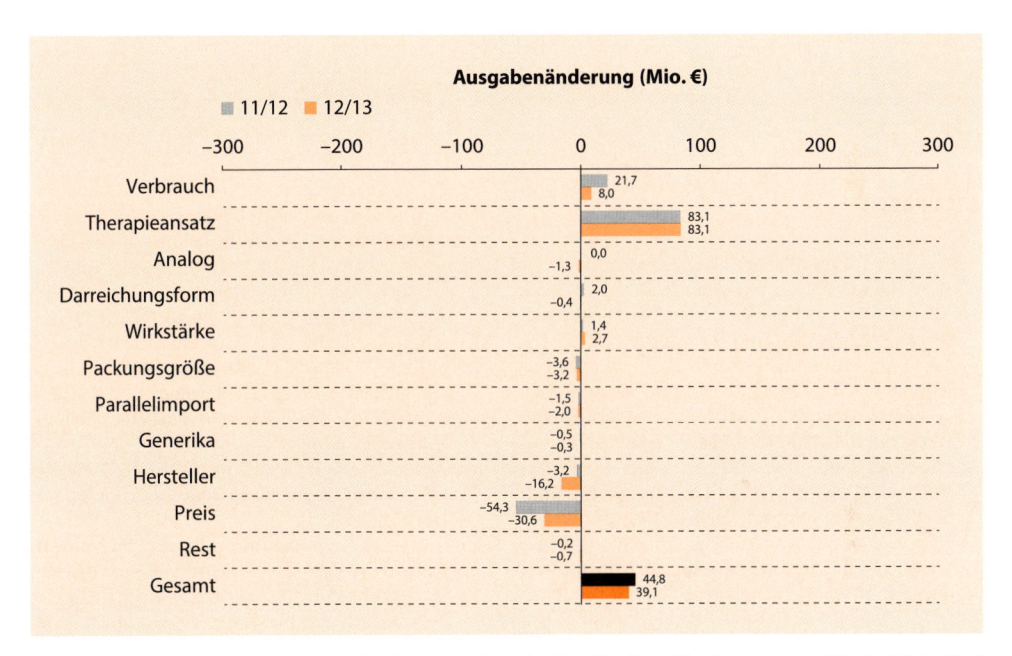

**Abb. 3.12** Komponenten der Ausgabenänderung im Jahr 2013 für die Indikationsgruppe „A10 Antidiabetika".
Quelle: IGES-Berechnungen nach NVI (INSIGHT Health)

gaben von 8 Mio. Euro deutlich geringer zum Ausgabenwachstum bei als 2012 (22 Mio. Euro). Die Therapieansatzkomponente erklärte, ähnlich wie 2011 und 2012, auch 2013 einen Großteil der Mehrausgaben. Für sie wurde für 2012 und 2013 mit 83 Mio. Euro ein jeweils identischer Wert berechnet. Ursache waren in beiden Jahren insbesondere höhere Verbrauchsanteile von fixen Kombinationen, DPP-4-Hemmern und GLP-1-Rezeptor-Agonisten. Erhebliche Preissenkungen kompensierten auch 2013 einen Teil der Mehrausgaben (−30,6 Mio. Euro). Die Einsparungen fielen jedoch geringer aus als im Vorjahr (−54,3 Mio. Euro). Der Ausgabenrückgang durch die Preiskomponente ist 2013 überwiegend auf eine Erhöhung der Individualrabatte, insbesondere im Bereich der Teil-indikationsgruppe der „Insuline" zurückzuführen. Weitere Einsparungen konnten durch die Herstellerkomponente verzeichnet werden. Im Vergleich zum vorherigen Betrachtungszeitraum (–3,2 Mio. Euro) führte der erhöhte Verordnungsanteil von Arzneimitteln günstigerer Hersteller 2013 zu deutlich höheren Einsparungen (–16,2 Mio. Euro).

Fazit zur Indikationsgruppe „A10 Antidiabetika"

| Ausgaben | Anstieg |
| --- | --- |
| Prominenteste Komponente(n) | Therapieansatz, Preis, Hersteller |
| Verbrauch | Unterdurchschnittliches Wachstum |
| Therapieansätze | Therapieoptimierung: Höherer Anteil von fixen Kombinationen, Gliptinen und GLP-1-Rezeptor-Agonisten |
| Analog-Wettbewerb | Ohne Bedeutung |
| Sonstiges | Ausgabenrückgang durch Preiskomponente |

## Literatur

BfArM (2010) Rosiglitazon: Das BfArM ordnet Vertriebseinstellung an. Pressemitteilung 11/10 vom 23.09.2010. http://www.bfarm.de/DE/BfArM/Presse/mitteil2010/pm11-2010.html (12.04.2011).

Bundesministerium für Gesundheit (2006) Bekanntmachung eines Beschlusses des Gemeinsamen Bundesausschusses über eine Änderung der Arzneimittel-Richtlinie/AMR. BAnz. Nr. 184 (S. 6527) vom 28.09.2006.

Ellert U, Wirz J, Ziese, T (2006) Telefonischer Gesundheitssurvey des Robert Koch-Instituts (2. Welle). Beiträge zur Gesundheitsberichterstattung des Bundes, publiziert vom Robert Koch-Institut.

Hauner H, Köster I, Schubert I (2007) Trends in der Prävalenz und ambulanten Versorgung von Menschen mit Diabetes mellitus: Eine Analyse der Versichertenstichprobe AOK Hessen/KV Hessen im Zeitraum von 1998 bis 2004. Dtsch Ärztebl 104: A-2799/B-2469/C-2397.

Häussler B (2011) DMP: Wirkungen und Nebenwirkungen – Folgenabschätzung. Monitor Versorgungsforschung, Vol. 4, Kongress-Special 2: 18–21.

Häussler B, Hagenmeyer E, Storz P, Jessel S (2006) Weißbuch Diabetes in Deutschland. Bestandsaufnahme und Zukunftsperspektiven der Versorgung einer Volkskrankheit. Stuttgart, New York: Thieme.

Häussler B, Klein S, Hagenmeyer E (2010) Weißbuch Diabetes in Deutschland. Bestandsaufnahme und Zukunftsperspektiven. Stuttgart, New York: Thieme.

Heidemann C, Du Y, Scheidt-Nave C (2011) Diabetes mellitus in Deutschland. GBE kompakt 2(3) Berlin: Robert Koch-Institut: http://www.rki.de/DE/Content/Gesundheitsmonitoring/Gesundheitsberichterstattung/GBEDownloadsK/2011_3_diabetes.pdf?__blob=publicationFile (25.04.2012).

Heidemann C, Du Y, Schubert I, Rathmann W, Scheidt-Nave C. (2013) Prävalenz und zeitliche Entwicklung des bekannten Diabetes mellitus. Bundesgesundheitsbl 56: 668-677.

International Diabetes Federation (2010) IDF Diabetes Atlas http://www.diabetesatlas.org/content/eurdata (24.02.2010).

Kamtsiuris P, Atzpodien K, Ellert U, Schlack R, Schlaud M (2007) Prävalenz von somatischen Erkrankungen bei Kindern und Jugendlichen in Deutschland. Ergebnisse des Kinder- und Jugendgesundheitssurveys (KiGGS) Bundesgesundheitsblatt Gesundheitsforschung Gesundheitsschutz 50 (5–6): 686–700.

Kurth BM (2012) Erste Ergebnisse aus der „Studie zur Gesundheit Erwachsener in Deutschland" (DEGS) Bundesgesundheitsblatt. DOI 10.1007/s00103-011-1504-1505.

Martin S, Dreyer M, Kiess W, Lüdecke H-J, Müller UA, Schatz H, Waldhäusl W (2007) Evidenzbasierte Leitlinie der DDG – Therapie des Diabetes mellitus Typ 1. http://www.deutsche-diabetes-gesellschaft.de/redaktion/mitteilungen/leitlinien/EBL_Dm_Typ1_Update_2007.pdf (12.04.2011).

Matthaei S, Bierwirth R, Fritsche A, Gallwitz B, Häring H-U et al. (2009) Medikamentöse antihyperglykämische Therapie des Diabetes mellitus Typ 2. Diabetologie 4: 32–64.

Meisinger C, Strassburger K, Heier M, Thorand B, Baumeister SE, Giani G, Rathmann W (2010) Prevalence of undiagnosed diabetes and impaired glucose regulation in 35–59-year-old individuals in Southern Germany: the KORA F4 Study. Diabetic Medicine 27, 360–362.

Nationale Versorgungsleitlinie (NVL)Therapie des Typ 2-Diabetes (2013), http://www.awmf.org/uploads/tx_szleitlinien/nvl-001gl_S3_Typ-2-Diabetes-Therapie_2013-09.pdf

NN (2007a) Neues Wirkprinzip bei Typ-2-Diabetes: Inkretinmimetikum Exenatide (Byetta). arznei-telegramm 38: 43–45.

NN (2007b) Neues orales Antidiabetikum: DPP-IV-Hemmer Sitagliptin (Januvia). arznei-telegramm 38: 56–57.

NN (2012) Kein Linagliptin für Deutschland, Ärzte Zeitung, 26. April 2012. URL: http://www.aerztezeitung.de/politik_gesellschaft/arzneimittelpolitik/article/811884/kein-linagliptin-deutschland.html (30.05.2012).

Rathmann W, Haastert B, Icks A, Löwel H, Meisinger C et al. (2003) High prevalence of undiagnosed diabetes mellitus in Southern Germany: Target populations for efficient screening. The KORA survey 2000. Diabetologia 46: 182–189.

Rathmann W, Tamayo T (2013) Epidemiologie des Diabetes in Deutschland. In: Deutscher Gesundheitsbericht Diabetes 2014. Hrsg.: diabetesDE – Deutsche Diabetes-Hilfe. URL: http://www.diabetesde.org/fileadmin/users/Patientenseite/PDFs_und_ TEXTE/Infomaterial/Gesundheitsbericht_ 2014_kl.pdf (11.03.2014).

RKI, Statistisches Bundesamt (2006) Gesundheitsberichterstattung des Bundes. Gesundheit in Deutschland. Berlin.

RKI (2011) Daten und Fakten: Ergebnisse der Studie „Gesundheit in Deutschland aktuell 2009". Beiträge zur Gesundheitsberichterstattung des Bundes. Berlin.

RKI (2012) Gesundheit in Deutschland aktuell 2010. Public USE File GEDA 2010

Schauder P, Berthold H, Eckel H, Ollenschläger G (Hrsg.) (2006) Zukunft sichern: Senkung der Zahl chronisch Kranker. Köln: Deutscher Ärzte Verlag.

Stefan N (2009) Individualisierte Prävention des Typ-2-Diabetes. Bundesgesundheitsblatt 52: 677–682.

Thefeld W (1999) Prävalenz des Diabetes mellitus in der erwachsenen Bevölkerung Deutschlands. Gesundheitswesen 61; Sonderheft 2: S85–S89.

Turner RC, Cull CA, Frighi V, Holman RR (1999) Glycemic control with diet, sulfonylurea, metformin, or insulin in patients with type 2 diabetes mellitus: progressive requirement for multiple therapies (UKPDS 49). UK Prospective Diabetes Study (UKPDS) Group. JAMA; 281 (21): 2005–2012.

UKPDS (UK Prospective Diabetes Study) Group (1998) Effect of intensive blood-glucose control with metformin on complications in overweight patients with type 2 diabetes (UKPDS 34). Lancet 352: 837–853.

## 3.3 A16 Andere Mittel für das alimentäre System und den Stoffwechsel

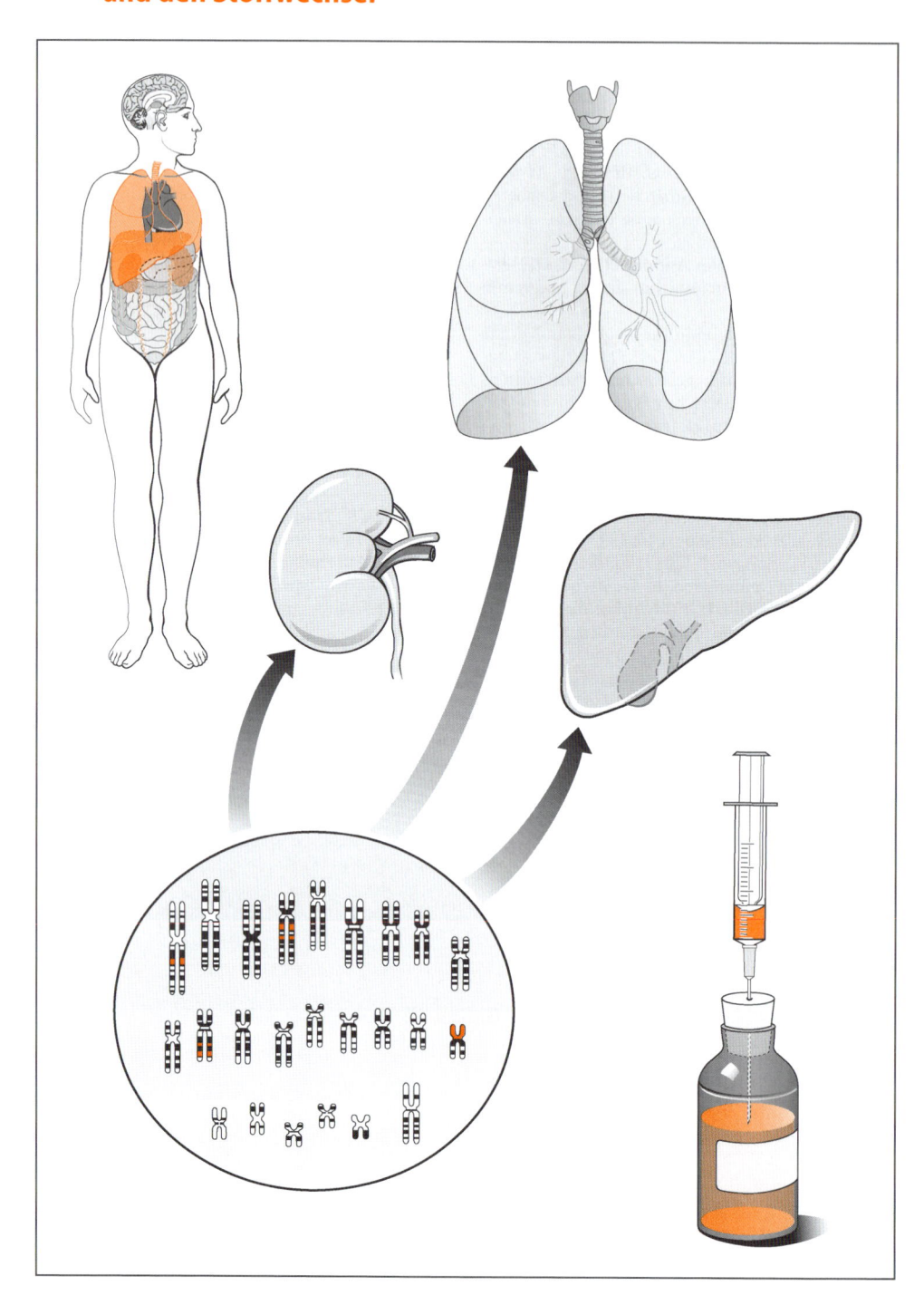

### 3.3.1 Entwicklung der Indikationsgruppe

Die Indikationsgruppe der anderen Mittel für das alimentäre System und den Stoffwechsel ist sehr inhomogen und umfasst verschiedene Teil-Indikationsgruppen. Sie ist außerdem als relativ neu anzusehen, da nur ein kleiner Teil der zu ihr gehörenden Wirkstoffe vor dem Jahr 2000 eingeführt wurde.

Die älteste Teil-Indikationsgruppe, die Mittel zur Behandlung der Azidose, findet bereits seit Jahrzehnten Anwendung. Zu ihren wichtigsten Vertretern in der ambulanten Arzneimitteltherapie gehört das Natriumhydrogencarbonat, das bei der metabolischen Azidose eingesetzt wird, welche durch eine chronische Niereninsuffizienz bedingt ist. Diese Störung ist zudem die häufigste, die mit Mitteln aus dieser Indikationsgruppe behandelt wird.

Ansonsten fallen in die Indikationsgruppe A16 überwiegend sehr seltene angeborene Stoffwechselstörungen (siehe ▶ Abschn. 3.3.4). Die meisten der nachfolgend genannten Arzneimittel gehören dementsprechend zur Gruppe der Orphan Drugs.

Zunächst wurden vergleichsweise einfache chemische Verbindungen für die Therapie zur Verfügung gestellt. Seit den 1960er-Jahren wird Zinkacetat bei Morbus Wilson eingesetzt, einer Kupferspeicherkrankheit, die unbehandelt zur Schädigung der Leber und des Nervensystems führt. Seit Ende der 1970er-Jahre wird Natriumphenylbutyrat zur Behandlung von Stoffwechselstörungen des Harnstoffzyklus erprobt. Bei diesen Störungen führt die Ansammlung von Ammoniak zu schweren Hirnschäden. 1999 wurde Natriumphenylbutyrat zugelassen und gehört damit in Europa zu den ersten Arzneimitteln mit Orphan-Drug-Status, der von der EMA seit dem Jahr 2000 zuerkannt wird. 1983 wurde Levocarnitin eingeführt. Es wird bei verschiedenen Formen des Carnitinmangels eingesetzt. Seit 1998 steht Mercaptamin zur Behandlung der nephropathischen Zystinose zur Verfügung. Der Morbus Gaucher Typ 1 kann seit 2003 auch mit dem Wirkstoff Miglustat behandelt werden, wenn eine Enzymsubstitution mit Imiglucerase bzw. Velaglucerase alfa (s. u.) nicht durchgeführt werden kann. Der Wirkstoff wurde 2009 auch zur Behandlung der Niemann-Pick-C-Krankheit, einer erblichen neurodegenerativen Lipidspeicherkrankheit, zugelassen. Der NAGS (N-Acetylglutamat-Synthase)-Mangel kann seit 2004 mit Carglumsäure therapiert werden, die Tyrosinämie Typ 1 seit 2005 mit dem Wirkstoff Nitisinon. Seit 2009 kann Sapropterin zur Behandlung der Hyperphenylalaninämie bei Patienten mit Phenylketonurie eingesetzt werden.

Bei vielen der angeborenen Stoffwechselerkrankungen sind bestimmte körpereigene Enzyme defekt oder fehlen. Dadurch lagern sich Stoffwechselprodukte in verschiedenen Organen ab und schädigen diese. Mit den Fortschritten der Biotechnologie wurde es prinzipiell möglich, diese Enzyme in größeren Mengen herzustellen. Für einige Erkrankungen stehen inzwischen Enzympräparate zur Substitution zur Verfügung: 1998 wurde die Imiglucerase zur Behandlung des Morbus Gaucher Typ 1 eingeführt. Seit 2010 steht zur Substitution auch Velaglucerase alfa (◻ Tab. 3.5) zur Verfügung. Seit 2001 kann der Morbus Fabry mit Agalsidase alfa und beta behandelt werden, seit 2003 die Mukopolysaccharidose Typ 1 mit Laronidase, seit 2006 der Morbus Pompe und die Mukopolysaccharidose Typ 6 (M. Maroteaux-Lamy) mit Alglucosidase alfa bzw. Galsulfase.

### 3.3.2 Entwicklung des Verbrauchs

Aus der Indikationsgruppe der anderen Mittel für das alimentäre System und den Stoffwechsel wurden jedem Versicherten der GKV 2013 im Durchschnitt lediglich etwa 0,015 DDD verordnet. Wirkstoffe aus dieser Indikations-

## 3 Umsatzveränderungen in einzelnen Indikationsgruppen

**Tab. 3.5** Neue Wirkstoffe in der Indikationsgruppe A16 im Zeitraum von 2009 bis 2013.

| Jahr (Markteinführung) | Wirkstoff | Teil-Indikationsgruppe |
|---|---|---|
| 2009 | Sapropterin | Hyperphenylalaninämie |
| 2010 | Velaglucerase alfa | Morbus Gaucher Typ 1 |

Quelle: IGES

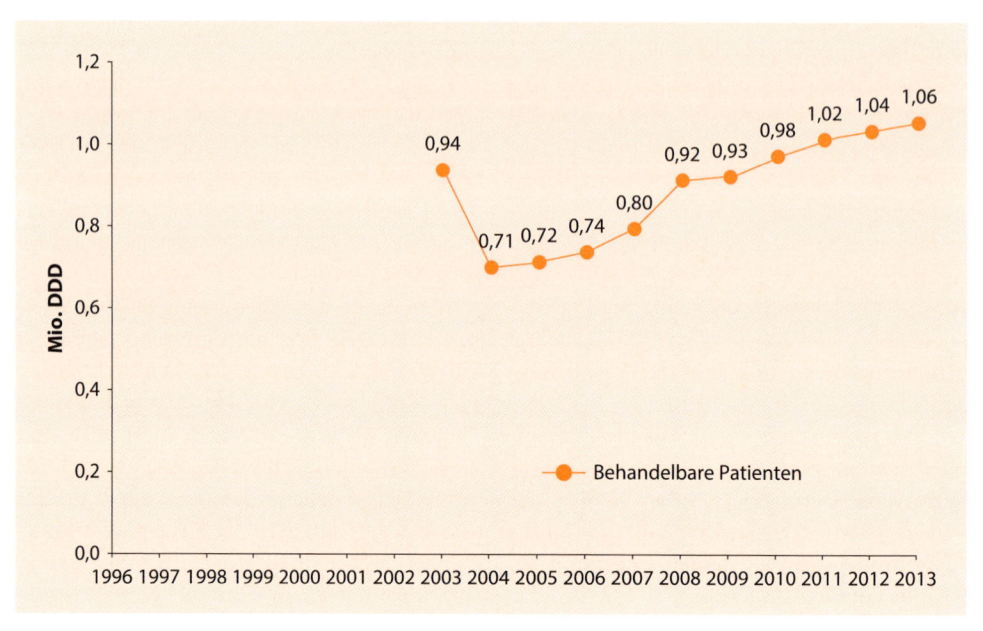

**Abb. 3.13** Verbrauch von Arzneimitteln aus der Indikationsgruppe „A16 Andere Mittel für das alimentäre System und den Stoffwechsel" in Mio. DDD im Zeitraum von 2003 bis 2013.
Quelle: IGES-Berechnungen nach NVI (INSIGHT Health)

gruppe gehören damit zu den sehr selten verordneten Arzneimitteln.

Der Verbrauch in DDD von Mitteln aus dieser Indikationsgruppe hat 2010 die Millionengrenze knapp erreicht und seitdem nur geringfügig überschritten (Abb. 3.13). Der Anstieg seit 2004 ist bedingt durch verschiedene Wirkstoffe, die seit der Jahrtausendwende in den Markt eingeführt wurden. Durch diese Wirkstoffe steht den betroffenen Patienten teilweise erstmals eine medikamentöse Therapieoption zur Verfügung. 2012 und 2013 stieg der Verbrauch gegenüber dem Vorjahr um 2%.

Der höchste Verbrauch wurde für die Mittel bei Carnitinmangel beobachtet. Auf diese Teil-Indikationsgruppe, die den Wirkstoff Levocarnitin umfasst, entfielen rund 55% des Verbrauchs der gesamten Indikationsgruppe. Mit fast 13% folgen die Mittel zur Behandlung des Morbus Fabry. Die Wachstumsraten sind in den verschiedenen Teil-Indikationsgruppen sehr unterschiedlich (Abb. 3.14, Tab. 3.6). Da die Mittel aus den meisten Teil-Indikationsgruppen bei seltenen erblichen Stoffwechselkrankheiten eingesetzt werden und sie dauerhaft zur Substitution benötigt werden, spiegeln die beobachteten Verbrauchsände-

## 3.3 A16 Andere Mittel für das alimentäre System und den Stoffwechsel

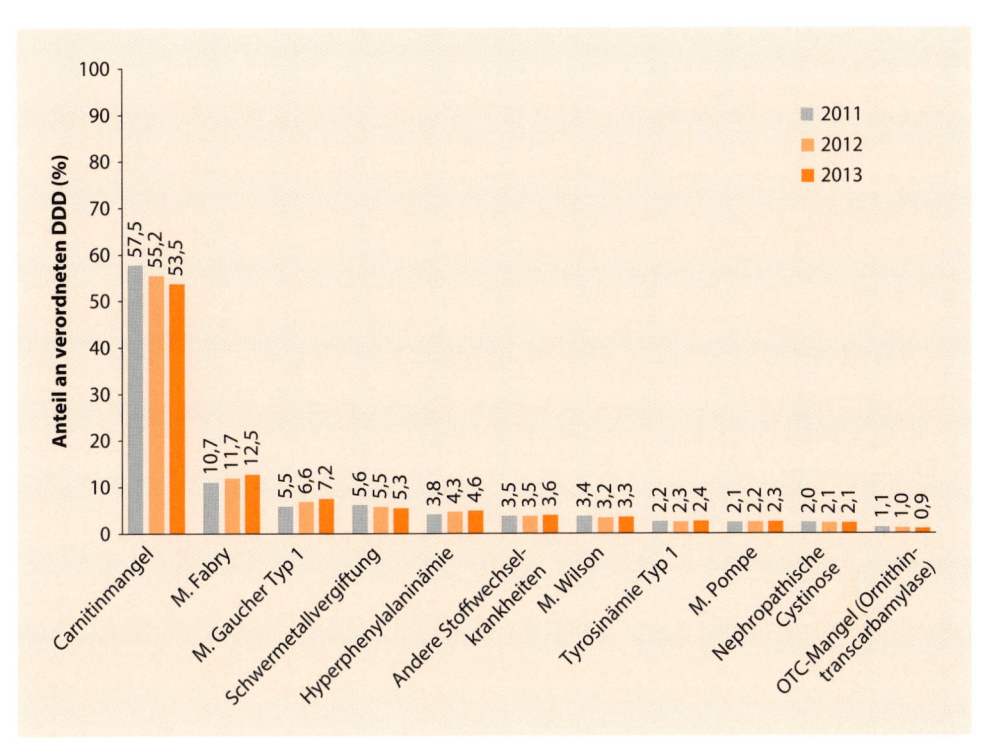

**Abb. 3.14** Anteile der Teil-Indikationsgruppen an den verordneten DDD in der Indikationsgruppe „A16 Andere Mittel für das alimentäre System und den Stoffwechsel" für 2011 bis 2013. Dargestellt sind nur die Teil-Indikationsgruppen mit einem Anteil von über 1% in einem Beobachtungsjahr.
Quelle: IGES-Berechnungen nach NVI (INSIGHT Health)

rungen letztlich allein den Bedarf an diesen Arzneimitteln wider. Da außerdem z. T. nur wenige Patienten mit diesen Wirkstoffen behandelt werden, führt bereits eine geringe Änderung ihrer Zahl zu erheblichen relativen Verbrauchsänderungen (◘ Tab. 3.6). Eine Ausnahme bildet lediglich die Verbrauchsentwicklung für die Mittel zur Behandlung des Morbus Gaucher Typ 1. Hier kam es 2009 zu einem Verbrauchsrückgang um 14% gegenüber dem Vorjahr. Ursache war ein Lieferengpass des Herstellers der Imiglucerase seit dem Sommer 2009. Für die betroffenen Patienten stand somit weltweit nicht die benötigte Menge zur Verfügung. Inzwischen ist der Lieferengpass behoben, doch auch 2013 hat der Verbrauch von Imiglucerase das Niveau des Jahres 2008 noch knapp verfehlt. Der Verbrauchsanstieg in dieser Teil-Indikationsgruppe wurde zwischen 2010 und 2012 vor allem durch Miglustat und Velaglucerase getragen, 2013 durch Miglustat und Imiglucerase.

In kaum einer der Teil-Indikationsgruppen gibt es unterschiedliche Therapieansätze. Lediglich in zwei Teil-Indikationsgruppen stehen mindestens zwei verschiedene Wirkstoffe zur Auswahl. So umfasst die Teil-Indikationsgruppe der Mittel bei Morbus Gaucher Typ 1 die Wirkstoffe Imiglucerase, Miglustat und Velaglucerase alfa. Der Anteil von Imiglucerase ging von 48 auf rund 40% zurück. Der Anteil am Verbrauch in DDD von Miglustat stieg im beobachteten Zeitraum von rund 37 auf 44% an (◘ Abb. 3.15). Der Anstieg von Miglustat ist sicher auch bedingt durch die Zulassungserweiterung für die Behand-

◘ **Tab. 3.6** Übersicht der Menge der verordneten DDD in den Teil-Indikationsgruppen der Indikationsgruppe A16 in den Jahren 2011 bis 2013.

| Teil-Indikationsgruppe der Mittel bei | DDD 2011 (Mio.) | DDD 2012 (Mio.) | DDD 2013 (Mio.) | Differenz 2011 vs. 2012 (%) | Differenz 2012 vs. 2013 (%) |
|---|---|---|---|---|---|
| Carnitinmangel | 0,587 | 0,575 | 0,569 | -2,0 | -1,2 |
| M. Fabry | 0,109 | 0,122 | 0,133 | 11,6 | 9,1 |
| M. Gaucher Typ 1 | 0,056 | 0,069 | 0,076 | 22,5 | 10,6 |
| Schwermetallvergiftung | 0,057 | 0,058 | 0,056 | 0,7 | -2,6 |
| Hyperphenylalaninämie | 0,039 | 0,045 | 0,049 | 15,0 | 7,9 |
| Andere Stoffwechselkrankheiten | 0,035 | 0,036 | 0,038 | 2,3 | 4,5 |
| M. Wilson | 0,035 | 0,034 | 0,035 | -2,2 | 3,1 |
| Tyrosinämie Typ 1 | 0,023 | 0,024 | 0,025 | 5,5 | 3,5 |
| M. Pompe | 0,022 | 0,023 | 0,024 | 7,7 | 4,7 |
| Nephropathische Cystinose | 0,021 | 0,022 | 0,023 | 3,2 | 5,0 |
| Ornithintranscarbamylase-Mangel | 0,011 | 0,011 | 0,010 | -0,2 | -6,3 |
| Homocystinurie | 0,009 | 0,008 | 0,008 | -3,9 | 1,8 |
| Mucopolysaccharidose Typ 2 | 0,005 | 0,006 | 0,006 | 16,0 | -3,5 |
| Mukopolysaccharidose Typ 6 | 0,003 | 0,003 | 0,004 | -8,1 | 38,2 |
| Mucopolysaccharidose Typ 1 | 0,003 | 0,003 | 0,004 | 7,1 | 21,0 |
| NAGS-Mangel | 0,007 | 0,003 | 0,004 | -47,7 | 3,5 |
| **Summe** | **1,022** | **1,021** | **1,042** | **4,2** | **2,0** |

Quelle: IGES-Berechnungen nach NVI (INSIGHT Health)

lung von Patienten mit Niemann-Pick-C-Erkrankung. Der Anteil von Velaglucerase alfa lag zwischen 15 und 18%. Der absolute Verbrauch stieg zwischen 2011 und 2013 für alle drei Wirkstoffe an, am stärksten für Miglustat. Auch das Enzym Agalsidase beta aus der Teil-Indikationsgruppe der Mittel bei Morbus Fabry ist seit 2009 von einem Lieferengpass betroffen, der auch 2011 noch anhielt (*NN* 2011). Seit Anfang 2012 stehen weitere Produktionskapazitäten zur Verfügung und es wurde begonnen, den Engpass zu beheben (*Reuters* 2012). Spürbar war der Engpass besonders für die US-amerikanischen Patienten, weil Agalsidase alfa in den USA bisher nicht zugelassen wurde und daher für die Patienten als Ausweichmöglichkeit nicht zur Verfügung stand. Im GKV-Markt lag der Verbrauchsanteil von Agalsidase beta 2011 bei nur knapp 6% und erreichte 2013 18%, während der Anteil der Agalsidase alfa sich jeweils komplementär verhielt.

## 3.3 A16 Andere Mittel für das alimentäre System und den Stoffwechsel

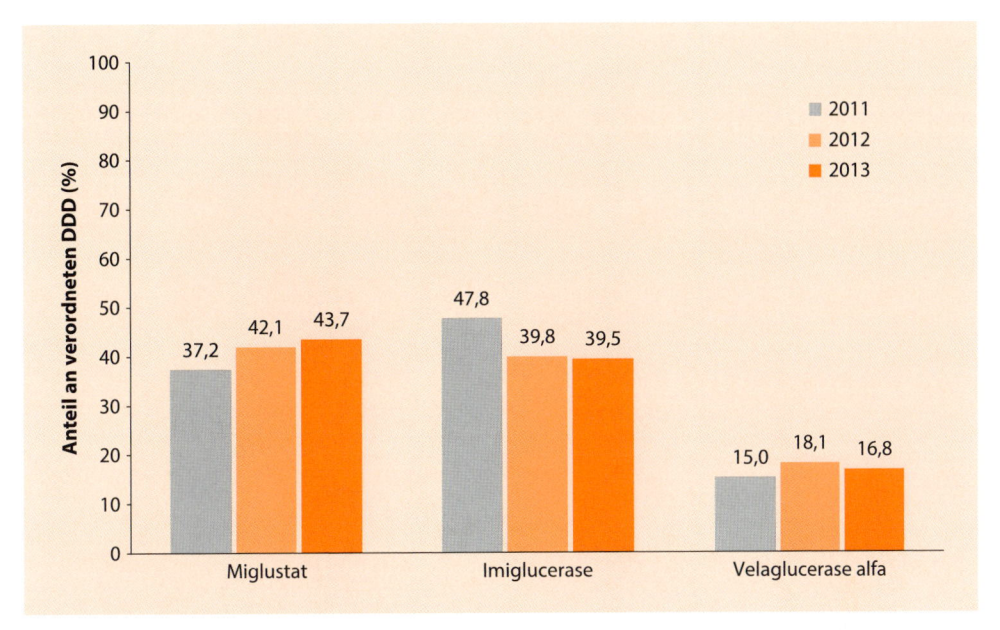

**Abb. 3.15** Anteile der verordneten DDD in der Indikationsgruppe A16 – Wirkstoffe der Teil-Indikationsgruppe „Morbus Gaucher Typ 1" für 2011 bis 2013.
Quelle: IGES-Berechnungen nach NVI (INSIGHT Health)

### 3.3.3 Regionale Unterschiede im Verbrauch

Für die Indikationsgruppe der Mittel für das alimentäre System und den Stoffwechsel zeigen sich erhebliche Unterschiede im Pro-Kopf-Verbrauch. Dieser ist im Osten Deutschlands sehr viel höher als im Westen und erreichte 2013 mit 0,026 DDD in Mecklenburg-Vorpommern den höchsten Wert (Abb. 3.16). Im Saarland wurde dagegen nur ein Verbrauch von 0,008 DDD je Versicherten beobachtet. Bestimmend für den Verbrauch ist die Teil-Indikationsgruppe der Mittel gegen Carnitinmangel (Tab. 3.7). Levocarnitin wird bei Dialysepatienten eingesetzt, um eine Anämie zu behandeln. Der Wert dieser Therapie ist jedoch umstritten (NKF 2006). Innerhalb der GKV wird vermutlich nur ein Bruchteil der Dialysepatienten mit Levocarnitin behandelt: Entsprechend den Dosierungshinweisen der verfügbaren Produkte hätten 2013 maximal 5.500 Patienten behandelt werden können; die Zahl der Dialysepatienten ist jedoch sehr viel höher (s. u.). Außerdem ist der Verbrauch von Levocarnitin kontinuierlich rückläufig, obwohl die Zahl der Dialysepatienten steigt (KBV 2012).

Die regionalen Unterschiede im Verbrauch bei anderen Teil-Indikationsgruppen sind erheblich und es lassen sich keine einheitlichen Muster erkennen. Die Verbrauchsunterschiede in den Regionen dürften in den meisten Fällen zu erklären sein durch Unterschiede in der Prävalenz und in den Versorgungsmöglichkeiten. Vermutlich werden auch nicht alle Patienten in der KV-Region ihres Wohnorts behandelt, da die Versorgung in vielen Fällen durch spezialisierte Zentren erfolgen dürfte.

3 Umsatzveränderungen in einzelnen Indikationsgruppen

KV Schleswig-Holstein
0,01 DDD
6,5%

KV Hamburg
0,01 DDD
2,6%

KV Mecklenburg-Vorpommern
0,03 DDD
-3,6%

KV Bremen
0,01 DDD
14,9%

KV Brandenburg
0,02 DDD
-11,2%

KV Niedersachsen
0,01 DDD
7,4%

KV Berlin
0,02 DDD
5,9%

KV Westfalen-Lippe
0,02 DDD
9,3%

KV Sachsen-Anhalt
0,02 DDD
-0,8%

KV Nordrhein
0,01 DDD
-4,9%

KV Thüringen
0,02 DDD
-23,3%

KV Sachsen
0,02 DDD
5,6%

KV Hessen
0,02 DDD
6,0%

KV Rheinland-Pfalz
0,02 DDD
-4,5%

KV Saarland
0,01 DDD
28,7%

KV Bayerns
0,01 DDD
9,9%

KV Baden-Württemberg
0,01 DDD
-0,1%

Verbrauch (A16) pro GKV-Versicherten in DDD,
z-standardisierte Abweichung vom Mittelwert, 2013
(Deutschland: 0,02 DDD)

■ $z \leq -1,5$  ■ $0,5 \leq z < 1,5$
■ $-1,5 < z \leq -0,5$  ■ $z \geq 1,5$
■ $-0,5 < z < 0,5$

sowie Änderungen gegenüber dem Vorjahr in Prozent (Deutschland: 1,8%)

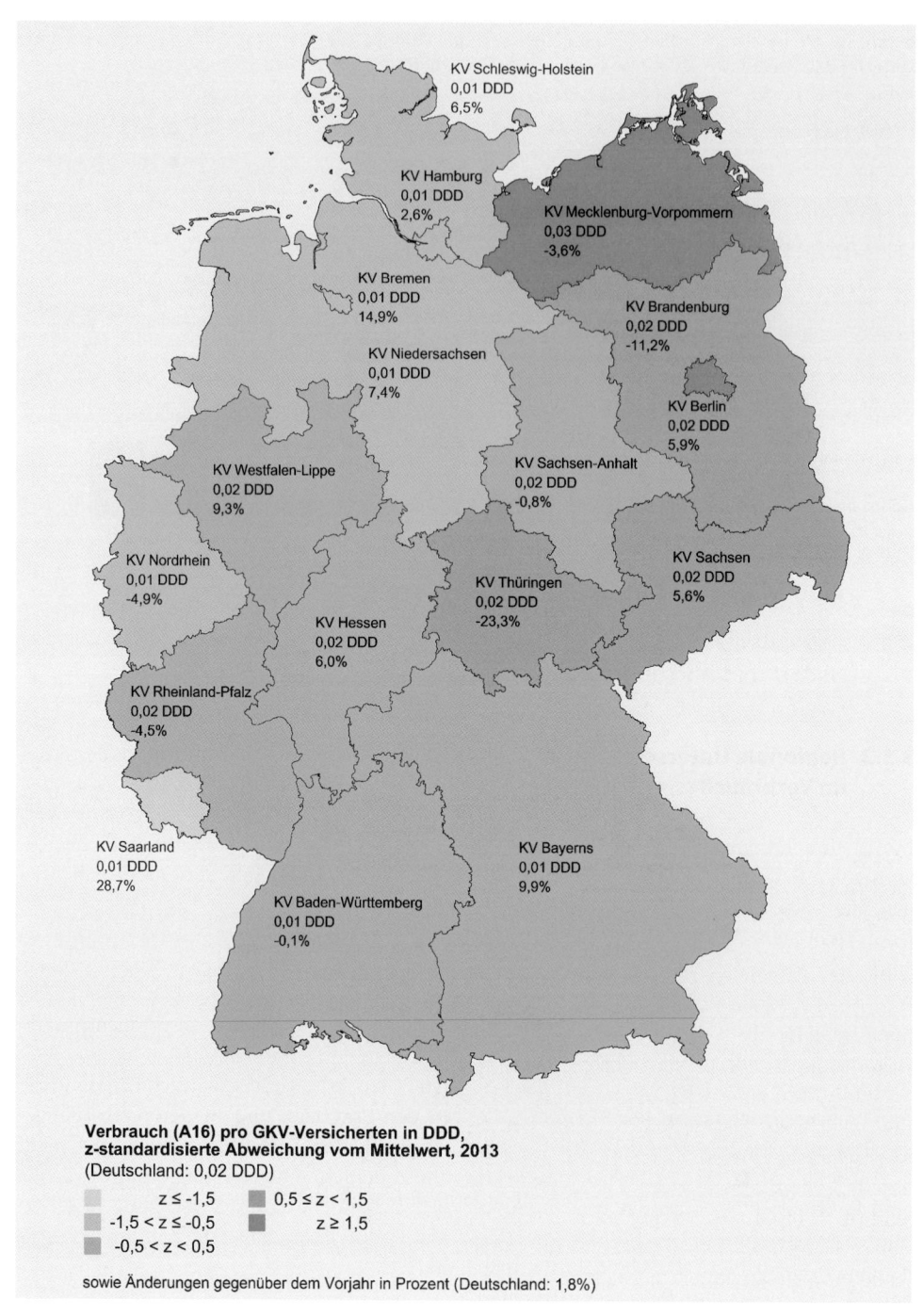

**Abb. 3.16** Verbrauch von Arzneimitteln aus der Indikationsgruppe „A16 Andere Mittel für das alimentäre System und den Stoffwechsel" in DDD je Versicherten im Jahr 2013 und Änderung gegenüber dem Vorjahr nach KV-Region.
Quelle: IGES-Berechnungen nach NVI (INSIGHT Health)

◨ **Tab. 3.7** Menge der verordneten DDD in den Teil-Indikationsgruppen der Indikationsgruppe „A16 Andere Mittel für das alimentäre System und den Stoffwechsel" und behandelbare Patienten in den Jahren 2012 und 2013.

| Teil-Indikationsgruppe der Mittel bei | DDD 2012 (Tsd.) | DDD 2013 (Tsd.) | Behandelbare Patienten (2012) | Behandelbare Patienten (2013) |
|---|---|---|---|---|
| M. Fabry | 121,5 | 132,6 | 333 | 363 |
| M. Gaucher Typ 1 | 69,0 | 76,3 | 189 | 209 |
| M. Pompe | 23,4 | 24,5 | 64 | 67 |
| Mukopolysaccharidose Typ 2 | 6,1 | 5,9 | 17 | 16 |
| Mukopolysaccharidose Typ 6 | 2,8 | 3,9 | 8 | 11 |
| Hyperphenylalaninämie | 45,0 | 48,6 | 123 | 133 |
| Mukopolysaccharidose Typ 1 | 3,2 | 3,8 | 9 | 10 |
| **Summe** | 271,1 | 295,6 | 743 | 809 |

Quelle: IGES-Berechnungen nach NVI (INSIGHT Health)

### 3.3.4 Epidemiologie, Bedarf und Angemessenheit der Versorgung

Die Arzneimittel aus der Indikationsgruppe der anderen Mittel für das alimentäre System und den Stoffwechsel werden für eine Reihe verschiedener Erkrankungen eingesetzt. Im Hinblick auf die Ausgaben spielen die angeborenen Stoffwechselkrankheiten die wichtigste Rolle (siehe ▶ Abschn. 3.3.5). Daher sollen im Folgenden beispielhaft für einige lysosomale Speicherkrankheiten Epidemiologie, Bedarf und Angemessenheit der Versorgung dargestellt werden.

Als lysosomale Speicherkrankheiten werden verschiedene genetisch bedingte Stoffwechselerkrankungen bezeichnet, die durch einen progressiven Verlauf gekennzeichnet sind (u. a. Lipidspeicherkrankheiten, Mukopolysaccharidosen, Glykogenosen). Sie manifestieren sich an unterschiedlichen Organsystemen und verursachen daher sehr unterschiedliche Krankheitsbilder. In den Niederlanden wurden Neugeborene über mehrere Jahre hinweg auf lysosomale Speicherkrankheiten gescreent. Die Autoren ermittelten eine Prävalenz von 14 pro 100.000 Lebendgeborenen für alle lysosomalen Erkrankungen zusammen (*Poorthuis* 1999). Damit handelt es sich um sehr seltene Erkrankungen. Die meisten dieser Krankheiten werden symptomatisch behandelt (*Beck* 2001); zusätzlich steht für einige Erkrankungen eine Enzymersatztherapie zur Verfügung.

M. Gaucher, M. Fabry und die Niemann-Pick-C-Krankheit gehören zu den Lipidspeicherkrankheiten. Durch einen Enzymdefekt reichern sich Lipide in den Körperzellen an. Hauptsymptom der viszeralen Form des M. Gaucher (Typ 1) ist die Vergrößerung von Leber und Milz. Anämie, Thrombopenie und Gelenkschmerzen sind die Folgen. M. Gaucher (Typ 1) ist unter den lysosomalen Speicherkrankheiten mit einer Prävalenz von 0,90 pro 100.000 Lebendgeborenen in den Niederlanden relativ häufig (*Poorthuis* 1999). Andere Quellen gehen von einer Prävalenz in Höhe von 1 bis 3,33 pro 100.000 in der Gesamtbevölkerung aus (*Belmatoug* et al. 2002, *Stirnemann* et al. 2003, *Levrat* et al. 2007, *Orphanet* 2013). Das würde bedeuten, dass es in der GKV insgesamt zwischen 700 und 2.300 Betroffene gäbe, andere Schätzungen gehen von 1.800 bis 3.600 Patienten im Bereich der GKV aus (*Bertsche* 2005).

M. Fabry verursacht Angiokeratome, Schmerzen, Missempfindungen in den Extremitäten, gestörte Schweißproduktion und bei Erwachsenen Herzrhythmusstörungen sowie eine Nierenschädigung bis hin zur Niereninsuffizienz. Männliche Betroffene entwickeln meist bereits im Kindesalter Symptome. Die Variabilität der klinischen Symptomatik ist breit, insbesondere bei Frauen. Entsprechend hoch ist das Spektrum an möglichen Differenzialdiagnosen. So schwanken auch die publizierten Prävalenzangaben, je nach untersuchtem Patientengut und Diagnostik, deutlich: *Poorthuis* et al. (1999) ermittelten eine Prävalenz von 0,21 pro 100.000 Neugeborenen bzw. 0,42 pro 100.000 männlichen Neugeborenen in den Niederlanden. Nach *Deegan* et al. (2006) reichen die Schätzungen zur Inzidenz von 0,25 bis 2,50 pro 100.000 männlichen Lebendgeborenen. In der aktuellen nationalen Leitlinie zur Diagnose und Therapie des Morbus Fabry wird eine Prävalenz zwischen 1:40.000 und 1:117.000 Lebendgeburten genannt; bei Orphanet wird von einer Prävalenz von 0,22:100.000 Neugeborenen ausgegangen (*DGN* 2013, *Orphanet* 2013) In einem gendiagnostischen Screening männlicher Neugeborener in Italien wurde eine Inzidenz von 0,03% festgestellt (*Spada* et al. 2006) – allerdings ist unbekannt, ob alle positiv Identifizierten zukünftig tatsächlich von der Erkrankung betroffen sein werden. Auf Basis dieser Angaben ergeben sich zwischen 150 und 1.750 Betroffene, mit denen im Bereich der GKV gerechnet werden kann. Da die korrekte Diagnose aufgrund des komplexen Erscheinungsbildes jedoch oftmals erst nach vielen Jahren gestellt wird, ist mit einer hohen Dunkelziffer an unentdeckten Patienten zu rechnen (*Hoffmann und Mayatepek* 2009).

Die Niemann-Pick-Typ-C-Krankheit (NP-C) ist ebenfalls eine vererbbare Lipidspeicherkrankheit. Durch fortschreitende neurologische Schädigungen ist die Lebenserwartung der Patienten stark reduziert. Aufgrund des vielfältigen Erscheinungsbildes wird die Krankheit nicht immer erkannt (*Sévin* 2007) und die Dunkelziffer ist vermutlich hoch. In den westlichen Ländern wird von einer Zahl von ca. einem Patienten pro 120.000 bis 150.000 Menschen ausgegangen (*Vannier und Millat* 2003). Nach Angaben von Orphanet liegt die Prävalenz der Erkrankung bei 1:100.000 Neugeborenen (*Orphanet* 2013). Entsprechend dieser beiden Quellen ergeben sich, bezogen auf die deutsche GKV-Bevölkerung, etwa 470 bis 700 Patienten mit NP-C.

M. Hurler, M. Hunter und M. Maroteaux-Lamy gehören zu den Mukopolysaccharidosen (MPS). Sie verursachen grobe Gesichtszüge, eine Vergrößerung der Zunge, verdickte Haut, Hornhauttrübung, Schwellung der Leber und der Milz sowie Gelenkkontrakturen. Bei M. Hurler (MPS Typ 1) kommen Minderwuchs und mentale Retardierung hinzu, bei M. Hunter (MPS Typ 2) ebenfalls Minderwuchs, Schwerhörigkeit und Organvergrößerung. M. Hurler ist mit einer Prävalenz von 1 bis 1,2 Patienten pro 100.000 Lebendgeborenen die häufigste Erkrankung unter den Mukopolysaccharidosen (*Moore* et al. 2008, *Poorthuis* 1999, *Orphanet* 2013). Für M. Hunter wurde eine Prävalenz von 0,6 bis 0,67 pro 100.000 Lebendgeborenen (*Orphanet* 2013, *Poorthuis* 1999) bzw. 1,30 pro 100.000 männlichen Neugeborenen ermittelt (*Poorthuis* 1999). Mit einer Prävalenz in Höhe von 0,16 pro 100.000 Neugeborenen ist M. Maroteaux-Lamy (MPS Typ 6) noch seltener (*Orphanet* 2013). Demnach sind im Bereich der GKV ca. 750 Betroffene mit M. Hurler, 450 mit M. Hunter und 110 mit M. Maroteaux-Lamy zu erwarten.

M. Pompe ist eine Glykogenose (Typ 2) mit Funktionsstörungen des Herzens und der Muskulatur. Betroffene Kinder sterben meist innerhalb des ersten Lebensjahres. Bei Jugendlichen und Erwachsenen kann die Muskelschwäche zu Atemstörungen führen, diese Patienten können ein mittleres Lebensalter erreichen. In den Niederlanden wurde für die infantile Form eine Häufigkeit von 0,72 pro 100.000 Neugeborenen und für die Form mit einem späteren Krankheitsausbruch eine Prävalenz von 1,75 pro 100.000 Neugeborenen ermittelt. Für beide Formen zusammen ergibt sich eine Prävalenz in Höhe von 2,50 pro 100.000 (*Ausems* et al. 1999). Frauen scheinen etwa gleich häufig betroffen zu sein wie Männer (*Hagemans* et al. 2005). Viele Patienten sind auf Beatmung und Rollstuhl angewiesen. Auf die GKV übertragen bedeuten diese Zahlen ca. 1.750 Patienten.

Eine häufigere angeborene Stoffwechselkrankheit ist die Phenylketonurie (PKU). Die betroffenen Patienten können die Aminosäure Phenylalanin nicht regelrecht verstoffwechseln, wodurch diese sich im Körper anreichert und unbehandelt zu schweren geistigen Entwicklungsstörungen und Epilepsie führt. Neben der klassischen PKU werden mildere Varianten der Erkrankung als Hyperphenylalaninämie (HPA) diagnostiziert. Patienten mit klassischer PKU müssen lebenslang eine strenge Eiweißdiät einhalten. Ein entsprechendes Screening wird bei allen Neugeborenen durchgeführt, weshalb verlässliche Zahlen für Deutschland vorliegen. Nach dem nationalen Screeningreport der Deutschen Gesellschaft für Neugeborenenscreening (DGNS) für 2011 tritt die PKU mit einer Häufigkeit von 1:11.425 auf (*DGNS* 2011). Eine ähnliche Häufigkeitsverteilung wurde bei einer Untersuchung nach Stoffwechselkrankheiten im südwestdeutschen Raum für den Zeitraum 1999 bis 2009 identifiziert; hier liegt die Prävalenz für PKU bei 1:12.755 (Lindner et al. 2011). Für die GKV sind etwa 6.100 Patienten mit PKU anzunehmen.

Die Anzahl der Patienten, bei denen derzeit ein Behandlungsbedarf besteht, lässt sich anhand der existierenden Daten für Deutschland nur schwer schätzen, anhand der verbrauchten Menge der Wirkstoffe kann jedoch die ungefähre Zahl der behandelbaren Patienten berechnet werden. Insgesamt ist für alle beschriebenen Krankheitsbilder von etwa 10.500 bis 13.800 betroffenen Patienten auszugehen. Die in ◘ Tab. 3.7 aufgeführten Teil-Indikationsgruppen zur Behandlung der oben beschriebenen Erkrankungen machen 95% der Ausgaben für die Indikationsgruppe aus. Unter der Annahme, dass jeder Betroffene eine DDD am Tag verordnet bekommt, konnten mit Mitteln dieser Teil-Indikationsgruppen im Jahr 2012 insgesamt 743 und im Jahr 2013 insgesamt 810 Patienten behandelt werden. Da die Enzyme nach Körpergewicht dosiert werden und die Dosierung je nach Symptomatik unterschiedlich sein kann, kann die Zahl der behandelbaren Patienten durchaus auch höher liegen als hier geschätzt. Es ist davon auszugehen, dass die Zahlen der behandelbaren Patienten in den nächsten Jahren auch dadurch ansteigen werden, dass auch in Zukunft neue Wirkstoffe zugelassen werden, die erstmals eine Therapie bei der Zielerkrankung ermöglichen. Die Enzymersatztherapie ist für die Patienten notwendig, um das Fortschreiten der Erkrankung zu verzögern und die Symptome besser zu kontrollieren. Von einer Überversorgung ist nicht auszugehen, da der Zugang zur Therapie in der Regel über entsprechende Zentren erfolgt. Ob eine Unterversorgung vorliegt, kann auf Basis der vorliegenden Informationen nicht beurteilt werden. Es ist jedoch zu vermuten, dass nicht bei jedem betroffenen Patienten die richtige Diagnose gestellt wurde und daher diese Patienten auch nicht korrekt behandelt werden können.

### 3.3.5 Analyse der Ausgabendynamik

Die Ausgaben für die Indikationsgruppe sind im Jahr 2013 im Vergleich zum Vorjahr um knapp 19 Mio. Euro gestiegen. Dies stellt einen leichten Rückgang des Ausgabenzu-

## 3 Umsatzveränderungen in einzelnen Indikationsgruppen

**Tab. 3.8** Ausgabenentwicklung in der Indikationsgruppe „A16 Andere Mittel für das alimentäre System und den Stoffwechsel" in den Jahren 2012 und 2013. Angegeben sind nur Teil-Indikationsgruppen mit Ausgaben von mindestens 1 Mio. Euro.

| Indikations-/<br>Teil-Indikationsgruppe | Ausgaben<br>(Mio. Euro) | | Änderung<br>gegenüber<br>Vorjahr<br>(Mio. Euro) | | Prozentuale<br>Veränderung<br>gegenüber<br>Vorjahr | | Anteil an<br>Gesamt-<br>ausgaben (%) | |
|---|---|---|---|---|---|---|---|---|
| | 2012 | 2013 | 2011 vs. 2012 | 2012 vs. 2013 | 2011 vs. 2012 | 2012 vs. 2013 | 2012 | 2013 |
| M. Fabry | 74,44 | 81,13 | 8,23 | 6,69 | 12,43 | 8,99 | 0,28 | 0,30 |
| M. Gaucher Typ1 | 70,30 | 76,18 | 10,00 | 5,87 | 16,57 | 8,36 | 0,27 | 0,28 |
| M. Pompe | 27,42 | 28,72 | 2,22 | 1,30 | 8,79 | 4,73 | 0,10 | 0,11 |
| Mucopolysaccharidose Typ 2 | 16,62 | 15,93 | 1,75 | -0,69 | 11,74 | -4,16 | 0,06 | 0,06 |
| Mukopolysaccharidose Typ 6 | 9,17 | 12,68 | -0,96 | 3,51 | -9,52 | 38,23 | 0,03 | 0,05 |
| Hyperphenylalaninämie | 7,37 | 8,07 | 0,93 | 0,70 | 14,36 | 9,51 | 0,03 | 0,03 |
| Mucopolysaccharidose Typ 1 | 4,98 | 6,03 | 0,37 | 1,04 | 8,11 | 20,95 | 0,02 | 0,02 |
| Tyrosinämie Typ 1 | 3,54 | 3,65 | 0,18 | 0,11 | 5,33 | 3,22 | 0,01 | 0,01 |
| Carnitinmangel | 2,06 | 2,09 | -0,08 | 0,02 | -3,91 | 1,08 | 0,01 | 0,01 |
| Ornithintranscarbamylase-Mangel | 1,55 | 1,44 | -0,03 | -0,10 | -1,65 | -6,70 | 0,01 | 0,01 |
| **Gesamte Indikationsgruppe** | **219,79** | **238,33** | **22,29** | **18,56** | **11,29** | **8,44** | **0,83** | **0,88** |

Quelle: IGES-Berechnungen nach NVI (INSIGHT Health)

wachses im Vergleich zum Vorjahr (22 Mio. Euro) dar (Tab. 3.8).

Die betrachtete Indikationsgruppe besteht – bis auf wenige Ausnahmen – aus Teil-Indikationsgruppen, welche jeweils aus einem Wirkstoff gebildet werden. Da diese Teil-Indikationsgruppen untereinander nicht austauschbar sind, sollten sich Ausgabenänderungen hauptsächlich in der Verbrauchs- und der Preiskomponente abbilden. Tatsächlich ist die Verbrauchskomponente für 2013 wie auch schon für das Vorjahr 2012 jeweils die augenfälligste Komponente (Abb. 3.17). Im Jahr 2013 fiel sie, im Vergleich zum Vorjahr, leicht geringer aus (20,1 Mio. Euro vs. 25,6 Mio. Euro). Im Vergleich zu 2012 sind die Einsparungen durch einen erhöhten Verbrauchsanteil eines günstigeren Analogwirkstoffs zurückgegangen. Dennoch wurden durch einen höheren Anteil des günstigeren Miglustat in der Teil-Indikationsgruppe „Enzyme zur Behandlung von Morbus Gaucher Typ 1" Einsparungen von 1,4 Mio. Euro bewirkt (-4,1 Mio. Euro 2012).

Die Preiskomponente wies 2013 einen deutlich geringeren Wert auf als 2012 (0,3 Mio. Euro 2013 vs. 1,6 Mio. Euro 2012). Am stärksten trugen die Teil-Indikationsgruppen der Mittel bei Morbus Gaucher Typ 1 bzw. Morbus Fabry zu der Preiskomponente bei.

Die höchsten Verbrauchskomponenten für die Teil-Indikationsgruppen wurden ebenfalls bei den Mitteln für Morbus Gaucher und denen für Morbus Fabry festgestellt (7,4 Mio. Euro bzw. 6,7 Mio. Euro).

## 3.3 A16 Andere Mittel für das alimentäre System und den Stoffwechsel

**Ausgabenänderung (Mio. €)**

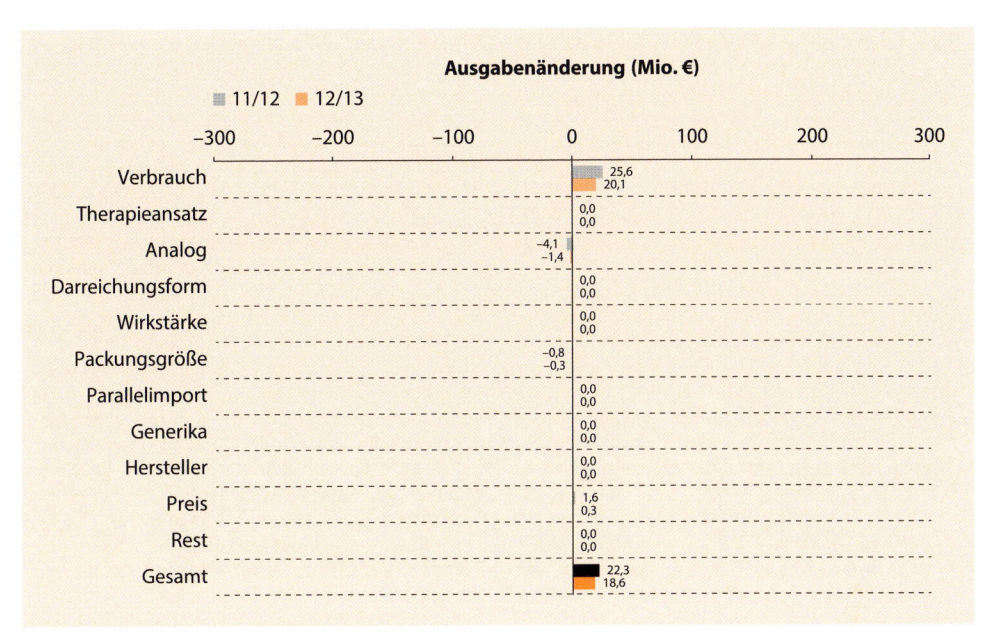

| Komponente | 11/12 | 12/13 |
|---|---|---|
| Verbrauch | 25,6 | 20,1 |
| Therapieansatz | 0,0 | 0,0 |
| Analog | −4,1 | −1,4 |
| Darreichungsform | 0,0 | 0,0 |
| Wirkstärke | 0,0 | 0,0 |
| Packungsgröße | −0,8 | −0,3 |
| Parallelimport | 0,0 | 0,0 |
| Generika | 0,0 | 0,0 |
| Hersteller | 0,0 | 0,0 |
| Preis | 1,6 | 0,3 |
| Rest | 0,0 | 0,0 |
| Gesamt | 22,3 | 18,6 |

◘ **Abb. 3.17** Komponenten der Ausgabenänderung im Jahr 2013 für die Indikationsgruppe „A16 Andere Mittel für das alimentäre System und den Stoffwechsel".

Quelle: IGES-Berechnungen nach NVI (INSIGHT Health)

Fazit zur Indikationsgruppe „A16 Andere Mittel für das alimentäre System und den Stoffwechsel"

| | |
|---|---|
| **Ausgaben** | Anstieg |
| **Prominenteste Komponente(n)** | Verbrauch, Analog |
| **Verbrauch** | Durchschnittlicher Zuwachs |
| **Therapieansätze** | Ohne Bedeutung |
| **Analog-Wettbewerb** | Ohne Bedeutung |
| **Sonstiges** | Ohne Bedeutung |

## Literatur

Ausems MG, Verbiest J, Hermans MP et al. (1999) Frequency of glycogen storage disease type II in The Netherlands: implications for diagnosis and genetic counselling. Eur J Hum Genet 6: 713–716.

Beck M (2001) Therapie lysosomaler Speicherkrankheiten. Dtsch Ärztebl 98; A 2188–2192.

Belmatoug N, Caubel I, Stirnemann J, Billette de Villemeur T (2002) La Maladie de Gaucher. J Soc Biol 2: 141–149.

Bertsche T, Schulz M (2005) Miglustat bei Morbus Gaucher. Pharmazeutische Zeitung 15. http://www.pharmazeutische-zeitung.de/index.php?id=27711 (02.06.2009).

BfArM (2009) Wichtige Information über den Stand der Versorgung mit Cerezyme® (Imiglucerase): Aktualisierte zeitlich begrenzte Behandlungsempfehlungen. http://www.bfarm.de/cln_012/nn_1339704/SharedDocs/Publikationen/DE/Pharmakovigilanz/roteHandBriefe/2009/infobrief__cerezyme2,templateId=raw,property=publicationFile.pdf/infobrief_cerezyme2.pdf (18.03.2010).

Deegan PB, Baehner AF, Barba Romero MA, Hughes DA, Kampmann C, Beck M (2006) Natural history of Fabry disease in females in the Fabry Outcome Survey. J Med Genet 4: 347–352.

DGN (2013) Interdisziplinäre Leitlinie für die Diagnose und Therapie des Morbus Fabry. http://www.awmf.org/leitlinien/detail/ll/030-134.html

DGNS (2011) Nationaler Screeningreport 2009. http://www.screening-dgns.de/PDF/Screeningreport_2009.pdf. Seite 8. (04.04.2012).

Frei U, Schober-Halstenberg HJ (2008). Nierenersatztherapie in Deutschland. Bericht über Dialysebehandlung und Nierentransplantation in Deutschland. 2006/2007. Berlin: QuaSi-Niere.

Hagemans ML, Winkel LP, Hop WC, Reuser AJ, Van Doorn PA, Van der Ploeg AT (2005) Disease severity in children and adults with Pompe disease related to age and disease duration. Neurology 12: 2139–2141.

Heinzl S (2008) Morbus Fabry. Patienten durchlaufen Diagnosemarathon. Dtsch. Ärztebl 105: A1245.

Hoffmann B, Mayatepek E (2009) Morbus Fabry – oft gesehen, selten erkannt. Deutsches Ärzteblatt 106(26): 440–447.

KBV (2012) Dialyse bei hochbetagten Patienten – Wirtschaftliche Aspekte. Berliner Dialyse Seminar. Berlin; http://www.berliner-dialyseseminar.de/app/download/7485922/Casser-Dialyse_bei_hochbetagten_Patienten_Wirtschaftliche_Aspekte.pdf

Levrat V, Forest I, Fouilhoux A, Guffon N (2007) Gaucher disease in childhood. Rev Med Interne 28; Suppl 2: S183–186.

Lindner M, Gramer G, Haege G et al. (2011) Efficacy and outcome of expanded newborn screening for metabolic diseases – Report of 10 years from South-West Germany. Orphanet Journal of Rare Diseases 2011, 6:44, 1–10.

Moore D, Connock MJ, Wraith E, Lavery C (2008) The prevalence of and survival in mucopolysaccharidosis I: Hurler, Hurler-Scheie and Scheie syndromes in the UK. OJRD 3: 24.

NIH (2001) National Institutes of Health Consensus Development Conference Statement: Phenylketonuria: Screening and Management, Oct 16–18, 2000. National Institutes of Health Consensus Development Panel. Pediatrics 108: 972–982.

NKF (2006) KDOQI Clinical Practice Guidelines and Clinical Practice Recommendations for Anemia in Chronic Kidney Disease. https://www.kidney.org/professionals/kdoqi/guidelines_anemia/cpr33.htm (03.04.2014)

NN (2009) Medizin-Telegramm. Morbus Niemann-Pick Typ C (NP-C). Miglustat als erste Therapieoption bei NP-C zugelassen. http://www.medizin-telegramm.com/mediapool/45/451382/data/2009/12-2009/12.07.09_Morbus_Niemann-Pick_Typ_C_NP-C_.pdf (02.03.2010).

NN (2011) Kein Zufall: Lieferengpässe bei Arzneimitteln nehmen zu. Arznei-Telegramm 42: 93–95.

Orphanet (2012) Orphanet Berichtsreihe, Prävalenz seltener Erkrankungen: Bibliographische Angaben, November 2013. Nr. 2, http://www.orpha.net/orphacom/cahiers/docs/DE/Pravalenzen_seltener_Krankheiten_Alphabetische_Liste.pdf

Poorthuis BJ, Wevers RA, Kleijer WJ et al. (1999) The frequency of lysosomal storage diseases in The Netherlands. Hum Genet 105: 151–156.

Reuters (2012) Update 1 – Sanofi starts shipping Fabrazyme from new plant. http://www.reuters.com/article/2012/03/01/sanofi-idUSL5E8E18I820120301 (06.03.2013)

Sanderson S, Green A, Preece MA, Burton H (2006) The incidence of inherited metabolic disorders in the West Midlands, UK. Arch Dis Child 91: 896–899.

Spada M, Pagliardini S, Yasuda M et al. (2006) High incidence of later-onset fabry disease revealed by newborn screening. Am J Hum Genet 1: 31–40.

Stirnemann J, Caubel I, Kettaneh A, Fain O, Belmatoug N (2003) Aspects épidémiologiques, cliniques, biologiques et thérapeutiques de la maladie des Gaucher. Presse Med 32: 503–511.

Vanier MT, Millat G (2003) Niemann-Pick disease type C. Clin Genet 64(4): 269–281.

vfa (2011) Orphan Drugs. http://www.vfa.de/orphans (29.04.2011).

## 3.4 B01 Antithrombotische Mittel

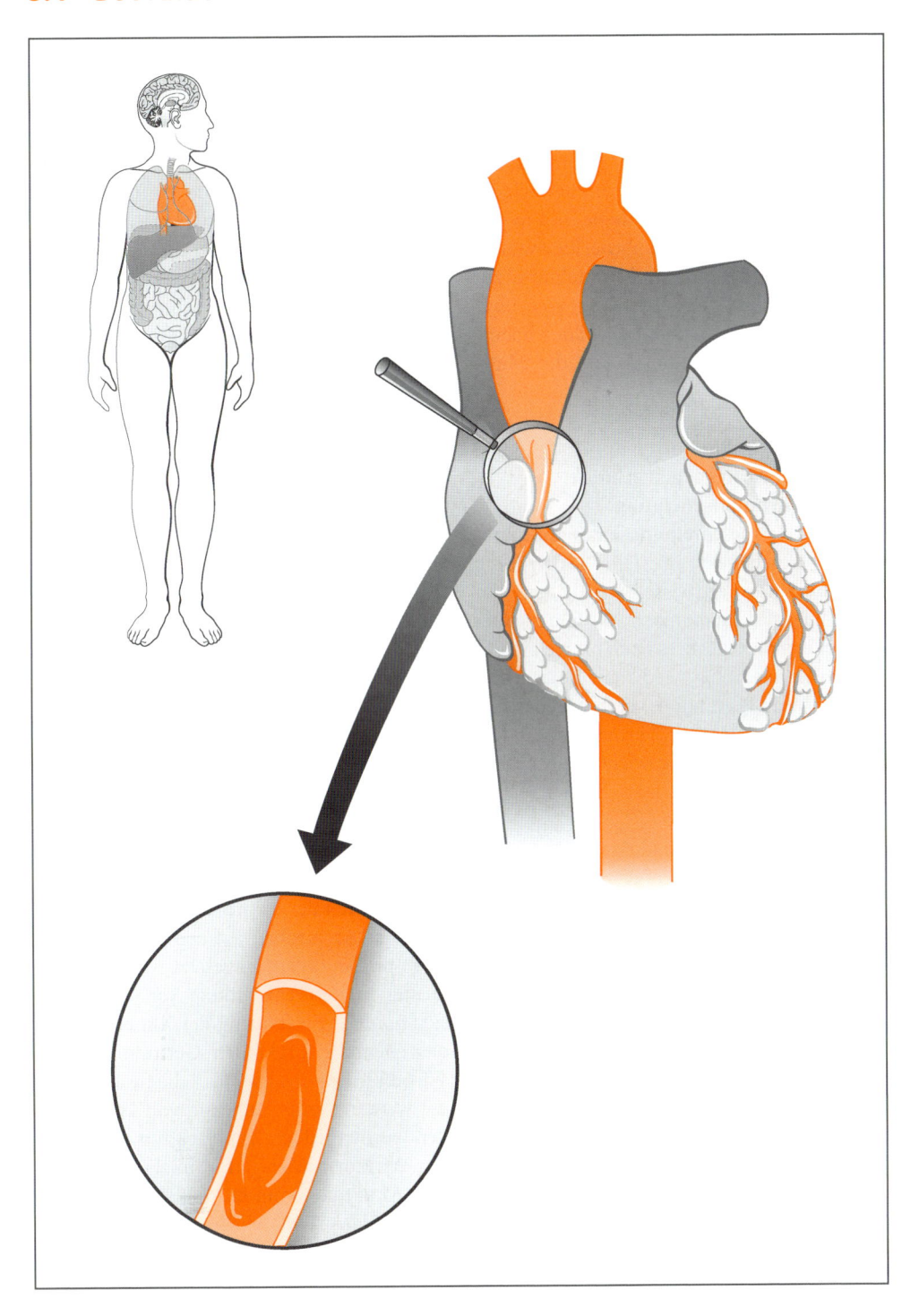

## 3.4.1 Entwicklung der Indikationsgruppe

Zu dieser Indikationsgruppe gehören Mittel gegen erhöhte Gerinnungsneigung, die überwiegend zur Vermeidung von Blutgerinnseln eingesetzt werden, welche z. B. am Herzen zum Infarkt führen, im Gehirn zum Schlaganfall, in der Lunge zur Embolie und in den Beinen zur Beinvenenthrombose. Eine weitere Teil-Indikationsgruppe sind Arzneimittel zur Fibrinolyse, also zur Auflösung von Blutgerinnseln, die sich bereits gebildet haben, sowie die Teil-Indikationsgruppe der Mittel bei PAVK.

### 3.4.1.1 Teil-Indikationsgruppe der Mittel gegen erhöhte Thromboseneigung

Nach der Erstbeschreibung eines thrombotischen Geschehens im Jahr 1701 durch *Blankart* und der wissenschaftlichen Beschreibung des Phänomens 150 Jahre später durch *Virchow* dauerte es noch bis weit in das 20. Jahrhundert, bis Medikamente zur Behandlung und Prävention von thromboembolischen Ereignissen zur Verfügung standen. Nachfolgend werden die wichtigsten Therapieansätze vorgestellt.

**Vitamin-K-Antagonisten**
Im Jahr 1939 kam man dem gerinnungshemmenden Naturstoff Dicoumarol durch einen Zufall auf die Spur: Nach dem Verzehr von verdorbenem Silagefutter kam es bei Kühen zu hämorrhagischen Störungen. Die Erforschung der Ursache führte schließlich zur Isolierung des Dicoumarols. Dicoumarol wurde ab 1949 in Deutschland therapeutisch verwendet. Seit den 1950er-Jahren werden die heute noch üblichen Abkömmlinge des Dicoumarols zur kontrollierten Hemmung der Blutgerinnung genutzt, wie sie z. B. bei Vorhofflimmern oder nach Herzklappenersatz erforderlich sind: Phenprocoumon und Warfarin. Ihre Anwendung erfordert eine regelmäßige Kontrolle der Blutgerinnungswerte und ggf. eine Therapieanpassung.

**Heparine**
Die routinemäßige Anwendung der Heparine, die bereits 1928 erstmals beim Menschen eingesetzt wurden, etablierte sich erst zu Beginn der 1970er-Jahre. Die Einführung des ersten niedermolekularen Heparins (Dalteparin) im Jahr 1985 hat die Anwendung dieser Wirkstoffgruppe wesentlich erleichtert; der breitere Einsatz der Indikationsgruppe unter ambulanten Bedingungen war möglich. Niedermolekulare Heparine werden vor allem eingesetzt, um postoperativ eine Thrombose zu verhindern, aber auch zur Behandlung und Prävention von tiefen Venenthrombosen und Lungenembolien anderer Ursache.

**Direkte Faktorenhemmer**
Zu unterscheiden sind hier die direkten Thrombininhibitoren und die direkten Faktor-Xa-Inhibitoren. Sie wirken direkt hemmend auf die genannten Blutgerinnungsfaktoren. Thrombin und Faktor Xa gehören zu den wichtigsten Blutgerinnungsfaktoren. Zunächst wurden die Hirudine entwickelt, die sich aus einem Speichelprotein von Blutegeln ableiten (Lepirudin 1997, Desirudin 1998 und Bivalirudin 2004). Hirudine müssen – wie die Heparine – parenteral, also in Form von Injektionen eingesetzt werden. Als direkter, parenteraler Thrombininhibitor kam 2005 das Argatroban auf den Markt, das jedoch nur stationär eingesetzt wird. Erleichterung in der Anwendung versprach man sich von der Einführung des Ximelagatrans, das ebenfalls direkt den Gerinnungsfaktor Thrombin hemmt, aber als Tablette angewendet werden kann. Aufgrund von Leberschäden wurden jedoch Ximelagatran sowie dessen Wirkform Melagatran im Februar 2006 vom Markt genommen. 2008 folgte Dabigatranetexilat. 2008 wurde mit Rivaroxaban der erste Faktor-Xa-Inhibitor eingeführt, dem 2011 das Apixaban folgte. Beide Wirkstoffe

◘ **Tab. 3.9** Neue Wirkstoffe in der Indikationsgruppe „B01 Antithrombotische Mittel" im Zeitraum von 2009 bis 2013.

| Jahr (Markteinführung) | Wirkstoff | Teil-Indikationsgruppe | Therapieansatz |
| --- | --- | --- | --- |
| 2009 | Prasugrel | Erhöhte Thromboseneigung | Thrombozytenaggregationshemmer |
| 2011 | Ticagrelor | Erhöhte Thromboseneigung | Thrombozytenaggregationshemmer |
| 2011 | Epoprostenol | Pulmonale Hypertonie | Prostacyclinanaloga |
| 2011 | Apixaban | Erhöhte Thromboseneigung | Direkte Thrombininhibitoren |

Quelle: IGES

werden ebenfalls als Tabletten eingenommen (◘ Tab. 3.9).

### Acetylsalicylsäure (ASS)

Der immer noch wichtigste Thrombozytenaggregationshemmer (TAH) ist die Acetylsalicylsäure (ASS), die zur Prophylaxe von Herzinfarkt und Schlaganfall breite Anwendung findet. Bereits 1954 wurde der hemmende Effekt von ASS auf die Thrombozytenaggregation entdeckt. Eine Renaissance erlebt derzeit das Dipyridamol, das in Kombination mit ASS zur Prophylaxe des Schlaganfalls verwendet wird. Dipyridamol war 1959 als „Koronartherapeutikum" eingeführt worden.

### ADP-P2Y12-Antagonisten

Eine weitere Gruppe von TAH greift am Adenosin(ADP)rezeptor P2Y12 der Thrombozyten an: 1980 und 1998 wurden mit den Thienopyridinen Ticlopidin und Clopidogrel weitere TAH am Markt eingeführt, die ebenfalls zur Prophylaxe von Herzinfarkt und Schlaganfall eingesetzt werden. 2009 und 2011 kamen Prasugrel bzw. Ticagrelor auf den Markt, die in Kombination mit ASS zur Prävention von thrombotischen Ereignissen bei akutem Koronarsyndrom eingesetzt werden (◘ Tab. 3.9).

### Andere antithrombotische Mittel

2008 wurde das Rivaroxaban eingeführt, welches als Tablette eingenommen wird. Ähnlich wie die direkten Thrombininhibitoren hemmt der Wirkstoff gezielt einen bestimmten Blutgerinnungsfaktor, nämlich den Faktor Xa. Bei bekanntem, angeborenem Antithrombin-III-Mangel wird in bestimmten Situationen(z. B. vor Operationen) das Antithrombin substituiert; der Einsatz erfolgt hauptsächlich stationär. Bislang stand dafür nur Antithrombin zur Verfügung, das aus menschlichem Blut gewonnen wurde. 2008 wurde ein rekombinantes Antithrombin eingeführt, das aus der Milch transgener Ziegen isoliert wird.

#### 3.4.1.2 Teil-Indikationsgruppe der Mittel bei PAVK

Diese Teil-Indikationsgruppe umfasst lediglich den 2007 eingeführten Wirkstoff Cilostazol, der bei Claudicatio intermittens („Schaufensterkrankheit") eingesetzt wird, welche als Symptom der peripheren arteriellen Verschlusskrankheit (PAVK) auftritt. Der bereits seit 1988 in Japan und 1999 in den USA erhältliche Wirkstoff führt u. a. zu einer Hemmung der Thrombozytenaggregation und einer Gefäßerweiterung.

### 3.4.1.3 Teil-Indikationsgruppe der Mittel zur Fibrinolyse

Mit den zur Auflösung von Thromben, beispielsweise bei Herzinfarkt oder Schlaganfall, eingesetzten Fibrinolytika, die seit den 1950er-Jahren entwickelt wurden, steht eine weitere wichtige Klasse von Gerinnungshemmern zur Verfügung. Mit Drotrecogin alfa steht seit 2002 ein körpereigenes Eiweiß (rekombinantes aktiviertes Protein C) zur Verfügung. Das aktivierte Protein C wirkt den Prozessen entgegen, die bei einer schweren Sepsis zu einer erheblichen Störung der Blutgerinnung führen können. Die Wirkstoffe dieser Teil-Indikationsgruppe werden meist stationär eingesetzt, sodass die hier berichteten Daten zum ambulanten Verbrauch nur einen kleinen Ausschnitt des Verordnungsgeschehens darstellen.

### 3.4.1.4 Weitere Teil-Indikationsgruppen

Zur Indikationsgruppe gehören einige weitere Teil-Indikationsgruppen, deren Bedeutung in der ambulanten Versorgung wegen des geringen Verbrauchs zu vernachlässigen ist. Zu nennen sind hier die Teil-Indikationsgruppen von Mitteln bei kongenitalem Protein-C-Mangel, bei pulmonaler Hypertonie sowie bei Sepsis mit den Wirkstoffen Protein C und Treprostinil. Der 2011 neu eingeführte Wirkstoff Epoprostenol gehört zur Teil-Indikationsgruppe der Mittel bei pulmonaler Hypertonie (◘ Tab. 3.9).

### 3.4.2 Entwicklung des Verbrauchs

Antithrombotische Mittel gehören zu den sehr häufig angewendeten Arzneimitteln: Im Jahr 2013 wurden jedem GKV-Versicherten im Durchschnitt gut 22 DDD verordnet.

Der Verbrauch an antithrombotischen Mitteln hat sich von 1996 bis 2003 verfünffacht (◘ Abb. 3.18), was im Wesentlichen auf den zunehmenden Verbrauch von ASS zurückzuführen war.

Im Jahr 2004 war beim Verbrauch ein markanter Einbruch zu beobachten, der durch den

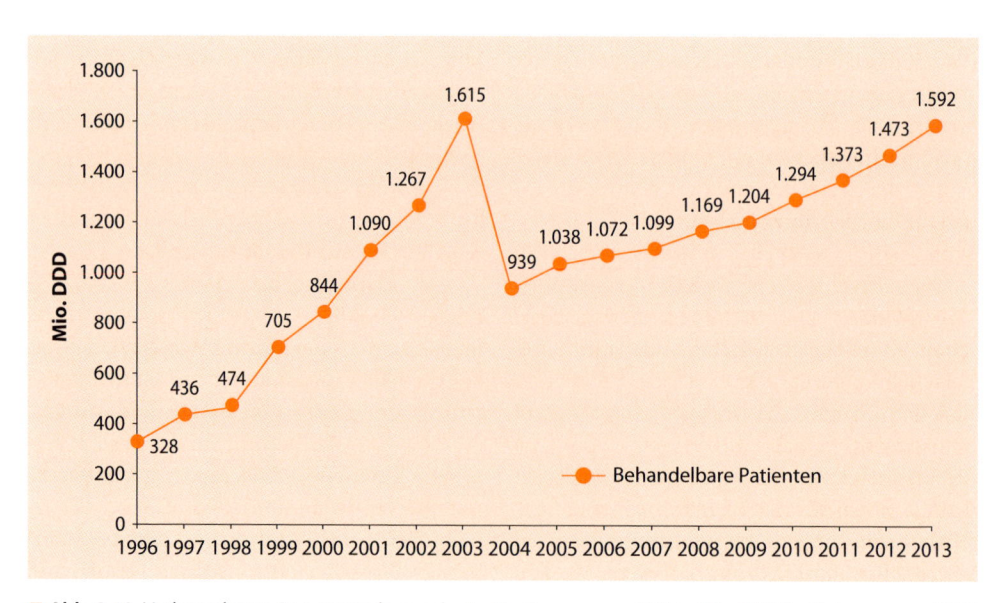

◘ **Abb. 3.18** Verbrauch von Arzneimitteln aus der Indikationsgruppe B01 in Mio. DDD im Zeitraum von 1996 bis 2013.
Quelle: IGES nach AVR (1996 bis 2002), IGES-Berechnungen nach NVI (INSIGHT Health) (ab 2003)

◘ Tab. 3.10 Übersicht der Menge der verordneten DDD in den Teil-Indikationsgruppen der Indikationsgruppe B01 in den Jahren 2011 bis 2013.

| Teil-Indikationsgruppe | DDD 2011 (Mio.) | DDD 2012 (Mio.) | DDD 2013 (Mio.) | Differenz 2011 vs. 2012 (%) | Differenz 2012 vs. 2013 (%) |
|---|---|---|---|---|---|
| Mittel gegen erhöhte Thromboseneigung | 1.367,38 | 1.467,22 | 1.586,48 | 7,30 | 8,13 |
| PAVK | 6,02 | 5,94 | 5,23 | –1,32 | –11,91 |
| Pulmonale Hypertonie | 0,01 | 0,05 | 0,07 | 318,30 | 32,69 |
| Fibrinolytika | 0,07 | 0,02 | 0,01 | –76,82 | –40,29 |
| **Summe** | **1.373,4** | **1.473,2** | **1.591,8** | **7,27** | **8,05** |

Quelle: IGES-Berechnungen nach NVI (INSIGHT Health)

Umstand erklärbar ist, dass seit dem 1. Januar 2004 der Apothekenverkaufspreis (AVP) für die meisten ASS-Präparate dieser Indikationsgruppe unter dem minimalen Zuzahlungsbetrag von fünf Euro liegt und somit vermutlich von vielen Patienten ASS als nicht verschreibungspflichtiges Arzneimittel selbst bezahlt wird. Seit 2004 steigt der Verbrauch der antithrombotischen Mittel wieder an, wobei eine zweiphasige stetige Entwicklung mit einer Phase des langsameren Verbrauchsanstiegs bis 2009 und einer steileren Phase ab 2010 zu beobachten ist. Der ambulante Verbrauch geht fast ausschließlich auf die Teil-Indikationsgruppe der Mittel gegen erhöhte Thromboseneigung zurück, in weitem Abstand folgen die Mittel bei PAVK (◘ Tab. 3.10).

Zwischen den Therapieansätzen in der Teil-Indikationsgruppe der antithrombotischen Mittel hat es zwischen 2011 und 2013 Verschiebungen gegeben: Der Therapieansatz ASS dominierte zwar immer noch den Verbrauch, ging jedoch von 48 auf knapp 43% des Verbrauchs zurück. Ein ebenso deutlicher Rückgang war für die Vitamin-K-Antagonisten zu beobachten, deren Anteil von rund 28 auf 24% fiel. Für die direkten Faktor Xa- und Thrombin-Inhibitoren war jedoch ein Anstieg von 0,3 auf 12,2% seit 2011 zu beobachten (◘ Abb. 3.19). Ursache ist, dass die Zulassung von Dabigatran (April 2011), Rivaroxaban (September 2011) und Apixaban (Dezember 2012) um die Anwendung zur Prophylaxe von Thromboembolien bei Vorhofflimmern erweitert wurde. Für dieses Anwendungsgebiet ist die Zielpopulation sehr viel größer (► Abschn. 3.4.5), und der Verbrauch dieser Wirkstoffe stieg von 3,5 Mio. DDD im Jahr 2010 auf 201 Mio. DDD im Jahr 2013 an. Diese Wirkstoffe stellen eine Alternative in erster Linie zu den Vitamin-K-Antagonisten dar, deren Verbrauch 2013 erneut geringfügig zurückging nach kontinuierlichem Wachstum in den vorherigen Jahren. Die „NOACs" (New Oral Anti-Coagulants) wurden also weitgehend zusätzlich zu Vitamin-K-Antagonisten verordnet, was darauf hindeutet, dass es einen hohen Bedarf für diese Wirkstoffe gibt, deren Verbrauch gemessen in DDD 2013 schon mehr als die Hälfte des Verbrauchs von Vitamin-K-Antagonisten erreichte. Als Vorteil wird bei den neuen Wirkstoffen gesehen, dass die bei den Vitamin-K-Antagonisten regelmäßig notwendige Überprüfung der Gerinnungswerte nicht erforderlich ist.

Um den Wirkstoff Dabigatran gab es um den Jahreswechsel 2011/2012 eine Diskussion über die Zahl gemeldeter Blutungskomplikationen (NN 2011). Diese Diskussion mag zu der beobachteten Entwicklung der Ver-

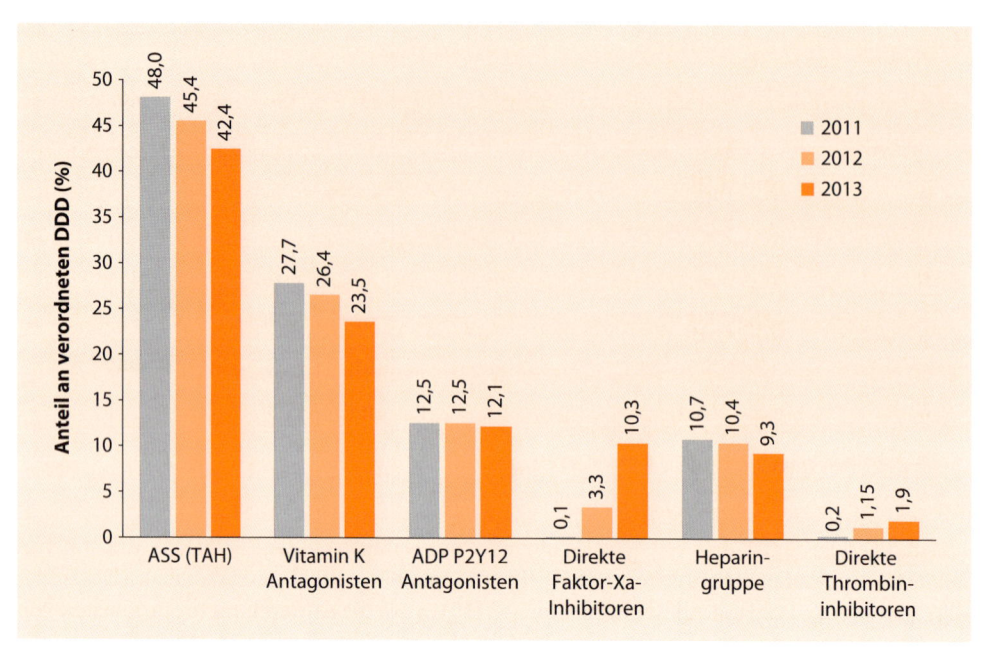

## 3 Umsatzveränderungen in einzelnen Indikationsgruppen

**Abb. 3.19** Anteile der verordneten DDD in der Indikationsgruppe B01 – Therapieansätze der Teil-Indikationsgruppe „Mittel gegen erhöhte Thromboseneigung" für 2011 bis 2013. Dargestellt sind nur Therapieansätze mit einem Verbrauchsanteil von mindestens 1%.
Quelle: IGES-Berechnungen nach NVI (INSIGHT Health)

brauchsanteile von Rivaroxaban und Dabigatran beigetragen haben: Obwohl Dabigatran die Zulassungserweiterung früher erhielt als Rivaroxaban, stieg der Verbrauch von Rivaroxaban zwischen 2011 und 2013 von 0,7 auf 163 Mio. DDD, der von Dabigatran jedoch von 2,7 auf nur 31 Mio. DDD. Daher lag 2011 der Verbrauchsanteil von Rivaroxaban nur bei rund 20%, 2013 jedoch bei 81%, während es sich für Dabigatran genau umgekehrt verhielt (Abb. 3.20). Die FDA geht davon aus, dass es sich bei der vergleichsweise hohen Zahl gemeldeter Blutungen unter Dabigatran um ein typisches Beispiel von erhöhter Meldungsbereitschaft handelt. Eine sogenannte Mini-Sentinel-Analyse kam zu der Einschätzung, dass die Blutungsrate unter Dabigatran nicht höher ist als unter dem Vitamin-K-Antagonisten Warfarin (*Southworth* et al. 2013).

Zur besseren Vergleichbarkeit mit früheren Ausgaben des Arzneimittel-Atlas werden die Therapieansätze „ASS" und „ADP-P2Y12-Antagonisten" zusammengefasst dargestellt: Es zeigten sich zwischen 2011 und 2013 sehr stabile Verhältnisse (Abb. 3.21). Weiterhin dominiert ASS mit einem Anteil von etwa drei Viertel der verbrauchten DDD. Der Anteil der Kombinationen ASS mit Dipyridamol ging leicht zurück auf 3,6%. Der Anteil von Clopidogrel lag bei etwa 19%. Ein Anstieg des Verbrauchsanteils fand sich nur für Prasugrel und Ticagrelor, die 2013 1,6 bzw. 1,5% erreichten. Der absolute Verbrauch der hier diskutierten Therapieansätze stieg zwischen 2001 und 2013 um 32 Mio. DDD auf 859 Mio. DDD. Das höchste Wachstum fand sich für ASS, Ticagrelor und Prasugrel mit 16, 12 bzw. 6 Mio. DDD, während bspw. der Verbrauch der Fixkombination ASS/Dipyridamol um fast 5 Mio. zurückging.

## 3.4 B01 Antithrombotische Mittel

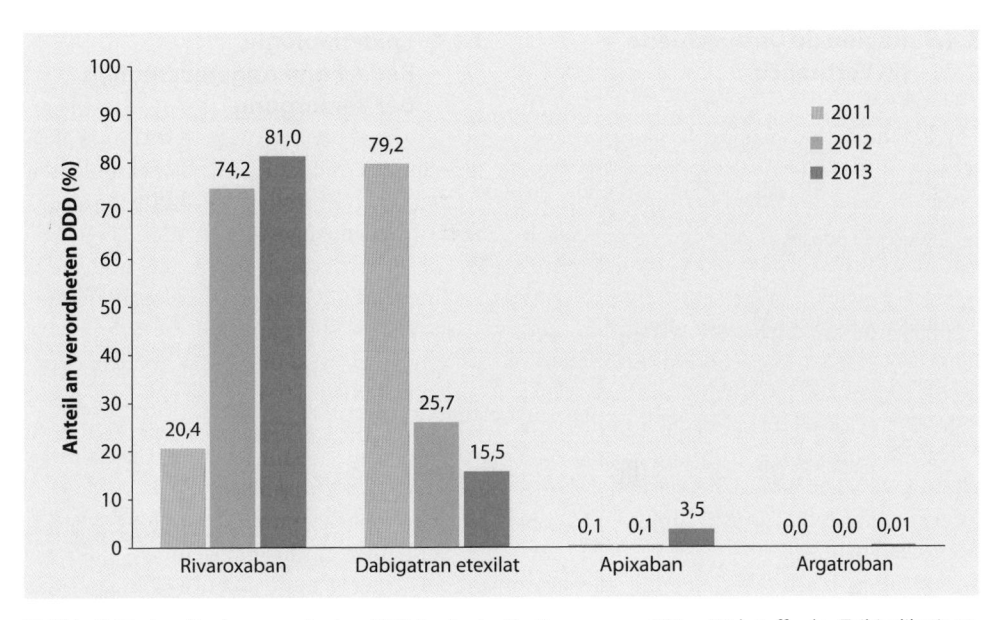

**Abb. 3.20** Anteile der verordneten DDD in der Indikationsgruppe B01 – Wirkstoffe der Teil-Indikationsgruppe „Mittel gegen erhöhte Thromboseneigung"/Therapieansätze „Direkte Faktor Xa- und Thrombin-Inhibitoren" für 2011 bis 2013.
Quelle: IGES-Berechnungen nach NVI (INSIGHT Health)

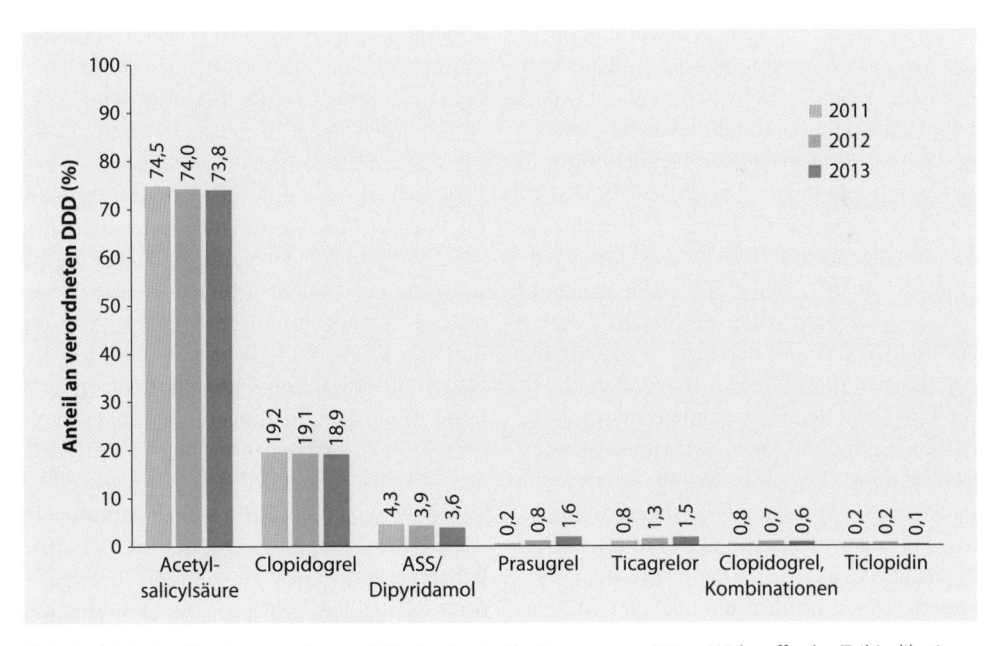

**Abb. 3.21** Anteile der verordneten DDD in der Indikationsgruppe B01 – Wirkstoffe der Teil-Indikationsgruppe „Mittel gegen erhöhte Thromboseneigung"/Therapieansätze „ASS" und „ADP-P2Y12-Antagonisten" für 2011 bis 2013.
Quelle: IGES-Berechnungen nach NVI (INSIGHT Health)

### 3.4.3 Regionale Unterschiede im Verbrauch

Für die Indikationsgruppe der antithrombotischen Mittel fällt ein ausgeprägtes Ost-West-Gefälle in Bezug auf den Pro-Kopf-Verbrauch im Jahr 2013 auf (◘ Abb. 3.22). Mit Ausnahme Berlins wurden 2013 jedem Versicherten in den östlichen Ländern zwischen 27 und 32 DDD verordnet. In den westlichen Ländern erhielt jeder Versicherte im Mittel zwischen 18 und 24 DDD, lediglich im Saarland wurden mit 26 DDD je Versicherten höhere Mengen verordnet. Antithrombotische Mittel werden vor allem bei Herz-Kreislauf-Erkrankungen eingesetzt. Diese sind bei älteren Menschen häufiger.

Wichtige Risikofaktoren sind die arterielle Hypertonie sowie erhöhte Blutfettwerte. Es ist außerdem zu erwarten, dass der Verbrauch von der Prävalenz der ischämischen Herzkrankheit sowie des Vorhofflimmerns beeinflusst wird. Bei jeweils einzelner Betrachtung der Faktoren (Anteil der über 55-Jährigen (▶ Kap. 6), Krankenhausfälle wegen ischämischer Herzerkrankungen im Jahr 2012 (*Statistisches Bundesamt* 2014), Prävalenz von Hypertonie und erhöhten Blutfetten im Jahr 2010 (*RKI* 2012)) findet sich insbesondere in Bezug auf das Alter und die Prävalenz der Hypertonie eine deutliche Korrelation. Die multivariate Regressionsanalyse zeigt, dass sich ein Großteil (Bestimmtheitsmaß = 0,88) der regionalen Unterschiede insbesondere durch die Prävalenz der Hypertonie erklären lässt. Die Häufigkeit von Krankenhausfällen wegen ischämischer Herzerkrankung erklärt die Unterschiede in weitaus geringerem Maße, die Prävalenz von erhöhten Blutfettwerten korreliert dagegen kaum mit dem Verbrauch von antithrombotischen Mitteln. Zur regionalen Prävalenz des Vorhofflimmerns liegen keine Daten vor, sodass diese bei der Analyse nicht berücksichtigt werden konnte.

### 3.4.4 Epidemiologie, Bedarf und Angemessenheit der Versorgung

Als häufigste Indikation für den ambulanten Einsatz von Wirkstoffen der Indikationsgruppe B01 müssen angesehen werden:
» Die Prophylaxe des erneuten Auftretens eines Herzinfarkts oder Schlaganfalls (Sekundärprophylaxe) bzw. die Prophylaxe von Herzinfarkt und Schlaganfall bei Vorläuferstadien der Erkrankung (vor allem ischämische Herzerkrankung) oder beim Vorliegen bestimmter Risikofaktoren (z. B. Vorhofflimmern).
» Die Prophylaxe und Behandlung von tiefen Beinvenenthrombosen.

In der Altersgruppe der 18-Jährigen und Älteren ist nach dem telefonischen Gesundheitssurvey Gesundheit in Deutschland aktuell (GEDA) für die ischämische Herzerkrankung bei Frauen von einer Lebenszeitprävalenz von 6,7% und bei Männern von 9,9% auszugehen (*RKI* 2012). Die Häufigkeit nimmt mit dem Alter deutlich zu, wobei insgesamt Männer häufiger betroffen sind. Entsprechend der bei GEDA aufgeführten Prävalenz in den Altersgruppen ist mit ca. 5,1 Mio. Patienten in der GKV zu rechnen. Aus den Ergebnissen der Studie zur Gesundheit Erwachsener in Deutschland (DEGS1) ergibt sich eine Lebenszeitprävalenz für eine ischämische Herzerkrankung von 6,4% bei Frauen und von 12,3% bei Männern, wobei sich die Daten auf Erwachsene zwischen 40 und 79 Jahre beziehen und Jüngere, bei denen eine geringe Prävalenz angenommen werden darf, nicht berücksichtigt wurden (*Gößwald* et al. 2013). Diesen Ergebnissen zufolge, stratifiziert nach Altersgruppen, wäre mit ca. 4,7 Mio Patienten in der GKV zu rechnen. Die Ergebnisse der beiden Umfragen sind aus methodischen Gründen nicht direkt miteinander vergleichbar.

Nach einer aktuellen Untersuchung liegt die Prävalenz von Vorhofflimmern bei Er-

## 3.4 B01 Antithrombotische Mittel

**KV Schleswig-Holstein**
23,48 DDD
9,0%

**KV Hamburg**
19,92 DDD
11,2%

**KV Mecklenburg-Vorpommern**
32,34 DDD
8,9%

**KV Bremen**
22,07 DDD
7,9%

**KV Brandenburg**
27,33 DDD
10,4%

**KV Niedersachsen**
22,49 DDD
6,5%

**KV Berlin**
21,01 DDD
5,3%

**KV Westfalen-Lippe**
22,58 DDD
6,3%

**KV Sachsen-Anhalt**
29,68 DDD
11,8%

**KV Nordrhein**
23,65 DDD
6,6%

**KV Thüringen**
28,84 DDD
8,7%

**KV Sachsen**
28,46 DDD
10,4%

**KV Hessen**
20,17 DDD
6,8%

**KV Rheinland-Pfalz**
23,97 DDD
5,9%

**KV Saarland**
26,37 DDD
3,4%

**KV Bayerns**
18,15 DDD
8,7%

**KV Baden-Württemberg**
22,18 DDD
9,3%

**Verbrauch (B01) pro GKV-Versicherten in DDD, z-standardisierte Abweichung vom Mittelwert, 2013**
(Deutschland: 22,90 DDD)

- $z \leq -1{,}5$
- $-1{,}5 < z \leq -0{,}5$
- $-0{,}5 < z < 0{,}5$
- $0{,}5 \leq z < 1{,}5$
- $z \geq 1{,}5$

sowie Änderungen gegenüber dem Vorjahr in Prozent (Deutschland: 7,9%)

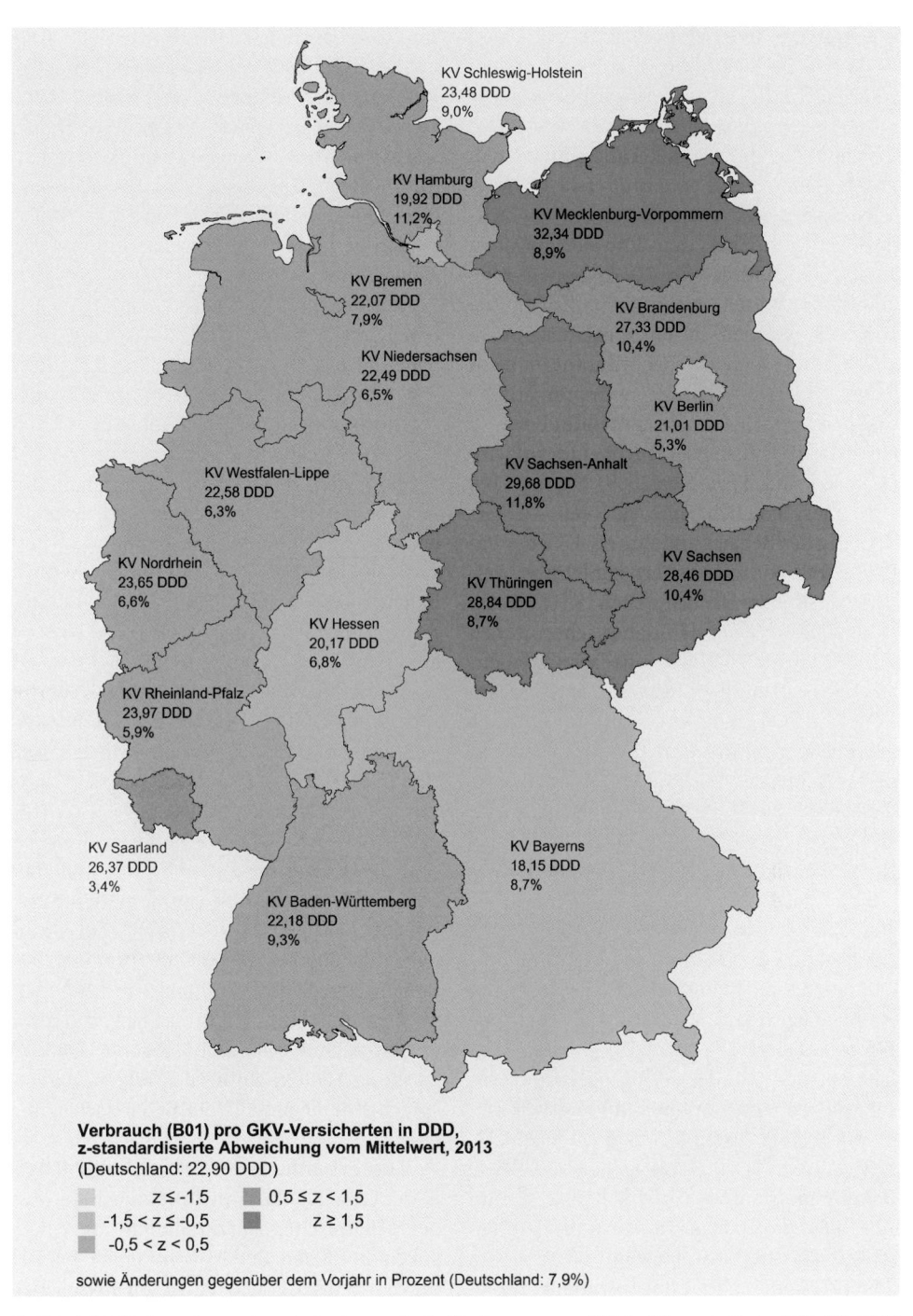

**Abb. 3.22** Verbrauch von Arzneimitteln aus der Indikationsgruppe „B01 Antithrombotische Mittel" in DDD je Versicherten im Jahr 2013 und Änderung gegenüber dem Vorjahr nach KV-Region.
Quelle: IGES-Berechnungen nach NVI (INSIGHT Health)

wachsenen in Deutschland zwischen 35 und 74 Jahren bei 2,5%, wobei mit steigendem Alter die Häufigkeit von Vorhofflimmern zunimmt (*Schnabel* et al. 2012). Übertragen auf die deutsche GKV-Bevölkerung ist nach den Daten von *Schnabel* et al. mit etwa 1,5 Mio. Versicherten mit Vorhofflimmern zu rechnen. Basierend auf den Prävalenzangaben von Wilke et al. ist für 2014 von 1,7 Mio. GKV-Versicherten auszugehen. Zudem ist von einer hohen Zahl an Versicherten auszugehen, bei denen Vorhofflimmern nicht diagnostiziert ist, da die asymptomatische und paroxysmale (vorübergehende) Form zu einem hohen Prozentsatz nicht entdeckt wird (*Steinbeck* und *Wichmann* 2009). Hieraus lässt sich aber lediglich eine generelle Unterdeckung des Bedarfs annehmen. 17% der Patienten mit Vorhofflimmern haben gleichzeitig eine koronare Herzkrankheit (KHK; *Fuster* et al. 2006) und werden daher schon in den Analysen zum Behandlungsbedarf für Patienten mit ischämischer Herzkrankheit erfasst. Von den Patienten mit Vorhofflimmern wird in Abhängigkeit des $CHA_2DS_2$-$VAS_c$-Scores, der verschiedene Risikofaktoren wie Alter, Geschlecht und Begleiterkrankungen berücksichtigt, abgeschätzt, wie hoch das Risiko für einen Schlaganfall ist. Der ermittelte Punktwert gilt als Entscheidungshilfe für den Beginn einer Antikoagulationstherapie. Bei 94% der Patienten wird ein Wert von mindestens 2 Punkten erreicht, und eine Behandlung mit Antikoagulanzien aus der Indikationsgruppe B01 ist indiziert (*Lip et al.* 2010; *Camm* 2012). Dies entspricht in der GKV ungefähr 1,2 bis 1,3 Mio. Patienten mit Behandlungsbedarf.

Nach einer systematischen Übersichtsarbeit (*Bernard* et al. 2005) kann für die tiefe Beinvenenthrombose eine Inzidenz von rund 120 Fällen pro 100.000 Personen pro Jahr geschätzt werden, darunter rund 60 Fälle von daraus resultierender Lungenembolie. Die in den Studien angegebenen Inzidenzen liegen zwischen ca. 100 und 180 Fällen pro Jahr pro 100.000 Personen. Für den Bereich der GKV sind also jährlich 70.000 bis 126.000 Fälle von tiefen venösen Thrombosen zu erwarten. Eine aktuelle Publikation von Schinzel und Hendelmeier berichtet, dass in Deutschland insgesamt rund 160.000 tiefe Beinvenenthrombosen diagnostiziert werden (allerdings ohne Quellenangabe), was rund 139.000 Patienten in der GKV entspräche (*Schinzel und Hendelmeier* 2013).

Für Patienten mit tiefer Venenthrombose bzw. Lungenembolie wurde die Behandlungsdauer nach Art der Indikation (z. B. isolierte distale/proximale tiefe Venenthrombose, Rezidivthrombose oder Thrombose bei Malignom) entsprechend den Empfehlungen der Leitlinie der Deutschen Gesellschaft für Angiologie (DGA) berechnet. Die empfohlene Dauer der Antikoagulation variiert zwischen drei Monaten und unbegrenzt, abhängig davon, woraus sich die Indikation für die Antikoagulation ergibt, ob es sich also um ein erstmaliges thrombotisches Ereignis, ein Rezidiv oder eine Krebserkrankung handelt (*DGA* 2010). Die Anteile der zu berücksichtigenden Patientengruppen wurden nach *Bernard* et al. (2005) sowie *White* (2003) modelliert. Danach sind beispielsweise 8 bis 22% der tiefen Venenthrombosen Rezidive, und 15% treten bei Patienten mit Malignomen auf. Unter Berücksichtigung der unterschiedlichen Therapiedauer wurde eine Spanne von 38.000 bis 86.000 GKV-Patienten mit Behandlungsbedarf ermittelt.

Der ambulante Bedarf an Heparinen für die postoperative Thromboseprophylaxe wird an dieser Stelle nicht berücksichtigt, da entsprechende Daten für die Bedarfsschätzung fehlen.

Der Ermittlung des Behandlungsbedarfs in der GKV lag die Annahme zugrunde, dass bei ischämischer Herzkrankheit von einem kontinuierlichen Bedarf von täglich 1 DDD für ca. 4,7 bis 5,1 Mio. Patienten auszugehen ist. Bei 1,2 bis 1,3 Mio. liegt eine Indikation zur Prophylaxe eines Schlaganfalls bei Vorhofflimmern vor. Hinzu kommen zwischen

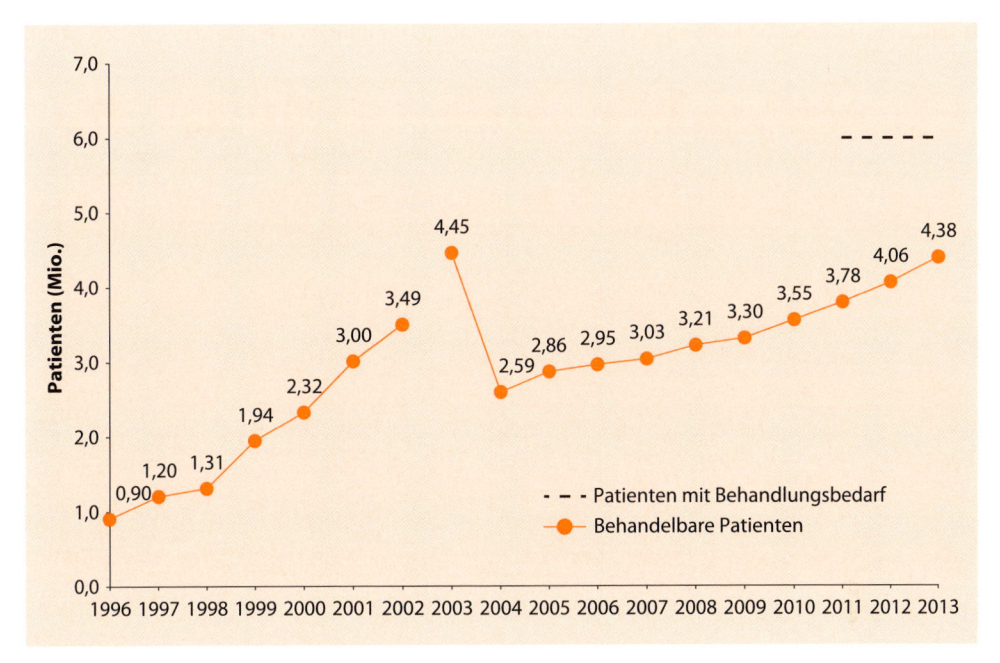

**Abb. 3.23** Behandlungsbedarf mit antithrombotischen Mitteln (B01).
Quelle: IGES-Berechnungen nach Angaben AVR (1996 bis 2002) und NVI (INSIGHT Health) (ab 2003)

38.000 und 86.000 Versicherte, die täglich eine DDD aus der Indikationsgruppe der antithrombotischen Mittel zur Behandlung einer tiefen Venenthrombose bzw. Lungenembolie benötigen.

Insgesamt besteht ambulant bei mindestens 6,0 Mio. Patienten der GKV ein Behandlungsbedarf mit Arzneimitteln aus der Indikationsgruppe der antithrombotischen Mittel. Dieser Bedarf wurde durch die Menge der verordneten DDD rein rechnerisch nicht gedeckt (Abb. 3.23).

### 3.4.5 Analyse der Ausgabendynamik

Die Ausgaben in der Indikationsgruppe der antithrombotischen Mittel stiegen im Vergleich zum Vorjahr (122 Mio. Euro) mit 219 Mio. Euro sehr viel stärker an (Tab. 3.11).

Die höchste Ausgabensteigerung wurde auch 2013 durch die Therapieansatzkomponente bewirkt, die mit einem Wert von 151,6 Mio. Euro einen um 50% höheren Wert als 2012 aufwies (Abb. 3.24). Verantwortlich dafür ist der höhere Anteil von direkt wirkenden Faktorenhemmern (Thrombin, Faktor X) in der Teilindikationsgruppe der Mittel bei erhöhter Thrombozytenaggregationsneigung. Neben der Therapieansatzkomponente sorgte die Verbrauchskomponente für einen deutlichen Ausgabenzuwachs, welcher einen Anstieg im Vergleich zum Vorjahr aufwies (77,6 Mio. Euro vs. 58,2 Mio. Euro). Auch hier ist der gestiegene Verbrauch in der Teilindikationsgruppe der Mittel bei erhöhter Thrombozytenaggregationsneigung als Ursache zu nennen. Die Analogkomponente führte zu Ausgabensteigerungen, welche deutlich höher lagen als im Vorjahr (26,4 Mio. Euro 2013 vs. 10,8 Mio. Euro 2012). Ursache war der erheblich gestiegene Verbrauchsanteil des Wirkstoffs Rivaroxaban. Der Ausgabenanstieg durch die positiven Komponenten wurde 2013 wie schon

3 Umsatzveränderungen in einzelnen Indikationsgruppen

◘ **Tab. 3.11** Ausgabenentwicklung in der Indikationsgruppe „B01 Antithrombotische Mittel" in den Jahren 2012 und 2013.

| Indikations-/ Teil-Indikationsgruppe | Ausgaben (Mio. Euro) | | Änderung gegenüber Vorjahr (Mio. Euro) | | Prozentuale Veränderung gegenüber Vorjahr | | Anteil an Gesamtausgaben (%) | |
|---|---|---|---|---|---|---|---|---|
| | 2012 | 2013 | 2011 vs. 2012 | 2012 vs. 2013 | 2011 vs. 2012 | 2012 vs. 2013 | 2012 | 2013 |
| Erhöhte Thrombozytenaggregationsneigung | 886,25 | 1.099,68 | 119,39 | 213,43 | 15,57 | 24,08 | 3,35 | 4,06 |
| PAVK | 11,45 | 9,89 | –0,32 | –1,56 | –2,82 | –13,66 | 0,04 | 0,04 |
| Thrombolyse | 3,36 | 3,68 | 0,21 | 0,34 | 6,63 | 10,11 | 0,01 | 0,01 |
| Kongenitaler Protein-C-Mangel | 3,73 | 5,81 | 1,49 | 2,08 | 66,35 | 55,76 | 0,01 | 0,02 |
| Pulmonale Hypertonie | 3,29 | 8,4 | 1,26 | 5,11 | 61,91 | 155,20 | 0,01 | 0,03 |
| Gesamt | 908,07 | 1.127,47 | 122,01 | 219,40 | 15,52 | 24,16 | 3,44 | 4,16 |

Quelle: IGES-Berechnungen nach NVI (INSIGHT Health)

**Ausgabenänderung (Mio. €)**

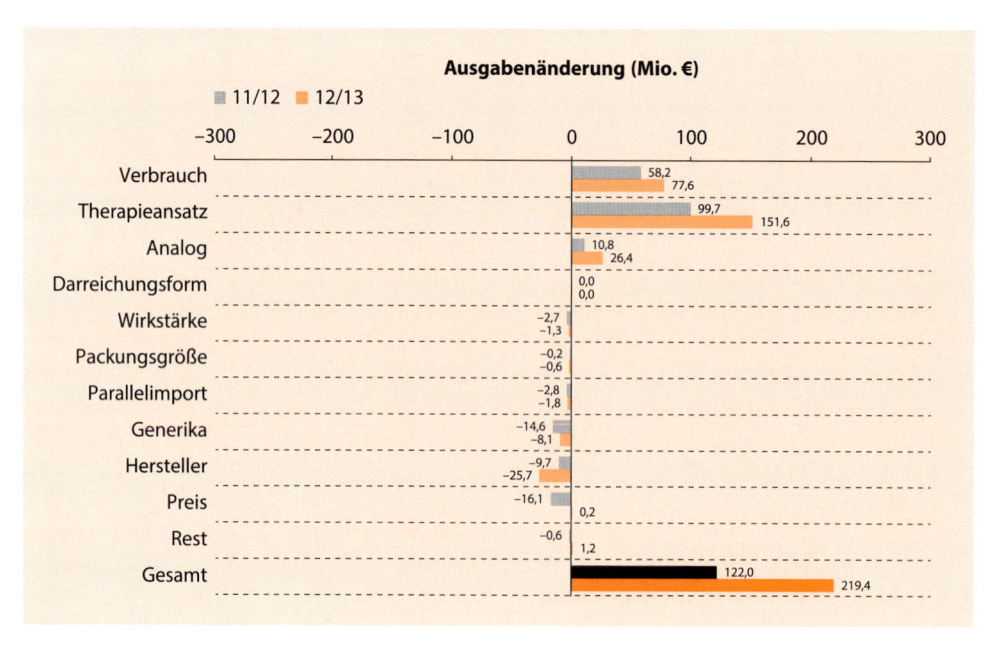

■ 11/12   ■ 12/13

| Komponente | 11/12 | 12/13 |
|---|---|---|
| Verbrauch | 58,2 | 77,6 |
| Therapieansatz | 99,7 | 151,6 |
| Analog | 10,8 | 26,4 |
| Darreichungsform | 0,0 | 0,0 |
| Wirkstärke | –2,7 | –1,3 |
| Packungsgröße | –0,2 | –0,6 |
| Parallelimport | –2,8 | –1,8 |
| Generika | –14,6 | –8,1 |
| Hersteller | –9,7 | –25,7 |
| Preis | –16,1 | 0,2 |
| Rest | –0,6 | 1,2 |
| Gesamt | 122,0 | 219,4 |

◘ **Abb. 3.24** Komponenten der Ausgabenänderung im Jahr 2013 für die Indikationsgruppe „B01 Antithrombotische Mittel".
Quelle: IGES-Berechnungen nach NVI (INSIGHT Health)

2012 nur in sehr geringem Umfang durch die Generikakomponente kompensiert (–8,1 Mio. Euro 2013 vs. –14,6 Mio. Euro 2012). Im Vergleich zum Vorjahr stiegen 2013 hingegen die Einsparungen durch die Herstellerkomponente von 9,7 Mio. Euro auf 25,7 Mio. Euro an. Die Preiskomponente spielte, im Gegensatz zum Vorjahr, keine Rolle.

Fazit zur Indikationsgruppe „B01 Antithrombotische Mittel"

| | |
|---|---|
| Ausgaben | Anstieg |
| Prominenteste Komponente(n) | Therapieansatz, Verbrauch, Analog |
| Verbrauch | Überdurchschnittliches Wachstum: Zusätzliche Behandlungsoption durch direkte Faktorenhemmer |
| Therapieansätze | Therapieoptimierung: Höherer Anteil von Faktor X- und Thrombininhibitoren |
| Analog-Wettbewerb | Geringe Bedeutung |
| Sonstiges | Geringer Ausgabenrückgang durch Herstellerkomponente |

## Literatur

Bernard E, Lafuma A, Ravaud R (2005) Epidemiology of venous thromboembolic disease. Presse Med 34: 415–419.

BMG (2011) Bekanntmachung [1919 A] eines Beschlusses des Gemeinsamen Bundesausschusses über eine Änderung der Arzneimittel-Richtlinie (AM-RL): Anlage III – Übersicht der Verordnungseinschränkungen und -ausschlüsse Clopidogrel in Kombination mit Acetylsalicylsäure bei akutem Koronarsyndrom. BAnz Nr. 20: 501.

Camm AJ, Lip GYH (UK), De Caterina R, SavelievaI, Atar D, Hohnloser SH, Hindricks G, Kirchhof P (2012) 2012 focused update of the ESC Guidelines for the management of atrial fibrillation. European Heart Journal 33: 2719–2747.

Deutsche Gesellschaft für Angiologie (2010) Diagnostik und Therapie der Venenthrombose und der Lungenembolie, http://www.awmf.org/uploads/tx_szleitlinien/065-002_S2_Diagnostik_und_Therapie_der_Venenthrombose_und_der_Lungenembolie_06-2010_2_.pdf

Fuster V, Rydén LE, Cannom DS et al. (2006) ACC/AHA/ESC 2006 Guidelines for the management of patients with atrial fibrillation. Executive Summary. J Am Coll Cardiol 48: 854–906.

Gößwald A, Schienkiewitz E, Nowossadeck E, Busch MA (2013) Prävalenz von Herzinfarkt und koronarer Herzkrankheit bei Erwachsenen im Alter von 40-79 Jahren in Deutschland (DEGS1), Bundesgesundheitsbl 56: 650-655.

Go AS, Hylek EM, Phillips KA et al. (2001) Prevalence of diagnosed atrial fibrillation in adults: National Implications for rhythm management and stroke prevention: the Anticoagulation and Risk Factors in Atrial Fibrillation (ATRIA) Study. JAMA 285: 2370–2375.

Lakshminarayan K, Anderson DC, Herzog CA, Qureshi AI (2008) Clinical epidemiology of atrial fibrillation and related cerebrovascular events in the United States. Neurologist 14: 143–150.

Lip GY, Frison L, Halperin JK, Lane DA. (2010) Identifying patients at high risk for stroke despite anticoagulation: a comparison of contemporary stroke risk stratification schemes in an anticoagulated atrial fibrillation cohort. Stroke 41: 2731-8.

NN (2007) Cilostazol (Pletal) bei Claudicatio intermittens. arznei-telegramm 38: 27–28.

NN (2011) Im Blickpunkt: Dabigatran (Pradaxa) – Überwiegt der Nutzen oder der Schaden? arznei-telegramm 42: 103–104.

RKI (2012) Daten und Fakten: Ergebnisse der Studie „Gesundheit in Deutschland aktuell 2010". Beiträge zur Gesundheitsberichterstattung des Bundes. Berlin.

Schnabel RB, Wilde S, Wild PS, Munzel T, Blankenberg S (2012) Vorhofflimmern: Prävalenz und Risikofaktorenprofil in der Allgemeinbevölkerung. Dtsch Arztebl Int 109: 293–299.

RKI (2012) Gesundheit in Deutschland aktuell. Public USE File GEDA 2010.

Southworth MR, Reichmann ME, Unger EF (2013) Perspective – Dabigatran and postmarketing reports of bleeding. N Engl J Med: DOI: 10.1056/NEJMp1302834.

Statistisches Bundesamt (2013) Krankenhausstatistik – Diagnosedaten der Patienten und Patientinnen in Krankenhäusern.

Steinbeck G, Wichmann HE (2009) Kompetenznetz Vorhofflimmern. Prävalenz von Vorhofflimmern in der Normalbevölkerung. http://www.kompetenz netz-vorhofflimmern.de/mediziner/projekte/bereich_a/a2/Infoblatt-A2.pdf (03.03.2010).

Wilke T, Groth A, Mueller S, et al. (2013) Incidence and prevalence of atrial fibrillation: an analysis based on 8,3 million patients. Europace 15: 486-493.

White RH (2003) The epidemiology of venous thromboembolism. Circulation 107: 4–8.

## 3.5 B02 Antihämorrhagika

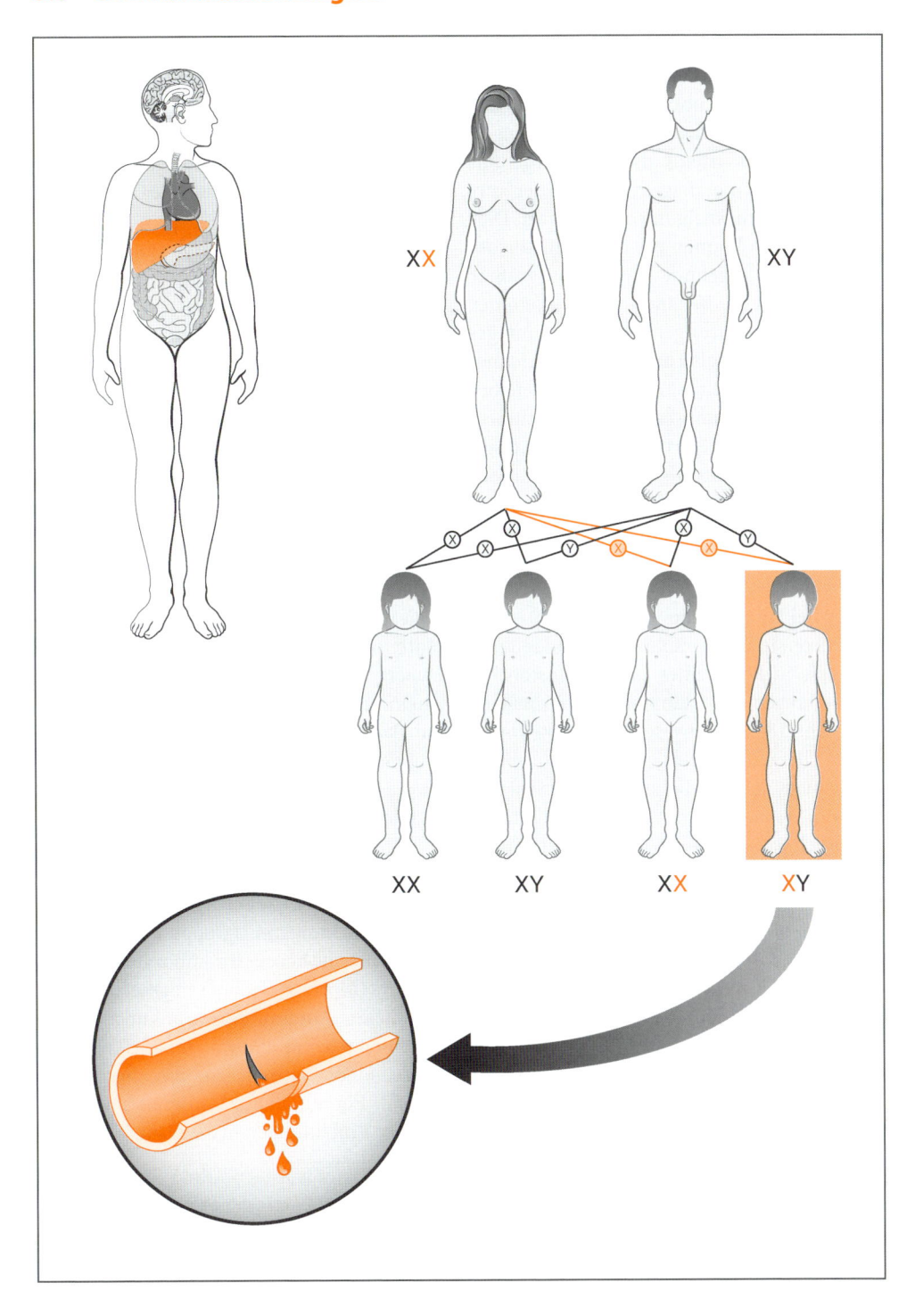

## 3.5.1 Entwicklung der Indikationsgruppe

Bei den Antihämorrhagika handelt es sich um eine heterogene Gruppe von Mitteln zur Behandlung bzw. Vorbeugung von Störungen des Gerinnungssystems, die in der Regel mit Blutungen (Hämorrhagien) oder einer vermehrten Blutungsneigung einhergehen. Diesen Störungen können die unterschiedlichsten Ursachen zugrunde liegen. Von größter Bedeutung ist die Behandlung vor allem der angeborenen Störungen des Gerinnungssystems, die auch als Hämophilie bezeichnet werden: Bei diesen Störungen müssen bestimmte Gerinnungsfaktoren substituiert werden, um die Blutgerinnung zu normalisieren. Darüber hinaus werden bei den Antihämorrhagika weitere Teil-Indikationsgruppen unterschieden, die im Folgenden dargestellt werden.

**Mittel bei Hämophilie**
Die allererste Beschreibung einer adäquaten Therapie in Form einer Bluttransfusion bei einem Jungen mit Hämophilie stammt aus dem Jahr 1840. Hinweise auf Anerkennung dieser Therapie finden sich etwa 1926. Später lernte man, dass zur Behandlung der Hämophilie die Gabe bestimmter Blutprodukte erforderlich ist (*Ingram* 1976). Nachdem Cohn in den 1940er-Jahren eine Methode zur Fraktionierung von Blutplasma entwickelt hatte, kam man diesem Ziel ein Stück näher. Einen Durchbruch stellte die 1964 von Pool beschriebene Kryopräzipitation dar: Damit stand ein Produkt zur Verfügung, das die Patienten zu Hause lagern und sich bei Bedarf selbst applizieren konnten (*Ingram* 1976, *Giangrande* 2000, *Liras* 2008). Allerdings erhöhte das erforderliche Poolen von Blutspenden das Risiko von Virusinfektionen beispielsweise mit dem HI-Virus oder dem Hepatitis-C-Virus. Abhilfe schafften hier die rekombinant hergestellten Faktoren, die seit den 1990er-Jahren eingesetzt werden können

(*Giangrande* 2000, *Liras* 2008):[4] So steht seit 1993 mit Octocog alfa ein rekombinanter Faktor VIII zur Anwendung bei Hämophilie A (Faktor VIII-Mangel) zur Verfügung, seit 1996 mit Eptacog alfa ein rekombinanter Faktor VII. Im Jahr 1999 kamen mit Nonacog alfa (Faktor IX) und Moroctocog alfa (Faktor VIII) zwei weitere rekombinante Gerinnungsfaktoren auf den Markt.

**Mittel bei unspezifischen Gerinnungsstörungen**
Von größter Bedeutung für die ambulante Versorgung ist innerhalb dieser Teil-Indikationsgruppe der Therapieansatz Vitamin K. Vitamin K ist ein essenzieller Kofaktor für die Synthese bestimmter Gerinnungsfaktoren. Die wichtigste Anwendung von Vitamin K ist die Prophylaxe des Vitamin-K-Mangels bei Neugeborenen. Es wird auch bei Überdosierung von Vitamin-K-Antagonisten gegeben (▶ Kap. 3.4). Zu nennen ist außerdem der Therapieansatz der Aminosäuren mit Tranexamsäure und Aminomethylbenzoesäure, die bei Hyperfibrinolyse eingesetzt werden, d. h. bei einem überschießenden Abbau des Gerinnungsfaktors Fibrin. Zu der Teil-Indikationsgruppe gehören außerdem verschiedene Mittel, die lokal zur Blutstillung eingesetzt werden (Hämostatika), wie beispielsweise Kollagen.

**Mittel bei idiopathischer thrombozytopenischer Purpura**
Diese Teil-Indikationsgruppe umfasst zwei Wirkstoffe, die bei der thrombozytopenischen Purpura (Morbus Werlhof) eingesetzt werden. Bei dieser Autoimmunerkrankung werden Thrombozyten in der Milz zerstört, wodurch es zu einer vermehrten Blutungsneigung kommt. Ein auffälliges Symptom sind fleckförmige Einblutungen in die Haut. Therapeu-

---

4 Auch zur Erhöhung der Sicherheit von Spenderprodukten wurden Maßnahmen getroffen. Zur Übertragung von Virusinfektionen durch Blutprodukte kam es daher in der Vergangenheit nur noch in Einzelfällen (*Funk* et al. o. J.).

## 3.5 B02 Antihämorrhagika

**Tab. 3.12** Neue Wirkstoffe in der Indikationsgruppe „B02 Antihämorrhagika" im Zeitraum von 2009 bis 2013.

| Jahr (Markteinführung) | Wirkstoff | Teil-Indikationsgruppe | Therapieansatz |
|---|---|---|---|
| 2009 | Romiplostim | Idiopathische thrombozytopenische Purpura | Thrombopoetin-Rezeptor-Agonisten |
| 2010 | Eltrombopag | Idiopathische thrombozytopenische Purpura | Thrombopoetin-Rezeptor-Agonisten |
| 2010 | Conestat alfa | Hereditäres Angioödem | Proteinasehemmer |

Quelle: IGES

tisch werden Romiplostim (2009) und Eltrombopag (2010) eingesetzt (Tab. 3.12). Als Thrombopoietin-Rezeptor-Agonisten führen beide zu einer vermehrten Bildung von Thrombozyten.

**Weitere Teil-Indikationsgruppen**

Zur Teil-Indikationsgruppe der Mittel bei Alfa1-Antitrypsinmangel gehört das Alfa1-Antitrypsin zur Substitution bei dieser Störung. Die Teil-Indikationsgruppe der Mittel bei hereditärem Angioödem umfasst den rekombinanten Wirkstoff Conestat alfa, der 2010 eingeführt wurde (Tab. 3.12). Damit kann der Mangel des sogenannten C1-Inhibitors behoben werden, der bei dieser Störung besteht.

### 3.5.2 Entwicklung des Verbrauchs

Antihämorrhagika gehören zu den sehr selten verordneten Arzneimitteln. Im Durchschnitt erhielt jeder Versicherte im Jahr 2013 nur 0,1 DDD aus dieser Indikationsgruppe.

Der Verbrauch ist seit Jahren stabil und beträgt seit 2004 im Mittel 6,6 Mio. DDD jährlich. Es ist allerdings ein leicht abnehmender Trend zu erkennen (Abb. 3.25). Den größten Anteil am gesamten Verbrauch hat mit über 90% die Teil-Indikationsgruppe der Mittel bei unspezifischen Gerinnungsstörungen (Tab. 3.13). Hier war die Verbrauchsentwicklung in den letzten beiden Jahren uneinheitlich.

Innerhalb der Teil-Indikationsgruppe der Mittel bei unspezifischen Gerinnungsstörungen zeigten sich relative Verhältnisse. Für Vitamin K lag der Verbrauchsanteil im Beobachtungszeitraum stabil zwischen 90,2 (2011) und 90,4% (2013). Einziger Wirkstoff dieses Therapieansatzes ist das Phytomenadion. Der Anteil des Therapieansatzes der Aminosäuren stieg zwischen 2011 und 2013 von 6,5 auf 7,3%, während der Anteil der lokalen Hämostatika von 3,3 auf 2,3% zurückging. Ambulant verordnetes Vitamin K wird nahezu ausschließlich zur Vitamin-K-Prophylaxe bei Neugeborenen eingesetzt. Für Vitamin K lässt sich im Zeitraum seit 2005 ein Verbrauchsrückgang feststellen, der kongruent ist mit dem gleichzeitig zu beobachtenden Rückgang der Zahl der Lebendgeburten in Deutschland (*Gesundheitsberichterstattung des Bundes* 2014) sowie mit der Anzahl der Versichertentage in der GKV der unter Einjährigen in dem Zeitraum (*BVA* 2012).

In der Teil-Indikationsgruppe der Mittel bei idiopathischer thrombozytopenischer Purpura ist zwischen 2011 und 2013 der Anteil des 2010 eingeführten Eltrombopag von 37 auf 45,7% angestiegen, während der Anteil von Romiplostim entsprechend zurückging. Der absolute Verbrauch dieser Teil-Indikationsgruppe ist im Beobachtungszeitraum um 60% angestiegen (Tab. 3.13).

Die Therapieansätze der Teil-Indikationsgruppe Hämophiliemittel zeigt Abb. 3.26. Hier gab es zwischen 2011 und 2013 kaum nennenswerte Veränderungen. Der Anteil der Faktor VIII-Präparate stieg leicht an und

## 3 Umsatzveränderungen in einzelnen Indikationsgruppen

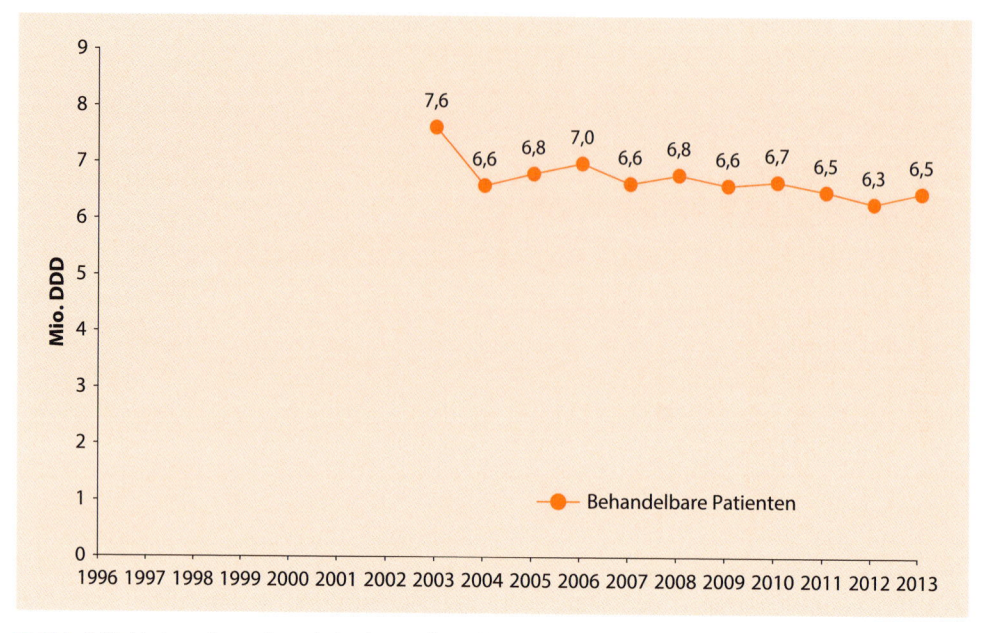

**Abb. 3.25** Verbrauch von Arzneimitteln aus der Indikationsgruppe B02 in Mio. DDD im Zeitraum von 2003 bis 2013.
Quelle: IGES-Berechnungen nach NVI (INSIGHT Health)

**Tab. 3.13** Übersicht der Menge der verordneten DDD in den Teil-Indikationsgruppen der Indikationsgruppe B02 in den Jahren 2011 bis 2013.

| Teil-Indikationsgruppe | DDD 2011 (Mio.) | DDD 2012 (Mio.) | DDD 2013 (Mio.) | Differenz 2011 vs. 2012 (%) | Differenz 2012 vs. 2013 (%) |
|---|---|---|---|---|---|
| Unspezifische Gerinnungsstörungen | 6,03 | 5,74 | 5,85 | −4,68 | 1,79 |
| Idiopathische thrombozytäre Purpura | 0,26 | 0,33 | 0,42 | 27,81 | 26,18 |
| Hämophilie | 0,21 | 0,21 | 0,21 | 0,27 | −0,22 |
| **Summe** | **6,50** | **6,29** | **6,48** | **−3,18** | **2,64** |

Quelle: IGES-Berechnungen nach NVI (INSIGHT Health)

lag 2013 bei 79,4%, der Anteil von Faktor IX-Präparaten ging leicht auf 15,8% zurück. Die Anteile die Faktor XIII-Präparate mit Von-Willebrandt-Faktor bewegten sich zwischen 4 und 5%. Bei Betrachtung der Anteile muss berücksichtigt werden, dass die Therapieansätze innerhalb der Hämophiliemittel nicht austauschbar sind. Der Verbrauch kann bedarfsabhängig von Jahr zu Jahr schwanken.

Zwischen 2011 und 2013 war der Verbrauch aller Faktoren relativ stabil.

### 3.5.3 Regionale Unterschiede im Verbrauch

Für die Antihämorrhagika differiert der Pro-Kopf-Verbrauch in den KV-Regionen zwi-

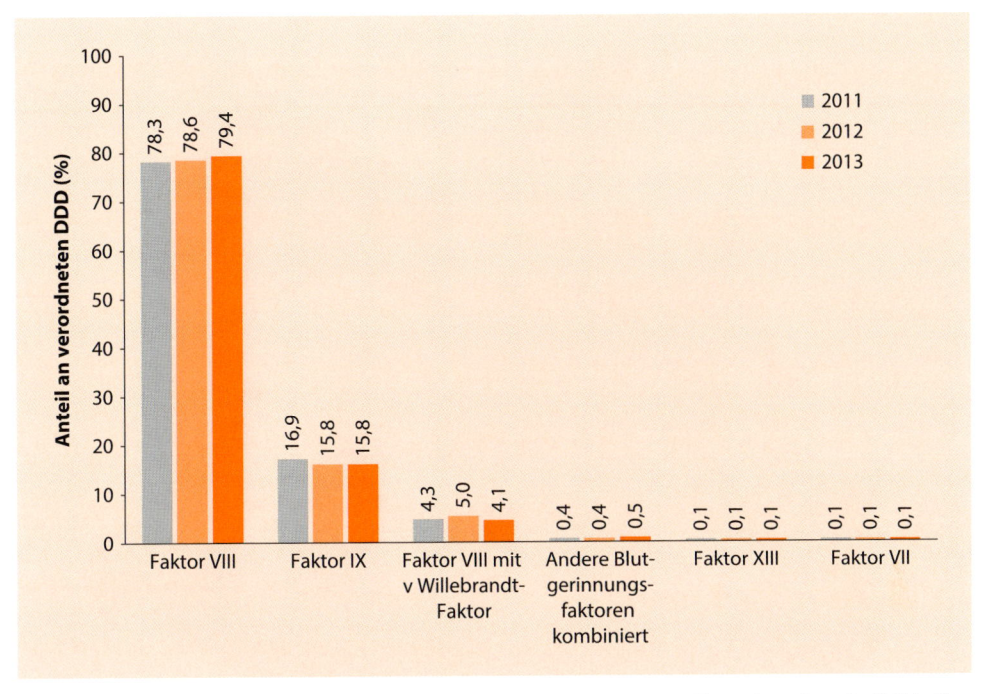

**Abb. 3.26** Anteile der verordneten DDD in der Indikationsgruppe B02 – Therapieansätze der Teil-Indikationsgruppe „Mittel bei Hämophilie" für 2011 bis 2013.
Quelle: IGES-Berechnungen nach NVI (INSIGHT Health)

schen 0,070 DDD in Brandenburg und 0,122 DDD in Bremen bzw. Mecklenburg-Vorpommern (Abb. 3.27). Ein eindeutiges geographisches Muster ist nicht zu erkennen. Der Verbrauch wird vor allem durch die Teil-Indikationsgruppe der Mittel bei unspezifischen Gerinnungsstörungen bestimmt, d. h. durch den Verbrauch an Vitamin K. Es dominierten in allen KV-Regionen Produkte, die zur Prophylaxe und Therapie der Vitamin-K-Mangelblutung bei Neugeborenen eingesetzt werden. Die prophylaktische Gabe von Vitamin K bei Neugeborenen erfolgt nur teilweise ambulant. Setzt man den Verbrauch aus der Teil-Indikationsgruppe der Mittel bei unspezifischen Gerinnungsstörungen in Bezug zur Anzahl der Lebendgeburten in Krankenhäusern 2012 (*Statistisches Bundesamt* 2014) – jeweils unter Berücksichtigung der Anzahl der GKV-Versicherten in der Region – so fällt eine gewisse Korrelation zwischen beiden Parametern auf, die auch signifikant ist. Zumindest teilweise ($R^2 = 0,37$) lassen sich somit die regionalen Unterschiede durch die Geburtenhäufigkeit erklären.

### 3.5.4 Epidemiologie, Bedarf und Angemessenheit der Versorgung

Im Folgenden soll eine Bedarfsschätzung für die Therapieansätze der Teil-Indikationsgruppe der Mittel bei Hämophilie vorgenommen werden. Die Mittel werden bei den unterschiedlichsten angeborenen und erworbenen Gerinnungsstörungen (Koagulopathien) eingesetzt.

Beim Von-Willebrand-Syndrom handelt es sich um eine angeborene, selten um eine

3 Umsatzveränderungen in einzelnen Indikationsgruppen

KV Schleswig-Holstein
0,08 DDD
0,1%

KV Hamburg
0,09 DDD
2,0%

KV Mecklenburg-Vorpommern
0,12 DDD
6,3%

KV Bremen
0,12 DDD
-2,1%

KV Brandenburg
0,07 DDD
1,3%

KV Niedersachsen
0,09 DDD
4,7%

KV Berlin
0,10 DDD
-0,5%

KV Westfalen-Lippe
0,08 DDD
7,1%

KV Sachsen-Anhalt
0,08 DDD
3,7%

KV Nordrhein
0,10 DDD
1,5%

KV Thüringen
0,08 DDD
0,0%

KV Sachsen
0,11 DDD
3,4%

KV Hessen
0,10 DDD
4,8%

KV Rheinland-Pfalz
0,09 DDD
0,4%

KV Saarland
0,08 DDD
0,0%

KV Bayerns
0,10 DDD
4,0%

KV Baden-Württemberg
0,09 DDD
1,7%

**Verbrauch (B02) pro GKV-Versicherten in DDD, z-standardisierte Abweichung vom Mittelwert, 2013**
(Deutschland: 0,09 DDD)

- $z \leq -1,5$
- $-1,5 < z \leq -0,5$
- $-0,5 < z < 0,5$
- $0,5 \leq z < 1,5$
- $z \geq 1,5$

sowie Änderungen gegenüber dem Vorjahr in Prozent (Deutschland: 2,5%)

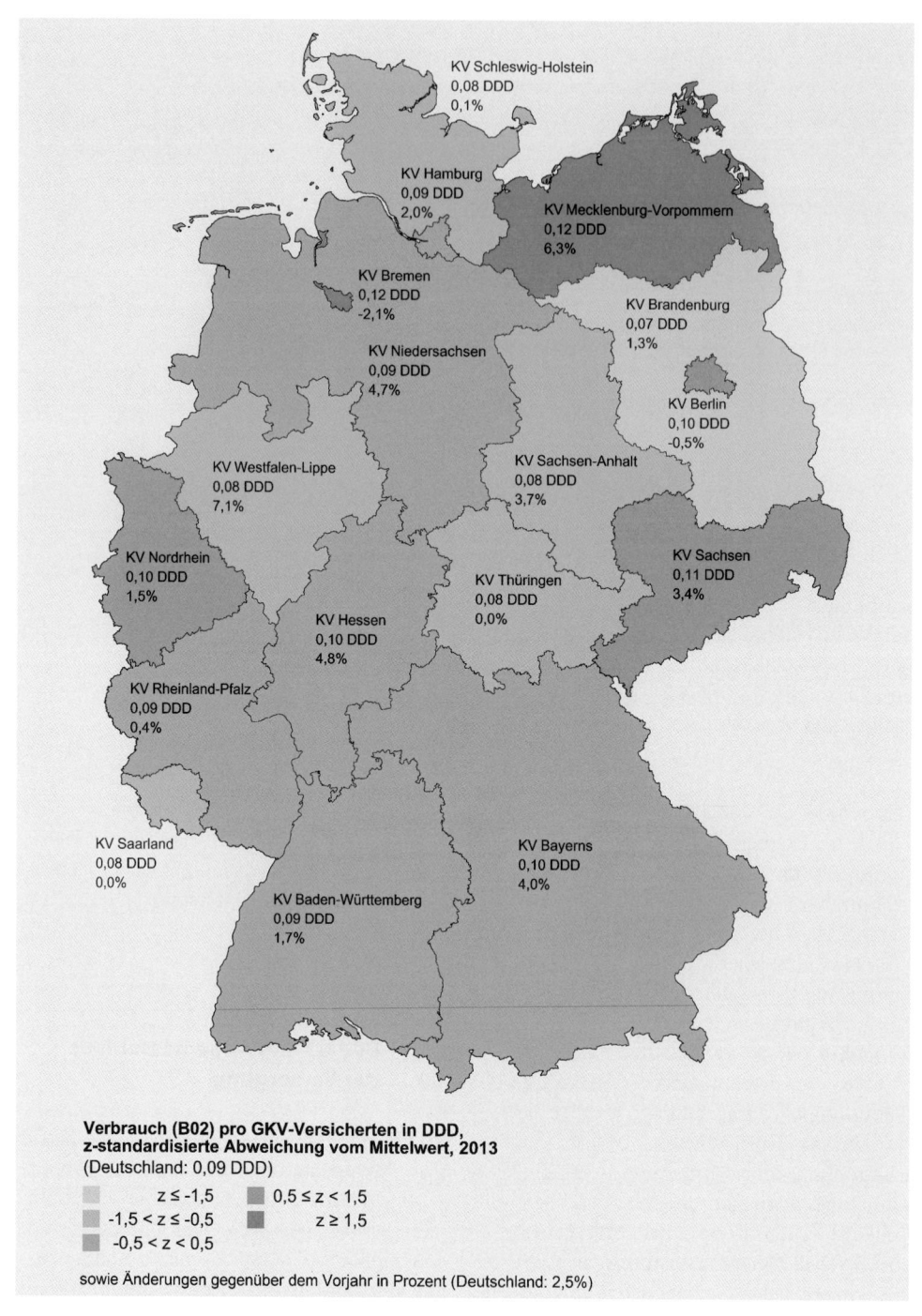

**Abb. 3.27** Verbrauch von Arzneimitteln aus der Indikationsgruppe „B02 Antihämorrhagika" in DDD je Versicherten im Jahr 2013 und Änderung gegenüber dem Vorjahr nach KV-Region.
Quelle: IGES-Berechnungen nach NVI (INSIGHT Health)

erworbene (z. B. durch hämatologische Systemerkrankungen, Tumore) Störung der Hämostase mit Blutungsneigung, die sowohl bei Männern als auch bei Frauen vorkommt (*Sucker* et al. 2004). Die Hämophilien A und B kommen als X-chromosomal vererbte Erkrankungen überwiegend bei Männern vor und sind bei Frauen sehr selten.

In Deutschland wird seit 1978 ein Hämophilie-Register betrieben, in das Daten aus Zentren eingehen, die Hämophilie-Patienten behandeln. Für das Jahr 2010 wurden insgesamt 3.379 Patienten mit Hämophilie A, 614 Patienten mit Hämophilie B sowie für das Jahr 2011 1.473 Patienten mit schwerer Von-Willebrand-Erkrankung gemeldet (*Hesse* 2013). Übertragen auf die Bevölkerung der GKV 2013 ist von ca. 2.800 Versicherten mit Hämophilie A, ca. 500 Versicherten mit Hämophilie B und 1.300 Versicherten mit schwerer Von-Willebrand-Erkrankung bzw. insgesamt etwa 4.600 Versicherten auszugehen, die in Hämophiliezentren und Behandlungseinrichtungen versorgt werden. Vermutlich unterschätzen die Angaben aus dem Hämophilie-Register die Gesamtprävalenz, da nicht alle Patienten gemeldet werden bzw. nicht alle Patienten in Zentren behandelt werden, die an der Registrierung teilnehmen. Bei Patienten mit Von-Willebrand-Syndrom ist zu beachten, dass nur die Patienten mit schwerer Erkrankung erfasst werden. Die milde Form (Typ 1) des Von-Willebrand-Syndroms ist mit einer Häufigkeit von 1:100 die häufigste Blutungsstörung (*Bundesärztekammer* 2003).

Der Behandlungsbedarf ist sowohl bei Hämophilie A und B als auch beim Von-Willebrand-Syndrom sehr unterschiedlich. Hämophilie A und B treten in unterschiedlicher Ausprägung auf (mild, mittelschwer und schwer); auch beim Von-Willebrand-Syndrom werden verschiedene Typen (Typ 1 bis 3) entsprechend der Symptomatik (leicht, mittelschwer, schwer) unterschieden. Eine dauerhafte Substitution zur Vorbeugung von Blutungen wird nur bei den schweren Verlaufsformen durchgeführt; bei leichteren Formen beschränkt man sich auf eine Therapie bei Bedarf, z. B. bei auftretenden Blutungen oder vor operativen Eingriffen (*Bundesärztekammer* 2003). Bei den meisten Patienten mit Von-Willebrand-Syndrom Typ 1 ist eine medikamentöse Behandlung nur selten oder gar nicht erforderlich (*Schneppenheim* o. J.).

Der tatsächliche Bedarf lässt sich daher für diese Patienten nicht abschätzen. Abgesehen davon könnte die Bedarfsgerechtigkeit der Versorgung anhand der vorliegenden Verordnungsdaten (in Apotheken abgegebene Produkte) nicht beurteilt werden, weil der Großteil der Hämophilieprodukte nicht über Apotheken vertrieben wird.

### 3.5.5 Analyse der Ausgabendynamik

In der Indikationsgruppe war 2013 ein Anstieg der Ausgaben um 7,6 Mio. Euro festzustellen. Die Ausgaben sind damit nur unwesentlich geringer gestiegen als im Vorjahr (8,2 Mio. Euro), wie in Tab. 3.14 zu sehen ist. Hauptverantwortlich für die steigenden Ausgaben im Jahr 2013 war vor allem die Teil-Indikationsgruppe der Mittel bei idiopathischer thrombozytopenischer Purpura, in der die Ausgaben um 7,31 Mio. Euro höher lagen als im Vorjahr.

Haupttreiber der Ausgabenentwicklung war 2013 die Therapieansatzkomponente (Abb. 3.28). Diese lag mit 8,0 Mio. Euro deutlich höher als im Vorjahr mit 2,1 Mio. Euro. Hintergrund ist der Anstieg des Verbrauchsanteils der Faktor VIII-Präparate. Paradox erscheint zunächst, dass trotz gestiegenem Verbrauch die Verbrauchskomponente 2013 Einsparungen in Höhe von 7,6 Mio. Euro anzeigt. Verantwortlich war der Verbrauchsrückgang in der Teil-Indikationsgruppe der Mittel bei Hämophilie, der hier zu Einsparungen von fast 15 Mio. Euro führte. In allen anderen Teil-Indikationsgruppen stieg der Verbrauch, doch summierten sich die Ver-

## 3 Umsatzveränderungen in einzelnen Indikationsgruppen

**Tab. 3.14** Ausgabenentwicklung in der Indikationsgruppe „B02 Antihämorrhagika" in den Jahren 2012 und 2013.

| Indikations-/Teil-Indikationsgruppe | Ausgaben (Mio. Euro) | | Änderung gegenüber Vorjahr (Mio. Euro) | | Prozentuale Veränderung gegenüber Vorjahr | | Anteil an Gesamtausgaben (%) | |
|---|---|---|---|---|---|---|---|---|
| | 2012 | 2013 | 2011 vs. 2012 | 2012 vs. 2013 | 2011 vs. 2012 | 2012 vs. 2013 | 2012 | 2013 |
| Hämophilie | 141,54 | 141,39 | 2,44 | −0,14 | 1,76 | −0,10 | 0,54 | 0,53 |
| Idiopathische thrombozytäre Purpura | 27,50 | 34,82 | 5,73 | 7,31 | 26,33 | 26,59 | 0,10 | 0,13 |
| Unspezifische Gerinnungsstörungen | 4,20 | 4,53 | −0,04 | 0,33 | −0,89 | 7,75 | 0,02 | 0,02 |
| Alfa1-Antitrypsinmangel | 0,90 | 1,01 | 0,105 | 0,103 | 13,12 | 11,48 | 0,00 | 0,00 |
| **Gesamt** | **174,14** | **181,75** | **8,24** | **7,60** | **4,97** | **4,37** | **0,66** | **0,67** |

Quelle: IGES-Berechnungen nach NVI (INSIGHT Health)

**Ausgabenänderung (Mio. €)**

■ 11/12   ■ 12/13

| Komponente | 11/12 | 12/13 |
|---|---|---|
| Verbrauch | 7,1 | −7,6 |
| Therapieansatz | 2,1 | 8,0 |
| Analog | −0,2 | 1,6 |
| Darreichungsform | 0,0 | 0,0 |
| Wirkstärke | −1,1 | 2,8 |
| Packungsgröße | 0,0 | 0,0 |
| Parallelimport | 0,1 | 0,0 |
| Generika | 0,0 | 0,0 |
| Hersteller | 0,0 | 0,0 |
| Preis | 0,1 | 2,0 |
| Rest | 0,2 | 0,8 |
| Gesamt | 8,2 | 7,6 |

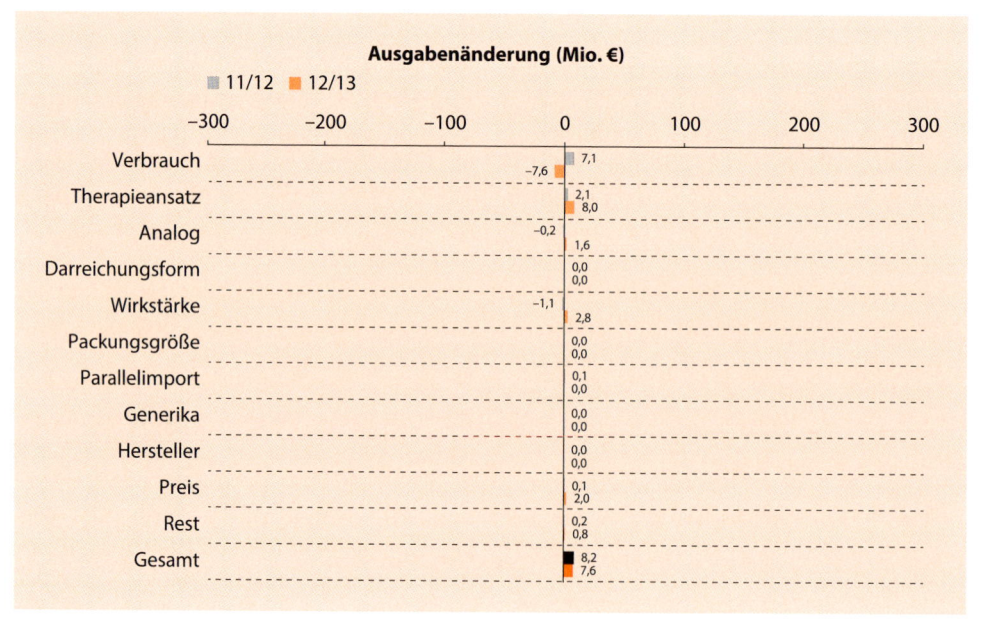

**Abb. 3.28** Komponenten der Ausgabenänderung im Jahr 2013 für die Indikationsgruppe „B02 Antihämorrhagika".
Quelle: IGES-Berechnungen nach NVI (INSIGHT Health)

brauchskomponenten dieser Gruppen nur zu einem Ausgabenplus von 7,4 Mio. Euro, sodass für die Indikationsgruppe insgesamt eine negative Verbrauchskomponente resultierte.

Die Preiskomponente spielte wie schon 2012 keine Rolle für die Ausgabenentwicklung. Alle anderen Komponenten sind in dieser Indikationsgruppe ebenfalls ohne Bedeutung.

Fazit zur Indikationsgruppe „B02 Antihämorrhagika"

| | |
|---|---|
| Ausgaben | Überdurchschnittlicher Zuwachs |
| Prominenteste Komponente(n) | Therapieansatz, Verbrauch |
| Verbrauch | Verbrauchsrückgang |
| Therapieansätze | Höherer Anteil der Faktor VIII-Präparate |
| Analog-Wettbewerb | Ohne Bedeutung |
| Sonstiges | Entfällt |

## Literatur

Bundesärztekammer, Vorstand und Wissenschaftlicher Beirat (Hrsg.) (2003) Leitlinien zur Therapie mit Blutkomponenten und Plasmaderivaten. Deutscher Ärzteverlag, Köln. http://www.drk-blutspende.de/pdf/leitlinie.pdf (09.06.2011).

BVA (2013) – GKV_Altersausgabenprofile 1996–2012. http://www.bundesversicherungsamt.de/risikostrukturausgleich/info-dateien-und-auswertungen.html (14.03.2014)

Funk MB, Günay S, Lohmann A, Witzenhausen C, Henseler O. (o. J.) Hämovigilanz-Bericht 1997–2008. http://www.pei.de/cln_092/nn_158264/SharedDocs/Downloads/fachkreise/haemovigilanz/publikationen/haemovigillanz-bericht-1997-2008,templateId=raw,property=publicationFile.pdf/haemovigillanz-bericht-1997-2008.pdf (30.06.2011).

Gesundheitsberichterstattung des Bundes (2014) Lebendgeborene, Totgeborene, Gestorbene und Saldo der Lebendgeborenen und Gestorbenen. http://www.gbe-bund.de/oowa921-install/servlet/oowa/aw92/WS0100/_XWD_PROC?_XWD_2/2/XWD_CUBE.DRILL/_XWD_30/D.000/3722 (14.03.2013).

Giangrande PLF (2000) The history of blood transfusion. Br J Haematol 110: 758–767.

Hesse, J, Haschberger B, Heiden M, Seitz R, Schramm W. (2013) Neue Daten aus dem Deutschen Hämophilieregister. Hämostaseologie 4a/2013: S15–S21.

Ingram GIC (1976) The history of haemophilia. J Clin Path 29: 469–479.

Liras A (2008) Recombinant proteins in therapeutics: haemophilia treatment as an example. Int Arch Med 1: 4.

Schneppenheim R (o. J.) Von Willebrand-Syndrom. Pathophysiologische und molekulare Grundlagen, Diagnostik und Therapie http://www.uke.de/kliniken/haematologie/downloads/klinik-paediatrische-haematologie/klinik_kinderonkologie_von_Willebrand-Syndrom_Uebersicht.pdf (10.08.2011).

3 Umsatzveränderungen in einzelnen Indikationsgruppen

## 3.6 B03 Antianämika

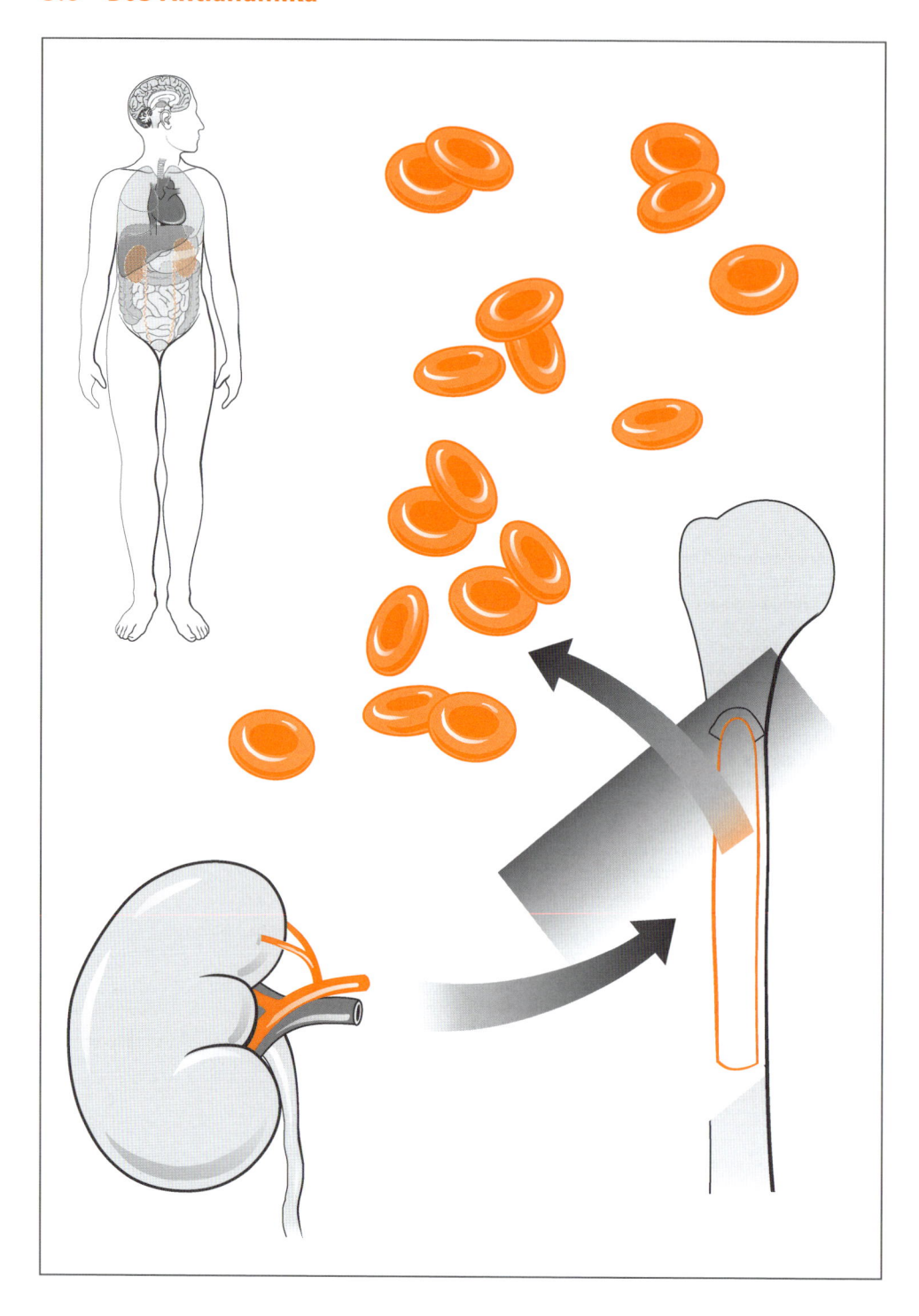

## 3.6.1 Entwicklung der Indikationsgruppe

Die Indikationsgruppe der Antianämika gliedert sich in das Teil-Indikationsgebiet der „Mittel gegen alimentäre Anämien" und das Teil-Indikationsgebiet „Erythropoetine". Die Mittel gegen alimentäre Anämien werden vor allem bei Mangelzuständen von Eisen, Folsäure oder Vitamin $B_{12}$ eingesetzt, während die Erythropoetine überwiegend bei Patienten mit Nierenversagen – vor allem Dialyse-Patienten – sowie bei Krebs-Patienten eingesetzt werden.

**Mittel gegen alimentäre Anämien**
Nachdem Mitte des 15. Jahrhunderts Eisen erstmals zur Behandlung von Blutungen eingesetzt wurde, entdeckte *Sydenham* im Jahr 1832 das Krankheitsbild der Anämie, das er erfolgreich mit Eisen behandelte. Erst in den 1930er- und 1940er-Jahren wurde die Bedeutung von Eisen für den Körper intensiv untersucht, und wichtige Funktionen wie die Beteiligung an Transport und Speicherung von Sauerstoff als Bestandteil des Hämoglobins wurden aufgeklärt. Ab 1950 untersuchte man den Mechanismus der Eisenaufnahme und entwickelte gezielt eisenhaltige Präparate.

Die Aufklärung der Bedeutung von Vitamin $B_{12}$ (auch Cyanocobalamin genannt) und Folsäure begann 1925 mit der Entdeckung von *Whipple*, dass durch den Verzehr von Leber die Symptome einer perniziösen Anämie gebessert werden. Etwa 20 Jahre später gelang es, das Vitamin $B_{12}$ aus Leberextrakten zu isolieren. Folsäure wurde 1941 erstmals aus Blattgemüse isoliert.

**Erythropoetine**
Bereits 1906 wurde die Beteiligung eines humoralen Faktors an der Blutbildung vermutet, der später als Erythropoetin bezeichnet wurde: In den 1950er-Jahren wurde das Hormon entdeckt, das von der Niere produziert wird und die Bildung und Reifung roter Blutkörperchen anregt. Erythropoetin wurde 1977 aus der Niere isoliert und lieferte die Grundlage für moderne Behandlungskonzepte der Anämie bei Dialyse- und Krebs-Patienten. Seit 1985 steht gentechnisch hergestelltes Erythropoetin prinzipiell zur Verfügung und erlaubt die Herstellung des Wirkstoffs in ausreichenden Mengen. Seit 1988 ist gentechnisch hergestelltes Epoetin alfa in Deutschland verfügbar, dem weitere Erythropoetine bzw. Derivate folgten: Epoetin beta (1990), Darbepoetin alfa (2001), Methoxy-Polyethylenglycol-Epoetin beta (2007). Ebenfalls 2007 kam Epoetin delta auf den Markt, doch der Hersteller verzichtete Anfang 2009 aus wirtschaftlichen Gründen auf die weitere Zulassung (*EMA 2009*, *Ratner 2008*). Die verfügbaren Erythropoetine unterscheiden sich hauptsächlich in der Applikationsfrequenz: Epoetin alfa und beta werden ein- bis dreimal wöchentlich verabreicht, andere Wirkstoffe in Abständen von ein bis drei Wochen. Erythropoetin-Biosimilars wurden erstmals 2007 eingeführt, auch in den Folgejahren kamen neue Biosimilars auf den Markt.

## 3.6.2 Entwicklung des Verbrauchs

Antianämika müssen als selten verordnete Arzneimittel angesehen werden, von denen jedem Versicherten der GKV 2013 im Mittel 3,5 DDD verordnet wurden.

Der Verbrauch von Arzneimitteln zur Behandlung von Anämien stieg bis 2003 auf über 300 Mio. DDD an ( Abb. 3.29). Im Jahr 2004 brach der Verbrauch drastisch ein und halbierte sich im Vergleich zum Vorjahr nahezu. Seit 2007 wächst der Verbrauch stetig und erreichte 2013 rund 244 Mio. DDD.

Der Rückgang des Verbrauchs 2004 ist ausschließlich auf die Teil-Indikationsgruppe „Mittel gegen alimentäre Anämie" (Eisen-, Folsäure- und Vitamin-$B_{12}$-Präparate) zurückzuführen, die seit Beginn des Jahres 2004

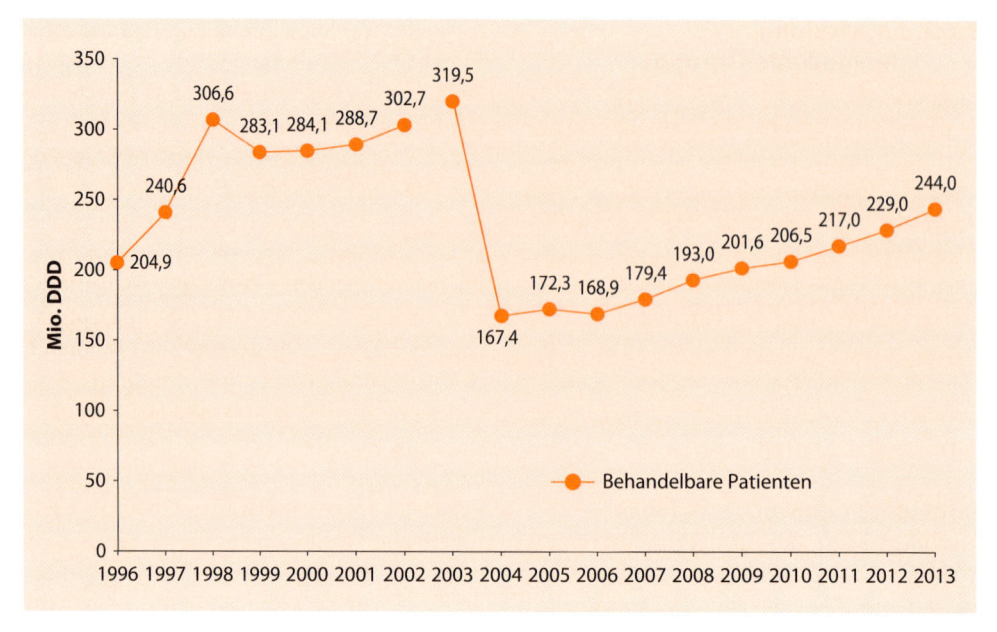

**Abb. 3.29** Verbrauch von Arzneimitteln aus der Indikationsgruppe B03 in Mio. DDD im Zeitraum von 1996 bis 2013.
Quelle: IGES-Berechnungen nach NVI (INSIGHT Health)

nur noch eingeschränkt verordnungsfähig sind.

Der Verbrauch in der Indikationsgruppe der Antianämika wird durch die Teil-Indikationsgruppe der Mittel gegen alimentäre Anämie bestimmt, auf die 2013 mehr als 93% des Verbrauchs entfielen. Für die Mittel gegen alimentäre Anämie war im Beobachtungszeitraum von 2011 bis 2013 ein Verbrauchsanstieg von 6 bzw. 7% zu beobachten (Tab. 3.15). Eisenmangelanämien, insbesondere die perniziöse Anämie, sind bei älteren Menschen häufiger (s. u.). Durch die zunehmende Alterung der GKV-Bevölkerung lässt sich der gestiegene Verbrauch zumindest teilweise erklären.

In der Teil-Indikationsgruppe der Erythropoetine ist der Verbrauch bis 2007 gestiegen, geht jedoch seit 2008 zurück. Auch in den vergangenen beiden Jahren war der Verbrauch weiterhin rückläufig (Tab. 3.15). Für die Zukunft ist allenfalls eine Stabilisierung des Verbrauchs zu erwarten, da die Indikationsstellung zur Anwendung dieser Wirkstoffe eingeschränkt wurde. In Bezug auf den ambulanten Verbrauch der Erythropoetine soll an dieser Stelle noch einmal darauf hingewiesen werden, dass bei den Analysen für den Arzneimittel-Atlas lediglich die Verordnungen berücksichtigt werden können, die von Apotheken abgegeben und über Apothekenrechenzentren mit den Kassen abgerechnet wurden. Informationen zu den abgegebenen Mengen über andere Vertriebswege, die beispielsweise bei der Versorgung von Dialyse-Patienten relevant sind, liegen nicht vor.

Innerhalb der Teil-Indikationsgruppe der Mittel gegen alimentäre Anämie zeigten sich zwischen 2011 und 2013 relativ stabile Verhältnisse. Dominant ist Vitamin $B_{12}$ mit einem Verbrauchsanteil von rund 60%, gefolgt von Eisen und Folsäure. Auffällig ist der Anstieg des Anteils von Folsäure, der sich von 12,1 auf 16,6% erhöhte, während der Anteil

## 3.6 B03 Antianämika

**Tab. 3.15** Übersicht der Menge der verordneten DDD in den Teil-Indikationsgruppen der Indikationsgruppe B03 in den Jahren 2011 bis 2013.

| Teil-Indikationsgruppe | DDD 2011 (Mio.) | DDD 2012 (Mio.) | DDD 2013 (Mio.) | Differenz 2011 vs. 2012 (%) | Differenz 2012 vs. 2013 (%) |
|---|---|---|---|---|---|
| Mittel gegen alimentäre Anämie | 198,55 | 211,19 | 226,88 | 6,36 | 7,43 |
| Erythropoetine | 18,89 | 17,56 | 16,88 | −7,05 | −3,86 |
| **Summe** | **217,4** | **228,7** | **243,8** | **5,20** | **6,56** |

Quelle: IGES-Berechnungen nach NVI (INSIGHT Health)

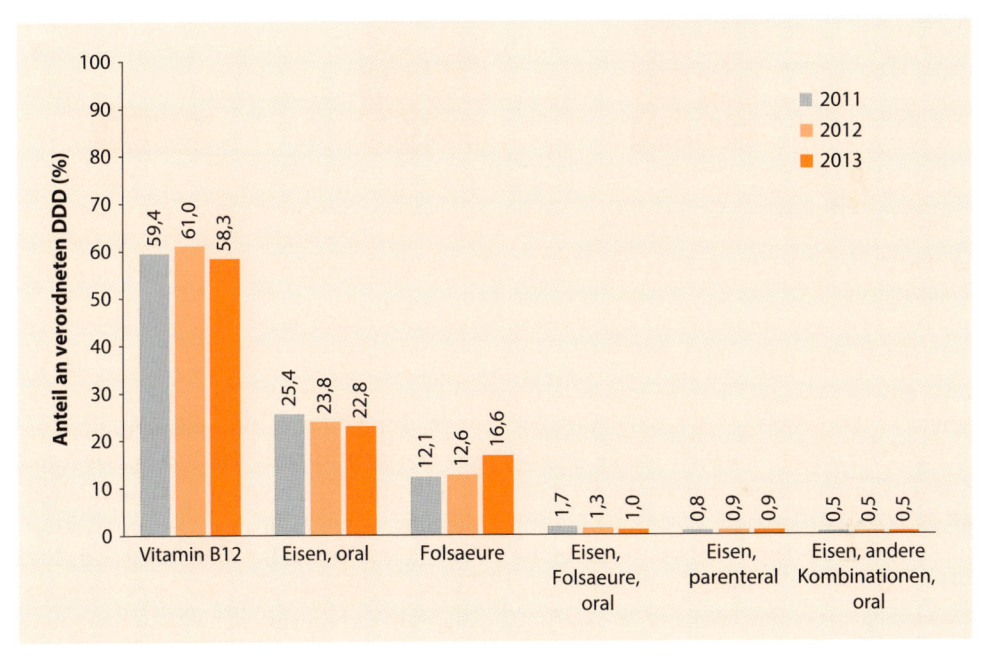

**Abb. 3.30** Anteile der verordneten DDD in der Indikationsgruppe B03 – Therapieansätze der Teil-Indikationsgruppe „Mittel gegen alimentäre Anämie" für 2011 bis 2013.
Quelle: IGES-Berechnungen nach NVI (INSIGHT Health)

von oralen Eisenpräparaten von 25,4 auf 22,8% zurückging (Abb. 3.30). Bei der Interpretation des Verbrauchsanteils von Vitamin $B_{12}$ ist zu berücksichtigen, dass eine Einzeldosis 1 bis 3 mg betragen kann, was 50 bis 15 DDD entspricht. Da in den ersten Wochen der Behandlung die Verabreichung häufig zwei- bis dreimal wöchentlich erfolgt, werden erheblich mehr DDD verabreicht als beispielsweise bei einer Behandlung mit Eisen. Darüber hinaus sind einige der Vitamin-$B_{12}$-Präparate neben der Behandlung der perniziösen Anämie auch zur Behandlung der Trigeminusneuralgie oder der Polyneuropathie zugelassen.

In der Teil-Indikationsgruppe „Erythropoetine" sind keine unterschiedlichen Therapieansätze zu finden. Für den Zeitraum von

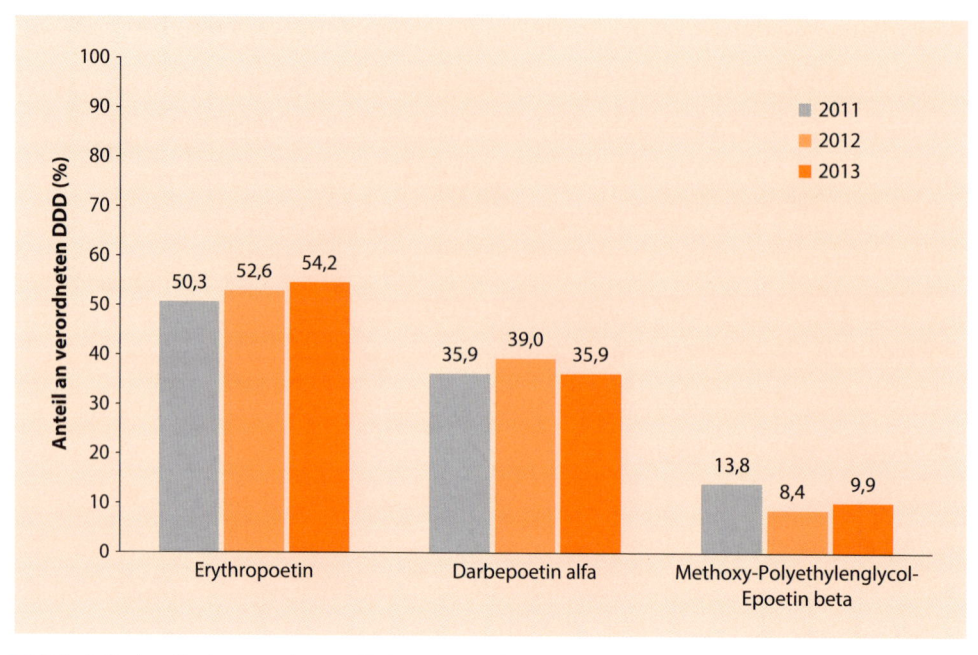

# 3 Umsatzveränderungen in einzelnen Indikationsgruppen

**Abb. 3.31** Anteile der verordneten DDD in der Indikationsgruppe B03 – Wirkstoffe der Teil-Indikationsgruppe „Erythropoetin" für 2011 bis 2013.
Quelle: IGES-Berechnungen nach NVI (INSIGHT Health)

2011 bis 2013 zeigen sich wenig Auffälligkeiten. Der Anteil von Erythropoetin stieg von 50,3 auf 54,2% des Verbrauchs (der ATC-Kode B03XA01 fasst die Wirkstoffe Epoetin alfa und beta sowie deren Biosimilars zusammen) (Abb. 3.31). Der Anteil von Darbepoetin alfa schwankte zwischen 36 und 39%, und der Anteil von Methoxy-Polyethylenglycol-Epoetin beta ging zurück und lag 2013 bei knapp 10%. Ein relevanter Unterschied zwischen den Erythropoetinen ist die Häufigkeit der Injektion, die bei Epoetin alfa und beta in der Regel bei dreimal wöchentlich liegt, bei den anderen Erythropoetinen einmal alle ein bis zwei Wochen. Bei den meisten Dialysepatienten sind diese Unterschiede allerdings zweitrangig, da ohnehin mehrmals in der Woche während der Dialyse ein venöser Zugang besteht und über diesen auch ggf. die Injektion von Erythropoetin erfolgen kann.

Seit 2007 stehen Biosimilars für Erythropoetin (B03XA01) zur Verfügung. Der Anteil von Biosimilars erhöhte sich – zumindest bei den über Apotheken abgegebenen Wirkstoffen – nur langsam. Ihr Anteil stieg auch 2013 weiter an. Bezogen auf *alle* Erythropoetine stieg der Verbrauchsanteil 2012 im Vergleich zum Vorjahr von knapp 30 auf gut 33%; bezogen auf das Erythropoetin (B03XA01) lag der Verbrauchsanteil der Biosimilars 2013 bei rund 61%. Die Rahmenvorgaben nach § 84 Abs. 7 SGB V sahen für 2013 vor, dass der Anteil der Biosimilars bei mindestens 39% (Zielwert) am Verbrauch aller erythropoesestimulierenden Wirkstoffe liegen soll (Rahmenvorgaben 2012). Für 2014 wurde dieser Zielwert auf 50% erhöht (Rahmenvorgaben 2013).

### 3.6.3 Regionale Unterschiede im Verbrauch

Bei den Antianämika schwankte der Verbrauch je Versicherten in den KV-Regionen 2013 zwischen 2,6 DDD in Bayern und 6,5 DDD in Mecklenburg-Vorpommern. Ein ähnlich hoher Verbrauch wie in Mecklenburg-Vorpommern war nur noch in Brandenburg zu beobachten (◘ Abb. 3.32). Verbrauchsbestimmend ist für die Antianämika die Teil-Indikationsgruppe der Mittel gegen alimentäre Anämie (siehe ◘ Tab. 3.15) und hier wiederum der Therapieansatz Vitamin $B_{12}$. Hier dominieren parenterale Zubereitungen, die bei Vitamin $B_{12}$-Mangelzuständen bzw. den dadurch verursachten Anämien (z. B. der perniziösen Anämie) verordnet werden. Die perniziöse Anämie tritt überwiegend bei älteren Menschen auf. Dementsprechend findet sich auch eine nicht stark ausgeprägte, aber signifikante Korrelation ($R^2 = 0,30$) zwischen dem Verbrauch von Mitteln bei alimentärer Anämie und dem Anteil der über 55-Jährigen.

### 3.6.4 Epidemiologie, Bedarf und Angemessenheit der Versorgung

Hinsichtlich der Epidemiologie soll für die Teil-Indikationsgruppe der „Mittel gegen alimentäre Anämie" vor allem die Eisenmangel-Anämie dargestellt werden. In einem Survey von Niederau et al. (1998) wurde eine Prävalenz von 6,8% bei Frauen und 2,4% bei Männern ermittelt. Daraus ergibt sich für die Population der über 20-Jährigen in der GKV eine Anzahl von 2,7 Mio. behandlungsbedürftigen Patienten. Nach Goddard et al. (2000) ist die tägliche Gabe von Eisen für drei bis vier Wochen ausreichend, sodass zur Versorgung dieser Patienten mindestens 57,4 Mio. DDD an Eisenpräparaten im Jahr benötigt werden. Tatsächlich wurden rund 57 Mio. DDD verordnet. Bei der Behandlung von Eisenmangel-Anämien stimmten also 2013 Bedarf und Verbrauch überein.

Ein Bedarf für Erythropoetin besteht in der Regel bei Dialyse-Patienten. Er kann darüber hinaus bei schwer niereninsuffizienten Patienten bestehen, die noch nicht dialysepflichtig sind, sowie bei Krebs-Patienten, bei denen sich aufgrund der Behandlung mit Zytostatika eine Anämie entwickelt hat. Für die Anwendung von Erythropoetinen bei Krebs-Patienten wurden allerdings Warnungen und Einschränkungen herausgegeben (*BfArM* 2007). Zwei Untersuchungen aus dem Jahr 2006 haben ergeben, dass bei niereninsuffizienten Patienten die Anwendung von Erythropoetin zur Anhebung des Hämoglobins auf Normalwerte (13–15 g/dl) keine Vorteile gegenüber subnormalen Werten (10,5–11,5 g/dl) in Bezug auf die Progression der Nephropathie und kardiovaskuläre Komplikationen bietet (*Drüeke* et al. 2006, *Singh* et al. 2006). Diese Ergebnisse führten ab 2010 zu einer entsprechenden Empfehlung in der Nationalen Versorgungsleitlinie „Nierenerkrankungen bei Diabetes" zum zurückhaltenden Einsatz von Erythropoetin (*NVL* 2013).

Auf der Basis einer Erhebung der Daten von rund 110.000 Patienten aus allgemeinmedizinischen Praxen in Großbritannien (*de Lusignan* et al. 2005) wurde die Prävalenz der chronischen Nierenerkrankung und der behandlungsbedürftigen Anämie ermittelt. Insgesamt errechnet sich hier eine Prävalenz von rund 4,6% für Nierenfunktionsstörungen des Grades 3 oder höher (entsprechend der US-amerikanischen National Kidney Foundation). Nach den international maßgeblichen K/DOQI Guidelines (*National Kidney Foundation* 2002) sowie den „European best practice guidelines for the management of anaemia in patients with chronic renal failure" (*NN* 1999) sind von diesen Patienten rund 3,8% als behandlungsbedürftig bezüglich einer Anämie anzusehen (*Lusignan* et al. 2005). Für die GKV-Versichertenpopulation ergibt sich daraus eine geschätzte Prävalenz von

3 Umsatzveränderungen in einzelnen Indikationsgruppen

KV Schleswig-Holstein
4,06 DDD
10,9%

KV Hamburg
3,80 DDD
5,8%

KV Mecklenburg-Vorpommern
6,47 DDD
11,2%

KV Bremen
3,67 DDD
-0,4%

KV Brandenburg
6,23 DDD
10,3%

KV Niedersachsen
3,41 DDD
6,8%

KV Berlin
3,45 DDD
8,0%

KV Westfalen-Lippe
3,44 DDD
8,3%

KV Sachsen-Anhalt
3,99 DDD
3,5%

KV Nordrhein
3,28 DDD
4,8%

KV Thüringen
3,94 DDD
3,4%

KV Sachsen
4,16 DDD
8,9%

KV Hessen
2,72 DDD
-0,5%

KV Rheinland-Pfalz
3,21 DDD
4,3%

KV Saarland
3,04 DDD
5,2%

KV Bayerns
2,59 DDD
7,2%

KV Baden-Württemberg
3,67 DDD
5,8%

**Verbrauch (B03) pro GKV-Versicherten in DDD,
z-standardisierte Abweichung vom Mittelwert, 2013**
(Deutschland: 3,51 DDD)

z ≤ -1,5      0,5 ≤ z < 1,5
-1,5 < z ≤ -0,5    z ≥ 1,5
-0,5 < z < 0,5

sowie Änderungen gegenüber dem Vorjahr in Prozent (Deutschland: 6,4%)

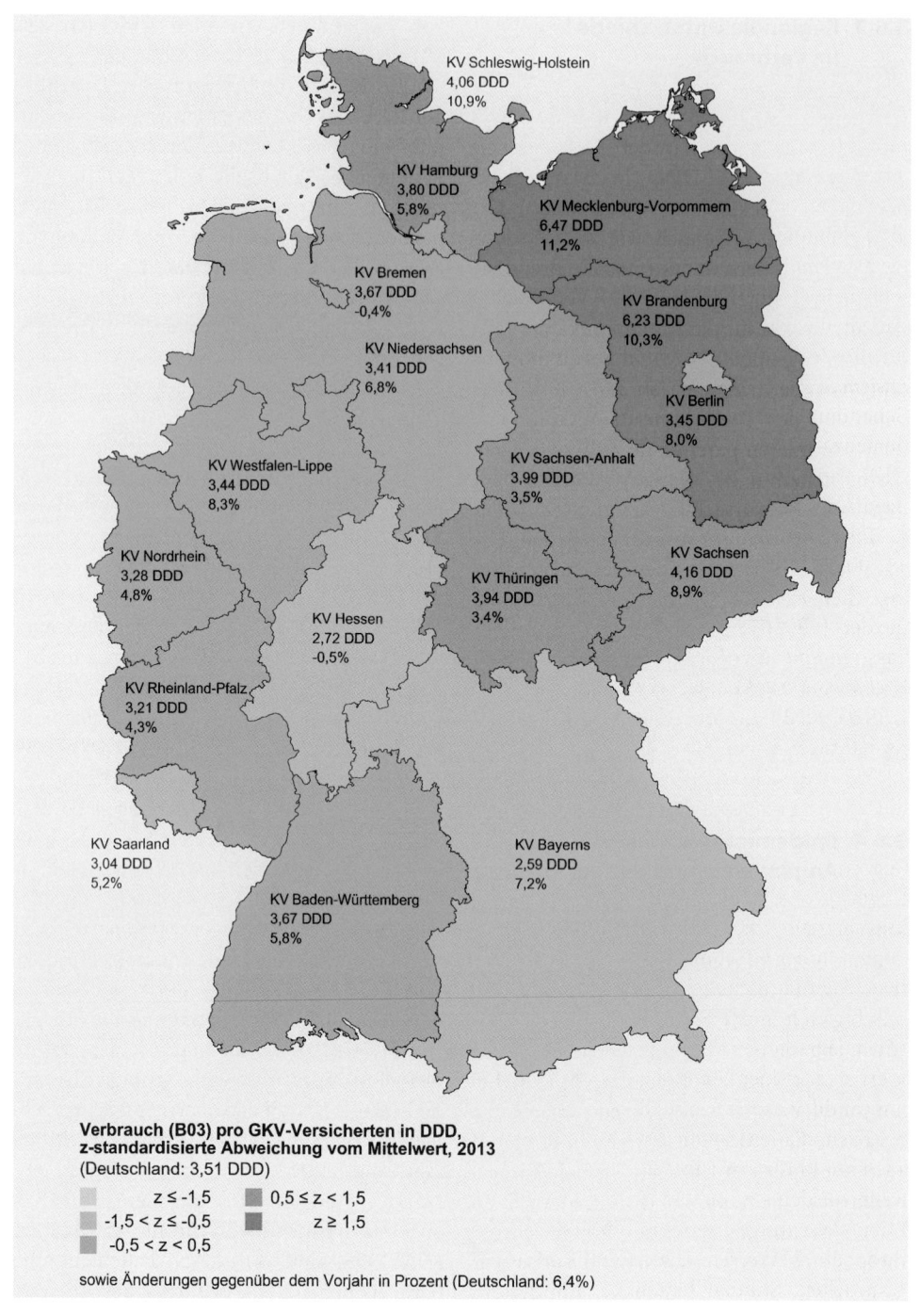

**Abb. 3.32** Verbrauch von Arzneimitteln aus der Indikationsgruppe „B03 Antianämika" in DDD je Versicherten im Jahr 2013 und Änderung gegenüber dem Vorjahr nach KV-Region.
Quelle: IGES-Berechnungen nach NVI (INSIGHT Health)

rund 169.000 Personen, die als kontinuierlich behandlungsbedürftig eingestuft werden können. 2012 gab es in Deutschland 71.000 Dialyse-Patienten in der GKV, wobei die Anzahl an dialysepflichtigen Patienten jedes Jahr ansteigt (KBV 2013). Eine aktuelle Erhebung mittels eines Delphi-Verfahrens hat für das Jahr 2013 81.800 Dialyse-Patienten in Deutschland ergeben (*Klein et al. 2013*), was – übertragen auf die GKV – ebenfalls 71.000 Patienten entspricht. Bezieht man die Zahlen für die Verteilung der Stadien 3 und 4 nach *Lusignan* et al. (2005) sowie den Anteil des Behandlungsbedarfs von 3,8% auf diese Patientenzahl, so errechnen sich rund 270.000 GKV-Patienten mit einer behandlungsbedürftigen Anämie.

Insgesamt wurden im Jahr 2010 etwa 480.000 inzidente Krebsfälle an die epidemiologischen Krebsregister in Deutschland gemeldet (*GEKID* 2013). Für 2012 wurden basierend auf den Meldedaten etwa 486.000 Krebsneuerkrankungen erwartet (*RKI* und *GEKID* 2012). In der ECAS-Studie („European Cancer Anaemia Survey") wurden rund 13.000 Krebsfälle analysiert. Von diesen erhielten etwa 8.500 eine Chemotherapie, und von diesen wiederum waren 75% mindestens einmal während des Surveys anämisch (*Ludwig* et al. 2004). Auf dieser Grundlage lässt sich allerdings die Zahl der Krebs-Patienten in der GKV mit behandlungsbedürftiger Anämie nicht schätzen, denn als anämisch galten in der Studie alle Patienten mit einem Hämoglobinwert unter 12 g/dl. Dieser Wert stellt jedoch keine zwingende Behandlungsindikation dar. Die Behandlung kann bei Krebs-Patienten mit Erythropoetin, aber auch mit Bluttransfusionen erfolgen. Mittlerweile wurden – u. a. von der EMA und der FDA – Warnungen vor dem Einsatz von Erythropoetin bei verschiedenen Krebsarten ausgesprochen. Studien hatten zuvor ergeben, dass die Mortalität bei Patienten erhöht ist, die neben einer Bluttransfusion Erythropoetin erhielten (*EMA* 2008, *Bohlius* et al. 2008).

Abgesehen von der o. g. Einschränkung lässt sich der tatsächliche Bedarf an Erythropoetin aus folgenden Gründen kaum abschätzen:
» Abhängig vom Ansprechen auf die Therapie ist die Dosierung sehr variabel.
» Eine Therapie mit Erythropoetin ist bei Krebs-Patienten nur unter bestimmten Bedingungen indiziert.
» Eine Therapie mit Erythropoetin erfolgt bei Krebs-Patienten nur so lange, wie die Hemmung der Blutbildung durch die Zytostatika anhält, d. h. bis ein bestimmter Hämoglobinwert erreicht wird, und in der Regel nicht länger als vier Wochen nach Beendigung der Chemotherapie.
» Bei Nichtansprechen auf die Behandlung mit Erythropoetin soll die Therapie abgebrochen werden.

Aus den genannten Gründen kann auch die Zahl der mit den verordneten DDD behandelbaren Patienten nicht geschätzt werden. Ein weiterer Grund ist, dass nur der Verbrauch von Erythropoetin-Präparaten erfasst wurde, die von Apothekenrechenzentren mit der GKV abgerechnet wurden. Viele Dialysezentren beziehen jedoch Erythropoetin direkt von den Herstellern und Versorgungseinrichtungen für Dialyse-Patienten, wie beispielsweise von dem Kuratorium für Dialyse und Nierentransplantation e. V. (KfH) oder der Patienten-Heimversorgung Gemeinnützige Stiftung (PHV).

### 3.6.5 Analyse der Ausgabendynamik

Die Ausgaben für Arzneimittel gegen Anämie gingen – wie schon in den Vorjahren – zurück. Der Ausgabenrückgang ist 2013 schwächer ausgefallen als 2012. So sanken die Ausgaben 2013 um 10,7 Mio. Euro, 2012 verringerten sie noch sich um 17,3 Mio. Euro (◘ Tab. 3.16). In beiden Jahren war vor allem die Teil-Indikationsgruppe der Erythropoetine für die Entwicklung verantwortlich,

Tab. 3.16 Ausgabenentwicklung in der Indikationsgruppe „B03 Antianämika" in den Jahren 2012 und 2013.

| Indikations-/Teil-Indikationsgruppe | Ausgaben (Mio. Euro) | | Änderung gegenüber Vorjahr (Mio. Euro) | | Prozentuale Veränderung gegenüber Vorjahr | | Anteil an Gesamtausgaben (%) | |
|---|---|---|---|---|---|---|---|---|
| | 2012 | 2013 | 2011 vs. 2012 | 2012 vs. 2013 | 2011 vs. 2012 | 2012 vs. 2013 | 2012 | 2013 |
| Erythropoetine | 167,55 | 150,00 | −22,02 | −17,55 | −11,61 | −10,47 | 0,63 | 0,55 |
| Mittel gegen alimentäre Anämie | 64,97 | 71,83 | 4,68 | 6,86 | 7,76 | 10,55 | 0,25 | 0,27 |
| Gesamt | 232,52 | 221,83 | −17,33 | −10,69 | −6,94 | −4,60 | 0,88 | 0,82 |

Quelle: IGES-Berechnungen nach NVI (INSIGHT Health)

**Ausgabenänderung (Mio. €)**

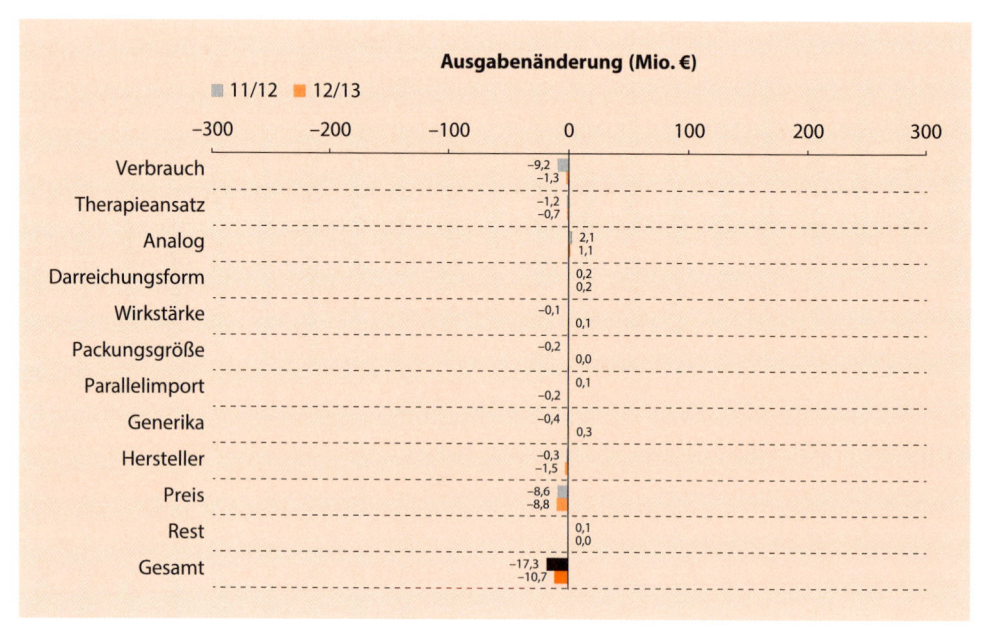

| Komponente | 11/12 | 12/13 |
|---|---|---|
| Verbrauch | −9,2 | −1,3 |
| Therapieansatz | −1,2 | −0,7 |
| Analog | 2,1 | 1,1 |
| Darreichungsform | 0,2 | 0,2 |
| Wirkstärke | −0,1 | 0,1 |
| Packungsgröße | −0,2 | 0,0 |
| Parallelimport | | 0,1 |
| Generika | −0,2 | 0,3 |
| Hersteller | −0,3 | −1,5 |
| Preis | −8,6 | −8,8 |
| Rest | 0,1 | 0,0 |
| Gesamt | −17,3 | −10,7 |

Abb. 3.33 Komponenten der Ausgabenänderung im Jahr 2013 für die Indikationsgruppe „B03 Antianämika".
Quelle: IGES-Berechnungen nach NVI (INSIGHT Health)

welche auch bestimmend für die Ausprägung der Komponenten der Ausgabenentwicklung ist. Während 2012 sowohl die Verbrauchs- als auch die Preiskomponente in etwa gleichen Teilen (−9,2 bzw. −8,6 Mio. Euro) zum Ausgabenrückgang beitrugen, hatte 2013 die Verbrauchskomponente mit Einsparungen von 1,3 Mio. deutlich geringeren Einfluss, während die Preiskomponente die Ausgaben erneut um 8,8 Mio. Euro senkte (Abb. 3.33). Alle übrigen Komponenten leisteten keinen nennenswerten Beitrag zur Ausgabenentwicklung.

Fazit zur Indikationsgruppe „B03 Antianämika"

| Ausgaben | Rückgang |
|---|---|
| Prominenteste Komponente(n) | Preis |
| Verbrauch | Überdurchschnittlicher Anstieg insgesamt, Rückgang in der Teil-Indikationsgruppe der Erythropoetine |
| Therapieansätze | Ohne Bedeutung |
| Analog-Wettbewerb | Ohne Bedeutung |
| Sonstiges | Ausgabenrückgang durch Preiskomponente |

## Literatur

BfArM (2007) Erythropoetin: Ergebnisse klinischer Studien an onkologischen Patienten mit oder ohne Anämie. http://www.bfarm.de/cln_029/nn_421158/DE/Pharmakovigilanz/risikoinfo/2007/erythropoetin.html_nnn=true (19.03.2010).

Bohlius J, Brillant C, Clarke M et al. (2008) Recombinant human erythropoiesis stimulating agents in cancer patients: individual patient data meta-analysis on behalf of the EPO IPD Meta-Analysis Collaborative Group. 50th American Society of Hematology (ASH) Annual Meeting and Exposition, December 6–9, 2008, San Francisco.

Bundesärztekammer (BÄK), Kassenärztliche Bundesvereinigung (KBV), Arbeitsgemeinschaft der Wissenschaftlichen Medizinischen Fachgesellschaften (AWMF) (2013 Nationale VersorgungsLeitlinie Nierenerkrankungen bei Diabetes im Erwachsenenalter, 1. Auflage, Version 1.3. http://www.diabetes.versorgungsleitlinien.de (03.04.2012).

Drüeke TB, Locatelli F, Clyne N et al. (2006) Normalization of hemoglobin level in patients with chronic kidney disease and anemia. N Engl J Med 355(20):2071–2084.

EMA (2008) Questions and answers on epoetins and the risk of tumor growth and blood clots in the veins. http://www.ema.europa.eu/pdfs/human/press/pr/33396208en.pdf (12.05.2010).

EMA (2009) Public Statement on Dynepo (epoetin delta). http://www.ema.europa.eu/humandocs/PDFs/EPAR/dynepo/12666909en.pdf (24.03.2010).

GEKID (2013) InstantAtlas™. http://www.ekr.med.uni-erlangen.de/GEKID/Atlas/CurrentVersion/Inzidenz/atlas.html (12.04.2013).

Goddard AF, McIntyre AS, Scott BB (2000) Guidelines for the management of iron deficiency anaemia. British Society of Gastroenterology. Gut 46 Suppl 3–4: IV1–IV5.

Hsu CY, McCulloch CE, Curhan GC (2002) Epidemiology of anemia associated with chronic renal insufficiency among adults in the United States: results from the Third National Health and Nutrition Examination Survey. J Am Soc Nephrol 13 (2): 504–510.

Kassenärztliche Bundesvereinigung (KBV) (2013) Qualitätsbericht. Ausgabe 2013

Klein S, Bleß HH, Lottmann K, Räker M, Schiffhorst G, Brunkhorst R (2013) Dialyseprävalenz und – Versorgung in Deutschland – Bestandsaufnahme und Perspektiven. 12. Deutscher Kongress für Versorgungsforschung. http://www.iges.de/presse07/pressemeldungen_2013/diabetes_delphi/e14081/infoboxContent14082/IGES_Institut_PosterDKVF_Dialyse_Okt2013_ger.pdf (10.03.2014).

Ludwig H, Van Belle S, Barrett-Lee P et al. (2004) The European Cancer Anaemia Survey (ECAS): a large, multinational, prospective survey defining the prevalence, incidence, and treatment of anaemia in cancer patients. Eur J Cancer 40: 2293–2306.

Lusignan S de, Chan T, Stevens P et al. (2005) Identifying patients with chronic kidney disease from general practice computer records. Fam Pract 22: 234–241.

National Kidney Foundation (2002) K/DOQI Clinical practice guidelines for chronic kidney disease: evaluation, classification, and stratification. Kidney Disease Outcomes Quality Initiative (KDOQI). http://www.kidney.org/professionals/kdoqi/guidelines_ckd/toc.htm (15.06.2006).

Niederau C (1998) Screening for hemochromatosis and iron deficiency in employees and primary care patients in Western Germany. Ann Intern Med 128: 337–345.

NN (1999) European best practice guidelines for the management of anaemia in patients with chronic renal failure. Working Party for European Best Practice Guidelines for the Management of Anaemia in Patients with Chronic Renal Failure. Nephrol Dial Transplant 14 Suppl 5: 1–50.

Rahmenvorgaben (2012) Rahmenvorgaben nach § 84 Abs. 7 SGB V – Arzneimittel – für das Jahr 2012 vom 19. Oktober 2012. Deutsches Ärzteblatt 109: A2431–A2435.

Rahmenvorgaben (2013) Rahmenvorgaben nach § 84 Abs. 7 SGB V – Arzneimittel – für das Jahr 2014 vom 26. September 2013. Deutsches Ärzteblatt 110: A2232–A2236.

Ratner M (2008) Shire dumps Dynepo. Nature Biotechnology 26: 1322–1323.

RKI, GEKID (Hrsg.) (2012) Krebs in Deutschland 2007/2008 8. überarbeitete Auflage, Berlin: Robert Koch-Institut, Gesellschaft der epidemiologischen Krebsregister in Deutschland e.V.

Singh AK, Szczech L, Tang KL et al. (2006) Correction of anemia with epoetin alfa in chronic kidney disease. N Engl J Med 355(20): 2085–2098.

## 3.7  C02, C03, C07, C08, C09 Mittel zur Behandlung der Hypertonie

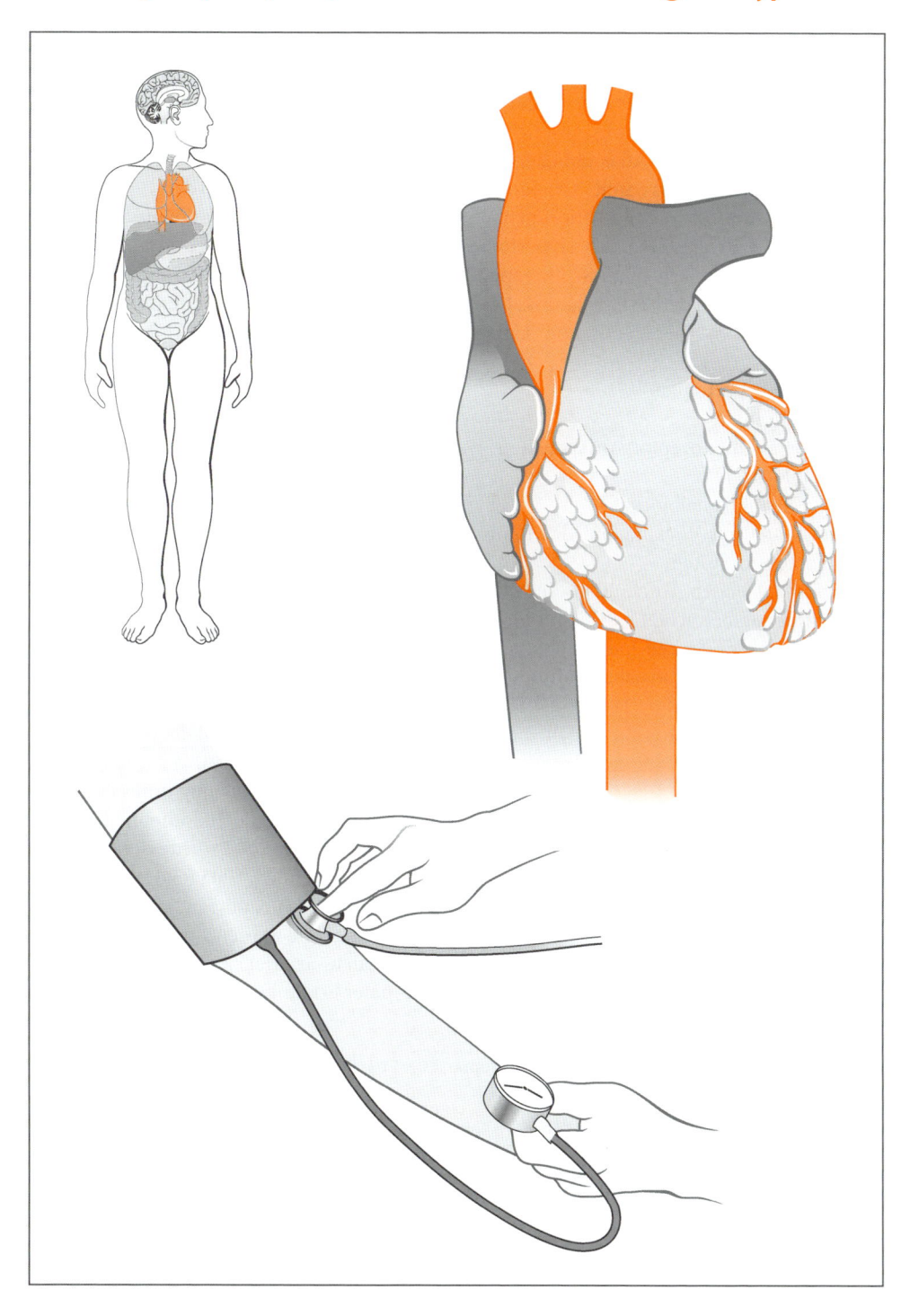

## 3.7.1 Entwicklung der Indikationsgruppe

Bei der Behandlung der arteriellen Hypertonie (Bluthochdruck) findet eine Reihe von Wirkstoffgruppen Verwendung. Abweichend von der im Arzneimittel-Atlas üblichen Definition von Indikations- und Teil-Indikationsgruppen umfasst die Indikationsgruppe der Mittel zur Behandlung der Hypertonie nicht nur eine, sondern mehrere therapeutische Untergruppen der ATC-Klassifikation. Die verschiedenen therapeutischen Untergruppen

- C02 Antihypertonika
- C03 Diuretika
- C07 Beta-Adrenozeptor-Antagonisten (Betablocker)
- C08 Calciumkanalblocker
- C09 Mittel mit Wirkung auf das Renin-Angiotensin-System

werden im folgenden Abschnitt als Teil-Indikationsgruppen betrachtet.

Mit Ausnahme der Teil-Indikationsgruppe der Antihypertonika, die nahezu ausschließlich bei der Therapie der Hypertonie eingesetzt werden, haben alle anderen Teil-Indikationsgruppen zusätzliche Indikationen bei weiteren Erkrankungen des Herz-Kreislauf-Systems und in anderen Gebieten.

### 3.7.1.1 Teil-Indikationsgruppe der Antihypertonika (C02)

Die Antihypertonika enthalten einige der ältesten, aber auch einen der neuesten Therapieansätze zur Behandlung der Hypertonie.

Ein Vertreter der zentral wirkenden antiadrenergen Wirkstoffe (Antisympathotonika), das Alkaloid Reserpin, stand bereits 1952 als blutdrucksenkendes Mittel zur Verfügung. Von Bedeutung sind heute noch das 1960 entdeckte α-Methyldopa, das vor allem bei Hypertonie in der Schwangerschaft eingesetzt wird, sowie das ebenfalls in den 1960er-Jahren synthetisierte Clonidin, das heute auch gegen Entzugserscheinungen bei Alkohol- oder Opioidabhängigkeit Verwendung findet.

In der Teil-Indikationsgruppe der Antihypertonika haben heute die Alphablocker die größte Bedeutung, als deren erster Vertreter zu Beginn der 1970er-Jahre das Prazosin synthetisiert wurde. Ihm folgte 1989 das besser verträgliche Doxazosin. Alphablocker hemmen die Wirkung der Katecholamine Adrenalin und Noradrenalin an den Alpha-Rezeptoren, über welche an den Blutgefäßen eine vasokonstriktorische und damit blutdruckerhöhende Wirkung vermittelt wird. Die Patientengruppe, die am häufigsten Alphablocker zur Therapie der Hypertonie erhält, sind Männer mit benigner Prostatahyperplasie, weil die Symptome dieser Erkrankung durch Alphablocker ebenfalls positiv beeinflusst werden (siehe ▶ 3.9).

Die neueste Entwicklung unter den Antihypertonika stellen die Endothelin-Rezeptor-Antagonisten dar: 2002 wurde der Wirkstoff Bosentan eingeführt, 2006 folgte das Sitaxentan und 2008 das Ambrisentan (◘ Tab. 3.17). Diese Wirkstoffe werden zur Behandlung der pulmonalen arteriellen Hypertonie eingesetzt, einer Erkrankung der Lungengefäße, die

◘ **Tab. 3.17** Neue Wirkstoffe in der Indikationsgruppe „C02, C03, C07, C08, C09" im Zeitraum von 2009 bis 2013.

| Jahr (Markteinführung) | Wirkstoff | Teil-Indikationsgruppe | Therapieansatz |
| --- | --- | --- | --- |
| 2012 | Azilsartan medoxomil | Hypertonie | AT-II-Antagonisten |
| 2013 | Clevidipin | Hypertonie | Dihydropyridine |

Quelle: IGES

in keinem Zusammenhang mit der arteriellen Hypertonie steht, bei der alle übrigen Wirkstoffe dieser Teil-Indikationsgruppe eingesetzt werden.

### 3.7.1.2 Teil-Indikationsgruppe der Diuretika (C03)

Diuretika führen zu einer erhöhten Harnproduktion (Diurese) der Niere. Die wichtigsten Therapieansätze in dieser Gruppe stellen die Thiaziddiuretika und die Schleifendiuretika dar.

Zur Behandlung der Hypertonie kommen hauptsächlich die Thiaziddiuretika zum Einsatz. Als deren erster Vertreter wurde 1959 das Chlorothiazid eingeführt. Einer der wichtigsten Vertreter der Thiaziddiuretika ist heute das Hydrochlorothiazid, das ebenfalls bereits 1959 synthetisiert wurde. Es wird fast ausschließlich in Form fixer Kombinationen mit anderen blutdrucksenkenden Mitteln eingesetzt. Ebenfalls 1959 wurde mit Furosemid das erste Schleifendiuretikum entwickelt. Es folgten Piretanid (1982), Azosemid (1986) und Torasemid (1992). Schleifendiuretika haben im Vergleich zu Thiaziddiuretika eine wesentlich stärkere diuretische Wirkung.

Weder für Thiazid noch für Schleifendiuretika ist vollständig bekannt, über welchen Mechanismus sie ihre blutdrucksenkende Wirkung entfalten. Weitere Indikationen für Diuretika sind neben der Hypertonie auch Ödeme, vor allem durch Herzinsuffizienz.

Als weiterer Therapieansatz sind die Aldosteron-Antagonisten zu nennen, deren erster Vertreter, das Spironolacton, in den 1960er-Jahren entwickelt wurde. Im Jahr 2004 kam Eplerenon auf den Markt, das im Vergleich zu Spironolacton eine wesentlich spezifischere Wirkung aufweist. Spironolacton wird bei primären und sekundären Formen des Hyperaldosteronismus eingesetzt, Eplerenon zusätzlich zu Standardtherapien bei Linksherzinsuffizienz. Als Antagonist des Vasopressins (Antidiuretisches Hormon, ADH) kam 2009 der Wirkstoff Tolvaptan in der Indikationsgruppe neu auf den Markt. Er wird jedoch ebenfalls nicht bei Hypertonie eingesetzt, sondern bei Hyponatriämie, die durch einen Überschuss des Hormons ausgelöst wird.

### 3.7.1.3 Teil-Indikationsgruppe der Betablocker (C07)

Schon 1948 wurde von *Ahlquist* die Theorie der Alpha- und Beta-Rezeptoren formuliert: Über Alpha-Rezeptoren wird an den Blutgefäßen eine Vasokonstriktion und damit Blutdrucksteigerung bewirkt, die sich durch eine Alpha-Rezeptorblockade verhindern lässt (s. o.). Durch Blockade der Beta-Rezeptoren kommt es bei Patienten mit Bluthochdruck zu einer Blutdrucksenkung, woran verschiedene Mechanismen beteiligt sind, die bis heute nicht komplett aufgeklärt sind. Gezielt entwickelt wurden Betablocker zu Beginn der 1960er-Jahre zunächst von dem späteren Nobelpreisträger *James Whyte Black*. Als Folge seiner Forschungsarbeiten kam 1964 das noch heute gebräuchliche Propranolol auf den Markt. Es hemmt sowohl $Beta_1$- als auch $Beta_2$-Rezeptoren. Zur Behandlung der Hypertonie werden heute sogenannte $beta_1$-selektive Rezeptorblocker bevorzugt. Der heute am häufigsten eingesetzte Vertreter dieser Gruppe, das Metoprolol, wurde in Deutschland 1976 eingeführt.

Weitere Indikationen für Betablocker sind neben der Hypertonie unter anderem koronare Herzkrankheit, tachykarde Herzrhythmusstörungen und Prophylaxe eines erneuten Herzinfarkts.

### 3.7.1.4 Teil-Indikationsgruppe der Calciumkanalblocker (C08)

Als erster Calciumkanalblocker wurde 1963 in Deutschland das Verapamil auf den Markt gebracht. Damals war seine koronardilatierende Wirkung – also eine Erweiterung der Herzkranzgefäße – bekannt, weshalb es zunächst nur bei Angina pectoris eingesetzt wurde. Erst 1967 fand *Fleckenstein* heraus, dass Verapamil zu einer Verminderung der Konzentration von Calciumionen in Herzmuskelzellen führt, 1969 wurde der Begriff Calciumantagonisten eingeführt.

Relevante Therapieansätze sind die Phenylalkylamine, zu denen das Verapamil gehört, sowie das in der Wirkung verwandte Diltiazem – einziger Vertreter des Therapieansatzes der Benzothiazepin-Derivate. Die Hauptindikation dieser Therapieansätze ist weniger die Hypertonie, sondern vielmehr die symptomatische Therapie der Angina pectoris sowie bestimmte Herzrhythmusstörungen wie supraventrikuläre Tachykardien oder Vorhofflattern bzw. -flimmern. Von größter Bedeutung ist inzwischen der Therapieansatz der Dihydropyridine, deren erster Vertreter Nifedipin bereits in den 1960er-Jahren entwickelt wurde und zunächst ebenfalls zur Behandlung der Angina pectoris zum Einsatz kam. Nifedipin wirkt blutdrucksenkend, ist aber zur Behandlung der Hypertonie nur in retardierter Form geeignet, da es sonst zu einer reflektorischen Erhöhung der Herzschlagfrequenz kommen kann. Dies ist nicht nur unerwünscht, sondern kann auch schädlich sein, weshalb die Gabe von nicht retardiertem Nifedipin bei Bluthochdruck heute nicht mehr indiziert ist. Seit Mitte der 1980er-Jahre wurde eine Reihe von Dihydropyridinen auf dem deutschen Markt eingeführt (1985 Nimodipin und Nitrendipin, 1990 Nisoldipin, Nicardipin und Isradipin, 1991 Felodipin, 1992 Nilvadipin, 1994 Amlodipin, 1998 Lacidipin, 2000 Lercanidipin, 2004 Manidipin). Das 2013 eingeführte Clevidipin wird nur perioperativ für eine kurzzeitige Blutdrucksenkung eingesetzt. Amlodipin, Felodipin, Lacidipin, Lercanidipin, Nitrendipin und Nilvadipin haben den Vorteil, dass sie wegen ihres langsamen Wirkungseintritts sowie ihrer langen Wirkdauer nicht oder kaum zu einer reflektorischen Erhöhung der Herzschlagfrequenz führen.

### 3.7.1.5 Teil-Indikationsgruppe der Mittel mit Wirkung auf das Renin-Angiotensin-System (C09)

Das Renin-Angiotensin-System ist von zentraler Bedeutung für die Regulation des Blutdrucks. Bereits 1898 hat man in Nierenextrakten das Renin entdeckt. 1940 wurde erstmals das Angiotensinogen beschrieben, in den 50er-Jahren das Angiotensin-Konversionsenzym (ACE). Renin führt zur Bildung von Angiotensin I aus Angiotensinogen, und ACE wandelt Angiotensin I in Angiotensin II (AT II) um, das über zahlreiche Mechanismen den Blutdruck erhöht und zu Umbauprozessen an Herz und Blutgefäßen führt, aber auch die Nierenfunktion beeinflusst.

Mit der Einführung von Wirkstoffen, die direkt in das Renin-Angiotensin-System eingreifen, begann in den späten 70er-Jahren eine neue Ära in der Behandlung des Bluthochdrucks. Heute stehen drei verschiedene Wirkstoffgruppen zur Verfügung: die ACE-Hemmer, die Angiotensin-Rezeptor-Antagonisten (AT-II-Antagonisten) und die Renin-Inhibitoren.

**ACE-Hemmer**
Die Entwicklung der ACE-Hemmer ist auf die Entdeckung von Peptiden mit blutdrucksenkender Wirkung im Gift von brasilianischen Grubenottern zurückzuführen. Als wirksamstes unter ihnen erwies sich das Teprotid, das jedoch aufgrund seiner Eiweißstruktur nur intravenös verabreicht werden konnte. Nach gezielter Entwicklung von oral wirksamen ACE-Hemmern wurde 1977 der Wirkstoff Captopril vorgestellt: der erste therapeutisch anwendbare ACE-Hemmer, der in Deutschland seit 1981 verfügbar ist und heute noch als ein Standardwirkstoff unter den ACE-Hemmern gilt. In der Folgezeit wurden weitere ACE-Hemmer mit abgewandelter Struktur eingeführt. Seit der Veröffentlichung der CONSENSUS-Studie im Jahr 1987 (The CONSENSUS Trial Study Group) ist die Gabe von ACE-Hemmern bei Herzin-

suffizienz unumstritten. ACE-Hemmer gehören zu den Mitteln der Wahl zur Behandlung fast aller Formen der Hypertonie. Zudem verzögern sie bei Diabetikern die Verschlechterung der Nierenfunktion (nephroprotektive Wirkung).

**AT-II-Antagonisten**
Während die ACE-Hemmer die Bildung von Angiotensin II (AT II) hemmen, blockieren die AT-II-Antagonisten die Wirkung von Angiotensin II am Rezeptor. Als erster Vertreter wurde 1995 das Losartan in Deutschland eingeführt, bereits 1996 und 1997 folgten weitere AT-II-Antagonisten.

Die Mittel mit Wirkung auf das Renin-Angiotensin-System werden oft in Kombination mit Diuretika verordnet. Daher stehen sowohl die ACE-Hemmer als auch die AT-II-Antagonisten zusätzlich in fixen Kombinationen mit Diuretika zur Verfügung.

**Renin-Inhibitoren**
Mit dem Wirkstoff Aliskiren ist seit 2007 erstmals ein Renin-Inhibitor verfügbar. Wie bereits beschrieben, steht Renin am Anfang der Kaskade des Renin-Angiotensin-Systems. Aliskiren hemmt das Renin, wodurch letztlich die Bildung von Angiotensin II gehemmt wird (*EMA* 2007).

### 3.7.2 Entwicklung des Verbrauchs

Mit 211 DDD, die durchschnittlich jedem Versicherten der GKV im Jahr 2013 verordnet wurden, sind die Mittel zur Behandlung der Hypertonie die am häufigsten verordnete Indikationsgruppe. Bezogen auf die Teil-Indikationsgruppen verbrauchte jeder Versicherte im Mittel 117 DDD eines Mittels mit Wirkung auf das Renin-Angiotensin-System, 33 DDD eines Betablockers, 29 DDD eines Calciumkanalblockers, 27 DDD eines Diuretikums und rund 5 DDD eines Antihypertonikums.

Der Verbrauch in dieser Indikationsgruppe stieg seit 1996 von rund 6 Mrd. DDD auf knapp 15 Mrd. DDD im Jahr 2013, hat sich also in diesem Zeitraum mehr als verdoppelt. Ab dem Jahr 2001 gab es ein relativ stetiges Wachstum, das in den Jahren 2005 bis 2008 mit rund 900 Mio. DDD pro Jahr besonders kräftig ausfiel. Seit dem Jahr 2009 hat sich der Verbrauchszuwachs deutlich abgeschwächt und lag 2012 und 2013 jeweils nur noch bei rund 300 Mio. DDD, d. h. rund 2% Mehrverbrauch im Vergleich zum Vorjahr (◘ Abb. 3.34). Dies deutet auf eine sich abzeichnende Bedarfssättigung hin.

Die Gruppe mit dem stärksten Wachstum ist seit langem die der Mittel mit Wirkung auf das Renin-Angiotensin-System: Das Verbrauchswachstum fiel ab 1997 regelmäßig durch zweistellige Zuwachsraten auf, wurde jedoch seit 2009 deutlich gebremst und erreichte 2013 nur noch 3,5% (◘ Tab. 3.18). Den größten Anteil am Verbrauch haben seit 1998 ebenfalls die Mittel mit Wirkung auf das Renin-Angiotensin-System; dieser betrug 2013 über 55%. Die Anteile der Betablocker, Calciumkanalblocker und Diuretika lagen bei rund 15, 14 bzw. 13%.

Der hohe Anteil der Mittel mit Wirkung auf das Renin-Angiotensin-System erklärt sich dadurch, dass sie zur initialen Monotherapie bei den meisten Patienten geeignet sind (*AkdÄ* 2009). Abgesehen vom sogenannten „ACE-Hemmer-Husten" und der Entwicklung von Hyperkaliämien sind unerwünschte Wirkungen bei ACE-Hemmern selten. Betablocker werden bevorzugt bei Hypertonie-Patienten mit koronarer Herzkrankheit und Herzinsuffizienz eingesetzt. Diuretika sind in niedriger Dosierung ebenfalls relativ nebenwirkungsarm. Sie werden oft in fixen Kombinationen verordnet. Durch den Verbrauchsanstieg der Mittel mit Wirkung auf das Renin-Angiotensin-System ist auch der Diuretika-Verbrauch in der Vergangenheit angestiegen; seit 2011 ist er jedoch leicht rückläufig, auch unter Berücksichtigung der Fixkombinatio-

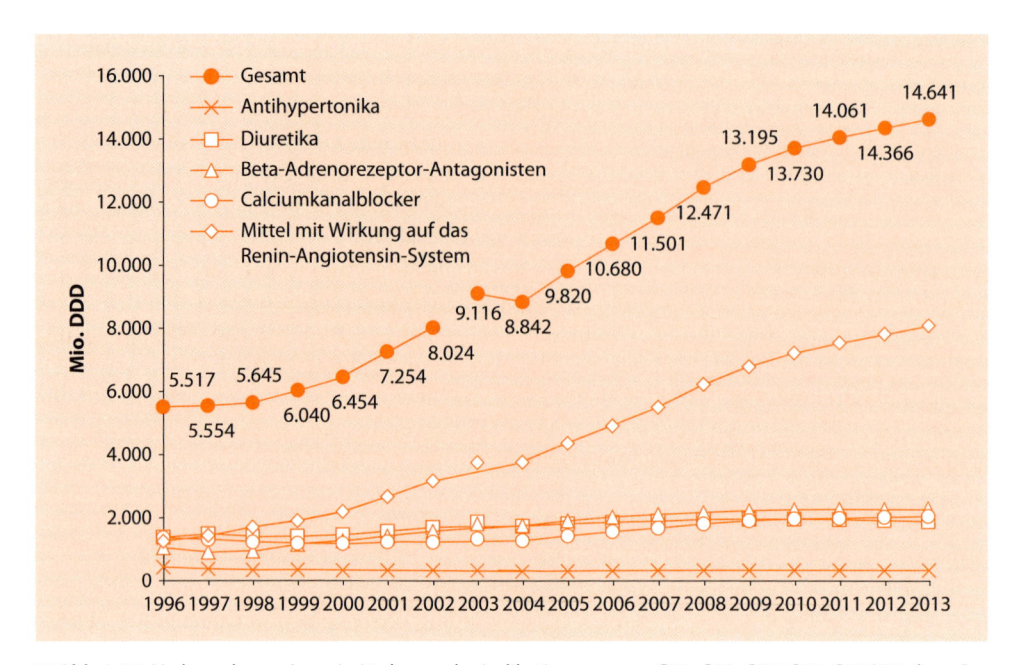

## 3 Umsatzveränderungen in einzelnen Indikationsgruppen

◘ **Abb. 3.34** Verbrauch von Arzneimitteln aus der Indikationsgruppe „C02, C03, C07, C08, C09 Mittel zur Behandlung der Hypertonie" in Mio. DDD im Zeitraum von 1996 bis 2013.
Quelle: IGES nach AVR (1996 bis 2002) und NVI (INSIGHT Health) (ab 2003)

◘ **Tab. 3.18** Übersicht der Menge der verordneten DDD in den Teil-Indikationsgruppen der Indikationsgruppe „C02, C03, C07, C08, C09" in den Jahren 2011 bis 2013.

| Teil-Indikationsgruppe | DDD 2011 (Mio.) | DDD 2012 (Mio.) | DDD 2013 (Mio.) | Differenz 2011 vs. 2012 (%) | Differenz 2012 vs. 2013 (%) |
|---|---|---|---|---|---|
| C09 Mittel mit Wirkung auf das Renin-Angiotensin-System | 7.542,4 | 7.824,5 | 8.097,9 | 3,74 | 3,49 |
| C07 Beta-Adrenorezeptor-Antagonisten | 2.265,2 | 2.267,1 | 2.262,6 | 0,08 | −0,20 |
| C08 Calciumkanalblocker | 1.979,0 | 2.017,3 | 2.047,2 | 1,94 | 1,48 |
| C03 Diuretika | 1.941,1 | 1.919,6 | 1.892,5 | −1,10 | −1,41 |
| C02 Antihypertonika | 333,0 | 337,4 | 341,2 | 1,31 | 1,13 |
| **Summe** | **14.060,8** | **14.366,0** | **14.641,4** | **2,17** | **1,92** |

Quelle: IGES-Berechnungen nach NVI (INSIGHT Health)

nen. Calciumkanalblocker können u. a. bei Patienten mit arterieller Verschlusskrankheit bevorzugt eingesetzt werden (*Leitliniengruppe Hessen* 2010). Das enorme Wachstum bei den Mitteln mit Wirkung auf das Renin-Angiotensin-System als auch bei der Gruppe der Calciumkanalblocker wurde sicher auch durch den Preisverfall gefördert: Zwischen 2005 und 2012 lag der mittlere AVP je DDD für die Mittel mit Wirkung auf das Renin-Angiotensin-System noch bei 0,41 Euro, zwischen 2011 und 2013 ging er von 0,28 auf 0,23 Euro zurück. Für die übrigen Teil-Indikationsgruppen blieb der AVP je DDD weitgehend stabil bzw. zeigt sogar ansteigende Tendenzen. Eine weitere Welle von Preisrückgängen ist aktuell für die AT-II-Antagonisten zu beobachten: Die Einführung der Losartan-Generika im Jahr 2010 hatte nur geringe Auswirkungen auf das Preisniveau der AT-II-Antagonisten insgesamt. Seit Einführung der Valsartan-Generika Ende 2011 sowie der Candesartan- und Irbesartan-Generika 2012 kommen die Preise ins Rutschen. Der mittlere AVP je DDD für AT-II-Antagonisten (excl. Fixkombinationen) ging 2012 von 0,54 auf 0,39 Euro und 2013 nochmals auf 0,32 Euro zurück. Mit der Einführung dieser Generika ist nun ein Großteil des Verbrauchs von AT-II-Antagonisten generikafähig. Der Anteil der Generika lag 2013 bezogen auf alle Therapieansätze mit AT-II-Antagonisten bei 64%, bei den Monopräparaten wurden 82% erreicht.

Bei den Mitteln mit Wirkung auf das Renin-Angiotensin-System zeigten sich zwischen 2011 und 2013 weitgehend stabile Verhältnisse. Den größten Anteil am Verbrauch stellten die ACE-Hemmer: Er betrug inklusive der fixen Kombinationen mit Diuretika bzw. Calciumkanalblockern gut 70%, Der Anteil der AT-II-Antagonisten einschließlich der fixen Kombinationen ist geringfügig von 26 auf 29% angestiegen. Die Anteile der ACE-Hemmer sind leicht rückläufig, die der AT-II-Antagonisten, insbesondere der Monopräparate, nehmen dagegen leicht zu,

was auch ein Effekt der Generika-Einführungen sein dürfte. Auffällig ist der sehr langsame Rückgang der Anteile von Fixkombinationen mit Diuretika. Weitere Therapieansätze sind von untergeordneter Bedeutung. (◘ Abb. 3.35) Die AT-II-Antagonisten werden vor allem bei Unverträglichkeit von ACE-Hemmern empfohlen (AkdÄ 2009), in anderen Publikationen wird diese Einschränkung nicht so deutlich (Deutsche Hochdruckliga 2008). Ein therapieresistenter Husten tritt bei 5 bis 20% der Patienten auf (Jackson 2001). Dem tragen auch die Arzneimittel-Vereinbarungen in einigen Kassenärztlichen Vereinigungen (KV) Rechnung (z. B. für 2011 in den KVen Bayern, Baden-Württemberg, Sachsen und Thüringen), die für den Verbrauchsanteil der AT-II-Antagonisten Zielwerte zwischen 20 und 25% festgelegt haben. Mit der Verfügbarkeit von Sartan-Generika wird vermutlich diese Diskussion zunehmend unbedeutend.

Innerhalb der ACE-Hemmer setzte sich die Entwicklung der vergangenen Jahre weiterhin fort: Ramipril erhöhte seinen dominanten Anteil erneut und erreichte 2013 einen Verbrauchsanteil von fast 80,1%. Auf Enalapril und Lisinopril entfielen rund 11,4 bzw. 6,7%. In den Rahmenvereinbarungen nach § 84 Abs. 7 SGB V werden Enalapril, Lisinopril und Ramipril in alphabetischer Reihenfolge als Leitsubstanzen angegeben.

Die Verbrauchsanteile der verschiedenen AT-II-Antagonisten zeigt ◘ Abb. 3.36. Auffälligstes Ereignis ist der sprunghafte Anstieg des Anteils von Valsartan von rund 21 auf gut 29%. Mit Ausnahme von Candesartan ging für alle anderen Sartane der Verbrauchsanteil zurück. Das 2012 neu eingeführte Azilsartan medoxomil erreichte lediglich einen Anteil von 0,3%. Bis auf Olmesartan- und Azilsartanmedoxomil sind inzwischen alle Sartane generisch verfügbar. Für Telmisartan stehen seit Dezember 2013 Generika zur Verfügung. Für die übrigen Sartane, die generisch angeboten werden, bewegt sich der Anteil der Ge-

3 Umsatzveränderungen in einzelnen Indikationsgruppen

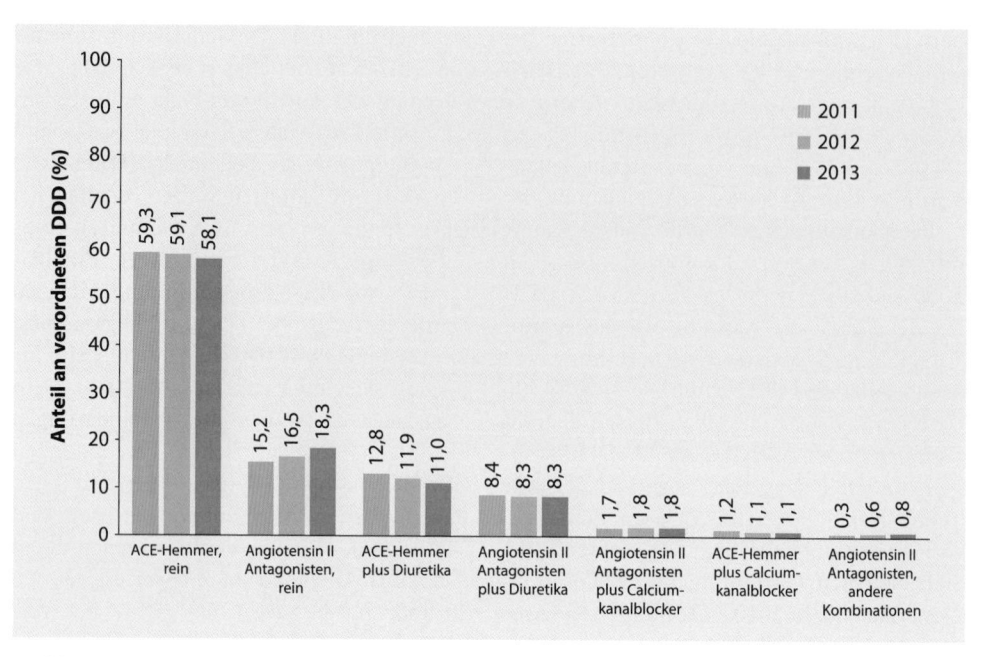

◘ **Abb. 3.35** Anteile der Therapieansätze an den verordneten DDD in der Teil-Indikationsgruppe „C09 Mittel mit Wirkung auf das Renin-Angiotensin-System" für 2011 bis 2013.
Quelle: IGES-Berechnungen nach NVI (INSIGHT Health)

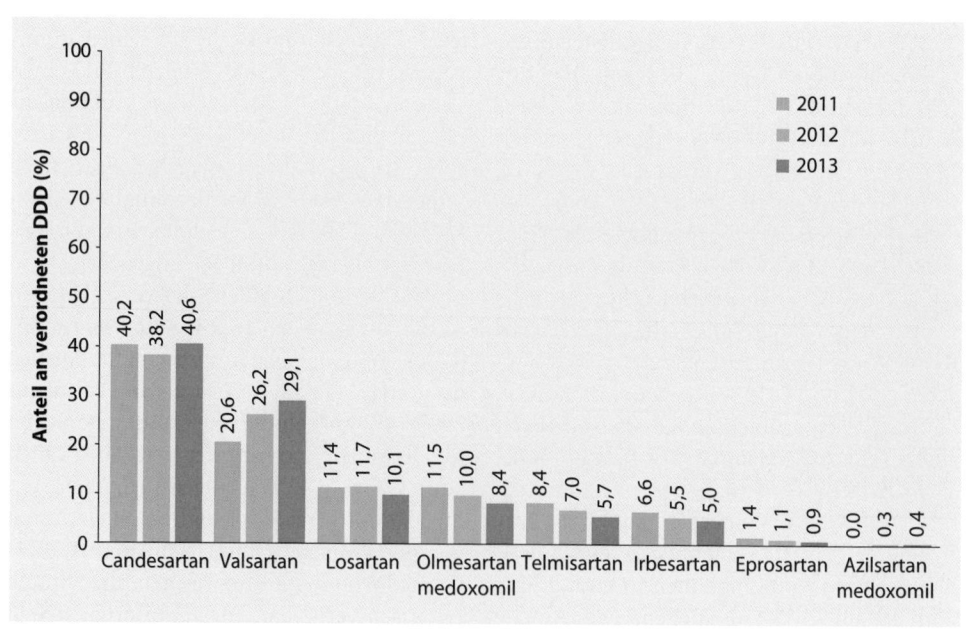

◘ **Abb. 3.36** Anteile der verordneten DDD für die Wirkstoffe des Therapieansatzes „Angiotensin-II-Antagonisten, rein" für 2011 bis 2013.
Quelle: IGES-Berechnung nach NVI (INSIGHT Health)

nerika zwischen 62% (Irbesartan) und 96% (Losartan) des Verbrauchs.

Unter den Therapieansätzen der Betablocker gab es zwischen 2011 und 2013 ebenfalls kaum Veränderungen. Der Anteil der größten Gruppe, der selektiven Betablocker, stieg erneut geringfügig an und liegt nun bei 81,2%. Innerhalb des Therapieansatzes ist ein sehr langsamer Rückgang des Anteils von Metoprolol zu erkennen, der 2013 bei 49% lag. Die Anteile von Bisoprolol bzw. Nebivolol erhöhten sich geringfügig und erreichten 2013 38,6 bzw. 8,7%. Damit entfiel auf die beiden Leitsubstanzen der Wirkstoffgruppe (Metoprolol und Bisoprolol) der Großteil des Verbrauchs.

Unter den Therapieansätzen der Calciumkanalblocker stieg der Anteil der Dihydropyridine 2013 nochmals an und erreichte 94,7%. Die Calciumkanalblocker vom Verapamil-Typ sowie Diltiazem haben nur noch eine untergeordnete Bedeutung. Bedingt durch einen stetigen Verbrauchsrückgang – von rund 263 Mio. auf 106 Mio. DDD von 2003 bis 2013 – sanken auch die Verbrauchsanteile und lagen 2013 nur noch bei 4,4 bzw. 0,8%. Der Verbrauch der Dihydropyridine hat sich in diesem Zeitraum dagegen von ca. 1,1 Mrd. auf über 1,9 Mrd. DDD erhöht. In diesem Therapieansatz stieg der Verbrauchsanteil von Amlodipin erneut geringfügig an und erreichte 2013 75,4%. Auch der Anteil von Lercanidipin stieg leicht an und lag bei 13,2%. Die Anteile anderer Calciumkanalblocker gingen zurück. Entscheidend für den Einsatz eines Calciumkanalblockers bei Hypertonie ist in erster Linie seine Wirkdauer (s. o.). Amlodipin steht seit 2004 als Generikum zur Verfügung und gehört zu den Wirkstoffen mit der längsten Wirkdauer. Für diesen Wirkstoff liegen mittlerweile die meisten Erfahrungen aus Studien vor (*AKdÄ* 2009), und er ist in den Rahmenvorgaben nach § 84 Abs. 7 SGB V einer der beiden Leitsubstanzen in der Gruppe der Calciumantagonisten (*Rahmenvorgaben* 2013).

### 3.7.3 Regionale Unterschiede im Verbrauch

Der Verbrauch von Mitteln zur Behandlung der Hypertonie zeigte 2013 erhebliche regionale Differenzen: Wurden in der KV-Region Hamburg im Mittel nur 167 DDD je GKV-Versicherten verbraucht, so lag der Pro-Kopf-Verbrauch in Mecklenburg-Vorpommern mit 306 DDD um 83% höher (Abb. 3.37). Diese Unterschiede dürften durch Unterschiede in der Morbidität bedingt sein. Ein Indikator für die Herz-Kreislauf-Morbidität ist die Altersstruktur, da das Risiko für Bluthochdruck und kardiovaskuläre Erkrankungen wie Herzinsuffizienz und Herzinfarkt mit dem Alter steigt. In der univariaten Regressionsanalyse zeigt sich daher auch, dass der Anteil der über 55-Jährigen mit hoher Signifikanz einen Großteil der Variation erklärt ($R^2 = 0,74$). Auch die selbst berichtete 12-Monats-Prävalenz einer Hypertonie (RKI 2012a) bzw. einer entsprechenden Medikation erklärt in hohem Maße und signifikant die regionalen Unterschiede mit dem gleichen Bestimmtheitsmaß ($R^2 = 0,74$). Prüft man beide Einflussvariablen im multivariaten Regressionsmodell, so verliert die Hypertonie-Prävalenz allerdings ihre Signifikanz. Dies ist nicht verwunderlich, da der Anteil der über 55-Jährigen auch in hohem Maße die regionalen Unterschiede der Hypertonie-Prävalenz erklärt (R2 = 0,85).

### 3.7.4 Epidemiologie, Bedarf und Angemessenheit der Versorgung

Mit Ausnahme der Indikationsgruppe der Antihypertensiva werden die Wirkstoffe der übrigen genannten Indikationsgruppen zwar überwiegend, aber nicht nur zur Behandlung der Hypertonie eingesetzt, wie beispielsweise ACE-Hemmer oder Betablocker zur Behandlung der Herzinsuffizienz, Diuretika bei Ödemen. Der durch diese Indikationen

3 Umsatzveränderungen in einzelnen Indikationsgruppen

**KV Schleswig-Holstein**
205,27 DDD
3,1%

**KV Hamburg**
167,28 DDD
1,2%

**KV Mecklenburg-Vorpommern**
306,42 DDD
1,6%

**KV Bremen**
194,54 DDD
2,2%

**KV Brandenburg**
272,14 DDD
1,4%

**KV Niedersachsen**
208,01 DDD
2,1%

**KV Berlin**
207,89 DDD
-0,4%

**KV Westfalen-Lippe**
206,37 DDD
2,2%

**KV Sachsen-Anhalt**
297,65 DDD
3,7%

**KV Nordrhein**
201,17 DDD
2,4%

**KV Thüringen**
284,93 DDD
2,5%

**KV Sachsen**
272,98 DDD
1,8%

**KV Hessen**
195,10 DDD
0,7%

**KV Rheinland-Pfalz**
208,59 DDD
-0,2%

**KV Saarland**
217,75 DDD
-1,9%

**KV Bayerns**
183,28 DDD
1,8%

**KV Baden-Württemberg**
182,00 DDD
2,3%

**Verbrauch (C02, C03, C07, C08, C09) pro GKV-Versicherten in DDD, z-standardisierte Abweichung vom Mittelwert, 2013**
(Deutschland: 210,60 DDD)

- $z \leq -1,5$
- $-1,5 < z \leq -0,5$
- $-0,5 < z < 0,5$
- $0,5 \leq z < 1,5$
- $z \geq 1,5$

sowie Änderungen gegenüber dem Vorjahr in Prozent (Deutschland: 1,7%)

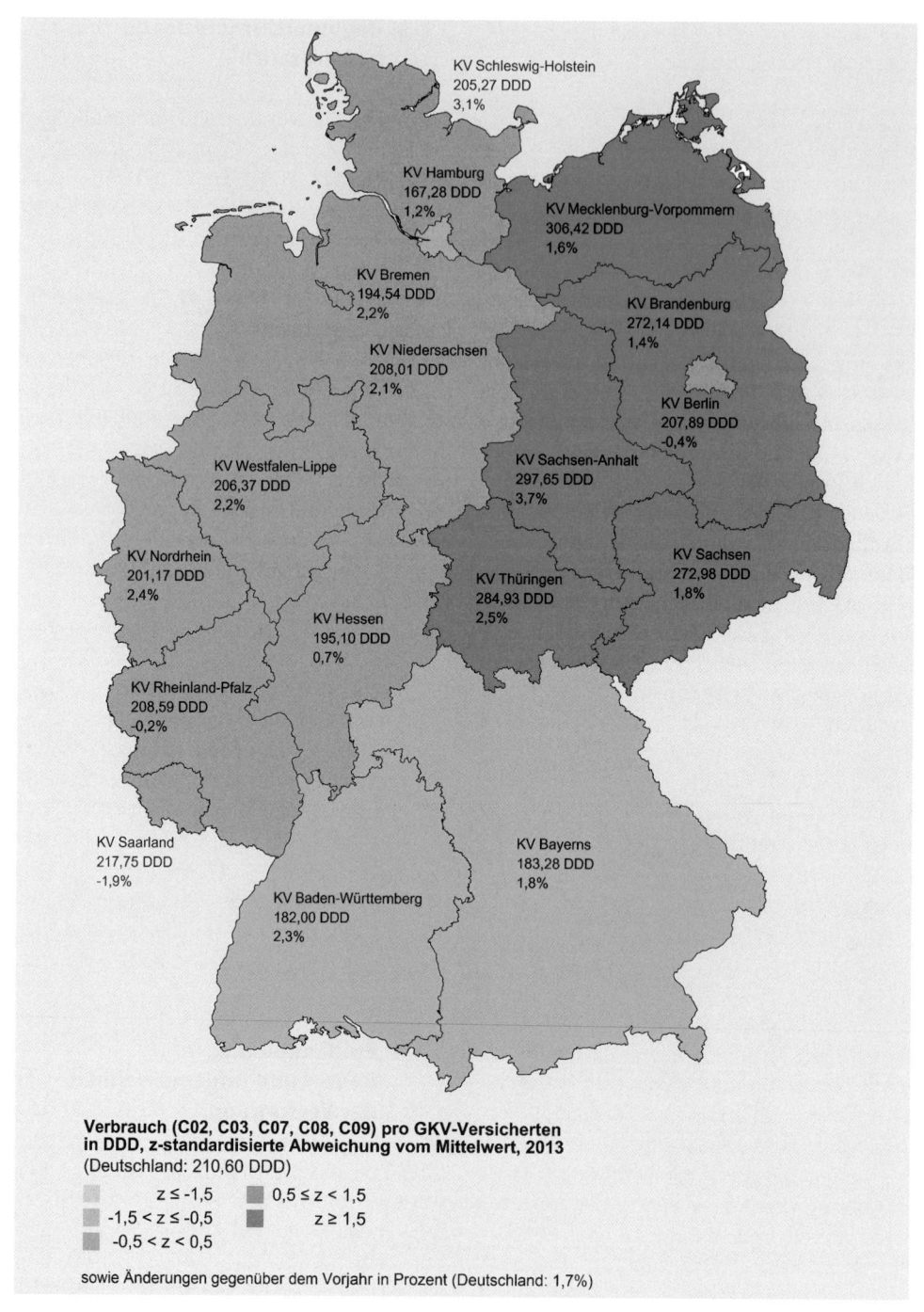

**Abb. 3.37** Verbrauch von Arzneimitteln aus der Indikationsgruppe „C02, C03, C07, C08, C09 Mittel zur Behandlung der Hypertonie" in DDD je Versicherten im Jahr 2013 und Änderung gegenüber dem Vorjahr nach KV-Region.

Quelle: IGES-Berechnungen nach NVI (INSIGHT Health)

verursachte Bedarf wird hier nicht berücksichtigt.

Den Daten des telefonisch durchgeführten GEDA (Gesundheit in Deutschland aktuell 2010) zufolge wird für die Hypertonie von einer 12-Monatsprävalenz von 27,1% bei Frauen und von 26,4% bei Männern berichtet. Unter Berücksichtigung der Altersgruppierungen kann eine 12-Monatsprävalenz von insgesamt 16,4 Mio. GKV-Versicherten über 18 Jahren berechnet werden. Allerdings zeigen diese Daten eher eine Unterschätzung an, da sie auf der Selbstauskunft zu einem bereits diagnostizierten Bluthochdruck beruhen (*RKI* 2012b).

Die Ergebnisse der Studie zur Gesundheit in Deutschland (DEGS1) weisen eine höhere Prävalenz für beide Geschlechter aus. Die Punktprävalenz für eine Hypertonie liegt demnach für Frauen zwischen 18 und 79 Jahren bei 29,9%, wobei bei einem kleinen Teil die Diagnose nicht bekannt war (4% bezogen auf alle untersuchten Frauen). Bei Männern zwischen 18 und 79 Jahren lag die Punktprävalenz insgesamt bei 33,3%, wobei wiederum bei 7,2% eine Hypertonie unbekannt war. Entsprechend einer Auswertung stratifiziert nach Geschlecht und Altersgruppen ist aktuell von insgesamt 19 Mio. GKV-Versicherten auszugehen, bei denen eine Hypertonie vorliegt. Davon wurde bei etwa 3,2 Mio. GKV-Versicherten die Diagnose erst im Rahmen der Studie gestellt (*Neuhauser et al.* 2013). Erwähnt werden muss, dass die Prävalenz für Hypertonie bei der Auswertung des Bundesgesundheitssurveys 1998 deutlich höher lag (*Thefeld et al.* 2000). Die Daten aus dem Survey von 1998 sind aktuell mit der Prävalenz aus DEGS1 nicht vergleichbar, da zwischen den Studien Unterschiede in der Messmethodik bestehen. Nach entsprechender Kalibrierung soll jedoch ein Vergleich möglich sein (*Neuhauser* et al. 2013). Erwähnt werden soll außerdem, dass bei nur 28,8% der Männer ein optimaler und bei 53,3% ein normaler oder hoch-normaler Blutdruck festgestellt wurde. Bei den Frauen war bei 53,0% der Blutdruck optimal, bei 34,3% normal oder hoch-normal (*Neuhauser et al.* 2013).

Nach den aktualisierten Empfehlungen der Deutschen Hochdruckliga sollten bei allen Patienten mit einem Blutdruck über 140/90 mmHg unabhängig von weiteren Risikofaktoren oder Komorbiditäten medikamentöse und nicht medikamentöse blutdrucksenkende Maßnahmen erfolgen. Für niereninsuffiziente Patienten werden die Interventionsschwellen niedriger, für Patienten ab 80 Jahren höher angegeben (*DHL* 2011). Vereinfachend soll im Folgenden davon ausgegangen werden, dass – entsprechend den Ergebnissen von DEGS1 – bei etwa 19 Mio. GKV-Patienten eine Hypertonie und damit ein medikamentöser Behandlungsbedarf besteht.

Um anhand des Verbrauchs der Indikationsgruppen, die zur Behandlung der Hypertonie eingesetzt werden (◘ Abb. 3.38), zu schätzen, wie viele Patienten in der GKV wegen Hypertonie hätten behandelt werden können, wurde angenommen, dass für alle Versicherten, die eine Therapie mit einem fixen Kombinationspräparat erhalten, diese damit ausreichend versorgt sind, d.h. dass hier von einem Bedarf von 1 DDD einer fixen Kombination täglich auszugehen ist. Darüber hinaus wurde davon ausgegangen, dass Versicherte im Mittel 1,8 DDD täglich benötigen.

Der Mittelwert von 1,8 DDD wurde empirisch auf der Grundlage einer großen Studie ermittelt (*Pittrow et al.* 2004): Hier wurde im Jahr 2001 bei einer Praxispopulation untersucht, wie hoch der Anteil der Patienten ist, die jeweils mit einem, zwei, drei oder vier und mehr unterschiedlichen Wirkstoffen behandelt wurden. 2013 konnten rund 24,2 Mio. Versicherte behandelt werden – bei einem geschätzten Bedarf von 19 Mio. Versicherten. Wie bereits erwähnt, ist von einem zusätzlichen Bedarf für Patienten mit Herzinsuffizienz oder Ödemen auszugehen.

Während in den vorherigen Ausgaben des Arzneimittel-Atlas auf Basis der Angaben aus

## 3 Umsatzveränderungen in einzelnen Indikationsgruppen

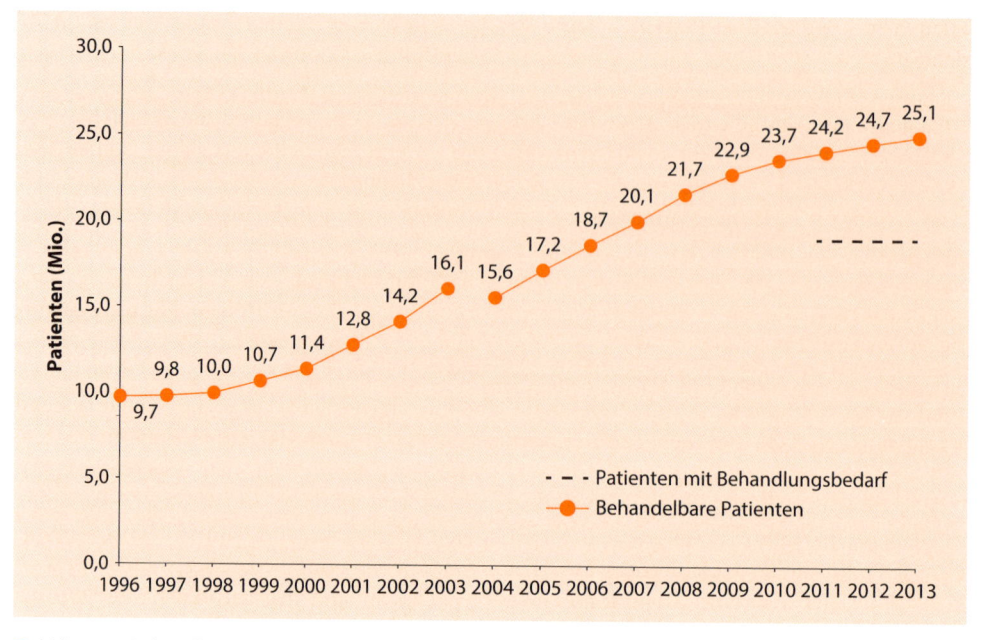

**Abb. 3.38** Behandlungsbedarf mit Mitteln zur Blutdrucksenkung C02–C09.
Quelle: IGES-Berechnungen nach Angaben AVR (1996 bis 2002) und NVI (INSIGHT Health) (2003 bis 2013)

dem Bundesgesundheitssurvey 1998 angenommen werden musste, dass mit dem beobachteten Verbrauch der Bedarf nicht komplett gedeckt werden konnte, ergibt die aktuelle Erhebung ein etwas anderes Bild:, Der Verbrauch ist scheinbar größer als der Bedarf. Allerdings ist anzunehmen, dass wahrscheinlich bei freier Kombination von blutdrucksenkenden Mitteln durchschnittlich 1,8 DDD täglich nicht ausreichen, um eine befriedigende Blutdruckkontrolle zu erreichen. Darüber hinaus muss davon ausgegangen werden, dass für einige Wirkstoffe üblicherweise deutlich mehr als eine DDD täglich verordnet wird, beispielsweise für ACE-Hemmer und hier insbesondere Ramipril (*Grimmsmann* und *Himmel* 2009). Zudem sei nochmals darauf hingewiesen, dass die hier betrachteten Arzneimittel nicht ausschließlich zur Behandlung der Hypertonie eingesetzt werden.

Zusammenfassend kann davon ausgegangen werden, dass sich die Versorgung von Patienten mit Hypertonie deutlich verbessert hat. In einer älteren Studie zur Hypertonie-Prävalenz und antihypertensiven Behandlung, die auf der Auswertung verfügbarer repräsentativer Querschnittsstudien in Deutschland basiert (MONICA-, KORA- und SHIP-Studien), wurde noch für 38,8% der Teilnehmer festgestellt, dass die bestehende Hypertonie nicht bekannt war (*Löwel et al.* 2006). Nach den aktuellen Erhebungen ist dieser Anteil inzwischen erheblich geringer (s.o.). Auch der Anteil der Patienten, die kontrolliert behandelt werden, hat sich erhöht. Aus den Angaben von Löwel et al. lässt sich berechnen, dass von den Studienteilnehmern mit bekannter Hypertonie lediglich rund 23% kontrolliert behandelt wurden, d.h., durch die Behandlung entstanden normotensive Blutdruckwerte. Entsprechend den Ergebnissen des DEGS1 wurde dagegen bei etwa der Hälfte der Teilnehmer mit bekannter Hypertonie durch die Behandlung eine Kontrolle des Blutdrucks erzielt. Allerdings ist die Situation weiterhin verbesserungsfähig, denn in der Stichprobe

### Tab. 3.19 Ausgabenentwicklung in der Indikationsgruppe „C02, C03, C07, C08, C09 Mittel zur Behandlung der Hypertonie" in den Jahren 2012 und 2013.

| Indikations-/ Teil-Indikationsgruppe | Ausgaben (Mio. Euro) | | Änderung gegenüber Vorjahr (Mio. Euro) | | Prozentuale Veränderung gegenüber Vorjahr | | Anteil an Gesamtausgaben (%) | |
|---|---|---|---|---|---|---|---|---|
| | 2012 | 2013 | 2011 vs. 2012 | 2012 vs. 2013 | 2011 vs. 2012 | 2012 vs. 2013 | 2012 | 2013 |
| C09 Mittel mit Wirkung auf das Renin-Angiotensin-System | 1.544,85 | 1.442,27 | −310,17 | −102,57 | −16,72 | −6,64 | 5,85 | 5,32 |
| C07 Beta-Adrenorezeptor-Antagonisten | 465,60 | 453,11 | −21,91 | −12,49 | −4,49 | −2,68 | 1,76 | 1,67 |
| C03 Diuretika | 286,12 | 290,75 | −1,87 | 4,62 | −0,65 | 1,62 | 1,08 | 1,08 |
| C02 Antihypertonika | 269,73 | 285,32 | 10,64 | 15,59 | 4,11 | 5,78 | 1,02 | 1,05 |
| C08 Calciumkanalblocker | 206,44 | 192,07 | −12,45 | −14,37 | −5,69 | −6,96 | 0,78 | 0,71 |
| Gesamt | 2.772,74 | 2.663,52 | −335,75 | −109,22 | −10,80 | −3,94 | 10,49 | 9,83 |

Quelle: IGES-Berechnungen nach NVI (INSIGHT Health)

des DEGS1 war nur bei knapp 40% der Teilnehmer der Blutdruck optimal.

### 3.7.5 Analyse der Ausgabendynamik

Die Indikationsgruppe mit den höchsten Ausgaben sind weiterhin die Mittel zur Behandlung der Hypertonie. Im Jahr 2013 betrug ihr Anteil an den Gesamtausgaben für Fertigarzneimittel 9,8% (Tab. 3.19), was einen geringfügigen Rückgang zum Vorjahr darstellt. Die Gesamtausgaben für die Indikationsgruppe sanken 2013 im Vergleich zum Vorjahr um 109,2 Mio. Euro. 2012 war der Ausgabenrückgang mit 335,8 Mio. Euro deutlich höher.

Abgesehen von Generika- und Preiskomponente stellen sich die Komponenten der Ausgabenentwicklung für die Jahre 2013 und 2012 ähnlich dar: In beiden Jahren war die Verbrauchskomponente mit Abstand die prominenteste Komponente bezüglich der Ausgabensteigerungen. Bedingt durch einen geringeren Verbrauchsanstieg erhöhte sie die Ausgaben 2013 jedoch weniger (65,4 Mio. Euro) als 2012 (78,0 Mio. Euro) (Abb. 3.39). Die Therapieansatzkomponente war 2013 fast doppelt so hoch wie im Vorjahr. So kam es durch einen erhöhten Verordnungsanteil von teureren Therapieansätzen zu Mehrausgaben von 27,5 Mio. Euro (15,9 Mio. Euro 2012). Bedingt war dies vor allem durch die Teilindikationsgruppe der Mittel mit Wirkung auf das Renin-Angiotensin-System, bei denen der Anteil von Angiotensin-II-Antagonisten stieg. Die Wirkstärkekomponente fiel mit Ausgabensteigerungen von 19,5 Mio. Euro ähnlich hoch aus wie 2012.

Anders als 2012 wurde 2013 eine positive Preiskomponente in Höhe von 38,5 Mio. Euro ermittelt. Auch hier war insbesondere die Teilindikationsgruppe der Mittel mit Wirkung auf das Renin-Angiotensin-System für die Mehrausgaben verantwortlich (32,4 Mio. Euro).

Diese Ausgabenerhöhung konnte durch andere Komponenten mehr als ausgeglichen

## 3 Umsatzveränderungen in einzelnen Indikationsgruppen

**Ausgabenänderung (Mio. €)**

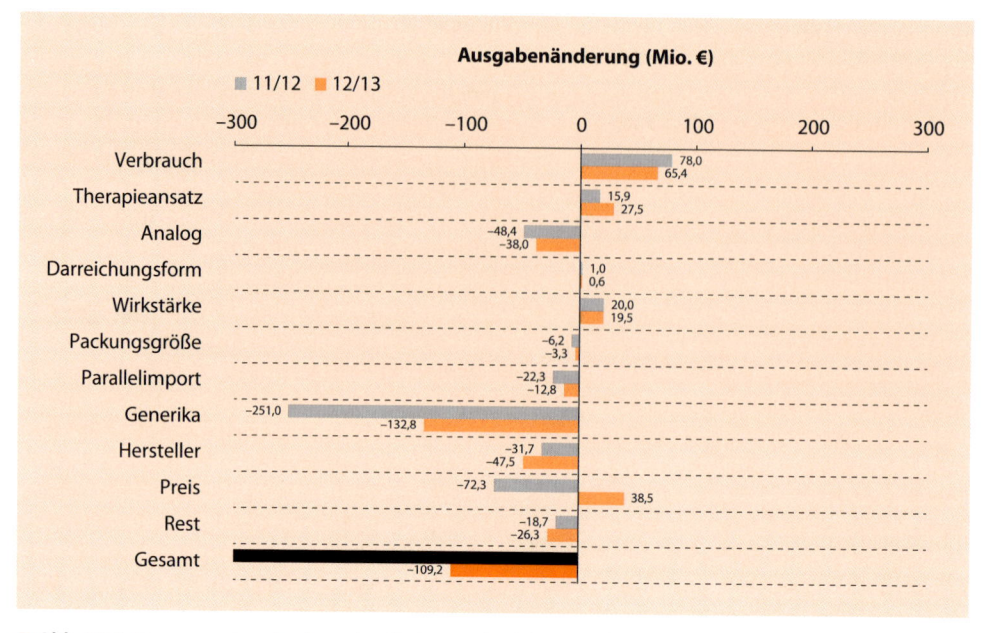

■ 11/12   ■ 12/13

| Komponente | 11/12 | 12/13 |
|---|---|---|
| Verbrauch | 78,0 | 65,4 |
| Therapieansatz | 15,9 | 27,5 |
| Analog | -48,4 | -38,0 |
| Darreichungsform | 1,0 | 0,6 |
| Wirkstärke | 20,0 | 19,5 |
| Packungsgröße | -6,2 | -3,3 |
| Parallelimport | -22,3 | -12,8 |
| Generika | -251,0 | -132,8 |
| Hersteller | -31,7 | -47,5 |
| Preis | -72,3 | 38,5 |
| Rest | -18,7 | -26,3 |
| Gesamt | | -109,2 |

◘ **Abb. 3.39** Komponenten der Ausgabenänderung im Jahr 2013 für die Indikationsgruppe „C02, C03, C07, C08, C09 Mittel zur Behandlung der Hypertonie".
Quelle: IGES-Berechnungen nach NVI (INSIGHT Health)

werden. Hierbei ist vor allem die Generikakomponente hervorzuheben. Sie senkte 2013 die Ausgaben um 132,8 Mio. Euro. Damit waren die Einsparungen deutlich niedriger als 2012 (–251,0 Mio. Euro).

Als weitere Komponenten, die zu Einsparungen führten, sind die Analog-, die Parallelimport- und die Herstellerkomponente zu nennen. Der höhere Anteil von günstigeren Analogwirkstoffen führte zu Einsparungen von 38,0 Mio. Euro, die somit niedriger als im Vorjahr waren (48,4 Mio. Euro). Die Parallelimportkomponente wies mit Einsparungen in Höhe von 12,8 Mio. Euro ebenfalls einen geringeren Wert auf als 2012 (–22,3 Mio. Euro). Hingegen erhöhten sich die Einsparungen durch die Herstellerkomponente von 31,7 Mio. Euro im Jahr 2012 auf 47,5 Mio. Euro 2013.

Zu den Komponenten haben die einzelnen Teil-Indikationsgruppen in unterschiedlichem Maße beigetragen (◘ Tab. 3.20). Die Verbrauchskomponente war auch 2013 überwiegend durch die Mittel mit Wirkung auf das Renin-Angiotensin-System bedingt (51,3 Mio. Euro). Zu den Einsparungen durch Analog-Wettbewerb trugen 2013 fast ausschließlich die Mittel mit Wirkung auf das Renin-Angiotensin-System bei: Hier stiegen die Verbrauchsanteile einiger Sartane an, insbesondere von Valsartan und Candesartan, für die in den letzten Jahren Generika eingeführt wurden, aber auch von Ramipril. Die höchsten Einsparungen durch Generikasubstitution bewirkten 2013 mit deutlichem Abstand die Mittel mit Wirkung auf das Renin-Angiotensin-System mit einem Wert von 123,9 Mio. Euro. Zurückzuführen sind diese Einsparungen vor allem auf die Sartan-Generika, die 2011 und 2012 eingeführt wurden (Valsartan, Candesartan, Irbesartan). Die positive Wirkstärkekomponente wurde durch die Betablocker, Diuretika und die Renin-Angiotensin-System-Hemmstoffe bewirkt.

## 3.7 C02, C03, C07, C08, C09 Mittel zur Behandlung der Hypertonie

**Tab. 3.20** Komponenten der Ausgabenänderung im Jahr 2013 für die Teil-Indikationsgruppen C02 Antihypertonika, C03 Diuretika, C07 Betablocker, C08 Calciumkanalblocker, C09 Mittel mit Wirkung auf das Renin-Angiontensin-System, absteigend sortiert nach „Ausgabenänderung gesamt".

| Komponente | C09 Mittel mit Wirkung auf das Renin-Angiotensin-System | C08 Calcium-kanal-blocker | C07 Beta-Adreno-rezeptor-Antagonisten | C03 Diuretika | C02 Antihyper-tonika | Gesamt (C02, C03, C07, C08, C09) |
|---|---|---|---|---|---|---|
| Verbrauch | 51,3 | 2,9 | –0,9 | –4,1 | 16,2 | 65,4 |
| Therapieansatz | 29,0 | –2,6 | –2,6 | 4,9 | –1,2 | 27,5 |
| Analog-Wettbewerb | –43,3 | –3,9 | –0,5 | 8,3 | 1,3 | –38,0 |
| Darreichungsform | 0,0 | 0,7 | 0,4 | –0,1 | –0,4 | 0,6 |
| Wirkstärke | 6,5 | 1,9 | 6,4 | 3,3 | 1,3 | 19,5 |
| Packungsgröße | –1,7 | –0,3 | –0,6 | –1,0 | 0,3 | –3,3 |
| Parallelimport | –12,7 | –0,1 | 0,1 | 0,0 | –0,1 | –12,8 |
| Generika | –123,9 | –4,5 | –4,0 | –0,3 | –0,1 | –132,8 |
| Hersteller | –26,3 | –4,4 | –10,9 | –3,9 | –1,9 | –47,5 |
| Preis | 32,4 | –2,0 | 7,8 | –0,8 | 1,1 | 38,5 |
| Rest | –14,0 | –2,1 | –7,6 | –1,6 | –1,0 | –26,3 |
| Ausgabenänderung gesamt | –102,6 | –14,4 | –12,5 | 4,6 | 15,6 | –109,2 |

Quelle: IGES-Berechnungen nach NVI (INSIGHT Health)

Fazit zur Indikationsgruppe „C02, C03, C07, C08, C09 Mittel zur Behandlung der Hypertonie"

| | |
|---|---|
| Ausgaben | Rückgang |
| Prominenteste Komponente(n) | Generika, Verbrauch, Analog-Wettbewerb |
| Verbrauch | Durchschnittliches Wachstum |
| Therapieansätze | Therapieoptimierung: höherer Anteil von Sartanen |
| Analog-Wettbewerb | Wirtschaftlich motivierte Erhöhung der Anteile generisch verfügbarer Sartane |
| Sonstiges | Hoher Ausgabenrückgang insbesondere durch Generikasubstitution |

## Literatur

Leitliniengruppe Hessen (2010) Hausärztliche Leitlinie Hypertonie. URL: http://www.pmvforschungsgruppe.de/pdf/03_publikationen/hypertonie_ll.pdf (12.03.2013).

Deutsche Hochdruckliga (DHL), Deutsche Gesellschaft für Hypertonie und Prävention (2011) Neue Entwicklungen in der Hochdrucktherapie. http://www.hochdruckliga.de/bluthochdruck-behandlung-leitlinien.html (03.04.2012).

EMA (2007) Rasilez. Scientific Discussion. http://www.ema.europa.eu/humandocs/PDFs/EPAR/rasilez/H-780-en6.pdf (12.05.2008).

Grimmsmann T, Himmel W (2009) Inwieweit bilden definierte Tagesdosen (DDD) die tatsächlich verordneten Tagesdosen ab? Eine Analyse ambulanter Verordnungsdaten. Gesundheitswesen 7: 1–7.

Jackson EK (2001) Renin and angiotensin. In: Hardman JG, Limbird LE (Hrsg.) Goodman & Gilman's The Pharmacological Basis of Therapeutics. New York: McGraw-Hill: 809–841.

Janhsen K, Strube H, Starker A (2008) Hypertonie. Gesundheitsberichterstattung des Bundes, Heft 43. Berlin: Robert Koch-Institut.

Löwel H, Meisinger C et al. (2006) Epidemiologie der arteriellen Hypertonie in Deutschland. Ausgewählte Ergebnisse bevölkerungsrepräsentativer Querschnittsstudien. Dtsch Med Wochenschr 131: 2586–2591.

Neuhauser H, Thamm M, Ellert U (2013) Blutdruck in Deutschland 2008-2011. Bundesgesundheitsbl 56: 795-801.

Pittrow D, Kirch W, Bramlage P et al. (2004) Patterns of antihypertensive drug utilization in primary care. Eur J Clin Pharmacol 60: 135–142.

Rahmenvorgaben (2012) Rahmenvorgaben nach § 84 Abs. 7 SGB V – Arzneimittel – für das Jahr 2012 vom 19. Oktober 2012. Deutsches Ärzteblatt 109: A2431–A2435.

RKI (2012a) Gesundheit in Deutschland aktuell. Public USE File GEDA 2010.

RKI (2012b) Beiträge zur Gesundheitsberichterstattung des Bundes Daten und Fakten: Ergebnisse der Studie Gesundheit in Deutschland aktuell 2010. http://www.rki.de/DE/Content/Gesundheitsmonitoring/Gesundheitsberichterstattung/GBEDownloadsB/GEDA2010.pdf;jsessionid=1DEE07EAFC87138700D8DBE38BCAFF62.2_cid372?__blob=publicationFile (25.04.2013).

The CONSENSUS Trial Study Group (1987) Effects of enalapril on mortality in severe congestive heart failure. Results of Cooperative North Scandinavian Enalapril Survival Study (CONSENSUS). N Engl J Med 316: 1429–1435.

Thefeld W (2000) Verbreitung der Herz-Kreislauf-Risikofaktoren Hypercholesterinämie, Übergewicht, Hypertonie und Rauchen in der Bevölkerung. Bundesgesundheitsblatt Gesundheitsforschung Gesundheitsschutz 43: 415–423.

Yusuf S, Sleight P, Pogue J et al. (2000) Effects of an angiotensin-converting-enzyme inhibitor, ramipril, on cardiovascular events in highrisk patients. The Heart Outcomes Prevention Evaluation Study Investigators. N Engl J Med 342: 145–153.

Wolf-Maier K, Cooper RS et al. (2003) Hypertension prevalence and blood pressure levels in 6 European countries, Canada, and the United States. JAMA 289: 2363–2369.

## 3.8 C10 Lipidsenkende Mittel

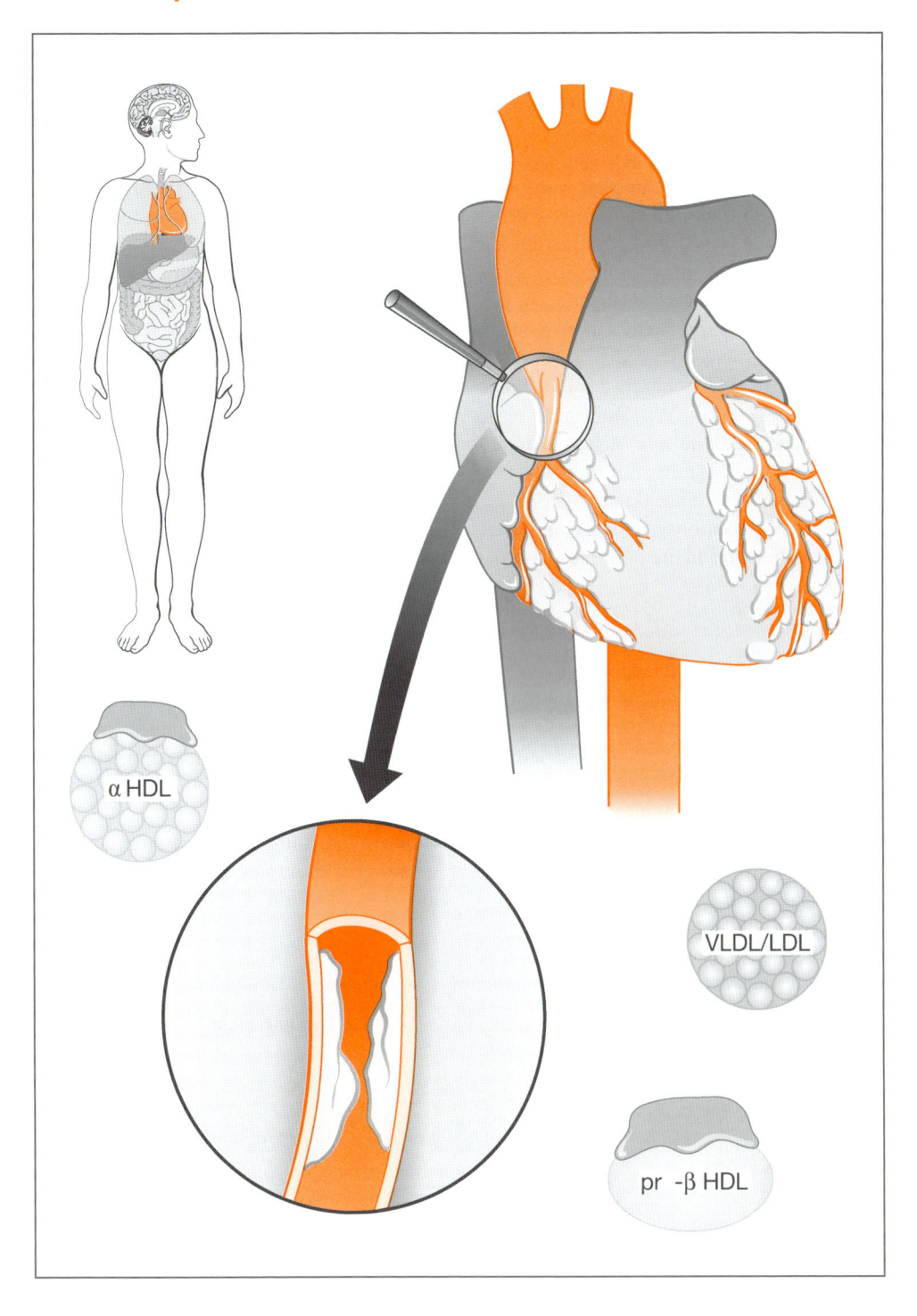

### 3.8.1 Entwicklung der Indikationsgruppe

Der Zusammenhang zwischen erhöhter Lipidkonzentration im Blut und erhöhten kardiovaskulären Risiken wurde in den 1960er-Jahren auf der Basis von großen epidemiologischen Studien entdeckt. Zur pharmakotherapeutischen Beeinflussung der Blutfette stehen seit Langem die Wirkstoffe Colestyramin und Colestipol zur Verfügung. Beide sind Ionenaustauscher, die im Darm Gallensäuren binden. Deshalb müssen Gallensäuren von der Leber neu synthetisiert werden, wodurch es mit der Zeit zu einer Senkung des Blutcholesterins kommt. Da diese Wirkstoffe nicht resorbiert werden, sind sie sehr sicher, aber ihre Anwendung geht häufig mit subjektiv unangenehmen gastrointestinalen Störungen einher. Die Indikationsgruppe der lipidsenkenden Mittel wird heute dominiert von den Statinen.

**Fibrate**
Als erstes Fibrat wurde Clofibrat 1967 in den USA zugelassen. Über Jahre hinweg war es das am häufigsten eingesetzte Mittel zur Lipidsenkung. In Deutschland wurden 1978 die Wirkstoffe Bezafibrat und Fenofibrat eingeführt, denen 1984 das Gemfibrozil folgte. Wie die lipidsenkende Wirkung der Fibrate zustande kommt, ist noch weitgehend unklar.

**Statine**
Statine wurden ursprünglich aus einem Pilz isoliert; ihre hemmende Wirkung auf die Cholesterin-Biosynthese beschrieb man 1976. Der genaue Wirkmechanismus, die Hemmung des Enzyms HMG-CoA-Reduktase, wurde 1978 publiziert. Als erstes Statin wurde 1989 das Lovastatin eingeführt, gefolgt von Simvastatin (1990), Pravastatin (1991), Fluvastatin (1994) und Atorvastatin (1997). Das 1997 eingeführte Cerivastatin musste wegen gehäuft auftretender Muskelschäden (Rhabdomyolyse) 2001 wieder vom Markt genommen werden. 2009 und 2011 wurden mit Rosuvastatin und Pitavastatin weitere Statine in Deutschland eingeführt (Tab. 3.21). Der sehr gute cholesterinsenkende Effekt der Statine war von Beginn an unumstritten. Die 4S-Studie (*Scandinavian Simvastatin Survival Study Group* 1994) kann als Durchbruch für den Beleg der Wirksamkeit der Therapie mit Statinen für die Senkung von Herz-Kreislauf-Risiken bezeichnet werden. Erst die Entwicklung der Statine und ihre umfassende Untersuchung in klinischen Studien hat der Vorbeugung von Komplikationen bei atherosklerotischen Erkrankungen sowie der Sekundärprävention nach Herzinfarkt zu Effektivität und breiter Anwendung verholfen.

**Andere Wirkstoffe zur Lipidsenkung**
Als weiterer Therapieansatz zur Senkung von Blutfetten sind die Gallensäure-bindenden

**Tab. 3.21** Neue Wirkstoffe in der Indikationsgruppe C10 im Zeitraum von 2009 bis 2013.

| Jahr (Markteinführung) | Wirkstoff | Therapieansatz |
|---|---|---|
| 2009 | Rosuvastatin | Statine |
| 2009 | Laropripant (in Kombination mit Nikotinsäure) | Andere Wirkstoffe zur Lipidsenkung |
| 2011 | Pitavastatin | Statine |
| 2013 | Lomitapid | Andere Wirkprinzipien |

Quelle: IGES

Mittel zu nennen. Zu ihnen gehören zwei der ältesten Lipidsenker überhaupt, Colestyramin und Colestipol, die erstmals in den 1960er- und -70er-Jahren in der Literatur erwähnt wurden. Im Jahr 2008 wurde dieser Therapieansatz durch den Wirkstoff Colesevelam ergänzt. 2002 wurde der Wirkstoff Ezetimib eingeführt, der die Aufnahme von Cholesterin aus der Nahrung vermindert. Das 2013 eingeführte Lomitapid hemmt einen Lipidtransporter (das mikrosomale Transfer-Protein (MTP)), und in Folge werden weniger Lipide von den Zellen ins Blut sezerniert. Eingesetzt wird es bei Patienten mit erblich bedingter Hypercholesterinämie.

Andere Wirkstoffe, die zu einer Senkung der Blutfette führen, spielen nur eine untergeordnete Rolle. Zu nennen ist die Nikotinsäure (Niacin), deren lipidsenkende Eigenschaften seit Mitte der 50er-Jahre bekannt sind. Seit 2009 steht Nikotinsäure in fixer Kombination mit dem Wirkstoff Laropripant zur Verfügung (◘ Tab. 3.21). Laropripant wirkt nicht auf die Blutfette, kann aber eine typische unerwünschte Wirkung der Nikotinsäure, die Flushsymptomatik, mindern.

### 3.8.2 Entwicklung des Verbrauchs

Von den Lipidsenkern wurden jedem GKV-Versicherten im Jahr 2013 durchschnittlich fast 27 DDD verordnet. Diese Arzneimittel gehören daher zu den besonders häufig verordneten Arzneimitteln. Bereits seit 1996 ist eine stetige Verbrauchszunahme zu beobachten (vgl. Arzneimittel-Atlas 2009). Besonders hohe Verbrauchssteigerungen waren zwischen 2005 und 2009 erkennbar. Ab 2010 ist ein deutlich geringeres, aber immer noch stetiges Wachstum von rund 70 Mio. DDD bzw. einer Wachstumsrate von rund 4% jährlich erkennbar (◘ Abb. 3.40). Seit April 2009 gilt die neu gefasste Arzneimittel-Richtlinie

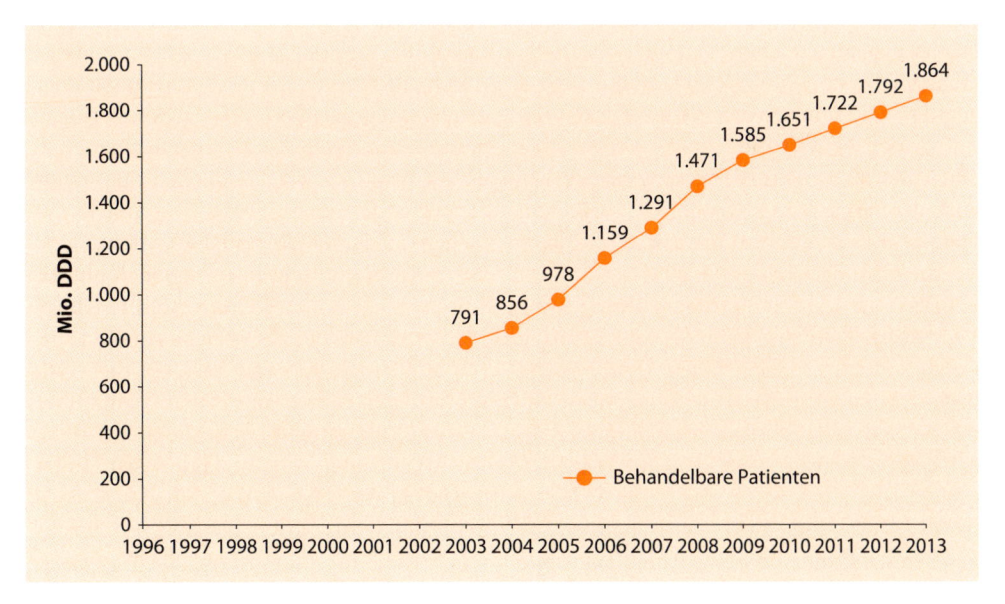

◘ **Abb. 3.40** Verbrauch von Arzneimitteln aus der Indikationsgruppe „C10 Lipidsenkende Mittel" in Mio. DDD im Zeitraum von 2003 bis 2013*. (* Die Darstellung beschränkt sich auf die Jahre ab 2003, da nur für diesen Zeitraum eine Anwendung der geänderten DDD-Festlegungen möglich ist, die 2009 publiziert wurden (Fricke et al. 2009)).
Quelle: IGES-Berechnungen nach NVI (INSIGHT Health)

(AMRL) des G-BA, in der die Erstattungsfähigkeit von Arzneimitteln dargelegt ist: Entsprechend der Anlage 3 sind Lipidsenker nur noch unter bestimmten Bedingungen erstattungsfähig, nämlich nur bei bestehender vaskulärer Erkrankung oder wenn das Risiko für ein kardiovaskuläres Ereignis in den nächsten zehn Jahren voraussichtlich größer als 20% ist (G-BA 2010). Diese Einschränkung hat allerdings nicht zu einem Einbruch im Verbrauch der Lipidsenker geführt – im Gegenteil: Der Verbrauch war im zweiten Halbjahr 2009 sogar höher als im Vergleichszeitraum 2008 (zum anzunehmenden Bedarf für eine lipidsenkende Therapie siehe ▶ Abschnitt 3.8.3). Es muss eher angenommen werden, dass der Nachholbedarf nicht mehr so stark wie in den vergangenen Jahren ist, eine Bedarfssättigung aber noch nicht absehbar ist.

Innerhalb der Therapieansätze der Indikationsgruppe waren im Zeitraum von 2011 bis 2013 keine großen Änderungen zu beobachten: Der größte Anteil des Verbrauchs entfiel mit 92% auf die Statine, bei immer noch leicht steigender Tendenz. Der Therapieansatz „Andere Wirkprinzipien" umfasste im Beobachtungszeitraum nur den Wirkstoff Ezetimib und dessen Kombinationen. Der Verbrauchsanteil dieses Therapieansatzes ging zurück, wie auch der Fibrate, die 4,6 bzw. 2,7% erreichten. Der Verbrauch von Ezetimib bzw. der Kombination mit Simvastatin ist bis 2008 kontinuierlich gestiegen, ist seit 2012 jedoch rückläufig. Ein Grund dafür mag sein, dass man für die durch Ezetimib erreichte höhere Lipidsenkung bislang keine besseren Auswirkungen auf klinische Endpunkte nachweisen konnte (z. B. NN 2009). Zudem gilt seit März 2010 ein Therapiehinweis des G-BA (Anlage 4 der AM-RL), der die Anwendung, die als wirtschaftlich angesehen wird, auf eine kleine Patientengruppe eingrenzt (G-BA 2010). Lediglich für die Statine war ein ungebrochenes Wachstum des absoluten Verbrauchs festzustellen.

Innerhalb des Therapieansatzes der Statine hat sich der Verbrauchsanteil des dominierenden Simvastatin in den letzten Jahren stetig erhöht und erreichte 2011 mit 88% einen Höhepunkt (◐ Abb. 3.41). Mit Einführung von Atorvastatin-Generika im März 2012 ging der Anteil von Simvastatin auf knapp 79% im Jahr 2013 zurück, während der von Atorvastatin sich auf fast 13% erhöhte. Der Generikaanteil lag für Atorvastatin 2012 bereits bei 92% und erreichte 2013 99%. Der mittlere AVP je DDD lag 2012 mit 0,23 € auf gleichem Niveau wie der von Simvastatin mit 0,24 €, 2013 lag der AVP je DDD für Atorvastin mit 0,17 € deutlich unter dem Wert für Simvastatin (0,22 €). Die Anteile aller anderen Statine gingen zurück: Die absoluten Verbrauchsmengen stiegen 2012 nur für Simvastatin und Atorvastatin, 2013 nur noch für Atorvastatin. Für alle anderen Statine sind die Mengen teilweise schon seit Jahren rückläufig, für Simvastatin gingen die Mengen 2013 erstmals zurück.

Der Wert einer Statintherapie zur sekundären Risikoreduktion ist unumstritten. Diskutiert wird aktuell, ob es besser ist, die Behandlung nach der Strategie der festen Dosis durchzuführen oder eine Titrationsstrategie anzuwenden, also das LDL-Cholesterin auf einen bestimmten Zielwert zu senken (NVL 2013 Chronische KHK). In der Praxis ist die Strategie der festen Dosis wesentlich einfacher zu handhaben, und die Evidenzlage ist für diese Behandlungsform besser (NVL 2013 Chronische KHK). Von Simvastatin entfielen 2013 etwa 50% des Verbrauchs auf die Wirkstärke 40 mg und rund 33% auf die Wirkstärke 20 mg. Simvastatin dürfte damit überwiegend im Rahmen der Strategie der festen Dosis verordnet werden. Anders sieht es dagegen bei Atorvastatin aus. Für das Konzept der festen Dosis wird in der NVL zur chronischen KHK für Atorvastatin die Wirkstärke 10 mg genannt, doch kann vermutlich auch die Wirkstärke 20 mg diesem Konzept zugerechnet werden, da 20 mg Atorvastatin als äquivalent zu etwa 40 mg Simvastatin angesehen werden. Vom Verbrauch des Atorvas-

## 3.8 C10 Lipidsenkende Mittel

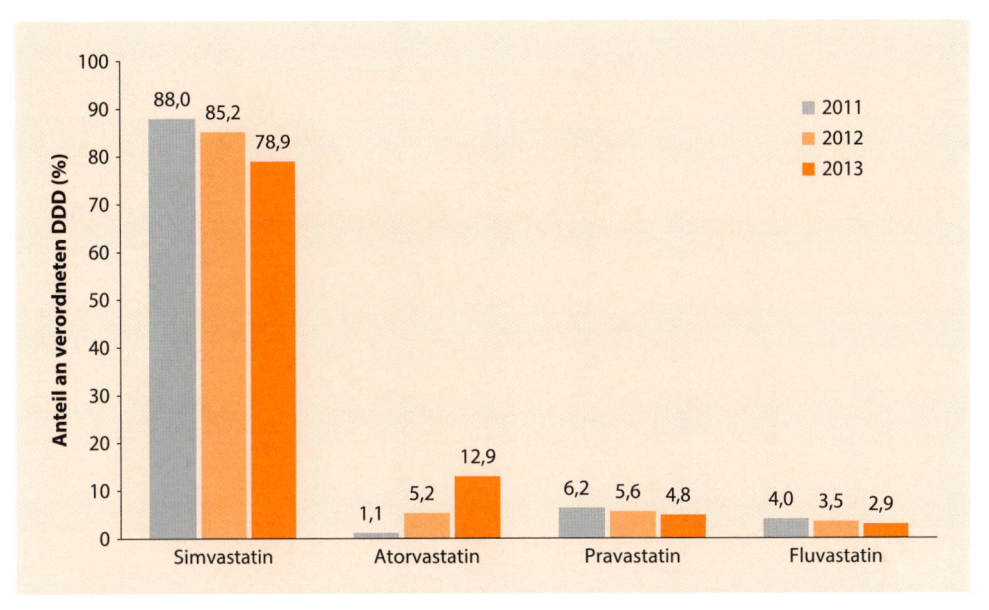

**Abb. 3.41** Anteile der verordneten DDD für die Analogwirkstoffe des Therapieansatzes „Statine" für 2011 bis 2013. Dargestellt sind nur Wirkstoffe mit einem Anteil von mindestens 1% im Jahr 2011.
Quelle: IGES-Berechnungen nach NVI (INSIGHT Health)

tatins entfielen 2013 rund 8% auf die Wirkstärke 10 mg und 31% auf die Wirkstärke 20 mg. Das bedeutet, dass in der GKV vermutlich überwiegend die Strategie der festen Dosis angewendet wird.

### 3.8.3 Regionale Unterschiede im Verbrauch

Für die Lipidsenker war 2013 der Verbrauch im regionalen Vergleich in Hessen mit im Mittel 24 DDD je GKV-Versicherten am niedrigsten. Der höchste mittlere Pro-Kopf-Verbrauch war mit 39 DDD in Mecklenburg-Vorpommern zu beobachten ( Abb. 3.42). Für den Verbrauch von Lipidsenkern ist eine Korrelation mit der Herz-Kreislauf-Morbidität (insbesondere der koronaren Herzkrankheit) sowie mit der Prävalenz eines erhöhten Risikos für kardiovaskuläre Ereignisse anzunehmen, da nur dann eine Erstattung durch die GKV möglich ist (s. o.). Zu den Risikofaktoren gehören u. a. Rauchen, erhöhte Blutfettwerte, höheres Alter, Bluthochdruck und Diabetes. Die Altersstruktur der Bevölkerung und der Anteil der Bevölkerung mit einem BMI über 30 können daher als Indikatoren für das Morbiditätsrisiko gesehen werden, das den Verbrauch von Lipidsenkern begründet. In der univariaten Regressionsanalyse findet sich ein signifikanter Einfluss sowohl des Anteils der über 55-Jährigen (R2 = 0,66), des Anteils der Personen mit einem BMI über 30 ($R^2$ = 0,51) als auch mit der selbst berichteten Prävalenz der Hypertonie incl. zu berücksichtigender Medikation (entsprechend GEDA 2010; RKI 2012a) (R2 = 0,54). Im multivariaten Modell verbleibt lediglich der Anteil der über 55-Jährigen als signifikanter Einflussfaktor. Interessanterweise besteht keinerlei Zusammenhang mit Unterschieden zur selbst berichteten Prävalenz von erhöhten Blutfetten incl. Medikation (entsprechend GEDA 2010; RKI 2012a). Da hierbei auch die Selbstauskunft zur Medikation berücksichtigt

3 Umsatzveränderungen in einzelnen Indikationsgruppen

**Verbrauch (C10) pro GKV-Versicherten in DDD, z-standardisierte Abweichung vom Mittelwert, 2013**
(Deutschland: 26,81 DDD)

- $z \leq -1,5$
- $-1,5 < z \leq -0,5$
- $-0,5 < z < 0,5$
- $0,5 \leq z < 1,5$
- $z \geq 1,5$

sowie Änderungen gegenüber dem Vorjahr in Prozent (Deutschland: 3,8%)

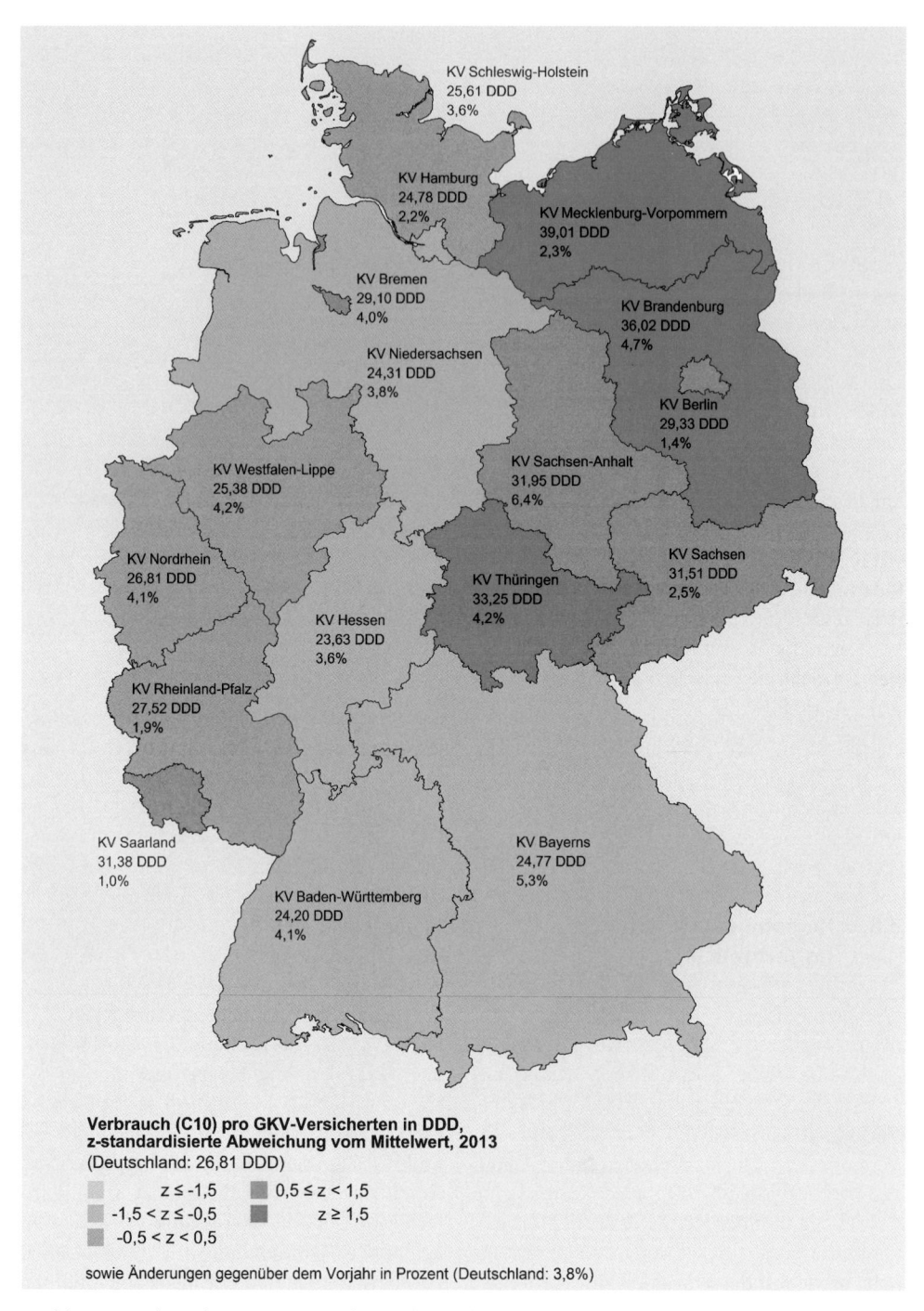

KV Schleswig-Holstein: 25,61 DDD / 3,6%
KV Hamburg: 24,78 DDD / 2,2%
KV Mecklenburg-Vorpommern: 39,01 DDD / 2,3%
KV Bremen: 29,10 DDD / 4,0%
KV Brandenburg: 36,02 DDD / 4,7%
KV Niedersachsen: 24,31 DDD / 3,8%
KV Berlin: 29,33 DDD / 1,4%
KV Westfalen-Lippe: 25,38 DDD / 4,2%
KV Sachsen-Anhalt: 31,95 DDD / 6,4%
KV Nordrhein: 26,81 DDD / 4,1%
KV Thüringen: 33,25 DDD / 4,2%
KV Sachsen: 31,51 DDD / 2,5%
KV Hessen: 23,63 DDD / 3,6%
KV Rheinland-Pfalz: 27,52 DDD / 1,9%
KV Saarland: 31,38 DDD / 1,0%
KV Bayerns: 24,77 DDD / 5,3%
KV Baden-Württemberg: 24,20 DDD / 4,1%

**Abb. 3.42** Verbrauch von Arzneimitteln aus der Indikationsgruppe „C10 Lipidsenkende Mittel" in DDD je Versicherten im Jahr 2013 und Änderung gegenüber dem Vorjahr nach KV-Region.
Quelle. IGES-Berechnungen nach NVI (INSIGHT Health)

wurde, wäre eigentlich eine hohe Korrelation mit dem beobachteten Verbrauch zu erwarten. Diese Diskrepanz kann ein Hinweis darauf sein, dass viele Menschen gar nicht wissen, dass sie ein lipidsenkendes Mittel verordnet bekommen.

### 3.8.4 Epidemiologie, Bedarf und Angemessenheit der Versorgung

Die Indikationsgruppe der lipidsenkenden Mittel wird eingesetzt bei therapiebedürftigen Fettstoffwechselstörungen, vor allem bei Hypercholesterinämie, sowie zur Prävention von kardiovaskulären Ereignissen bei Patienten mit koronarer Herzkrankheit oder Zustand nach Herzinfarkt. Für diese Patienten ist in jedem Fall eine Behandlungsindikation gegeben (*BÄK et al.* 2013).

Nach Ergebnissen der Studie zur Gesundheit Erwachsener in Deutschland des RKI von 2011 ist in der GKV von 1,7 Mio. Versicherten im Alter von 40 bis 79 Jahren auszugehen, die in der Vergangenheit einen Herzinfarkt erlebt haben (*Gößwald et al.* 2013). Zudem ist, je nach Datenbasis, mit zwischen 4,7 Mio. und 5,1 Mio. Versicherten zu rechnen, bei denen eine koronare Herzkrankheit bekannt ist (*Gößwald et al* 2013; *RKI* 2012b).

Erhöhte Blutfettwerte allein sind noch keine ausreichende Indikation für eine medikamentöse Behandlung, erst beim Vorliegen weiterer Risikofaktoren ist diese angezeigt. Es wird eine Risikoabschätzung nach dem in Deutschland generierten PROCAM-Score empfohlen, welcher auf dem international gebräuchlichen SCORE (*Systemic Coronary Risk Estimation*) beruht (*ESC* 2011). Zur Bestimmung des individuellen Risikos für tödliche Herz-Kreislauf-Ereignisse werden Alter, Geschlecht, Gesamtcholesterin, systolischer Blutdruck und Raucherstatus herangezogen, und die Indikation für die Therapie wird daraus abgeleitet. Eine Therapie kann man ab einem moderaten Risiko erwägen; ab einem Risiko von 20% ist eine medikamentöse Therapie mit lipidsenkenden Mitteln in der Regel indiziert. Diese Empfehlungen spiegeln sich auch in der Arzneimittel-Richtlinie nach § 92 des SGB V wider (*G-BA* 2013a, *G-BA* 2013b).

Die aktuellen Ergebnisse der Studie zur Gesundheit Erwachsener in Deutschland (DEGS1) ergaben, dass 65,1% der Personen zwischen 18 und 79 Jahren eine Dyslipidämie mit einem Gesamtcholesterinwert ≥ 190 mg/dl aufweisen. Mit steigendem Alter nimmt die Prävalenz bei beiden Geschlechtern zu. Bei jeweils mehr als einem Drittel aller Männer und Frauen wurde eine bislang unerkannte Dyslipidämie festgestellt. Wie bereits erwähnt, bedingen erhöhte Blutfettwerte allein keine Therapieindikation. Aus diesem Grund kann aus den DEGS1-Ergebnissen nicht direkt ein Behandlungsbedarf abgeleitet werden. Die Ergebnisse von DEGS1 zeigen, dass insgesamt 29,1% der Frauen und 32,3% der Männer mit einer bekannten Dyslipidämie lipidsenkende Medikamente erhalten; eine Stratifizierung nach Altersgruppen liegt vor (*Scheidt-Nave* 2013). Basierend auf diesen Daten werden ca. 5,9 Mio. Erwachsene in der GKV mit Lipidsenkern behandelt.

Aktuelle Daten zur Verteilung des Risikos für kardiovaskuläre Erkrankungen, aus denen sich genauer der Behandlungsbedarf in der GKV mit lipidsenkenden Mitteln abschätzen ließe, liegen nicht vor. Eine Modellierung ist auf Basis der bislang vom RKI publizierten Daten nicht möglich. Es kann allerdings davon ausgegangen werden, dass mindestens bei allen GKV-Versicherten mit einer bekannten KHK ein Behandlungsbedarf besteht. Dies betrifft derzeit zwischen 4,7 Mio. und 5,1 Mio. Patienten. Dazu kommen alle Patienten ohne KHK, aber mit einem erhöhten Risiko für ein kardiovaskuläres Ereignis in den nächsten zehn Jahren.

Im Jahr 2013 hätten etwa 5,1 Mio. Patienten in der GKV mit lipidsenkenden Mitteln

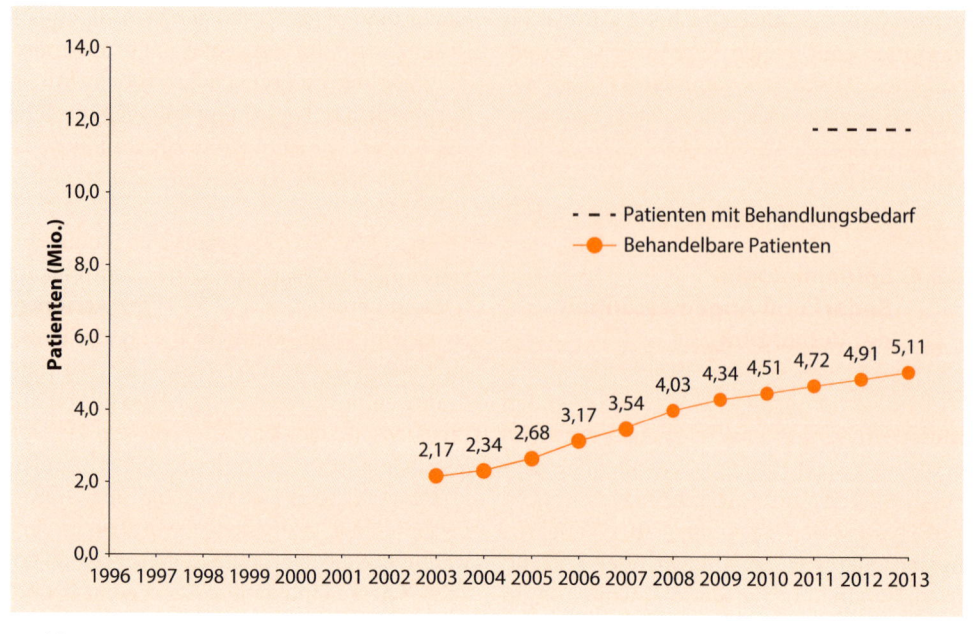

**Abb. 3.43** Behandlungsbedarf mit lipidsenkenden Mitteln (C10).
Quelle: IGES-Berechnungen nach NVI (INSIGHT Health) (ab 2003)

behandelt werden können (Abb. 3.43). Dies entspricht etwa der Anzahl der Patienten mit bekannter KHK (s. o.). Die Zahl ist jedoch geringer als auf Basis der Ergebnisse der DEGS1 zu erwarten wäre, wonach ca. 5,9 Mio. Patienten mit bekannter Dyslipidämie behandelt werden. Die hier diskutierten Zahlen sprechen dafür, dass der Behandlungsbedarf noch nicht gedeckt ist. Nicht alle Patienten mit bekannter KHK haben eine Dyslipidämie und sind deshalb nicht in der Berechnung der Prävalenz enthalten. Umgekehrt erkranken nicht alle Patienten mit bekannter und behandelter Dyslipidämie an einer KHK. Für einen noch ungedeckten Bedarf spricht auch das ungebrochene Verbrauchswachstum dieser Indikationsgruppe trotz der bestehenden Restriktion der Erstattung durch die GKV, wonach lipidsenkende Mittel nur verordnet werden dürfen, wenn ein erhöhtes kardiovaskuläres Risiko besteht (s. o.).

Inwieweit die gültigen DDD der üblichen Verordnungspraxis entsprechen, ist weitgehend unklar. Geht man davon aus, dass den Versicherten in der Regel Lipidsenker in der Wirkstärke verordnet werden, die der täglich einzunehmenden Dosis entspricht, die Tabletten also nicht geteilt werden müssen (was angesichts der in den letzten Jahren gesunkenen Preise insbesondere bei den Statinen die Regel sein dürfte), dann ist die hier berechnete Zahl behandelbarer Patienten nicht allzu weit von der Realität entfernt: Im Jahr 2013 wurden insgesamt rund 1,88 Mrd. Darreichungsformen von lipidsenkenden Mitteln in der GKV verordnet. Diese hätten ausgereicht, um 5,16 Mio. Patienten täglich mit einer Tablette irgendeines Lipidsenkers versorgen zu können, bzw. um 4,69 Mio. Patienten mit täglich einer Tablette eines Statins versorgen zu können. Selbst wenn man annimmt, dass die Medikamente nicht regelmäßig eingenommen werden und einige Patienten die verordneten Tabletten teilen, ist davon auszugehen, dass die verordnete Menge den errechneten Bedarf nicht hätte decken können.

### 3.8.5 Analyse der Ausgabendynamik

Die Ausgabenentwicklung der Jahre 2012 und 2013 der Indikationsgruppe Lipidsenker ist in Tab. 3.22 zusammengefasst. Wie schon in den Vorjahren konnte ein Ausgabenrückgang festgestellt werden. Dieser lag mit 53,1 Mio. Euro auf höherem Niveau als 2012 (44,7 Mio. Euro). Auffälligste Komponenten der Ausgabenentwicklung waren, wie schon 2012, die Verbrauchs-, Therapieansatz- und die Preiskomponente (Abb. 3.44). Im Gegensatz zu 2012 spielte die Generikakomponente eine untergeordnete Rolle.

Der Ausgabenanstieg durch den höheren Verbrauch wurde durch andere Komponenten

**Tab. 3.22** Ausgabenentwicklung in der Indikationsgruppe „C10 Lipidsenkende Mittel" in den Jahren 2012 und 2013.

| Ausgaben (Mio. Euro) | | Änderung gegenüber Vorjahr (Mio. Euro) | | Prozentuale Veränderung gegenüber Vorjahr | | Anteil an Gesamtausgaben (%) | |
|---|---|---|---|---|---|---|---|
| 2012 | 2013 | 2011 vs. 2012 | 2012 vs. 2013 | 2011 vs. 2012 | 2012 vs. 2013 | 2012 | 2013 |
| 498,54 | 445,43 | −44,72 | −53,11 | −8,23 | −10,65 | 1,89 | 1,64 |

Quelle: IGES-Berechnungen nach NVI (INSIGHT Health)

**Ausgabenänderung (Mio. €)**

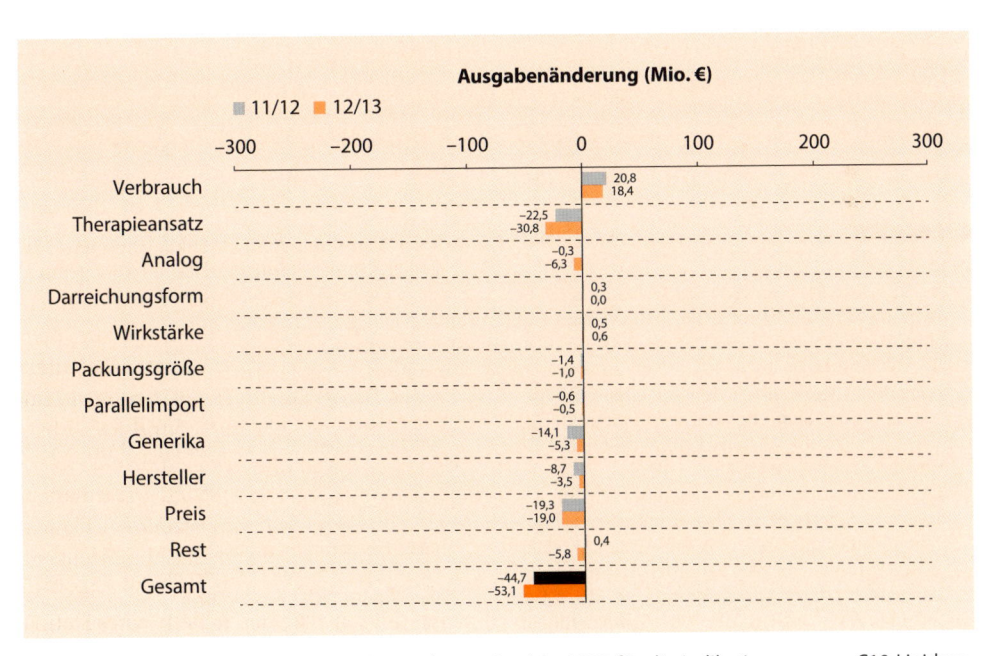

11/12  12/13

| Komponente | 11/12 | 12/13 |
|---|---|---|
| Verbrauch | 20,8 | 18,4 |
| Therapieansatz | −22,5 | −30,8 |
| Analog | −0,3 | −6,3 |
| Darreichungsform | 0,3 | 0,0 |
| Wirkstärke | 0,5 | 0,6 |
| Packungsgröße | −1,4 | −1,0 |
| Parallelimport | −0,6 | −0,5 |
| Generika | −14,1 | −5,3 |
| Hersteller | −8,7 | −3,5 |
| Preis | −19,3 | −19,0 |
| Rest | | 0,4 |
| | −5,8 | |
| Gesamt | −44,7 | −53,1 |

**Abb. 3.44** Komponenten der Ausgabenänderung im Jahr 2013 für die Indikationsgruppe „C10 Lipidsenkende Mittel".
Quelle: IGES-Berechnungen nach NVI (INSIGHT Health)

überkompensiert, wobei die Ausgabenrückgänge am stärksten von der Therapieansatzkomponente, gefolgt von der Preiskomponente verursacht wurde. Dabei führte die Therapieansatzkomponente zu den höchsten Einsparungen (30,8 Mio. Euro). Die negative Therapieansatzkomponente ist auf einen weiteren leichten Anstieg des Verbrauchsanteils der günstigen Statine (90,7% 2012 gegenüber 92,1% 2013) zurückzuführen, während der Anteil von Therapieansätzen mit teureren Wirkstoffen (Ezetimib und Ezetimibkombinationen, Nicotinsäure) zurückging. Die Einsparungen durch die Preiskomponente lagen mit 19,0 Mio. Euro auf vergleichbarem Niveau mit dem Vorjahr (−19,3 Mio. Euro). 2013 waren außerdem Einsparungen in Höhe von 6,3 Mio. Euro durch die Analogkomponente zu beobachten, die durch einen höheren Anteil von Atorvastatin bedingt war. Atorvastatin steht seit 2012 generisch zur Verfügung. Die Einsparungen durch die Preiskomponente basieren vor allem auf den Verträgen zu Individualrabatten.

Fazit zur Indikationsgruppe „C10 Lipidsenkende Mittel"

| | |
|---|---|
| Ausgaben | Rückgang |
| Prominenteste Komponente(n) | Preis, Verbrauch, Therapieansatz |
| Verbrauch | Überdurchschnittliches Wachstum<br>Kompensation von Unterversorgung: Bei Patienten mit einer Indikation zur Behandlung mit lipidsenkenden Mitteln nähert sich die Versorgung dem Bedarf an |
| Therapieansätze | Kompensation von Unterversorgung: Bedingt durch die absolute Zunahme des Statinverbrauchs geht der Anteil aller anderen Therapieansätze zurück |
| Analog-Wettbewerb | Einsparungen durch höheren Anteil von Atorvastatin und sinkende Anteile höherpreisiger Wirkstoffe |
| Sonstiges | Ausgabenrückgang durch Preis- und Generikakomponente |

## Literatur

BÄK, KBV, AWMF (Hrsg.) (2013) Nationale VersorgungsLeitlinie Chronische KHK. Version 1.11. http://www.versorgungsleitlinien.de (07.03.2014).

Fricke U, Günther J, Zawinell A (2009) Anatomisch-chemisch-therapeutische Klassifikation mit Tagesdosen für den deutschen Arzneimittelmarkt. Herausgegeben vom Wissenschaftlichen Institut der Ortskrankenkassen (WIdO).

G-BA (Gemeinsamer Bundesausschuss) (2013a) Anlage III – Übersicht über Verordnungseinschränkungen und -ausschlüsse in der Arzneimittelversorgung durch die Arzneimittel-Richtlinie und aufgrund anderer Vorschriften (§ 34 Abs. 1 Satz 6 und Abs. 3 SGB V). www.g-ba.de/downloads/83-691-328/AM-RL-III-Verordnungseinschraenkung_2013-06-14.pdf

G-BA (Gemeinsamer Bundesausschuss) (2013b) Anlage IV zum Abschnitt H der Arzneimittel-Richtlinie, Verordnungseinschränkungen und -ausschlüsse in der Arzneimittelversorgung„ https://www.g-ba.de/downloads/83-691-332/AM-RL-IV-Therapie_2013-06-20.pdf

G-BA (Gemeinsamer Bundesausschuss) (2010) Bekanntmachung eines Beschlusses des Gemeinsamen Bundesausschusses über eine Änderung der Arzneimittel-Richtlinie (AM-RL) in Anlage IV: Therapiehinweis zu Ezetimib. BAnz Nr. 45 vom 23.03.2010: 1090.

Gößwald A, Schienkiewitz A, Nowossadeck E, Busch MA (2013) Prävalenz von Herzinfarkt und koronarer Herzkrankheit bei Erwachsenen im Alter von 40 bis 79 Jahren in Deutschland – Ergebnisse der Studie zur Gesundheit Erwachsener in Deutschland (DEGS1). Bundesgesundheitsblatt 56(5/6):650-655.

NN (2009) Lipidsenker Ezetimib enttäuscht in Endpunkt-Studie. Deutsches Ärzteblatt 105: A176.

NVL (2013) Chronische KHK. Langfassung 2. Auflage, Version 1. http://www.versorgungsleitlinien.de/themen/khk/pdf/nvl-khk-lang-2auflage-version1.pdf (17.03.2014).

RKI (2012a) Gesundheit in Deutschland aktuell. Public USE File GEDA 2010.

RKI (2012b) Daten und Fakten: Ergebnisse der Studie „Gesundheit in Deutschland aktuell 2010". Beiträge zur Gesundheitsberichterstattung des Bundes. Berlin.

Scandinavian Simvastatin Survival Study Group (1994) Randomised trial of cholesterol lowering in 4444 patients with coronary heart disease: The Scandinavian Simvastatin Survival Study (4S). Lancet 344: 1383–1389.

Thefeld W (2000) Verbreitung der Herz-Kreislauf-Risikofaktoren Hypercholesterinämie, Übergewicht, Hypertonie und Rauchen in der Bevölkerung. Bundesgesundheitsblatt Gesundheitsforschung Gesundheitsschutz 43: 415–423.

Walley T, Folino-Gallo P, Schwabe U, van Ganse E für die EuroMedStat group (2004) Variations and increase in use of statins across Europe: data from administrative databases. BMJ 328: 385–386.

WHO Collaborating Centre for Drug Statistics Methodology (2008) ATC/DDD Alterations and new ATC/DDDs. http://www.whocc.no/filearchive/word/alterations_2009_web.doc (20.03. 2009).

3 Umsatzveränderungen in einzelnen Indikationsgruppen

## 3.9 G04 Urologika

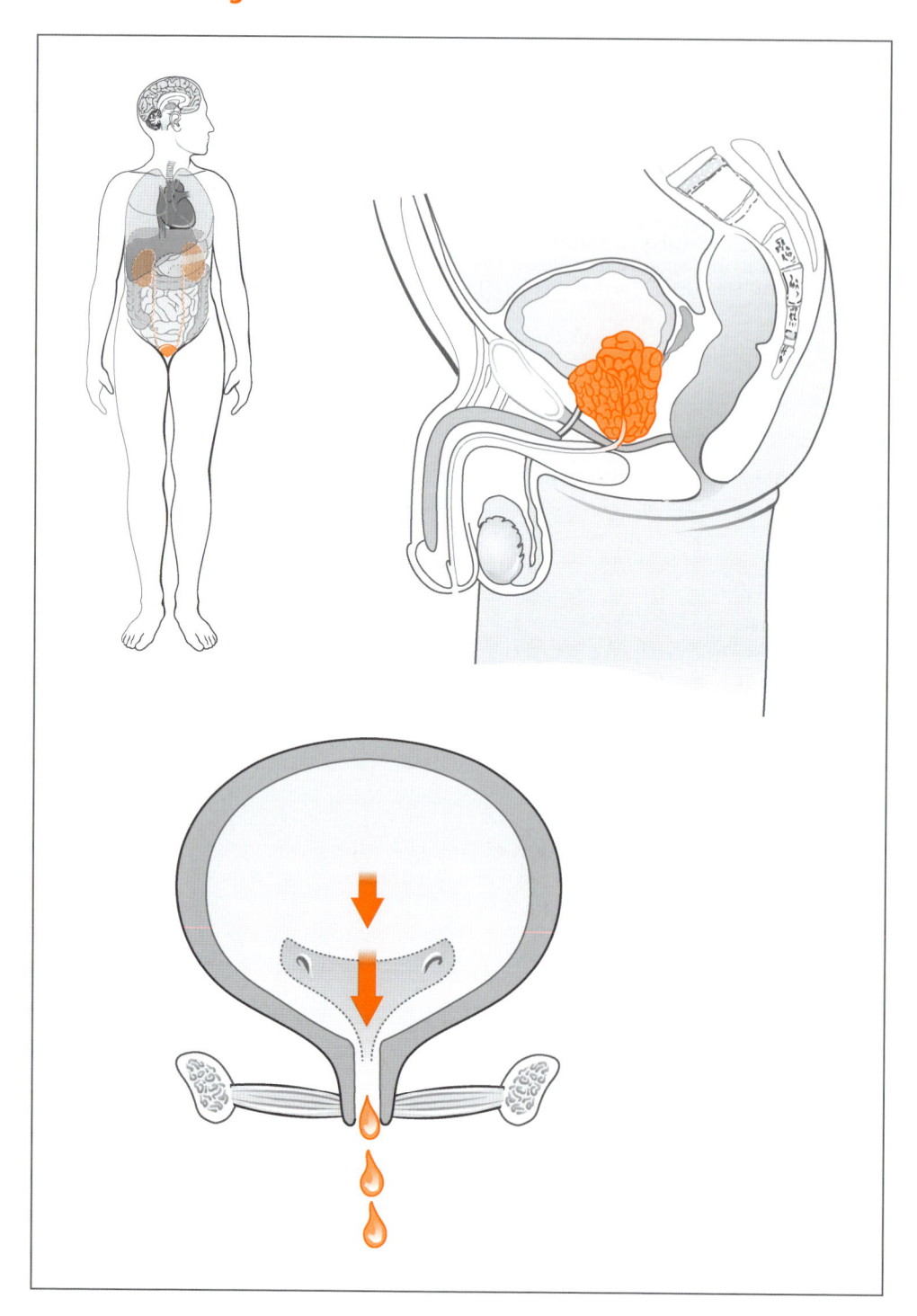

## 3.9.1 Entwicklung der Indikationsgruppe

Die Indikationsgruppe der Urologika besteht aus mehreren Teil-Indikationsgruppen, von denen als wichtigste die Mittel beim benignen Prostatasyndrom (BPS, auch benigne Prostatahyperplasie) sowie die urologischen Spasmolytika zu nennen sind. Von geringerer Bedeutung sind die Mittel zur Harnsäuerung und gegen Harnkonkremente sowie die sonstigen Urologika.

## 3.9.2 Mittel beim benignen Prostatasyndrom (BPS)

Alpha-Rezeptorenblocker, die aufgrund ihrer vasodilatierenden Wirkung seit Jahrzehnten zur Behandlung des Bluthochdrucks eingesetzt werden, in dieser Indikation jedoch zunehmend an Bedeutung verlieren, finden auch in der Behandlung des BPS Verwendung. Sie setzen über eine Blockade der Alpha-Rezeptoren die Kontraktion der Prostata herab. Derzeit zählen zu den bei BPS eingesetzten $Alpha_1$-Blockern die Wirkstoffe Terazosin, Doxazosin und Alfuzosin. Terazosin und Doxazosin wurden 1985 und 1989 zunächst zur Behandlung des Bluthochdrucks eingeführt. Tamsulosin wurde 1996 als erster Wirkstoff eingeführt, der selektiv an $Alpha_{1A}$-Rezeptoren angreift, wodurch sich seine Wirkung weitgehend auf die Prostata beschränken soll. Auch das 2010 eingeführte Silodosin wirkt selektiv am $Alpha_{1A}$-Rezeptor (Tab. 3.23).

Neben den Alpha-Rezeptorenblockern werden auch Testosteron-5α-Reduktasehemmer bei BPS eingesetzt. Hier sind die 1994 bzw. 2003 eingeführten Wirkstoffe Finasterid und Dutasterid zu nennen. Die 5α-Reduktasehemmer hemmen die Umwandlung von Testosteron in Dihydrotestosteron, wodurch das Prostatavolumen abnimmt.

## 3.9.3 Mittel bei Inkontinenz

Die Mittel bei Inkontinenz umfassen Wirkstoffe für drei Therapieansätze. Am längsten im Gebrauch sind die Anticholinergika, zu denen Wirkstoffe wie das 1987 eingeführte Oxybutynin gehören, welche die Muskarinrezeptoren blockieren. Durch eine Erschlaffung der Blasenmuskulatur soll der imperative Harndrang vermindert werden. Diese Wirkstoffe werden bei Dranginkontinenz eingesetzt. Nachteilig sind die atropinartigen Nebenwirkungen, wie beispielsweise eine Beschleunigung der Herzfrequenz, Mundtrockenheit und Obstipation. Daher wurden Wirkstoffe eingeführt, die spezifischer an den Muskarinrezeptoren der Blase angreifen und daher besser verträglich sein sollen. Der erste dieser Wirkstoffe war Tolterodin (1998), gefolgt von Solifenacin (2004), Darifenacin (2005) und Fesoterodin (2008). Ein weiterer Therapieansatz wird durch den 2004 eingeführten Serotonin-Wiederaufnahmehemmer Duloxetin definiert, der sowohl zur Behandlung der Belastungsinkontinenz als auch der Depression eingesetzt wird.

Tab. 3.23 Neue Wirkstoffe in der Indikationsgruppe G04 im Zeitraum von 2009 bis 2013.

| Jahr (Markt-einführung) | Wirkstoff | Teil-Indikationsgruppe | Therapieansatz |
|---|---|---|---|
| 2009 | Dapoxetin | Ejaculatio praecox | – |
| 2010 | Silodosin | Mittel bei benignem Prostatasyndrom (BPS) | Alpha-Rezeptorenblocker |

Quelle: IGES

### 3.9.4 Weitere Teil-Indikationsgruppen

Zu nennen ist hier die Teil-Indikationsgruppe der sonstigen Urologika, die vor allem eine Reihe von Phytopharmaka als Therapieansatz der homöopathischen und pflanzlichen Urologika zusammenfasst.

Eine weitere Teil-Indikationsgruppe stellen die Mittel dar, die bei Harnkonkrementen und Infektionen eingesetzt werden. Für die Teil-Indikationsgruppe der Mittel bei Spasmen und Blasenentleerungsstörungen sei hier beispielhaft das schon sehr lange verwendete Atropin genannt.

Unter den Wirkstoffen, die bei erektiler Dysfunktion eingesetzt werden, ist von den älteren Wirkstoffen nur noch das Alprostadil von Bedeutung. Es wurde 1983 zunächst zur Behandlung von angeborenen Herzfehlern eingeführt. Später fand es auch Anwendung bei erektiler Dysfunktion, wozu der Wirkstoff in den Schwellkörper injiziert werden muss. Seit 1998 stehen mit Sildenafil Phosphodiesterase-5-Hemmer zur Verfügung. Sie erhöhen die Konzentration des intrazellulären Botenstoffs cGMP und erleichtern so die Erektion. 2003 folgten die Wirkstoffe Tadalafil und Vardenafil; alle drei können als Tablette eingenommen werden. Mittel bei erektiler Dysfunktion werden von der GKV nicht erstattet.

Zur Teil-Indikationsgruppe der Mittel bei Ejaculatio praecox gehört allein der 2009 eingeführte Wirkstoff Dapoxetin, ein Serotonin-Wiederaufnahmehemmer (siehe ◘ Tab. 3.23).

### 3.9.5 Entwicklung des Verbrauchs

Aus der Indikationsgruppe der Urologika wurden jedem Versicherten der GKV 2013 knapp 9 DDD verordnet. Damit gehört diese Indikationsgruppe zu den häufig verordneten Arzneimitteln.

Die Verbrauchsentwicklung der Urologika seit 1996 zeigt einen zweiphasigen Verlauf (◘ Abb. 3.45). Geprägt wird das Bild vor allem durch den erheblichen Verbrauchsrückgang im Jahr 2004, der durch den Wegfall der nicht verschreibungspflichtigen Arzneimittel aus der Erstattungsfähigkeit der GKV bedingt ist. Abgesehen von diesem Rückgang ist seit 2001 ein ungebrochener Anstieg des Verbrauchs zu erkennen, der sich von 2007 bis 2009 verstärkte, seit 2010 jedoch einen flacheren, aber weiterhin stetigen Verlauf zeigt. Verantwortlich für diesen Anstieg ist vor allem die Teil-Indikationsgruppe der Mittel bei BPS.

Die Mittel bei BPS hatten im Jahr 2013 weiterhin den größten Verbrauchsanteil, der unverändert bei 70% lag. Die Wachstumsrate war zwischen 2011 und 2013 vergleichbar mit der der Mittel bei Inkontinenz (◘ Tab. 3.24). Als zweite große Teil-Indikationsgruppe sind die Mittel bei Inkontinenz mit einem Verbrauchsanteil von fast 29% zu nennen. Alle übrigen Teil-Indikationsgruppen sind von untergeordneter Bedeutung. Der steigende Verbrauch in den Teil-Indikationsgruppen der Mittel bei BPS sowie der Mittel bei Inkontinenz ist zum Teil auf den steigenden Bedarf einer alternden Bevölkerung zurückzuführen. Bei den BPS-Mitteln lief 2006 für Tamsulosin und Alfuzosin der Patentschutz aus, seit 2007 sehen die Rahmenvorgaben nach § 84 SGB V für die Alpha-Rezeptorenblocker eine Leitsubstanzregelung vor. Die mittleren AVP je DDD sind für diesen Therapieansatz insbesondere in den Jahren 2007 und 2008 – bedingt durch die Einführung der Generika – erheblich gesunken, was den steilen Verbrauchszuwachs zwischen 2007 und 2009 zumindest unterstützt, vermutlich sogar gefördert hat.

In der größten Teil-Indikationsgruppe, den Mitteln bei BPS, gab es zwischen 2011 und 2013 kaum nennenswerte Verschiebungen zwischen den Anteilen der Therapieansätze: Die Anteile der Alpha-Rezeptorenblocker sowie der Testosteron-5α-Reduktasehemmer gingen weiterhin leicht zurück und erreichten rund 84 bzw. 12% (◘ Abb. 3.46). Die

## 3.9 G04 Urologika

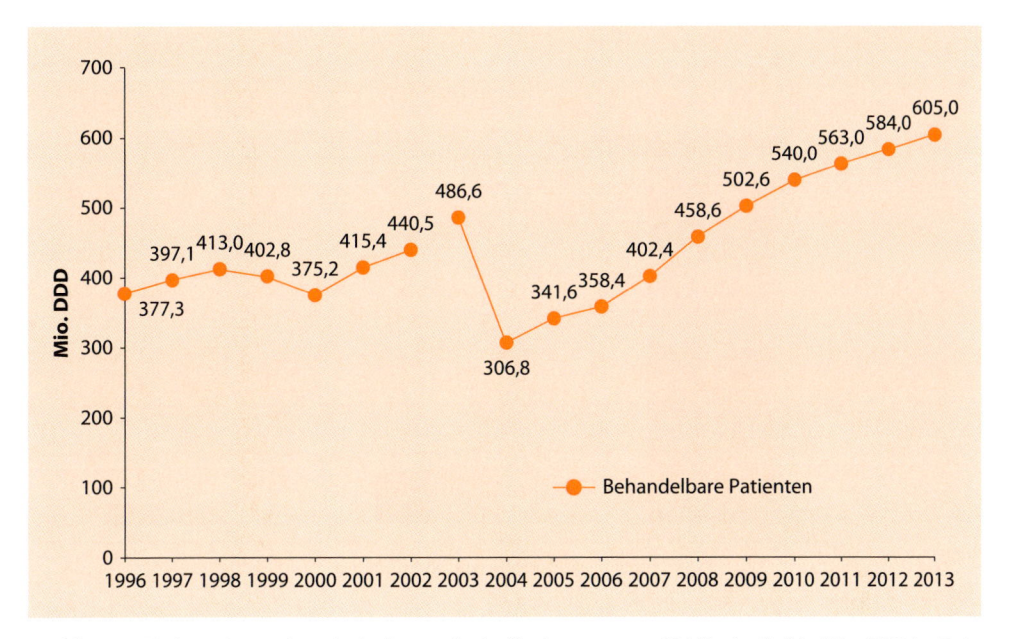

```
700
                                                                                    605,0
                                                                             584,0
600                                                                   563,0
                                                               540,0
                                                        502,6
500                            486,6
                                                458,6
                        440,5
        413,0    415,4                   402,4
   397,1    402,8
400              375,2
                                  358,4
   377,3                      341,6

300                     306,8

200

100                            ━●━ Behandelbare Patienten

  0
   1996 1997 1998 1999 2000 2001 2002 2003 2004 2005 2006 2007 2008 2009 2010 2011 2012 2013
```

◘ **Abb. 3.45** Verbrauch von Arzneimitteln aus der Indikationsgruppe „G04 Urologika" in Mio. DDD im Zeitraum von 1996 bis 2013.
Quelle: IGES nach AVR (1996 bis 2002), IGES-Berechnungen nach NVI (INSIGHT Health) (ab 2003)

◘ **Tab. 3.24** Übersicht der Menge der verordneten DDD in den Teil-Indikationsgruppen der Indikationsgruppe G04 in den Jahren 2011 bis 2013.

| Teil-Indikationsgruppe | DDD 2011 (Mio.) | DDD 2012 (Mio.) | DDD 2013 (Mio.) | Differenz 2011 vs. 2012 (%) | Differenz 2012 vs. 2013 (%) |
|---|---|---|---|---|---|
| Mittel bei benignem Prostatasyndrom (BPS) | 395,51 | 409,19 | 425,87 | 3,46 | 4,08 |
| Mittel bei Inkontinenz | 160,25 | 168,28 | 173,92 | 5,01 | 3,35 |
| Mittel bei Harnsteinen und Infektionen | 5,40 | 4,55 | 3,41 | −15,69 | −24,93 |
| Sonstige Urologika | 1,62 | 1,40 | 1,28 | −13,81 | −8,43 |
| Mittel bei Spasmen und Blasenentleerungsstörungen | 0,32 | 0,30 | 0,27 | −7,41 | −8,45 |
| Mittel bei erektiler Dysfunktion | 0,23 | 0,23 | 0,24 | −0,02 | 3,58 |
| **Gesamt** | **563,33** | **583,94** | **604,99** | **3,66** | **3,61** |

Quelle: IGES-Berechnungen nach NVI (INSIGHT Health)

## 3 Umsatzveränderungen in einzelnen Indikationsgruppen

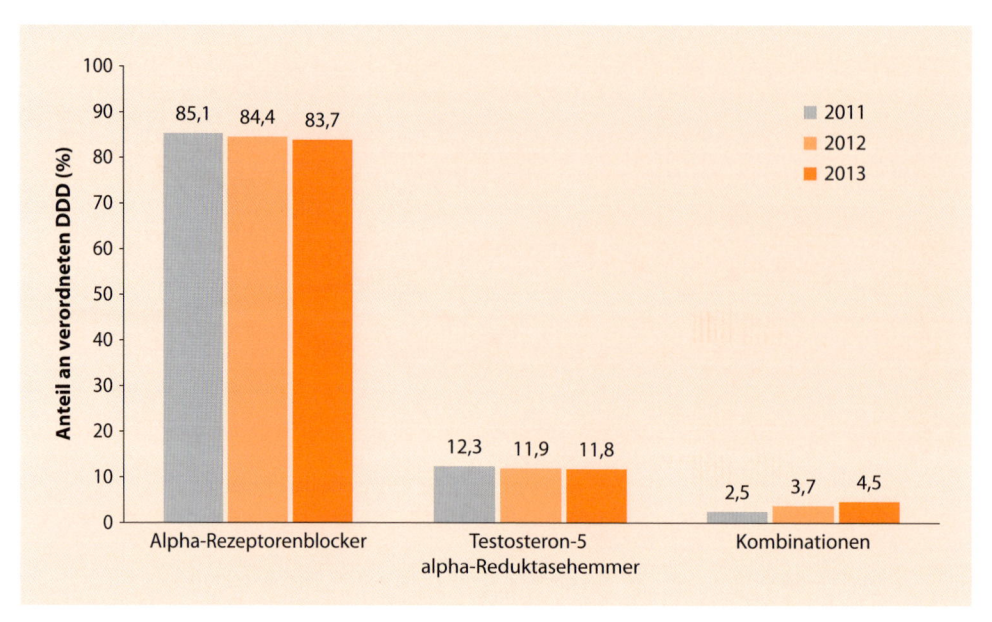

**Abb. 3.46** Anteile der verordneten DDD in der Indikationsgruppe G04 – Therapieansätze der Teil-Indikationsgruppe „Mittel bei benignem Prostatasyndrom" für 2011 bis 2013.
Quelle: IGES-Berechnungen nach NVI (INSIGHT Health)

Alpha-Rezeptorenblocker sind zur symptomatischen Therapie des BPS geeignet, die Testosteron-5α-Reduktasehemmer auch zur Progressionshemmung (*Berges* et al. 2009a). Auffällig ist der Anstieg der Kombination (Tamsulosin und Dutasterid), die seit 2010 zur Verfügung steht und 2013 über 4% erreichte. Für die Kombinationstherapie wurde in mehreren Studien eine ergänzende Effektivität in Bezug auf Symptomatik und reduzierte Progression gefunden (*Gabeuv* und *Oelke* 2011).

Innerhalb des Therapieansatzes der Alpha-Rezeptorenblocker war für Tamsulosin im betrachteten Zeitraum weiterhin ein Anstieg des Verbrauchsanteils festzustellen, der 2013 85,9% erreichte, während die Anteile der anderen Wirkstoffe dieses Therapieansatzes entsprechend zurückgingen, sodass auf Alfuzosin 10,3% und auf Terazosin 2,8% des Verbrauchs entfielen. Die Alpha-Rezeptorenblocker gelten hinsichtlich der Wirksamkeit als gleichwertig (*Berges* et al. 2009a). Für Tamsulosin wird wegen seiner Prostata-Selektivität (s. o.) eine besonders gute Verträglichkeit angenommen. Der Wirkstoff ist Leitsubstanz für die Alpha-Rezeptorenblocker, was insgesamt den hohen Anteil dieses Wirkstoffs erklärt.

Der Therapieansatz der Testosteron-5α-Reduktasehemmer wird von dem generisch verfügbaren Finasterid dominiert, dessen Verbrauchsanteil zwischen 2011 und 2013 von knapp 89 auf 98,1% stieg.

In der Teil-Indikationsgruppe „Mittel bei Inkontinenz" werden drei Therapieansätze unterschieden, deren Anteile sich zwischen 2011 und 2013 kaum veränderten. Der Verbrauch verteilte sich 2013 beinahe hälftig auf die Anticholinergika (49,9%) und die Muskarinrezeptor-Antagonisten (48,48%). Unter den Anticholinergika zeigten sich nur geringe Veränderungen. Der Anteil von Tropsiumchlorid stieg leicht an und erreichte 2013 etwa 66% des Verbrauchs, der übrige Verbrauch entfiel auf das ebenfalls leicht ansteigende Propiverin (21%) und den sinkenden Anteil

## 3.9 G04 Urologika

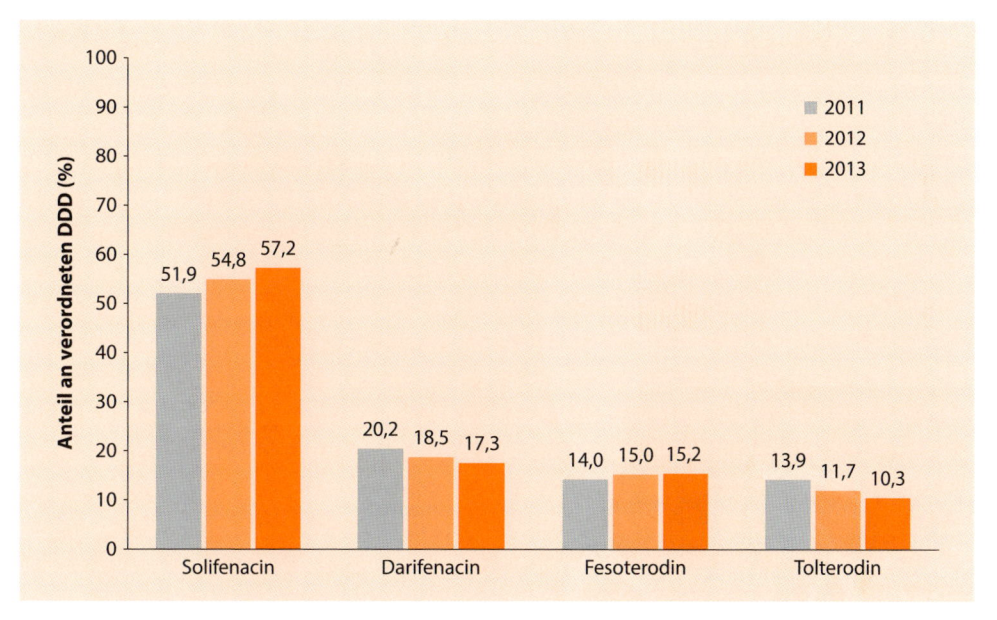

**Abb. 3.47** Anteile der verordneten DDD in der Indikationsgruppe G04 – Wirkstoffe der Teil-Indikationsgruppe „Mittel bei Inkontinenz"/Therapieansatz „Muskarinrezeptor-Antagonisten" für 2011 bis 2013.
Quelle: IGES-Berechnungen nach NVI (INSIGHT Health)

von Oxybutinin (13%). Unter den Muskarinrezeptor-Antagonisten gab es dagegen zwischen 2011 und 2013 deutlichere Verschiebungen zwischen den Verbrauchsanteilen (Abb. 3.47). Am häufigsten verordnet wurde Solifenacin, dessen Anteil 2013 nochmals leicht auf rund 57% des Verbrauchs der Gruppe anstieg. Ein geringfügiger Anstieg war auch für das 2008 eingeführte Fesoterodin zu beobachten, sodass der Anteil 2013 bei 15% lag. Die Anteile von Tolterodin und Darifenacin gingen zurück.

Nach den aktuellen deutschen Leitlinien stellen die Wirkstoffe Darifenacin, Oxybutinin, Propiverin, Solifenacin, Tolterodin und Trospiumchlorid bei Beachtung der Kontraindikationen wirksame Therapieoptionen bei der überaktiven Blase dar (*Deutsche Gesellschaft für Geriatrie* 2009). Probleme der genannten Wirkstoffe sind einerseits mögliche Nebenwirkungen auf die kognitive Funktion und das Herz-Kreislaufsystem sowie die subjektiv als störend empfundene Mundtrockenheit, die nicht selten ist. Von den neueren Wirkstoffen erhofft man sich in dieser Hinsicht eine bessere Verträglichkeit.

### 3.9.6 Regionale Unterschiede im Verbrauch

Der Verbrauch der Urologika variierte 2013 zwischen im Mittel 7,6 DDD je Versicherten in Hessen und 11,8 DDD je Versicherten in der Region Mecklenburg-Vorpommern (Abb. 3.48). Die Urologika werden vorrangig bei BPS und bei Inkontinenz eingesetzt – Störungen, die vor allem ältere Menschen betreffen. Es ist daher ein Zusammenhang mit dem Anteil der über 55-Jährigen in der jeweiligen Region zu postulieren, der sich auch tatsächlich signifikant in der Regressionsanalyse nachweisen lässt ($R^2 = 0{,}60$).

3 Umsatzveränderungen in einzelnen Indikationsgruppen

KV Schleswig-Holstein
8,19 DDD
3,6%

KV Hamburg
8,35 DDD
3,3%

KV Mecklenburg-Vorpommern
11,76 DDD
3,8%

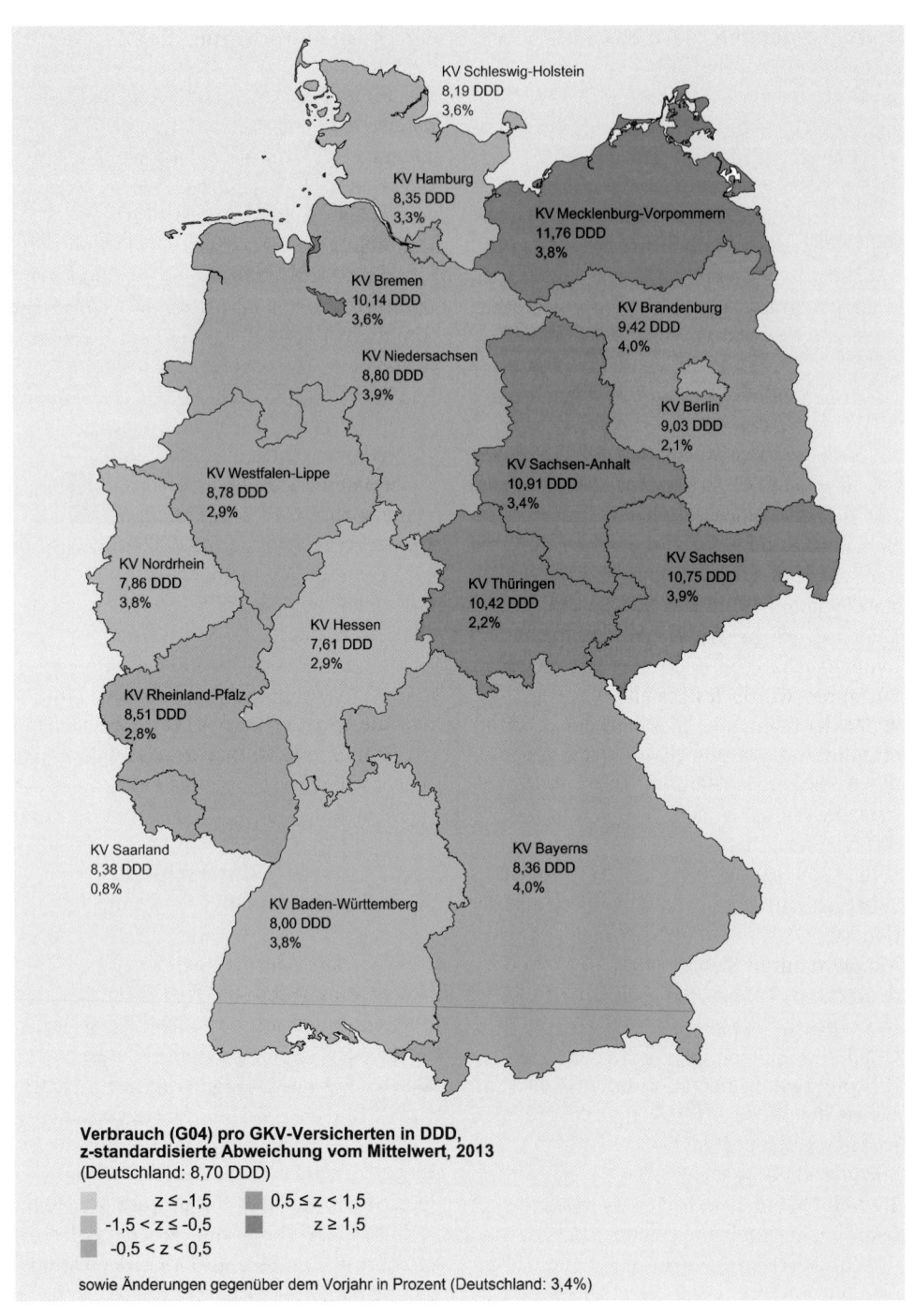

KV Bremen
10,14 DDD
3,6%

KV Brandenburg
9,42 DDD
4,0%

KV Niedersachsen
8,80 DDD
3,9%

KV Berlin
9,03 DDD
2,1%

KV Westfalen-Lippe
8,78 DDD
2,9%

KV Sachsen-Anhalt
10,91 DDD
3,4%

KV Nordrhein
7,86 DDD
3,8%

KV Thüringen
10,42 DDD
2,2%

KV Sachsen
10,75 DDD
3,9%

KV Hessen
7,61 DDD
2,9%

KV Rheinland-Pfalz
8,51 DDD
2,8%

KV Saarland
8,38 DDD
0,8%

KV Bayerns
8,36 DDD
4,0%

KV Baden-Württemberg
8,00 DDD
3,8%

**Verbrauch (G04) pro GKV-Versicherten in DDD,
z-standardisierte Abweichung vom Mittelwert, 2013**
(Deutschland: 8,70 DDD)

- $z \leq -1{,}5$
- $-1{,}5 < z \leq -0{,}5$
- $-0{,}5 < z < 0{,}5$
- $0{,}5 \leq z < 1{,}5$
- $z \geq 1{,}5$

sowie Änderungen gegenüber dem Vorjahr in Prozent (Deutschland: 3,4%)

**Abb. 3.48** Verbrauch von Arzneimitteln aus der Indikationsgruppe „G04 Urologika" in DDD je Versicherten im Jahr 2013 und Änderung gegenüber dem Vorjahr nach KV-Region.
Quelle: IGES-Berechnungen nach NVI (INSIGHT Health)

## 3.9.7 Epidemiologie, Bedarf und Angemessenheit der Versorgung

Epidemiologie und Angemessenheit der Versorgung sollen im Folgenden für die größte Teil-Indikationsgruppe, die Mittel bei BPS, sowie für die Indikation Belastungs- und Dranginkontinenz diskutiert werden. Es ist anzunehmen, dass aufgrund der abzusehenden demographischen Entwicklung künftig die Inkontinenz von zunehmender Bedeutung sein wird und sich für diese Störung ein steigender medikamentöser Behandlungsbedarf entwickeln wird.

Nach der Diagnostik-Leitlinie zum BPS der deutschen Urologen (DGU und BDU) (*Berges* et al. 2009b) wird eine Indikation zur Behandlung in der Regel dann gesehen, wenn der Symptom-Index IPSS (International Prostate Symptoms Score) größer als 7 ist und ein Leidensdruck besteht. In einer Repräsentativuntersuchung bei deutschen Männern über 50 Jahren wurde festgestellt, dass man bei 40,5% der Männer im Alter zwischen 50 und 80 Jahren von einem Symptom-Index IPSS über 7 ausgehen kann und 3,2 Mio. mit einer Prostatavergrößerung (> 25 ml) leben; bei 60 bis 90% der Betroffenen herrscht ein deutlicher Leidensdruck (*Berges* 2008, *Berges* et al. 2001). Daraus errechnet sich für die Population der GKV eine Zahl von rund 5,4 Mio. Männern mit BPS und von über 4,0 Mio. mit deutlichem Leidensdruck, bei denen die Indikation für eine medikamentöse Therapie gestellt werden könnte. Eine vergleichbare Erhebung aus Dänemark, in der 8.700 Männer ab 50 Jahren zu der Symptomatik befragt wurden, ergab auf die GKV in Deutschland hochgerechnet geschätzte und vergleichbare 3,9 Mio. Männer mit IPSS-Werten über 7 (*Norby* et al. 2005).

Zur Abschätzung der Anzahl der Patienten, die mit den verbrauchten Mengen an Urologika behandelt werden können, wurde davon ausgegangen, dass eine tägliche Therapie mit jeweils einer DDD pro Tag erforderlich ist. Die Schätzung der Zahl der Patienten, die mit der verbrauchten Menge an Mitteln gegen BPS hätten behandelt werden können, lag im Jahr 2004 bei etwa 0,6 Mio. Patienten, im Jahr 2013 bei fast 1,2 Mio. Patienten (◘ Abb. 3.49). Der mögliche Behandlungsbedarf wird durch den Verbrauch entsprechender Medikamente bei Weitem nicht erreicht. Zur Behandlung des BPS steht neben der medikamentösen Therapie auch eine Reihe von operativen Verfahren zur Verfügung (*Berges* et al. 2009a). Es kann vermutet werden, dass viele Männer die operativen Verfahren gegenüber der konservativen Therapie bevorzugen: Allein die transurethrale Prostataresektion, das Referenzverfahren zur operativen Therapie beim BPS, wird in Deutschland in rund 75.000 Fällen jährlich durchgeführt (*Berges* et al. 2009a). Man kann nicht ausschließen, dass viele Männer selbst bei einem IPSS von über 7 auf eine Behandlung ihrer Symptomatik verzichten oder auf eigene Kosten pflanzliche Präparate einnehmen. Der Rückgang der Zahl behandelbarer Patienten von 2003 bis 2004 von etwa 1 Mio. auf rund 600.000 ist sehr wahrscheinlich dadurch bedingt, dass seit dem 1. Januar 2004 die Wirkstoffe des Therapieansatzes „Sonstige Mittel bei BPS" (überwiegend pflanzliche Mittel) nicht mehr erstattungsfähig sind.

Bei der Harninkontinenz sind verschiedene Formen zu unterscheiden (*Niederstadt, Doering* 2004). Am bekanntesten ist die Belastungsinkontinenz, bei der es zu Harnverlust während körperlicher Anstrengung kommt. Bei der Dranginkontinenz tritt ein starkes Harndranggefühl zusammen mit unwillkürlichem Harnverlust auf. Die Lebensqualität ist bei allen Formen und in allen Schweregraden durch soziale, psychologische, häusliche, berufliche, körperliche und sexuelle Beeinträchtigungen stark eingeschränkt, und die Situation wird von den Betroffenen als belastend empfunden (*Beutel* 2005). Mit zunehmendem Alter nimmt auch die Häufigkeit der Inkontinenzbeschwerden deutlich zu.

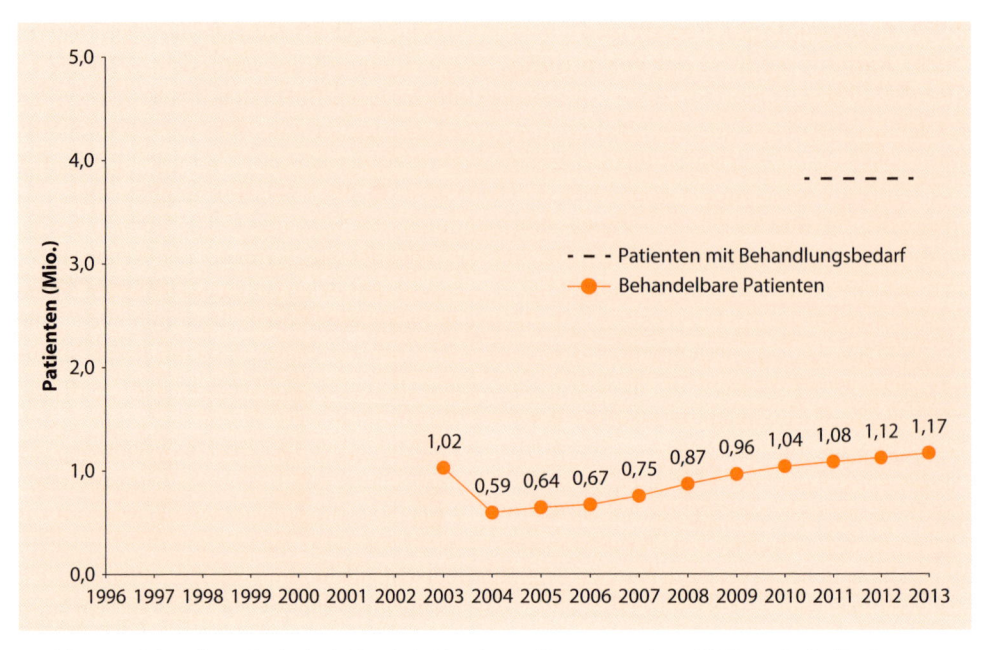

**Abb. 3.49** Behandlungsbedarf mit Mitteln bei benignem Prostatasyndrom (BPS) aus der Indikationsgruppe Urologika (G04).
Quelle: IGES-Berechnungen nach NVI (INSIGHT Health)

Verlässliche Daten zur Prävalenz in der deutschen Bevölkerung zu erhalten, ist schwierig. Das liegt unter anderem daran, dass viele Betroffene keine Hilfe suchen und dass die Definition, ab wann Inkontinenz vorliegt, stark variiert (*Hampel* et al. 2010). Nur etwa 37% der Betroffenen offenbaren sich ihrem Arzt (*Naumann* 2005). Bei Patienten mit Symptomen einer überreaktiven Blase wird nur in etwa der Hälfte der Fälle vom Arzt eine Diagnose gestellt und nur 27% erhalten eine Behandlung (*Goepel* 2002).

Eine repräsentative Umfrage von 1999 ergab, dass durchschnittlich 12,6% der Bevölkerung und 23% der über 60-Jährigen unter Inkontinenz leiden. Frauen waren im Vergleich zu Männern etwa doppelt so häufig betroffen (*Beutel* 2005). Die internationale EPIC-Studie kam auf Punktprävalenzraten in Höhe von 13,1% für Frauen und 5,4% für Männer (*Irwin* et al. 2006). Dabei sind die Angaben unterschiedlich – je nach Definition von Inkontinenz: Beispielsweise liegt die Prävalenzrate bei Männern zwischen 5 und 15% (*Hampel* et al. 2010). Im Laufe ihres Lebens leidet ca. ein Drittel aller Frauen unter Inkontinenzsymptomen (*Naumann* 2005). Bei Männern schwankt die Angabe zwischen 3 und 11%. Von einer hohen Anzahl unbehandelter oder sich selbst behandelnder Patienten muss daher auch hier ausgegangen werden. Legt man die bei *Beutel* (2005) ermittelte Prävalenzrate von 12,6% zugrunde, ergibt sich für die GKV eine Zahl von 8,8 Mio. Patienten mit Inkontinenz, von denen sich etwa 3,3 Mio. in ärztlicher Behandlung befinden. Da einerseits die Therapie von der Art der Inkontinenz abhängt und andererseits verschiedene auch nicht medikamentöse Optionen zur Verfügung stehen (wie der häufig ausschließliche Gebrauch von aufsaugenden Inkontinenzhilfen), kann die Zahl der Patienten mit einem medikamentösen Behandlungsbedarf nicht geschätzt werden. Unter der Annahme, dass

## 3.9 G04 Urologika

**Tab. 3.25** Ausgabenentwicklung in der Indikationsgruppe „G04 Urologika" in den Jahren 2012 und 2013.

| Indikations-/Teil-Indikationsgruppe | Ausgaben (Mio. Euro) | | Änderung gegenüber Vorjahr (Mio. Euro) | | Prozentuale Veränderung gegenüber Vorjahr | | Anteil an Gesamtausgaben (%) | |
|---|---|---|---|---|---|---|---|---|
| | 2012 | 2013 | 2011 vs. 2012 | 2012 vs. 2013 | 2011 vs. 2012 | 2012 vs. 2013 | 2012 | 2013 |
| Mittel bei Inkontinenz | 182,65 | 181,89 | 0,05 | −0,76 | 0,03 | −0,42 | 0,69 | 0,67 |
| Mittel bei benignem Prostatasyndrom (BPS) | 110,94 | 113,06 | −0,95 | 2,12 | −0,85 | 1,91 | 0,42 | 0,42 |
| Sonstige Urologika | 2,30 | 2,04 | −0,27 | −0,15 | −11,64 | −7,17 | 0,01 | 0,01 |
| Mittel bei Harnsteinen und Infektionen | 4,17 | 3,52 | −0,63 | −0,65 | −13,12 | −15,55 | 0,02 | 0,01 |
| Mittel bei erektiler Dysfunktion | 1,63 | 1,53 | −0,05 | −0,10 | −3,09 | −6,34 | 0,01 | 0,01 |
| Mittel bei Spasmen und Blasenentleerungsstörungen | 1,44 | 1,35 | −0,07 | −0,1 | −4,85 | −6,73 | 0,01 | 0,00 |
| Gesamt | 302,89 | 303,25 | −1,92 | 0,36 | −0,63 | 0,12 | 1,15 | 1,12 |

Quelle: IGES-Berechnungen nach NVI (INSIGHT Health)

jeder Patient zur Behandlung durchschnittlich mit einer DDD pro Tag versorgt werden müsste, hätte man im Jahr 2013 ca. 476.000 Patienten behandeln können.

### 3.9.8 Analyse der Ausgabendynamik

Die Ausgabenentwicklung für die Indikationsgruppe der Urologika zeigt Tab. 3.25 im Überblick. Im Jahr 2013 blieben die Ausgaben im Vergleich zum Vorjahr nahezu unverändert. Während 2012 die Ausgaben um 1,9 Mio. Euro zurückgingen, stiegen sie 2013 um 0,4 Mio. Euro an.

Ausgabensteigerungen wurden hauptsächlich durch die Verbrauchskomponente verursacht, welche mit 9,1 Mio. Euro niedriger ausfiel als 2012 mit 11,5 Mio. ( Abb. 3.50). Wie schon in den Vorjahren ist der Anstieg dieser Komponente auf den gestiegenen Verbrauch in den Teil-Indikationsgruppen der Mittel bei BPS sowie bei den Mitteln bei Inkontinenz zurückzuführen (siehe Tab. 3.24). Ein geringer Ausgabenzuwachs ist auf die Therapieansatzkomponente zurückzuführen, welche 2013 mit 2,4 Mio. Euro niedriger war als 2012 (2,6 Mio. Euro). Dies ist auf einen höheren Verbrauchsanteil der Fixkombination aus Tamsulosin und Dutasterid zurückzuführen. Die höchsten Einsparungen wurden 2013 durch die Generikakomponente erzielt, welche mit 6,1 Mio. Euro mehr als doppelt so hoch ausfiel wie im Vorjahr (−2,5 Mio. Euro). Dies ist auf den höheren Verbrauchsanteil von generischen Arzneimitteln in der Teil-Indikationsgruppe der Mittel bei Inkontinenz zurückzuführen. Der Anteil stieg insbesondere für die Wirkstoffe Tolterodin und Trospium von 12 auf 61% bzw. von 46 auf 65%. Ohne größere Bedeutung waren 2013 die restlichen Komponenten.

## 3 Umsatzveränderungen in einzelnen Indikationsgruppen

**Ausgabenänderung (Mio. €)**
■ 11/12  ■ 12/13

| Komponente | 11/12 | 12/13 |
|---|---|---|
| Verbrauch | 11,5 | 9,1 |
| Therapieansatz | 2,6 | 2,4 |
| Analog | -3,8 | -0,6 |
| Darreichungsform | | 0,4 |
| | -1,1 | |
| Wirkstärke | -0,6 | -0,3 |
| Packungsgröße | -0,7 | -0,7 |
| Parallelimport | -0,8 | -0,3 |
| Generika | -2,5 | -6,1 |
| Hersteller | -1,9 | -2,2 |
| Preis | -5,9 | 1,0 |
| Rest | -0,3 | -0,8 |
| Gesamt | -1,9 | 0,4 |

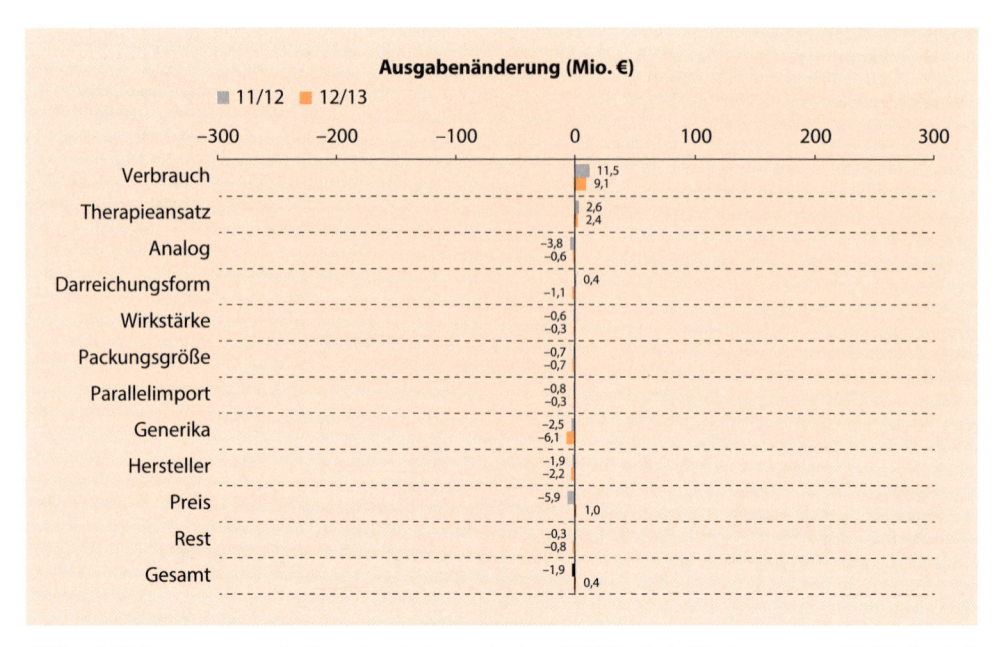

◨ **Abb. 3.50** Komponenten der Ausgabenänderung im Jahr 2013 für die Indikationsgruppe „G04 Urologika".
Quelle: IGES-Berechnungen nach NVI (INSIGHT Health)

Fazit zur Indikationsgruppe „G04 Urologika"

| | |
|---|---|
| Ausgaben | Anstieg |
| Prominenteste Komponente(n) | Verbrauch |
| Verbrauch | Überdurchschnittliches Wachstum Kompensation von Unterversorgung: Gestiegener Verbrauch durch Wirkstoffe zur symptomatischen Therapie der Inkontinenz |
| Therapieansätze | Ohne Bedeutung |
| Analog-Wettbewerb | Ohne Bedeutung |
| Sonstiges | Ohne Bedeutung |

## Literatur

Berges R (2008) Epidemiologie des benignen Prostatasyndroms. Assoziierte Risiken und Versorgungsdaten bei deutschen Männern über 50. Urologe 47: 141–148.
Berges R, Pientka L, Hoefner K et al. (2001) Male lower urinary tract symptoms and related health care seeking in Germany. Eur Urol 39: 682–687.
Berges R, Pientka L (1999) Management of the BPH syndrome in Germany: who is treated and how? Eur Urol 36, Suppl 3: 21–27.
Berges R et al. (2009a) Therapie des Benignen Prostata-Syndroms (BPS). http://www.awmf.org/uploads/tx_szleitlinien/043-035l_S2e_Benignes_Prostatasyndrom_Therapie_Leitlinientext.pdf (02.05.2011).
Berges R et al. (2009b) Diagnostik und Differentialdiagnostik des Benignen Prostata-Syndroms (BPS). http://www.awmf.org/uploads/tx_szleitlinien/043-034l_S2e_Benignes_Prostatasyndrom_Diagnostik_Differenzialdiagnostik_LL-Text.pdf (02.05.2011).
Beutel ME, Hessel A, Schwarz R, Brähler E (2005) Prävalenz der Urininkontinenz in der deutschen Bevölkerung. Urologe [A] 44: 232–238.

Deutsche Gesellschaft für Geriatrie (2009) Harninkontinenz. http://www.awmf.org/uploads/tx_szleitlinien/084-001_S2_Harninkontinenz_09-2009_09-2014.pdf (29.04.2011).

Gabeuv A, Oelke M (2011) Aktuelle Aspekte zur Epidemiologie, Diagnostik und Therapie des Benignen Prostatasyndroms. Aktuelle Urologie 42: 167–178.

Goepel M, Hoffmann JA, Piro M, Rübben H, Michel MC (2002) Prevalence and physician awareness of symptoms of urinary bladder dysfunction. Eur Urol 41(3): 234–239.

Hampel C, Thüroff JW, Gillitzer R (2010) [Epidemiology and etiology of male urinary incontinence]. Urologe 49: 481-488.

Irwin DE, Milsom I, Hunskaar S, Reilly K, Kopp Z, Herschorn S, Coyne K, Kelleher C, Hampel C, Artibani W, Abrams P (2006) Population-Based Survey of Urinary Incontinence, Overactive Bladder, and Other Lower Urinary Tract Symptoms in Five Countries: Results of the EPIC Study. Eur Urol 50: 1306–1315.

Naumann G, Koelbl H (2005) Pharmacotherapy of female urinary incontinence. J Br Menopause Soc. 11: 160–165.

Niederstadt C, Doering TJ (2004) DEGAM-Leitlinie Nr. 5: Harninkontinenz. (gekürzte Fassung für das Internet). www.degam.de/leitlinien/LL_Harninkontinenz.pdf (18.03.2008).

Norby B, Nordling J, Mortensen S (2005) Lower urinary tract symptoms in the danish population: A population-based study of symptom prevalence, health-care seeking behaviour and prevalence of treatment in elderly males and females. Eur Urol 47: 817–823.

## 3.10 J01 Antibiotika zur systemischen Anwendung

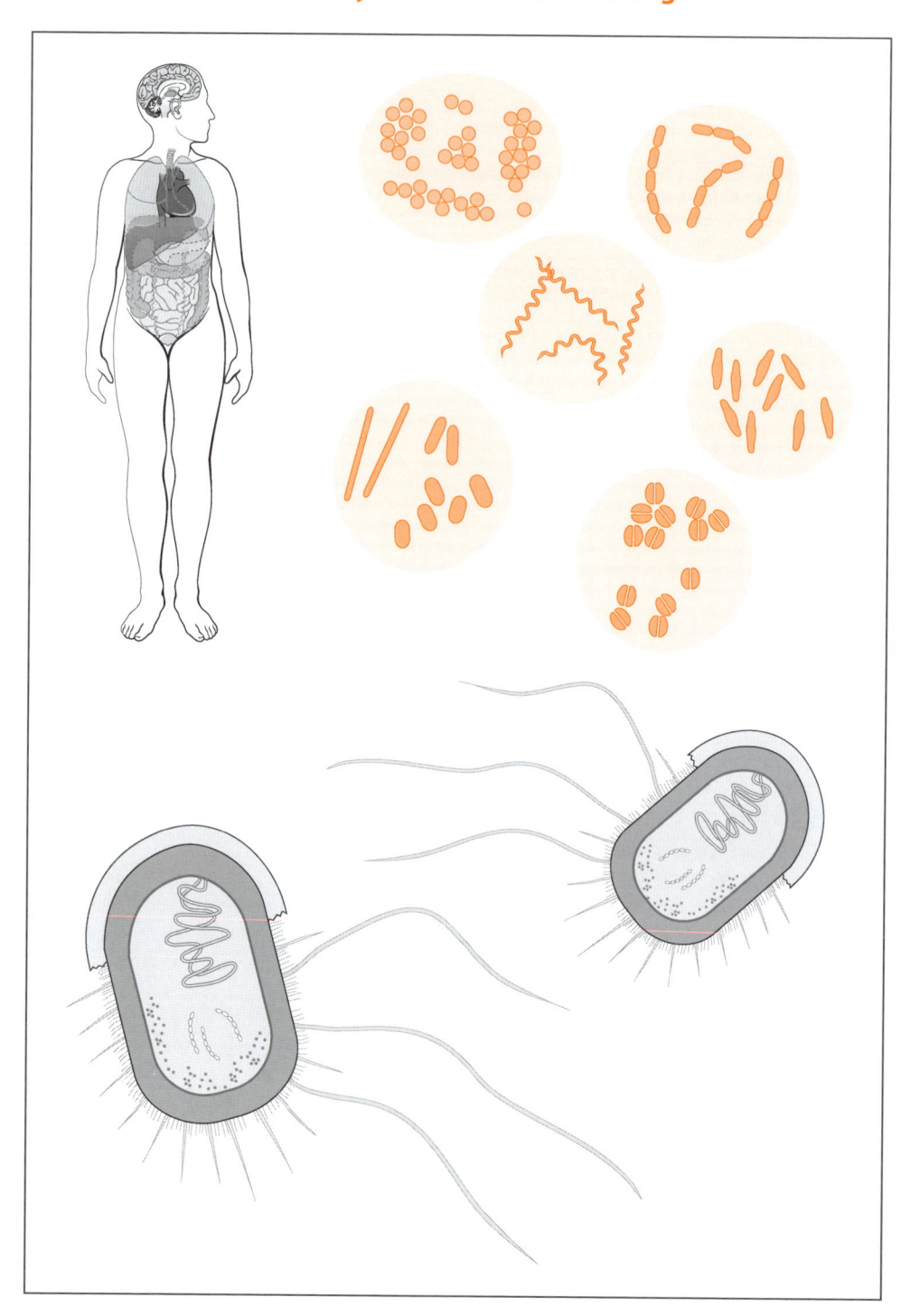

## 3.10.1 Entwicklung der Indikationsgruppe

Die Einführung von Antibiotika zählt zu den bedeutenden Fortschritten der Medizin des 20. Jahrhunderts. Als erste moderne Stoffe, die antibakteriell wirksam sind und auch heute noch eingesetzt werden, stehen seit 1935 die von *Domagk* erstmals synthetisch hergestellten Sulfonamide zur Verfügung, die zu den Chemotherapeutika gezählt werden. Als Antibiotika wurden ursprünglich nur antibakteriell wirksame Naturstoffe bezeichnet, die von Pilzen oder Bakterien produziert wurden. Als erster dieser Stoffe wurde Penicillin im Jahr 1929 von *Alexander Fleming* im Schimmelpilz *Penicillium notatum* entdeckt. Erst über zehn Jahre später konnte Penicillin isoliert werden, und 1941 wurde es erstmals erfolgreich zur Behandlung einer Sepsis eingesetzt. Bereits während des Zweiten Weltkriegs wurde die Suche nach weiteren antibakteriellen Naturstoffen fortgesetzt, und es wurden weitere Antibiotika in anderen Pilzkulturen entdeckt. Als erstes Aminoglykosid wurde 1943 von *Waksman* und *Bugie* das Streptomycin isoliert, mit dem erstmals eine antibiotische Behandlung der Tuberkulose möglich wurde. 1947 folgte die Entdeckung des Chloramphenicols, ein Jahr später wurde mit Chlortetracyclin das erste Antibiotikum aus der Gruppe der Tetrazykline isoliert. 1952 folgte mit Erythromycin das erste Makrolid-Antibiotikum.

Die wichtigste Gruppe unter den Antibiotika sind die Betalaktam-Antibiotika. Zu dieser Gruppe gehören die Penicilline und die 1955 erstmals isolierten Cephalosporine. In den 70er-Jahren wurde die Clavulansäure entdeckt, ebenfalls ein Betalaktam, mit der die Inaktivierung von Penicillinen durch bestimmte Bakterien verhindert werden kann. Weitere Betalaktam-Antibiotika sind die 1985 eingeführten Carbapeneme, deren jüngster Vertreter das Doripenem ist (Tab. 3.26). Zu den Cephalosporinen gehört das 2012 eingeführte Ceftarolin fosamil. Beide Wirkstoffe werden ausschließlich stationär eingesetzt.

Eine wichtige Gruppe von Antibiotika stellen auch die synthetischen Chinolone oder Gyrasehemmer dar. Ihre Entwicklung begann 1962 mit Entdeckung der Nalidixinsäure, die jedoch wegen der raschen Resistenzentwicklung heute klinisch nicht mehr relevant ist. Erst mit Einführung des ersten fluorierten Chinolons, dem Norfloxacin, begann die Erfolgsgeschichte dieser Wirkstoffgruppe, als deren Standardwirkstoff heute das 1987 eingeführte Ciprofloxacin gilt.

### Neue Entwicklungen

Der breite Einsatz von Antibiotika hat durch die Entwicklung von zahlreichen Resistenzen zu teilweise erheblichen Problemen geführt, sodass es heute insbesondere unter den Erregern der Tuberkulose und bei den Staphylokokken multiresistente Stämme gibt, die sehr schwer zu bekämpfen sind. Daher wird weiterhin nach neuen Antibiotika und antibakteriell wirksamen Stoffen gesucht. Als erster Vertreter der Gruppe der Ketolide wurde 2001 das Telithromycin eingeführt, ein halbsynthetisches Derivat des Erythromycins. Ebenfalls 2001 wurde Linezolid auf den Markt gebracht, der erste Vertreter aus der Gruppe der Oxazolidinone. Im Jahr 2006 kam mit dem Daptomycin ein „zyklisches Lipopeptid" auf den Markt, das bei komplizierten Haut-

**Tab. 3.26** Neue Wirkstoffe in der Indikationsgruppe J01 im Zeitraum von 2009 bis 2013.

| Jahr (Markteinführung) | Wirkstoff | Therapieansatz |
|---|---|---|
| 2012 | Ceftarolin fosamil | Andere Cephalosporine |

Quelle: IGES

und Weichteilinfektionen Anwendung findet. Zur neuen Gruppe der aus den Tetrazyklinen entwickelten Glycylcycline gehört das 2006 eingeführte Tigecyclin.

### 3.10.2 Entwicklung des Verbrauchs

Im Jahr 2013 wurden jedem Versicherten der GKV durchschnittlich 5,8 DDD an Antibiotika verordnet. Diese Arzneimittelgruppe wird daher den häufig angewendeten Arzneimitteln zugerechnet.

Die Indikationsgruppe der Antibiotika zur systemischen Anwendung wird nur bei Bedarf, also bei Auftreten von bakteriellen Infektionen, für einen begrenzten Zeitraum eingesetzt. Der Verbrauch war bis 2004 weitgehend konstant geblieben und lag im Mittel bei jährlich 350 Mio. DDD. Zwischen 2006 und 2012 lag das Verbrauchsniveau höher mit einem jährlichen Mittel von ca. 385 Mio. DDD. 2013 war gegenüber dem Vorjahr ein Anstieg um 7% auf knapp 405 Mio. DDD zu beobachten (Abb. 3.51).

Die Schwankungen im Verbrauch wurden in der Vergangenheit dadurch erklärt, dass insbesondere die Häufigkeit von Infektionen der Atemwege von Jahr zu Jahr unterschiedlich sein kann. Eine Rolle spielt bei der Häufigkeit von Atemwegsinfektionen die Stärke der Influenzaaktivität. Die stärkste Aktivität während der Influenzasaison beginnt üblicherweise ab Ende Januar bis Anfang Februar. Zur Charakterisierung der Stärke der Influenzaaktivität werden verschiedene Indikatoren betrachtet. Dazu gehört die Zahl der „Exzesskonsultationen", also der Zahl von Arztbesuchen, die über den erwarteten Wert hinausgeht. Insbesondere bei älteren Menschen und Kindern kann es bei einer Influenza zu bakteriellen Sekundärinfektionen kommen, die einer antibiotischen Behandlung bedürfen. Bei einer heftigen Influenzaaktivität ist daher auch immer von einem erhöhten Verbrauch an Antibiotika auszugehen. Die Schwankun-

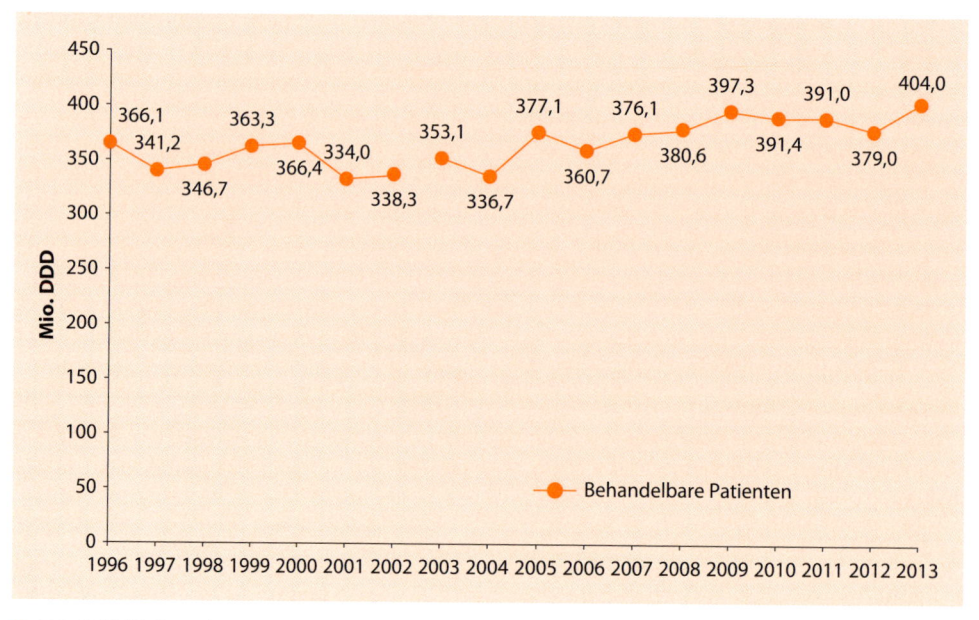

**Abb. 3.51** Verbrauch von Arzneimitteln aus der Indikationsgruppe „J01 Antibiotika zur systemischen Anwendung" in Mio. DDD im Zeitraum von 1996 bis 2013.
Quelle: IGES nach AVR (1996 bis 2002) und NVI (INSIGHT Health) (ab 2003)

gen im Verbrauch korrelierten in der Vergangenheit in der Regel sehr gut mit der Influenzaaktivität, die in den Saisons 1999/2000, 2002/2003, 2004/2005 und 2008/2009 erhöht war (*Arbeitsgemeinschaft Influenza* 2004 und folgende). Lediglich in den Jahren 2007 und 2008 wurde ein steigender Antibiotikaverbrauch bei nur schwacher Influenzaaktivität beobachtet. In der Saison 2009/2010 wurde eine übliche Influenzaaktivität beobachtet, in den Saisons 2010/11 und 2011/12 war sie moderat. Dies führte jedoch nur 2012 zu einem Rückgang des Antibiotikaverbrauchs. Für die Saison 2011/12 wurde die niedrigste Zahl von Influenza-bedingten Arztbesuchen seit acht Jahren geschätzt. Die Saison 2012/13 dagegen war geprägt durch ihre lange Dauer mit den höchsten Werten an Exzesskonsultationen und grippebedingten Krankenhauseinweisungen der genannten Saison. Diese Beobachtungen könnten sowohl den beobachteten Rückgang des Antibiotikaverbrauchs 2012 als auch den Anstieg 2013 gut erklären. Insgesamt hat sich das Niveau des Antibiotikaverbrauchs seit 2005 leicht erhöht. Entsprechend einem Bericht zu Antibiotikaverbrauch und Resistenzentwicklung in Deutschland, der allerdings nur den Zeitraum bis 2007 betrachtet, bewegt sich der Verbrauch in Deutschland im europäischen Vergleich im unteren Drittel (*Bundesamt für Verbraucherschutz und Lebensmittelsicherheit* et al. 2008).

Innerhalb der Fülle verschiedener Therapieansätze setzte sich auch 2013 die in der Vergangenheit beobachtete Entwicklung fort (◘ Abb. 3.52). Die Penicilline mit erweitertem Wirkspektrum hielten weiterhin mit rund einem Fünftel den höchsten Verbrauchsanteil. Insgesamt entfielen rund drei Viertel des Verbrauchs auf diese Gruppe sowie die Cephalosporine der 2. Generation, Tetrazykline, Makrolide und Chinolone. Ein durchgängiger nennenswerter Anstieg des Verbrauchsanteils war lediglich für Cephalosporine der 2. Generation zu beobachten.

Für alle fünf am häufigsten verordneten Therapieansätze blieben 2013 die mittleren Preise (AVP) je DDD nur noch für die Cephalosporine stabil, für die anderen drei Therapieansätze stiegen sie dagegen – wobei hierbei Rabattverträge zwischen den Kassen und Anbietern nicht berücksichtigt sind. Diese Entwicklung zeigt aber, dass in diesen generischen Märkten die Preise irgendwann einen Boden erreicht haben und auch wieder steigen können.

Innerhalb der Therapieansätze gab es kaum Änderungen, weil manche der Ansätze von einem einzigen Wirkstoff dominiert werden: So lag 2013 der Verbrauchsanteil des Amoxicillins bei fast 100% der Penicilline mit erweitertem Wirkspektrum; bei den Tetrazyklinen und den Beta-Lactamase-sensitiven Penicillinen erreichten Doxycyclin bzw. Phenoxymethylpenicillin einen Anteil von über 91 bzw. 93%.

Bei den Cephalosporinen der 2. Generation stieg der Anteil von Cefuroxim von 75 auf fast 78% an. Der übrige Verbrauch entfiel auf das Cefaclor. In Bezug auf ihre qualitativen Eigenschaften unterscheiden sich Cefuroxim und Cefaclor nur geringfügig. Bezogen auf den mittleren Preis je DDD ist Cefuroxim preisgünstiger als Cefaclor.

Bei den Makroliden gab es nur geringfügige Veränderungen der Verbrauchsanteile. Der Anteil des am häufigsten verordneten Wirkstoffes Clarithromycin lag 2013 stabil bei etwa 37%. Für Roxithromycin und Azithromycin fanden sich mit rund 29 bzw. 27% vergleichbare Verbrauchsanteile. Der Anteil von Erythromycin lag bei knapp 10% mit leicht fallender Tendenz. Erythromycin, das älteste der Makrolide, wird überwiegend für die Behandlung von Kindern eingesetzt, was sich aus dem hohen Anteil von Saftzubereitungen (61% des Verbrauchs) ablesen lässt.

Innerhalb des Therapieansatzes der Chinolone gab es 2013 wenig Änderungen: Für das am häufigsten verordnete Ciprofloxacin stieg der Verbrauchsanteil und lag 2013 bei

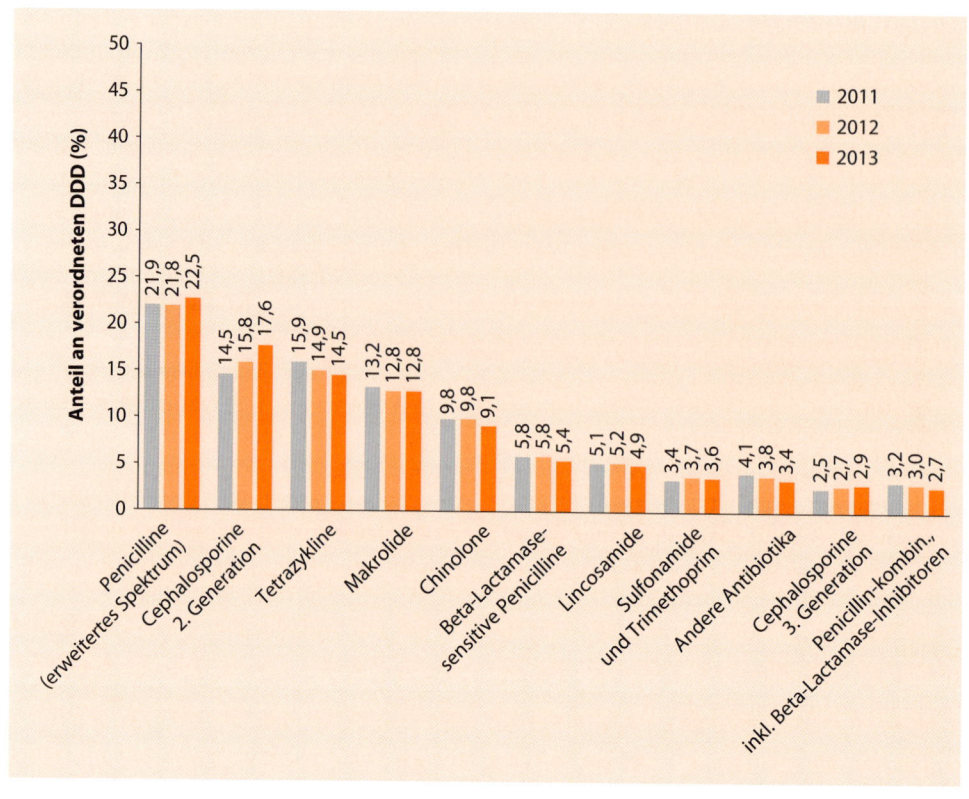

**Abb. 3.52** Anteile der Therapieansätze an den verordneten DDD in der Indikationsgruppe „J01 Antibiotika zur systemischen Anwendung" für 2011 bis 2013.
Quelle: IGES-Berechnungen nach NVI (INSIGHT Health)

57%. In etwa stabil blieben die Anteile von Levofloxacin und Moxifloxacin. Die Anteile der übrigen Chinolone gingen 2013 erneut geringfügig zurück (Abb. 3.53). Ciprofloxacin und Levofloxacin werden als Standardchinolone angesehen. Sowohl für Moxifloxacin als auch für Norfloxacin wurde 2008 die Indikation eingeschränkt (*EMA* 2008a, b).

### 3.10.3 Regionale Unterschiede im Verbrauch

Der Pro-Kopf-Verbrauch an Antibiotika war 2013 in den Regionen unterschiedlich und erreichte maximal 6,5 DDD in Westfalen-Lippe, während in Brandenburg nur 3,7 DDD je GKV-Versicherten beobachtet wurden. Auffällig ist, dass die höchsten mittleren Pro-Kopf-Verbräuche fast alle in den nordwestlichen Regionen beobachtet wurden (Abb. 3.54). Die Unterschiede können qualitativ kaum bewertet werden, da der Einsatz von Antibiotika von den verschiedensten Faktoren abhängt. Dazu gehören zuerst die Prävalenz bakterieller Infektionen und das vorherrschende Erregerspektrum. Ein höherer Pro-Kopf-Verbrauch in einer Region sagt also letztlich nur aus, dass in dieser Region bakterielle Infektionen häufiger ambulant mit Antibiotika behandelt werden. Ambulante antibiotische Behandlungen betreffen überwiegend Infektionen der Harnwege und der Atemwege. Bei Kindern treten Infektionen der oberen Atemwege und Mittel-

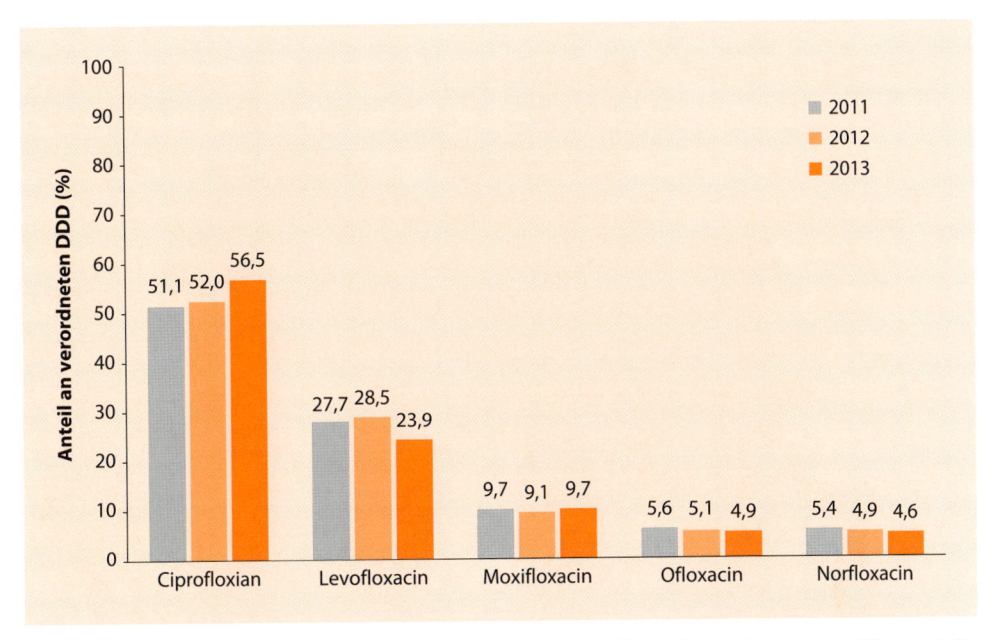

**Abb. 3.53** Anteile der verordneten DDD für die Analog-Wirkstoffe des Therapieansatzes „Chinolone" für 2011 bis 2013. Dargestellt sind lediglich die Anteile von Wirkstoffen mit einem Anteil von mindestens 1%.
Quelle: IGES-Berechnungen nach NVI (INSIGHT Health)

ohrentzündungen sehr viel häufiger auf als bei Erwachsenen. Auch bei Patienten mit COPD (s. a. Kap. 3.25) sind Infektionen der Atemwege häufiger als bei gesunden Versicherten. Die Bronchialinfektion kann zu Exazerbationen führen, die ggf. antibiotisch behandelt werden müssen (*NVL COPD* 2010). Daher ist zu erwarten, dass der Anteil von Kindern sowie die Häufigkeit von COPD und Harnwegsinfekten den regionalen Antibiotikaverbrauch beeinflussen. Aktuelle Daten zu regionalen Unterschieden in Bezug auf Harnwegsinfekte gibt es für Deutschland nicht. Im Hinblick auf die COPD können ersatzweise die Daten zur selbst berichteten Häufigkeit einer chronischen Bronchitis entsprechend GEDA 2010 herangezogen werden (*RKI* 2012). Für Kinder wurde eine höhere Verordnungsprävalenz von Antibiotika festgestellt als bei Erwachsenen (*Augustin* et al. 2012). Prüft man die Häufigkeit der chronischen Bronchitis sowie den Anteil von Kindern bis 15 Jahren in der GKV als Einflussvariablen im multiplen Regressionsmodell, so erweisen sich beide als signifikant und erklären die beobachteten Unterschiede zu mehr als 60% (Bestimmtheitsmaß = 0,61), wobei die Prävalenz der chronischen Bronchitis die Verbrauchsunterschiede in stärkerem Maße erklärt als der Anteil der Kinder und Jugendlichen.

### 3.10.4 Epidemiologie, Bedarf und Angemessenheit der Versorgung

Eine Schätzung des Bedarfs für ambulant angewendete Antibiotika im Bereich der GKV ist aufgrund der zahlreichen Unbekannten kaum möglich. Erforderlich wären dazu Daten zur Häufigkeit und Schwere zumindest der häufigsten Infektionen wie Harnwegsinfekte oder Infektionen der Atemwege. In Deutschland gibt es zu diesen in der Regel

3 Umsatzveränderungen in einzelnen Indikationsgruppen

KV Schleswig-Holstein
5,13 DDD
4,6%

KV Hamburg
5,35 DDD
1,5%

KV Mecklenburg-Vorpommern
4,49 DDD
8,1%

KV Bremen
6,13 DDD
6,3%

KV Brandenburg
3,70 DDD
8,9%

KV Niedersachsen
5,94 DDD
5,6%

KV Berlin
5,02 DDD
3,2%

KV Westfalen-Lippe
6,45 DDD
5,2%

KV Sachsen-Anhalt
4,40 DDD
8,8%

KV Nordrhein
6,32 DDD
5,4%

KV Thüringen
4,40 DDD
6,1%

KV Sachsen
3,98 DDD
10,2%

KV Hessen
5,61 DDD
7,1%

KV Rheinland-Pfalz
6,12 DDD
7,0%

KV Saarland
5,98 DDD
6,8%

KV Bayerns
5,03 DDD
7,8%

KV Baden-Württemberg
4,97 DDD
9,7%

**Verbrauch (J01) pro GKV-Versicherten in DDD,
z-standardisierte Abweichung vom Mittelwert, 2013**
(Deutschland: 5,82 DDD)

- $z \leq -1{,}5$
- $-1{,}5 < z \leq -0{,}5$
- $-0{,}5 < z < 0{,}5$
- $0{,}5 \leq z < 1{,}5$
- $z \geq 1{,}5$

sowie Änderungen gegenüber dem Vorjahr in Prozent (Deutschland: 6,5%)

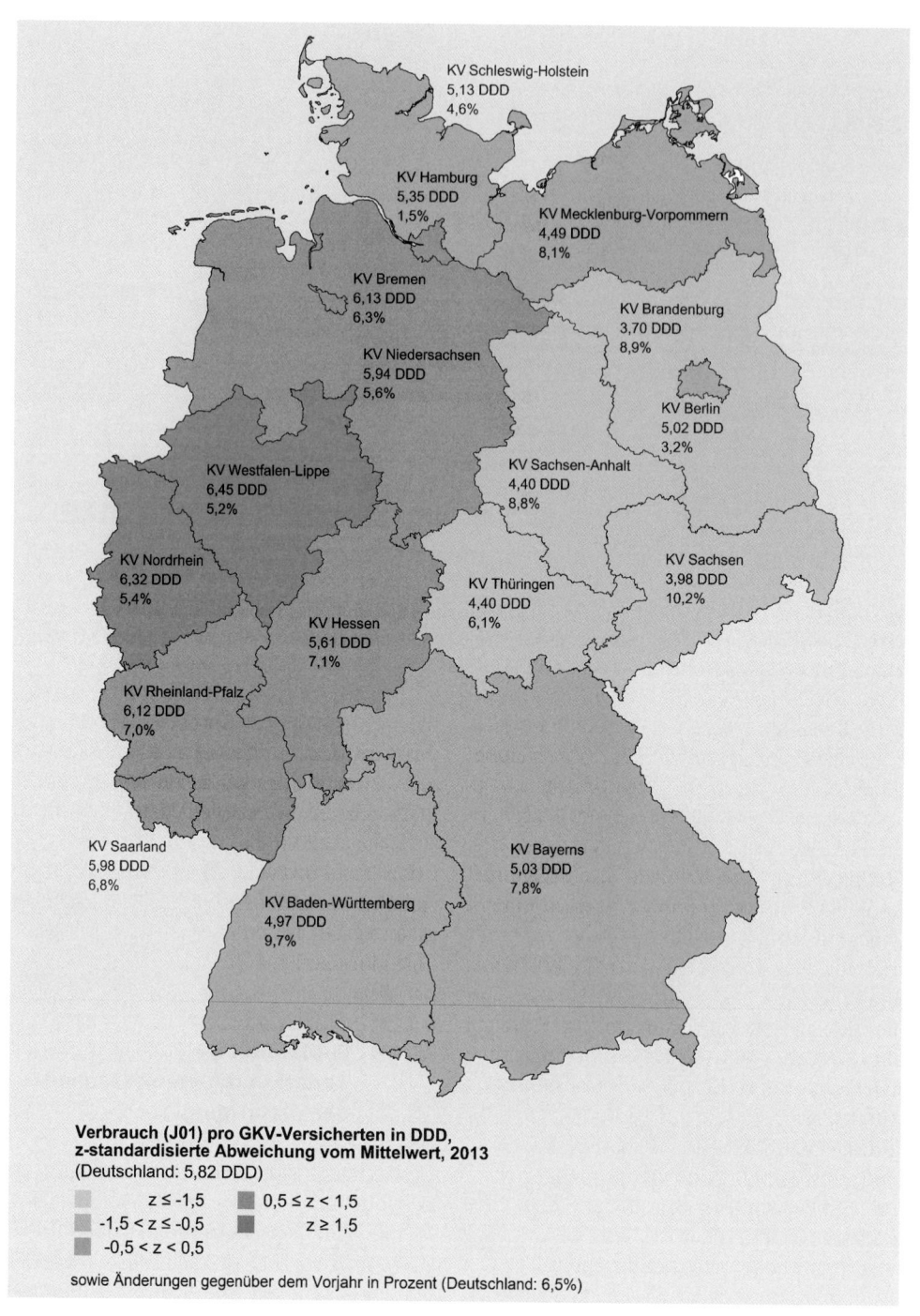

◘ **Abb. 3.54** Verbrauch von Arzneimitteln aus der Indikationsgruppe „J01 Antibiotika zur systemischen Anwendung" in DDD je Versicherten im Jahr 2013 und Änderung gegenüber dem Vorjahr nach KV-Region.
Quelle: IGES-Berechnungen nach NVI (INSIGHT Health)

## 3.10 J01 Antibiotika zur systemischen Anwendung

◘ Tab. 3.27 Ausgabenentwicklung in der Indikationsgruppe „J01 Antibiotika zur systemischen Anwendung" in den Jahren 2012 und 2013.

| Ausgaben (Mio. Euro) | | Änderung gegenüber Vorjahr (Mio. Euro) | | Prozentuale Veränderung gegenüber Vorjahr | | Anteil an Gesamtausgaben (%) | |
|---|---|---|---|---|---|---|---|
| 2012 | 2013 | 2011 vs. 2012 | 2012 vs. 2013 | 2011 vs. 2012 | 2012 vs. 2013 | 2012 | 2013 |
| 588,17 | 624,64 | −16,83 | 36,47 | −2,78 | 6,20 | 2,23 | 2,31 |

Quelle: IGES-Berechnungen nach NVI (INSIGHT Health)

leicht verlaufenden Infektionen im Gegensatz zu den meldepflichtigen Infektionskrankheiten keine die gesamte Bevölkerung umfassenden epidemiologischen Daten. Kinder sind am häufigsten von infektiösen Atemwegserkrankungen betroffen. Nach dem Nationalen Kinder- und Jugendgesundheitssurvey (KiGGS) hatten 88,5% aller Kinder und Jugendlichen zwischen 0 und 17 Jahren in den letzten zwölf Monaten mindestens einen grippalen Infekt (*Bergmann* et al. 2008). Allerdings besteht nur bei einem Teil dieser Infekte ein Behandlungsbedarf. Mangels bevölkerungsbezogener Daten haben wir uns daher darauf beschränkt, die Zahl der Patienten zu schätzen, die mit den ambulant verbrauchten Antibiotika zur systemischen Anwendung hätten behandelt werden können. Für diese Schätzung wurde angenommen, dass die Dauer der antibiotischen Behandlung einer Infektion zehn Tage beträgt und für jeden Tag eine DDD zur Verfügung stehen muss. Da die häufigsten Infektionen (Harnwegsinfekte, Infektionen der Atemwege) nicht selten rezidivieren, nahm man außerdem an, dass im Mittel 1,5 Infektionen pro Jahr zu behandeln sind. Demnach konnten im Jahr 2013 etwa 27 Mio. Patienten der GKV mit Antibiotika zur systemischen Anwendung behandelt werden.

### 3.10.5 Analyse der Ausgabendynamik

Die Ausgabenentwicklung für die Indikationsgruppe „J01 Antibiotika zur systemischen Anwendung" ist in ◘ Tab. 3.27 dargestellt. Anders als im Vorjahr konnte für 2013 ein Anstieg der Ausgaben festgestellt werden. Dieser belief sich auf Mehrausgaben von 36,5 Mio. Euro. Im Vorjahr konnte noch ein Rückgang der Ausgaben um 16,8 Mio. Euro festgestellt werden. Ein Blick auf die einzelnen Komponenten der Ausgabenentwicklung zeigt, dass für die deutliche Ausgabensteigerung in 2013 insbesondere die Verbrauchskomponente (39,3 Mio. Euro) und die Preiskomponente (20,9 Mio. Euro) verantwortlich waren.

Einsparungen im Jahr 2013 wurden insbesondere durch die Therapieansatzkomponente (−9,0 Mio. Euro) und die Herstellerkomponente erreicht (−11,1 Mio. Euro) (◘ Abb. 3.55). Die Einsparungen durch die Therapieansatzkomponente sind u. a. durch den erhöhten Verbrauchsanteil der Cephalosporine der 2. Generation bedingt. Während 2012 die Preiskomponente Mehrausgaben von 10,2 Mio. Euro anzeigte, lagen die Mehrausgaben durch die Preiskomponente 2013 mit 20,9 Mio. Euro doppelt so hoch. Andere Komponenten spielten eine untergeordnete Rolle.

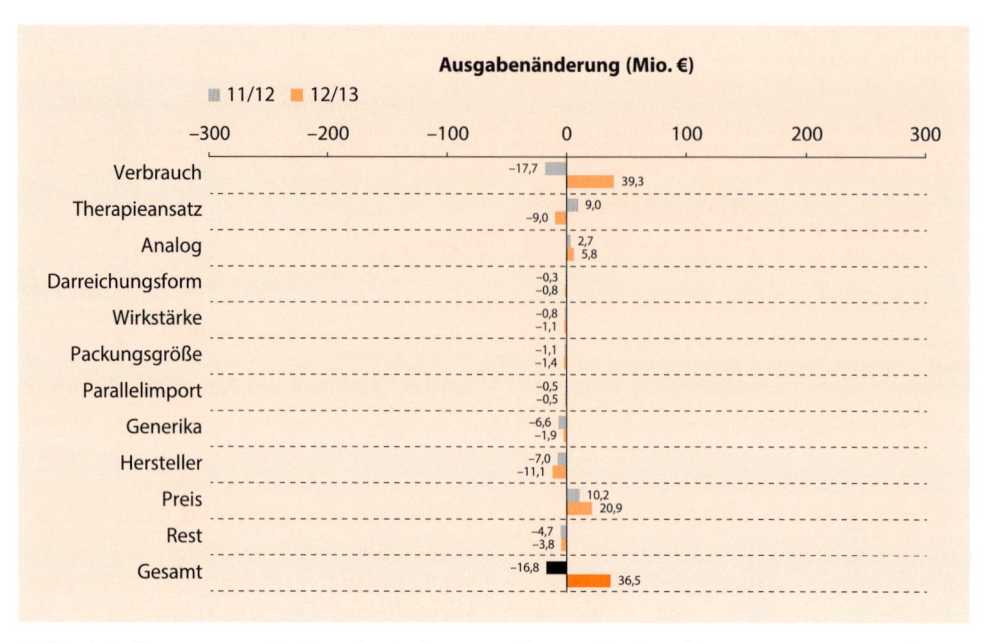

**Abb. 3.55** Komponenten der Ausgabenänderung im Jahr 2013 für die Indikationsgruppe „J01 Antibiotika zur systemischen Anwendung".

Quelle: IGES-Berechnungen nach NVI (INSIGHT Health)

Fazit zur Indikationsgruppe „J01 Antibiotika zur systemischen Anwendung"

| | |
|---|---|
| Ausgaben | Anstieg |
| Prominenteste Komponente(n) | Preis, Verbrauch, Therapieansatz |
| Verbrauch | Überdurchschnittlicher Verbrauchsanstieg |
| Therapieansätze | Therapieoptimierung: Erhöhung der Anteile von Cephalosporinen |
| Analog-Wettbewerb | Ohne Bedeutung |
| Sonstiges | Ausgabenanstieg durch Preiskomponente |

## Literatur

Arbeitsgemeinschaft Influenza (2004 und folgende) Saisonberichte. http://influenza.rki.de/Saisonbericht.aspx.

Augustin J, Mangiapane S, Kern W (2012) Antibiotika-Verordnungen im Jahr 2010 im regionalen Vergleich. http://www.versorgungsatlas.de/fileadmin/ziva_docs/26/Antibiotika_Bericht_final_2.pdf (08.05.2013).

Bergmann E, Eis D, Ellert U et al. (2008) Lebensphasenspezifische Gesundheit von Kindern und Jugendlichen in Deutschland. Ergebnisse des Nationalen Kinder- und Jugendgesundheitssurveys (KiGGS). Beiträge zur Gesundheitsberichterstattung des Bundes. Berlin: RKI.

Bundesamt für Verbraucherschutz und Lebensmittelsicherheit, Paul-Ehrlich-Gesellschaft für Chemotherapie e.V., Infektiologie Freiburg (Hrsg.) (2008) GERMAP 2008 – Antibiotika-Resistenz und -Verbrauch. Antiinfectives Intelligence Gesellschaft, für klinisch-mikrobiologische Forschung und Kommunikation mbH, Rheinbach.

EMA (2008a) European Medicines Agency recommends restricting the use of oral moxifloxacin-containing medicines. Pressemitteilung. http://www.ema.europa.eu/pdfs/human/press/pr/38292708en.pdf (12.05.2010).

EMA (2008b) EMEA recommends restricted use of oral norfloxacin-containing medicines in urinary infections. Pressemitteilung. http://www.ema.europa.eu/pdfs/human/press/pr/38026008en.pdf (12.05.2010).

NVL COPD (2010) Bundesärztekammer (BÄK), Kassenärztliche Bundesvereinigung (KBV), Arbeitsgemeinschaft der Wissenschaftlichen Medizinischen Fachgesellschaften (AWMF). Nationale VersorgungsLeitlinie COPD, Version 1.7 URL: http://www.versorgungsleitlinien.de/themen/copd (15.04.2010).

3 Umsatzveränderungen in einzelnen Indikationsgruppen

## 3.11 J05 Antivirale Mittel zur systemischen Anwendung

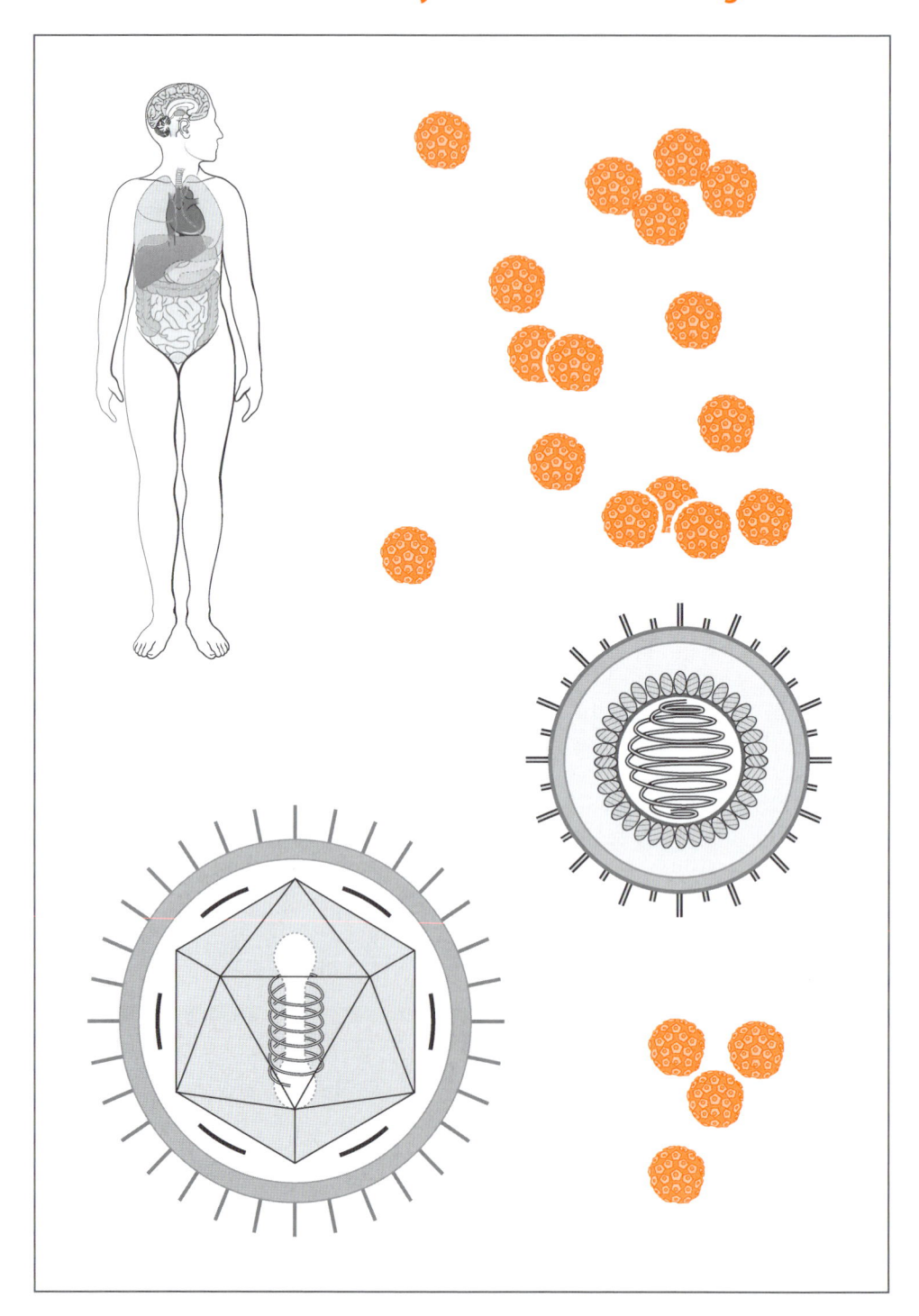

## 3.11.1 Entwicklung der Indikationsgruppe

Viren bestehen im Wesentlichen aus einem „Bauplan" für sich selbst, einer Hülle sowie einigen wenigen „Werkzeugen" in Form von Proteinen. Diese Werkzeuge sorgen dafür, dass die infizierten Zellen – eines Organismus oder einer Zellkultur – neue Viruspartikel synthetisieren und freisetzen. Nur mit „Hilfe" von Zellen können sich Viren vermehren. Daher sind Infektionen durch Viren erheblich schwieriger zu bekämpfen, ohne den Wirtsorganismus zu schädigen, als Infektionen durch Bakterien. Erfolge einer antiviralen Therapie gelangen erstmals in den 1960er-Jahren mit sogenannten Antimetaboliten. Antimetabolite hemmen die Synthese von Stoffen, die für die Vermehrung der Viren essenziell sind, beispielsweise Nukleinsäuren. Das antimetabolitische Wirkprinzip wurde erstmals mit den antibakteriell wirkenden Sulfonamiden entdeckt. Die meisten antiviralen Wirkstoffe sind Antimetabolite. Neuentwicklungen richten sich zunehmend gezielt gegen bestimmte Virusproteine. Die Indikationsgruppe der antiviralen Mittel zur systemischen Anwendung wird entsprechend dem Wirkspektrum dieser Arzneimittel in verschiedene Teil-Indikationsgruppen unterteilt.

**Mittel gegen Herpes- und Varizellenviren**
Zu den Herpesviren gehört u. a. das Herpes-simplex-Virus, das für den harmlosen Lippenherpes verantwortlich ist, bei immunsupprimierten Patienten jedoch zu schweren Infektionen führen kann. Ebenfalls ein Herpesvirus ist das Varizella-zoster-Virus, das einerseits die Windpocken verursacht, andererseits den Herpes zoster (Gürtelrose). Im Jahr 1962 wurde das Idoxuridin erstmals bei einer durch Herpesviren hervorgerufenen Keratitis (Infektion der Hornhaut des Auges) erfolgreich eingesetzt. 1968 folgte die Synthese von Vidarabin und 1974 von Aciclovir, das auch heute noch als Standard in dieser Teil-Indikationsgruppe gilt. Ebenfalls seit den 1970er-Jahren wurde in der damaligen DDR das Brivudin hergestellt. Als Derivate des Aciclovir kamen 1995 Valaciclovir und Famciclovir auf den Markt, die im Vergleich zum Aciclovir weniger häufig eingenommen werden müssen.

**Mittel gegen Cytomegalieviren (CMV)**
Das CMV ist ebenfalls ein Herpesvirus. Als erster Wirkstoff, der bei CMV-Infektionen wirksam ist, kam 1989 Ganciclovir auf den Markt. Ihm folgten 1990 und 1997 die in ihrer chemischen Struktur andersartigen Wirkstoffe Foscarnet und Cidofovir. Im Jahr 2002 wurde das Valganciclovir eingeführt, ein oral anwendbares Derivat von Ganciclovir.

**Mittel gegen Hepatitis-B-Viren (HBV)**
Das 2006 eingeführte Entecavir gehört laut ATC-Klassifikation zu den nukleosidischen Hemmstoffen der reversen Transkriptase (NRTI), die ursprünglich zur Behandlung von HIV-Infektionen entwickelt wurden (s. u.). Entecavir ist jedoch nur für die Behandlung der Hepatitis B zugelassen und wird hier als erster Wirkstoff der neuen Teil-Indikationsgruppe der Mittel gegen HBV klassifiziert. Auch das 2007 eingeführte Telbivudin gehört zu den NRTI (◘ Tab. 3.28).

**Mittel gegen Hepatitis-C-Viren (HCV)**
Diese Teil-Indikationsgruppe umfasst nur zwei Therapieansätze: Zum ersten Therapieansatz, den Nukleosiden gegen HCV, gehört nur der 1992 eingeführte Antimetabolit Ribavirin. Bei Hepatitis C wird es in Kombination mit Peginterferon alfa-2 (siehe ▶ Kap. 3.15) eingesetzt. Ribavirin wird außerdem bei Infektionen durch das Respiratory-Syncytial-Virus eingesetzt. Den zweiten Therapieansatz bilden die Proteasehemmer gegen HCV. Zu ihm gehören bislang die 2011 eingeführten Wirkstoffe Boceprevir und Telaprevir. Es sind die ersten Wirkstoffe, die gezielt gegen das HCV entwickelt wurden. Sie werden in Kom-

**Tab. 3.28** Neue Wirkstoffe in der Indikationsgruppe J05 im Zeitraum von 2009 bis 2013.

| Jahr (Markteinführung) | Wirkstoff | Teil-Indikationsgruppe | Therapieansatz |
| --- | --- | --- | --- |
| 2011 | Boceprevir | Mittel gegen Hepatitis-C-Viren | Proteasehemmer |
| 2011 | Telaprevir | Mittel gegen Hepatitis-C-Viren | Proteasehemmer |
| 2012 | Rilpivirin | Antiretrovirale Mittel | NNRTI |

Quelle: IGES

bination mit Peginterferon alfa-2 und Ribavirin eingesetzt. Unter dieser Dreifachkombination sind die Heilungsraten bei Patienten mit HCV des Genotyps 1 deutlich höher als bei Behandlung mit der bisher üblichen Zweifachkombination. Es ist davon auszugehen, dass in den nächsten Jahren weitere direkt antiviral wirkende Arzneimittel gegen HCV auf den Markt kommen werden (*Wedemeyer* et al. 2012).

**Mittel gegen Influenzaviren**
Bereits im Jahr 1963 wurde das Amantadin synthetisiert, das ursprünglich als Sprengstoff dienen sollte. Nachdem man entdeckt hatte, dass es die Vermehrung von Influenzaviren hemmt, wurde es für diese Indikation 1966 in den USA zugelassen. Heute hat es allenfalls noch als Antiparkinsonmittel Bedeutung. In den Jahren 1999 und 2002 wurden mit Zanamivir bzw. Oseltamivir die ersten Neuraminidasehemmer eingeführt. Die Neuraminidase ist ein Enzym des Influenzavirus, das für die weitere Verbreitung der Influenzaviren aus infizierten Zellen notwendig ist.

**Antiretrovirale Mittel (Mittel gegen HIV)**
Als erster Wirkstoff gegen HIV (Humanes Immundefizienz-Virus) wurde 1987 das Zidovudin eingeführt, dem bis heute eine Vielzahl von Wirkstoffen folgte. Ursprünglich war es zur Anwendung bei Krebserkrankungen entwickelt worden. Zidovudin gehört zu den nukleosidischen Hemmstoffen der reversen Transkriptase (NRTI). Die reverse Transkriptase spielt eine zentrale Rolle bei der HI-Virusvermehrung. Ein weiterer Meilenstein waren die Proteasehemmer, als deren erster Vertreter 1996 das Indinavir in den Handel kam. Nun war es möglich, durch die kombinierte Gabe von in der Regel drei Wirkstoffen die Resistenzentwicklung bei den Viren zu verzögern. Weitere Proteasehemmer wurden inzwischen eingeführt, zuletzt 2007 das Darunavir. Mit Nevirapin wurde 1998 der erste nicht nukleosidische Hemmstoff der reversen Transkriptase (NNRTI) zur Verfügung gestellt, dem weitere folgten, zuletzt das Rilpivirin im Jahr 2012 (siehe Tab. 3.28). Ein völlig neues Wirkprinzip kam 2002 mit Enfuvirtid in den Handel. Der Fusionshemmer verhindert das Eindringen des Virus in die Zelle und damit dessen Vermehrung. Ein weiteres neues Wirkprinzip begründet seit 2007 der Wirkstoff Maraviroc, der zu den CCR5-Hemmern gehört. Der CCR5-Rezeptor ist eine der Bindungsstellen, über die bestimmte HI-Viren (CCR5-trope HI-Viren) in die Zellen eindringen, CCR5-Hemmer sind nur gegen diese Viren wirksam. Ein weiteres neues Wirkprinzip verkörpert das 2008 eingeführte Raltegravir, ein sogenannter Integrasehemmer. Eine Besonderheit der HI-Viren ist, dass sie ihren genetischen „Bauplan" dauerhaft in das Genom der befallenen Zelle einfügen. Dazu benötigen sie das Enzym Integrase, dessen Wirkung durch Raltegravir gehemmt wird.

Derzeit stehen mehr als 20 Wirkstoffe zur Behandlung der HIV-Infektion zur Verfügung. Die Verträglichkeit und Praktikabilität von neueren Medikamenten konnte gegenüber den älteren teilweise erheblich verbessert werden, wodurch die Anwendung erleichtert wurde. Einige der antiretroviralen Mittel werden auch zur Behandlung der Hepatitis B eingesetzt, beispielsweise der NRTI Lamivudin. Inzwischen werden hauptsächlich verschiedene Fixkombinationen von antiretroviralen Mitteln verabreicht, die den Patienten die Einnahme erheblich erleichtern.

### 3.11.2 Entwicklung des Verbrauchs

Die antiviralen Mittel zur systemischen Anwendung gehören zu den sehr selten verordneten Arzneimitteln, von denen jedem Versicherten der GKV 2013 im Durchschnitt 0,6 DDD verordnet wurden.

Der Verbrauch von antiviralen Mitteln zur systemischen Anwendung hat sich zwischen 1996 und 2013 mehr als versechsfacht (Abb. 3.56). Bisher waren drei Phasen der Verbrauchsentwicklung zu beobachten: Von 1996 bis 2001 war der Verbrauchsanstieg relativ steil mit einem Zuwachs von rund 3 Mio. DDD jährlich. Bis 2006 verlief der Verbrauchsanstieg dann erheblich flacher, um anschließend erneut einen ähnlich steilen Verlauf wie bis 2001 zu nehmen.

Vom Verbrauch der antiviralen Mittel entfiel der größte Teil (rund 76%) auf die Teil-Indikationsgruppe der antiretroviralen Mittel. Nennenswerte Anteile am Verbrauch hatten außerdem die Mittel gegen Herpes- und Varizellenviren sowie die Mittel gegen Hepatitis-Viren (Tab. 3.29). Der Verbrauchsanstieg in der gesamten Indikationsgruppe wird – absolut betrachtet – fast ausschließlich von den antiretroviralen Mitteln getragen. Es ist anzunehmen, dass die Verbrauchszunahme auf eine gestiegene Zahl der behandelten Patienten hinweist, allerdings nicht bedingt durch eine Zunahme der Neuerkrankungen, sondern durch die langen Überlebenszeiten, die

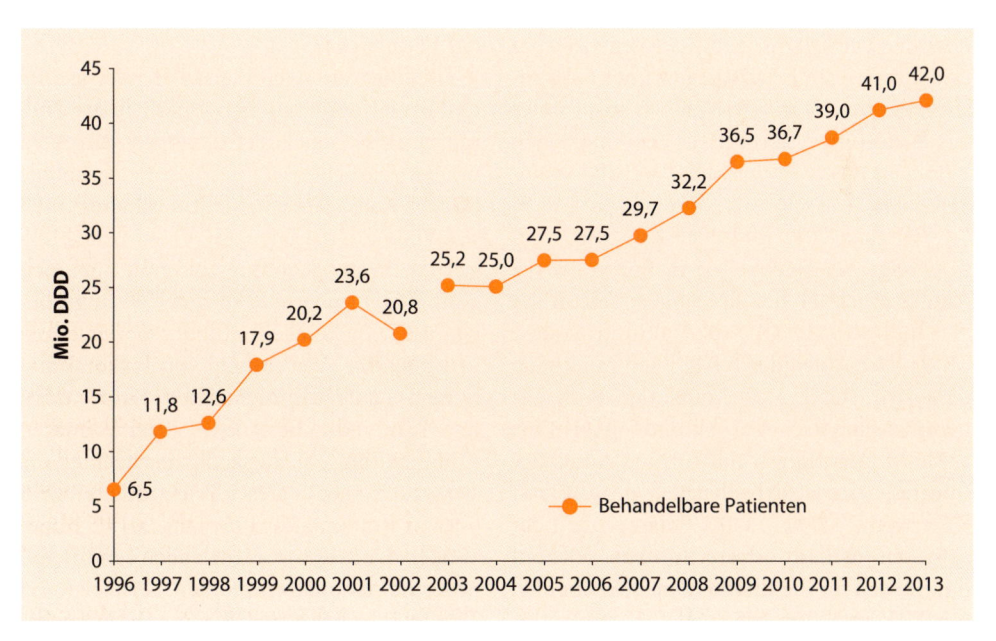

**Abb. 3.56** Verbrauch von Arzneimitteln aus der Indikationsgruppe „J05 Antivirale Mittel zur systemischen Anwendung" in Mio. DDD im Zeitraum von 1996 bis 2013.
Quelle: IGES nach AVR (1996 bis 2002), IGES-Berechnungen nach NVI (INSIGHT Health) (ab 2003)

◘ Tab. 3.29 Übersicht der Menge der verordneten DDD in den Teil-Indikationsgruppen der Indikationsgruppe J05 in den Jahren 2011 bis 2013.

| Teil-Indikationsgruppe | DDD 2011 (Mio.) | DDD 2012 (Mio.) | DDD 2013 (Mio.) | Differenz 2011 vs. 2012 (%) | Differenz 2012 vs. 2013 (%) |
|---|---|---|---|---|---|
| Antiretrovirale Mittel | 29,81 | 31,27 | 32,73 | 4,88 | 4,66 |
| Mittel gegen Herpes- und Varizellenviren | 4,41 | 4,59 | 4,76 | 4,07 | 3,61 |
| Mittel gegen Hepatitis-B-Viren | 2,05 | 2,18 | 2,33 | 6,31 | 6,70 |
| Mittel gegen Hepatitis-C-Viren | 1,71 | 2,63 | 1,47 | 53,99 | −44,12 |
| Mittel gegen Cytomegalieviren (CMV) | 0,37 | 0,40 | 0,41 | 8,15 | 1,75 |
| Mittel gegen Influenzaviren | 0,31 | 0,08 | 0,35 | −73,68 | 328,95 |
| **Summe** | **38,67** | **41,16** | **42,05** | **6,43** | **2,15** |

Quelle: IGES-Berechnungen nach NVI (INSIGHT Health)

die Therapie ermöglicht. Möglicherweise erklärt sich die Verbrauchszunahme auch zumindest teilweise durch einen höheren Verbrauch bei den bereits behandelten Patienten, z. B. weil sich die Anzahl der je Patient notwendigen Wirkstoffe erhöht hat. Auffällig ist, dass der Verbrauch der Mittel gegen Hepatitis-C-Viren im Jahr 2012 um über 50% anstieg, der Verbrauch 2013 jedoch sogar unter das Niveau von 2011 fiel. Die möglichen Ursachen dieser Entwicklung werden weiter diskutiert.

Zwischen 2011 und 2013 gab es nur geringfügige Verschiebungen in Bezug auf die Anteile innerhalb der Therapieansätze in der Teil-Indikationsgruppe der antiretroviralen Mittel. Der Anteil der NRTI blieb mit knapp 65% sehr stabil. Der Anteil der Proteasehemmer ging leicht zurück und lag 2013 bei 14%. Ein Anstieg war nur für den Anteil der Integrasehemmer zu beobachten, der 2013 fast 8% erreichte (◘ Abb. 3.57). Entsprechend der aktuellen deutsch-österreichischen S2-Leitlinie stehen für die Ersttherapie bei Patienten mit HIV-Infektion bzw. AIDS Kombinationen aus zwei NRTI mit einem NNRTI, einem Proteasehemmer (Ritonavir-geboostert) oder dem Integrasehemmer Raltegravir zur Verfügung (Leitlinie der DAIG und ÖAG 2012). Es wird keine Variante bevorzugt genannt. Die beobachteten Anteile der Therapieansätze in der Teil-Indikationsgruppe der antiretroviralen Mittel spiegeln dies gut wider: Auf die genannten Therapieansätze entfielen rund 99% des Verbrauchs.

Bedingt durch die Vielzahl der Wirkstoffe und fixen Kombinationen innerhalb des Therapieansatzes der NRTI bietet sich ein recht unübersichtliches Bild der Verbrauchsanteile (◘ Abb. 3.58). Zunächst fällt der hohe Anteil von Fixkombinationen auf, deren Anteil insgesamt im Beobachtungszeitraum nur noch geringfügig von rund 76 auf 77% angestiegen ist: Die aktuelle Leitlinie empfiehlt ausdrücklich die Anwendung von Fixkombinationen. Laut Leitlinie sollten Emtricitabin und Lamivudin Bestandteil jeder primären Kombination sein. Tatsächlich erreichten die Verbrauchsanteile dieser Wirkstoffe (einzeln oder in Kombination) im Jahr 2013 54 bzw. 18%. In der Leitlinie werden auch verschiedene Kombinationen empfohlen, beispielsweise Tenofovir und Emtricitabin. Der Verbrauchsanteil entsprechender Fixkombinationen erhöhte sich zwischen 2011 und 2013 von 47 auf gut 53%. Die Entwicklung der Verbrauchs-

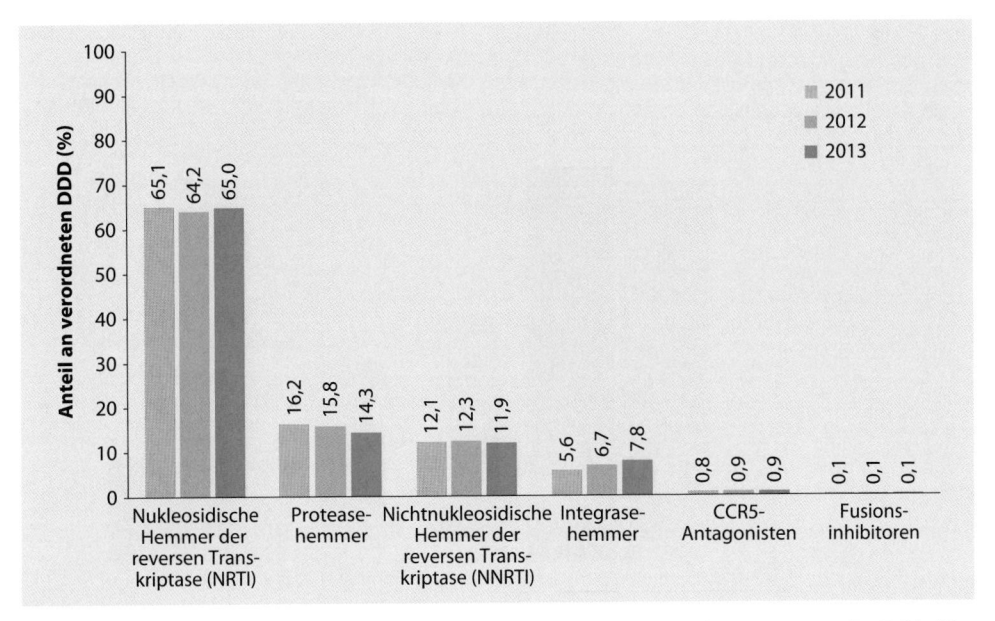

## 3.11 J05 Antivirale Mittel zur systemischen Anwendung

**Abb. 3.57** Anteile der verordneten DDD in der Indikationsgruppe J05 – Therapieansätze der Teil-Indikationsgruppe „Antiretrovirale Mittel" für 2011 bis 2013.
Quelle: IGES-Berechnungen nach NVI (INSIGHT Health)

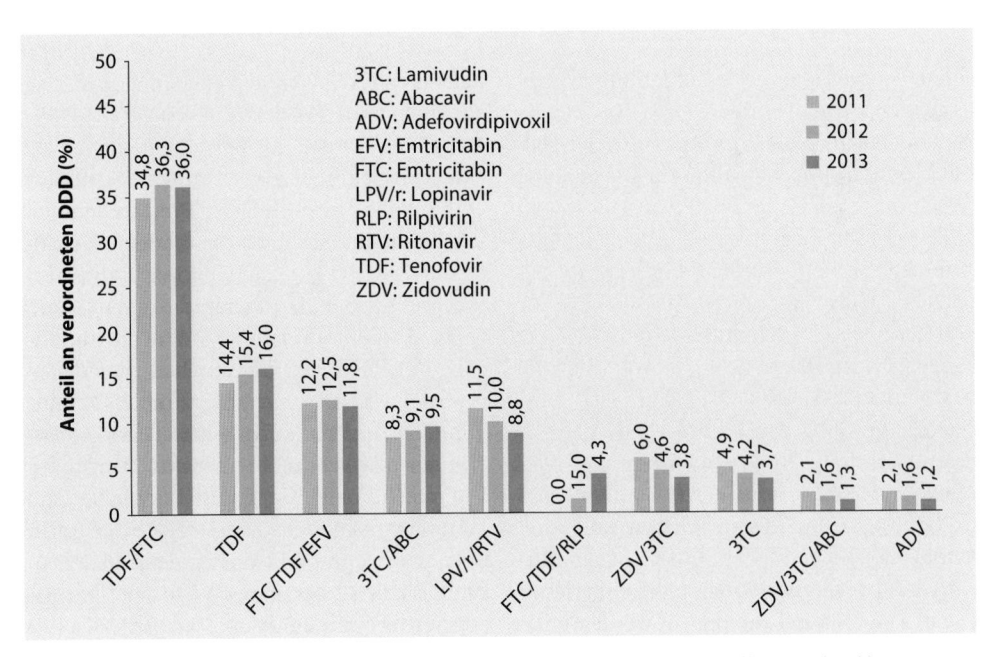

**Abb. 3.58** Anteile der verordneten DDD in der Indikationsgruppe J05 – Wirkstoffe der Teil-Indikationsgruppe „Antiretrovirale Mittel"/Therapieansatz „Nukleosidische Hemmer der reversen Transkriptase (NRTI)" für 2011 bis 2013. Dargestellt sind nur Wirkstoffe mit einem Anteil von mindestens 1% in allen Beobachtungsjahren.
Quelle: IGES-Berechnungen nach NVI (INSIGHT Health)

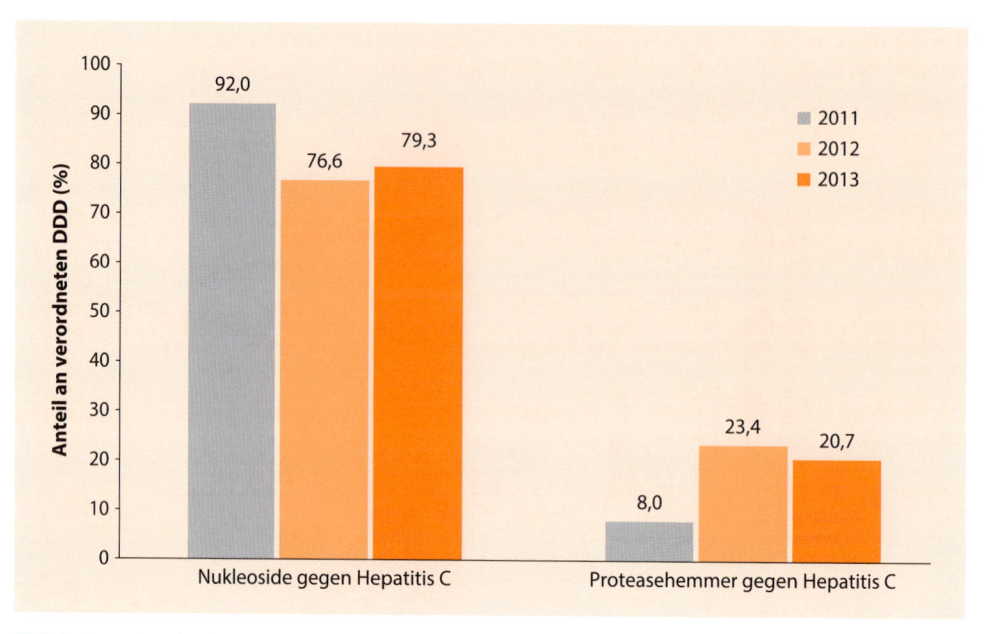

**Abb. 3.59** Anteile der verordneten DDD in der Indikationsgruppe J05 – Therapieansätze der Teil-Indikationsgruppe „Hepatitis C" für 2011 bis 2013.
Quelle: IGES-Berechnungen nach NVI (INSIGHT Health)

anteile spiegelt demnach die Leitlinienempfehlungen sehr gut wider.

Interessant ist die Entwicklung in der Teil-Indikationsgruppe der Mittel zur Behandlung der chronischen Hepatitis C. Seit dem Herbst 2011 steht der Therapieansatz der Proteasehemmer zur Verfügung. Dieser erlangte bereits 2011 einen Verbrauchsanteil von 8%, der sich 2012 auf 23% erhöht hatte und 2013 bei knapp 21% lag (Abb. 3.59). Obwohl sich bei den Verbrauchsanteilen 2013 kaum Änderungen zeigten, ging der Verbrauch der betroffenen Wirkstoffe (Ribavirin, Boceprevir, Telaprevir) 2013 um 44% zurück (Tab. 3.30). Betroffen waren von diesem Rückgang alle drei Wirkstoffe gleichermaßen, was nicht verwunderlich ist, da sie zusammen mit Peginterferon alfa in Kombination verabreicht werden müssen. Die wahrscheinlichste Erklärung für dieses Phänomen ist, dass die neue Option der Dreifachkombination (Peginterferon alfa, Ribavirin und ein Proteasehemmer bei Infektionen durch HCV-Genotyp 1) offenbar zunächst auf einen hohen Bedarf stieß (siehe ▶ Abschn. 3.11.4). So wurde auch in Ergänzungen zu aktuellen Leitlinien darauf hingewiesen, dass es durch die Einführung der Proteasehemmer bei Patienten mit einer chronischen Hepatitis durch das HVC vom Genotyp 1 zu einem Wechsel der Standardtherapie kommt (*Sarrazin* et al. 2012). Im Jahr 2013 war die Einführung weiterer Wirkstoffe absehbar, von denen erwartet wird, dass sie in Kürze eine Therapie ohne das schlecht verträgliche Peginterferon ermöglichen werden. In einer aktuellen Expertenempfehlung heißt es, dass Boceprevir und Telaprevir nicht mehr eingesetzt werden sollen und es wird empfohlen, für jeden Patienten grundsätzlich zu prüfen, ob mit der Therapie abgewartet werden kann, bis weitere neue Wirkstoffe zur Verfügung stehen (*Sarrazin* et al. 2014). Die abwartende Haltung ist möglich, da bei vielen Patienten keine dringende Behandlungsindikation besteht.

◘ Tab. 3.30 Übersicht der Menge der verordneten DDD in den Teil-Indikationsgruppen der Indikationsgruppe J05 in den Jahren 2011 bis 2013.

| Teil-Indikationsgruppe | DDD 2011 (Mio.) | DDD 2012 (Mio.) | DDD 2013 (Mio.) | Differenz 2011 vs. 2012 (%) | Differenz 2012 vs. 2013 (%) |
|---|---|---|---|---|---|
| Antiretrovirale Mittel | 29,81 | 31,27 | 32,73 | 4,88 | 4,66 |
| Mittel gegen Herpes- und Varizellenviren | 4,41 | 4,59 | 4,76 | 4,07 | 3,61 |
| Mittel gegen Hepatitis-B-Viren | 2,05 | 2,18 | 2,33 | 6,31 | 6,70 |
| Mittel gegen Hepatitis-C-Viren | 1,71 | 2,63 | 1,47 | 53,99 | −44,12 |
| Mittel gegen Cytomegalieviren (CMV) | 0,37 | 0,40 | 0,41 | 8,15 | 1,75 |
| Mittel gegen Influenzaviren | 0,31 | 0,08 | 0,35 | −73,68 | 328,95 |
| Summe | 38,67 | 41,16 | 42,05 | 6,43 | 2,15 |

Quelle: IGES-Berechnungen nach NVI (INSIGHT Health)

### 3.11.3 Regionale Unterschiede im Verbrauch

Hinsichtlich des Verbrauchs von antiviralen Mitteln zeigen sich extreme regionale Unterschiede: Spitzenreiter sind die Regionen Berlin und Hamburg mit einem mittleren Pro-Kopf-Verbrauch von 2,52 bzw. 1,97 DDD im Jahr 2013. In Brandenburg wurde dagegen noch nicht einmal ein Zehntel dieses Wertes erreicht (◘ Abb. 3.60). Der Pro-Kopf-Verbrauch korreliert ($R^2$=0,96) mit der vom RKI geschätzten Zahl von Menschen, die in der jeweiligen Region Ende 2012 mit HIV/AIDS gelebt haben (*RKI* 2012c) und ist damit allein abhängig von der Prävalenz. Die Prävalenz ist vermutlich auch durch die Versorgungsmöglichkeiten bedingt. Das heißt, für Menschen mit HIV/AIDS sind Städte wie Berlin und Hamburg besonders attraktiv.

### 3.11.4 Epidemiologie, Bedarf und Angemessenheit der Versorgung

Gemessen am beobachteten Verbrauch werden die antiviralen Mittel zur systemischen Anwendung am häufigsten zur Behandlung von AIDS bzw. einer HIV-Infektion sowie von Herpes zoster (Gürtelrose) eingesetzt. Daher soll die Betrachtung der Zahl der mit den verordneten DDD behandelbaren Patienten für diese Indikationen erfolgen. Daneben werden Epidemiologie, Bedarf und Angemessenheit der Versorgung für Mittel gegen Hepatitiden beschrieben, welche durch das Hepatitis B(HBV)- und Hepatitis C-Virus (HCV) ausgelöst wurden.

Daten zur Epidemiologie von HIV-Infektionen werden regelmäßig vom Robert Koch-Institut (RKI) publiziert. Für das Jahr 2012 berichtete das RKI, dass ungefähr 78.000 Menschen in Deutschland mit dem HIV infiziert sind. Davon standen Ende 2012 ca. 50.000 unter antiretroviraler Therapie (*RKI* 2012b, *RKI* 2013). Die Schätzung des RKIs für das Jahr 2013 stand bis 31.03.2014 noch aus. Auf Basis der Angaben des RKI für 2012 ergeben sich für die GKV somit für das Jahr 2013 etwa 67.700 Menschen mit einer HIV-Infektion und ungefähr 43.500 Menschen mit antiretroviraler Therapie.

Die HIV-Infektion ist nicht mit der Erkrankung AIDS gleichzusetzen. Von AIDS spricht man, wenn sich aufgrund der Immun-

3 Umsatzveränderungen in einzelnen Indikationsgruppen

KV Schleswig-Holstein
0,22 DDD
-8,9%

KV Hamburg
1,97 DDD
0,8%

KV Mecklenburg-Vorpommern
0,23 DDD
10,2%

KV Bremen
1,11 DDD
4,5%

KV Brandenburg
0,12 DDD
-0,4%

KV Niedersachsen
0,39 DDD
0,7%

KV Berlin
2,52 DDD
1,3%

KV Westfalen-Lippe
0,39 DDD
0,2%

KV Sachsen-Anhalt
0,21 DDD
15,5%

KV Nordrhein
0,89 DDD
2,9%

KV Thüringen
0,21 DDD
-33,8%

KV Sachsen
0,29 DDD
15,2%

KV Hessen
0,62 DDD
6,2%

KV Rheinland-Pfalz
0,38 DDD
4,0%

KV Saarland
0,54 DDD
1,8%

KV Bayerns
0,55 DDD
2,2%

KV Baden-Württemberg
0,54 DDD
1,7%

**Verbrauch (J05) pro GKV-Versicherten in DDD,
z-standardisierte Abweichung vom Mittelwert, 2013**
(Deutschland: 0,60 DDD)

- $z \leq -1{,}5$
- $-1{,}5 < z \leq -0{,}5$
- $-0{,}5 < z < 0{,}5$
- $0{,}5 \leq z < 1{,}5$
- $z \geq 1{,}5$

sowie Änderungen gegenüber dem Vorjahr in Prozent (Deutschland: 2,0%)

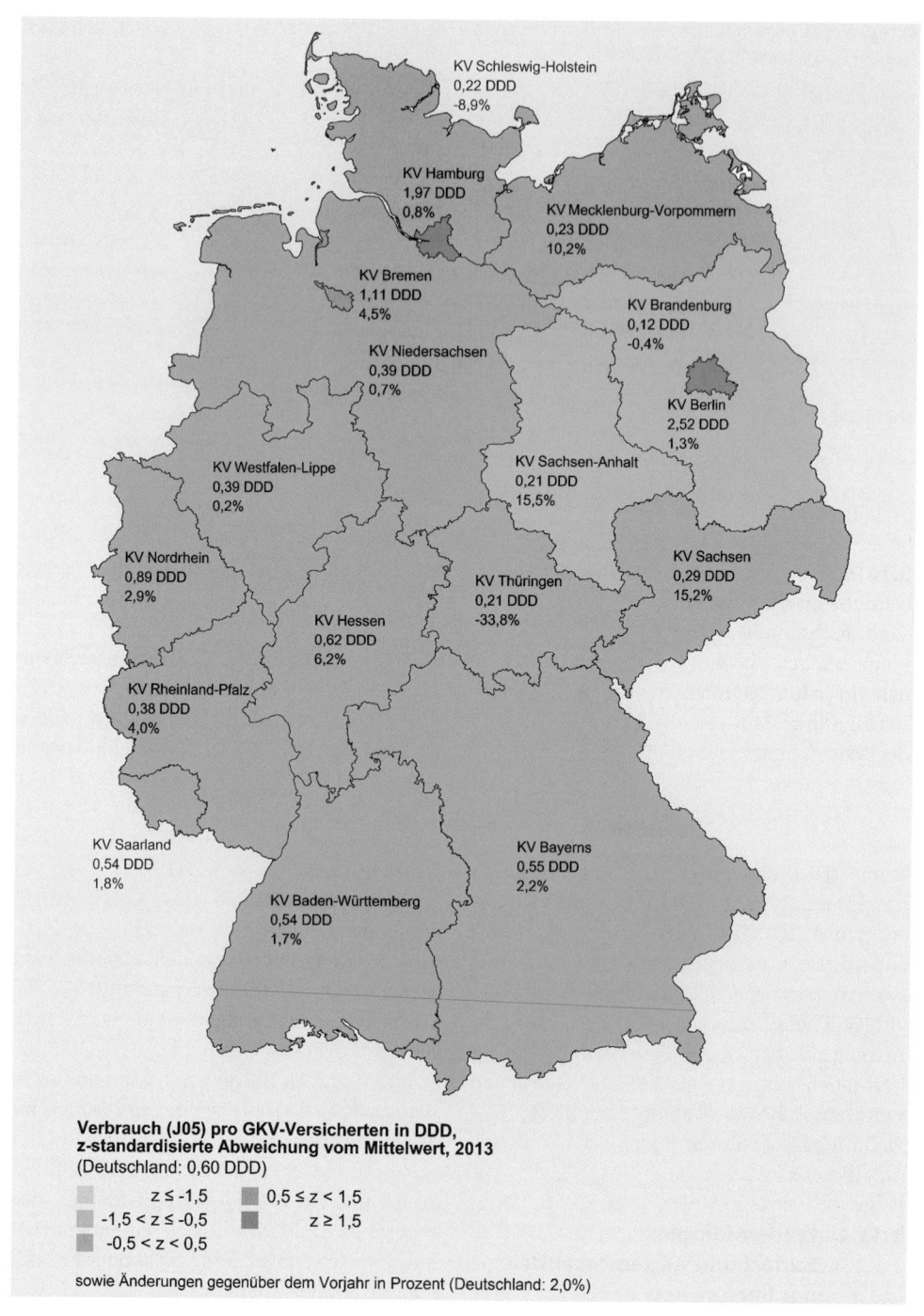

**Abb. 3.60** Verbrauch von Arzneimitteln aus der Indikationsgruppe „J05 Antivirale Mittel zur systemischen Anwendung" in DDD je Versicherten im Jahr 2013 und Änderung gegenüber dem Vorjahr nach KV-Region.
Quelle: IGES-Berechnungen nach NVI (INSIGHT Health)

schwäche typische Symptome klinisch manifestieren. Die Erkrankung AIDS folgt der Infektion mit einer Latenzzeit von mehreren Jahren. Die Behandlungsindikation wird in Abhängigkeit von verschiedenen Parametern gestellt: der klinischen Symptomatik, der Zahl der $CD4^+$-Lymphozyten sowie der „Viruslast", also der Anzahl der nachweisbaren Viruskopien (*DAIG* und *ÖAG* 2012). Daten dazu, in welcher Häufigkeit die entsprechenden Ausprägungen dieser Parameter unter HIV-infizierten Patienten in Deutschland vertreten sind, liegen nicht vor, sodass der tatsächliche Behandlungsbedarf nicht modelliert werden kann. Es wurde daher geschätzt, wie viele Patienten mit dem bisher beobachteten Verbrauch von antiretroviralen Mitteln hätten behandelt werden können. Es muss mindestens eine Dreifachkombination verabreicht werden, doch kann angesichts des hohen Verbrauchsanteils von fixen Kombinationen nicht einfach davon ausgegangen werden, dass für jeden Patienten täglich drei DDD zur Verfügung gestellt werden müssen, denn von den fixen Kombinationen ist in der Regel täglich weniger als eine DDD erforderlich. Legt man die Daten der NVI (INSIGHT Health) zugrunde, so ist die Zahl der Patienten, die hätten behandelt werden können, zwischen den Jahren 2003 und 2013 von rund 22.000 auf rund 46.000 gestiegen. Diese Zahlen ähneln den vom RKI publizierten Angaben zur Anzahl der Patienten unter antiretroviraler Therapie (s. o.). Der kontinuierliche Anstieg spiegelt die ebenfalls kontinuierliche Verbrauchssteigerung wider und ist auf die steigende Zahl der Menschen, die mit HIV/AIDS leben, zurückzuführen. Dass die Anzahl dieser Menschen zunimmt, ist auch eine Folge der erfolgreichen Therapie, die das lange Überleben ermöglicht.

Relevant in Bezug auf den Behandlungsbedarf mit antiviralen Mitteln sind außerdem die durch das Hepatitis B (HBV)- und Hepatitis C-Virus (HCV) ausgelösten Hepatitiden. Eine akute Infektion mit einem dieser Viren kann chronifizieren und unbehandelt langfristig progredient verlaufen, sodass das Risiko für die Entwicklung einer Leberzirrhose und das Auftreten von hepatozellulären Karzinomen bei den Betroffenen deutlich erhöht ist. Gegen die Hepatitis B ist eine Schutzimpfung verfügbar (siehe ▶ Kap. 3.12). Anti-HBc-Antikörper – als Indikator für eine durchgemachte oder bestehende Infektion mit HBV – weisen ca. 5,1% der deutschen Bevölkerung auf (Seroprävalenz), die Inzidenzraten sind seit Jahren rückläufig (*Poethko-Müller* 2013). Bei ca. 0,3% der deutschen Bevölkerung liegt eine aktuelle akute oder chronische Erkrankung vor (HBsAg-positiv) (*Poethko-Müller* 2013). Während eine akute Infektion mit HBV in den meisten Fällen spontan und folgenlos ausheilt; entwickelt sich in ca. 3% eine chronische HBV-Infektion. Hier und bei fulminanten Neuinfektionen (ca. 0,5–1% der akuten Fälle) besteht eine Behandlungsindikation (*RKI* 2012a). Die Behandlung der HBV-Infektion erfolgt zum Teil mit Interferon alfa (siehe ▶ Kap. 3.15) oder mit antiviralen Wirkstoffen wie Entecavir, Lamivudin oder Tenofovir u. a. (*Cornberg* et al. 2011). Basierend auf den genannten Angaben lässt sich für die Infektion mit HBV eine Zahl von ca. 6.300 GKV-Versicherten mit Behandlungsindikation berechnen. Da die zur Behandlung indizierten antiviralen Mittel auch zur Behandlung anderer Virusinfektionen verwendet werden (beispielsweise HIV), kann die Angemessenheit der Versorgung nicht eingeschätzt werden.

Für Infektionen mit dem HCV ist – gemessen an der Prävalenz von HCV-RNA im Blut – mit 0,2% in der deutschen Bevölkerung zu rechnen (*Poethko-Müller* 2013). Am häufigsten tritt der Genotyp 1 mit ca. 62% auf (*Hüppe* et al. 2008). Die Behandlung einer Infektion mit HCV erfolgt standardgemäß mit Peginterferon alfa, kombiniert mit dem antiviralen Wirkstoff Ribavirin (*Sarrazin* et al. 2011). Seit ca. zwei Jahren stehen neue Wirkstoffe zur Behandlung zur Verfügung; die

Einführung weiterer neuer Wirkstoffe wird in Kürze erwartet (siehe ▶ 3.11.2). Da in den vergangenen Jahren aufgrund der vergleichsweise geringen Ansprechraten viele Patienten mit einer HCV-Infektion nicht erfolgreich behandelt werden konnten, wurde und wird empfohlen zu prüfen, ob die Einführung neuer Wirkstoffe abgewartet werden kann (*Craxi* 2011, *Sarrazin* et al. 2011, *Sarrazin* et al. 2014). Für die Infektion mit HCV ist unter Annahme einer Prävalenz von HCV-RNA bei 0,2% (s. o.) derzeit von mindestens 140.000 prävalenten Patienten mit einer HCV-Infektion auszugehen. Die tatsächliche Prävalenz dürfte allerdings etwas höher liegen als in der Studie zur Gesundheit Erwachsener in Deutschland (DEGS1) ermittelt, da einerseits bestimmte Risikogruppen für HCV aus der Studie ausgeschlossen wurden (bspw. inhaftierte Personen), andererseits Personen mit intravenösem Drogenkonsum nicht repräsentativ vertreten sind. Mit den 2013 verbrauchten Mengen von Telaprevir und Boceprevir hätten rund 2.500 Patienten mit einer Infektion durch den HCV-Genotyp 1 behandelt werden können, nur halb so viele wie im Vorjahr. Unter der Annahme, dass das für die Behandlung der Hepatitis C bislang in jedem Fall erforderliche Ribavirin im Mittel 36 Wochen lang gegeben worden wäre, hätten 2013 insgesamt rund 4.600 Patienten behandelt werden können. In der Vergangenheit lag die Zahl der mit Ribavirin behandelbaren Patienten im Mittel bei rund 8.000 Patienten jährlich – mit Ausnahme von 2011, als nur rund 6.200 Patienten hätten behandelt werden können. Der Einbruch im Jahr 2012 ist also außerordentlich und stützt die Erklärung, dass 2012 bei vielen Patienten die Behandlung zurückgestellt wurde (siehe ▶ Abschn. 3.11.2).

Ein weiteres Indikationsgebiet ist die Behandlung von Herpesvirus-Infektionen, wobei hier die Behandlung des Herpes zoster (Gürtelrose) im Vordergrund stehen dürfte. Daten zur Häufigkeit des Herpes zoster liegen vor. Die Inzidenz des Herpes zoster bei Betroffenen über 50 Jahren wird in Deutschland mit 9,60 pro 1.000 Personen angegeben (*Ultsch* et al. 2011). Eine Behandlungsindikation besteht nur unter bestimmten Voraussetzungen, beispielsweise bei Patienten ab einem Alter von 50 Jahren oder bei Lokalisation des Zosters im Kopf-Hals-Bereich, und die antivirale Behandlung dauert in der Regel sieben Tage (*Arbeitsgemeinschaft Dermatologische Infektiologie der Deutschen Dermatologischen Gesellschaft* 2000). Unter der Annahme, dass bei Patienten mit Herpes zoster in den meisten Fällen nur eine Episode auftritt, ist für die Population der GKV davon auszugehen, dass täglich rund 5.600 GKV-Versicherte mit einer DDD aus der Teil-Indikationsgruppe der Mittel gegen Herpes- und Varizellenviren behandelt werden müssen. Bei Berücksichtigung des Verbrauchs entsprechend den Angaben der NVI hätten im Jahr 2013 rund 13.000 Patienten täglich behandelt werden können. Der Behandlungsbedarf für den Herpes zoster hätte also durch den beobachteten Verbrauch mehr als gedeckt werden können. Wirkstoffe aus der Teil-Indikationsgruppe der Mittel gegen Herpes- und Varizellenviren werden außer zur Therapie des Herpes zoster auch zur Behandlung von Infektionen durch das Herpes-simplex-Virus (HSV) eingesetzt. Vorliegende Angaben zur Seroprävalenz dieser Infektion reichen nicht aus, um einen Behandlungsbedarf zu schätzen.

### 3.11.5 Analyse der Ausgabendynamik

An den Ausgaben der systemischen antiviralen Mittel hatten die antiretroviralen Medikamente mit 79,8% den höchsten Anteil, gefolgt von den Mitteln gegen Hepatitis-C-Viren mit einem Anteil von 10,2%. Es fällt insbesondere auf, dass sich der Umsatz der Mittel gegen Hepatitis-C-Viren 2013 im Vergleich zum Vorjahr aufgrund des Verbrauchsrückgangs deutlich reduziert hat (◘ Tab. 3.31).

## 3.11 J05 Antivirale Mittel zur systemischen Anwendung

Tab. 3.31 Ausgabenentwicklung in der Indikationsgruppe „J05 Antivirale Mittel zur systemischen Anwendung" in den Jahren 2012 und 2013.

| Indikations-/ Teil-Indikationsgruppe | Ausgaben (Mio. Euro) | | Änderung gegenüber Vorjahr (Mio. Euro) | | Prozentuale Veränderung gegenüber Vorjahr | | Anteil an Gesamtausgaben (%) | |
|---|---|---|---|---|---|---|---|---|
| | 2012 | 2013 | 2011 vs. 2012 | 2012 vs. 2013 | 2011 vs. 2012 | 2012 vs. 2013 | 2012 | 2013 |
| Antiretrovirale Mittel | 687,49 | 732,08 | 29,09 | 44,60 | 4,42 | 6,49 | 2,60 | 2,70 |
| Mittel gegen Hepatitis-C-Viren | 197,97 | 93,37 | 127,85 | −104,60 | 182,33 | −52,84 | 0,75 | 0,34 |
| Mittel gegen Hepatitis-B-Viren | 32,29 | 35,14 | 1,99 | 2,85 | 6,57 | 8,83 | 0,12 | 0,13 |
| Mittel gegen Herpes- und Varizellenviren | 28,06 | 29,02 | 0,55 | 0,96 | 2,02 | 3,41 | 0,11 | 0,11 |
| Mittel gegen Cytomegalieviren (CMV) | 25,27 | 25,61 | 1,60 | 0,34 | 6,76 | 1,36 | 0,10 | 0,09 |
| Mittel gegen Influenzaviren | 0,52 | 2,35 | −1,46 | 1,83 | −73,66 | 349,94 | 0,00 | 0,01 |
| Gesamt | 971,59 | 917,57 | 159,63 | −54,02 | 19,66 | −5,56 | 3,68 | 3,39 |

Quelle: IGES-Berechnungen nach NVI (INSIGHT Health)

Im Vergleich zum Jahr 2012 entwickelten sich die relevanten Komponenten Verbrauch und Therapieansatz in gegenläufige Richtungen. Während es 2012 zu deutlichen Ausgabensteigerungen durch einen höheren Verbrauch kam (88,7 Mio. Euro), fiel die Verbrauchskomponente 2013 mit einem Wert von 43,3 Mio. Euro negativ aus (Abb. 3.61). Grund für die Einsparungen war der Einbruch des Verbrauchs in der Teil-Indikationsgruppe der Mittel gegen Hepatitis-C-Viren, wodurch die Einsparungen um 81 Mio. Euro gesenkt wurden. Auch die Einsparungen in der Therapieansatzkomponente (−10,6 Mio. Euro) sind zum großen Teil auf die Teil-Indikationsgruppe der Mittel gegen Hepatitis-C-Viren zurückzuführen. Die Analogkomponente war 2013 mit 9,4 Mio. Euro etwa so hoch wie 2012. Die Ausprägung dieser Komponente resultiert vor allem aus dem Ausgabenanstieg durch die antiretroviralen Mittel in Höhe von 16,5 Mio. Euro und die Ausgabensenkung durch die Mittel gegen Hepatitis-C-Viren in Höhe von 7 Mio. Euro. Die Analogkomponente bei den antiretroviralen Mitteln wird 2013 vor allem bestimmt durch den höheren Anteil der Fixkombination aus Tenofovir, Emtricitabin und Rilpivirin sowie von Raltegravir. Die Preiskomponente war 2013 erneut negativ. Mit 4,3 Mio. Euro waren die Einsparungen jedoch deutlich geringer Wert als im Vorjahr mit 19,6 Mio. Euro. Die Preiskomponente wird vor allem durch die Teil-Indikationsgruppe der Mittel gegen Hepatitis-C-Viren bestimmt. Die Einsparungen durch die Preiskomponente zeigen in diesem Fall direkt das Ergebnis der Preisverhandlungen nach der frühen Nutzenbewertung für die Wirkstoffe Boceprevir und Telaprevir an.

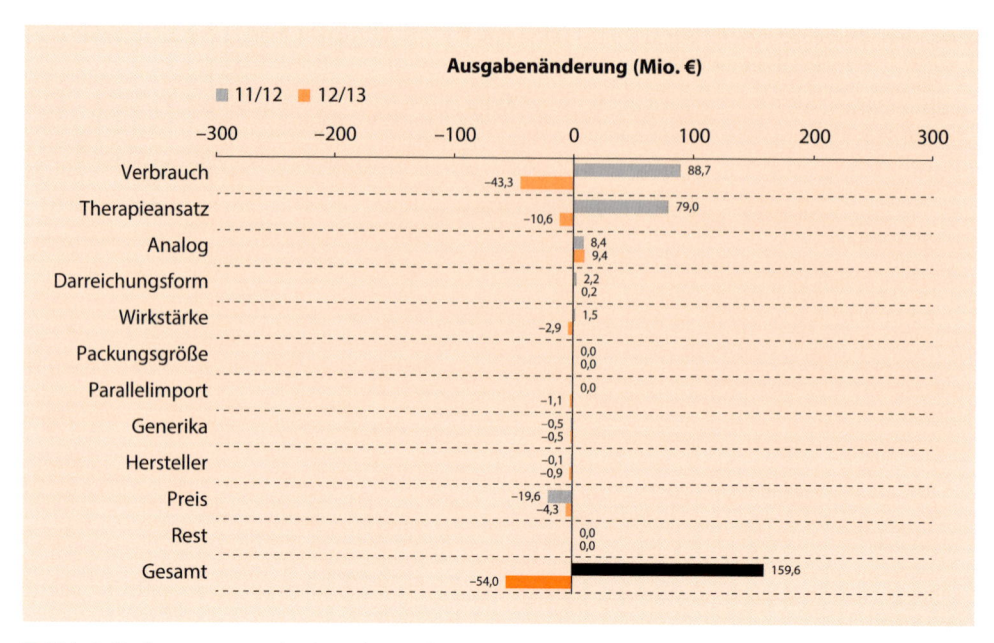

## 3 Umsatzveränderungen in einzelnen Indikationsgruppen

**Abb. 3.61** Komponenten der Ausgabenänderung im Jahr 2013 für die Indikationsgruppe „J05 Antiretrovirale Mittel zur systemischen Anwendung".
Quelle: IGES-Berechnungen nach NVI (INSIGHT Health)

Fazit zur Indikationsgruppe „J01 Antibiotika zur systemischen Anwendung"

| | |
|---|---|
| Ausgaben | Rückgang |
| Prominenteste Komponente(n) | Verbrauch, Therapieansatz |
| Verbrauch | Rückgang |
| Therapieansätze | Therapieoptimierung: Zurückstellung der Behandlung von Patienten mit Hepatitis C |
| Analog-Wettbewerb | Anstieg höherpreisiger Wirkstoffe, insbesondere bei den antiretroviralen Mitteln |
| Sonstiges | Ausgabenrückgang durch Preiskomponente |

## Literatur

Arbeitsgemeinschaft Dermatologische Infektiologie der Deutschen Dermatologischen Gesellschaft (2000) Zoster und Zosterschmerzen http://www.awmf.org/uploads/tx_szleitlinien/013-023l_S1_Zoster_Zosterschmerz_01.pdf (03.05.2011).

Cornberg M, Protzer U, Petersen J et al. (2011) Aktualisierung der S3-Leitlinie zur Prophylaxe, Diagnostik und Therapie der Hepatitis-B-Virusinfektion. Z Gastroenterol 49: 871–930.

Craxi A (2011) EASL Clinical Practice Guidelines: Management of hepatitis C virus infection. J Hepatol 55: 245–64.

DAIG, ÖAG (2012) Deutsch-Österreichische Leitlinien zur antiretroviralen Therapie der HIV-Infektion. http://www.daignet.de/site-content/hiv-therapie/leitlinien-1/LL%20ART%20aktuell.pdf (14.03.2013).

Hüppe D, Zehnter E, Mauss S (2008) Epidemiologie der chronischen Hepatitis C in Deutschland. Z Gastroenterol 46: 34–44.

Poethko-Müller C, Zimmermann R, Hamouda O, Faber M, Stark K, Ross RS, Thamm M (2013) Die Seroepidemiologie der Hepatitis A, B, und C in Deutschland. (DEGS1). Bundesgesundheitsbl.56: 707–715.

RKI (2012a) Virushepatitis B, C und D im Jahr 2011. Epidemiologisches Bulletin Nr. 38.

RKI (2012b) Zum Welt-AIDS-Tag 2012. Epidemiologisches Bulletin Nr. 47.

RKI (2012c) http://www.rki.de/DE/Content/InfAZ/H/HIVAIDS/Epidemiologie/Daten_und_Berichte/Eckdaten.html?nn=2374210 (03.04.2014).

RKI (2013) Weiterführende Analysen zur HIV-Inzidenz- und -Prävalenzschätzung 2012. Epidemiologisches Bulletin Nr. 45

Sarrazin C, Berg T, Ross R et al. (2010) Update der S3-Leitlinie Prophylaxe, Diagnostik und Therapie der Hepatitis-C-Virus(HCV)-Infektion. Z Gastroenterol 48: 289–351.

Sarrazin C, Berg T, Cornberg M et al. (2012) Expertenempfehlung zur Triple-Therapie der HCV-Infektion mit Boceprevir und Telaprevir. Z Gastroenterol 50: 57–72.

Sarrazin C, Buggisch P, Hinrichsen H, Hüppe D, Mauss S, Petersen J, Simon KG (2014) Praxisempfehlung zur Therapie der chronischen Hepatitis C nach Zulassung des Polymerase-Inhibitors Sofosbuvir. http://www.gastromed-bng.de/tl_files/Aerzte%20News/140128-EmpfehlungTherapieHCVnachZulassungSofosbuvir.pdf (11.03.2014)

Ultsch B, Siedler A, Rieck T. et al. (2011) Herpes zoster in Germany: Quantifying the burden of disease. Infectious Diseases 2011, 11:173.

Wedemeyer H., Hardtke S, Cornberg M (2012) Therapie der Hepatitis C – Aktuelle Standards und zukünftige Entwicklungen. Chemother J 21: 1–7.

WHO Collaborating Centre for Drug Statistics Methodology (2007) DDDs for combined products 2006. www.whocc.no/atcddd/ (14.02.2008).

## 3.12 Schwerpunkt Prävention durch Impfen – J07 Impfstoffe

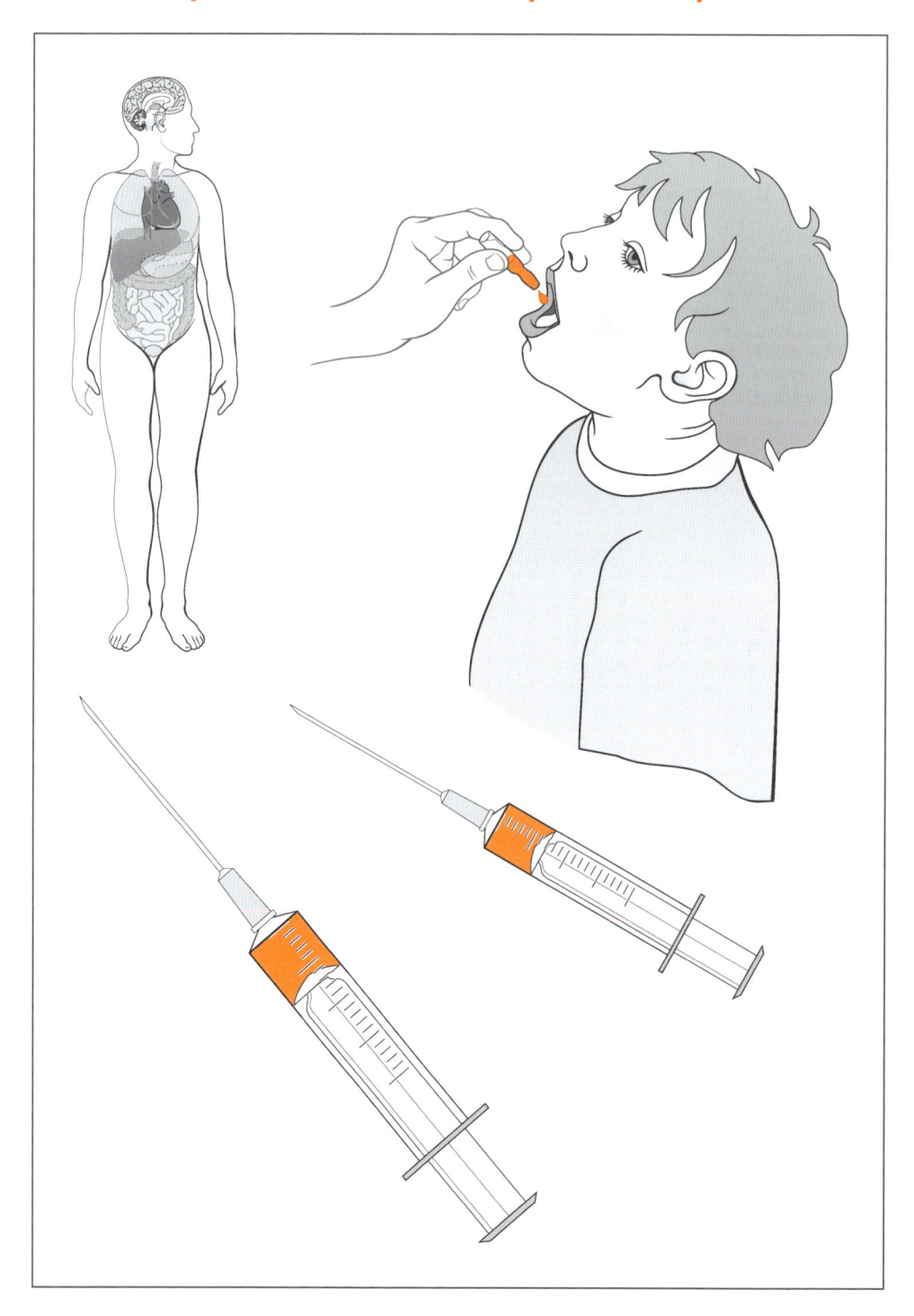

Impfungen dienen der Prävention von Infektionskrankheiten bzw. der Prävention von Risiken, die durch bestimmte Infektionen entstehen können. In Bezug auf Sicherheit und Effektivität sind Impfungen allen anderen Präventionsstrategien überlegen. Bei einer Impfung werden entweder lebende, aber abgeschwächte Krankheitserreger, abgetötete Krankheitserreger oder Bestandteile von Krankheitserregern verabreicht. Das Immunsystem des Impflings bildet daraufhin spezifische Antikörper, die vor einer echten Infektion schützen oder diese in ihrem Verlauf zumindest abmildern. Für viele Impfstoffe ist es notwendig, dass sie mehrfach gegeben werden, da bei vielen Impflingen erst nach einem zweiten oder häufigeren Kontakt mit dem Impfstoff ausreichend Antikörper produziert werden.

Mit dem Impfen wird so früh wie möglich begonnen, also bereits im Säuglingsalter. Die Prävention durch Impfen fällt somit hauptsächlich in den Aufgabenbereich der Kinderärzte. Die Impfungen werden meist im Rahmen der Vorsorgeuntersuchungen („U") durchgeführt. Der Wert von Impfungen wird heute kaum noch wahrgenommen, weil die Erkrankungen, vor denen die Impfungen schützen, in weiten Kreisen der Bevölkerung nicht mehr bekannt sind. Viele von den Erkrankungen, gegen die heute geimpft wird, galten früher als sogenannte Kinderkrankheiten, was keineswegs bedeutet, dass sie harmlos waren. Sie waren allerdings so weit verbreitet und so ansteckend, dass die meisten Menschen schon in der Kindheit diese Erkrankungen zwangsläufig durchmachten. An einigen Beispielen soll versucht werden zu verdeutlichen, was die jeweiligen Erkrankungen bedeuteten bzw. heute noch bedeuten können.

## Pocken

Die erste zur Verfügung stehende Impfung, die massenhaft eingesetzt wurde, war die Pockenimpfung, für die in Deutschland und vielen anderen Ländern Impfpflicht bestand. In Deutschland wurde in einigen Ländern bereits ab Beginn des 19. Jahrhunderts eine Impfpflicht für die Pockenimpfung eingeführt (*Henig* und *Kraft* 1999). In der ehemaligen BRD und im wiedervereinigten Deutschland blieb die Pockenimpfung die einzige Impfung mit Impfpflicht, während in der ehemaligen DDR für verschiedene Impfungen eine Impfpflicht bestand. Wenn die Impfung nicht durchgeführt wurde, musste ein Arzt dies begründen und dokumentieren. Die Erkrankung war zu Recht gefürchtet: Nach Kontakt mit dem Erreger, dem Variolavirus, erkrankten 58% der nicht geimpften Personen. Innerhalb von 7 bis 14 Tagen entwickelten sie einen Ausschlag, aus dem sich die typischen Pockenbläschen bildeten. Von den nicht geimpften Patienten starben etwa 30% an der Erkrankung; bei einer besonders schweren Verlaufsform, den „schwarzen Blattern" sogar 90%. Für 17%, also fast jede fünfte Person, endete also der Kontakt mit dem Pockenvirus tödlich (*Friesecke et al.* 2007). Im Jahr 1980 erklärte die WHO die Pocken für ausgerottet, was nur durch konsequentes, weltweites Impfen möglich war (*WHO* 2010). Durch das 1976 erlassene Gesetz über die Pockenschutzimpfung wurde in Deutschland die Pflicht zur Pockenimpfung weitgehend aufgehoben.

## Diphterie und Tetanus

Bei Diphtherie und Tetanus sind weniger die Infektionen durch die jeweiligen Erreger (Corynebacterium diphteriae bzw. Clostridium tetani) das Problem, sondern die Komplikationen durch die von diesen Erregern gebildeten Toxine. Gefürchtete Komplikationen bei der Diphtherie sind Erstickungsgefahr durch die geschwollenen Atemwege, Tod durch Herzversagen sowie Lähmungen. Es wird davon ausgegangen, dass die Letalität der Diphterie heute bei 5 bis 10% liegt. In den 1950er-Jahren starben noch über 4.000 Menschen in Deutschland an Diphterie. Dank der hohen Impfraten bei Kleinkindern werden heute – wenn überhaupt – nur noch einzelne Todesfälle gemeldet (*RKI* 2001). Tetanuserreger finden sich bspw. im Erdreich und gelangen bei Verletzungen in die Wunde. Wenn sich der Erreger vermehren kann, produziert er ein Toxin, das zu schweren Krämpfen führt. Eine spezifische Therapie gibt es nicht. Selbst unter intensivmedizinischen Bedingungen sterben 10 bis 20% der Patienten mit Tetanus (*RKI* 2002). Schutz bietet nur die Impfung, die dafür gesorgt hat, dass Todesfälle durch Tetanus in Deutschland heute nur noch vereinzelt auftreten (*Statistisches Bundesamt* 2013). Weltweit wird die Zahl der Todesfälle durch Tetanus auf jährlich über eine Million geschätzt (*RKI* 2002), davon waren 2008 allein 63.000 Kinder unter fünf Jahren betroffen (*WHO* 2014).

**Schwerpunkt HPV und Masern**
Anlässlich des diesjährigen Schwerpunkts des Arzneimittel-Atlas „Prävention durch Impfen" sollen beispielhaft die Impfungen gegen das humane Papillomavirus (HPV) sowie gegen die Masern ausführlich dargestellt werden.

### 3.12.1 Entwicklung der Indikationsgruppe

Die Entdeckung der Impfstoffe hat ihren Ursprung in der Entwicklung der Pockenschutzimpfung, die bereits im Jahr 1796 ohne Kenntnis der immunologischen Vorgänge umgesetzt wurde: In diesem Jahr führte *Edward Jenner* erstmals erfolgreich Immunisierungen mit einem Sekret aus den Bläschen der Kuhpocken beim Menschen durch. Diese eher zufällig entdeckte, aber dennoch von *Jenner* konsequent angewandte Methode bildete die Grundlage für die bis weit in das 20. Jahrhundert durchgeführte Pockenschutzimpfung, für die in Deutschland Impfpflicht bestand.

Erst nachdem um 1880 von *Louis Pasteur* die Prinzipien der aktiven Immunisierung aufgeklärt wurden und *Robert Koch* den Nachweis von Tuberkelbazillen und Choleraerregern erbrachte, konnten Impfstoffe wie die aktiven Schutzimpfungen gegen Milzbrand (1881) und Tollwut (1885) entwickelt werden. Bis 1885 waren nur Lebendimpfstoffe entwickelt worden, bei denen abgeschwächte Erreger eingesetzt wurden. Ein Impfstoff mit abgetöteten Erregern wurde erstmals in Form eines Cholera-Impfstoffs im Jahr 1896 eingeführt. Weitere wichtige Impfungen, die auch heute noch von Bedeutung sind, wurden bald eingeführt: 1897 wurde von *Paul Ehrlich* die Tetanusimpfung entwickelt, 1913 von *Emil von Behring* die Impfung gegen Diphtherie. Im Jahr 1941 wurde erstmals ein Impfstoff gegen Influenza zugelassen. Nach dem zweiten Weltkrieg entwickelte man Impfstoffe gegen verschiedene Viruserkrankungen, insbesondere gegen die sogenannten „Kinderkrankheiten", beispielsweise Mitte der 1950er-Jahre die Impfung gegen Poliomyelitis (Kinderlähmung), gefolgt von Impfungen gegen Masern (1964), Mumps (1967) und Röteln (1970). Ein wichtiger Meilenstein war die Entwicklung eines Impfstoffs gegen den Erreger der Hepatitis B. Seit Beginn der 1990er-Jahre kamen verschiedene neue Impfstoffe gegen bakterielle Infektionen auf den Markt, beispielsweise gegen Pneumokokken (1985), Haemophilus influenzae B (1990) und Meningokokken (1991). 2006 wurden Impfstoffe gegen Rotaviren und 2006 bzw. 2007 gegen verschiedene Typen des humanen Papillom-Virus eingeführt. Seit 2009 steht ein Impfstoff gegen die in Asien und Australien verbreitete Japanische Enzephalitis zur Verfügung. Veränderungen gab es bei den Pneumokokken-Impfstoffen für Säuglinge und Kleinkinder: Ein Impfstoff gegen zehn Pneumokokken-Serotypen wurde neu eingeführt, der bislang zur Verfügung stehende 7-valente Impfstoff wurde durch eine 13-valente Variante ersetzt. Im Spätherbst 2009 stand ein Impfstoff gegen die Neue Influenza H1N1 zur Verfügung (◘ Tab. 3.32). Außerdem wurde die hochdo-

**Tab. 3.32** Neue Wirkstoffe in der Indikationsgruppe J07 im Zeitraum von 2009 bis 2013.*

| Jahr (Markteinführung) | Wirkstoff | Teil-Indikationsgruppe |
|---|---|---|
| 2009 | Japanische-Enzephalitis-Virus, inaktiviert | Impfung gegen Japanische Enzephalitis |
| 2013 | Vacciniavirus, abgeschwächt | Impfung gegen Pocken |

* Im Jahr 2009 wurden weitere neue Impfstoffe eingeführt, die jedoch nicht als neue Wirkstoffe anzusehen sind, weil sie entweder durch den gleichen ATC-Kode klassifiziert werden wie bereits eingeführte Impfstoffe (Pneumokokken-Konjugat-Impfstoffe gegen 10 bzw. 13 Pneumokokken-Serotypen, Influenzaimpfstoff gegen pandemische Influenza H1N1) oder weil sie Varianten bereits eingeführter Impfstoffe sind (Varizellen-Impfstoff zur Prophylaxe der Gürtelrose).

Quelle: IGES

sierte Variante eines Varizellen-Impfstoffs auf den Markt gebracht, der Personen ab 50 Jahren vor Gürtelrose schützen soll.

Trotz der zahlreichen Erfolge steht die Impfstoffforschung immer noch vor großen Herausforderungen. Dazu gehört u. a. die Entwicklung von Impfstoffen gegen HIV, Malaria, Tuberkulose und Hepatitis C.

**Besonderheiten der Indikationsgruppe**
Da heute mehr als 25 Infektionskrankheiten mit Impfstoffen vorgebeugt werden kann, umfassen die Impfstoffe sehr viele Teil-Indikationsgruppen (Tab. 3.33). Die Zusammenfassung mehrerer Impfstoffe zu einer Teil-Indikationsgruppe ist in den meisten Fällen nicht möglich, da beispielsweise ein Kombinationsimpfstoff gegen Masern, Mumps und Röteln nur durch die drei Einzelimpfstoffe gegen die genannten Erkrankungen, nicht aber nur durch einen einzigen Einzelimpfstoff, etwa gegen Masern, substituierbar ist.

Impfungen werden entsprechend den Empfehlungen der ständigen Impfkommission (STIKO) am Robert Koch-Institut (*RKI* 2013d) eingeteilt in Standardimpfungen, Auffrischimpfungen, Indikationsimpfungen und weitere Impfungen.

**Standardimpfungen**
Für diese Impfungen wird empfohlen, die Grundimmunisierung im Kindesalter durchzuführen (Diphtherie, Haemophilus influenzae B, Hepatitis B, Masern, Mumps, Pertussis, Poliomyelitis, Röteln, Tetanus, Windpocken). Seit dem Sommer 2006 wird auch eine Impfung gegen Meningokokken der Serogruppe C und Pneumokokken im Säuglingsalter empfohlen (*RKI* 2006). Seit dem Frühjahr 2007 wird eine Impfung gegen das humane Papillomavirus (HPV) für alle Mädchen zwischen 12 und 17 Jahren empfohlen (*RKI* 2007). Die persistierende Infektion mit HPV gilt als Hauptrisikofaktor für die Entstehung des Gebärmutterhalskrebses. Seit 2013 wird eine Schluckimpfung gegen Rotaviren bei Säuglingen empfohlen (*RKI* 2013a). Ziel dieser Empfehlung ist es, schwere Erkrankungen durch Rotaviren und die damit verbundenen stationären Aufenthalte zu vermeiden (*RKI* 2013b). Zu den empfohlenen Impfungen gehören ferner die jährliche Impfung gegen die saisonale Influenza und eine Impfung gegen Pneumokokken bei Personen ab 60 Jahren.

**Auffrischimpfungen**
Nach erfolgter Grundimmunisierung und den im Impfkalender genannten Auffrischimpfungen bei Kindern und Jugendlichen sollten im Erwachsenenalter die Impfungen gegen Diphtherie und Tetanus regelmäßig aufgefrischt werden. Bei der nächsten fälligen Impfung sollte diese einmalig mit einer Auffrischung gegen Pertussis kombiniert werden.

**Tab. 3.33** Übersicht der Menge der verordneten Impfdosen in den Teil-Indikationsgruppen der Indikationsgruppe J07 in den Jahren 2011 bis 2013. Genannt sind nur Impfstoffe mit einem Verbrauch von mind. 1.000 Impfdosen.

| Teil-Indikationsgruppe: Impfstoff gegen | DDD 2011 (Tsd.) | DDD 2012 (Tsd.) | DDD 2013 (Tsd.) | Differenz 2011 vs. 2012 (%) | Differenz 2012 vs. 2013 (%) |
|---|---|---|---|---|---|
| Influenza | 15.120,6 | 13.232,1 | 13.434,8 | −12,5% | 1,5% |
| FSME | 3.498,7 | 3.428,6 | 3.024,7 | −2,0% | −11,8% |
| Pneumokokken | 2.982,2 | 2.745,3 | 2.943,3 | −7,9% | 7,2% |
| Diphtherie-Pertussis-Poliomyelitis-Tetanus | 2.115,2 | 2.200,9 | 2.441,9 | 4,1% | 10,9% |
| Diphtherie-HIB-Pertussis-Poliomyelitis-Tetanus-Hepatitis B | 2.109,5 | 2.060,7 | 2.163,0 | −2,3% | 5,0% |
| Pertussis, Kombinationen mit Toxoiden | 1.443,0 | 1.559,0 | 1.664,8 | 8,0% | 6,8% |
| Masern, Mumps, Röteln | 581,0 | 846,6 | 960,1 | 45,7% | 13,4% |
| Meningitis | 917,1 | 823,2 | 778,8 | −10,2% | −5,4% |
| Tetanus-Toxoid, Kombinationen mit Diphtherie-Toxoid | 922,3 | 786,5 | 703,3 | −14,7% | −10,6% |
| Masern, Mumps, Röteln, Varizellen | 991,6 | 632,4 | 689,9 | −36,2% | 9,1% |
| HPV | 520,8 | 638,3 | 652,2 | 22,6% | 2,2% |
| Varizellen | 438,3 | 619,4 | 595,6 | 41,3% | −3,8% |
| Diphtherie-Poliomyelitis-Tetanus | 584,4 | 515,6 | 427,5 | −11,8% | −17,1% |
| Hepatitis B | 426,7 | 392,4 | 368,8 | −8,0% | −6,0% |
| Tetanus-Toxoid | 428,5 | 408,4 | 348,7 | −4,7% | −14,6% |
| Poliomyelitis | 408,0 | 352,9 | 342,2 | −13,5% | −3,0% |
| Kombinationen Hepatitis A, B | 431,0 | 380,5 | 304,2 | −11,7% | −20,1% |
| Rotaviren | 91,1 | 119,2 | 197,6 | 30,9% | 65,8% |
| Diphtherie-HIB-Pertussis-Poliomyelitis-Tetanus | 192,1 | 188,9 | 179,1 | −1,7% | −5,2% |
| Hepatitis A | 120,7 | 117,0 | 108,9 | −3,0% | −7,0% |
| Diphtherie-Toxoid | 106,9 | 90,8 | 73,3 | −15,1% | −19,3% |
| Tollwut | 18,7 | 22,2 | 17,2 | 18,9% | −22,6% |
| Typhus | 10,9 | 14,0 | 14,4 | 28,0% | 2,7% |
| Masern, lebend abgeschwächt | 11,7 | 5,2 | 5,4 | −55,9% | 3,5% |
| HIB, gereinigtes Antigen konjugiert | 4,1 | 4,5 | 5,1 | 12,3% | 11,3% |
| Enterobakterien | 5,2 | 4,6 | 4,7 | −11,4% | 1,0% |

◨ Tab. 3.33 (Fortsetzung)

| Teil-Indikationsgruppe: Impfstoff gegen | DDD 2011 (Tsd.) | DDD 2012 (Tsd.) | DDD 2013 (Tsd.) | Differenz 2011 vs. 2012 (%) | Differenz 2012 vs. 2013 (%) |
|---|---|---|---|---|---|
| Cholera | 3,5 | 4,0 | 4,7 | 16,6% | 15,6% |
| Lactobacillus, Kombinationen | 4,3 | 3,0 | 2,7 | −30,0% | −9,4% |
| Japanische Enzephalitis | 1,2 | 1,6 | 2,0 | 34,2% | 28,8% |
| Röteln | 35,8 | 28,3 | 1,9 | −21,0% | −93,3% |
| Gelbfieber | 1,3 | 1,5 | 1,2 | 17,9% | −19,8% |
| Gesamt | 34.527 | 32.228 | 32.463 | −6,7% | 0,7% |

Quelle: IGES-Berechnungen nach NVI (INSIGHT Health)

Personen mit fehlender vorheriger Auffrischimpfung wird eine Auffrischung gegen Poliomyelitis empfohlen (*RKI* 2013a).

**Indikationsimpfungen**
Diese Impfungen werden nur für bestimmte Personenkreise mit höherem Risiko für die jeweiligen Erkrankungen empfohlen, beispielsweise eine Impfung gegen Hepatitis B bei Dialysepatienten oder gegen Röteln bei Frauen mit Kinderwunsch ohne Nachweis von Röteln-Antikörpern. Zu den Indikationsimpfungen gehören auch verschiedene Standardimpfungen sowie Impfungen gegen FSME (Frühsommer-Meningoenzephalitis), Hepatitis A und Meningokokken (tetravalenter Impfstoff).

**Weitere Impfungen**
Sonderformen der Indikationsimpfungen werden Personen mit erhöhtem Risiko empfohlen, welches durch berufliche Exposition oder durch Reisen hervorgerufen wird. Diese Impfungen werden in der Regel nicht von der GKV erstattet, sondern müssen vom Arbeitgeber bzw. Impfling selbst bezahlt werden. Hierzu gehören beispielsweise Impfungen gegen Tollwut oder Typhus. Zu erwähnen sind außerdem die postexpositionellen Impfungen, die nach Erregerexposition zur Prävention der Erkrankung durchgeführt werden, wie beispielsweise eine Tollwutimpfung. 2013 wurde ein neuer Impfstoff gegen Pocken eingeführt. Zwar hat die WHO die Pocken für ausgerottet erklärt, doch existieren bis heute die Erreger der Pocken (Vacciniaviren) in Forschungslaboren. Eine mögliche Bedrohung für die Bevölkerung wird vor allem für den Fall gesehen, dass Pockenerreger in Form von Biowaffen freigesetzt werden, weshalb von der Bundesregierung Vorräte des alten Pockenimpfstoffs angelegt wurden (*RKI* 2004). Mit dem neu eingeführten Impfstoff steht eine zusätzliche Alternative zur Verfügung.

### 3.12.2 Entwicklung des Verbrauchs

Im Jahr 2013 erhielt jeder Versicherte der GKV im Mittel rund 0,5 Impfdosen. Damit gehören Impfstoffe zu den selten angewendeten Arzneimitteln. In Anbetracht der Tatsache, dass lediglich die Influenzaimpfung jährlich durchgeführt werden sollte und für die meisten Impfungen nur wenige Impfdosen im Leben erforderlich sind, werden Impfstoffe jedoch eher häufig angewendet.

In der NVI (INSIGHT Health) wird der Verbrauch von Impfstoffen detailliert erfasst,

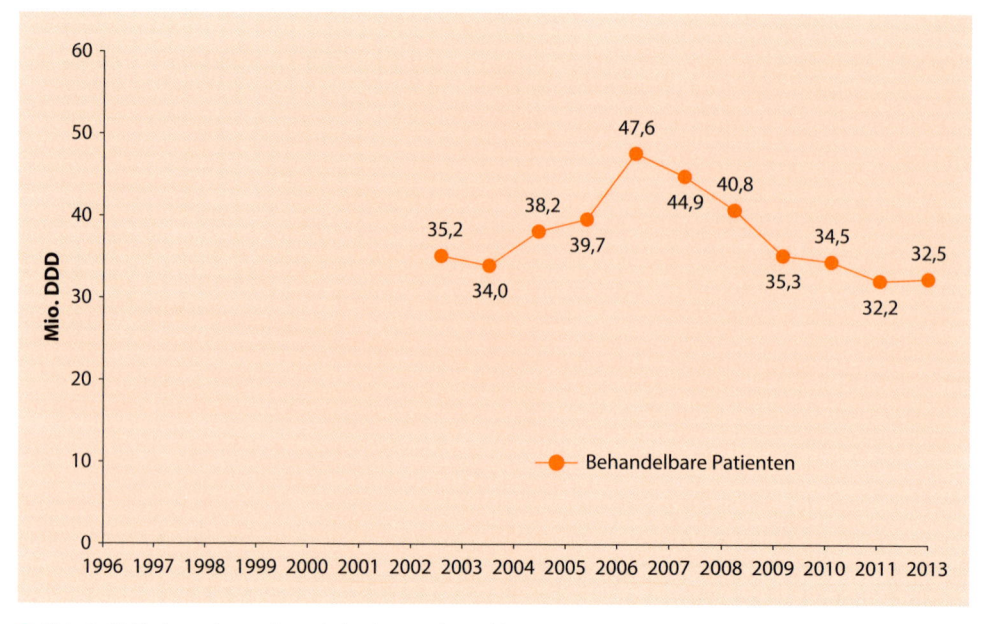

# 3 Umsatzveränderungen in einzelnen Indikationsgruppen

**Abb. 3.62** Verbrauch von Arzneimitteln aus der Indikationsgruppe „J07 Impfstoffe" in Mio. Impfdosen im Zeitraum von 2003 bis 2013.
Quelle: IGES-Berechnungen nach NVI (INSIGHT Health)

unabhängig davon, ob eine Impfdosis aus dem Sprechstundenbedarf entnommen wurde oder eine individuelle Verordnung erfolgte. Eine Besonderheit stellte jedoch 2010 der Impfstoff gegen die pandemische neue Influenza H1N1 dar, der über eigens für diese Impfaktion eingerichtete Vertriebswege zu beziehen war (z. B. *Senatsverwaltung für Gesundheit, Umwelt und Verbraucherschutz Berlin* 2009).

Der Verbrauch von Impfdosen stieg zwischen 2004 und 2007 stark an und ging bis 2011 fast spiegelbildlich zurück. Im Jahr 2012 wurden 32,2 Mio. Impfdosen abgegeben. Dies stellt im betrachteten Zeitraum 2003 bis 2013 den Tiefststand dar, im Jahr 2013 verharrte der Verbrauch auf dem Niveau des Vorjahres (Abb. 3.62). Ein besonders starkes Wachstum war 2007 zu beobachten, das vor allem bedingt war durch einen vermehrten Verbrauch von FSME-Impfungen (+4 Mio. Impfdosen) sowie für Meningitis- (+1,7 Mio. Impfdosen),

Pneumokokken- (+1,4 Mio. Impfdosen) sowie HPV-Impfungen (+1,0 Mio. Impfdosen). Für letztere wurde 2006 bzw. 2007 eine erstmalige oder erweiterte Impfempfehlung gegeben (*RKI* 2006, *RKI* 2007).

Für den sinkenden Verbrauch war 2009 vor allem der Rückgang bei den Impfungen gegen FSME und HPV ausschlaggebend, 2010 der Rückgang der Impfungen gegen Influenza sowie FSME. 2011 und 2012 war im Wesentlichen die verminderte Inanspruchnahme der Influenzaimpfung verantwortlich. Die auffälligste Verbrauchsentwicklung im Jahr 2013 betraf die Impfung gegen Rotaviren, deren Verbrauch um fast 66% zunahm, nachdem die STIKO im August 2013 eine Impfempfehlung gegeben hatte (siehe Tab. 3.33).

2012 ging der Verbrauch von Influenzaimpfstoffen um mehr als 12% zurück. In Bezug auf den erhofften Effekt der Influenzaimpfung, d. h. Schutz vor der Erkrankung und vor allem Minderung einer erhöhten

Letalität durch die Influenza, ist anzumerken, dass dieser möglicherweise geringer ist als angenommen (*NN* 2012a), was nicht heißt, dass die Impfung sinnlos ist. Ob der beobachtete Rückgang mit den Engpässen bei der Bereitstellung von Impfstoffen zusammenhängt, der durch Rabattverträge von Krankenkassen mit einzelnen Herstellern bedingt war, ist unklar. An Rabattverträgen für Impfstoffe ist von mehreren Seiten Kritik geübt worden (*NN* 2012b, *NN* 2012c). 2013 blieb der Verbrauch stabil.

Impfstoffe gegen FSME nehmen den zweiten Rang beim Verbrauch ein. Der Verbrauch blieb 2012 fast unverändert gegenüber dem Vorjahr und ging 2013 um fast 12% zurück. Die FSME wird von Zecken übertragen, insbesondere in den Risikogebieten Süddeutschlands. Der Durchimpfungsgrad der Bevölkerung in den Risikogebieten hatte sich in der Vergangenheit verbessert (*RKI* 2009a), muss aber weiterhin – insbesondere bei Erwachsenen – als zu niedrig eingestuft werden. Neuere Daten aus vier Bundesländern in Risikogebieten zeigen, dass die Impfquote bei den Schulanfängern seit 2009/2010 leicht zurückgegangen ist; bei den Erwachsenen blieben die Impfquoten weitgehend stabil (*RKI* 2013f).

Der Verbrauch der Pneumokokkenimpfstoffe ging 2012 in gleichem Maße zurück, wie er 2013 wieder anstieg. Bei den Pneumokokken-Impfstoffen sind die Konjugat-Impfstoffe zur Immunisierung von Kindern unter zwei Jahren und die Polysaccharid-Impfstoffe zu unterscheiden. Auf den Konjugatimpfstoff entfielen 2013 78% des Verbrauchs. Die beobachteten Verbrauchsänderungen liegen im Rahmen der bisher beobachteten Schwankungen für diesen Impfstoff.

Seit dem Frühjahr 2007 wird die Impfung gegen HPV von der STIKO empfohlen. Daraufhin schnellte der Verbrauch bis 2008 auf fast 1 Mio. Impfdosen hoch, erhöhte sich 2008 nochmals um rund 0,5 Mio., brach jedoch 2009 und 2010 drastisch ein. Seit 2011 zeigte sich eine gewisse Erholung des Verbrauchs, der 2012 bei 0,6 Mio. Impfdosen lag, 2013 jedoch bereits wieder stagnierte ( Abb. 3.63). Es ist nicht auszuschließen, dass die kontroverse öffentliche Diskussion um den Impfstoff ursprünglich mit zu dem Verbrauchsrückgang beigetragen hat (z. B. *Gerhardus* 2009, *Löwer und Stöcker* 2009). Vom G-BA wurde die STIKO aufgefordert, eine Neubewertung der Impfung vorzulegen (*NN* 2009). Auch nach dieser Neubewertung hält die STIKO an ihrer Empfehlung fest (*RKI* 2009b). Der Nutzen der Impfung ist inzwischen weitgehend anerkannt (s. u.). Die geringe Inanspruchnahme dürfte inzwischen eher damit zusammenhängen, dass in der Altersgruppe, in der die Impfung indiziert ist, empfohlene Impfungen nicht mehr so konsequent durchgeführt werden wie bei Säuglingen und Kleinkindern.

Zu den häufiger eingesetzten Impfstoffen gehören verschiedene Kombinationsimpfstoffe, die zur Grundimmunisierung bei Kindern, teilweise aber auch zur Auffrischung des Impfschutzes bei Erwachsenen eingesetzt werden; außerdem Einzelimpfstoffe gegen Tetanus, Poliomyelitis und Hepatitis B. Zur Impfung gegen Masern stehen drei Impfstoffe zur Verfügung, die eine Masern-Komponente enthalten: Ein monovalenter Impfstoff zur Immunisierung nur gegen Masern, eine trivalente Kombination mit Komponenten gegen Masern, Mumps und Röteln sowie eine tetravalente Kombination, die zusätzlich einen Impfstoff gegen Varizellen enthält. Im Jahr 2006 lag der Verbrauch von Impfstoffen mit Masernkomponente noch bei 1,9 Mio. In den Folgejahren ging der Verbrauch zurück und hatte sich zwischen 2009 und 2012 bei rund 1,5 Mio. Impfdosen jährlich eingependelt. Im Jahr 2013 war ein Verbrauchsanstieg auf über 1,6 Mio. Impfdosen zu beobachten ( Abb. 3.63). Auch nachdem die STIKO 2010 empfahl, alle nach 1970 geborenen Erwachsenen, bei denen bislang keine Masernimpfung durchgeführt wurde, in der Kindheit nur eine

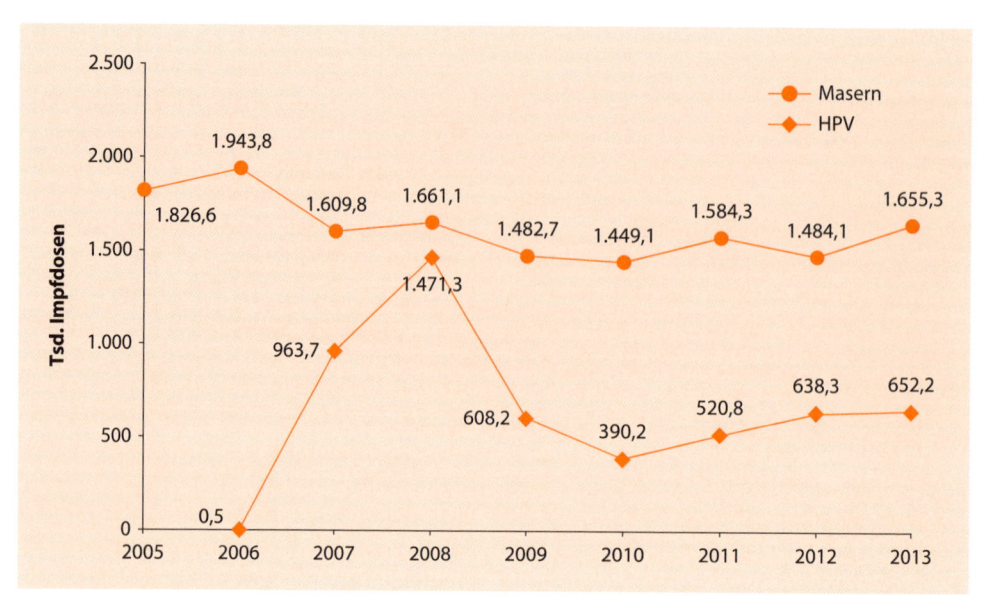

**Abb. 3.63** Verbrauch von Arzneimitteln zur Impfung gegen HPV und Masern in Tausend Impfdosen im Zeitraum von 2005 bis 2013.
Quelle: IGES-Berechnungen nach NVI (INSIGHT Health)

Masernimmunisierung erfolgte oder bei denen der Impfstatus unklar ist, einmalig gegen Masern zu impfen, war 2011 nur ein marginaler Verbrauchsanstieg zu beobachten. Ob der Verbrauchsanstieg 2013 eine Folge der Bemühungen ist, die Durchimpfung durch Kampagnen („Deutschland sucht den Impfpass") oder vermehrte öffentliche Diskussion zu erhöhen, ist unklar.

### 3.12.3 Regionale Unterschiede im Verbrauch

Der Pro-Kopf-Verbrauch war mit 0,55 bis 0,66 Impfdosen je Versicherten in den östlichen Bundesländern deutlich höher als in den westlichen Ländern, wo maximal 0,50 Impfdosen je Versicherten erreicht wurden (Abb. 3.64). Bestimmend dafür war hauptsächlich die unterschiedliche Inanspruchnahme der Influenzaimpfung. Hier mag der höhere Anteil von älteren Menschen in den östlichen Ländern eine gewisse Rolle gespielt haben, da eine jährliche Impfung als Standardimpfung bei Personen ab 60 Jahren empfohlen wird. Dadurch kann jedoch nicht erklärt werden, weshalb in den östlichen Ländern der Verbrauch an Influenzaimpfstoff bei mindestens 0,26 Impfdosen je Versicherten liegt, in den westlichen Ländern dagegen zwischen 0,13 und 0,21 Impfdosen je Versicherten variiert. Eine mögliche Erklärung ist, dass in den östlichen Ländern die Impfbereitschaft generell höher ist als im Westen des Landes. Zu diesem Schluss kommt auch ein Bericht des Robert Koch-Instituts (*RKI* 2009c). Für die zweithäufigste Impfung, die FSME-Impfung, fanden sich die höchsten Pro-Kopf-Verbräuche mit je 0,09 Dosis/Versicherten in Bayern und Baden-Württemberg, gefolgt von Thüringen mit 0,07 Impfdosen je Versicherten. In Bezug auf die definierten Risikogebiete sind Bayern und Baden-Württemberg die am stärksten betroffenen Gebiete, gefolgt von Thüringen und Hessen (*RKI* 2012c).

3.12 Schwerpunkt Prävention durch Impfen – J07 Impfstoffe

KV Schleswig-Holstein
0,34 DDD
13,8%

KV Hamburg
0,45 DDD
16,1%

KV Mecklenburg-Vorpommern
0,56 DDD
1,9%

KV Bremen
0,40 DDD
-8,5%

KV Brandenburg
0,61 DDD
6,4%

KV Niedersachsen
0,40 DDD
-1,8%

KV Berlin
0,55 DDD
3,3%

KV Westfalen-Lippe
0,44 DDD
2,0%

KV Sachsen-Anhalt
0,67 DDD
2,6%

KV Nordrhein
0,44 DDD
0,7%

KV Sachsen
0,66 DDD
-2,0%

KV Thüringen
0,55 DDD
-0,6%

KV Hessen
0,42 DDD
0,0%

KV Rheinland-Pfalz
0,37 DDD
2,6%

KV Saarland
0,42 DDD
2,3%

KV Bayerns
0,45 DDD
2,6%

KV Baden-Württemberg
0,47 DDD
-6,4%

**Verbrauch (J07) pro GKV-Versicherten in DDD,
z-standardisierte Abweichung vom Mittelwert, 2013**
(Deutschland: 0,47 DDD)

- z ≤ -1,5
- -1,5 < z ≤ -0,5
- -0,5 < z < 0,5
- 0,5 ≤ z < 1,5
- z ≥ 1,5

sowie Änderungen gegenüber dem Vorjahr in Prozent (Deutschland: 0,6%)

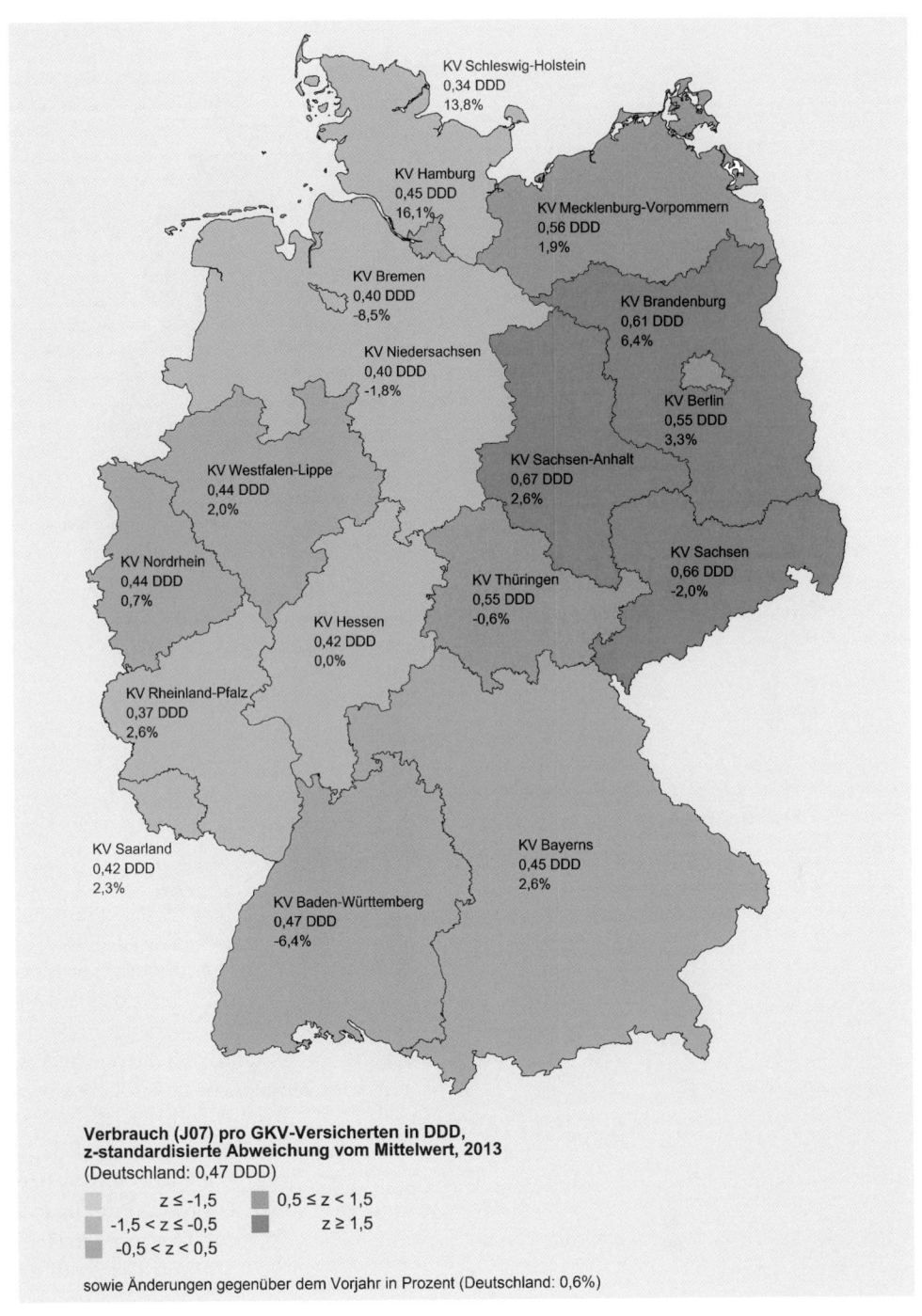

**Abb. 3.64** Verbrauch von Arzneimitteln aus der Indikationsgruppe „J07 Impfstoffe" in Impfdosen je Versicherten im Jahr 2013 und Änderung gegenüber dem Vorjahr nach KV-Region.
Quelle: IGES-Berechnungen nach NVI (INSIGHT Health)

3 Umsatzveränderungen in einzelnen Indikationsgruppen

**KV Schleswig-Holstein**
0,018 DDD
10,2 %

**KV Hamburg**
0,025 DDD
15,0 %

**KV Mecklenburg-Vorpommern**
0,021 DDD
2,3 %

**KV Bremen**
0,028 DDD
-8,7 %

**KV Brandenburg**
0,022 DDD
14,0 %

**KV Niedersachsen**
0,023 DDD
6,2 %

**KV Berlin**
0,036 DDD
27,8 %

**KV Westfalen-Lippe**
0,024 DDD
9,9 %

**KV Sachsen-Anhalt**
0,022 DDD
20,1 %

**KV Nordrhein**
0,025 DDD
10,3 %

**KV Thüringen**
0,021 DDD
12,6 %

**KV Sachsen**
0,023 DDD
13,6 %

**KV Hessen**
0,023 DDD
6,3 %

**KV Rheinland-Pfalz**
0,020 DDD
10,4 %

**KV Saarland**
0,019 DDD
5,9 %

**KV Bayerns**
0,025 DDD
16,8 %

**KV Baden-Württemberg**
0,023 DDD
5,9 %

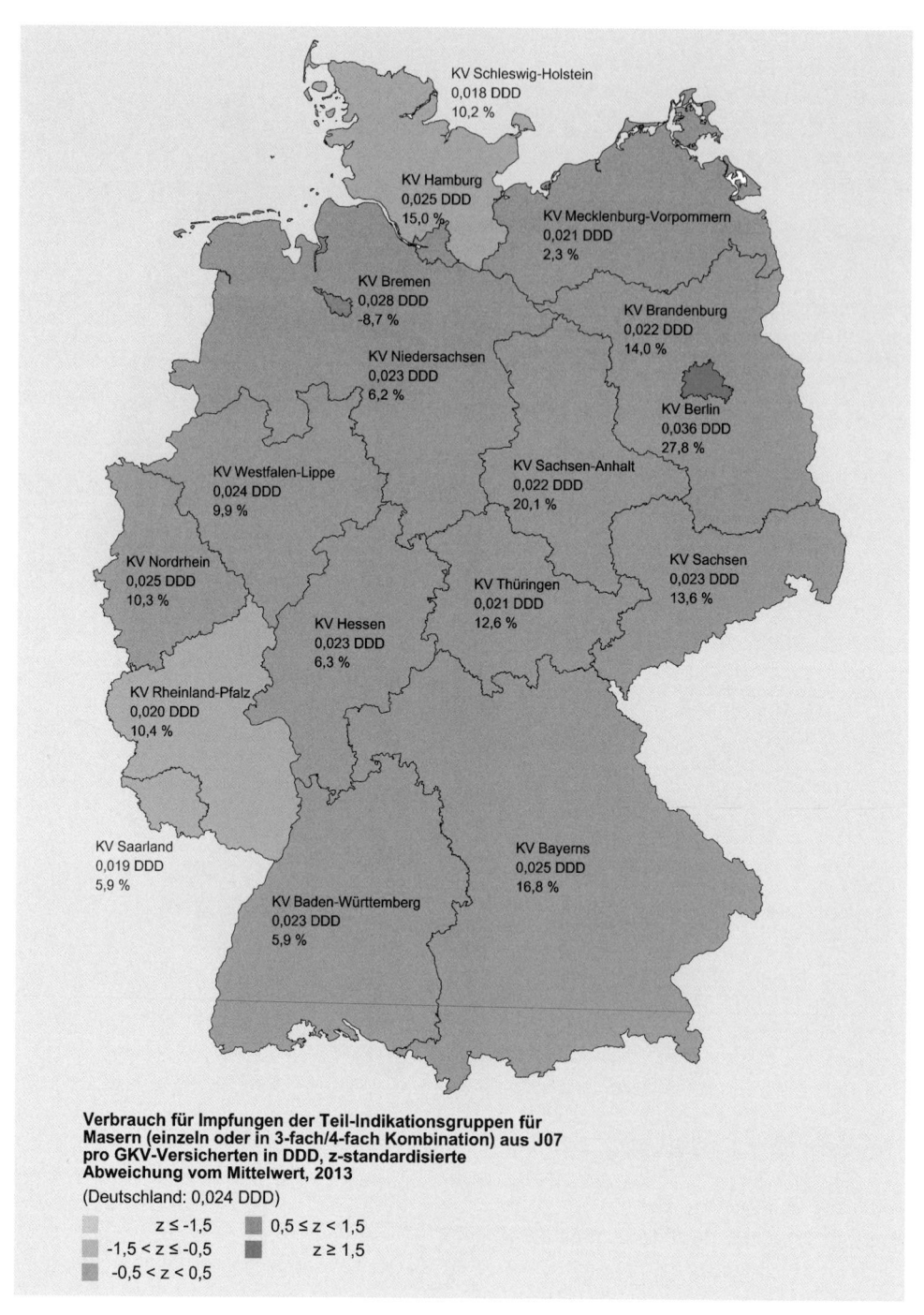

**Verbrauch für Impfungen der Teil-Indikationsgruppen für Masern (einzeln oder in 3-fach/4-fach Kombination) aus J07 pro GKV-Versicherten in DDD, z-standardisierte Abweichung vom Mittelwert, 2013**
(Deutschland: 0,024 DDD)

- $z \leq -1{,}5$
- $-1{,}5 < z \leq -0{,}5$
- $-0{,}5 < z < 0{,}5$
- $0{,}5 \leq z < 1{,}5$
- $z \geq 1{,}5$

◘ **Abb. 3.65** Verbrauch von Arzneimitteln aus der Indikationsgruppe „J07 Impfstoffe" – Impfstoffe mit einer Masernkomponente in Impfdosen je Versicherten im Jahr 2013 und Änderung gegenüber dem Vorjahr nach KV-Region.
Quelle: IGES-Berechnungen nach NVI (INSIGHT Health)

Den Pro-Kopf-Verbrauch für Impfungen, die eine Masernkomponente erhalten, zeigt ◘ Abb. 3.65. Der Verbrauch bewegte sich 2013 zwischen 0,018 DDD je GKV-Versicherten in Schleswig-Holstein und 0,036 DDD je Versicherten in Berlin. Die lineare Regression zeigt eine eindeutige und signifikante Korrelation zwischen dem Pro-Kopf-Verbrauch und der Anzahl der Lebendgeburten je GKV-Versicherten.

Für die HPV-Impfung variierte der Pro-Kopf-Verbrauch zwischen 0,0077 DDD in Bayern und 0,0111 DDD in Niedersachsen. Bezogen auf den Anteil der Mädchen unter 15 Jahren fand sich der geringste Verbrauch mit 0,12 DDD pro Kopf ebenfalls in Bayern und der höchste mit 0,19 DDD pro Kopf in Mecklenburg-Vorpommern. Die lineare Regression zeigte jedoch keinerlei Korrelation zwischen dem Pro-Kopf-Verbrauch je GKV-Versicherten und dem Anteil der Mädchen unter 15 Jahren je Region. Die Inanspruchnahme der Impfung ist damit regional sehr unterschiedlich.

### 3.12.4 Bedarfsgerechtigkeit der Versorgung

Zur Ermittlung des Bedarfs wurden die Impfempfehlungen der STIKO (*RKI* 2013a) zugrunde gelegt. Dabei wurden nicht Personen gezählt, sondern die empfohlenen Standardimpfungen in der jeweiligen Altersgruppe. Dazu wurde jeweils die Anzahl an GKV-Versicherten in der jeweiligen Altersgruppe mit der Anzahl der für diese Altersgruppe empfohlenen Impfdosen multipliziert. In die STIKO-Empfehlung 2012 neu aufgenommene Nachholimpfungen – wie etwa die Empfehlung zur einmaligen Masernimpfung bei allen nach 1970 Geborenen ohne Masernerkrankung, mit unklarer Masernanamnese bzw. unklarem Impfstatus – wurden dabei nicht berücksichtigt (*RKI* 2012a). Bei Impfungen, die in mehrjährigen Abständen empfohlen werden, wurde die Anzahl der im Mittel im Jahr notwendigen Impfungen zugrunde gelegt. Beispielsweise ist die Impfung gegen Tetanus und Diphtherie ab einem Alter von 18 Jahren alle zehn Jahre indiziert. So wurde der Bedarf an jährlichen Impfdosen ermittelt, indem man die Anzahl der GKV-Versicherten ab 18 Jahren durch zehn teilte. In Bezug auf Impfstoffkombinationen wurde angenommen, dass diese wann immer möglich eingesetzt werden, um die Anzahl der erforderlichen Injektionen so niedrig wie möglich zu halten.

Überprüfen lässt sich lediglich, ob der Impfbedarf rein quantitativ gedeckt werden kann, wenn man exakt nach den Empfehlungen der STIKO impfen würde. Es ist jedoch zu vermuten, dass dies nicht der Fall ist, d. h. dass Impfungen einerseits bei Personen erfolgen, bei denen sie nicht unbedingt indiziert sind (beispielsweise Influenzaimpfung bei gesunden Menschen unter 60 Jahren), und andererseits Personen, bei denen eine Impfung indiziert wäre, nicht geimpft werden. Eine qualitative Beurteilung der Bedarfsgerechtigkeit der Versorgung ist daher im Arzneimittel-Atlas auf Grundlage der vorliegenden Informationen nicht möglich. Im Folgenden werden der angenommene Bedarf und der tatsächliche Bedarf für die am häufigsten verordneten Impfstoffe gegenübergestellt.

Für die saisonale Influenzaimpfung, die in der GKV-Population bei Personen ab 60 Jahren in jeder Saison und für Schwangere seit 2010 als Standardimpfung indiziert ist, ergab sich ein Bedarf von rund 20,3 Mio. Impfdosen im Jahr 2013. Im Jahr 2013 wurden 13,4 Mio. Impfdosen verbraucht; dies entsprach rein quantitativ weniger als dem Bedarf (siehe ◘ Tab. 3.33). Wie bereits erwähnt, ist nicht bekannt, ob die Impfdosen auch tatsächlich nur von Personen ab 60 Jahren und schwangeren Frauen verbraucht wurden oder ob auch jüngere Personen geimpft wurden und daher der Bedarf der eigentlichen Zielgruppe in höherem Maße nicht gedeckt werden konnte. In der Grippe-Saison 2010/2011 lag die Impfquote unter Erwachsenen bei 28,3%. Von den Personen über 60 Jahren waren 50,6% geimpft (*Böhmer* et al. 2012).

Eine Impfung gegen FSME ist indiziert bei Personen, bei denen die Gefahr besteht, dass sie in den Risikogebieten für FSME Zeckenbisse erleiden könnten. Die Anzahl der Personen, für die ein entsprechender Bedarf besteht, ist jedoch nicht bekannt. 2011/12 lag die Impfquote bei den Schuleingangsuntersuchungen in den Risikogebieten in Baden-Württemberg und Bayern im Median (der Landkreise) bei etwa 26,5 bzw. 47% und in Hessen sowie in Thüringen bei 49% und bei 48%. In allen vier Bundesländern ist die Impfquote leicht zurückgegangen (*RKI* 2013f).

Für die Pneumokokken-Impfstoffe besteht ein Bedarf für die Standardimpfung bei 552.000 GKV-Versicherten im Alter bis zu zwei Jahren sowie bei Personen im Alter ab 60 Jahren, was insgesamt rund 3,1 Mio. Impfdosen entspricht. Tatsächlich wurden 2,9 Mio. Impfdosen verbraucht. Für den Kinderimpfstoff entsprach der Verbrauch 2013 recht gut dem geschätzten Bedarf – es hätten 574.000 Kinder geimpft werden können. Für den bei älteren Versicherten anzuwendenden Polysaccharid-Impfstoff lag der Verbrauch jedoch deutlich unter dem Bedarf.

Für die Auffrischimpfungen gegen Diphtherie, Pertussis, Tetanus und Poliomyelitis bei Kindern und Jugendlichen belief sich 2013 der Bedarf auf 1,2 Mio. Impfdosen. Verbraucht wurden mit rund 2,4 Mio. doppelt so viele Impfdosen, sodass auch hier der Bedarf rein rechnerisch sehr gut gedeckt war.

Für die Impfung gegen Tetanus und Diphtherie und ggf. Pertussis wurde bei den GKV-Versicherten ab 18 Jahren ein Bedarf von 5,7 Mio. Impfdosen ermittelt. Unter der Annahme, dass in dieser Indikation Tetanus-Einzelimpfstoffe, Diphtherie-Einzelimpfstoffe und Kombinationen gegen Tetanus und Diphtherie sowie Tetanus, Diphtherie und Pertussis zum Einsatz gekommen sind, lag der Verbrauch 2013 bei lediglich 1,5 Mio. Impf-

dosen. 2005 lag der Verbrauch noch bei fast 6 Mio. Impfdosen. Möglicherweise werden auch Erwachsene mit dem tetravalenten Impfstoff gegen Diphtherie, Pertussis, Tetanus und Poliomyelitis geimpft. Dafür spricht, dass der Verbrauch dieser Kombination stetig ansteigt. Doch selbst unter zusätzlicher Berücksichtigung dieses Impfstoffs wird der Verbrauch dem Bedarf für die entsprechenden Auffrischimpfungen bei Erwachsenen nicht gerecht. 2010 wiesen 72% aller Erwachsenen in Deutschland Impfschutz gegen Tetanus auf (Impfung innerhalb der letzten zehn Jahre; *RKI* 2012b). Zu ähnlichen Daten kommen auch die Ergebnisse der Studie zur Gesundheit Erwachsener in Deutschland. 71,4% der Erwachsenen wurden in den letzten zehn Jahren gegen Tetanus geimpft; die Impfquote für Diphterie in den letzten zehn Jahren lag bei 57,1% (*Poethko-Müller und Schmitz* 2013).

Für die Impfungen gegen Masern, Mumps, Röteln (MMR) und Varizellen lag der Bedarf entsprechend Impfkalender 2013 bei insgesamt 1,1 Mio. Impfdosen. Dem stand ein Verbrauch von gut 0,69 Mio. Impfdosen des MMRV-Impfstoffs gegenüber. Zusätzlich wurden 0,96 Mio. des MMR-Impfstoffs und 0,6 Mio. des Varizellenimpfstoffs verbraucht. Damit ist rein rechnerisch der Bedarf von Impfstoffen gegen MMR und Varizellen bei Säuglingen und Kleinkindern gedeckt. Laut Impfkalender soll die Immunisierung gegen MMR und Varizellen bei Säuglingen bis 14 Monaten erfolgen. Darüber hinaus besteht Bedarf für Nachholimpfungen bei Kindern und Jugendlichen. Wie bereits erwähnt, sollen auch Erwachsene ggf. gegen Masern geimpft werden und zwar bevorzugt mit einem MMR-Impfstoff. Daher ist davon auszugehen, dass man es eher mit einer Unterdeckung des Bedarfs zu tun hat.

Die Impfung gegen humane Papillomaviren (HPV) bei Mädchen zur Verhinderung bzw. Reduktion des Risikos, im späteren Leben an Gebärmutterhalskrebs zu erkranken, soll bei Mädchen bzw. jungen Frauen im

Alter von 12 bis 17 Jahren vor dem ersten Geschlechtsverkehr durchgeführt werden, wobei jeweils drei Impfdosen erforderlich sind. Unter der Annahme, dass alle Mädchen, die 2013 das 12. Lebensjahr vollendet haben, geimpft werden sollten, läge der Bedarf bei etwa 938.000 Impfdosen. Tatsächlich verbraucht wurden 2013 jedoch nur etwa 652.000 Impfdosen, also wie in den Vorjahren deutlich weniger als der ermittelte Bedarf. Hier ist als eine Ursache die kontroverse Diskussion um den Impfstoff zu vermuten (siehe ▶ Abschn. 3.12.2). Sicher spielt aber auch eine Rolle, dass aufgrund des Alters, der ggf. unklaren Zuständigkeit für die Impfung (Pädiater oder Gynäkologen) die Erreichbarkeit der Zielpopulation geringer ist als im Säuglings- und Kleinkindalter.

2013 wurde die Impfung gegen Rotaviren neu in den Impfkalender aufgenommen. Je nach verwendetem Impfstoff sind zwei oder drei Dosen notwendig, wobei die erste Gabe ab der 6. Lebenswoche empfohlen wird. Infektionen mit Rotaviren sind die häufigste Ursache von Magen-Darm-Infektionen mit Erbrechen und Durchfällen weltweit. In Deutschland ist die Infektion mit Rotaviren meldepflichtig. Der Flüssigkeits- und Elektrolytverlust kann gerade bei Kindern im Vorschulalter zu Komplikationen führen, die stationär behandelt werden müssen (*RKI 2013e*). Für die Impfung gegen Rotaviren besteht ein Bedarf für die Standardimpfung bei 555.000 GKV-Versicherten im Alter bis zu 24 Wochen. Im Jahr 2013 lag der Verbrauch bei insgesamt 0,2 Mio. Impfdosen. Entsprechend der Verteilung der Impfstoffe mit zwei bzw. drei Dosen hätten 121.000 Säuglinge geimpft werden können. Da die Impfempfehlung gegen Rotaviren der STIKO erst ab August 2013 aufgenommen wurde, ist mit einem steigenden Verbrauch der Impfdosen im nächsten Jahr zu rechnen.

Zusammenfassend hat der Verbrauch von Impfstoffen im Jahr 2013 zwar bei einer Reihe von Indikationen quantitativ in etwa dem erwarteten Bedarf entsprochen oder sogar darüber gelegen, für andere Impfungen war er jedoch deutlich niedriger.

### 3.12.5 Analyse der Ausgabendynamik

Die Teil-Indikationsgruppe mit den höchsten Ausgaben waren 2013 die Impfstoffe gegen Pneumokokken, auf die knapp 17% der Ausgaben für Impfstoffe entfielen (◘ Tab. 3.34). An zweiter Stelle stand die Sechsfachkombination mit 16%. Die Influenzaimpfstoffe rutschten erneut einen Rang zurück und trugen mit 14% zu den Ausgaben bei. Darüber hinaus wurden Ausgabenanteile über 10% im Jahr 2013 nur noch für die FSME-Impfstoffe beobachtet.

Die Verbrauchskomponente zeigte für 2012, dass wegen des geringeren Verbrauchs die Ausgaben um 35,9 Mio. Euro geringer waren. 2013 stieg der Verbrauch von Impfstoffen, was sich in der positiven Verbrauchskomponente von 15,9 Mio. Euro niederschlägt (◘ Abb. 3.66).

Der Wechsel von teureren hin zu günstigeren Produkten führte 2012 zu Einsparungen von 11,6 Mio. Euro. 2013 waren die Verschiebungen gegenläufig, sodass Mehrausgaben von 4,1 Mio. Euro resultierten.

Die Preiskomponente minderte die Ausgaben 2013 um 4,8 Mio. Euro, was deutlich geringeren Einsparungen als 2012 (14,5 Mio. Euro) entsprach. Die für Impfstoffe berechneten Preise berücksichtigen die gesetzlichen Rabatte nach § 130a Abs. 2 SGB V. Danach sollten die Hersteller für alle abgegebenen Impfstoffe entsprechend § 20d Abs. 1 SGB V einen Abschlag an die Kassen leisten, der die Differenz zu geringeren Preisen in vier europäischen Ländern ausgleicht. Impfungen nach § 20d Abs. 1 SGB V umfassen Impfungen nach dem Infektionsschutzgesetz, jedoch nicht Impfungen im Rahmen von Satzungsleistungen der Kassen. Die berechnete Preiskomponente stellt daher nur eine Annahme

◘ Tab. 3.34 Ausgabenentwicklung in der Indikationsgruppe „J07 Impfstoffe" in den Jahren 2012 und 2013. Aus Gründen der Übersichtlichkeit werden nur die Teil-Indikationsgruppen dargestellt, auf die 95 % der Ausgaben entfallen.

| Indikations-/Teil-Indikationsgruppe: Impfung gegen | Ausgaben (Mio. Euro) | | Änderung gegenüber Vorjahr (Mio. Euro) | | Prozentuale Veränderung gegenüber Vorjahr | | Anteil an Gesamtausgaben (%) | |
|---|---|---|---|---|---|---|---|---|
| | 2012 | 2013 | 2011 vs. 2012 | 2012 vs. 2013 | 2011 vs. 2012 | 2012 vs. 2013 | 2012 | 2013 |
| Pneumokokken | 124,21 | 136,21 | −6,02 | 12,00 | −4,62 | 9,66 | 0,47 | 0,50 |
| Diphtherie-HIB-Pertussis-Poliomyelitis-Tetanus-Hepatitis B | 118,98 | 128,15 | −4,09 | 9,18 | −3,32 | 7,71 | 0,45 | 0,47 |
| Influenza | 119,94 | 109,39 | −38,55 | −10,55 | −24,32 | −8,80 | 0,45 | 0,40 |
| FSME | 90,63 | 80,63 | −4,96 | −10,00 | −5,19 | −11,03 | 0,34 | 0,30 |
| HPV | 77,55 | 77,73 | 12,76 | 0,18 | 19,69 | 0,24 | 0,29 | 0,29 |
| Diphtherie-Pertussis-Poliomyelitis-Tetanus | 59,95 | 66,52 | 0,94 | 6,57 | 1,60 | 10,96 | 0,23 | 0,25 |
| Masern, Mumps, Röteln, Varizellen | 44,94 | 50,46 | −27,53 | 5,52 | −37,99 | 12,28 | 0,17 | 0,19 |
| Pertussis, Kombinationen mit Toxoiden | 23,95 | 25,89 | 1,32 | 1,94 | 5,84 | 8,08 | 0,09 | 0,10 |
| Varizellen | 24,65 | 22,97 | 6,68 | −1,68 | 37,19 | −6,81 | 0,09 | 0,08 |
| Meningitis | 24,55 | 22,63 | −3,02 | −1,92 | −10,95 | −7,82 | 0,09 | 0,08 |
| Masern, Mumps, Röteln | 17,83 | 19,79 | 5,44 | 1,96 | 43,91 | 11,01 | 0,07 | 0,07 |
| Kombinationen Hepatitis A, B | 17,80 | 14,39 | −2,61 | −3,41 | −12,80 | −19,14 | 0,07 | 0,05 |
| Hepatitis B | 12,52 | 12,06 | −0,53 | −0,46 | −4,05 | −3,66 | 0,05 | 0,04 |
| **Gesamt (alle Gruppen)** | **794,57** | **804,69** | **−61,93** | **10,12** | **−7,23** | **1,27** | **3,01** | **2,97** |

Quelle: IGES-Berechnungen nach NVI (INSIGHT Health)

dar, da Satzungsleistungen und Impfstoffe entsprechend § 20d Abs. 1 SGB V in zur Verfügung stehenden Daten nicht unterschieden werden können. Somit konnte für eine einzelne Verordnung nicht bestimmt werden, ob ein Abschlag bezahlt wurde. Bei der Bewertung der genannten Preiskomponente muss dies berücksichtigt werden. Insgesamt waren für die Impfstoffe 2013 Mehrausgaben in Höhe von 10,1 Mio. Euro zu verzeichnen, die überwiegend durch höheren Verbrauch bedingt waren. Die Mehrkosten durch Verbrauchsteigerung wurden teilweise durch Preissenkungen kompensiert.

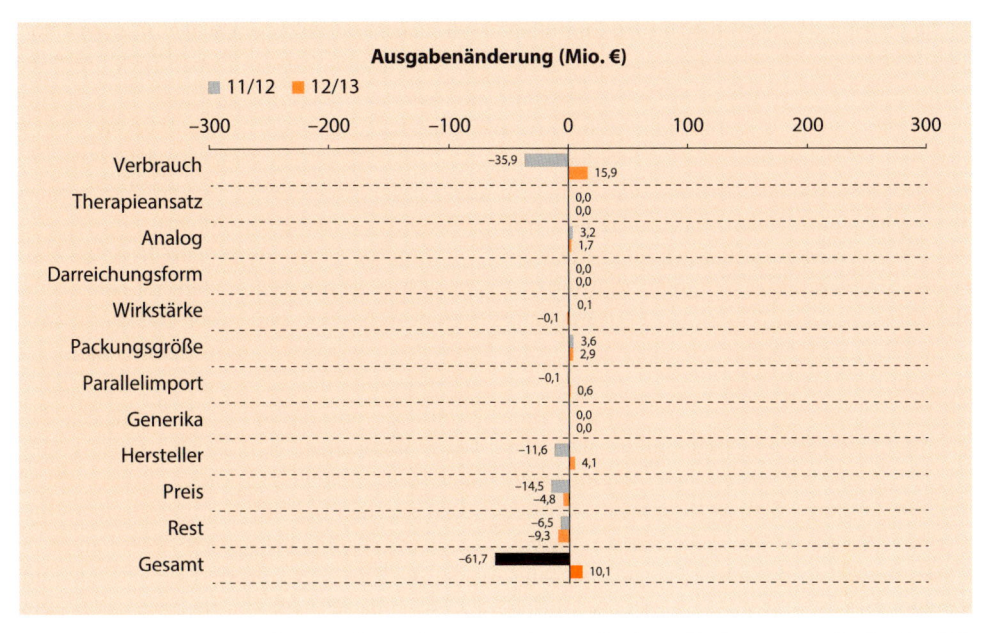

## 3.12 Schwerpunkt Prävention durch Impfen – J07 Impfstoffe

**Abb. 3.66** Komponenten der Ausgabenänderung im Jahr 2013 für die Indikationsgruppe „J07 Impfstoffe". Quelle: IGES-Berechnungen nach NVI (INSIGHT Health)

| Komponente | 11/12 | 12/13 |
|---|---|---|
| Verbrauch | −35,9 | 15,9 |
| Therapieansatz | 0,0 | 0,0 |
| Analog | 3,2 | 1,7 |
| Darreichungsform | 0,0 | 0,0 |
| Wirkstärke | −0,1 | 0,1 |
| Packungsgröße | 3,6 | 2,9 |
| Parallelimport | −0,1 | 0,6 |
| Generika | 0,0 | 0,0 |
| Hersteller | −11,6 | 4,1 |
| Preis | −14,5 | −4,8 |
| Rest | −6,5 | −9,3 |
| Gesamt | −61,7 | 10,1 |

### 3.12.6 Bedeutung der HPV-Infektion und der Masern

Eine Infektion mit dem humanen Papillomavirus (HPV) ist für die Entstehung von Gebärmutterhalskrebs als notwendige Voraussetzung identifiziert worden. Dabei sind mindestens 15 Hochrisiko-HPV-Typen bekannt, die Krebsvorstufen am Gebärmutterhals, der Cervix, auslösen können. Die Infektion mit dem HPV-Virus kann außerdem Ursache weiterer anogenitaler Malignome (Vagina-, Vulva-, Penis- und Analkarzinom) sowie von Kopf-Hals-Malignomen sein. Zudem sind Genitalwarzen (Condylomata acuminata) durch eine HPV-Infektion bedingt, hier sind sogenannte Niedrigrisiko-HPV-Typen wie HPV6 und HPV11 ursächlich. Die Übertragung des Virus findet durch sexuelle Kontakte statt. Schätzungen zufolge infizieren sich 70% der sexuell aktiven Frauen und Männer mit HPV (*Landesärztekammer Brandenburg* 2012). In den meisten Fällen (90%) heilt die Infektion bei Frauen binnen zwei Jahren folgenlos ab. Bei den übrigen 10% kommt es zu einer chronischen Infektion, und es kann – im Falle von Hochrisiko-HPV-Typen in 5 bis 30% – zu Zellveränderungen (Dysplasien) an der Zervix kommen, aus denen sich mit einer Häufigkeit von 1 bis 3% ein Cervixkarzinom entwickelt (*NN* 2014). Besonders häufig werden die HPV-Typen 16 und 18 bei Dysplasien des Gebärmutterhalses identifiziert. Die Dysplasien werden in verschiedene Grade (zervikale intraepitheliale Neoplasien, CIN1 bis 3) sowie in das *Carcinoma-in-situ* (CIS) eingeteilt. Bei Vorliegen von hochgradigen Zellveränderungen (CIN 3) besteht innerhalb von zwei Jahren ein Risiko von 50% für die Entstehung von Gebärmutterhalskrebs. Aus diesem Grund sind CIN3-Dysplasien immer und CIN2-Dysplasien nach weiteren individuellen Abwägungen operativ durch die sogenannte Konisation zu entfernen. Der gesetzlichen Krebsfrüherkennungsuntersuchung auf Gebärmutterhalskrebs inkl. eines PAP-Tests, die im Jahr 1971 in Deutschland eingeführt wurde und allen Frauen ab dem 20. Lebensjahr jährlich zusteht, kommt hinsichtlich der Diagnosestellung große Bedeutung zu. Es ist zu betonen, dass die HPV-Impfung die Krebsfrüherkennungsuntersuchung nicht ersetzen kann, da die Impfung nur vor den häufigen HPV-Typen schützt. Allerdings werden sich möglicherweise die Empfehlungen dahingehend ändern, dass bspw. mit der Früherkennungsuntersuchung ab einem späteren Alter begonnen wird und die Intervalle länger sind (Gross et al. 2013).

Nach der STIKO-Empfehlung sollen alle Mädchen im Alter von 12 bis 17 Jahren gegen die HPV-Typen 16 und 18 geimpft werden (RKI 2013b). Die Impfung, die aus drei Einzeldosen besteht, sollte bei HPV-naivem Status erfolgen, also bereits vor dem ersten sexuellen Kontakt stattfinden, weil sie dann den besten Schutz bietet. Derzeit sind zwei verschiedene HPV-Impfstoffe in Deutschland verfügbar: Bei einem handelt es sich um einen bivalenten Impfstoff gegen die Typen 16 und 18. Für diesen Impfstoff lag nach der PATRICIA-Studie bei HPV-naiven Frauen die Wirksamkeit der Impfung gegen CIN2+ unabhängig vom HPV-Typ bei 70%. Bezogen auf HPV 16- und 18-assoziierte CIN2+ wurde über eine Wirksamkeit von 93% bei HPV-Naiven berichtet (Paavonen 2009). Des Weiteren steht ein quadrivalenter rekombinanter HPV-Impfstoff zur Verfügung, der gegen die Typen HPV 6 und 11, die Auslöser für Genitalwarzen sind, und die Hochrisiko-HPV-Typen 16 und 18 gerichtet ist. Die Wirksamkeit dieser Impfung hinsichtlich der Krebsentstehung wurde in den Studien FUTURE I und II untersucht: Für HPV-16 und/oder HPV-18-naiven Frauen lag die Wirksamkeit der Impfung bei zur Vermeidung von HPV-16 bzw. HPV-18-assoziierten Dysplasien (CIN2, CIN3 und CIS) bei 97 bis 100% (Garland 2007; FUTURE II 2007). In FUTURE II wird eine Wirksamkeit von 27% zur Vermeidung von CIN2 und CIN3 unabhängig vom HPV-Genotyp berichtet (FUTURE II 2007). Wenn bereits eine HPV-Infektion zum Zeitpunkt der HPV-Impfung besteht, so fällt die Wirksamkeit der Impfung deutlich geringer aus. Andere Studien mit teilweise divergierenden Patientencharakteristika berichten von einer geringeren Wirksamkeit der Impfung (siehe RKI 2009b).

Insgesamt wird für das Jahr 2010 von etwa 4.700 neu erkrankten Frauen mit Gebärmutterhalskrebs berichtet (RKI 2013g). Frauen zwischen 40 und 60 Jahren weisen die höchsten Erkrankungsraten für das invasive Karzinom auf, wobei das mittlere Erkrankungsalter bei 53 Jahren liegt. Ein CIS wird bereits häufig früher festgestellt; das mittlere Erkrankungsalter liegt hier bei 34 Jahren. Pro Jahr sterben in Deutschland ca. 1.500 bis 1.600 Patientinnen an den Folgen dieser Krebserkrankung. Durch eine HPV-Impfung könnten die Gebärmutterhalskrebsneuerkrankungen zukünftig maßgeblich reduziert werden (s. u.).

Masern sind eine hoch ansteckende, durch Viren ausgelöste Erkrankung, die ausschließlich von Mensch zu Mensch übertragen wird. Schon eine kurze Exposition führt zu einer Infektion, die bei Ungeschützten in über 95% der Fälle klinische Erscheinungen hervorruft. Der Krankheitsverlauf ist durch Fieber und Hautausschlag gekennzeichnet. In den akuten Krankheitsphasen sollte von Betroffenen strenge Bettruhe eingehalten werden, es gibt jedoch keine spezifischen antiviralen Therapiemöglichkeiten. Die Maserninfektion schwächt das Immunsystem für einen Zeitraum von sechs bis acht Wochen, was zusätzlich bakterielle Infektionen wie Mittelohr- und Lungenentzündungen oder Diarrhöen zur Folge haben kann. Eine schwerwiegende Komplikation ist außerdem die Masernenzephalitis, eine Gehirnentzündung, die in 0,1% der Masernfälle auftritt. Die postinfektiöse Enzephalitis führt in ca. 10 bis 20% der Fälle zum Tod. Zudem kann die Enzephalitis bei Überlebenden zu einer dauerhaften Schädigung des zentralen Nervensystems führen (RKI 2010b). Die gefürchtetste Spätkomplikation einer Maserninfektion ist die subakute sklerosierende Panenzephalitis, die in ihrem Verlauf stets tödlich ist. Erste Symptome dieser Komplikation stellen sich gewöhnlich erst vier bis zehn Jahre nach einer akuten Masernerkrankung ein. In Deutschland wird nach einer durchlebten Masernerkrankung in den ersten fünf Lebensjahren das Risiko für eine subakute sklerosierende Panenzephalitis zwischen 1 zu 1700 bis 3300 geschätzt (*Schönberger* et al. 2013). Insgesamt betrachtet ist das Risiko von Komplikationen nach einer Masernerkrankung bei Säuglingen und Kleinkindern im ersten Lebensjahr besonders hoch (*Matysiak-Klose* 2013). Das European Centre for Disease Prevention and Control (ECDC) registrierte für 2013 drei masernbedingte Todesfälle sowie acht Enzephalitiserkrankungen in den Mitgliedsländern der EU sowie des Europäischen Wirtschaftsraums (*ECDC* 2014).

In Deutschland wurden im Jahr 2013 nach Angaben des RKI 1.775 Maserninfektionen gemeldet. Dies stellt einen deutlichen Anstieg der Inzidenz im Vergleich zum Vorjahr dar, in dem 165 Masernfälle registriert wurden. Regional traten dabei die höchsten Inzidenzen in Berlin und Bayern auf (*RKI* 2014). Die jährliche Fluktuation der Anzahl der Maserninfektionen ist bereits seit mehreren Jahren in den Meldedaten erkennbar und beruht auf größeren regionalen Ausbrüchen mit teilweise lang andauernden Infektionsketten (*RKI* 2013c). Auf den Meldedaten des RKI basierend konnte die höchste altersspezifische Inzidenz, wie bereits in den Vorjahren, bei Säuglingen und Kleinkindern im ersten Lebensjahr sowie bei einjährigen Kindern festgestellt werden (*RKI* 2013c). Ursachen für den fehlenden Schutz in dieser Altersgruppe sind: der „Nestschutz" (Weitergabe von Antikörpern durch die Mutter an das Kind) fehlt oder ist zu gering und die Masernimpfung kann erst ab elf Monaten durchgeführt werden, die Impfung erfolgt häufig später. Die Altersgruppen zwischen 2 und 19 Jahren haben einen hohen Anteil an den Masernfällen. Bei älteren Erwachsenen (ab 50 Jahren) treten Maserninfektion kaum auf, weil die meisten von ihnen durch eine stattgehabte Masernerkrankung in der Kindheit geschützt sind.

Deutschland verfehlt für das Jahr 2013 zudem das von der WHO im Rahmen der Maserneliminierung geforderte Ziel einer Maserninzidenz von < 1 Fall/1 Million Einwohner erheblich (*WHO Europe* 2012). Daten des ECDC zeigen, dass diese WHO-Zielvorgabe im Jahr 2013 von zehn Mitgliedsländern der EU und dem Europäischen Wirtschaftsraum erfüllt werden konnte. Eine hohe Masernfallzahl registrierte das ECDC im genannten Zeitraum nicht nur in Deutschland, sondern auch in den Niederlanden, Italien, Großbritannien und in Rumänien (*ECDC* 2014).

### 3.12.7 Vorteile durch Impfen

Der Beschluss der STIKO, eine Empfehlung für die Durchführung der HPV-Impfung auszusprechen, stützt sich auf die positive Studienlage, die sich insbesondere für HPV-assoziierte Dysplasien am Gebärmutterhals ergibt (*RKI* 2009b). Durch die HPV-Impfung kann ein Großteil der Dysplasien, die eine Vorstufe von Gebärmutterhalskrebs darstellen und somit behandlungsbedürftig sind, verhindert werden. Um diesen krankheitsrelevanten Effekt erzielen zu können, ist jedoch eine hohe Impfquote erforderlich. In einer Querschnittstudie, die über einen Zeitraum von zwei Jahren ging, wurden erste positive Korrelationen zwischen HPV-Impfung und Prävalenz von Hochrisiko-HPV-Typen 16 und 18 ermittelt: Die Prävalenz einer HPV-16/18-Infektion war bei geimpften Frauen mit 13,9 % deutlich niedriger als bei nicht geimpften Frauen mit 22,5 %. Für die jüngste Altersgruppe von 20 bis 21 Jahren zeigte sich bei dieser Untersuchung ein signifikanter Effekt. Diese Altersgruppe wurde im Mittel mit 16,7 Jahren früher als die anderen Frauen geimpft und hatte zuvor eine geringere Anzahl von sexuellen Kontakten (*Delere* 2014). Der Nutzen der Impfung, bezogen auf den Rückgang der Prävalenz an Gebärmutterhalskrebs, wird voraussichtlich erst in vielen Jahren nachzuweisen sein, während jedoch ein günstiger Effekt hinsichtlich der Dysplasiehäufigkeit bereits nach einer kürzeren Zeitperiode eintreten sollte. Eine Modellanalyse mit einer Annahme von einer Durchimpfungsrate von 50% aller 12-jährigen Mädchen prognostiziert, dass bei Beibehaltung des derzeitigen Krebsfrüherkennungsprogramms in einem Zeitraum von 100 Jahren die Neuerkrankungen an Gebärmutterhalskrebs in Deutschland um ca. 100.000 (−37%) und der daraus folgenden Todesfälle um ca. 24.000 (−30%) reduziert werden könnten. Zudem könnte auf Basis dieser Annahmen das Auftreten von Genitalwarzen, die hauptsächlich durch die HPV-Typen 6 und 11 hervorgerufen werden, durch Anwendung des tetravalenten Impfstoffes bei ca. 9 Mio. Fällen verhindert werden (*Horn* et al. 2012). Eine weitere Steigerung der Impfrate über 50% würde zukünftig entsprechend mit weiteren Reduktionen der assoziierten HPV-Erkrankungen einhergehen (*Horn* et al. 2012). Eine australische Fall-Kontrollstudie, die nur vier Jahre nach Einführung der Impfung durchgeführt wurde, kam zu dem Ergebnis, dass bei Mädchen und jungen Frauen, die zuvor nicht an einer Screening-Untersuchung für Cervixkarzinom teilgenommen hatten, die Impfung zu einem 46-prozentigen Schutz gegenüber höhergradigen Dysplasien führte, wenn alle drei Impfdosen verabreicht wurden (*Crowe* et al. 2014). Eine US-amerikanische Studie untersuchte die Prävalenz von HPV-Typen in der Zeit vor und nach der Einführung der HPV-Impfung und stellt fest, dass vier Jahre nach der Markteinführung der HPV-Impfung die Prävalenz der durch die Impfung abgedeckten HPV-Typen von 31,7 auf 13,4% zurückging. Der Rückgang der Prävalenz betraf sowohl geimpfte Mädchen und Frauen (von 31,8 auf 9,9%) wie auch nicht geimpfte Mädchen und Frauen (von 30,2 auf 15,4%), was aus Sicht der Autoren ein Anzeichen für Herdenimmunität ist (*Kahn* et al. 2014). Eine weitere US-amerikanische Studie konnte zeigen, dass bei 14- bis 19-Jährigen nach Einführung der Impfung die Prävalenz der von der Impfung erfassten HPV-Typen um 56% zurückgegangen ist (*Markowitz* et al. 2013).

Derzeit gilt die Impfempfehlung der Stiko gegen HPV für Mädchen zwischen 12 und 17 Jahren, möglichst vor dem ersten sexuellen Kontakt. Eine hohe Impfrate ist von großer Bedeutung, um zukünftig eine Herdenimmunität zu erzielen; aktuell ist Deutschland jedoch von diesem Ziel weit entfernt. Je höher die Impfrate, umso ungünstiger sind die Bedingungen für die Verbreitung von HPV. Daraus ergibt sich das Ausmaß der Reduktion von Gebärmutterhalskrebs, das wesentlich von der Impfquote abhängt. In diesem Zusammenhang stehen noch zu bearbeitende Fragestellungen aus, die im Rahmen weiterer Begleitforschung untersucht werden sollen. Hier ist beispielsweise die Frage nach dem Nutzen einer HPV-Impfung bei Jungen zu klären, die über sexuelle Kontakte die HPV-Infektion übertragen. Auch ist nicht abschließend geklärt, wie lange der Impfschutz besteht und ob eine Auffrischimpfung erfolgen muss (*RKI* 2009b). Allerdings gibt es Hinweise darauf, dass von einem relativ langen Impfschutz ausgegangen werden kann (*Safaeian* et al. 2013).

Die STIKO empfiehlt, die erste Kombinationsimpfung gegen Masern, Mumps und Röteln in der Regel im 11. bis 14. Lebensmonat zu verabreichen. Die zweite Impfung sollte bis zum Ende des 2. Lebensjahres gegeben werden (*RKI* 2013d). Den Vorgaben der WHO zur Eliminierung der Masern und Röteln entsprechend, setzte der Nationale Impfplan das Ziel, bis 2015 die Impfquote für die erste und zweite Kombinationsimpfung Masern, Mumps, Röteln bei Kindern sowie Jugendlichen in allen Regionen der Bundesrepublik auf 95% zu steigern (*WHO Europe* 2012, *Nationaler Impfplan* 2012). Aufgrund der großen Impflücken bei jungen Erwachsenen wird die MMR-Impfung inzwischen auch für alle nach 1970 geborenen Erwachsenen empfohlen, sofern sie noch nicht gegen Masern geimpft sind, nur eine Impfung erhalten haben oder der Impfstatus unbekannt ist (*RKI* 2010c).

Die Ergebnisse eines systematischen Reviews der Cochrane Collaboration bezifferten die Effektivität einer MMR-Impfdosis hinsichtlich der Prävention des klinischen Auftretens von Masern bei Kindern und Jugendlichen mit mindestens 95% (*Demicheli* 2012). Bei Einbeziehung weltweit durchgeführter Studien findet eine Metaanalyse bei zwei Impfdosen eine Impfeffektivität von 94% (nach *Wichmann und Ultsch* 2013). Eine retrospektive Untersuchung an 1.014 Schulkindern stellte in Deutschland für zwei Impfdosen eine Impfeffektivität von 99% fest.

Die WHO ermittelte anhand einer Modellrechnung, dass zwischen 2000 und 2010 durch die Masernimpfung die Zahl der Masern-assoziierten Todesfälle weltweit von 535.000 auf 139.300 reduziert wurde. Auf dem amerikanischen Kontinent konnten durch die Impfung die Masern bereits eliminiert werden (nach *Wichmann und Ultsch* 2013). In der ehemaligen DDR bestand eine Impfpflicht für Masern, sodass in den östlichen Bundesländern bereits mehrere Kriterien der Maserneliminierung erfüllt werden.

Von diesen Erfolgen ist Deutschland insgesamt weit entfernt. Auch die aktuell registrierten Masernfälle zeigen, welche Rolle die Impfung spielt: Von den im Zeitraum von Januar bis Oktober 2013 in Deutschland registrierten Masernfällen mit bekanntem Impfstatus waren etwa 85% der Patienten nicht geimpft. Von den geimpften Personen waren 73% nur einmalig gegen Masern geimpft worden, und nur für 27% der Erkrankten mit Impfung war eine zweite Impfung dokumentiert. Zudem ist zu berücksichtigen, dass unter allen geimpften Masernpatienten der Anteil mit einer postexpositionellen Impfung bei 37% lag und diese möglicherweise zu spät erfolgte (*RKI* 2013c). Auch für andere europäische Länder konnte gezeigt werden, dass Masernausbrüche auf den hohen Anteil nicht geimpfter Personen zurückzuführen sind. Daten des European Centre for Disease Prevention and Control (ECDC) zeigen, dass in Europa insgesamt 88% der Masernerkrankten mit bekanntem Impfstatus nicht geimpft waren (*ECDC* 2014). Die Masernimpfung schützt aber nicht nur die geimpften Personen vor einer Infektion, sondern durch die Herdenimmunität wird auch verhindert, dass das Virus an nicht geimpfte Personen weitergegeben werden kann. Wie oben erwähnt, kann die Masernimpfung frühestens im 11. Lebensmonat erfolgen. In Deutschland wurden Einzelfälle beschrieben, in denen sich noch nicht geimpfte Säuglinge in der Kinderarztpraxis bei nicht geimpften älteren Kindern mit Masern ansteckten und Jahre später an den Folgen der Masernerkrankung verstarben (z. B. *NN* 2013).

Angebliche Ergebnisse einer Studie, dass die MMR-Impfung bei Kindern Autismus auslösen könnte (*Wakefield* 1998), wurden in nachfolgenden Studien mehrfach widerlegt (Übersicht auf *http://www.immunize.org/catg.d/p4026.pdf*. Neben einer inhaltlich und methodisch fragwürdigen Veröffentlichung wurden zudem dem Erstautor klare Interessenskonflikte nachgewiesen, die maßgeblich zu der Veröffentlichung falscher Tatsachen geführt haben könnten.) Die öffentlichkeitswirksame Diskussion in Großbritannien über die vermeintlichen Nebenwirkungen verursachte große Verunsicherungen, die sich in abnehmender Impfakzeptanz und sinkenden Durchimpfungsraten widerspiegelten (*Meyer* 2004).

Schwangere Frauen, die gegen Masern geimpft worden sind oder die Krankheit bereits selbst durchlebt haben, geben Antikörper an das Kind weiter. Die Antikörperkonzentration ist bei geimpften Müttern niedriger als bei Müttern, die bereits an einem Wildvirus erkrankten. Die Dauer des sogenannten Nestschutzes wird in der Regel auf weniger als sechs Monate geschätzt (*Leuridan* et al. 2010). In der Phase zwischen dem Ende des Nestschutzes und der ersten Masernimpfung kann für Säuglinge und Kleinkinder nur ein Schutz durch Herdenimmunität bestehen, die nur durch ausreichend hohe Impfquoten erreicht werden kann.

### 3.12.8 Impfquoten

Es ist anzunehmen, dass bei Säuglingen und Kindern gute bis sehr gute Impfquoten erzielt werden. Mit zunehmendem Alter geht die Inanspruchnahme von Impfungen jedoch zurück, sodass für bestimmte Impfungen von relevanten Impflücken auszugehen ist. Die Inanspruchnahme von Impfungen wird außerdem erheblich von der öffentlichen Diskussion beeinflusst und kann durch diese in kürzester Zeit drastisch verändert werden. Ein nationales Impfregister existiert in Deutschland nicht, weshalb für die einzelnen Impfungen keine bundesweite Dokumentation erfolgt und keine direkten Quoten zu erhalten sind.

Der Impfschutz gegen Diphtherie, Tetanus, Pertussis, Poliomyelitis und Haemophilus influenzae Typ B – gemessen bei Kindern anlässlich der Schuleingangsuntersuchungen im Jahr 2011 – ist als hervorragend einzustufen.

Unzureichend war der Impfschutz gegen Hepatitis B und Masern. Für die erste Masernimpfung wurde eine Impfquote von 96,7%, für die zweite Impfung von 92,4% festgestellt. Die Impfquote für die Masernimpfung stieg in den letzten Jahren zwar an, die erforderliche Durchimpfungsrate von 95% für die zweite Impfung wurde bisher allerdings nur in Mecklenburg-Vorpommern und Brandenburg erreicht (*RKI* 2014b). Auch gegen Mumps und Röteln sind die Impfquoten bislang unzureichend. Die genannten Impfquoten sind vermutlich niedriger als angegeben, da nur 92,5% ein Impfbuch vorlegten, anhand dessen der Impfstatus bestimmt werden konnte. Zudem gelten die Impfquoten nur für die Altersjahrgänge der Schulanfänger und liegen bei älteren Kindern und Jugendlichen vermutlich niedriger, für jüngere Kinder aber möglicherweise höher. Die unzureichende Herdenimmunität ist insbesondere bei den Masern ein Problem. Sie wird belegt durch die immer wieder vorkommenden Ausbrüche und entsprechend hohe Anzahl gemeldeter Fälle nach Infektionsschutzgesetz. Insbesondere in den Jahren 2006, 2011 und 2013 wurde eine hohe Zahl von Masernfällen gemeldet. Im Jahr 2013 erkrankten insgesamt 1.774 Personen an Masern, was einer Inzidenz von 21,0 pro 1 Mio. Einwohner entspricht (*RKI* 2014). Besonders viele Masernfälle wurden in Oberbayern und Berlin beobachtet, jedoch waren bis auf das Saarland auch alle anderen Bundesländer betroffen (*RKI* 2013c).

Die Einführung einer Masernimpfpflicht wurde aufgrund der beschrieben hohen Fallzahlen im Jahr 2013 auf politischer und öffentlicher Ebene diskutiert. Eine generelle Impfpflicht wurde dabei vom damaligen Bundesgesundheitsminister Bahr nur als Ultima Ratio angesehen (*Ärzteblatt* 2013b). Insbesondere Vertreter der Ärzteschaft forderten die Einführung einer Masernimpflicht. Die Mehrheit der an der Diskussion Beteiligten äußerte jedoch, dass die Umsetzung einer potenziellen gesetzlichen Impfverpflichtung gesellschaftspolitische sowie rechtliche Schwierigkeiten nach sich ziehen würde.

Auch in Ländern mit Durchimpfungsraten von über 95% wie in Finnland, das seit Mitte der 90er-Jahre lediglich vereinzelte importierte Masernfälle beobachtete, besteht weiterhin die Gefahr lokaler Masernausbrüche (*Davidkin et al.* 2010). Anfang 2014 wurden beispielsweise 50 nicht geimpfte Schüler einer anthroposophischen Schule in Finnland unter Quarantäne gestellt, nachdem ein Schüler während einer Auslandsreise an Masern erkrankte (*ECDC* 2014). Hier zeigt sich die Bedeutung einer kontinuierlichen Überwachung sowie effektiver Interventionsstrategien, um eine weitere Übertragung des Virus zu verhindern. Das Ziel, durch eine effektive Impfung die Masernerkrankung in Europa ausrotten zu können, ist durch die bestehende Impfskepsis in einigen Bevölkerungsgruppen nicht erreicht. Der ausbleibende Erfolg hat dazu geführt, dass Forschergruppen aktuell dabei sind, ein Medikament gegen eine akute Masernerkrankung zu entwickeln, um Ausbrüche schneller zu stoppen und Folgekomplikationen verhindern zu können (*Krumm* et al. 2014). Kritisch soll hier angemerkt werden, dass eine solche Therapie sicher nur als „zweite Wahl" anzusehen wäre und vorrangig die Präventionsstrategie mittels Impfung flächendeckend fortzuführen ist.

Die Impfquote der HPV-Impfung ist trotz Empfehlung der STIKO seit 2007 in Deutschland niedrig und liegt aktuell bei 39,5% für alle drei erforderlichen Impfdosen in der Altersgruppe der 14- bis 17-Jährigen. Die Impfquoten steigen mit dem Alter der Mädchen jedoch an, sodass bei den 16- und 17-Jährigen einzeln betrachtet bereits Impfquoten von 45,9 bzw. 55,6% erreicht werden. Es besteht eine enge Korrelation zwischen einem Frauenarztbesuch und der erfolgten HPV-Impfung; daraus kann eine eingeschränkte Erreichbarkeit von jungen Mädchen gefolgert werden (*Poethko-Müller* 2014).

Die aktuell erhobenen Impfquoten weisen im Vergleich zu den Vorjahren eine eher positive Tendenz auf, wo zunächst ein Rückgang der HPV-Impfung zu beobachten war (Ärzteblatt 2013a). Auch eine Untersuchung bei Versicherten der PKV auf Basis von Arzneimittelverordnungsdaten hat für die Jahre 2007 bis 2010 zunächst deutlich abnehmende Impfraten ergeben. Als Grund hierfür kann eine kritische Diskussion von Beteiligten des Gesundheitssystems hinsichtlich der Wirksamkeit, Effizienz und Sicherheit des HPV-Impfprogramms angesehen werden, die bei Ärzten und Eltern zu Verunsicherungen führten. Die höchste Impfquote wird bei dieser Analyse für junge Frauen des Jahrgangs 1991 mit 40,8% ermittelt. Bei der Auswertung der PVK-Versicherten ist zudem ein leichter Anstieg der Impfquoten für 2011 zu verzeichnen. Die erhobenen Impfraten würden zu einer zukünftigen Durchimpfungsquote von 28,8% führen (*Wild* 2013). In anderen europäischen Ländern, in denen Daten zur Impfquote erfasst wurden, variiert diese zwischen 17 bis 84% und fällt damit insgesamt niedriger aus als erwartet (*ECDC* 2012). Die Impfrate scheint stark abhängig von der Impfstrategie des jeweiligen Landes zu sein. So werden in Großbritannien, das die HPV-Impfung in ein Schulimpfungsprogramm integriert hat, Impfquoten von 80% erreicht. Auch Portugal, das gezielt Einladungen an die Zielgruppe verschickt, weist Impfquoten von über 80% auf (*Wild* 2011, *ECCA* 2009). In Deutschland zeigt die aktuell geführte Diskussion, inwieweit eine kritische Darstellung der HPV-Impfung in den Broschüren von Krankenkassen insgesamt die Akzeptanz der Impfung senkt und dadurch die Bereitschaft zu einer HPV-Impfung bei Mädchen bzw. jungen Frauen negativ beeinflusst (*BVF* und *BVKJ* 2014). Insgesamt besteht ein großes Potenzial, die Impfquoten in Deutschland maßgeblich zu steigern.

Zur Erhöhung der Impfbereitschaft wurden im Nationalen Impfplan (*Nationaler Impfplan* 2012) einige Vorschläge gemacht, doch bislang wurde noch keiner der zahlreichen Vorschläge umgesetzt, von denen hier nur einige beispielhaft genannt werden sollen:

» Verbesserung des Informationsangebots
» Verbesserung von Aus- und Weiterbildung von Ärzten und medizinischem Assistenzpersonal
» Förderung der Impfbereitschaft von Ärzten, indem eine gute Infrastruktur zur Durchführung von Impfungen hergestellt wird

» Stärkung der Rolle des öffentlichen Gesundheitsdienstes
» Einführung von Recall-Systemen zur Erinnerung an Impftermine

### 3.12.9 Pädiatrie und Prävention

Wie bereits erwähnt, sind Impfungen die effektivste Maßnahme zur Krankheitsprävention. Es ist auch sicher kein Zufall, dass die Impfungen bei Kleinkindern eingebettet in das Programm der „U-Untersuchungen" erfolgen.

Im Jahr 1971 wurde in Deutschland mit dem Programm der Kinderfrüherkennungsuntersuchungen („U-Untersuchungen") begonnen. Die Untersuchungen sind Pflichtleistung der GKV und demnach für die Versicherten kostenfrei. Zunächst beschränkten sich die Untersuchungen auf das Säuglings- und Vorschulalter. Seither wurde die Anzahl der Untersuchungen erweitert und bis zum Jugendalter ausgedehnt. Diese zusätzlichen Untersuchungen (U10, U11, J2) sind jedoch nicht durch alle Krankenkassen abgedeckt. In einigen Bundesländern wird die Teilnahme der Kinder an den Vorsorgeuntersuchungen an die zuständigen Behörden gemeldet, die ihrerseits mit Erinnerungsbriefen reagieren können, um eine flächendeckende Inanspruchnahme zu gewährleisten.

Die ersten beiden Untersuchungen U1 und U2 werden beim Neugeborenen meist stationär durchgeführt. Die weiteren Untersuchungen (U3 bis J1) erfolgen danach in der Regel ambulant durch Kinder- und Jugendärzte. Primäres Ziel dieser Untersuchungen ist ein frühes Erkennen von Erkrankungen und Entwicklungsstörungen, sodass therapeutische Maßnahmen ggf. frühzeitig eingeleitet werden können. So kommt beispielsweise der Stoffwechseldiagnostik beim Neugeborenen, welche meist im Rahmen der U2 durchgeführt wird, eine wesentliche Bedeutung zu. In einem Zeitfenster von 36 bis 72 Stunden nach der Geburt erfolgt beim Neugeborenen die Entnahme von wenigen Tropfen Blut, das in Referenzlaboren auf definierte Stoffwechselerkrankungen und Hormonstörungen untersucht wird. Die Diagnose in den ersten Lebenstagen ermöglicht es, mittels diätischer Maßnahmen bzw. Substitutionstherapien schnell adäquate Maßnahmen einleiten zu können, um spätere geistige und körperliche Defizite zu verhindern. Im Jahr 2011 ist in Deutschland bei den definierten Zielkrankheiten des Screenings (*Gemeinsamer Bundesausschuss* 2011) in einem von 1.297 Neugeborenen eine manifeste Störung identifiziert worden (*DGNS* 2011). Bei den beiden häufigsten nachgewiesenen Erkrankungen handelte es sich um die Hypothyreose (Schilddrüsenunterfunktion) in 207 Fällen und um die klassische Phenylketonurie bzw. Hyperphenylalaninämie/Cofaktormangel in insgesamt 115 Fällen. Auch ist bereits in den ersten Lebenstagen ein Hörtest vorgesehen, um angeborene Hörstörungen erkennen und effektiv behandeln zu können. Im Alter von wenigen Wochen ist bei der U3 des Weiteren eine Sonografie der kindlichen Hüfte vorgesehen, damit Hüftdysplasien frühzeitig diagnostiziert werden. Im weiteren Verlauf der Kindheit beurteilen die Pädiater die weitere psychomotorische Entwicklung und das Verhalten und testen das Sprach-, Hör- und Sehvermögen. Insbesondere sind zudem die Kinderärzte gefordert, wenn es um das Erkennen von Störungen im sozialen und familiären Umfeld geht.

Bei den Untersuchungen, die in den ersten Lebensjahren stattfinden (U3 bis U7) wird insgesamt eine hohe Teilnahmerate von über 90% verzeichnet, während danach die Teilnahmequoten bis zur U9, die mit etwa fünf Jahren stattfindet, auf ca. 86% abfallen. Die Jugenduntersuchung J1 wird nur noch von ca. 40% der Jugendlichen wahrgenommen. Ein niedriger Sozialstatus und ein Migrationshintergrund wurden als negativer Einflussfaktor auf die Teilnahme an den Vorsorgeuntersuchungen identifiziert; auch ist die Teilnahme von Kindern aus den „neuen" Bundesländern geringer (*RKI* 2008). Die Jugenduntersuchung J1 im Alter von 12 bis 14 Jahren und die zusätzlich eingeführte Jugenduntersuchung J2 mit 16 bis 17 Jahren stellen eine Möglichkeit für den Kinder- und Jugendarzt dar, u. a. die Pubertätsentwicklung zu begleiten, chronische Erkrankungen und Störungen festzustellen und evtl. Suchtpotenziale identifizieren zu können. Da gerade im Jugendalter eine sonst regelmäßige ärztliche Betreuung der Mädchen und Jungen nicht stattfindet, wäre im Sinne eines präventiven Ansatzes in Hinblick auf sich entwickelnde Probleme die verstärkte Inanspruchnahme der Jugenduntersuchungen J1 und J2 zu begrüßen.

### 3.12.10 Gesundheitsökonomische Bedeutung des Impfens

Knappe Ressourcen im Gesundheitswesen lassen die Primärprävention durch Impfungen neben medizinischen Aspekten sowohl aus Perspektive der GKV als auch gesamtgesellschaftlich sinnvoll erscheinen. Zur Beurteilung der ökonomischen Folgen von Impfungen im deutschen Versorgungskontext wurden verschiedene gesundheitsökonomische Evaluationen durchgeführt. Im Folgenden werden für Deutschland durchgeführte gesundheitsökonomische Studien zur HPV- und sowie Masernimpfung beispielhaft dargestellt.

Zur Bewertung der langfristigen Effektivität und Kosten-Effektivität der HPV-Impfung für das Zervixkarzinom wurde ein gesundheitsökonomisches Modell für beide zurzeit in Deutschland verfügbaren HPV-Impfstoffe (bivalente und tetravalente Impfung) untersucht. Ausgehend von den im Modell angenommenen epidemiologischen und gesundheitsökonomischen Daten ist ein Rückgang der Zervixkarzinomfälle um 37% und die Reduktion der Zervixkarzinommortalität um 30% durch die Einführung der HPV-Impfung erst in 20 bis 30 Jahren zu erwarten. Dies entspricht erfolgreicher Reduktion der HPV-assoziierten Krankheitslast je nach der Impfquote und dem Impfalter. Gegenüber dem Basisfall einer Impfquote von 50% bei 12-jährigen Mädchen erhöht sich der Anteil verhinderter Krankheitsfälle um 30%, wenn die Durchimpfungsrate auf 80% erhöht wird. Die Kosten wurden in dem Modell über einen Zeitraum von 100 Jahren betrachtet. Die tetravalente Impfung ist sowohl aus GKV-Perspektive als auch aus gesellschaftlicher Perspektive aufgrund des günstigeren Kosten-Effektivitäts-Verhältnisses und der zusätzlich gewonnenen Lebensjahre, trotz der geringen Unterschiede, vorteilhafter zu bewerten. Betrachtet man die reinen Kosten in diesem Modell, so zeigt sich, dass sie in dem Szenario ohne Impfung und in dem Szenario mit tetravalenter Impfung fast identisch sind. Hervorzuheben ist, dass ein Großteil der Kosten (knapp 50%) auf das Screening entfällt. Das Modell ging davon, aus, dass das Screening in Bezug auf Alter und Frequenz so durchgeführt würde wie es heute der Fall ist (*Horn* et al. 2012).

Im Rahmen einer retrospektiven Krankheitskostenstudie wurden die direkten Kosten durch Krankenhausbehandlung und stationäre Rehabilitation sowie die indirekten Kosten durch Arbeitsunfähigkeit für die HPV-assoziierten Erkrankungen Kopf-, Hals- und Analkarzinom erstmals in Deutschland erfasst. Die aus Perspektive der GKV ermittelten Krankheitskosten betrugen im Jahr 2008 insgesamt 78,22 Mio. Euro für HPV-assoziiertes Kopf- und Halskarzinom bzw. 28,72 Mio. Euro für das Analkarzinom. Die Autoren kommen zu dem Schluss, dass die jährlichen Krankheitskosten bisher unterschätzt wurden (*Klussmann* et al. 2013 und *Heitland* et al. 2012). Die Häufigkeit der genannten Erkrankungen könnte durch die HPV-Impfung ebenfalls reduziert werden.

Bisher liegt für Deutschland keine gesundheitsökonomische Evaluation zur Masernimpfung vor (*Wichmann und Ultsch* 2013). Die jährlichen Krankheitskosten aus gesellschaftlicher Perspektive wurden in einer internationalen Krankheitskostenstudie geschätzt. Mit etwa 236 € pro Masernfall liegt Deutschland im Vergleich zu anderen zehn westeuropäischen Ländern im Mittelfeld (*Rosian-Schikuta* et al. 2007). Für die USA bzw. für ein hypothetisches westeuropäisches Land durchgeführte Analysen bzw. Modellrechnungen konnten zeigen, dass die Masernimpfung als kosteneffektiv anzusehen ist, und das sowohl aus gesamtgesellschaftlicher wie auch aus der Perspektive des Gesundheitswesens (*Rosian-Schikuta* et al. 2007).

### 3.12.11 Fazit

» Impfen ist die sicherste und effektivste Präventionsstrategie.
» Der Verbrauch von Impfstoffen war in den letzten Jahren rückläufig, was vor allem auf den Rückgang von Impfungen gegen Influenza und FSME zurückzuführen ist.
» Es wird inzwischen davon ausgegangen, dass die HPV-Impfung sicher und effektiv ist. Dennoch ist die Impfquote in Deutschland relativ niedrig und liegt nur bei 35 bis 40%, während bspw. in Großbritannien 80% erreicht werden.
» Durch zweimalige Impfung und hohe Impfquoten könnten Masern ausgerottet werden. In Deutschland wurde das vorgegebene Ziel der WHO einer Durchimpfung von mindestens 95% bislang nicht erreicht – für die erforderliche 2. Impfung liegt die Impfquote lediglich bei 92%.

Fazit zur Indikationsgruppe „J07 Impfstoffe"

| Ausgaben | Zunahme |
| --- | --- |
| Prominenteste Komponente(n) | Verbrauch |
| Verbrauch | Zunahme |
| Therapieansätze | Ohne Bedeutung |
| Analog-Wettbewerb | Ohne Bedeutung |
| Sonstiges | Geringer Ausgabenrückgang durch Preiskomponente |

## Literatur

Ärzteblatt (2013a) HPV-Impfstoff der zweiten Generation. Gegen neun Virustypen gerichtet. 51–52: A2479–2480.
Ärzteblatt (2013b) Bahr will Impfpflicht gegen Masern möglichst vermeiden. URL: http://www.aerzteblatt.de/nachrichten/55241/Bahr-will-Impfpflicht-gegen-Masern-moeglichst-vermeiden (26.03.2014)
Böhmer M, Walter D, Falkenhorst G, Müters S, Krause G, Wichmann O (2012) Barriers to pandemic influenza vaccination and uptake of seasonal influenza vaccination in the post-pandemic season in Germany. BMC Public Health 2012, 12: 938
Bundesverband der Frauenärzte (BVF) und Bundesverband der Kinder- und Jugendärzte (BVKJ), Pressemitteilung vom 09.04.2014: HPV-Impfung – Frauen- und Kinderärzte lassen aufsichtsrechtliche Schritte gegen Krankenkassen prüfen, http://www.bvf.de/presse_info.php?r=2&m=0&s=0&artid=458http://www.bvf.de/presse_info.php?r=2&m=0&s=0&artid=458
Crowe E, Pandeya N, Brotherton JML, Dobson A, Kisely S, Lambert SB, Whiteman DC (2014) Effectiveness of quadrivalent human papillomavirus vaccine for the prevention of cervical abnormalities: case-control study nested within a population based screening programme in Australia. BMJ 348:g1458 doi: 10.1136/bmj.g1458

Davidkin I, Kontio M, Paunio M (2010) MMR vaccination and disease elimination: the Finnish experience. Expert Review of Vaccines. September 2010, Vol. 9, No. 9, Pages 1045–1053.

Delere Y, Remschmidt C, Leuschner J et al. (2014) Human Papillomavirus prevalence and probable first effects of vaccination in 20 to 25 year-old women in Germany: a population-based cross-sectional study via home-based self-sampling. BMC Infectious Diseases, 14:87.

Demicheli V, Rivetti A, Debalini MG (2012) Vaccines for measles, mumps and rubella in children. Cochrane Database Syst Rev. 2012 Feb 15;2:CD004407. doi: 10.1002/14651858.CD004407.pub3.

Deutsche Gesellschaft für Neugeborenenscreening, DGNS (2011) Nationaler Screeningreport Deutschland 2011. http://www.screening-dgns.de/PDF/Screeningreport_2011.pdf

ECCA: European Cervical Cancer Association (2009): HPV Vaccination Across Europe, Brüssel

ECDC (2012) ECDC Guidance. Introduction of HPV vaccines in European Union countries – an update. URL: http://ecdc.europa.eu/en/publications/publications/20120905_gui_hpv_vaccine_update.pdf (26.03.2014).)

ECDC (2014) Surveillance Report. Measles and rubella. Monitoring. February 2014 URL: http://www.ecdc.europa.eu/en/publications/Publications/measles-rubella-monitoring-february-2014.pdf (20.03.2014).

Friesecke I, Biederbick W, Boecken G, Gottschalk R et al. Pocken. In: BBK und RKI (Hrsg.) (2007) Handbuch »Biologische Gefahren II -Entscheidungshilfen zu medizinisch angemessenen Vorgehensweisen in einer B-Gefahrenlage«. http://www.rki.de/DE/Content/Infekt/Biosicherheit/Agenzien/bg_pocken.pdf?__blob=publicationFile (28.02.2014).

FUTURE II Study Group (2007) Quadrivalent vaccine against human papillomavirus to prevent high-grade cervical lesions. N Engl J Med 356: 1915–1927

Garland SM, Hernandez-Avila M, Wheeler CM et al.: Quadrivalent vaccine against human papillomavirus to prevent anogenital diseases. N Engl J Med, 2007; 356(19): 1928–1943.

Gemeinsamer Bundesausschuss der Ärzte und Krankenkassen (2011) Richtlinien über die Früherkennung von Krankheiten bei Kindern bis zur Vollendung des 6. Lebensjahres („Kinder-Richtlinien"), zuletzt geändert am 16. Dezember 2010, veröffentlicht im Bundesanzeiger 2011; Nr. 40: S. 1013, in Kraft getreten am 12. März 2011

Gerhardus A (2009) Gebärmutterhalskrebs – Wie wirksam ist die HPV-Impfung? Deutsches Ärzteblatt 106: A330–334.

Gross G, Becker N, Brockmeyer NH et al. (2013) S3-Leitlinie zur Impfprävention HPV-assoziierter Neoplasien. http://www.awmf.org/uploads/tx_szleitlinien/082-002l_Impfpr%C3%A4vention_HPV_assoziierter_Neoplasien_2013-12.pdf

Heitland W, Schädlich PK, Chen X et al. (2012) Annual cost of hospitalization, inpatient rehabilitation and sick leave of anal cancer in Germany. J Med Econ: 1–8.

Henig EM, Krafft F (1999) Pockenimpfstoffe in Deutschland. Pharmazeutische Zeitung online. http://www.pharmazeutische-zeitung.de/index.php?id=20794

Horn J, Damm O, Kretzschmar M (2012) Langfristige epidemiologische und ökonomische Auswirkungen der HPV-Impfung in Deutschland, http://www.rki.de/DE/Content/Infekt/Impfen/Forschungsprojekte/HPV-Impfung/Abschlussbericht.pdf?__blob=publicationFile

Kahn J, Brown DR, Ding L, Widdice LE, Shew ML, Glynn S, Bernstein DI (2014) Vaccine-type human papillomavirus and evidence of herd protection after vaccine introduction. Pediatrics 130 DOI: 10.1542/peds.2011–3587

Klussmann JP, Schädlich PK, Chen X, Rémy V (2013) Annual cost of hospitalization, inpatient rehabilitation, and sick leave for head and neck cancers in Germany. ClinicoEconomics and Outcomes Research 5: 203–213.

Krumm SA, Yan D, Hovingh ES et al. (2014) An Orally Available, Small-Molecule Polymerase Inhibitor Shows Efficacy Against a Lethal Morbillivirus Infection in a Large Animal Model. Sci Transl Med 6(232):232ra52.

Landesärztekammer Brandenburg und Landesarbeitsgemeinschaft Onkologische Versorgung Brandenburg (2012) Humane Papillomviren (HPV). Ein Ratgeber für Ärztinnen und Ärzte.

Leuridan E, Hens N, Hutse V (2010) Early waning of maternal measles antibodies in era of measles elimination: longitudinal study. BMJ. 2010 May 18;340:c1626. doi: 10.1136/bmj.c1626.

Löwer J, Stöcker S (2009) Paul-Ehrlich-Institut – Wie wirksam ist die HPV-Impfung? Deutsches Ärzteblatt 106: 336–388.

Markowitz LE, Hariri S, Lin C, Dunne EF, Steinau M, McQuillan G, Unger ER (2013) Reduction in human papillomavirus (HPV) prevalence among young women following HPV vaccine introduction in the United States, National Health and Nutrition Examination Surveys, 2003–2010. J Infect Dis. 208(3):385–93.

Matysiak-Klose (2013) Hot Spot: Epidemiologie der Masern und Röteln in Deutschland und Europa. Bundesgesundheitsblatt - Gesundheitsforschung – Gesundheitsschutz. September 2013, Volume 56, Issue 9, pp 1231–1237

Meyer C, Reiter S (2004) Impfgegner und Impfskeptiker. Geschichte, Hintergründe, Thesen, Umgang. Bundesgesundheitsbl – Gesundheitsforsch – Gesundheitsschutz 2004 47:1182–1188.

Nationaler Impfplan (2012) Impfwesen in Deutschland – Bestandsaufnahme und Handlungsbedarf URL: http://www.saarland.de/dokumente/res_gesundheit/Impfplan.pdf (21.03.2014).

NN (2007) Zur FSME-Impfung. Arznei-telegramm 38: 70–71.

NN (2009) Bundesausschuss drängt Impfkommission zur erneuten Prüfung der HPV-Impfung. Ärztezeitung vom 22.12.2008. http://www.aerztezeitung.de/politik_gesellschaft/arzneimittelpolitik/article/526984/bundesausschuss-draengt-impfkommission-erneuten-pruefung-hpv-impfung.html (29.03.2010).

NN (2012a) Wirksamkeit von Grippeimpfstoffen geringer als bisher angenommen. Arzneimittelbrief 46: 9–10.

NN (2012b) Ärzte empört über Impfstoff-Chaos. http://www.aerzteblatt.de/nachrichten/52190/Aerzte-empoert-ueber-Impfstoff-Chaos (14.03.2013).

NN (2012c) „Gefährlicher Mangel." KBV gegen Rabattverträge bei Impfstoffen. http://www.aerztezeitung.de/medizin/krankheiten/infektionskrankheiten/influenza_grippe/article/825530/gefaehrlicher-mangel-kbv-rabattvertraege-impfstoffen.html (14.03.2013)

NN (2013) Nordrhein-Westfalen: 14-Jähriger an Spätfolgen von Masern gestorben. Spiegel online vom 13.06.2013. http://www.spiegel.de/gesundheit/diagnose/lage-14-jaehriger-an-spaetfolgen-von-masern-gestorben-a-905585.html

NN (2014) Humane Papillom Viren (HPV) – Übertragung & Verbreitung. http://www.frauenaerzte-im-netz.de/de_humane-papillom-viren-hpv--uebertragung-verbreitung_913.html (08.04.2014)

Paavonen J, Naud P, Selmeron J et al. (2009) Efficacy of human papillomavirus (HPV)-16/18 AS04-adjuvanted vaccine against cervical infection and precancer caused by oncogenic HPV types (PATRICIA): final analysis of a double-blind, randomised study in young women. Lancet, 372: 301–314.

Poethko-Müller C, Schmitz R (2013) Impfstatus von Erwachsenen in Deutschland. Bundesgesundheitsbl 56: 845–857

Poethko-Müller C, Buttmann-Schweiger N, KiGGS Study Group (2014) Imfstatus und Determinanten der Impfung gegen humane Papillimviren (HPV) bei Mädchen in Deutschland. Bundesgesundheitsbl 57: 869–877.

Richter-Kuhlmann E (2009) Neue Grippe – Rasante Ausbreitung. Deutsches Ärzteblatt 106: A1541.

RKI (2001) Diphtherie: Ratgeber für Ärzte. Epidemiologisches Bulletin Nr. 6: 39–42

RKI (2002) Tetanus: Ratgeber für Ärzte. Epidemiologisches Bulletin Nr. 27: 219–221

RKI (2004) Häufig gestellte Fragen und Antworten zu Pocken. http://www.rki.de/SharedDocs/FAQ/Pocken/Pocken.html;jsessionid=B35F6F7F7765398A77DA37E1ABFE8FF7.2_cid372?nn=2371230 (30.01.2014)

RKI (2006) Mitteilung der Ständigen Impfkommission am Robert Koch-Institut: Empfehlungen der Ständigen Impfkommission (STIKO) am Robert Koch-Institut/Stand: Juli 2006. Epidemiologisches Bulletin Nr. 30.

RKI (2007) Impfung gegen humane Papillomaviren (HPV) für Mädchen von 12 bis 17 Jahren – Empfehlung und Begründung. Epidemiologisches Bulletin Nr. 12: 97–103

RKI (2008) Lebensphasenspezifische Gesundheit von Kindern und Jugendlichen in Deutschland, Ergebnisse des Nationalen Kinder- und Jugendgesundheitssurveys (KiGGS), Beiträge zur Gesundheitsberichterstattung des Bundes. http://www.rki.de/DE/Content/Gesundheitsmonitoring/Gesundheitsberichterstattung/GBEDownloadsB/KiGGS_SVR.pdf?__blob=publicationFile

RKI (2009a) FSME: Risikogebiete in Deutschland. Epidemiologisches Bulletin Nr. 18: 165–172.

RKI (2009b) Impfung gegen HPV – Aktuelle Bewertung der STIKO. Epidemiologisches Bulletin Nr. 32: 320–328.

RKI (2009c) 20 Jahre nach dem Fall der Mauer: Wie hat sich die Gesundheit in Deutschland entwickelt? https://www.gbe-bund.de/gbe10/owards.prc_show_pdf?p_id=13032&p_sprache=d&p_uid=&p_aid=&p_lfd_nr=1 (25.04.2014)

RKI (2010a) Mitteilung der Ständigen Impfkommission am Robert Koch-Institut: Empfehlungen der Ständigen Impfkommission (STIKO) am Robert Koch-Institut/Stand: Juli 2010. Epidemiologisches Bulletin Nr. 30.

RKI (2010b) Masern. RKI-Ratgeber für Ärzte. URL: http://www.rki.de/DE/Content/Infekt/EpidBull/Merkblaetter/Ratgeber_Masern.html (24.03.2014).

RKI (2010c) Mitteilung der Ständigen Impfkommission (STIKO) am RKI. Epidemiologisches Bulletin Nr. 32: 315–330.

RKI (2011b) Daten und Fakten: Ergebnisse der Studie „Gesundheit in Deutschland aktuell 2009". Beiträge zur Gesundheitsberichterstattung des Bundes. Berlin.

RKI (2012a) Mitteilung der Ständigen Impfkommission am Robert Koch-Institut: Empfehlungen der Ständigen Impfkommission (STIKO) am Robert Koch-Institut/Stand: Juli 2012. Epidemiologisches Bulletin Nr. 30.

RKI (2012b) Daten und Fakten: Ergebnisse der Studie Gesundheit in Deutschland aktuell 2010. Beiträge zur Gesundheitsberichterstattung des Bundes. RKI. Berlin. http://www.rki.de/DE/Content/Gesundheitsmonitoring/Gesundheitsberichterstattung/GBEDownloadsB/Geda2010/Grippeschutzimpfung.pdf?__blob=publicationFile (22.04.2013).

RKI (2012c) FSME: Risikogebiete in Deutschland (Stand: Mai 2012). Bewertung des örtlichen Erkrankungsrisikos. Epidemiologisches Bulletin Nr. 21.

RKI (2013a) Mitteilung der Ständigen Impfkommission am Robert Koch-Institut: Empfehlungen der Ständigen Impfkommission (STIKO) am Robert Koch-Institut/Stand: August 2013. Epidemiologisches Bulletin Nr. 34.

RKI (2013b) Neuerungen in den aktuellen Empfehlungen der Ständigen Impfkommission (STIKO) am RKI vom August 2013. Epidemiologisches Bulletin Nr. 35: 345-348).

RKI (2013c) Aktuelle Epidemiologie und Impfquoten – Wer erkrankt in Deutschland an Masern? Epidemiologisches Bulletin Nr. 48: 485-494.

RKI (2013d) Empfehlungen der Ständigen Impfkommission (STIKO) am Robert Koch-Institut: Empfehlungen der Ständigen Impfkommission (STIKO) am Robert Koch-Institut/Stand: August 2013. Epidemiologisches Bulletin Nr. 34:313–318.

RKI (2013e) Impfquoten bei der Schuleingangsuntersuchung in Deutschland 2011. Epidemiologisches Bulletin Nr. 16: 129–138.

RKI (2013f) FSME: Risikogebiete in Deutschland, Epidemiologisches Bulletin Nr. 18: 151–162.

RKI (2013e) Ständige Impfkommission (STIKO) am RKI: Rotavirus-Standardimpfung bei Säuglingen, Epidemiologisches Bulletin Nr. 35: 349–361.

RKI (2013g) Krebs in Deutschland 2009/2010. 9. Ausgabe

RKI (2014a) Aktuelle Statistik meldepflichtiger Erkrankungen. Epidemiologisches Bulletin Nr. 3: 30–32.

RKI (2014b) Impfquoten bei der Schuleingangsuntersuchung in Deutschland 2012. Epidemiologisches Bulletin Nr. 16: 137–148.

Safaeian M., Porras C, Pan Y, et al. (2013) Durable Antibody Responses Following One Dose of the Bivalent Human Papillomavirus L1 Virus-Like Particle Vaccine in the Costa Rica Vaccine Trial. Cancer Prev Res 6: 1242–1250

Senatsverwaltung für Gesundheit, Umwelt und Verbraucherschutz Berlin (2009) Logistik der Impfstoffversorgung. http://www.berlin.de/imperia/md/content/sen-gesundheit/notfallvorsorge/pande-mie/impfen/infoblatt_logistik.pdf?start&ts=1259840117&file=infoblatt_logistik.pdf (29.03.2010).Schönberger K, Ludwig M-S, Wildner M, Weissbrich B et al. (2013) Epidemiology of Subacute Sclerosing Panencephalitis (SSPE) in Germany from 2003 to 2009: A Risk Estimation. PLoS ONE 8(7): e68909. doi:10.1371/journal.pone.0068909.

Statistisches Bundesamt (2013) Ergebnisse der Todesursachenstatistik für Deutschland, ausführliche 4-stellige ICD10-Klassifikation, 2012. URL:https://www.destatis.de/DE/Publikationen/Thematisch/Gesundheit/Todesursachen/Todesursachenstatistik5232101127015.xlsx?__blob=publicationFile (28.02.2014)

Wakefield AJ, Murch SH, Anthony MB (1998) Lleal-lymphoid-nodular hyperplasia, non-specific colitis, and pervasive developmental disorder in children. The Lancet, Volume 351, Issue 9103, Pages 637 – 641.WHO (2010) The Smallpox Eradication Programme - SEP (1966-1980). http://www.who.int/features/2010/smallpox/en/ (28.02.2014)

WHO Europe (2012) Eliminating measles and rubella. Framework for the verification process in the WHO European Region. URL: http://www.euro.who.int/__data/assets/pdf_file/0005/156776/e96153-Eng-final-version.pdf (21.03.2014).

WHO (2014) Estimates of disease burden and cost-effectiveness. http://www.who.int/immunization/monitoring_surveillance/burden/estimates/en/ (28.02.2014)

Wichmann O, Ultsch B (2013) Effektivität, Populationseffekte und Gesundheitsökonomie der Impfungen gegen Masern und Röteln. http://www.rki.de/DE/Content/InfAZ/M/Masern/BGBL_09_2013_Effektivitaet.pdf?__blob=publicationFile (10.04.2014).

Wild F (2011) Impfung gegen humane Papillomviren (HPV) Eine Analyse der Verordnungsdaten Privatversicherter, http://www.wip-pkv.de/uploads/tx_nppresscenter/HPV_Impfung.pdf

3 Umsatzveränderungen in einzelnen Indikationsgruppen

## 3.13 L01 Antineoplastische Mittel

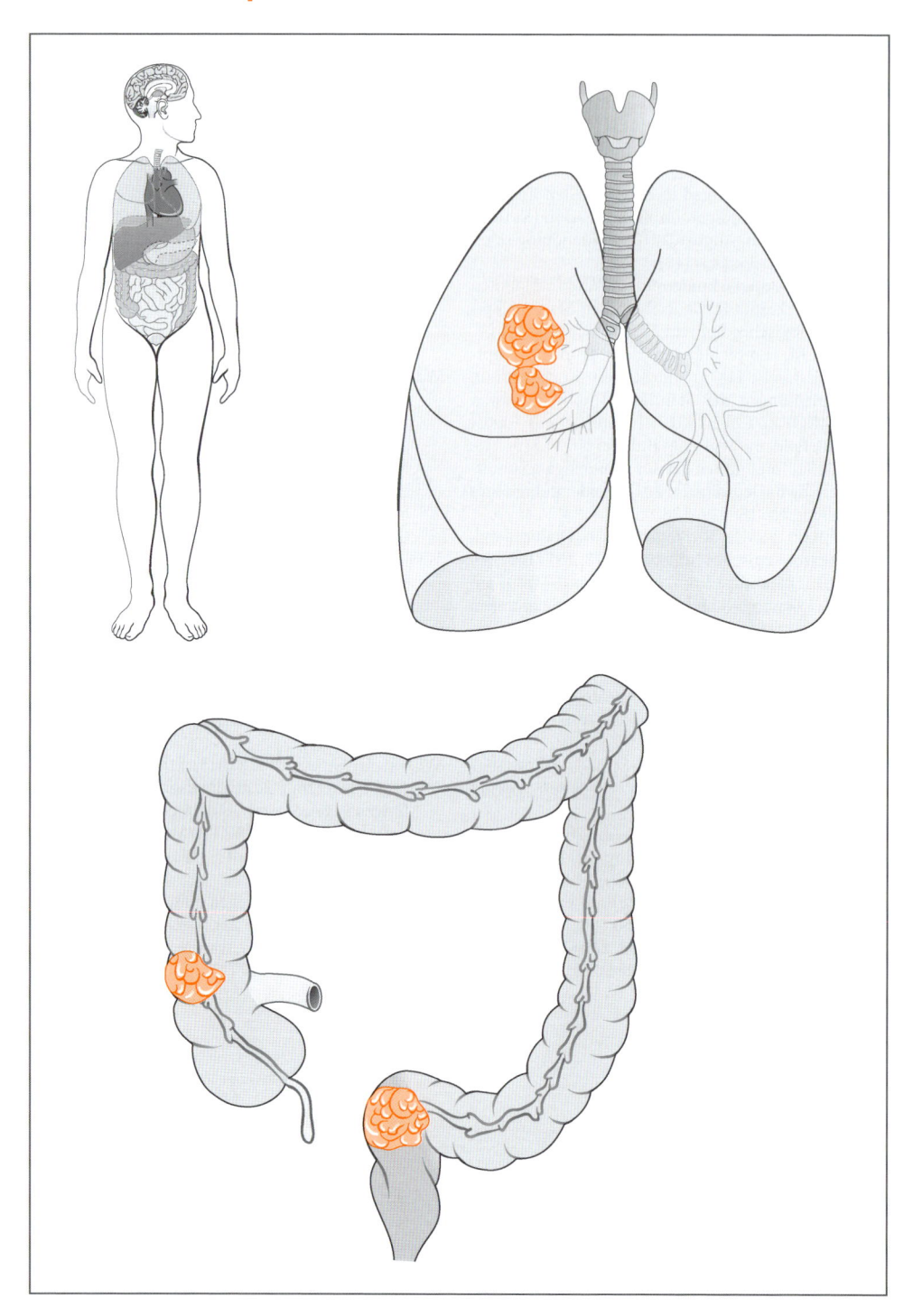

## 3.13.1 Entwicklung der Indikationsgruppe

Die Indikationsgruppe der antineoplastischen Mittel umfasst Arzneimittel zur Behandlung von Krebserkrankungen. Die Entwicklung dieser Indikationsgruppe ist eine Geschichte der Spezialisierung, d. h. ausgehend von zunächst sehr unspezifisch wirkenden Arzneimitteln wurden Wirkstoffe entwickelt, die immer gezielter das Wachstum nur von Krebszellen hemmen, während die ersten Zytostatika im Prinzip jede wachsende Zelle schädigten. Heute werden dagegen vor allem sogenannte zielgerichtete Therapien entwickelt. Dazu gehören vor allem die Tyrosinkinasehemmer und die monoklonalen Antikörper (s. u.). Manche Wirkstoffe werden bei mehreren unterschiedlichen Krebserkrankungen verwendet, andere sind dagegen nur bei ganz speziellen Formen einer Krebserkrankung wirksam. Die Zytostatika können daher nicht nach ihrer Anwendung bei verschiedenen Erkrankungen in unterschiedliche Teil-Indikationsgruppen klassifiziert werden. Man kann sie aber nach dem Behandlungskonzept in die Teil-Indikationsgruppe „Chemisch definierte Antineoplastika" sowie in die Teil-Indikationsgruppe „Komplementäre Therapie bei Krebserkrankungen" einteilen.

### 3.13.1.1 Teil-Indikationsgruppe „Chemisch definierte Antineoplastika"

Entsprechend dem Wirkmechanismus der Arzneimittel werden verschiedene Therapieansätze unterschieden, die nachfolgend kurz skizziert werden sollen.

**Alkylanzien und platinhaltige Verbindungen**

Alkylanzien interagieren mit der DNA der Zelle und unterbinden dadurch deren Vermehrung. Sie wirken prinzipiell auf alle teilungsaktiven Zellen, auch auf solche, die nicht krebsartig verändert sind. Die Entwicklung der Alkylanzien nahm ihren Ausgang von dem bereits 1845 synthetisierten Senfgas (auch Lost genannt), das im 1. Weltkrieg zu Kampfzwecken eingesetzt wurde. 1942 begannen *Goodman* und *Gilman* klinische Studien mit N-Lost-Derivaten, die für die therapeutische Anwendung besser verträglich waren als das sehr toxische Senfgas. Wichtige N-Lost-Derivate sind das Chlorambucil (1953) und das Cyclophosphamid (1958). Ähnlich den N-Lost-Derivaten wirken Carmustin, Lomustin und Estramustin sowie die in den 1970er-Jahren entwickelten Platinverbindungen, z. B. Cisplatin.

**Antimetabolite**

Antimetabolite hemmen als „falsche" Bausteine bestimmte Prozesse im Zellstoffwechsel. Als einer der ersten Antimetaboliten, der auch heute noch eine große Bedeutung hat, wurde 1955 der Folsäureantagonist Methotrexat entwickelt. Ihm folgte 1957 das 5-Fluorouracil. Antimetabolite, die in den letzten Jahren auf den Markt kamen, sind Pemetrexed (2004), Clofarabin (2006), Nelarabin (2007) sowie Azacitidin (2009). 2012 wurden Decitabin sowie die Fixkombination aus Tegafur, Gimeracil und Oteracil zugelassen (◘ Tab. 3.35).

**Antibiotika**

Zytostatische Antibiotika sind Stoffe aus Bakterien, die eine zytostatische Wirkung zeigen. Mitte der 1950er-Jahre wurden die Wirkstoffe Actinomycin D und C erforscht, 1966 wurde das Bleomycin entwickelt. Daunorubicin und Doxorubicin wurden 1963 und 1967 eingeführt, 1984 folgte das Epirubicin. Mit Pixantron wurde 2012 seit Langem wieder ein Wirkstoff eingeführt, der dieser Gruppe zuzurechnen ist (◘ Tab. 3.35).

**Naturstoffe aus Pflanzen**

Zu den Naturstoffen gehören aus Pflanzen isolierte und ggf. synthetisch veränderte Wirkstoffe der Therapieansätze Vincaalkaloide, Podophyllotoxine, Taxane und Camp-

◘ Tab. 3.35 Neue Wirkstoffe in der Indikationsgruppe L01 in der Teil-Indikationsgruppe „Chemisch definierte Antineoplastika" im Zeitraum von 2009 bis 2013.

| Jahr (Markteinführung) | Wirkstoff | Therapieansatz |
| --- | --- | --- |
| 2009 | Azacitidin | Antimetabolite |
| 2009 | Catumaxomab | Monoklonale Antikörper: Adhäsion CD3, EpCAM |
| 2009 | Gefitinib | Proteinkinase-Hemmer |
| 2009 | Vinflunin | Vincaalkaloide |
| 2010 | Ofatumumab | Monoklonale Antikörper: CD20 |
| 2010 | Pazopanib | Proteinkinase-Hemmer |
| 2011 | Cabazitaxel | Taxole |
| 2011 | Eribulin | Andere antineoplastische Mittel |
| 2011 | Ipilimumab | Monoklonale Antikörper: CTLA-4 |
| 2012 | Vandetanib | Proteinkinase-Hemmer |
| 2012 | Vemurafenib | Proteinkinase-Hemmer |
| 2012 | Tegafur, Gimeracil, Oteracil | Antimetabolite |
| 2012 | Ruxolitinib | Proteinkinase-Hemmer |
| 2012 | Axitinib | Proteinkinase-Hemmer |
| 2012 | Decitabin | Antimetabolite |
| 2012 | Crizotinib | Proteinkinase-Hemmer |
| 2012 | Pixantron | Actinomycine, Anthracycline |
| 2012 | Brentuximabvedotin | Antikörper-Wirkstoff-Konjugat |
| 2013 | Pertuzumab | Monoklonale Antikörper: HER2 |
| 2013 | Bosutinib | Proteinkinase-Hemmer |
| 2013 | Ponatinib | Proteinkinase-Hemmer |
| 2013 | Vismodegib | Hedgehog-Inhibitor |
| 2013 | Regorafenib | Proteinkinase-Hemmer |
| 2013 | Dabrafenib | Proteinkinase-Hemmer |
| 2013 | Afatinib | Proteinkinase-Hemmer |

Quelle: IGES

tothecine. Die zytostatische Wirkung der Vincaalkaloide wurde 1958 entdeckt. Heute stehen die Wirkstoffe Vinblastin, Vincristin, Vindesin, Vinorelbin und seit 2009 das Vinflunin zur Verfügung. Die Vincaalkaloide gehören wie die Taxane zu den sogenannten Spindelgiften und hemmen die Zellteilung. Die Erforschung der Taxane begann bereits in den 1960er-Jahren und wurde Ende der 70er-Jahre intensiviert. Die Wirkstoffe Paclitaxel und Docetaxel sind seit 1994 bzw. 1996 in Deutschland verfügbar, 2011 kam das Cabazitaxel hinzu (Tab. 3.35). Die Podophyllotoxine und Camptothecine hemmen die Enzyme Topoisomerase I bzw. II, deren Funktion für die Duplikation der DNA relevant ist. Das erste Podophyllotoxin war das 1959 isolierte Teniposid. Ihm folgte das 1973 entdeckte Etoposid. Die Camptothecine Topotecan und Irinotecan wurden 1997 bzw. 1998 eingeführt.

**Monoklonale Antikörper**
Sehr spezifisch wirken monoklonale Antikörper, die gegen ganz bestimmte Strukturen auf der Oberfläche von Tumorzellen gerichtet sind. Der erste monoklonale Antikörper war das 1995 eingeführte Edrecolomab zur Behandlung kolorektaler Karzinome. Es wurde im Jahr 2000 allerdings aus dem Handel genommen, weil es in einer Studie weniger wirksam war als die Chemotherapie (NN 2000). Bis heute wurde eine Reihe von wirksamen Antikörpern auf den Markt gebracht. Exemplarisch genannt werden sollen hier die Antikörper mit dem höchsten Verbrauch. Dazu gehören das 1998 eingeführte Rituximab, das sich gegen das Oberflächenantigen CD20 richtet und bei Non-Hodgkin-Lymphom eingesetzt wird. Trastuzumab wurde 2000 eingeführt und wird bei bestimmten Formen des Brustkrebses verwendet. Ein neues Wirkprinzip weist das 2005 eingeführte Bevacizumab auf: Als Angiogenese-Hemmer hemmt es das Wachstum von Blutgefäßen und damit auch das Tumorwachstum. 2012 wurde mit Brentuximab Vedotin erstmals ein Antikörper-Wirkstoff-Konjugat eingeführt (Tab. 3.35): Es besteht aus dem gegen das Oberflächenantigen CD30 gerichtete Brentuximab und dem Zytostatikum Monomethyl-Auristatin E. Der Wirkstoff wird bei CD30-positivem Hodgkin-Lymphom verabreicht.

**Proteinkinase-Hemmer**
Die Gruppe der Proteinkinase-Hemmer wurde 2001 mit der Einführung von Imatinib begründet. Imatinib hemmt sehr spezifisch eine bestimmte Proteinkinase, die nur in bestimmten Krebszellen aktiv ist. Proteinkinasen spielen eine wichtige Rolle bei den Wachstumsprozessen in Krebszellen. Inzwischen wurden weitere Proteinkinase-Hemmer zur Behandlung verschiedener anderer Krebserkrankungen eingeführt: 2005 das Erlotinib, 2006 Dasatinib, Sorafenib und Sunitinib; 2008 folgten Lapatinib und Nilotinib, 2009 das Gefitinib, 2010 das Pazopanib. Im Jahr 2012 wurden weitere fünf Proteinkinase-Hemmer eingeführt (Axitinib, Crizotinib, Ruxolitinib, Vandetanib, Vemurafenib), im Jahr 2014 nochmals fünf Wirkstoffe dieses Therapieansatzes (Bosutinib, Ponatinib, Regorafenib, Dabrafenib, Afatinib) (Tab. 3.35). Es stehen damit Proteinkinase-Hemmer zum Einsatz u. a. bei chronisch myeloischer Leukämie, Brust-, Darm- Leber-, Lungen-, Nieren-, Schilddrüsen und schwarzem Hautkrebs sowie Myelofibrose zur Verfügung.

**Weitere Wirkstoffe**
Darüber hinaus stehen Wirkstoffe mit teilweise völlig neuen Wirkprinzipien zur Verfügung. Bortezomib (2004) ist ein Proteasom-Hemmstoff und greift ebenfalls in die Regulation des Wachstums von Krebszellen ein. Proteasome sind am intrazellulären Abbau von Proteinen beteiligt, die bei der Regulation des Zellzyklus mitwirken. Anagrelid (2005) hemmt die Vermehrung der Megakaryozyten, der Vorläuferzellen der Blutplättchen im

Knochenmark, und ist indiziert bei Patienten mit einer essenziellen Thrombozythämie. Bei Temsirolimus (2007) handelt es sich um den ersten onkologisch verwendeten mTOR-Inhibitor („mammalian target of rapamycin"). Die mit dem mTOR in Verbindung stehenden Abläufe – beispielsweise des Zellwachstums – sind bei Krebszellen oft gestört. Vorbild für das Trabectedin (2007) war ein Stoff aus einer im Meer lebenden Seescheide. Trabectedin bindet an die DNA und verhindert verschiedene für die Zellteilung notwendige Prozesse im Zellkern. Das 2011 eingeführte Eribulin ist ein Analogon des Halichondrin B aus einem Meeresschwamm. Eribulin hemmt die Ausbildung des Spindelapparats und damit die Zellteilung (siehe ◘ Tab. 3.35). 2014 wurde mit Vismodegib ein Hemmstoff des sogenannten Hedgehog-Signalwegs eingeführt, der wesentlich ist für die Ausbreitung des Basalzellkarzinoms, dem sogenannten weißen Hautkrebs.

### 3.13.1.2 Teil-Indikationsgruppe „Komplementäre Therapie bei Krebserkrankungen"

Hier sind vor allem Mistelpräparate zu nennen, die im Rahmen der anthroposophischen Medizin erstmals 1917 eingesetzt wurden.

### 3.13.2 Entwicklung des Verbrauchs

Insgesamt wurden 2013 53,8 Mio. DDD von antineoplastischen Arzneimitteln über Apotheken abgegeben. Jeder Versicherte der GKV erhielt im Durchschnitt 0,8 DDD dieser Arzneimittel, womit sie zu den selten eingesetzten Arzneimitteln gehören.

Eine längere Zeitreihe des Verbrauchs ab 2003 liegt nur für die als Fertigarzneimittel abgegebenen antineoplastischen Mittel vor (◘ Abb. 3.67). Hier fällt auf, dass der Verbrauch im Jahr 2004 im Vergleich zum Vorjahr deutlich zurückging und sich im Jahr 2005 erholte.

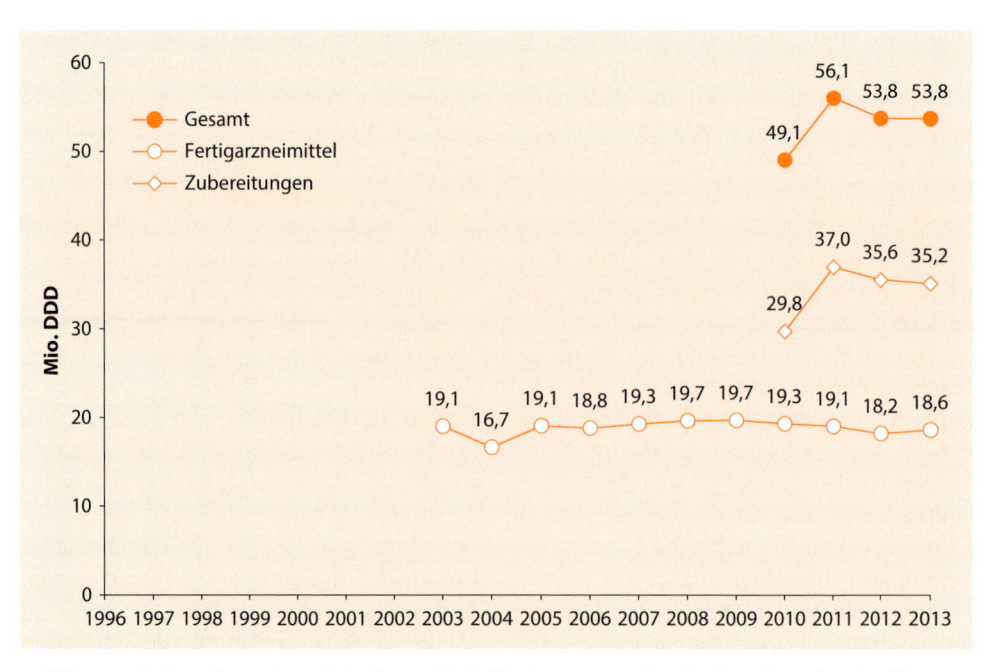

◘ **Abb. 3.67** Verbrauch von Arzneimitteln aus der Indikationsgruppe „L01 Antineoplastische Mittel" in Mio. DDD im Zeitraum von 2003 bis 2013.
Quelle: IGES-Berechnungen nach NVI (INSIGHT Health)

## 3.13 L01 Antineoplastische Mittel

◘ **Tab. 3.36** Übersicht der Menge der verordneten DDD in den Teil-Indikationsgruppen der Indikationsgruppe L01 in den Jahren 2011 bis 2013.

| Teil-Indikationsgruppe | DDD 2011 (Mio.) | DDD 2012 (Mio.) | DDD 2013 (Mio.) | Differenz 2011 vs. 2012 (%) | Differenz 2012 vs. 2013 (%) |
|---|---|---|---|---|---|
| Chemisch definierte Antineoplastika | 52,63 | 51,81 | 51,99 | -1,55 | 0,35 |
| Komplementäre Therapie bei Krebserkrankungen | 3,59 | 2,29 | 1,80 | -36,21 | -21,55 |
| Gesamt | 56,22 | 54,10 | 53,79 | -3,77 | -0,58 |

Quelle: IGES-Berechnungen nach NVI (INSIGHT Health)

Dieser Einbruch betraf vor allem die Teil-Indikationsgruppe der komplementären Therapie und fällt zusammen mit dem 2004 in Kraft getretenen Gesundheitsmodernisierungsgesetz (GMG). Seitdem ist ein recht stabiler Verbrauch zu beobachten. 2013 lag er bei 18,6 Mio. DDD. Der größte Teil der antineoplastischen Arzneimittel wird in Form von Zubereitungen abgegeben (siehe ▶ Abschn. 3.13.5). Im Jahr 2013 waren es 35,2 Mio. DDD, 0,4 Mio. weniger als im Vorjahr.

Der Verbrauch in der Teil-Indikationsgruppe der chemisch definierten Antineoplastika – auf diese entfielen 2013 fast 97% des Verbrauchs von Krebsmitteln – blieb zwischen 2011 und 2013 mit einer Menge von um die 52 Mio. DDD stabil. Der Verbrauch der Teil-Indikationsgruppe der komplementären Therapie ging in beiden Jahren erheblich zurück (◘ Tab. 3.36).

Den Anteil der Zubereitungen bei den am häufigsten verordneten Therapieansätzen der chemisch definierten Antineoplastika zeigt ◘ Tab. 3.37. Abgesehen von den Proteinkinase-Hemmern, den „anderen antineoplastischen Mitteln" und den Alkylanzien werden die meisten Zytostatika ganz überwiegend als Zubereitungen abgegeben.

Innerhalb der Teil-Indikationsgruppe der chemisch definierten Antineoplastika dominierte 2013 der Therapieansatz der Antimetabolite mit mehr als 33% (◘ Abb. 3.68). Etwa je ein Zehntel des Verbrauchs entfielen auf die Therapieansätze der Proteinkinase-Hemmer, Platinverbindungen und die Sammelgruppe der anderen antineoplastischen Mittel. Anteile von über 5% waren außerdem für die Taxole, die Alkylanzien und die gegen HER2-exprimierende Tumore gerichteten monoklonalen Antikörper zu beobachten. Die Veränderungen können für die meisten Therapieansätze aufgrund der kurzen Zeitreihe nicht beurteilt werden, da kaum ein einheitlicher Trend zu beobachten ist und der Verbrauch von vielen Therapieansätzen von Jahr zu Jahr stark schwankt. Für die Proteinkinase-Hemmer, die fast ausschließlich als Fertigarzneimittel abgegeben werden, ist ein seit Jahren ungebrochenes Wachstum festzustellen, das in den letzten drei Jahren zwischen 9 und 11% lag.

Für den zunehmenden Verbrauch der Proteinkinase-Hemmer war bislang vor allem die gute Wirksamkeit von Imatinib bedeutsam, dem immer noch wichtigsten Wirkstoff in diesem Ansatz, insbesondere bei chronisch myeloischer Leukämie. Allerdings geht die relative Bedeutung von Imatinib zurück, da einerseits der Verbrauch seit 2011 stagniert und andererseits eine Vielzahl weiterer Proteinkinase-Hemmer auf den Markt gekommen ist. Daher ist innerhalb der Proteinkinase-Hemmer der Anteil von Imatinib zwischen 2011 und 2013 deutlich von rund 43 auf 35% zurückgegangen (◘ Abb. 3.69). Zurück gingen auch die Verbrauchsanteile von „etablierten"

◘ Tab. 3.37 Anteile der Rezepturen am Verbrauch der häufigsten Therapieansätze (90% des Verbrauchs der chemisch definierten Antineoplastika) in den Jahren 2011 bis 2013.

| Teil-Indikationsgruppe | DDD 2011 (Mio.) | DDD 2012 (Mio.) | DDD 2013 (Mio.) | Anteile der Zubereitungen am Verbrauch (%) | | |
|---|---|---|---|---|---|---|
| | | | | 2011 | 2012 | 2013 |
| Antimetabolite (L01B*) | 17,4 | 17,1 | 16,1 | 84,8 | 83,7 | 83,5 |
| Proteinkinase-Hemmer (L01XE*) | 4,8 | 5,2 | 5,8 | 0,3 | 0,2 | 0,2 |
| Andere antineoplastische Mittel | 4,2 | 4,4 | 4,5 | 2,0 | 3,0 | 3,0 |
| Platinhaltige Verbindungen (L01XA*) | 4,8 | 4,7 | 4,1 | 99,6 | 99,7 | 99,7 |
| Taxole (L01CD*) | 3,9 | 3,8 | 3,7 | 99,5 | 99,4 | 99,5 |
| Mab: HER-2 (L01XC03, L01XC13) | 3,5 | 2,9 | 3,4 | 96,6 | 96,9 | 97,0 |
| Alkylanzien | 3,2 | 3,2 | 3,0 | 35,1 | 37,1 | 36,4 |
| Actinomycine, Anthracycline | 2,6 | 2,4 | 2,3 | 98,9 | 98,8 | 99,1 |
| Mab: VEGF-Antagonisten (L01XC07, L01XX44) | 1,4 | 1,5 | 2,2 | 97,1 | 97,6 | 98,1 |
| Mab: CD20 (L01XC02, L01XC10) | 1,9 | 1,8 | 2,0 | 86,2 | 84,6 | 86,4 |

Quelle: IGES-Berechnungen nach NVI (INSIGHT Health)

Proteinkinase-Hemmern wie Erlotinib, Sunitinib oder Sorafenib, deren absoluter Verbrauch ebenfalls deutlich zurückging. Wachsende Verbrauchsanteile bei anderen Proteinkinase-Hemmern sind ein Zeichen dafür, dass der Verbrauch dieser Wirkstoffe gestiegen ist. Besonders hoch war das absolute Verbrauchswachstum für das 2012 neu eingeführte Ruxolitinib (bei Myoelofibrose) sowie für Pazopanib (bei Nierenzellkarzinom) und Nilotinib (bei chronisch myeloischer Leukämie). Es ist durchaus möglich, dass die Verbrauchsstagnation von Imatinib in Zusammenhang mit dem Anstieg von Nilotinib gesehen werden muss oder der Verbrauchsrückgang der ebenfalls bei Nierenzellkarzinom eingesetzten Wirkstoffe Sorafenib und Sunitinib mit dem Anstieg von Pazopanib korreliert. Viele Wirkstoffe aus dem Therapieansatz der Proteinkinase-Hemmer haben zwar ein ähnliches Wirkprinzip, sind jedoch jeweils nur bei bestimmten Krebsarten zugelassen und daher untereinander nicht substituierbar.

Bei den Antimetaboliten dominieren die drei Wirkstoffe Fluorouracil, Capecitabin und Gemcitabin, die zusammen mehr als 90% des Verbrauchs umfassen. Zwischen 2011 und 2013 blieben die Verbrauchsanteile der Antimetaboliten weitgehend konstant. Weitaus am häufigsten wurde im Jahr 2013 Fluorouracil mit einem Anteil von rund 71,7% verordnet. Auf Capecitabin entfielen 9,5% und auf Gemcitabin rund 7,8%.

Bei den „anderen antineoplastischen Mitteln" stieg der Verbrauch sowohl 2012 als auch 2013 um etwa 5% bzw. 3% an. Der am häufigsten verordnete Wirkstoff war das Hydroxycarbamid, dessen Anteil trotz steigenden Verbrauchs von 77,4 auf 75,7% zurückging. Anagrelid lag stabil bei knapp 20%, und das

## 3.13 L01 Antineoplastische Mittel

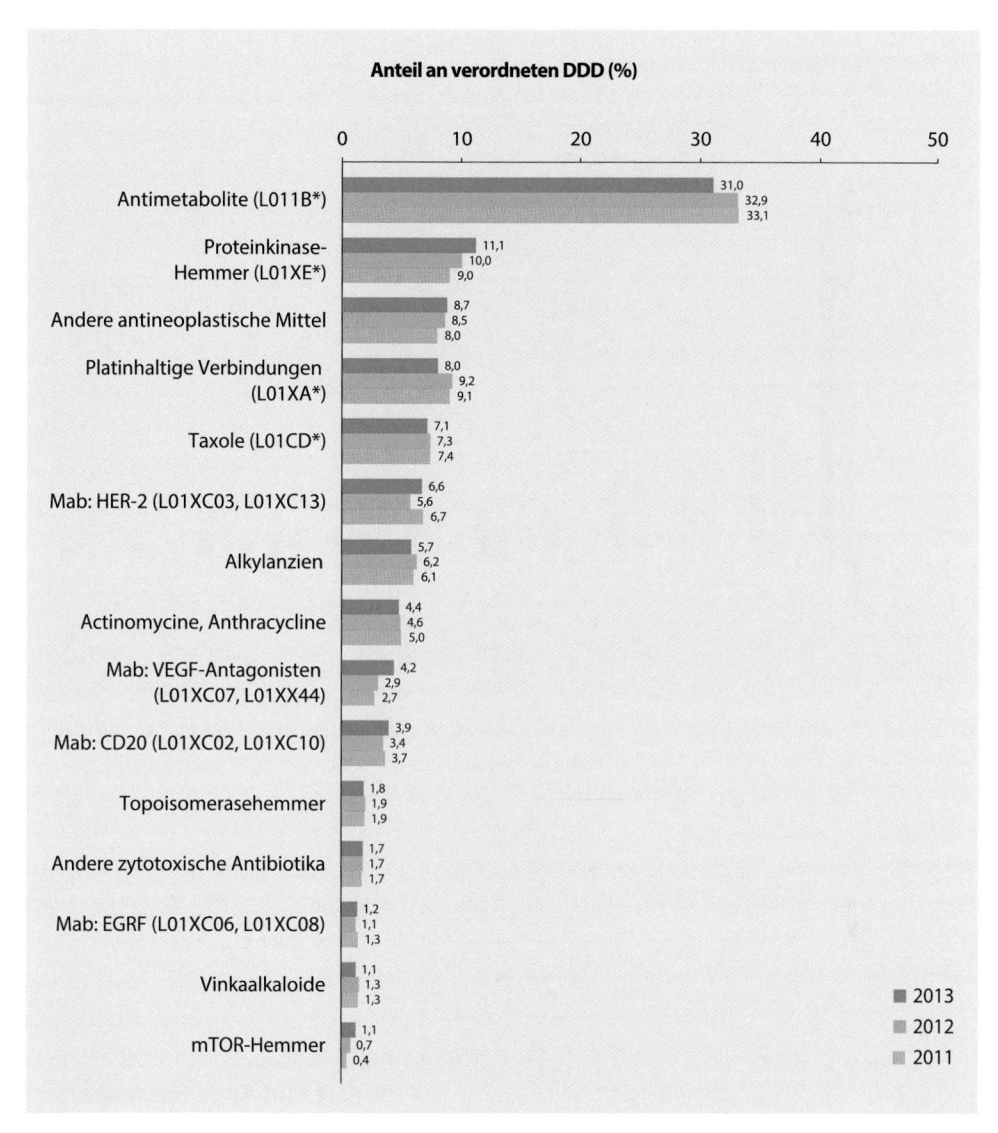

**Abb. 3.68** Anteile der Therapieansätze an den verordneten DDD in der Indikationsgruppe „L01 Antineoplastische Mittel" für 2011 bis 2013. Zur Verdeutlichung der zugrunde liegenden ATC-Klassifikation sind die ATC-Kodes genannt. Dargestellt sind nur die Anteile von Wirkstoffen, die 2013 mindestens 1% erreichten.
Quelle: IGES-Berechnungen nach NVI (INSIGHT Health)

2010 eingeführte Eribulin erreichte 2013 einen Anteil von 2%, der damit genauso hoch war wie im Vorjahr.

Bei den Platinverbindungen ging zwischen 2011 und 2013 der Anteil von 48,6 auf 42,9% zurück. Dafür stieg der Anteil von Carboplatin von 34,1 auf 39,2%, während der Anteil von Cisplatin mit rund 17% stabil blieb.

Unter den Taxanen gab es deutliche Verschiebungen der Verbrauchsanteile: Während der von Docetaxel von 60 auf 44% zurückging, war für Paclitaxel ein reziproker Anstieg

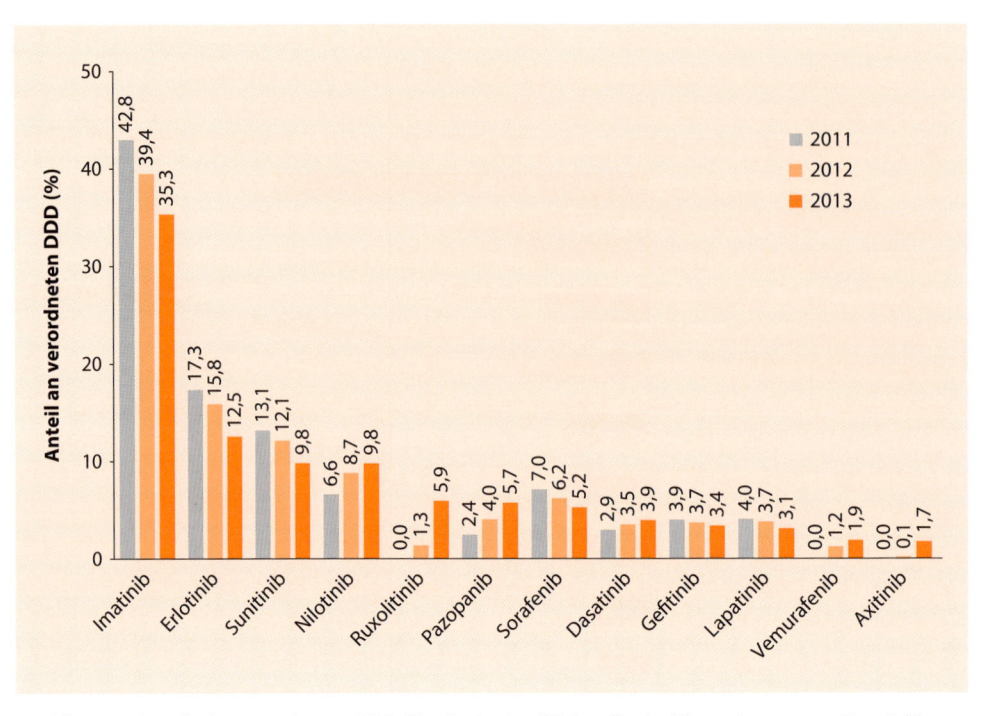

◘ **Abb. 3.69** Anteile der verordneten DDD für die Analog-Wirkstoffe des Therapieansatzes „Proteinkinase-Hemmer" für 2011 bis 2013.
Quelle: IGES-Berechnungen nach NVI (INSIGHT Health)

zu beobachten. Das 2010 neu eingeführte Cabazitaxel erreichte 2013 einen Anteil von lediglich 0,2%. Der absolute Verbrauch der Taxane war im Beobachtungszeitraum zwischen 2011 und 2013 insgesamt leicht rückläufig.

Im Therapieansatz der bei HER2-exprimierenden Tumoren (überwiegend Brustkrebs) eingesetzten monoklonalen Antikörper dominierte das Trastuzumab. Das 2013 neu eingeführte Pertuzumab erreichte einen Verbrauchsanteil von 3%.

Bei den Alkylanzien entfielen über 80% des Verbrauchs auf vier Wirkstoffe, deren Anteile sich kaum veränderten. Der Anteil von Temozolomid lag 2013 bei 31%, gefolgt von Cyclophosphamid mit einem Anteil von rund 22%. Der Verbrauchsanteil von Bendamustin erreichte 2013 16%, der Anteil von Chlorambucil 14%. Temozolomid ist seit 2010 generisch verfügbar. Der Generikaanteil am Verbrauch hat sich im Jahr 2013 besonders stark erhöht und stieg von rund 48% im Jahr 2012 auf 64%.

### 3.13.3 Epidemiologie, Bedarf und Angemessenheit der Versorgung

Im Jahr 2010 wurden in Deutschland 477.300 inzidente Krebsfälle erstmalig diagnostiziert, wobei 224.900 Frauen und 252.400 Männer erkrankt waren. Für das Jahr 2014 werden 500.900 inzidente Krebsfälle prognostiziert (*RKI* und *GEKID* 2013). Insgesamt ist für den Zeitraum zwischen 2000 und 2010 festzustellen, dass die Anzahl der Krebsneuerkrankungen zugenommen hat. Bei Männern lag die Steigerungsrate bei 21% und bei Frauen bei

14%; dies ist durch die Zunahme des Anteils älterer Menschen in der Gesamtbevölkerung erklärbar (*RKI* und *GEKID* 2013). Nur ein Teil der Krebserkrankungen spielt in der ambulanten Versorgung eine Rolle. Brust- und Prostatakrebs sind die häufigsten Krebserkrankungen, die über längere Zeit ambulant behandelt werden (siehe ▶ Kap. 3.14).

Der Bedarf an antineoplastischen Mitteln für den ambulanten Verbrauch kann aus verschiedenen Gründen nicht geschätzt werden. Die Behandlung mit Zytostatika erfolgt zwar in der Regel nach erprobten Schemata, trotzdem hängt die Therapie von zahlreichen individuell variablen Faktoren ab. Dies sind vor allem Stadium und Progression der Erkrankung, das Ansprechen auf die Therapie, die Präferenz einer bestimmten Therapie im Falle verschiedener Optionen oder die Verträglichkeit einer Therapie. Zudem sehen zytostatische Regime häufig keine Dauertherapie, sondern eine intermittierende Gabe von Medikamenten vor. Zu berücksichtigen ist außerdem, dass viele Zytostatika nicht als Fertigarzneimittel, sondern in Form von Rezepturen abgegeben werden (siehe ▶ Abschn. 3.13.6). Andererseits ist zu bedenken, dass einige Zytostatika – insbesondere Methotrexat (siehe ▶ Abschn. 3.16 und 3.17) und das Alkylans Cyclophosphamid – auch als Immunsuppressiva eingesetzt werden, z. B. bei rheumatoider Arthritis. Angesichts der zahlreichen unerwünschten Wirkungen von Zytostatika ist jedoch kaum anzunehmen, dass der beobachtete Verbrauch über den bestehenden Bedarf hinausgeht. Umgekehrt gibt es auch keine Anhaltspunkte dafür, dass in Deutschland der Verbrauch an antineoplastischen Mitteln nicht mit dem Bedarf Schritt halten würde.

### 3.13.4 Analyse der Ausgabendynamik der Fertigarzneimittel

Für Fertigarzneimittel aus der Indikationsgruppe der antineoplastischen Mittel betrugen die Ausgaben 2013 rund 1.052 Mio. Euro (◘ Tab. 3.38), von denen 99% auf die Teil-Indikationsgruppe der chemisch definierten Antineoplastika entfielen.

Dazu kamen weitere rund 1,6 Mrd. Euro für Zubereitungen aus der Indikationsgruppe der neoplastischen Mittel. Zubereitungen werden jedoch nicht in der folgenden Komponentenzerlegung berücksichtigt, sondern in ▶ Abschn. 3.13.5 separat betrachtet.

Der Beitrag der einzelnen Komponenten zur Ausgabenänderung unterscheidet sich in

◘ Tab. 3.38 Ausgabenentwicklung in der Indikationsgruppe „L01 Antineoplastische Mittel" in den Jahren 2012 und 2013.

| Indikations-/ Teil-Indikationsgruppe | Ausgaben (Mio. Euro) | | Änderung gegenüber Vorjahr (Mio. Euro) | | Prozentuale Veränderung gegenüber Vorjahr | | Anteil an Gesamtausgaben (%) | |
|---|---|---|---|---|---|---|---|---|
| | 2012 | 2013 | 2011 vs. 2012 | 2012 vs. 2013 | 2011 vs. 2012 | 2012 vs. 2013 | 2012 | 2013 |
| Chemisch definierte Antineoplastika | 915,92 | 1.043,10 | 72,55 | 127,19 | 8,60 | 13,89 | 3,47 | 3,85 |
| Komplementäre Therapie bei Krebser-krankungen | 12,35 | 9,85 | −7,88 | −2,50 | −38,94 | −20,24 | 0,05 | 0,04 |
| Gesamt | 928,27 | 1.052,95 | 64,67 | 124,69 | 7,49 | 6,97 | 3,51 | 3,89 |

Quelle: IGES-Berechnungen nach NVI (INSIGHT Health)

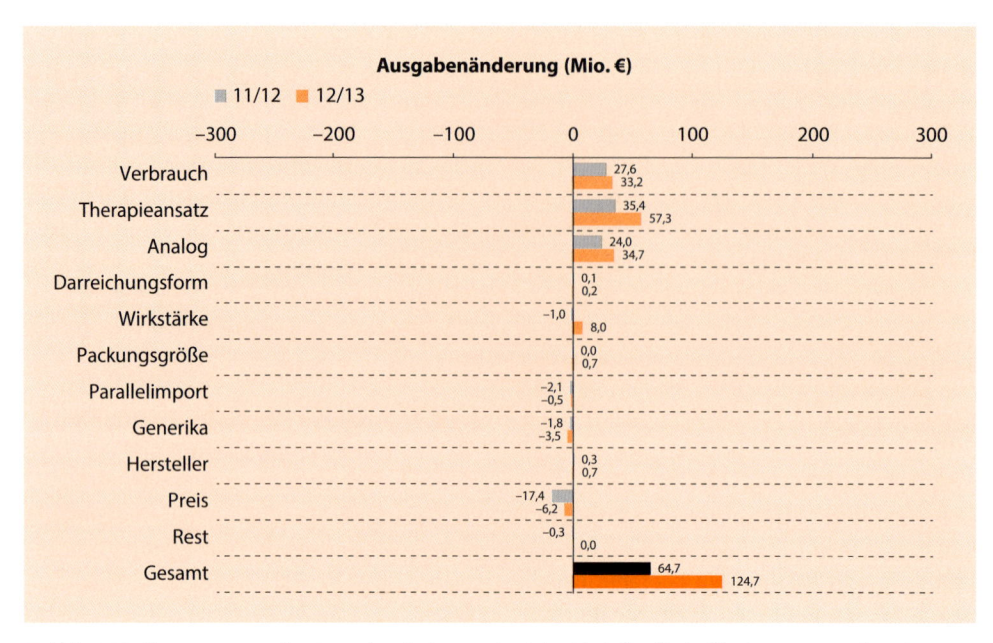

**Abb. 3.70** Komponenten der Ausgabenänderung im Jahr 2013 für die Indikationsgruppe „L01 Antineoplastische Mittel" für die Fertigarzneimittel.
Quelle: IGES-Berechnungen nach NVI (INSIGHT HEALTH)

den Jahren 2012 und 2013 vor allem in Bezug auf Verbrauchs-, Therapieansatz-, Analog- und Preiskomponente (Abb. 3.70).

Die Verbrauchskomponente war 2013 mit 33,2 Mio. Euro etwas höher im Vergleich zum Vorjahr mit 27,6 Mio. Euro. Der Ausgabenanstieg ist alleinig auf einen gestiegenen Verbrauch im Bereich der chemisch definierten Antineoplastika zurückzuführen. Bei der Therapieansatzkomponente sind die Ausgaben mit 57,3 Mio. Euro im Vergleich zum Vorjahr (35,4 Mio. Euro) nochmals deutlich angestiegen. Dies ist, wie schon im Vorjahr, auf den höheren Verbrauchsanteil der Proteinkinase-Hemmer und der mTOR-Hemmer zurückzuführen. Der Einfluss der Analogkomponente stieg im Vergleich zum Vorjahr von 24,0 auf 34,7 Mio. Euro an. Für das Jahr 2013 sind hier vor allem die gestiegenen Verbrauchsanteile verschiedener Wirkstoffe zu nennen, insbesondere Everolimus, Pazopanib, Ruxolitinib oder Nilotinib.

Während die Preiskomponente im vorherigen Berichtsjahr noch zu den größten Einsparungen in Höhe von 17,4 Mio. Euro führte, lagen diese 2013 nur bei 6,2 Mio. Euro. Der geringere Effekt der Preiskomponente führte 2013 – verbunden mit den Zuwächsen bei den Komponenten Verbrauch, Therapieansatz und Analogwettbewerb – zu einem Anstieg der Gesamtausgaben für antineoplastische Mittel um 124,7 Mio. Euro. Damit lag die Ausgabensteigerung fast doppelt so hoch wie im Vorjahr (64,7 Mio. Euro).

### 3.13.5 Analyse der Ausgabendynamik der Zubereitungen

Insgesamt gaben gesetzliche Krankenkassen 2013 basierend auf Taxwerten 1,6 Mrd. Euro für Zubereitungen aus, welche auf Fertigarzneimitteln basieren und der Indikationsgruppe L01 zuzuordnen sind. Dies stellt einen

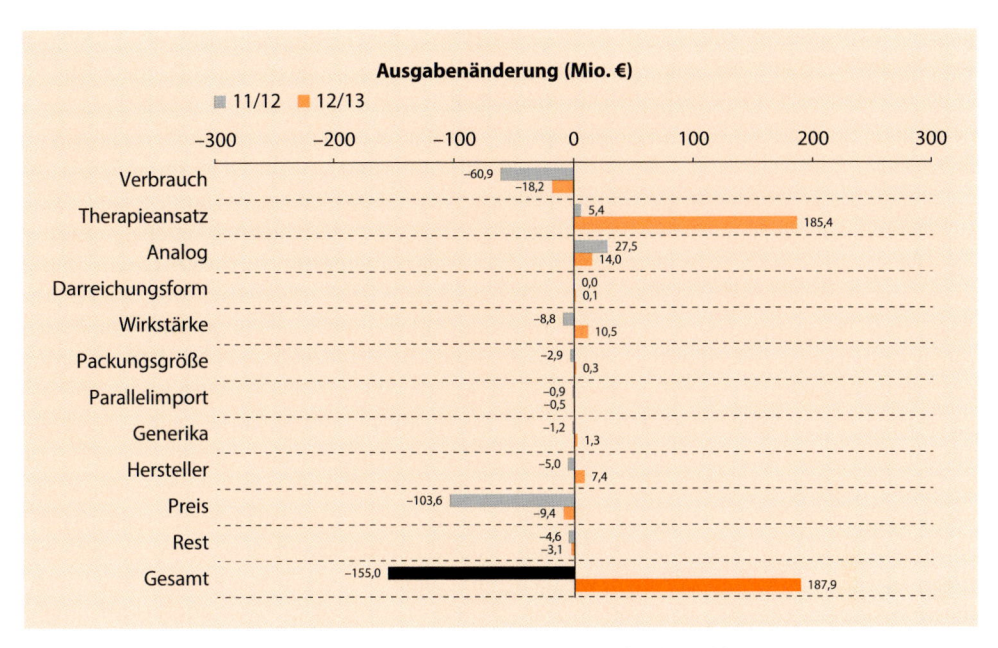

**Abb. 3.71** Komponenten der Ausgabenänderung im Jahr 2013 für die Indikationsgruppe „L01 Antineoplastische Mittel" für die Zubereitungen.
Quelle: IGES-Berechnungen nach NVI (INSIGHT HEALTH)

Zuwachs zum Vorjahreswert um 187,9 Mio. Euro dar (Abb. 3.71). Den größten Effekt auf den Ausgabenanstieg hatte die Therapieansatzkomponente. Diese stieg im Vergleich zum Vorjahr mit einem Wert von 185,4 Mio. Euro stark an (5,4 Mio. Euro in 2012). Grund hierfür war der gestiegene Anteil teurerer Therapieansätze wie bspw. monoklonale Antikörper oder VEGF-Antagonisten (dazu gehört z. B. Bevacizumab). Der Ausgabenrückgang durch einen geringeren Verbrauch lag 2013 bei 18,2 Mio. Euro und war damit deutlich geringer als im Vorjahr mit 60,9 Mio. Euro. Die Analogkomponente war mit einem Wert von 14,0 Mio. Euro nur etwa halb so hoch wie 2012 (27,5 Mio. Euro). 2013 wurde die Analogkomponente für die Zubereitungen vor allem bestimmt durch die höheren Verbrauchsanteile von Bevacizumab, Trastuzumab, Rituximab, aber auch Paclitaxel. Während die Preiskomponente 2012 in Einsparungen von 103,6 Mio. Euro resultierte, fielen diese 2013 mit 9,4 Mio. Euro erheblich geringer aus. Sowohl die Wirkstärkekomponente als auch die Herstellerkomponente führten 2013 – im Gegensatz zum Vorjahr – zu Mehrausgaben. Die Wirkstärkekomponente bewirkte Mehrausgaben von 10,5 Mio. Euro, die Herstellerkomponente erhöhte die Ausgaben um 7,4 Mio. Euro. Im Vorjahr konnten durch die Komponenten hingegen noch Einsparungen in Höhe von 8,8 Mio. Euro bzw. 5,0 Mio. Euro erreicht werden. Andere Komponenten spielten nur eine untergeordnete Rolle.

### 3.13.6 Verbrauch und Ausgaben von Zubereitungen insgesamt

Arzneimittelzubereitungen unterscheiden sich von den Fertigarzneimitteln, welche hauptsächlich im Arzneimittel-Atlas betrachtet werden. Im Gegensatz zu Fertigarzneimitteln werden Zubereitungen – auch Rezepturen genannt – in Apotheken individuell für einen Patienten hergestellt. Zubereitungen werden entweder auf der Basis von Fertigarzneimitteln oder unter Verwendung geeigneter Rohstoffe angefertigt.

Der folgende Abschnitt gibt eine Übersicht über die Entwicklung der Zubereitungen bzw. Rezepturen. Erstmals sind entsprechende Ausgabendaten in der NVI komplett seit 2011 verfügbar, sodass ein Jahresvergleich möglich ist. Es stehen detaillierte Angaben zu solchen Zubereitungen zur Verfügung, die aus Fertigarzneimitteln bereitet wurden, nicht jedoch für Zubereitungen aus Rohstoffen. Sowohl in Bezug auf den Verbrauch als auch auf die Ausgaben ist der überwiegende Teil der Zubereitungen der Indikationsgruppe der antineoplastischen Mittel zuzuordnen, weshalb dieser Bereich des GKV-Arzneimittelmarkts an dieser Stelle diskutiert wird.

Insgesamt ging der Verbrauch gemessen in DDD zwischen 2012 und 2013 von 66,8 auf 61,0 Mio. zurück. Die Verbrauchsentwicklung für die zehn größten Indikationsgruppen zeigt Tab. 3.39. Der stärkste absolute und relative Verbrauchsrückgang war für die systemischen Kortikosteroide zu beobachten. Der Verbrauch der antineoplastischen Mittel ging 2012 um rund 1,5 Mio. DDD zurück, 2013 nur um 0,4 Mio. DDD. Der starke relative Verbrauchszuwachs in der Indikationsgruppe der „Anderen Mittel für das Nervensystem" (N07) ist durch den Verbrauchsanstieg von Methadonzubereitungen bedingt. Der Anteil von Methadon lag 2013 bei über 97% des Verbrauchs dieser Indikationsgruppe. Führender Wirkstoff in der Indikationsgruppe der Muskelrelaxanzien ist das Botulismustoxin mit über 99% des Verbrauchs. Unter den Blutersatzmitteln und Perfusionslösungen (B05) dominiert die physiologische Kochsalzlösung mit einem Verbrauchsanteil von 55%, und unter den „übrigen therapeutischen Mitteln" (V03) führen die Folinate, die zur Minderung der Toxizität bestimmten Zytostatika eingesetzt werden, mit einem Anteil von 94%.

Die Ausgaben für alle hier betrachteten Zubereitungen betrugen im Jahr 2013 1.931,3 Mio.

Tab. 3.39 Verbrauchsentwicklung für die zehn verbrauchsstärksten Indikationsgruppen innerhalb der Zubereitungen in den Jahren 2012 und 2013.

| Indikationsgruppe | DDD 2011 (Mio.) | DDD 2012 (Mio.) | DDD 2013 (Mio.) | Differenz 2011 vs. 2012 (%) | Differenz 2012 vs. 2013 (%) |
|---|---|---|---|---|---|
| Antineoplastische Mittel L01) | 37,0 | 35,6 | 35,2 | –3,9 | –1,2 |
| Muskelrelaxanzien (M03) | 7,8 | 8,3 | 8,6 | 6,0 | 3,6 |
| Blutersatzmittel und Perfusionslösungen (B05) | 5,1 | 4,6 | 3,9 | –11,4 | –13,6 |
| Alle übrigen therapeutischen Mittel (V03) | 3,1 | 2,9 | 2,8 | –7,0 | –3,4 |
| Immunsuppressiva (L04) | 1,4 | 1,7 | 2,2 | 21,9 | 27,5 |
| Andere Mittel für das Nervensystem (N07) | 0,4 | 1,2 | 1,7 | 194,8 | 41,8 |
| Corticosteroide zur systemischen Anwendung (H02) | 6,6 | 3,6 | 1,7 | –46,5 | –53,3 |
| Analgetika (N02) | 1,5 | 1,6 | 1,6 | 7,9 | –0,7 |
| Mineralstoffe (A12) | 0,7 | 0,7 | 0,6 | –12,2 | –4,5 |
| Alle übrigen nichttherapeutischen Mittel (V07) | 0,4 | 0,5 | 0,4 | 12,1 | –4,7 |

Quelle: IGES-Berechnungen nach NVI (INSIGHT Health)

## 3.13 L01 Antineoplastische Mittel

**Tab. 3.40** Ausgabenentwicklung für die zehn ausgabenstärksten Indikationsgruppen innerhalb der Zubereitungen in den Jahren 2012 und 2013.

| Indikationsgruppe | Ausgaben 2012 (Mio. Euro) | Ausgaben 2013 (Mio. Euro) | Änderung gegenüber dem Vorjahr (Mio. Euro) | Prozentuale Veränderung gegenüber dem Vorjahr |
|---|---|---|---|---|
| Antineoplastische Mittel (L01) | 1.445,2 | 1.633,13 | 187,94 | 13,0 |
| Immunsuppressiva (I04) | 98,5 | 123,8 | 25,3 | 25,7 |
| Blutersatzmittel und Perfusionslösungen (B05) | 36,3 | 33,2 | –3,1 | –8,6 |
| Alle übrigen therapeutischen Mittel (V03) | 32,3 | 29,3 | –3,0 | –9,3 |
| Andere Mittel für das alimentäre System und den Stoffwechsel (A16) | 19,8 | 24,5 | 4,7 | 23,8 |
| Immunsera und Immunglobuline (J06) | 11,0 | 19,2 | 8,2 | 74,0 |
| Mittel zur Behandlung von Knochenerkrankungen (M05) | 17,7 | 13,1 | –4,6 | –25,9 |
| Muskelrelaxanzien (M03) | 10,1 | 10,1 | –0,04 | –0,4 |
| Kontrastmittel (V08) | 4,8 | 6,0 | 1,3 | 26,4 |
| Antibiotika zur systemischen Anwendung (J01) | 6,2 | 5,5 | –0,7 | –10,7 |
| Übrige Indikationsgruppen | 36,0 | 33,6 | –2,5 | –6,8 |
| **Summe** | **1.717,8** | **1.931,3** | **213,5** | **12,4** |

Quelle: IGES-Berechnungen nach NVI (INSIGHT Health)

Euro und lagen damit 213,5 Mio. Euro über dem Vorjahreswert. Den größten Anteil an diesem Zuwachs hatten die antineoplastischen Mittel (Tab. 3.40). In Bezug auf die Höhe der Ausgaben liegen die antineoplastischen Mittel mit Abstand auf dem ersten Platz. An zweiter Stelle folgen die Immunsuppressiva, doch betragen die Ausgaben für Zubereitungen aus dieser Indikationsgruppe noch nicht einmal ein Zehntel der Zytostatika-Ausgaben.

Fazit zur Indikationsgruppe „L01 Antineoplastische Mittel"

| Ausgaben | Zuwachs |
|---|---|
| Prominenteste Komponente(n) | Verbrauch, Therapieansatz, Analog |
| Verbrauch | Stabil |
| Therapieansätze | Therapieoptimierung: Höhere Anteile von zielgerichteten Therapien |
| Analog-Wettbewerb | Therapieoptimierung: Höhere Anteile von zielgerichtet wirkenden Arzneimitteln |
| Sonstiges | Ohne Bedeutung |

## Literatur

DGN (Deutsche Gesellschaft für Neurologie) (2008) Leitlinien der DGN – Gliome. http://www.dgn.org/inhalte-a-z/484-leitlinien-der-dgn-gliome.html (09.05.2011).

GEKID (2011) InstantAtlas™. http://www.ekr.med.uni-erlangen.de/GEKID/Atlas/CurrentVersion/Inzidenz/atlas.html (07.05.2011).

Muss HB, Berry DB, Cirrincione CT, Theodoulou M et al. (2009) Adjuvant chemotherapy in older women with early-stage breast cancer. N Engl J Med 360: 2055–2065.

NN (2000) Vertrieb von Edrecolomab eingestellt. Beitrag der PZ-Redaktion, Govi-Verlag. http://www.apotheker-zeitung.de/fileadmin/pza/2000-31/Pharm3.htm (16.08.2006).

RKI, GEKID (Hrsg.) (2013) Krebs in Deutschland 2009–2010. 9. überarbeitete Auflage, Berlin: Robert Koch-Institut.

Statistisches Bundesamt (Destatis) (Stand Mai 2012) Krankenhausdiagnosestatistik.

## 3.14 L02 Endokrine Therapie (zytostatische Hormone)

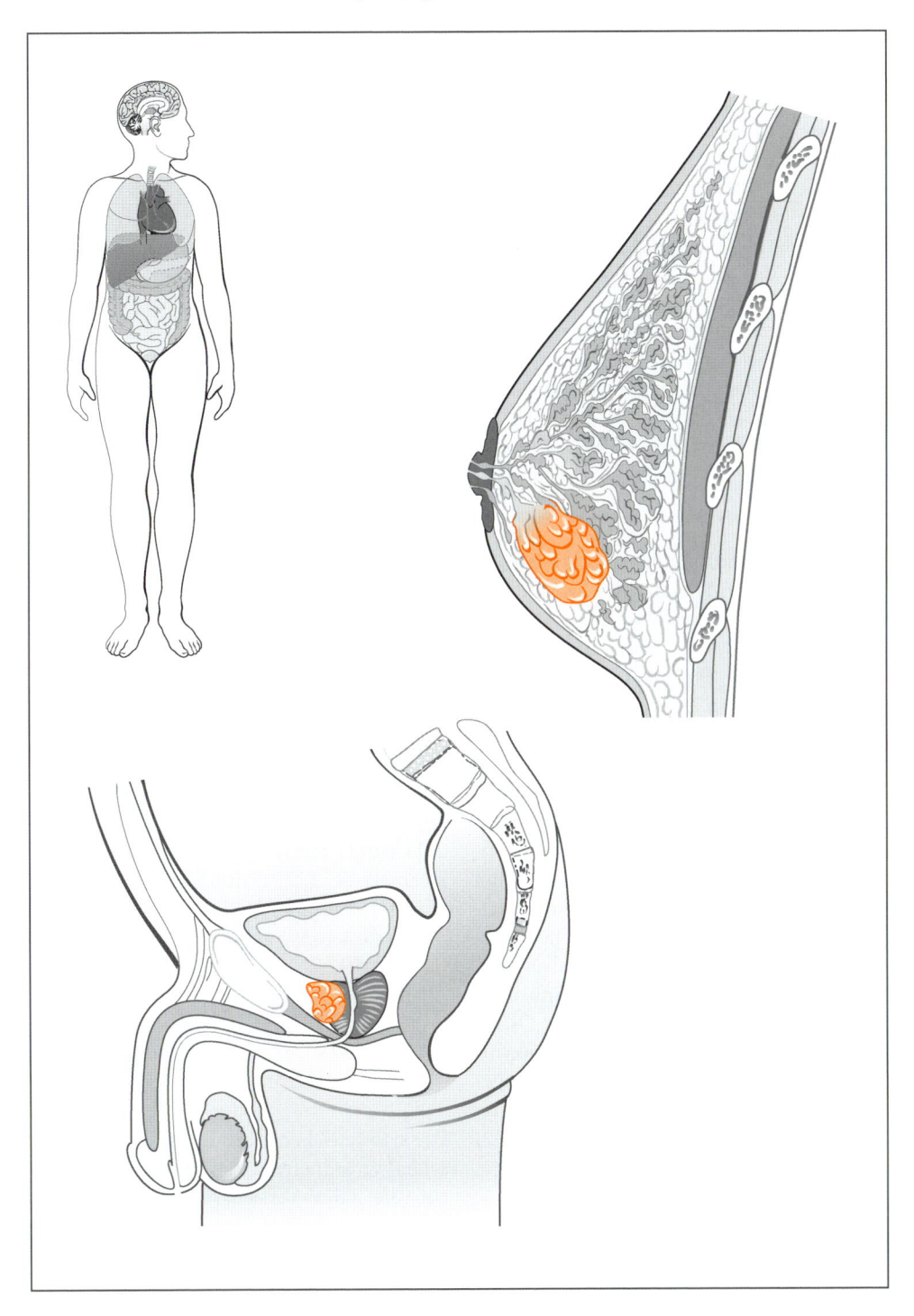

## 3.14.1 Entwicklung der Indikationsgruppe

Ein hormonabhängiges Wachstum findet sich vor allem bei drei Krebserkrankungen: dem Mamma- und dem Endometriumkarzinom bei Frauen und dem Prostatakarzinom bei Männern. Wirkstoffe zur Behandlung dieser Erkrankungen stellen daher auch die Teil-Indikationsgruppen unter den zytostatischen Hormonen dar. Einer der ersten Hinweise auf den Zusammenhang von Hormonen und Krebswachstum wurde im Jahr 1893 von *Beatson* beschrieben, der nach einer Ovarektomie eine Regression bei Brustkrebs beobachtete. *Beatson* war es auch, der 1896 feststellte, dass eine Kastration bei Männern zum Rückgang einer bestehenden Prostatahypertrophie führt.

**Mittel zur Behandlung des Brustkrebses**
In der endokrinen Therapie des Brustkrebses werden die Therapieansätze der Antiöstrogene und Aromatasehemmer unterschieden. Tamoxifen wurde 1962 als Antiöstrogen entwickelt und 1976 in Deutschland zugelassen. Heute wird Tamoxifen zu den sogenannten SERM (selektive Östrogenrezeptor-Modulatoren) gezählt, zu denen auch Raloxifen und Toremifen gehören. SERM hemmen nicht generell die Wirkung von Östrogen an Östrogenrezeptoren, sondern wirken abhängig vom Gewebe agonistisch, antagonistisch oder zeigen gar keine Aktivität. Ein wirkliches Antiöstrogen ist das 2004 eingeführte Fulvestrant.

Eine antiöstrogene Wirkung kann auch durch Hemmung der Biosynthese von Östrogen erreicht werden. Dazu werden Enzyminhibitoren, die Aromatasehemmer, eingesetzt. Von Bedeutung sind hier nur die drei Wirkstoffe Anastrozol (1996), Letrozol (1997) und Exemestan (2000).

**Mittel zur Behandlung des Prostatakrebses**
Zur endokrinen Therapie des Prostatakrebses werden Östrogene heute kaum noch eingesetzt. Zu einer „chemischen Kastration" führen die Therapieansätze der Gonadotropin-Releasing-Hormon-Analoga (GnRH-Analoga) und der Antiandrogene. Als erstes GnRH-Analogon wurde 1984 das Buserelin eingeführt, gefolgt von Leuprorelin (1984), Triptorelin (1986) und Goserelin (1988). Buserelin und Goserelin werden auch bei Frauen mit Brustkrebs eingesetzt. Die GnRH-Analoga führen durch Beeinflussung hormonaler Regelkreise zu einer verminderten Ausschüttung von Testosteron. Zu Beginn der Therapie kommt es jedoch zu einem Anstieg des Testosterons, sodass in der Regel zumindest vorübergehend eine Kombination mit Antiandrogenen durchgeführt wird. Diese wurden parallel zu den GnRH-Analoga mit den Wirkstoffen Flutamid und Bicalutamid in den Jahren 1984 bzw. 1996 eingeführt. Die Antiandrogene blockieren den Testosteronrezeptor und unterbinden so die Wirkung von Testosteron. 2013 kam mit Enzalutamid ein neuartiger Wirkstoff auf den Markt, der nicht nur den Testosteronrezeptor blockiert, sondern auch die vom Rezeptor kontrollierte intrazelluläre Signalkaskade hemmt. Seit 2008 gibt es den Therapieansatz der GnRH-Antagonisten, die nicht zu einer initialen Erhöhung der Testosteronausschüttung führen. Hier stehen die Wirkstoffe Abarelix (2008) und Degarelix (2009) zur Verfügung. 2011 wurde mit Abirateronacetat der Therapieansatz der CYP17-Inhibitoren begründet. Durch Hemmung des Enzyms CYP17 wird die Testosteronsynthese komplett blockiert (◘ Tab. 3.41).

## 3.14.2 Entwicklung des Verbrauchs

Die zytostatischen Hormone gehören zu den selten verordneten Arzneimitteln. Bezogen auf die GKV-Versicherten wurden 2013 jedem Versicherten umgerechnet 1,6 DDD verordnet. Der Verbrauch der zytostatischen Hormone ist zwischen 2005 und 2010 ste-

## 3.14 L02 Endokrine Therapie (zytostatische Hormone)

**Tab. 3.41** Neue Wirkstoffe in der Indikationsgruppe L02 im Zeitraum von 2009 bis 2013.

| Jahr (Markteinführung) | Wirkstoff | Teil-Indikationsgruppe | Therapieansatz |
|---|---|---|---|
| 2009 | Degarelix | Mittel zur Behandlung des Prostatakrebses | GnRH-Antagonisten |
| 2011 | Abirateronacetat | Mittel zur Behandlung des Prostatakrebses | CYP17-Inhibitoren |
| 2013 | Enzalutamid | Mittel zur Behandlung des Prostatakrebses | Antiandrogene |

Quelle: IGES

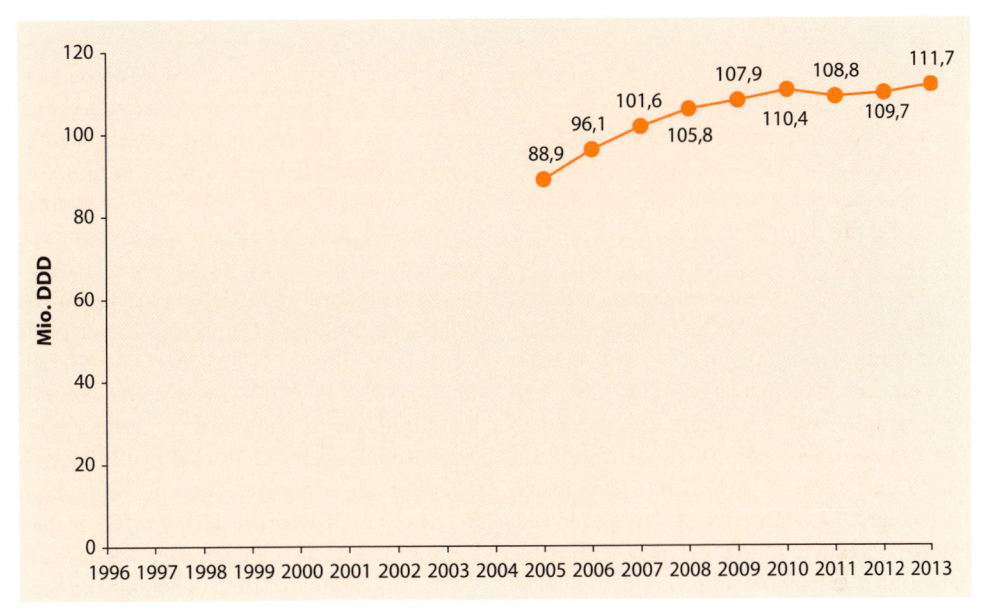

**Abb. 3.72** Verbrauch von Arzneimitteln aus der Indikationsgruppe „L02 Zytostatische Hormone" in Mio. DDD im Zeitraum von 2005 bis 2013.
Quelle: IGES nach AVR (1996 bis 2002), IGES-Berechnungen nach NVI (INSIGHT Health) (ab 2003)

tig angestiegen und verharrt seitdem relativ stabil bei rund 110 Mio. DDD jährlich (Abb. 3.72).[1]

Die Teil-Indikationsgruppe der Mittel zur Behandlung des Brustkrebses hatte gut 75% Anteil am Verbrauch. Sowohl für diese Teil-Indikationsgruppe als auch für die Mittel gegen Prostatakrebs blieb der Verbrauch im Beobachtungszeitraum weitgehend unverändert (Tab. 3.42).

---

1 2013 wurde die DDD-Festlegung für Leuprorelin geändert. Die DDD-Menge in der Teil-Indikationsgruppe hat sich dadurch mehr als halbiert, die DDD-Menge von Leuprorelin beträgt nur noch 1% der vorher berechneten Menge. Grund ist, dass seit 2013 für Leuprorelin die DDD definiert ist mit einer Darreichungsform. D. h., eine Depotinjektion, die alle ein bis sechs Monate injiziert wird, entspricht nun 1 DDD, während bis 2012 die DDD-Menge einer Verordnung zumindest annähernd mit der Depotdauer übereinstimmte. Eine rückwirkende Anwendung der neuen DDD-Festlegung ist erst für Daten ab 2005 möglich. Die Angaben zum Verbrauch weichen von früheren Ausgaben des Arzneimittel-Atlas ab.

◘ Tab. 3.42 Übersicht der Menge der verordneten DDD in den Teil-Indikationsgruppen der Indikationsgruppe L02 in den Jahren 2011 bis 2013.

| Teil-Indikationsgruppe | DDD 2011 (Mio.) | DDD 2012 (Mio.) | DDD 2013 (Mio.) | Differenz 2011 vs. 2012 (%) | Differenz 2012 vs. 2013 (%) |
|---|---|---|---|---|---|
| Brustkrebs | 82,49 | 83,16 | 84,93 | 0,81 | 2,14 |
| Prostatakarzinom | 26,33 | 26,53 | 26,73 | 0,75 | 0,75 |
| **Summe** | **108,82** | **109,69** | **111,66** | **0,80** | **1,80** |

Quelle: IGES-Berechnungen nach NVI (INSIGHT Health)

Im Teil-Indikationsgebiet der Mittel zur Behandlung des Brustkrebses zeigten sich zwischen 2011 und 2013 nur geringfügige Veränderungen: Die Verbrauchsanteile der Therapieansätze verteilten sich im Wesentlichen auf die Aromatasehemmer, deren Anteil von rund 58 auf 55% zurückging, und die Antiöstrogene, deren Anteil reziprok von rund 41 auf 45% stieg. Hinter diesen Anteilsveränderungen steht ein leichter Verbrauchsrückgang der Aromatasehemmer (2013 um 3% gegenüber 2011), während der Verbrauch der Antiöstrogene im selben Zeitraum um 11,5% gestiegen ist. Ähnliche Verbrauchsrückgänge bzw. -zuwächse waren in der Vergangenheit auch schon bei den Antiöstrogenen zu beobachten und sind möglicherweise normale Schwankungen im Stadium der Marktsättigung. Erstaunlich ist eher, dass der Verbrauchsrückgang bei den Aromatasehemmern zeitlich mit der Einführung der Generika in diesem Therapieansatz (2011) zusammenfällt, der zu einem Rückgang des mittleren AVP je DDD von 6,11 Euro auf 1,50 Euro (2013) geführt hat.

Innerhalb des Therapieansatzes der Antiöstrogene dominiert der Wirkstoff Tamoxifen, dessen Anteil am Verbrauch 2012 und 2013 stabil bei gut 96% lag. Unter den Wirkstoffen des Therapieansatzes der Aromatasehemmer zeigten sich im betrachteten Zeitraum geringe Veränderungen: Der Anteil von Anastrozol war rückläufig und erreichte 2013 rund 43%, Letrozol und Exemestan erhöhten ihre Anteile auf rund 39% bzw. 18% (◘ Abb. 3.73). Für alle drei Aromatasehemmer kamen 2011 Generika auf den Markt. Während die Verbrauchsanteile der Generika 2012 noch zwischen 50% bei Letrozol und 68% bei Anastrozol lagen, erreichten sie 2013 für alle Aromatasehemmer mindestens 90%.

In der aktuell verfügbaren interdisziplinären S3-Leitlinie der Deutschen Krebsgesellschaft e. V. und der Deutschen Gesellschaft für Gynäkologie und Geburtshilfe zur Behandlung des Brustkrebses (*Leitlinienprogramm Onkologie* 2012) wird die endokrine Therapie als adjuvante Therapie empfohlen bei östrogen- bzw. progesteronempfindlichen Tumoren. Für Frauen vor der Menopause wird Tamoxifen als Mittel der Wahl empfohlen, für Frauen nach der Menopause Aromatasehemmer. Es sind unterschiedliche Therapieschemata möglich, wobei entweder nur Tamoxifen, nur Aromatasehemmer oder beides in Folge gegeben wird.

In der Teil-Indikationsgruppe der Mittel zur Behandlung des Prostatakrebses zeigten die Anteile der Therapieansätze zwischen 2011 und 2013 eine geringfügige Änderung (◘ Abb. 3.74). Der 2011 neu eingeführte Therapieansatz der CYP17-Inhibitoren – mit dem bisher einzigen Vertreter Abirateron – erreichte 2013 einen Verbrauchsanteil von 2,6%. Entsprechend ging insbesondere der Anteil der GnRH-Analoga auf knapp 76% zurück, während die Anteile der Antiandrogene und GnRH-Antagonisten mit 20 bzw. 1,5% stabil

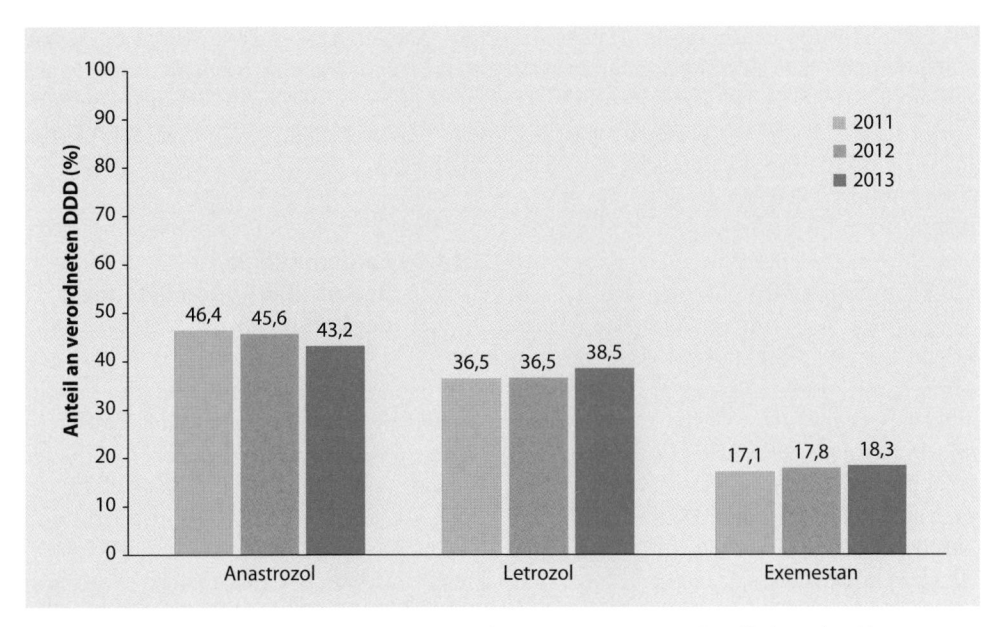

## 3.14 L02 Endokrine Therapie (zytostatische Hormone)

**Abb. 3.73** Anteile der verordneten DDD in der Indikationsgruppe L02 – Wirkstoffe der Teil-Indikationsgruppe „Mittel zur Behandlung des Brustkrebses"/Therapieansatz „Aromatasehemmer" für 2011 bis 2013.
Quelle: IGES-Berechnungen nach NVI (INSIGHT HEALTH)

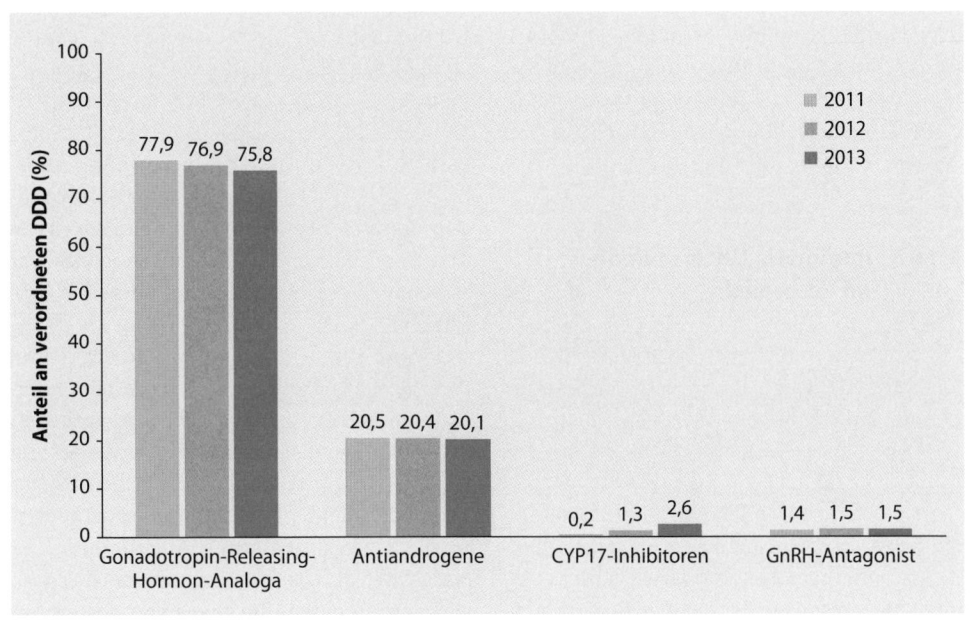

**Abb. 3.74** Anteile der verordneten DDD in der Indikationsgruppe L02 – Therapieansätze der Teil-Indikationsgruppe „Mittel zur Behandlung des Prostatakrebses" für 2011 bis 2013.
Quelle: IGES-Berechnungen nach NVI (INSIGHT HEALTH)

blieben. Die Verbrauchsanteile der Wirkstoffe bei den GnRH-Analoga veränderten sich geringfügig: Das am häufigsten verordnete Leuprorelin steigerte 2013 seinen Anteil geringfügig auf 73,3% des Verbrauchs. Das Triptorelin erhöhte seinen Anteil minimal auf 10,6%, während die Anteile von Buserelin und Goserelin zurückgingen. Der Anteil des 2009 eingeführte Histrelin ging von 0,4 auf 0,2% zurück. Bei den Antiandrogenen spielt lediglich das Bicalutamid eine Rolle, dessen Anteil 2013 fast 93% erreichte. In der noch jungen Gruppe der GnRH-Antagonisten führte das Degarelix. 2013 lag sein Verbrauchsanteil bei 86%. Hierbei spielt sicher auch eine Rolle, dass unter Degarelix seltener anaphylaktoide Reaktionen auftreten als unter Abarelix (*Pfister* et al. 2009).

Die Empfehlungen für eine Hormontherapie beim Prostatakarzinom sind nicht so eindeutig wie beim Brustkrebs der Frau. Lediglich Patienten mit symptomatischem metastasiertem Karzinom soll die Androgendeprivation, also die Unterdrückung der Androgenproduktion und -wirkung, empfohlen werden. Eine Empfehlung für einen bestimmten Therapieansatz wird ebenfalls in der aktuellen S3-Leitlinie nicht ausgesprochen (*Leitlinienprogramm Onkologie* 2011).

### 3.14.3 Regionale Unterschiede im Verbrauch

Für den mittleren Verbrauch von Arzneimitteln zur endokrinen Therapie bei Krebs wurden für 2013 Pro-Kopf-Werte zwischen 1,45 DDD in Bayern und 1,84 DDD in Sachsen beobachtet (◘ Abb. 3.75). Die zu der Indikationsgruppe gehörenden Arzneimittel werden bei Brust- bzw. Prostatakrebs eingesetzt. Beide Erkrankungen treten überwiegend bei älteren Menschen auf. Es ist daher zu vermuten, dass der Verbrauch mit dem Anteil älterer Menschen in der jeweiligen GKV-Population korreliert. Tatsächlich kann eine signifikante und eindeutige Korrelation ($R^2=0,57$) lediglich für den Anteil von Männern über 55 Jahren und dem Pro-Kopf-Verbrauch von Mitteln bei Prostatakrebs andererseits gezeigt werden.

### 3.14.4 Epidemiologie, Bedarf und Angemessenheit der Versorgung

Das Robert Koch-Institut und die Gesellschaft der epidemiologischen Krebsregister in Deutschland schätzen die Zahl inzidenter Brustkrebsfälle für das Jahr 2014 auf 75.800 (*RKI* und *GEKID* 2013). Dies entspricht rund 65.800 Erkrankten in der GKV. Für Prostatakrebs wird für 2014 eine Inzidenz von rund 70.100 Fällen in Deutschland geschätzt, dies entspricht rund 60.900 Patienten in der GKV. Für 2014 ist also in der GKV mit etwa 126.700 Neuerkrankungen von Brust- oder Prostatakrebs zu rechnen.

Im Zeitraum von 2005 bis 2008 wurde in Deutschland ein Mammographiescreening eingeführt. Alle Frauen zwischen 50 und 69 Jahren werden im Intervall von zwei Jahren angeschrieben und aktiv zu einer Mammographie-Früherkennungsuntersuchung eingeladen. Mit Einführung dieses Screeningprogramms stieg die Inzidenz für Brustkrebs in den ersten Jahren deutlich an, seit 2009 war sie leicht rückläufig (*RKI* und *GEKID* 2010). Für 2014 wird allerdings wieder eine ansteigende Inzidenz prognostiziert (*RKI* und *GEKID* 2013). Während durch das Screening-Programm offensichtlich die Diagnose Brustkrebs häufiger als in den Jahren zuvor gestellt wird, ist anzumerken, dass nach den Ergebnissen der Women's Health Initiative (WHI)-Studie international zunehmend eine rückläufige Brustkrebsinzidenz zu verzeichnen ist, welcher mit einem Rückgang von postmenopausalen Hormontherapien korreliert (*Knopf* et al. 2008, *Katalinic* et al. 2009, *Hentschel* et al. 2010).

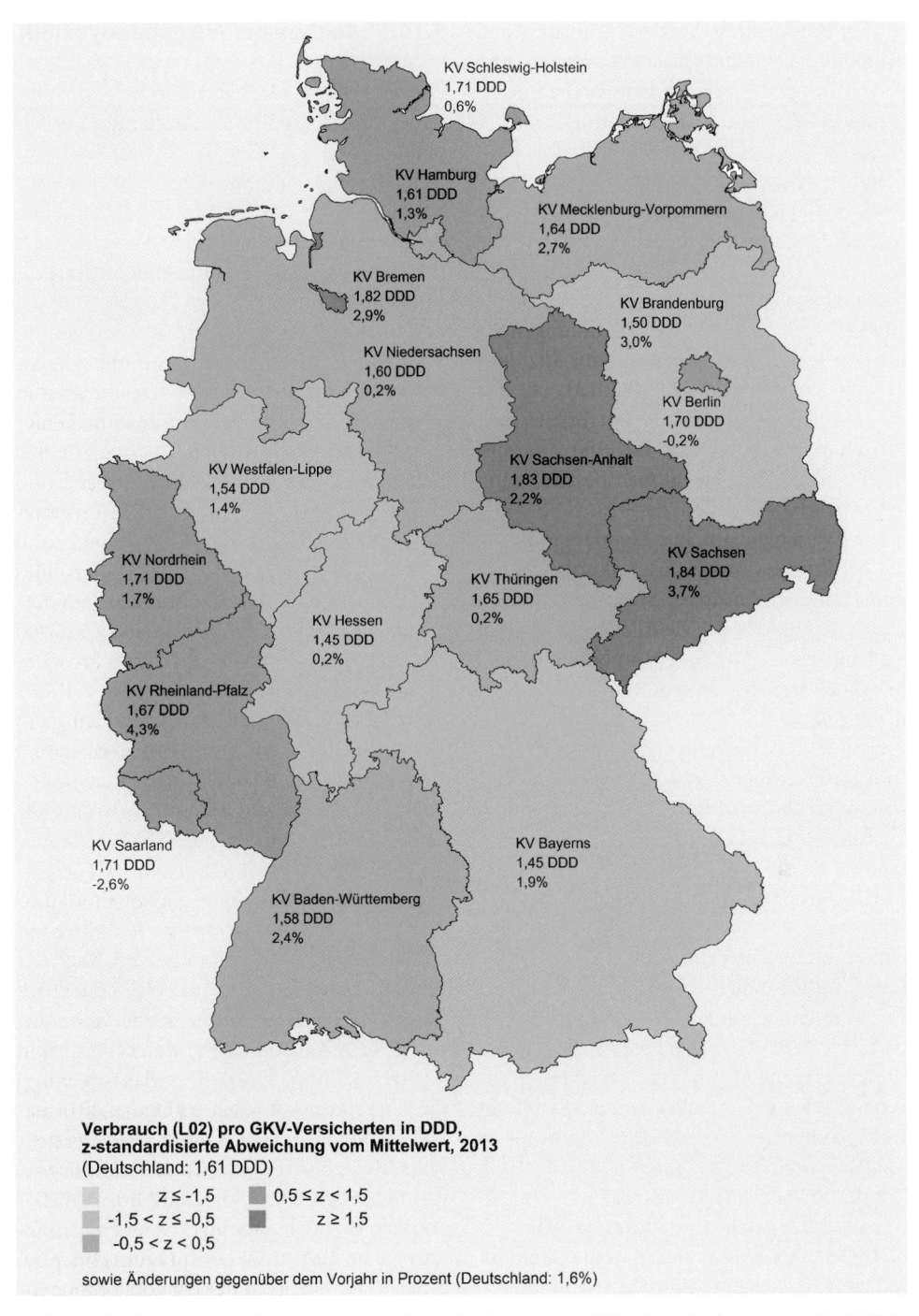

## 3.14 L02 Endokrine Therapie (zytostatische Hormone)

**Abb. 3.75** Verbrauch von Arzneimitteln aus der Indikationsgruppe „L02 Zytostatische Hormone" in DDD je Versicherten im Jahr 2013 und Änderung gegenüber dem Vorjahr nach KV-Region.

Quelle: IGES-Berechnungen nach NVI (INSIGHT HEALTH)

Für Prostatakrebs hat die Anzahl der Neuerkrankungen aufgrund verbesserter und vermutlich regelmäßiger bzw. breiter angewendeter Diagnostik zugenommen; gleichzeitig sank das Alter der Patienten mit Erstdiagnose und die altersstandardisierten Sterberaten waren rückläufig, da auch frühere Krankheitsstadien vermehrt erkannt wurden (*RKI* und *GEKID* 2013, *Rohde* et al. 2009). Schätzungen zur Inzidenz ermöglichen keine Aussage zur Prävalenz der Erkrankungen, da die Sterblichkeit im Vergleich zur Inzidenz geringer ist (*RKI* und *GEKID* 2013).

Inwieweit bei Patienten mit Brust- oder Prostatakrebs ein Bedarf für eine Therapie mit zytostatischen Hormonen besteht, kann kaum geschätzt werden, da es zu viele unbekannte Variablen gibt, insbesondere in Bezug auf die Progression der Erkrankung bei Diagnosestellung. An dieser Stelle sei daher lediglich dargestellt, wie viele Patienten mit den zytostatischen Hormonen ambulant hätten behandelt werden können. Aufgrund der Änderung der DDD-Festlegung für Leuprorelin im Jahr 2013 ist diese Berechnung für die Teil-Indikationsgruppe der Mittel bei Prostatakarzinom nicht mehr möglich, da für diesen Wirkstoff 1 DDD für 30 bis 180 Tage reichen kann. Für die bei Brustkrebs eingesetzten Mittel wurde angenommen, dass für die Therapie an jedem Tag des Jahres je eine DDD eines zytostatischen Hormons erforderlich ist. Im Jahr 2013 hätten demnach rund 230.000 Patientinnen behandelt werden können, und damit bleibt die Anzahl behandelbarer Patientinnen verglichen mit den Vorjahren weitgehend konstant. Sie übersteigt die Zahl der Neuerkrankungen bei Weitem, allerdings ist die Zahl der Neuerkrankten nicht identisch mit der Prävalenz (s. o.). Zu berücksichtigen ist außerdem, dass die adjuvante Therapie nicht bei allen Frauen mit Mammakarzinom indiziert ist. Besteht jedoch eine Indikation, so wird die Therapie in der Regel für fünf, evtl. auch für zehn Jahre durchgeführt (*Leitlinienprogramm Onkologie* 2012).

### 3.14.5 Analyse der Ausgabendynamik

Die Ausgaben für zytostatische Hormone änderten sich 2013 im Vergleich zum Vorjahr deutlich (◘ Tab. 3.43). In den Teil-Indikationsgruppen zeigte sich eine erhebliche Dynamik: So stiegen bei den Mitteln zur Behandlung des Prostatakarzinoms die Ausgaben um nochmals fast 35%, während sie in der Teil-Indikationsgruppe der Mittel zur Behandlung des Brustkrebses um 11,7% zurückgingen. Während die Entwicklung bei den Mitteln zur Behandlung des Prostatakarzinoms mit der Vorjahresentwicklung vergleichbar ist, ist der Ausgabenrückgang im Bereich der Mittel zur Behandlung des Brustkrebses deutlich geringer. Im Jahr 2012 gingen die Ausgaben noch um 44,3% zurück.

Die Komponenten der Ausgabenänderung zeigen, dass 2013 die Ausgaben im Vergleich zum Vorjahr deutlich angestiegen sind (◘ Abb. 3.76). Während es 2012 noch zu einem geringen Ausgabenrückgang von 7,4 Mio. Euro kam, stiegen die Ausgaben 2013 um 102,2 Mio. Euro an. Der Anstieg ist darauf zurückzuführen, dass die in beiden Jahren ähnlichen Ausgabenerhöhungen durch die Therapieansatzkomponente 2013 nicht wie im Jahr 2012 durch eine hohe Generikakomponente sowie eine negative Preiskomponente aufgefangen wurden. In Bezug auf die verschiedenen Komponenten war das Bild 2012 und 2013 nur teilweise einheitlich (◘ Abb. 3.76). Die Verbrauchskomponente war 2013 mit 5,3 Mio. wie im Vorjahr leicht positiv (3,5 Mio. Euro). Der Anstieg durch die Therapieansatzkomponente lag 2013 mit 100,4 Mio. Euro etwas über dem Vorjahr (89,3 Mio. Euro). Die Analogkomponente war mit einem Wert von 14,0 Mio. Euro fast doppelt so hoch wie im Vorjahr (7,6 Mio. Euro). Für die positive Ausprägung der Therapieansatz- wie auch der Analogkomponente war 2013 ausschließlich die Teil-Indikationsgruppe der Mittel zur Behandlung von Prostatakrebs verantwortlich: Der höhere

## 3.14 L02 Endokrine Therapie (zytostatische Hormone)

**Tab. 3.43** Ausgabenentwicklung in der Indikationsgruppe „L02 Zytostatische Hormone" in den Jahren 2012 und 2013.

| Indikations-/ Teil-Indikations-gruppe | Ausgaben (Mio. Euro) | | Ausgabenänderung gegenüber Vorjahr (Mio. Euro) | | Prozentuale Veränderung gegenüber Vorjahr | | Anteil an Gesamtaus-gaben (%) | |
|---|---|---|---|---|---|---|---|---|
| | 2012 | 2013 | 2011 vs. 2012 | 2012 vs. 2013 | 2011 vs. 2012 | 2012 vs. 2013 | 2012 | 2013 |
| Prostatakarzinom | 341,26 | 457,38 | 86,82 | 116,12 | 34,12 | 34,03 | 1,29 | 1,69 |
| Brustkrebs | 118,68 | 104,77 | −94,23 | −13,91 | −44,26 | −11,72 | 0,45 | 0,39 |
| **Gesamt** | **459,94** | **562,16** | **−7,4** | **102,22** | **−1,59** | **22,22** | **1,74** | **2,07** |

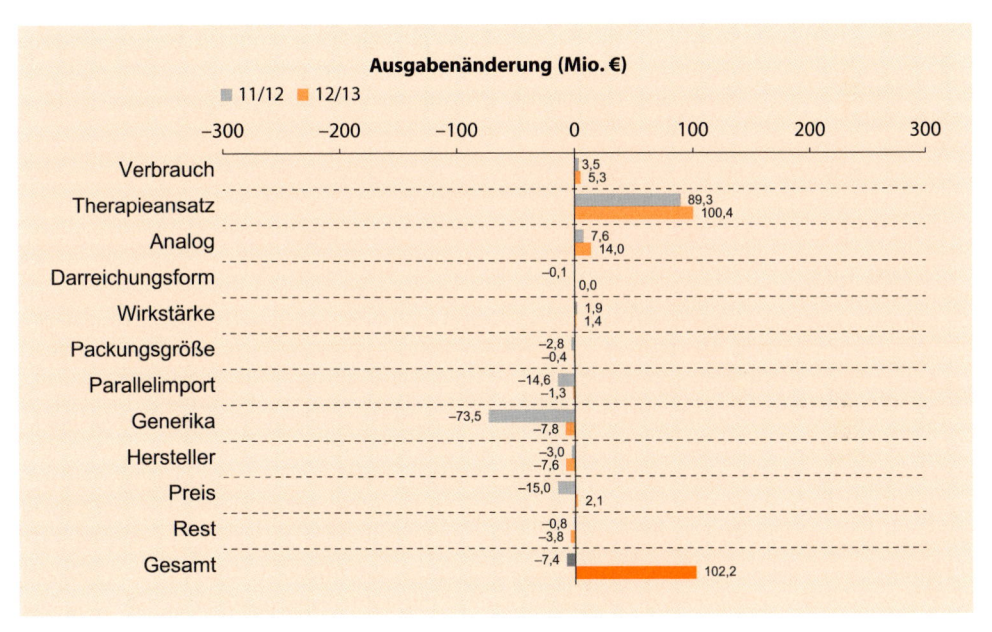

Quelle: IGES-Berechnungen nach NVI (INSIGHT Health)

**Abb. 3.76** Komponenten der Ausgabenänderung im Jahr 2013 für die Indikationsgruppe „L02 Zytostatische Hormone".

Verbrauchsanteil der CYP17-Inhibitoren mit dem einzigen Vertreter Abirateron trieb die Therapieansatzkomponente, während der Verbrauchszuwachs von Enzalutamid sich in der Analogkomponente widerspiegelte. Die Generikakomponente, 2012 noch hauptverantwortlich für die Einsparungen von 73,5 Mio. Euro durch die Einführung der Generika für die Aromatasehemmer, spielte 2013 eine untergeordnete Rolle und zeigte nur noch zusätzliche Einsparungen in Höhe von 7,8 Mio. Euro an. Die Preiskomponente erhöhte 2013 mit einem Wert von 2,1 Mio. Euro die Ausgaben. Im Vorjahr wurden durch Preissenkungen noch Einsparungen in Höhe von 15,0 Mio. Euro verursacht.

Fazit zur Indikationsgruppe „L02 Zytostatische Hormone"

| Ausgaben | Anstieg |
|---|---|
| Prominenteste Komponente(n) | Therapieansatz, Analog |
| Verbrauch | Durchschnittlicher Verbrauchsanstieg |
| Therapieansätze | Höherer Anteil von CYP17-Inhibitoren |
| Analog-Wettbewerb | Therapieoptimierung: Höherer Anteil von Enzalutamid |
| Sonstiges | Ohne Bedeutung |

## Literatur

GBE-Bund – Gesundheitsberichtserstattung des Bundes (1998) Prostatakrebs. Kapitel 5.8 des Gesundheitsbericht für Deutschland. http://www.gbe-bund.de/ (16.08.2006).

DGU (2009) Interdisziplinäre Leitlinie der Qualität S3 zur Früherkennung, Diagnose und Therapie der verschiedenen Stadien des Prostatakarzinoms. Version 1.01 herausgegeben von der Deutschen Gesellschaft für Urologie e.V. http://www.urologenportal.de/fileadmin/MDB/PDF/S3LLP-Ca_091002.pdf (07.04.2010).

Hentschel S, Heinz J, Schmid-Hopfner S, Obi N, Vettorazzi E, Chang-Claude J, Flesch-Janys D (2010) The impact of menopausal hormone therapy on the incidence of different breast cancer types – data from the Cancer Registry Hamburg 1991–2006. Cancer Epidemiol 34(5): 639–643.

Katalinic A, Lemmer A, Zawinell A, Rawal R, Waldmann A (2009) Trends in hormone therapy and breast cancer incidence – Results from the German network of cancer registries. Pathobiology 76: 90–97.

Knopf H, Du Y, Scheidt-Nave C, Dören M (2008) Anwendungsprävalenz und Anwenderinnenprofile in Deutschland vor und nach WHI. In: Beiträge zur Gesundheitsberichterstattung des Bundes: Hormontherapie bei (post-) menopausalen Frauen in Deutschland 2007. Studienergebnisse zu Nutzen, Risiken und Versorgungsrealität. Berlin: Robert Koch-Institut: 23–30.

Leitlinienprogramm Onkologie der AWMF, Deutschen Krebsgesellschaft e. v. und Deutschen Krebshilfe e. v. (Hrsg.) (2011) Interdisziplinäre Leitlinie der Qualität S3 zur Früherkennung, Diagnose und Therapie der verschiedenen Stadien des Prostatakarzinoms. Version 2.0. http://www.awmf.org/uploads/tx_szleitlinien/043-022OL1_S3_Prostatakarzinom_2011.pdf (19.03.2013).

Leitlinienprogramm Onkologie der AWMF, Deutschen Krebsgesellschaft e. v. und Deutschen Krebshilfe e. v. (Hrsg.) (2012) Interdisziplinäre S3-Leitlinie für die Diagnostik, Therapie und Nachsorge des Mammakarzinoms. Langversion 3.0. URL: http://www.awmf.org/uploads/tx_szleitlinien/032-045OL_l_S3__Brustkrebs_Mammakarzinom_Diagnostik_Therapie_Nachsorge_2012-07.pdf (19.03.2013).

Pfister D, Thüer D, Heidenreich A (2009) Degarelix in der Therapie des Prostatakarzinoms. AMT Heft 11. http://www.arzneimitteltherapie.de/archiv/verzeichnis.html?tx_crondavartikel_pi%5Bmonth%5D=11&tx_crondavartikel_pi%5Byear%5D=2009&cHash=524a78caeb (06.04.2010).

RKI, GEKID (Hrsg.) (2010) Krebs in Deutschland 2005–2006. Häufigkeiten und Trends. 7. überarbeitete Auflage, Berlin: Robert Koch-Institut.

RKI, GEKID (Hrsg.) (2013) Krebs in Deutschland 2009–2010. 9. Auflage, Berlin: Robert Koch-Institut.

Rohde V, Weidener W, Katalinic A (2009) Decrease in Prostate Cander Incidence and Mortality in Germany – Effects of Opportunistic PSA Screening or More? Urol Int 83: 134–140.

Siegmund-Schultze N, Zylka-Menhorn V, Leinmüller R, Meyer R (2008) Hormontherapie und Brustkrebs. Ein Blick auf die aktuelle Datenlage. Dtsch Ärztebl 105: A260–A266.

Statistisches Bundesamt (Destatis) (Stand Mai 2013) Krankenhausstatistik – Diagnosedaten der Patienten und Patientinnen in Krankenhäusern.

## 3.15 L03 Immunstimulanzien

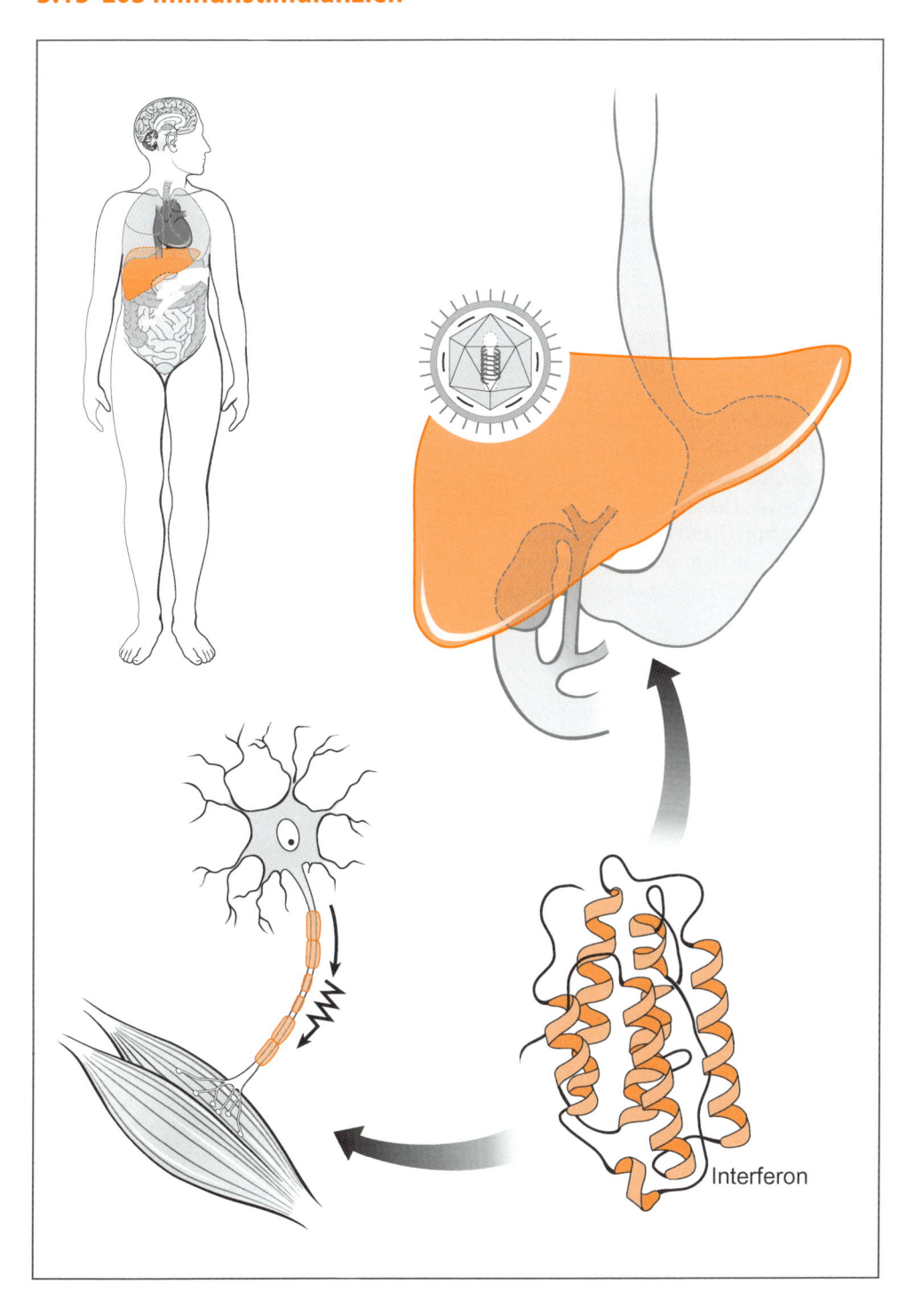

Interferon

### 3.15.1 Entwicklung der Indikationsgruppe

Unter den Immunstimulanzien sind verschiedene Teil-Indikationsgruppen zu unterscheiden, wobei die wichtigsten nicht als Immunstimulanzien, sondern als Immunmodulatoren anzusehen sind. Ein Meilenstein in der Entwicklung war die Entwicklung der Interferone, deren antivirale Eigenschaften 1957 im Rahmen von Untersuchungen an Zellkulturen beobachtet wurden. Die Substanz wurde schnell zum Hoffnungsträger für die Heilung von Virusinfektionen oder Krebs, konnte jedoch nicht in großen Mengen gewonnen werden. Seit 1986 können Interferone gentechnisch hergestellt werden und stehen als Option für die Therapie von Multipler Sklerose, Hepatitis oder Krebs zur Verfügung. Entsprechend der unterschiedlichen Anwendung von Immunstimulanzien werden verschiedene Teil-Indikationsgruppen unterschieden.

**Mittel bei Multipler Sklerose**

Die Multiple Sklerose (MS) ist eine demyelinisierende Erkrankung des Nervensystems. Bedingt durch immunologische Prozesse kommt es zur Zerstörung der Nervenumhüllungen (Myelinscheiden), wodurch die Signalweiterleitung durch die Nervenzelle gestört wird. Zur Behandlung der MS werden die Interferone beta-1b und beta-1a eingesetzt, die 1996 bzw. 1997 in Deutschland eingeführt wurden. Wie Interferon beta bei MS wirkt, ist nicht genau bekannt. Glatirameracetat ist seit 2001 in Deutschland zur Behandlung der schubförmigen MS zugelassen. Die Substanz war bereits in den 1960er-Jahren entdeckt worden. Auch der Wirkmechanismus von Glatirameracetat bei MS ist unklar. Zu weiteren Wirkstoffen bei MS siehe ▶ Kap. 3.16.

**Interferone alfa**

Die Interferone alfa werden überwiegend zur Behandlung von Hepatitis B und C eingesetzt. Darüber hinaus kommen sie bei verschiedenen Krebserkrankungen zum Einsatz, insbesondere bei Leukämien und Lymphomen. Interferon alfa-2a und Interferon alfa-2b wurden 1987 in Deutschland eingeführt. Die Interferone müssen dreimal wöchentlich gespritzt werden. Die pegylierten Interferone Peginterferon alfa-2b und Peginterferon alfa-2a, die seit 2000 bzw. 2002 zur Verfügung stehen, müssen nur einmal wöchentlich angewendet werden.

**Koloniestimulierende Faktoren**

Viele Zytostatika führen zur verminderten Bildung weißer Blutkörperchen (Neutropenie), wodurch die körpereigene Abwehr beeinträchtigt wird. Die koloniestimulierenden Faktoren für Granulozyten (G-CSF) bzw. Granulozyten und Makrophagen (GM-CSF) fördern die Bildung und Reifung bestimmter weißer Blutkörperchen, sodass die Abwehrschwäche überwunden werden kann. Die gentechnisch hergestellten G-CSF Filgrastim und Lenograstim wurden 1991 bzw. 1993 in Deutschland eingeführt. Pegfilgrastim steht seit 2003 zur Verfügung und seit 2013 Lipefilgrastim. Diese Wirkstoffe müssen nur ein einziges Mal am Anfang eines Zytostatikazyklus gegeben werden, während Filgrastim über ein bis zwei Wochen täglich gespritzt werden muss. Molgramostim ist ein GM-CSF und kam 1993 auf den Markt. 2008 wurde für Filgrastim das erste Biosimilar eingeführt.

**Weitere Teil-Indikationsgruppen**

Einige weitere Teil-Indikationsgruppen spielen in der ambulanten Versorgung nur eine untergeordnete Rolle. Zu den TBC-Immunstimulatoren gehört der bereits in den 1920er-Jahren als Tuberkulose-Impfstoff entwickelte BCG-Impfstoff. Er wird als Immunstimulator bei Blasenkrebs direkt in die Blase appliziert. 2010 wurde das bei Osteosarkom als Immunstimulator eingesetzte Mifamurtid eingeführt (◘ Tab. 3.44). Mifamurtid ist ein synthetischer

## 3.15 L03 Immunstimulanzien

**Tab. 3.44** Neue Wirkstoffe in der Indikationsgruppe L03 im Zeitraum von 2009 bis 2013.

| Jahr (Markteinführung) | Wirkstoff | Teil-Indikationsgruppe | Therapieansatz |
|---|---|---|---|
| 2009 | Plerixafor | Mittel zur Stammzellmobilisierung | CXCR4-Antagonisten |
| 2010 | Mifamurtid | TBC-Immunmodulatoren | Muramyldipeptid-Analoga |
| 2013 | Lipefilgrastim | Koloniestimulierende Faktoren | Koloniestimulierende Faktoren |

Quelle: IGES

Abkömmling des Muramyldipeptids. Das Muramyldipeptid ist ein Bestandteil der Zellwand von Mykobakterien, zu denen auch die Tuberkulose-Erreger gehören. Interleukin, seit 1990 auf dem Markt, kommt beim Nierenzellkarzinom zum Einsatz. Das seit 1993 erhältliche Interferon gamma dient der Therapie der chronischen Granulomatose, einem seltenen Immundefekt. Bei Immunschwäche werden außerdem Leukozyten eingesetzt. 2009 wurde Plerixafor als Mittel zur Stammzellmobilisation eingeführt. Damit lässt sich die Stammzellgewinnung verbessern, die zur autologen Transplantation bei bestimmten Blutkrebsarten durchgeführt wird.

Als weitere Teil-Indikationsgruppe sind die Umstimmungsmittel zu nennen. Dazu gehören verschiedene Bakterien, häufig solche, die im Darm heimisch sind. Umstimmungsmittel wie auch die pflanzlichen und komplementären Immunstimulanzien und -modulatoren werden unter der Vorstellung angewendet, dass sie das Immunsystem stärken.

### 3.15.2 Entwicklung des Verbrauchs

Von den Immunstimulanzien wurden im Jahr 2013 unverändert jedem GKV-Versicherten im Mittel 0,4 DDD verordnet. Diese Arzneimittel gehören daher zu den sehr selten verordneten Arzneimitteln.

Der Verbrauch in dieser Indikationsgruppe ging im Zeitraum 1996 bis 2004 kontinuierlich zurück, sodass 2004 im Vergleich zu 1996 der Verbrauch um drei Viertel reduziert war (▶ Abb. 3.77). Der Rückgang des Verbrauchs in den Jahren von 2002 bis 2004 ist auf die verminderte Verordnung von pflanzlichen Immunstimulanzien und Umstimmungsmitteln zurückzuführen.[2] Im Zeitraum von 2004 bis 2008 ist der Verbrauch nur geringfügig angestiegen und blieb dann bis 2013 weitgehend konstant.

Unter den verschiedenen Teil-Indikationsgruppen hatten die Mittel gegen Multiple Sklerose den höchsten Anteil am Verbrauch, der im Beobachtungszeitraum von rund 69 auf 75% anstieg (▶ Tab. 3.45). Der tatsächliche Verbrauchsanstieg der Mittel gegen Multiple Sklerose war jedoch eher moderat (siehe ▶ Abschn. 3.15.4). Zu beachten ist, dass auch Wirkstoffe aus der Indikationsgruppe der Immunsuppressiva bei MS eingesetzt werden (s. ▶ Kap. 3.16).

Für Interferon alfa stieg der Verbrauch 2012 im Vergleich zum Vorjahr um über 13%, 2013 brach er jedoch um über 30% ein. Dies muss in Zusammenhang mit der Verbrauchsentwicklung der Mittel zur Behandlung der chronischen Hepatitis C gesehen werden (siehe ▶ Kap. 3.11): Auch für die Proteasehemmer und Ribavirin, die mit Peginterferon kombiniert werden müssen, ist der Verbrauch 2013 drastisch zurückgegangen.

---

2 Diese Wirkstoffe sind bei Erwachsenen von der Erstattung durch die GKV ausgeschlossen.

3 Umsatzveränderungen in einzelnen Indikationsgruppen

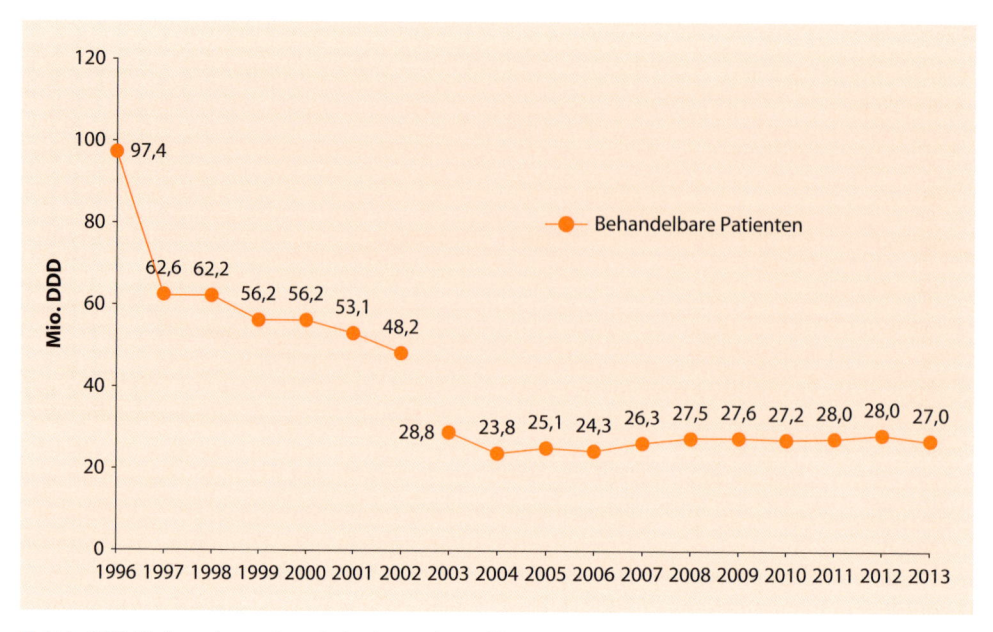

**Abb. 3.77** Verbrauch von Arzneimitteln aus der Indikationsgruppe „L03 Immunstimulanzien" in Mio. DDD im Zeitraum von 1996 bis 2013.
Quelle: IGES nach AVR (1996 bis 2002), IGES-Berechnungen nach NVI (INSIGHT Health) (ab 2003)

**Tab. 3.45** Übersicht der Menge der verordneten DDD in den Teil-Indikationsgruppen der Indikationsgruppe L03 in den Jahren 2011 bis 2013. Dargestellt sind nur Teil-Indikationsgruppen mit einem Verbrauch von mindestens 10.000 DDD 2013.

| Teil-Indikationsgruppe | DDD 2011 (Mio.) | DDD 2012 (Mio.) | DDD 2013 (Mio.) | Differenz 2011 vs. 2012 (%) | Differenz 2012 vs. 2013 (%) |
|---|---|---|---|---|---|
| Mittel gegen Multiple Sklerose | 19,03 | 19,97 | 20,42 | 4,96 | 2,25 |
| Interferone alfa | 2,73 | 3,10 | 2,15 | 13,52 | −30,74 |
| Koloniestimulierende Faktoren | 1,75 | 1,79 | 1,82 | 2,72 | 1,65 |
| TBC-Immunmodulatoren | 1,59 | 1,65 | 1,34 | 4,07 | −18,80 |
| Umstimmungsmittel | 1,71 | 1,23 | 1,06 | −28,11 | −13,84 |
| Pflanzliche und komplementäre Immunstimulanzien, -modulatoren | 0,72 | 0,61 | 0,24 | −14,94 | −60,77 |
| Summe | 27,52 | 28,36 | 27,04 | 3,04 | −4,65 |

Quelle: IGES-Berechnungen nach NVI (INSIGHT Health)

## 3.15 L03 Immunstimulanzien

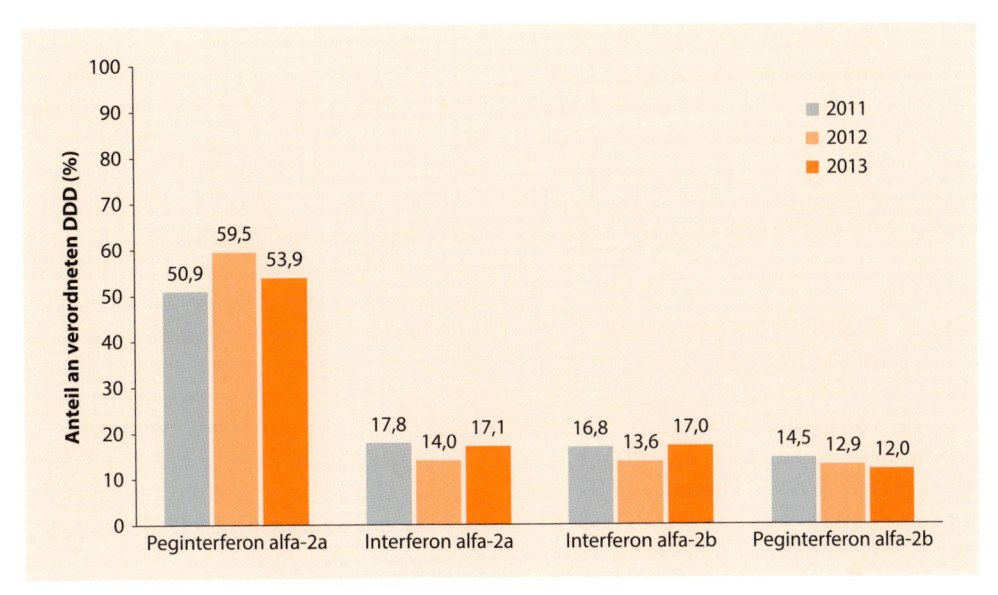

**Abb. 3.78** Anteile der verordneten DDD in der Indikationsgruppe L03 – Wirkstoffe der Teil-Indikationsgruppe „Interferone alfa" für 2011 bis 2013.
Quelle: IGES-Berechnungen nach NVI (INSIGHT Health)

Bei der Teil-Indikationsgruppe mit dem größten Verbrauch, den Mitteln bei Multipler Sklerose, gab es zwischen 2011 und 2013 nur marginale Veränderungen in Bezug auf die Verbrauchsanteile der beiden Therapieansätze. Die Interferone beta lagen stabil bei 72% des Verbrauchs und der Rest von 28% entfiel auf den Wirkstoff Glatirameracetat. Der absolute Verbrauch ist 2013 erneut für beide Therapieansätze gestiegen, allerdings sowohl für Glatirameracetat mit einer Rate von rund 4% als auch die Interferone beta mit 1,5% geringer als zuvor.

Innerhalb des Therapieansatzes der Interferone beta setzte sich der langsame Anstieg des Verbrauchsanteils von Interferon beta-1a fort, sodass 2013 fast 64% erreicht wurden. Der Anteil von Interferon beta-1b ging entsprechend auf rund 36% zurück. Eine Bevorzugung erklärt sich möglicherweise aus den Präferenzen für unterschiedliche Applikationsformen (subkutan bzw. intramuskulär) und Dosierungsintervalle. Unter Interferon beta-1a soll es weniger häufig zur Bildung neutralisierender Antikörper kommen (*Wiendl* und *Kieseier* 2010).

Innerhalb der zweiten bedeutenden Teil-Indikationsgruppe, den Interferonen alfa, gibt es keine unterschiedlichen Therapieansätze. Der Anteil des Peginterferon alfa-2a stieg 2012 von rund 51 auf 60% und ging 2013 auf 54% zurück. Die Anteile der nicht pegylierten Interferone sanken 2012 und stiegen 2013 (Abb. 3.78). Betrachtet man den absoluten Verbrauch, so war für die nicht pegylierten Interferone sowie für Peginterferon alfa-2b in den letzten Jahren ein stetiger Verbrauchsrückgang zu beobachten. Der Verbrauch von Peginterferon alfa-2a stieg dagegen 2012 im Vergleich zum Vorjahr um 33% und ging 2013 um 37% zurück, weil bei weniger Patienten mit chronischer Hepatitis C eine Behandlung zur Viruselimination durchgeführt wurde (s. a. ▶ Kap. 3.11). Die Bevorzugung der pegylierten Interferone alfa spiegelt die Leitlinienempfehlungen wider: Bei Hepatitis B sollten entsprechend der Leitlinie nicht pegylierte Interferone nur in Ausnahmefällen eingesetzt werden (*Cornberg* et al. 2011), für Hepatitis C gilt pegyliertes Interferon (in Kombination mit Ribavirin und ggf. einem Proteasehemmer) als Standardtherapie (*Sarrazin* et al. 2010). Von den pegylierten Interferonen ist nur Peginterferon alfa-2a zur Behandlung der Hepatitis B zugelassen.

### 3.15.3 Regionale Unterschiede im Verbrauch

Die regionalen Unterschiede im Verbrauch der Immunstimulanzien zeigt ◘ Abb. 3.79. Mit 0,35 DDD je GKV-Versicherten war er in Rheinland-Pfalz, Sachsen-Anhalt und Thüringen am niedrigsten und mit 0,43 DDD in Berlin am höchsten. Bestimmend für den Verbrauch sind vor allem Arzneimittel aus der Teil-Indikationsgruppe der Mittel zur Behandlung der Multiplen Sklerose (MS) (siehe ◘ Tab. 3.45). Da weder regionale Daten zur Prävalenz von MS noch Daten zum Behandlungsbedarf mit Immunstimulanzien vorliegen, können die Verbrauchsunterschiede kaum interpretiert werden. Es ist kein eindeutiges geographisches Verteilungsmuster zu erkennen. Dass in Berlin der höchste Pro-Kopf-Verbrauch beobachtet wird, hängt möglicherweise damit zusammen, dass hier das spezialärztliche Versorgungsangebot höher ist.

Ein völlig anderes Bild ergibt eine Analyse zu regionalen Unterschieden bei der Verordnung immunmodulatorischer Arzneimittel (inkl. Azathioprin, Natalizumab u. a.) bei MS-Patienten einer großen deutschen Krankenkasse im Jahr 2010 (*Glaeske* und *Schicktanz* 2012). In den östlichen Regionen wurden pro Patient mehr Tagesdosen verordnet als in den westlichen Ländern. Im Arzneimittel-Atlas wird der Verbrauch auf alle GKV-Patienten einer Region bezogen, da die Datengrundlage keinen Patientenbezug ermöglicht. Hier ist auch bei Berücksichtigung von Azathioprin in den östlichen Ländern mit Ausnahme von Thüringen der geringste Pro-Kopf-Verbrauch von immunmodulatorischen Arzneimitteln bei MS zu beobachten. Für diese Unterschiede kommen zwei Erklärungsmöglichkeiten in Betracht: Einerseits könnte sich die untersuchte Population der Kasse strukturell von der GKV-Population der Region insgesamt unterscheiden. Andererseits könnte die Behandlungsprävalenz regional sehr unterschiedlich sein: In den Regionen, wo die Kassendatenanalyse die höchsten Verbräuche pro MS-Patient findet, die Analyse des Arzneimittel-Atlas jedoch die geringsten Verbräuche je GKV-Versicherten, muss die Behandlungsprävalenz für MS erheblich niedriger sein; die medikamentöse Therapie erfolgt dort anscheinend intensiver.

### 3.15.4 Epidemiologie, Bedarf und Angemessenheit der Versorgung

Epidemiologie und Bedarf seien hier beispielhaft vor allem für die Erkrankung betrachtet, auf die der höchste Verbrauch zurückzuführen ist, die Multiple Sklerose.

Eine aktuelle internationale Datenanalyse zeigt, dass die Häufigkeit der Multiplen Sklerose ansteigt, wobei insgesamt die Erkrankung häufiger bei Frauen als bei Männern auftritt. Die Prävalenz ist in Westeuropa und Nordamerika am höchsten und liegt bei ca. 15 bis 225 pro 100.000. Eine niedrigere Prävalenz besteht in Mittel- und Südeuropa, den Balkanländern, Australien und Neuseeland (ca. 25 bis 120 pro 100.000). Die geringste Prävalenz zeigt sich in Asien, dem mittleren Osten und Afrika (< 40 pro 100.000) (*Koch-Hendriksen* et al. 2010).

Die Anzahl der an Multipler Sklerose erkrankten Patienten in Deutschland wurde im Jahr 2000 auf rund 122.000 geschätzt (*Hein* und *Hopfenmüller* 2000). Neuere Daten zur Erkrankungshäufigkeit in Deutschland liegen seit 2000 nicht vor; weshalb bei steigender Prä-

## 3.15 L03 Immunstimulanzien

**KV Schleswig-Holstein**
0,36 DDD
-4,4%

**KV Hamburg**
0,38 DDD
1,2%

**KV Mecklenburg-Vorpommern**
0,36 DDD
-5,6%

**KV Bremen**
0,42 DDD
2,4%

**KV Brandenburg**
0,39 DDD
8,2%

**KV Niedersachsen**
0,40 DDD
-3,6%

**KV Berlin**
0,43 DDD
-16,6%

**KV Westfalen-Lippe**
0,40 DDD
-6,5%

**KV Sachsen-Anhalt**
0,35 DDD
-0,7%

**KV Nordrhein**
0,39 DDD
-5,0%

**KV Thüringen**
0,35 DDD
-12,9%

**KV Sachsen**
0,37 DDD
-6,0%

**KV Hessen**
0,39 DDD
-4,9%

**KV Rheinland-Pfalz**
0,35 DDD
-4,5%

**KV Saarland**
0,42 DDD
-8,6%

**KV Baden-Württemberg**
0,42 DDD
-2,7%

**KV Bayerns**
0,36 DDD
-4,2%

**Verbrauch (L03) pro GKV-Versicherten in DDD, z-standardisierte Abweichung vom Mittelwert, 2013**
(Deutschland: 0,39 DDD)

- $z \leq -1,5$
- $-1,5 < z \leq -0,5$
- $-0,5 < z < 0,5$
- $0,5 \leq z < 1,5$
- $z \geq 1,5$

sowie Änderungen gegenüber dem Vorjahr in Prozent (Deutschland: -4,8%)

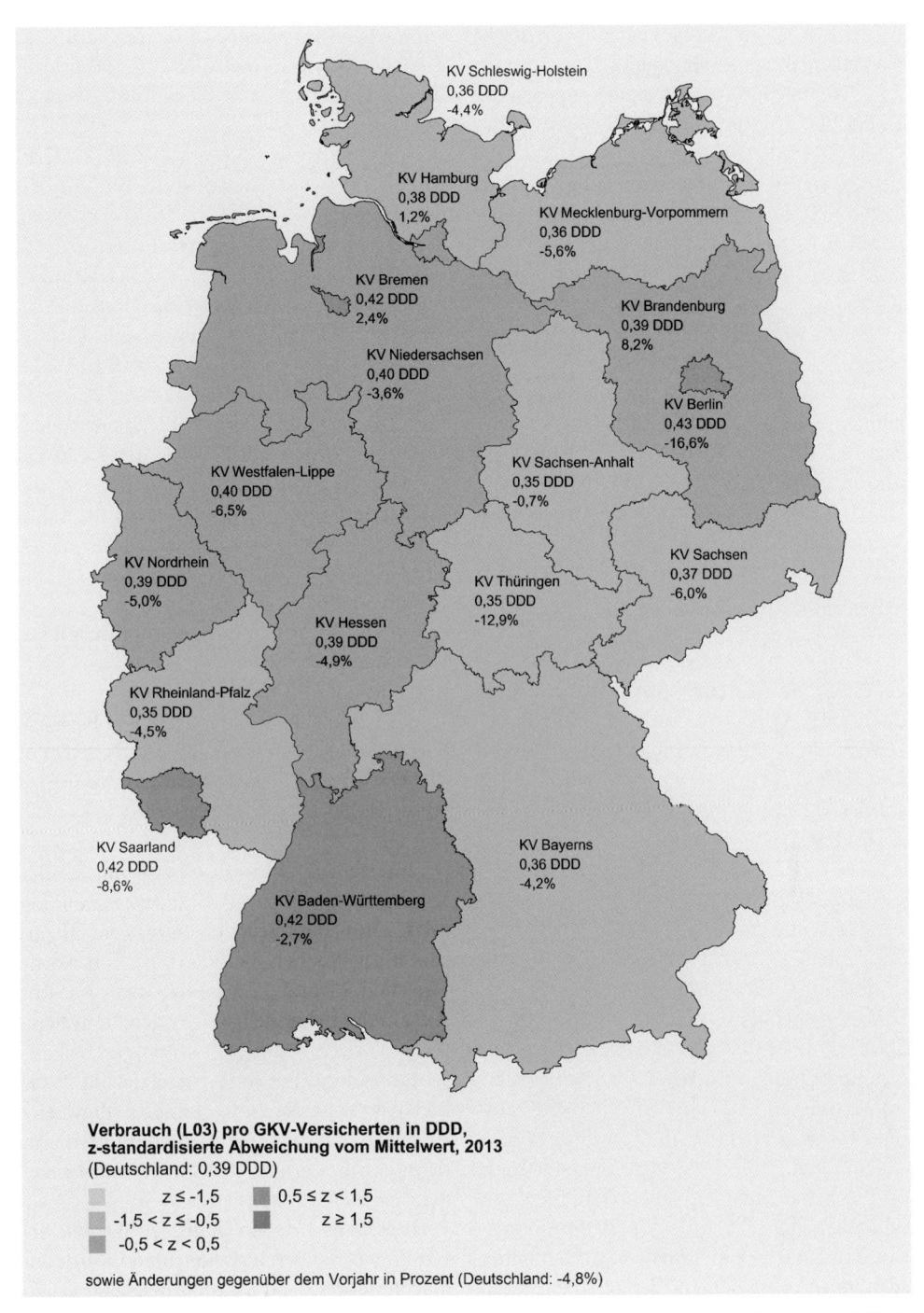

**Abb. 3.79** Verbrauch von Arzneimitteln aus der Indikationsgruppe „L03 Immunstimulanzien" in DDD je Versicherten im Jahr 2013 und Änderung gegenüber dem Vorjahr nach KV-Region.
Quelle: IGES-Berechnungen nach NVI (INSIGHT Health)

valenz der MS in Mitteleuropa für Deutschland ebenfalls von einer Zunahme der Erkrankung auszugehen ist. Auf der Homepage der Deutschen Multiplen Sklerose Gesellschaft (DMSG) wird eine Anzahl von 130.000 Patienten angegeben, allerdings ohne Quellenangabe (*DMSG* 2014). Auf Basis dieser genannten Angaben lässt sich in der GKV eine Zahl zwischen 106.000 und 113.000 Patienten mit MS annehmen, wobei bei dieser Berechnung vermutlich von einer Unterschätzung der Erkrankten in der GKV auszugehen ist. In einer aktuellen Studie aus dem Vereinigten Königreich (UK) wird eine Prävalenz ermittelt, die für Frauen bei 285,8 pro 100.000 und für Männer bei 113,1 pro 100.000 liegt. Überträgt man die Prävalenzraten aus dem Vereinigten Königreich auf die GKV-Versicherten in Deutschland, so ergeben sich rund 142.500 Patienten mit MS (*Mackenzie* et al. 2013).

Nach Ergebnissen des deutschen MS-Registers sind die verschiedenen Verlaufsformen der Multiplen Sklerose mit folgender Häufigkeit anzunehmen: schubförmig remittierend 55%, sekundär chronisch-progredient 32%, primär chronisch-progredient 9% (*Flachenecker* et al. 2008). Seit der Pilotphase ist der Anteil chronisch-progredienter Verlaufsformen gestiegen, was *Flachenecker* et al. (2008) vorrangig auf eine veränderte Rekrutierung der Patienten zurückführen.

Die immunmodulierende Therapie ist bei schubförmigem Verlauf der Multiplen Sklerose mit schlechter Remissionstendenz angezeigt (*DGN/KKNMS* 2012). Die Registerauswertung enthält keine Angaben zur Häufigkeit von Patienten mit schubförmigem Verlauf und schlechter Remissionstendenz, und es wird nicht bei allen Patienten mit schubförmigem Verlauf eine schlechte Remissionstendenz anzunehmen sein. Bei einer sekundär-progredienten Verlaufsform kann die Behandlung mit Interferon-beta-Präparaten erfolgreich sein, für den primär-progredienten Verlauf gibt es für den Einsatz von Beta-Interferonen keine gesicherte Studienevidenz (*DGN/KKNMS* 2012). Eine valide Modellierung des Behandlungsbedarfs mit Interferon beta oder Glatirameracetat bei Patienten der GKV mit Multipler Sklerose ist also auf Grundlage der vorliegenden Daten nicht möglich. Die Auswertung des deutschen MS-Registers zeigt jedoch, dass 69,5% der Patienten eine immunmodulierende Therapie erhalten (*Stuke* et al. 2009). Eine Analyse auf Basis von Abrechnungsdaten der KV Bayerns zeigte, dass 2009 50,5% der Patienten mit einer MS-Diagnose mit immunmodulatorischen Arzneimitteln versorgt wurden (*Bleß et al.* 2012). Wenn die Registerpopulation repräsentativ für die GKV-Population wäre, müsste in der GKV bei 73.000 bis 99.000 Patienten eine solche Therapie durchgeführt werden. Wahrscheinlicher ist jedoch, dass die für die KV Bayerns ermittelte Behandlungsquote repräsentativer ist, da hier kein Selektionsbias vorliegt – allerdings könnten hier mögliche regionale Besonderheiten eine Rolle spielen, wie bspw. die Facharztdichte. Wendet man diese Quote auf die GKV-Population an, dann wären 2009 rund 54.000 bis 72.000 Patienten behandelt worden.

Interferone alfa werden sowohl zur Behandlung der Hepatitis B als auch C eingesetzt. Die Therapiedauer beträgt bei Hepatitis B 48 Wochen, bei Hepatitis C kann sie zwischen 24 und 72 Wochen variieren. Zur Anzahl der behandelbaren Patienten mit Hepatitis C siehe ▶ Kap. 3.11.

Die gesonderte Betrachtung der Teil-Indikationsgruppe der Mittel bei Multipler Sklerose zeigt, dass im Jahr 2013 etwa 56.000 Patienten mit diesen Wirkstoffen hätten behandelt werden können. Ob durch diesen Verbrauch der Bedarf gedeckt ist, kann auf Grundlage der vorliegenden Daten nicht beurteilt werden (s. o.). Zu berücksichtigen ist zusätzlich der Verbrauch von Immunsuppressiva, die zur Behandlung der MS eingesetzt werden (s. ▶ Kap. 3.16).

## 3.15 L03 Immunstimulanzien

**Tab. 3.46** Ausgabenentwicklung in der Indikationsgruppe „L03 Immunstimulanzien" in den Jahren 2012 und 2013. Auf die dargestellten Teil-Indikationsgruppen entfielen 2012 99% der Ausgaben.

| Indikations-/Teil-Indikationsgruppe | Ausgaben (Mio. Euro) | | Ausgabenänderung gegenüber Vorjahr (Mio. Euro) | | Prozentuale Veränderung gegenüber Vorjahr | | Anteil an Gesamtausgaben (%) | |
|---|---|---|---|---|---|---|---|---|
| | 2012 | 2013 | 2011 vs. 2012 | 2012 vs. 2013 | 2011 vs. 2012 | 2012 vs. 2013 | 2012 | 2013 |
| Multiple Sklerose | 896,73 | 857,49 | 12,72 | –39,25 | 1,44 | –4,38 | 3,39 | 3,16 |
| Koloniestimulierende Faktoren | 154,29 | 162,08 | –1,32 | 7,79 | –0,85 | 5,05 | 0,58 | 0,60 |
| Interferone alfa | 92,90 | 62,33 | 11,95 | –30,57 | 14,77 | –32,90 | 0,35 | 0,23 |
| Gesamt (alle Gruppen) | 1.152,72 | 1.090,08 | 22,84 | –62,64 | 2,02 | –5,43 | 4,36 | 4,02 |

Quelle: IGES-Berechnungen nach NVI (INSIGHT Health)

### 3.15.5 Analyse der Ausgabendynamik

Den höchsten Anteil an den Ausgaben für die Indikationsgruppe der Immunstimulanzien erreichte 2013 mit 77,7% die Teil-Indikationsgruppe der Mittel gegen Multiple Sklerose. Insgesamt machten diese Teil-Indikationsgruppe sowie die der koloniestimulierenden Faktoren und der Interferone alfa über 99% der Ausgaben aus. Damit bestimmten diese Teil-Indikationsgruppen auch die Richtung der Ausgabenentwicklung (Tab. 3.46). Insgesamt konnte 2013 ein deutlicher Ausgabenrückgang um 62,6 Mio. Euro beobachtet werden. Im Vorjahr kam es dagegen zu einem Ausgabenzuwachs von 22,8 Mio. Euro.

Die Analyse der Komponenten zeigt für die Jahre 2012 und 2013 nur geringe qualitative Unterschiede mit Ausnahme der Verbrauchskomponente (Abb. 3.80). 2012 wurde die Ausgabensteigerung vor allem durch die positive Verbrauchskomponente (58,1 Mio. Euro) getrieben und von der negativen Preiskomponente (–46,5 Mio. Euro) nur teilweise kompensiert. 2013 führte dagegen der Verbrauchsrückgang in der Teil-Indikationsgruppe der Interferone zu einer negativen Verbrauchskomponente (–7,3 Mio. Euro), die zusammen vor allem mit der erneut negativen Preiskomponente zu dem beobachteten Ausgabenrückgang von 62,6 Mio. Euro führte. Die Preiskomponente reduzierte die Ausgaben um 51,5 Mio. Euro. Hierzu trugen vor allem die Mittel gegen Multiple Sklerose bei. Die Analogkomponente fiel 2013 mit 2,2 Mio. Euro deutlich geringer aus als 2012 mit 9,3 Mio. Euro. Die restlichen Komponenten spielten nur eine untergeordnete Rolle.

## 3 Umsatzveränderungen in einzelnen Indikationsgruppen

**Ausgabenänderung (Mio. €)**

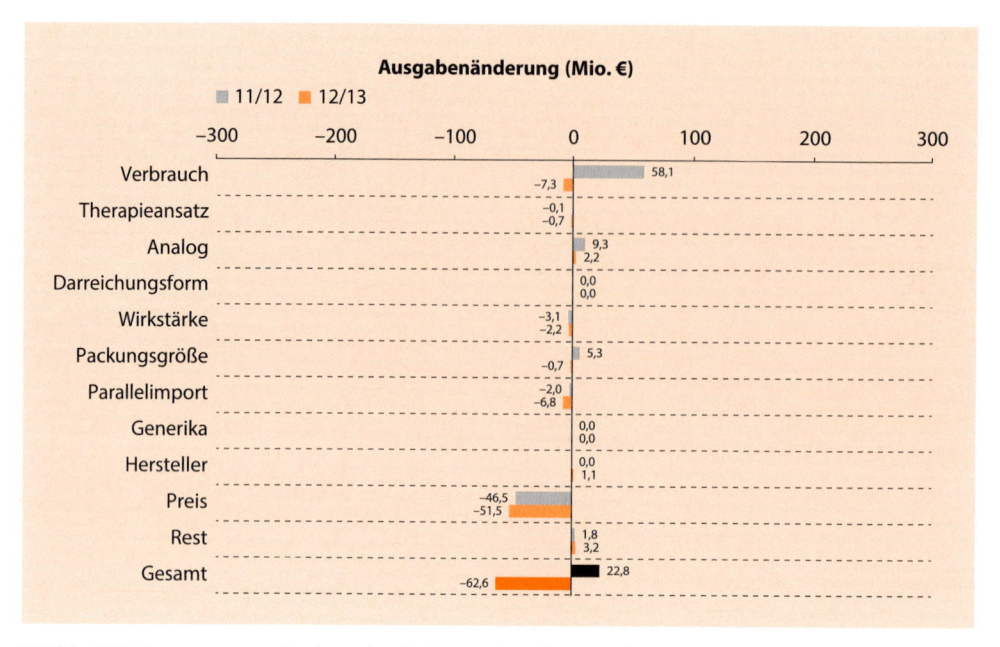

| Komponente | 11/12 | 12/13 |
|---|---|---|
| Verbrauch | -7,3 | 58,1 |
| Therapieansatz | -0,1 | -0,7 |
| Analog | 9,3 | 2,2 |
| Darreichungsform | 0,0 | 0,0 |
| Wirkstärke | -3,1 | -2,2 |
| Packungsgröße | 5,3 | -0,7 |
| Parallelimport | -2,0 | -6,8 |
| Generika | 0,0 | 0,0 |
| Hersteller | 0,0 | 1,1 |
| Preis | -46,5 | -51,5 |
| Rest | 1,8 | 3,2 |
| Gesamt | -62,6 | 22,8 |

**Abb. 3.80** Komponenten der Ausgabenänderung im Jahr 2013 für die Indikationsgruppe „L03 Immunstimulanzien".
Quelle: IGES-Berechnungen nach NVI (INSIGHT Health)

Fazit zur Indikationsgruppe „L03 Immunstimulanzien"

| | |
|---|---|
| Ausgaben | Rückgang |
| Prominenteste Komponente(n) | Verbrauch, Preis |
| Verbrauch | Rückgang |
| Therapieansätze | Ohne Bedeutung |
| Analog-Wettbewerb | Therapieoptimierung (Mittel zur Behandlung der MS) |
| Sonstiges | Ausgabenrückgang durch Preiskomponente |

## Literatur

Bleß HH, Behrendt S, Schiffhorst G, Fischalek J, Gehrmann L, Ahrens H, Sigel KO, Carl G, Klein M, Osowski U, Höer A (2012) Multiple Sklerose in der ambulanten Versorgung: Prävalenz und immunmodulatorische Therapie. Poster ID-6017, 11. Deutscher Kongress für Versorgungsforschung, Dresden 2012.

Cornberg M, Protzer U, Dollinger MM et al. (2011) Aktualisierung der S3-Leitlinie zur Prophylaxe, Diagnostik und Therapie der Hepatitis-B-Virusinfektion. Z Gastroenterol 49: 871–930.

Deutsche Gesellschaft für Neurologie und Kompetenznetz Multiple Sklerose (2012) Leitlinie zur Diagnose und Therapie der Multiplen Sklerose. http://www.awmf.org/uploads/tx_szleitlinien/030-050l_S2e_Multiple_Sklerose_Diagnostik_Therapie_2012-08.pdf.

Deutsche Multiple Sklerose Gesellschaft Berufsverband e.V. (DMSG), http://www.dmsg.de

Diener HC, Putzki N, Berlit P et al. (2005) Diagnostik und Therapie der Multiplen Sklerose. Leitlinien der Deutschen Gesellschaft für Neurologie. Leitlinien für Diagnostik und Therapie in der Neurologie. Stuttgart: Thieme.

Flachenecker P, Stuke K, Elias W et al. (2008) Multiple-Sklerose-Register in Deutschland. Ausweitung des Projektes 2005/2006. Dtsch Ärztebl 105(7): 113–119.

Glaeske G, Schickentanz C (2012) BARMER GEK Arzneimittelreport 2012. Schriftenreihe zur Gesundheitsanalyse hrsg. von der BARMER GEK.

Hein T, Hopfenmüller W (2000) Hochrechnung der Zahl der an Multiple Sklerose erkrankten Patienten in Deutschland. Nervenarzt 71: 288–294.

Koch-Henriksen N, Soelberg Sørensen P (2010) The changing demographic pattern of multiple sclerosis epidemiology. Lancet Neurol 9: 520–532.

Mackenzie IS, Morant SV, Bloomfield GA, MacDonald TM, O'Riordan JO (2013) Incidence and prevalence of multiple sclerosis in the UK 1990-2010: a descriptive study in the General Practice Research Database. J Neurol Neurosurg Psychiatry 0: 1–9.

Sarrazin C, Berg T, Ross RS, Schirmacher P, Wedemeyer H et al. (2011) Update der S3-Leitlinie Prophylaxe, Diagnostik und Therapie der Hepatitis-C-Virus(HCV)-Infektion, AWMF-Register-Nr.: 021/012. Z Gastroenterol 2010; 48: 289–351.

Stuke K, Flachenecker P, Zettl UK, Elias WG, Freidel M et al. (2009) Symptomatology of MS: results from the German MS Registry. J Neurol 256: 1932–1935.

Wiendl H, Kieseier BC (2011) Multiple Sklerose. Aus der Reihe Klinische Neurologie hrsg. von Brandt Th, Hohlfeld R, Noth J und Reichmann H. Kohlhammer, Stuttgart.

## 3.16 L04 Immunsuppressiva

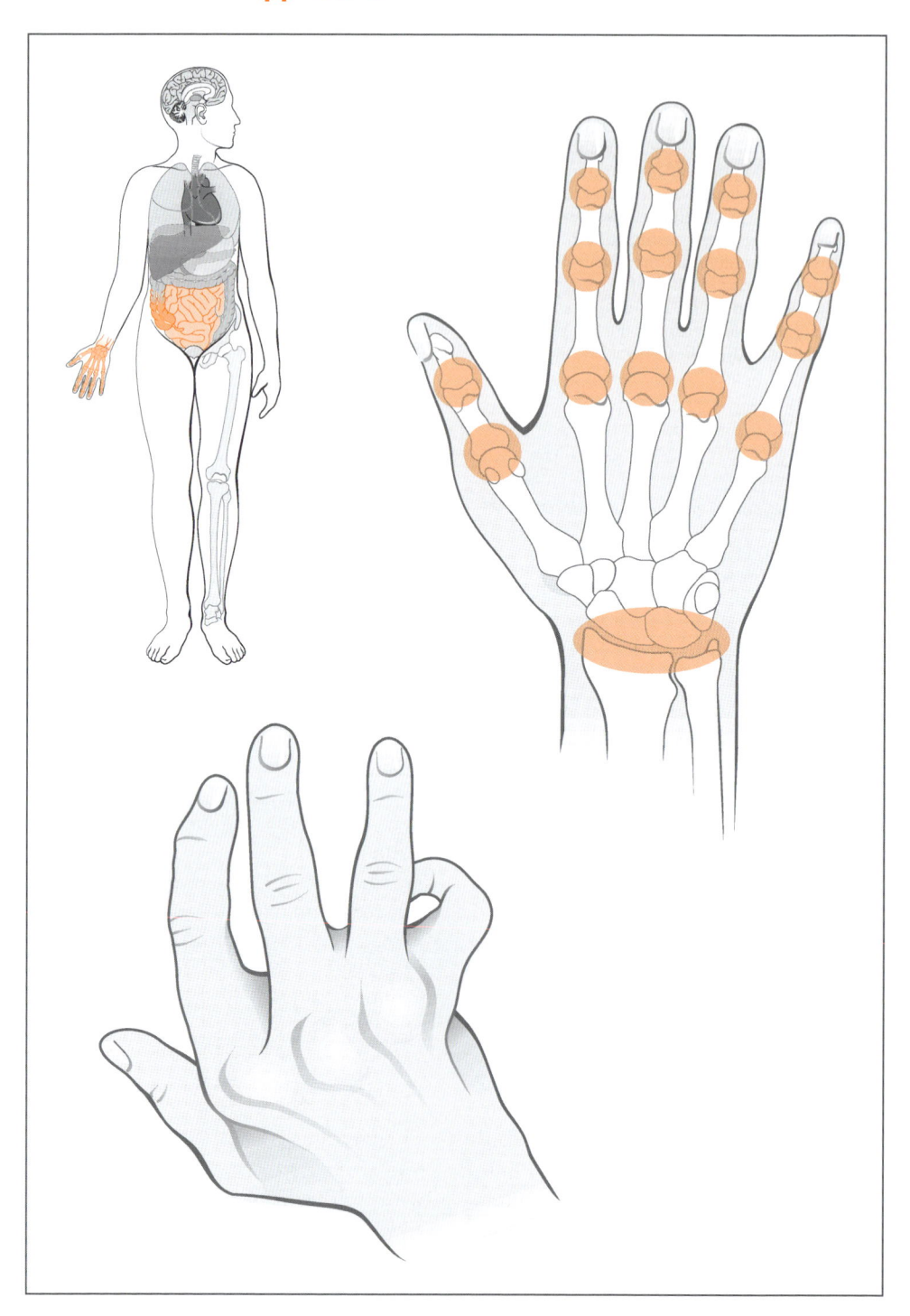

## 3.16.1 Entwicklung der Indikationsgruppe

Die Entwicklung der Immunsuppressiva hat in den letzten 20 Jahren erhebliche Fortschritte gemacht. Ursprünglich standen lediglich die beiden Wirkstoffe Methotrexat und Azathioprin zur Verfügung, die als Antimetabolite einst zur Behandlung von Krebserkrankungen entwickelt worden waren (siehe ▶ 3.13). Die neueren Wirkstoffe greifen wesentlich gezielter in gestörte Immunprozesse ein. Es werden verschiedene Teil-Indikationsgruppen unterschieden.

**Unspezifische Immunsuppressiva**
Methotrexat wurde 1955 entwickelt (siehe ▶ 3.13), Azathioprin erstmals 1957 synthetisiert. Methotrexat wird als Immunsuppressivum vor allem bei rheumatoider Arthritis, Psoriasis und Psoriasisarthritis verwendet. Azathioprin kommt zur Immunsuppression bei Transplantationen und bei verschiedenen Autoimmunerkrankungen zum Einsatz.

**Immunsuppressiva bei Transplantation**
In der Indikationsgruppe der Immunsuppressiva bei Transplantation sind die Therapieansätze der selektiven Immunsuppressiva und der Calcineurin-Inhibitoren von größter Bedeutung.

Immunsuppressiva werden nach Transplantationen zur Verhinderung der Abstoßung des Spenderorgans eingesetzt. Zunächst verwendete man Azathioprin. Abgelöst wurde Azathioprin von Ciclosporin, das 1983 in Deutschland auf den Markt kam. Ciclosporin wurde aus einer Schlauchpilzart isoliert und hemmt selektiv die Aktivierung der an der Abstoßungsreaktion beteiligten T-Lymphozyten, während Azathioprin die Bildung aller Leukozyten im Knochenmark hemmt. Ciclosporin wird auch bei anderen schwer verlaufenden Immunerkrankungen (beispielsweise Psoriasis) eingesetzt.

Einen ähnlichen Wirkmechanismus wie Ciclosporin hat der 1995 eingeführte Wirkstoff Tacrolimus. Ciclosporin und Tacrolimus gehören zur Gruppe der Calcineurin-Inhibitoren. Durch Calcineurin werden Gene reguliert, die relevant für die Synthese von Interleukinen sind. Das Interleukin-2 spielt eine wichtige Rolle bei der Transplantatabstoßung.

Alle übrigen Wirkstoffe dieser Teil-Indikationsgruppe werden zu den selektiven Immunsuppressiva gezählt. Sirolimus (eingeführt 2001) und Everolimus (eingeführt 2004) haben zwar ähnliche Namen wie das Tacrolimus, aber einen anderen Wirkmechanismus. Die Wirkstoffe binden an das Protein mTOR und hemmen so die Proliferation von Zellen, welche an der Transplantatabstoßung beteiligt sind. Im Gegensatz zu Ciclosporin und Tacrolimus sind Sirolimus und Everolimus nicht nierentoxisch, verstärken jedoch die Nierentoxizität von Ciclosporin. Weitere Wirkstoffe zur Unterdrückung der Transplantatabstoßung sind der monoklonale Antikörper Muromonab-CD3 (1987) sowie der Antimetabolit Mycophenolatmofetil (Mycophenolat, seit 1996), die ebenfalls Immunprozesse hemmen, welche an der Transplantatabstoßung beteiligt sind. Das 2011 eingeführte Belatacept hemmt die Aktivierung von T-Lymphozyten (Tab. 3.47).

**Immunsuppressiva bei immunologischen Erkrankungen**
Unter den Immunsuppressiva bei immunologischen Erkrankungen lassen sich die Therapieansätze selektive Immunsuppressiva, TNF-alpha-Inhibitoren und Interleukin-Rezeptorinhibitoren unterscheiden.

Die Immunsuppressiva zur Behandlung von immunologischen Erkrankungen werden überwiegend bei RA eingesetzt und gehören hier zu den Remissionsinduktoren oder DMARD („disease modifying anti-rheumatic drugs"). Im Gegensatz zu den nichtsteroidalen Antirheumatika (NSAR, siehe ▶ 3.17) hemmen sie bei rheumatoider Arthritis nicht nur symptomatisch die Entzündungsreaktion und lindern die Schmerzen, sondern können

**Tab. 3.47** Neue Wirkstoffe in der Indikationsgruppe L04 im Zeitraum von 2009 bis 2013.

| Jahr (Markteinführung) | Wirkstoff | Teil-Indikationsgruppe: Immunsuppressiva bei | Therapieansatz |
|---|---|---|---|
| 2009 | Ustekinumab | Psoriasis | Interleukin-Rezeptorinhibitoren |
| 2009 | Tocilizumab | Immunologischen Erkrankungen | Interleukin-Rezeptorinhibitoren |
| 2009 | Certolizumabpegol | Immunologischen Erkrankungen | TNF-alpha-Inhibitoren |
| 2009 | Golimumab | Immunologischen Erkrankungen | TNF-alpha-Inhibitoren |
| 2009 | Canakinumab | Cryopyrin-assoziierten periodischen Syndromen (CAPS) | Interleukin-Rezeptorinhibitoren |
| 2011 | Fingolimod | Multipler Skleroser | S1P-Rezeptor-Modulatoren |
| 2011 | Belatacept | Transplantation | T-Zell-Aktivierungs-Inhibitoren |
| 2011 | Belimumab | Systemischem Lupus erythematodes (SLE) | Selektive Immunsuppressiva bei SLE |
| 2011 | Pirfenidon | Idiopathischer Lungenfibrose | TGF-beta-Inhibitoren |
| 2013 | Pomalidomid | Multiplem Myelom | Thalidomid und Analoga |
| 2013 | Teriflunomid | Multipler Sklerose | Immunsuppression bei MS |

Quelle: IGES

über das Eingreifen in den Entzündungsmechanismus selbst auch zu einer Remission der pathologischen Veränderungen am Gelenkknorpel führen. Zu den Remissionsinduktoren gehören weitere Wirkstoffe wie Methotrexat (unspezifisches Immunsuppressivum, s. o.) oder Sulfasalazin[3]. Einige der Wirkstoffe dieser Teil-Indikationsgruppe kommen auch bei anderen immunologischen Erkrankungen zur Anwendung, insbesondere im Rahmen der Behandlung von Colitis ulcerosa, Morbus Bechterew, Morbus Crohn, Psoriasisarthritis und Plaque-Psoriasis.

Zur Gruppe der TNF-alpha-Inhibitoren gehören verschiedene monoklonale Antikörper und ein Fusionsprotein. Sie hemmen die Wirkung des Tumornekrosefaktors-alpha (TNF-alpha), welcher an der Entzündungsreaktion bei rheumatoider Arthritis beteiligt ist. Es handelt sich hierbei um den 1999 eingeführten Wirkstoff Infliximab, um Etanercept (2000), Adalimumab (2003) sowie Certolizumabpegol (2009) und Golimumab (2009). Die TNF-alpha-Inhibitoren gehören zu den Biologicals.

Weitere Biologicals umfasst der Therapieansatz der Interleukin-Rezeptorinhibitoren. Als Botenstoffe sind verschiedene Interleukine an der Regulation von Entzündungsvorgängen beteiligt. Die Wirkung des Interleukin-1 wird von dem 2002 eingeführten Wirkstoff Anakinra gehemmt, während sich Tocilizumab (2009) gegen die Wirkung des Interleukin-6 richtet (Tab. 3.47).

Zur Gruppe der selektiven Immunsuppressiva gehört der seit 1999 zur Verfügung

---

[3] Methotrexat findet sich in der Systematik der ATC-Klassifikation in den Indikationsgruppen „L01 Antineoplastische Mittel", „L04 Immunsuppressiva" sowie „M01 Antiphlogistika und Antirheumatika". Das Sulfasalazin zur systemischen Anwendung gehört zur Indikationsgruppe „M01 Antiphlogistika und Antirheumatika".

stehende Wirkstoff Leflunomid, welcher neben Methotrexat den Antimetaboliten (siehe ▶ 3.13) zuzurechnen ist. Er wirkt relativ spezifisch in aktivierten Lymphozyten. Ferner ist das 2007 eingeführte Abatacept zu nennen, das die Aktivierung von T-Lymphozyten und damit die Entzündungsprozesse bei RA hemmt.

**Weitere Teil-Indikationsgruppen**
Zur Teil-Indikationsgruppe der *Immunsuppressiva bei Psoriasis* ist derzeit nur der 2009 eingeführte monoklonale Antikörper Ustekinumab (◘ Tab. 3.47) im Einsatz, nachdem Efalizumab im Juli 2009 u. a. wegen aufgetretener Fälle von progressiver multifokaler Leukenzephalopathie (PML) EU-weit zurückgerufen wurde. Ustekinumab hemmt die Wirkungen der Interleukine-6 und -23, die bei Psoriasis-Patienten vermehrt gebildet werden und dazu beitragen, den für die Psoriasis spezifischen Entzündungsprozess in Gang zu halten.

Die Teil-Indikationsgruppe der *Immunsuppressiva bei Multipler Sklerose (MS)* umfasst den monoklonalen Antikörper Natalizumab (2006), das Fingolimod zur Behandlung der hochaktiven schubförmigen MS (2011) sowie das Teriflunomid (2013; bei schubförmig-remittierender MS), die auf unterschiedliche Weise die Entzündungsreaktionen im Gehirn hemmen sollen: Natalizumab wirkt durch die Bindung an bestimmte Zelladhäsionsmoleküle (sogenannte Integrine) auf Leukozyten, Fingolimod hemmt die Einwanderung von Entzündungszellen in das Gehirn, und für Teriflunomid wird angenommen, dass es die Anzahl der Leukozyten vermindern könnte.

Die Teil-Indikationsgruppe von *Immunsuppressiva bei Multiplem Myelom* wurde 2007 durch Einführung von Lenalidomid (2007), einem Analogon von Thalidomid, begründet. Der genaue Wirkmechanismus ist unbekannt. Es hemmt die Vermehrung bestimmter Tumorzellen des blutbildenden Systems. Seit 2009 steht in Deutschland auch wieder Thalidomid selbst in dieser Teil-Indikationsgruppe zur Verfügung[4], 2013 wurde das strukturverwandte Pomalidomid eingeführt. Alle Wirkstoffe dürfen nur unter strengen Sicherheitsauflagen angewendet werden und müssen auf einem speziellen T-Rezept verordnet werden (*BfArM* 2008).

Zur Teil-Indikationsgruppe *Immunsuppressiva bei paroxysmaler nächtlicher Hämoglobinurie* (PNH) gehört der monoklonale Antikörper Eculizumab, das als Orphan Drug zur Therapie bei paroxysmaler nächtlicher Hämoglobinurie (PNH) zugelassen ist. Die PNH ist mit 13 Fällen je 1 Million Einwohner eine sehr seltene Erkrankung, für die zuvor keine spezifische Therapie zur Verfügung stand.

Ebenfalls selten sind Cryopyrin-assoziierte periodische Syndrome (CAPS) mit einer geschätzten Häufigkeit von 1 Fall je 200.000 Einwohner. Zur Behandlung steht seit 2009 das Orphan Drug Canakinumab in der entsprechenden Teil-Indikationsgruppe zur Verfügung.

Mit Pirfenidon wurde 2011 die Teil-Indikationsgruppe der *Immunsuppressiva bei idiopathischer Lungenfibrose* begründet.

### 3.16.2 Entwicklung des Verbrauchs

Die Immunsuppressiva gehören zu den selten angewendeten Arzneimitteln, von denen jeder Versicherte der GKV 2013 im Mittel 2 DDD erhielt.

Der Verbrauch von Immunsuppressiva ist zwischen 1996 und 2013 um das Achtfache angestiegen. Das Verbrauchswachstum zeigt einen zweiphasigen Verlauf (◘ Abb. 3.81). Bis

---

4 Thalidomid erlangte in den 1960er-Jahren traurige Berühmtheit durch den Contergan-Skandal und war bis 2009 in Deutschland nicht mehr erhältlich. Bereits in den 1960er-Jahren wurde die Wirksamkeit von Thalidomid bei Lepra entdeckt. Thalidomid wirkt entzündungshemmend und hemmt das Wachstum von Tumoren sowie die Gefäßneubildung (Angiogenese).

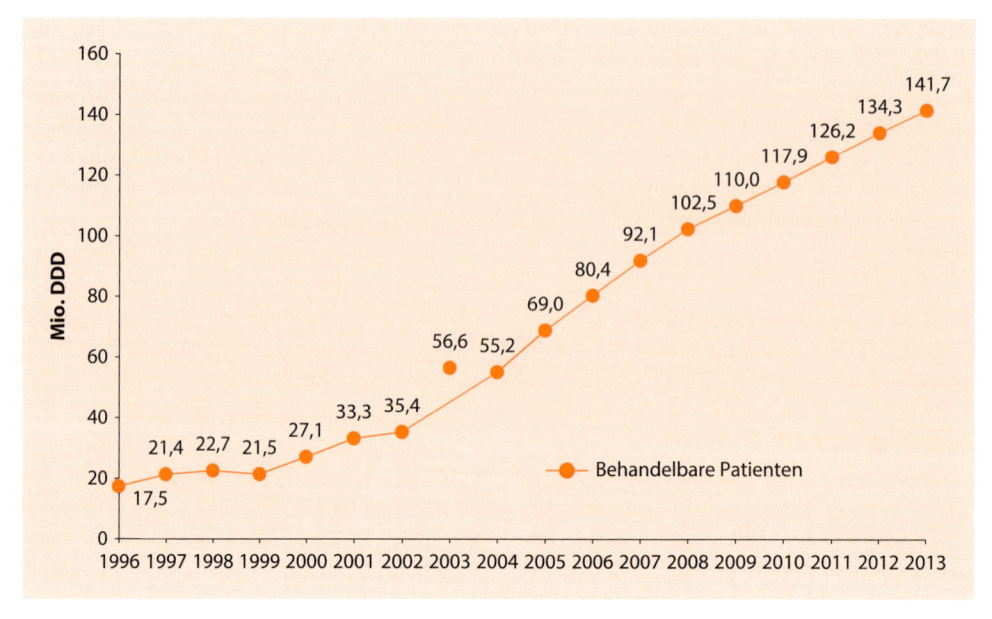

## 3 Umsatzveränderungen in einzelnen Indikationsgruppen

**Abb. 3.81** Verbrauch von Arzneimitteln aus der Indikationsgruppe „L04 Immunsuppressiva" in Mio. DDD im Zeitraum von 1996 bis 2013.* (* Für die Jahre 2003 und 2004 gibt der AVR einen Verbrauch von ca. 46 bzw. 55 Mio. DDD an, sodass der sprunghafte Anstieg im Jahr 2003 kein Artefakt durch den Wechsel der Datenquelle darstellt.)
Quelle: IGES nach AVR (1996 bis 2002), IGES-Berechnungen nach NVI (INSIGHT Health) (ab 2003)

2002 war ein kontinuierliches, aber langsames Wachstum zu beobachten, dem 2003 ein sprunghafter Anstieg folgte. Zwischen 2005 und 2010 war das Wachstum stetig und lag im Mittel bei 9 Mio. DDD pro Jahr. Seit 2011 ist eine Abschwächung des Verbrauchswachstums zu erkennen.

Das stärkste absolute Wachstum zeigte im Jahr 2012 und 2013 der Verbrauch der Immunsuppressiva bei immunologischen Erkrankungen mit jeweils mehr als 3 Mio. DDD, während das relative Wachstum in beiden Jahren für Immunsuppressiva bei idiopathischer Lungenfibrose, MS sowie Psoriasis am höchsten war (Tab. 3.48). Durch den Zuwachs der Immunsuppressiva bei immunologischen Erkrankungen wurde der Verbrauchsrückgang bei den unspezifischen Immunsuppressiva mehr als ausgeglichen. Für Immunsuppressiva bei immunologischen Erkrankungen konnten in den vergangenen Jahren zweistellige Wachstumsraten beobachtet werden, die in einigen Jahren über 20% betrugen. Ihr Verbrauch hat sich zwischen 2005 und 2013 in etwa verdreifacht. Seit 2011 verläuft das Wachstum etwas langsamer, allerdings liegen die Wachstumsraten immer noch bei fast 10%. Diese inzwischen anerkannten Wirkstoffe (s. u.) scheinen weitgehend etabliert, der Bedarf aber noch nicht gedeckt zu sein.

In der Teil-Indikationsgruppe der unspezifischen Immunsuppressiva gibt es keine unterschiedlichen Therapieansätze. Die Verbrauchsanteile der Wirkstoffe veränderten sich zwischen 2011 und 2013 nicht. Der Anteil von Methotrexat lag konstant bei knapp bei 67%, der restliche Verbrauch entfiel auf Azathioprin. Zu berücksichtigen ist, dass Methotrexat drei verschiedenen ATC-Codes zugeordnet werden kann (s. ▶ Kap. 3.13, 3.17). Unter den Immunsuppressiva (L04) werden alle

◘ **Tab. 3.48** Übersicht der Menge der verordneten DDD in den Teil-Indikationsgruppen der Indikationsgruppe L04 in den Jahren 2011 bis 2013. Dargestellt sind nur Teil-Indikationsgruppen mit einem Verbrauch von mindestens 0,1 Mio. DDD.

| Teil-Indikationsgruppen | DDD 2011 (Mio.) | DDD 2012 (Mio.) | DDD 2013 (Mio.) | Differenz 2011 vs. 2012 (%) | Differenz 2012 vs. 2013 (%) |
|---|---|---|---|---|---|
| Unspezifische Immunsuppressiva | 64,69 | 67,10 | 68,61 | 3,72 | 2,26 |
| Immunsuppressiva bei immunologischen Erkrankungen | 37,15 | 40,69 | 44,27 | 9,53 | 8,82 |
| Immunsuppressiva bei Transplantation | 21,22 | 21,84 | 22,46 | 2,91 | 2,84 |
| Immunsuppressiva bei MS | 1,96 | 2,90 | 3,97 | 48,32 | 36,95 |
| Immunsuppressiva bei Psoriasis | 0,69 | 1,03 | 1,48 | 49,90 | 43,39 |
| Immunsuppressiva bei Multiplem Myelom | 0,43 | 0,45 | 0,48 | 5,32 | 6,88 |
| Immunsuppressiva bei Idiopathischer Lungenfibrose | 0,02 | 0,16 | 0,24 | 879,38 | 50,68 |
| **Summe** | **126,14** | **134,16** | **141,52** | **6,36** | **5,48** |

Quelle: IGES-Berechnungen nach NVI (INSIGHT Health)

oralen Darreichungsformen von Methotrexat zusammengefasst. Methotrexat, das überwiegend zur Behandlung der rheumatoiden Arthritis verwendet wird, findet sich in der Indikationsgruppe M01. Der Gesamtverbrauch von Methotrexat, das nicht bei onkologischen Erkrankungen eingesetzt wird, ist 2012 von 68 auf 70 Mio. DDD gestiegen.

In der Teil-Indikationsgruppe der Immunsuppressiva bei immunologischen Erkrankungen fällt die stetige Erhöhung des Anteils an TNF-alpha-Inhibitoren auf, der 2012 rund 65% erreichte, was auf den weiterhin steigenden absoluten Verbrauch dieses Therapieansatzes zurückzuführen ist (◘ Abb. 3.82). Von untergeordneter Bedeutung ist der Therapieansatz der Interleukin-Rezeptorantagonisten mit den Wirkstoffen Anakinra und Tocilizumab. Innerhalb der TNF-alpha-Inhibitoren erhöhte sich der Anteil von Adalimumab auf 42%. Die Anteile von Etanercept und Infliximab gingen zurück (◘ Abb. 3.83). Einen deutlichen Zuwachs verzeichneten dagegen die Verbrauchsanteile des 2009 eingeführten Wirkstoffs Golimumab. Der relativ rasche Verbrauchsanstieg erklärt sich möglicherweise aus dem – im Vergleich zu den Marktführern – etwas geringeren AVP je DDD. Es ist außerdem anzunehmen, dass die monatliche Anwendung als Fertigspritze als Vorteil angesehen wird.

Der absolute Verbrauch stieg jedoch 2013 für alle TNF-alpha-Inhibitoren in ähnlicher Größenordnung wie im Vorjahr. Für Adalimumab war sowohl 2012 als auch 2013 mit einem Verbrauchszuwachs von rund 1,5 bzw. 1,7 Mio. DDD die stärkste Zunahme zu beobachten. Der aktuellen Leitlinie der Deutschen Gesellschaft für Rheumatologie (DGRH) ist kein Grund für die Bevorzugung von Adalimumab zu entnehmen (*Schneider* et al. 2011). Studien zum Vergleich von Adalimumab mit anderen TNF-alpha-Inhibitoren gibt es nicht. Möglicherweise wird es als verträglicher angesehen, weil es sich um einen humanen Antikörper handelt, oder es wird als einfacher in der Anwendbarkeit empfunden. Bei den selektiven Immunsuppressiva dominierte im

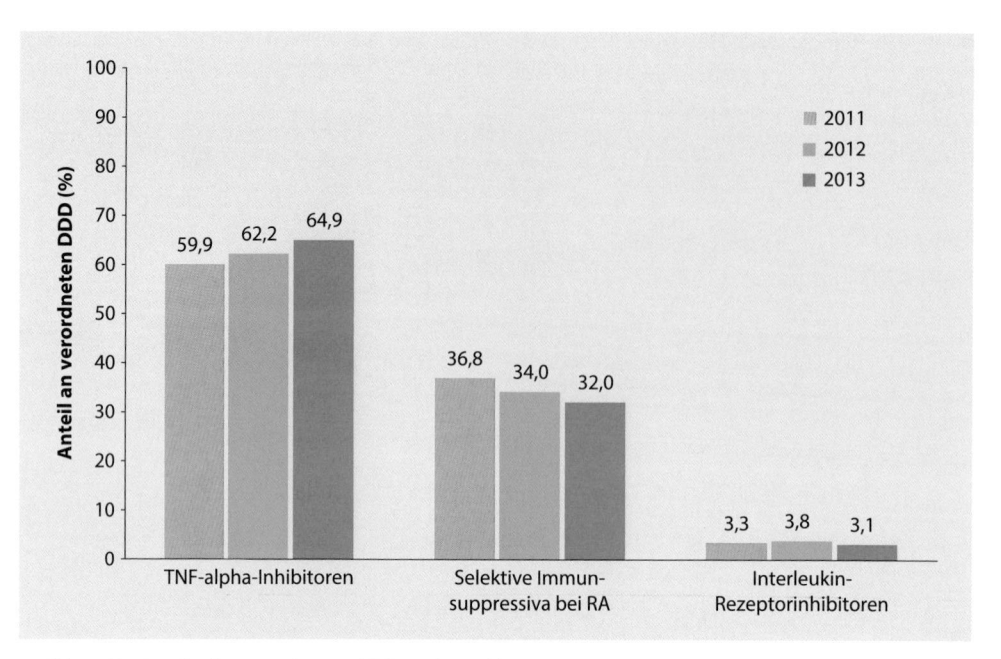

## 3 Umsatzveränderungen in einzelnen Indikationsgruppen

**Abb. 3.82** Anteile der verordneten DDD in der Indikationsgruppe L04 – Therapieansätze der Teil-Indikationsgruppe „Immunsuppressiva bei immunologischen Erkrankungen" für 2011 bis 2013.
Quelle: IGES-Berechnungen nach NVI (INSIGHT Health)

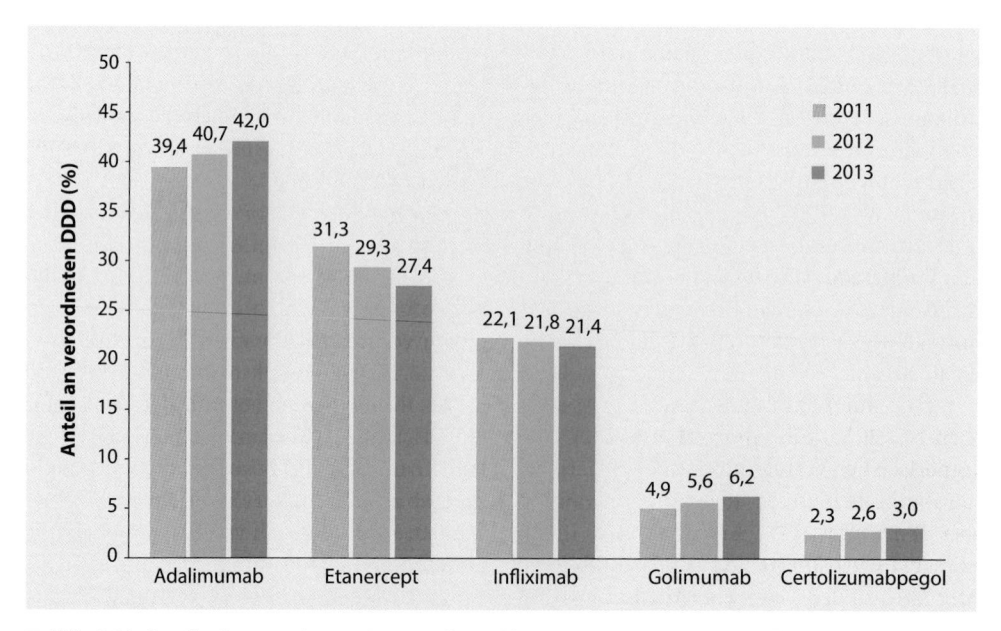

**Abb. 3.83** Anteile der verordneten DDD in der Indikationsgruppe L04 – Wirkstoffe der Teil-Indikationsgruppe „Immunsuppressiva bei immunologischen Erkrankungen"/Therapieansatz „TNF-alpha-Inhibitoren" für 2011 bis 2013.
Quelle: IGES-Berechnungen nach NVI (INSIGHT Health)

Jahr 2013 Leflunomid mit einem Anteil von 96,4%.

Die Therapieansätze in der Teil-Indikationsgruppe der Immunsuppressiva bei Transplantation zeigten ebenfalls nur geringfügige Verschiebungen: Der Anteil des größten Therapieansatzes, der Calcineurin-Inhibitoren, ging zwischen 2011 und 2013 von 54,5 auf 53,2% zurück, entsprechend stieg der Anteil der selektiven Immunsuppressiva. Innerhalb der Gruppe der Calcineurin-Inhibitoren setzte sich die Entwicklung der vergangenen Jahre fort: Der Anteil von Tacrolimus stieg im Beobachtungszeitraum von 51,4 auf 55,3%. Dementsprechend sank der Anteil von Ciclosporin, dem zweiten Wirkstoff. Im Therapieansatz der selektiven Immunsuppressiva zeigten sich im betrachteten Zeitraum relativ stabile Verhältnisse. Es dominierte Mycophenolatmofetil, dessen Anteil leicht zurückging und 2013 bei 78,3% lag. Der Anteil von Everolimus stieg leicht auf 16,5% und der Anteil von Sirolimus sank auf 4,9%. Das neu eingeführte Belatacept erreichte 0,2%. Die beobachteten Verordnungsanteile spiegeln recht gut das derzeit übliche Vorgehen zur Immunsuppression nach Organtransplantation wider. So empfiehlt die KDIGO-Leitlinie für Patienten nach Nierentransplantation zur Immunsuppression eine kombinierte Therapie, zu der ein Calcineurin-Inhibitor und ein Proliferationshemmer gehören sollten. Als Mittel der ersten Wahl werden dazu Tacrolimus bzw. Mycophenolat vorgeschlagen (*Türk* et al. 2010).

Tacrolimus und Mycophenolatmofetil stehen seit 2010, Ciclosporin bereits seit 2001 generisch zur Verfügung. Der Generikaanteil am Verbrauch erreichte jedoch 2013 nur 6% bei Tacrolimus, 11% bei Mycophenolat und 27% bei Ciclosporin. Die Zurückhaltung bei der Verordnung von Generika ist verständlich, da bei Patienten, die bereits auf ein bestimmtes Präparat eingestellt sind, nicht auszuschließen ist, dass der Wechsel zu einem wirkstoffgleichen Präparat eines anderen Anbieters das Risiko einer Transplantatabstoßung erhöht. Von den Herstellern wird offenbar auch eine große Zurückhaltung in der Anwendung von Generika dieser Wirkstoffe erwartet, denn es gibt nur für Mycophenolatmofetil mehr als zehn Anbieter von Generika. Ein Großteil des Umsatzes entfällt jeweils nur auf wenige oder sogar nur einen Anbieter von Generika. Ciclosporin ist einer der beiden Wirkstoffe, die auf der kürzlich vereinbarten Aut-idem-Liste stehen. Wirkstoffe, die auf dieser Liste genannt werden, dürfen in der Apotheke nicht gegen rabattierte Arzneimittel ausgetauscht werden (*NN* 2014).

### 3.16.3 Regionale Unterschiede im Verbrauch

◘ Abb. 3.84 zeigt die regionalen Unterschiede im mittleren Pro-Kopf-Verbrauch der Immunsuppressiva. Der niedrigste Verbrauch war 2012 mit 1,54 DDD je Versicherten in Rheinland-Pfalz zu beobachten, der höchste in Hamburg und Berlin mit 2,76 bzw. 2,65 DDD je Versicherten. Dies kann als Hinweis auf die besondere Bedeutung der Stadtstaaten Berlin und Hamburg in der Spezialversorgung angesehen werden, wobei eine gewisse Versorgung des Umlands – insbesondere Brandenburgs – anzunehmen ist. Das Phänomen, dass die Pro-Kopf-Verbräuche in Berlin und Hamburg auf den ersten fünf Rängen liegen, ist nur für einige Teil-Indikationsgruppen offensichtlich, insbesondere für Immunsuppressiva bei Transplantation, unspezifische Immunsuppression sowie Immunsuppressiva bei RA und anderen Systemerkrankungen.

3 Umsatzveränderungen in einzelnen Indikationsgruppen

**Verbrauch (L04) pro GKV-Versicherten in DDD, z-standardisierte Abweichung vom Mittelwert, 2013**
(Deutschland: 2,04 DDD)

- z ≤ -1,5
- -1,5 < z ≤ -0,5
- -0,5 < z < 0,5
- 0,5 ≤ z < 1,5
- z ≥ 1,5

sowie Änderungen gegenüber dem Vorjahr in Prozent (Deutschland: 5,3%)

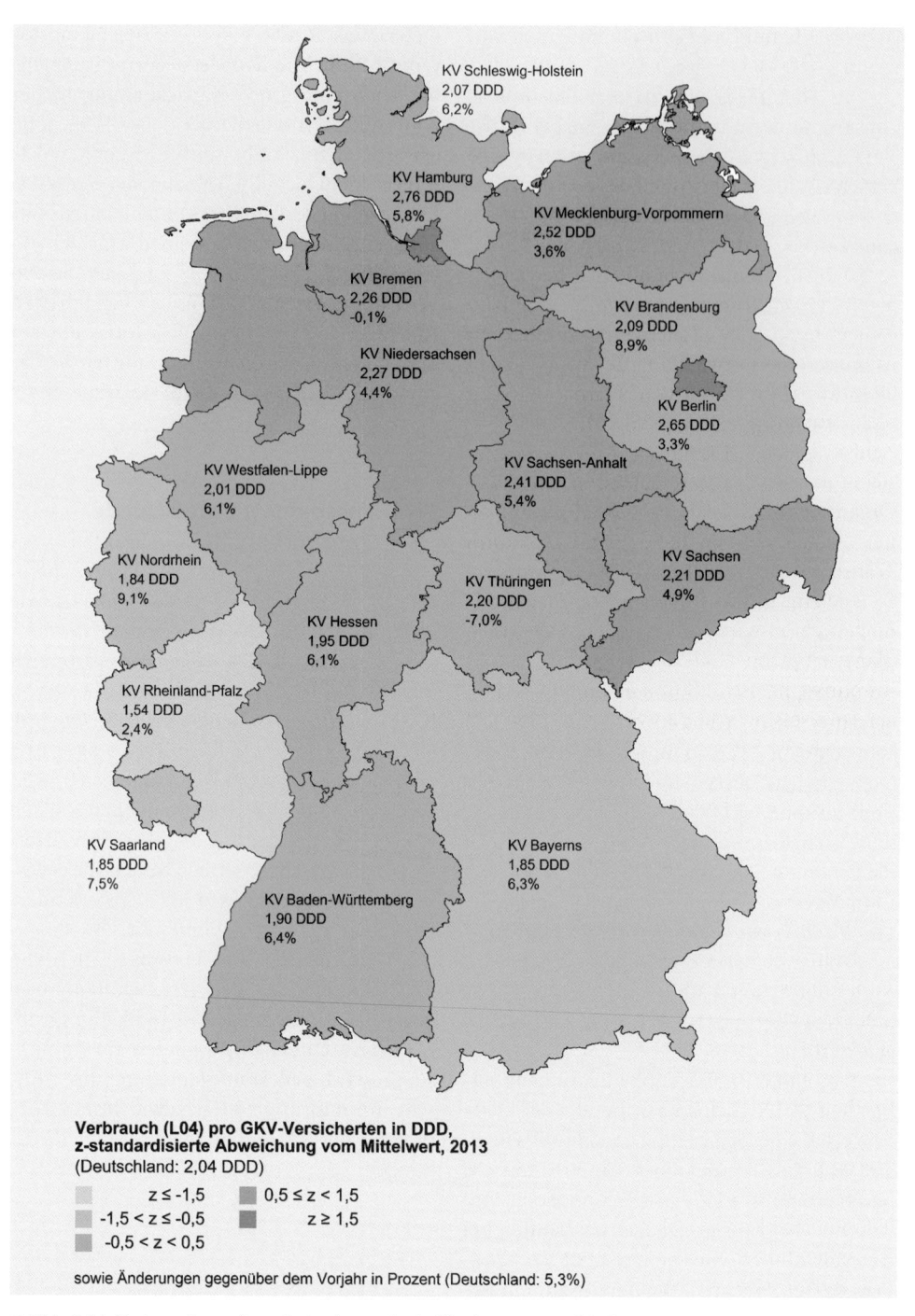

**Abb. 3.84** Verbrauch von Arzneimitteln aus der Indikationsgruppe „L04 Immunsuppressiva" in DDD je GKV-Versicherten im Jahr 2013 und Änderung gegenüber dem Vorjahr nach KV-Region.
Quelle IGES: Berechnungen nach NVI (INSIGHT Health)

Werte nach KV-Region:
- KV Schleswig-Holstein: 2,07 DDD, 6,2%
- KV Hamburg: 2,76 DDD, 5,8%
- KV Mecklenburg-Vorpommern: 2,52 DDD, 3,6%
- KV Bremen: 2,26 DDD, -0,1%
- KV Niedersachsen: 2,27 DDD, 4,4%
- KV Brandenburg: 2,09 DDD, 8,9%
- KV Berlin: 2,65 DDD, 3,3%
- KV Westfalen-Lippe: 2,01 DDD, 6,1%
- KV Sachsen-Anhalt: 2,41 DDD, 5,4%
- KV Nordrhein: 1,84 DDD, 9,1%
- KV Thüringen: 2,20 DDD, -7,0%
- KV Sachsen: 2,21 DDD, 4,9%
- KV Hessen: 1,95 DDD, 6,1%
- KV Rheinland-Pfalz: 1,54 DDD, 2,4%
- KV Saarland: 1,85 DDD, 7,5%
- KV Bayerns: 1,85 DDD, 6,3%
- KV Baden-Württemberg: 1,90 DDD, 6,4%

## 3.16.4 Epidemiologie, Bedarf und Angemessenheit der Versorgung

Zu den wichtigsten Indikationen für Immunsuppressiva zählen Organtransplantationen, rheumatoide Arthritis, chronisch entzündliche Darmerkrankungen und Psoriasis.

Im Jahr 2013 wurden in deutschen Transplantationszentren insgesamt 3.248 Organtransplantationen durchgeführt; im Jahr 2012 waren es 3.706 und im Jahr 2011 noch 4.054 Organtransplantationen (*DSO* 2014). Es ist nicht auszuschließen, dass die rückläufige Zahl an Transplantationen in Zusammenhang steht mit einer sinkenden Bereitschaft für eine Organspende aufgrund der bekannt gewordenen Manipulationen an einzelnen deutschen Transplantationszentren.

Die Anzahl der Transplantationen ist jedoch nicht mit der Zahl der lebenden Transplantatempfänger gleichzusetzen, die eine immunsuppressive Therapie benötigen. Beispielsweise sind von den Nierentransplantaten nach fünf Jahren noch 71% bzw. nach einer Lebendspende 87% funktionsfähig, von den transplantierten Herzen noch 64% (*DSO* 2014). Es lässt sich also abschätzen, dass die Zahl der mit einem Transplantat lebenden Patienten ein Mehrfaches der jährlich durchgeführten Transplantationen beträgt.

Den Ergebnissen aus der Studie zur Gesundheit Erwachsener in Deutschland (DEGS1) zufolge erkranken 3,2% der Frauen und 1,9% der Männer im Laufe ihres Lebens, also insgesamt 2,5% aller 18- bis 79-Jährigen, an rheumatoider Arthritis (*Fuchs* et al. 2013). Während bei Patienten unter 30 Jahren die Erkrankung selten auftritt, sind in der Altersgruppe von 30 bis 39 Jahren 0,8% betroffen. Die Prävalenz steigt mit zunehmendem Lebensalter bei beiden Geschlechtern an; in der Altersgruppe der 70- bis 79-Jährigen liegt die Prävalenz bei 5,3% (*Fuchs* et al. 2013). Die Schätzungen aus der DEGS1 liegen deutlich über den sonst berichteten Ergebnissen zur Prävalenz, womöglich weil die Erhebung dieser Daten auf Selbstauskünften beruht: Die bevölkerungsweite Prävalenz der RA wird in verschiedenen Quellen mit Raten zwischen 0,5 und 1% angegeben (*Sangha* 2000, *Silman* und *Pearson* 2002, *Schneider* et al. 2011, *Zink* et al. 2010). Eine umfassende Untersuchung von *Kobelt* und *Kasteng* (2009) hat für europäische Regionen unterschiedliche Prävalenzen getrennt nach drei Altersgruppen und Geschlecht ermittelt, die für Deutschland zwischen 0,07% für 20- bis 44-jährige Männer und 1,30% für über 65-jährige Frauen liegen. Basierend auf den Daten aus der Studie von Kobelt und Kasteng resultiert für die GKV-Bevölkerung eine Zahl von 311.000 Patienten.

Eine auf den Krankheitsverlauf zielende Arzneimitteltherapie mit Remissionsinduktoren soll frühzeitig innerhalb von sechs Monaten nach Beschwerdebeginn gegeben werden (*Schneider* et al. 2011). Für die Schätzung des Behandlungsbedarfs ist daher einerseits die Anzahl der inzidenten Patienten maßgeblich. In Deutschland liegt die Zahl der Neuerkrankungen bei Männern bei 20–30/100.000 und bei Frauen bei 40–60/100.000 (*RKI* 2010). Auf Basis dieser Inzidenzangaben lässt sich die Anzahl inzidenter Patienten in der GKV auf etwa 21.000 Versicherte schätzen. Unter der Annahme einer Behandlungsbedürftigkeit spätestens nach sechs Monaten ist jährlich von 10.600 inzidenten Patienten mit täglichem Behandlungsbedarf auszugehen.

Andererseits müssen prävalente Patienten, die bereits einen Remissionsinduktor erhalten, weiter behandelt werden. Eine Metaanalyse von Studien zur Fortsetzung bzw. zum Abbruch von Behandlungen mit Remissionsinduktoren bei Patienten mit rheumatoider Arthritis zeigt, dass über einen Zeitraum von fünf Jahren rund 30% der Patienten die Therapie nicht abgebrochen haben (*Maetzel* et al. 2000). Legt man diesen Anteil den prävalenten Patienten zugrunde (30% von rund

311.000 Patienten), so ergibt sich eine Zahl von rund 93.000 prävalenten Patienten, die Remissionsinduktoren erhalten. Addiert man die inzidenten Patienten mit täglichem Behandlungsbedarf, errechnet sich ein minimaler Behandlungsbedarf von ca. 104.000 Patienten, die täglich eine DDD eines Remissionsinduktors benötigen.

Für Morbus Crohn und für Colitis ulcerosa wird eine Prävalenz von 0,1 bis 0,25% der Bevölkerung angegeben (*Stange* et al. 2003, *Dignass* et al. 2011, *Montgomery* et al. 1998, *Ehlin* et al. 2003). Legt man konservativ eine Rate von 160 Fällen pro 100.000 Personen – entsprechend einer Prävalenz von rund 0,16% (nach *Dignass* et al. 2011) – für die Colitis ulcerosa und eine Prävalenz von rund 120 Fällen pro 100.000 (0,12%) für Morbus Crohn (nach *Hoffmann* et al. 2008) zugrunde, dann kann man von rund 112.000 Patienten mit Colitis ulcerosa sowie von rund 84.000 Patienten mit Morbus Crohn in der GKV ausgehen. Insgesamt handelt es sich demnach um etwa 196.000 Patienten. Eine immunsuppressive Behandlung von Morbus Crohn wie auch von Colitis ulcerosa ist nur bei einem chronisch aktiven Krankheitsverlauf indiziert. In einer Langzeitstudie an 273 Patienten (*Etienney* et al. 2004) wurde nach einer Beobachtungsdauer von mehr als 20 Jahren der Anteil an Morbus-Crohn-Patienten mit chronisch aktivem Verlauf auf rund 25% geschätzt. In einer 18-monatigen Studie an 60 Patienten (*Mittermaier* et al. 2004) mit Colitis ulcerosa (22% der Patienten) oder Morbus Crohn (78% der Patienten) betrug der Anteil an Patienten mit chronisch aktivem Verlauf 8%. Ausgehend von der konservativen Annahme, dass es somit bei 8% der Patienten zu einem chronisch aktiven Verlauf kommt, ergibt sich eine Zahl von rund 15.600 Patienten mit chronisch entzündlichen Darmerkrankungen und täglichem immunsuppressivem Behandlungsbedarf in der GKV.

Fasst man den Behandlungsbedarf für Patienten mit rheumatoider Arthritis und chronisch entzündlichen Darmerkrankungen zusammen, ist in der GKV jährlich mit ca. 119.600 Patienten zu rechnen, für die der Verbrauch von täglich einer DDD eines Immunsuppressivums angenommen werden kann.

Für die Teil-Indikationsgruppe der spezifischen Immunsuppressiva bei immunologischen Erkrankungen ergibt sich, dass im Jahr 2013 in der GKV rund 121.000 Patienten täglich mit einer DDD hätten behandelt werden können (gegenüber rund 111.000 im Vorjahr). Dies ist höher als die geschätzte minimale Patientenzahl mit Behandlungsbedarf. Die seit Jahren stark steigende Zahl der behandelbaren Patienten kann als Indikator dafür gewertet werden, dass ein erheblicher Bedarf für diese Wirkstoffe besteht, deren Einsatz sich nun etabliert. Ob in Bezug auf Wirkstoffe wie Methotrexat der Behandlungsbedarf gedeckt ist, kann hier nicht genauer analysiert werden, da einerseits diese Wirkstoffe nicht ausschließlich für die genannten Indikationen eingesetzt werden, andererseits das überwiegend bei rheumatoider Arthritis eingesetzte Methotrexat zur Indikationsgruppe M01 gehört.

Bei Transplantatempfängern werden in der Regel zwei bis drei Wirkstoffe kombiniert und die Dosierung wird individuell angepasst, um eine Balance zu finden, die einerseits die Nebenwirkungen so gering wie möglich hält, andererseits eine Transplantatabstoßung verhindert. Auf eine Schätzung der Zahl der behandelbaren Patienten soll wegen der genannten Unsicherheiten verzichtet werden. Es ist kaum anzunehmen, dass bei Transplantatempfängern der Bedarf der notwendigen Therapie mit Immunsuppressiva nicht gedeckt wird.

Die Prävalenz der Psoriasis wird in der deutschen Bevölkerung auf rund 2,5% geschätzt (*Augustin* et al. 2010), sodass mit rund 1,8 Mio. Psoriasis-Patienten in der GKV zu rechnen ist. Eine Behandlungsindikation für eine systemische Therapie besteht nach der

S3-Leitlinie der Deutschen Dermatologischen Gesellschaft (DDG) bei schwerer Psoriasis vulgaris und ggf. bei mittelschwerer Psoriasis vulgaris (*DDG* 2011). Die Behandlungsdauer ist nicht genau bestimmt. In der Regel wird jedoch nach drei Monaten eine Entscheidung über die Fortsetzung der Therapie empfohlen. Geht man – konservativ – davon aus, dass lediglich Patienten mit einer schweren Form der Psoriasis (nach *Augustin* et al. 2008 11,6% der Patienten) für eine immunsuppressive Behandlung infrage kommen, so entspräche dies etwa 205.000 GKV-Patienten. Die Zahl der mit Psoriasis-spezifischen Immunsuppressiva (Ustekinumab) behandelbaren Patienten beträgt, unter der Annahme einer dreimonatigen Behandlung, 16.000 Patienten. Dies kann jedoch nicht als mangelnde Bedarfsdeckung ausgelegt werden, da einerseits diese Wirkstoffe nur bei einem kleinen Teil der Patienten mit Psoriasis indiziert sind, andererseits eine Reihe anderer immunsuppressiver Wirkstoffe aus der Indikationsgruppe „L04 Immunsuppressiva" (Adalimumab, Ciclosporin, Etanercept, Infliximab und Methotrexat) sowie Wirkstoffe aus der Indikationsgruppe „D05 Antipsoriatika" ebenfalls systemisch bei schwerer Psoriasis eingesetzt werden und nicht bekannt ist, welcher Anteil der Patienten mit anderen Therapieoptionen als ausreichend versorgt gelten kann.

### 3.16.5 Analyse der Ausgabendynamik

Die ausgabenstärksten Teil-Indikationsgruppen waren 2013 Immunsupressiva bei RA und anderen immunologischen Erkrankungen (61,8%), Immunsuppressiva bei Transplantationen (13,6%) sowie Mittel bei multipler Sklerose (11,1%). Die Ausgabenentwicklung war in den verschiedenen Teil-Indikationsgruppen unterschiedlich stark ausgeprägt (Tab. 3.49). Es ergaben sich aber in jeder Teil-Indikationsgruppe Ausgabensteigerungen im Vergleich zum Vorjahr. Insgesamt stiegen die Ausgaben für Immunspressiva 2013 im Vergleich zum Vorjahr deutlich an. Während 2012 noch 215,6 Mio. Euro ausgegeben wurden, waren es 2013 347,8 Mio. Euro.

Die Verbrauchs-, Therapieansatz und die Analogkomponente waren wie schon 2012 die Haupttreiber der Ausgabenentwicklung, 2013 trug auch noch die Preiskomponente zur Ausgabensteigerung bei (Abb. 3.85). Am stärksten wurden die Ausgaben in beiden Jahren durch die Verbrauchskomponente erhöht. Sie blieb 2013 mit 235,7 Mio. Euro im Vergleich zum Vorjahr (227,5 Mio. Euro) auf einem ähnlichen Niveau. Die Therapieansatzkomponente fiel 2013 etwas geringer aus als 2012. Hauptträger der ausgabenerhöhenden Entwicklung war die Teil-Indikationsgruppe der Immunsuppressiva bei RA und anderen immunologischen Erkrankungen.

Die Analogkomponente führte 2013 im Vergleich zu 2012 in der Summe über alle Teil-Indikationsgruppen zu einer Erhöhung der Ausgaben um 25,8 Mio. Euro. Dieser Effekt ist vor allem bedingt durch die Teil-Indikationsgruppen der Immunsuppressiva bei RA und anderen immunologischen Erkrankungen und den Mitteln bei multiplem Myelom. Im Bereich der Immunsupressssiva bei RA und anderen immunologischen Erkrankungen ist dies insbesondere auf den erhöhten Verbrauchsanteil von Adalimumab zurückzuführen. Bei den Mitteln bei multiplem Myelom trägt hauptsächlich der höhere Anteil von Lenalidomid zur Analogkomponente bei.

Während die Parallelimportkomponente für 2012 Einsparungen von 7,8 Mio. Euro anzeigte, führte sie 2013 zu Ausgabensteigerungen von 13,2 Mio. Euro. Verantwortlich dafür war vor allem der erhöhte Anteil von Parallelimporten bei der Teil-Indikationsgruppe Immunsuppressiva bei RA für bestimmte Wirkstoffe, bei denen der mittlere erstattete Preis für Parallelimporte höher war als für die nicht importierten Produkte. Dieser scheinbar paradoxe Effekt kommt dadurch zustande, dass der Rabattanteil 2013 deutlich zurückgegan-

**Tab. 3.49** Ausgabenentwicklung in der Indikationsgruppe „L04 Immunsuppressiva" in den Jahren 2012 und 2013. Genannt sind nur Indikationsgruppen mit Ausgaben von mindestens 10 Mio. Euro.

| Indikations-/ Teil-Indikationsgruppe | Ausgaben (Mio. Euro) | | Ausgabenänderung (Mio. Euro) | | Prozentuale Veränderung gegenüber Vorjahr | | Anteil an Gesamtausgaben (%) | |
|---|---|---|---|---|---|---|---|---|
| | 2012 | 2013 | 2011 vs. 2012 | 2012 vs. 2013 | 2011 vs. 2012 | 2012 vs. 2013 | 2012 | 2013 |
| Immunsuppressiva bei immunologischen Erkrankungen | 1.229,63 | 1.445,40 | 115,01 | 215,77 | 10,32 | 17,7 | 4,65 | 5,33 |
| Immunsuppressiva bei Transplantation | 299,76 | 317,40 | −10,63 | 17,65 | −3,42 | 5,89 | 1,13 | 1,17 |
| Immunsuppressiva bei Multipler Sklerose | 196,14 | 259,65 | 57,75 | 63,50 | 41,73 | 32,38 | 0,74 | 0,96 |
| Immunsuppressiva bei Multiplem Myelom | 141,40 | 162,01 | 16,80 | 20,61 | 13,49 | 14,58 | 0,54 | 0,60 |
| Unspezifische Immunsuppressiva | 33,82 | 33,93 | −0,88 | 0,11 | −2,55 | 0,31 | 0,13 | 0,13 |
| Immunsuppressiva bei Psoriasis | 37,06 | 52,34 | 11,67 | 15,27 | 45,94 | 41,20 | 0,14 | 0,19 |
| Immunsuppressiva bei paroxysmaler nächtlicher Hämoglobinurie | 25,19 | 31,84 | 8,17 | 6,65 | 48,02 | 26,40 | 0,10 | 0,12 |
| Immunsuppressiva bei idiopathischer Lungenfibrose | 16,69 | 23,84 | 14,85 | 7,15 | 807,92 | 42,87 | 0,06 | 0,09 |
| Gesamt | 1.990,94 | 2.338,70 | 215,63 | 347,76 | 12,15 | 17,47 | 7,53 | 8,63 |

Quelle: IGES-Berechnungen nach NVI (INSIGHT Health)

gen war, sodass die wirtschaftliche motivierte Verordnung bzw. Abgabe von Parallelimporten zunahm. Trotz des geringeren Rabattanteils war der mittlere erstattete Preis für die nicht importierten Produkte niedriger als der für die Parallelimporte.

Die Preiskomponente wechselte 2013 das Vorzeichen: Statt Einsparungen von 57,6 Mio. Euro wie noch 2012, kam es zu Mehrausgaben von 32,9 Mio. Euro. Als Hauptursache ist das geringere Rabattvolumen für den Wirkstoff Etanercept zu nennen (s. ▶ Kap. 2).

## 3.16 L04 Immunsuppressiva

**Ausgabenänderung (Mio. €)**

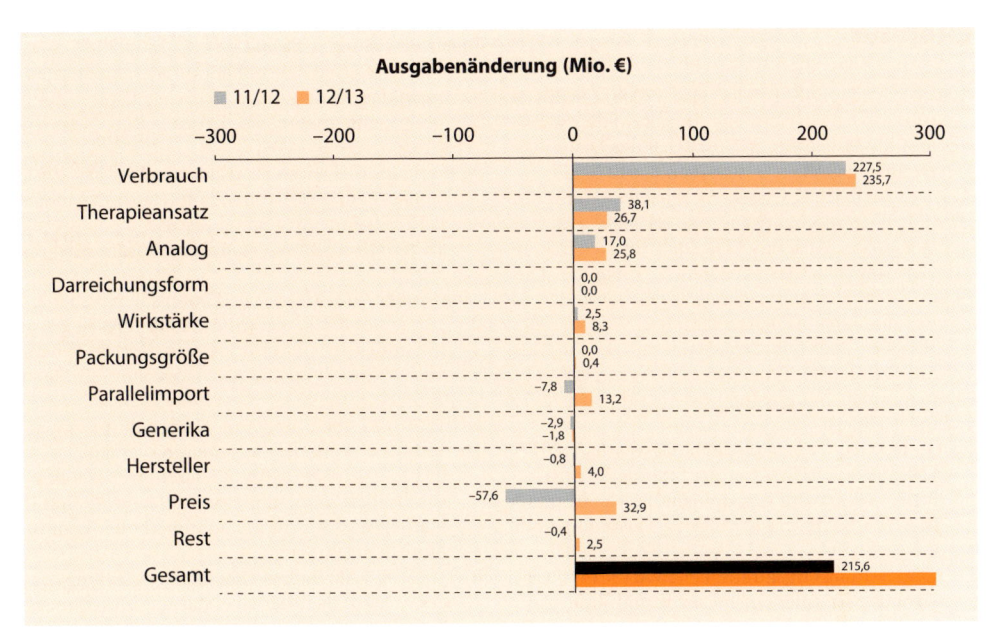

■ 11/12  ■ 12/13

| Komponente | 11/12 | 12/13 |
|---|---|---|
| Verbrauch | 227,5 | 235,7 |
| Therapieansatz | 38,1 | 26,7 |
| Analog | 17,0 | 25,8 |
| Darreichungsform | 0,0 | 0,0 |
| Wirkstärke | 2,5 | 8,3 |
| Packungsgröße | 0,0 | 0,4 |
| Parallelimport | −7,8 | 13,2 |
| Generika | −2,9 | −1,8 |
| Hersteller | −0,8 | 4,0 |
| Preis | −57,6 | 32,9 |
| Rest | −0,4 | 2,5 |
| Gesamt | | 215,6 |

**Abb. 3.85** Komponenten der Ausgabenänderung im Jahr 2013 für die Indikationsgruppe „L04 Immunsuppressiva".
Quelle: IGES-Berechnungen nach NVI (INSIGHT HEALTH)

Fazit zur Indikationsgruppe „L04 Immunsuppressiva"

| | |
|---|---|
| **Ausgaben** | Überdurchschnittlicher Zuwachs |
| **Prominenteste Komponente(n)** | Verbrauch, Therapieansatz, Analogwettbewerb, Preis |
| **Verbrauch** | Überdurchschnittliches Wachstum<br>Neue Behandlungsmöglichkeit: Gestiegener Verbrauch von Immunsuppressiva bei immunologischen Erkrankungen (vor allem Biologicals) zeigt Etablierung des Therapieprinzips an |
| **Therapieansätze** | Therapieoptimierung: Höherer Anteil der TNF-Inhibitoren (Immunsuppressiva bei immunologischen Erkrankungen) |
| **Analog-Wettbewerb** | Therapieoptimierung: Höherer Anteil insbesondere von Lenalidomid (Mittel bei multiplem Myelom) sowie Adalimumab (TNF-Inhibitoren) |
| **Sonstiges** | Ausgabenanstieg durch Preiskomponente |

## Literatur

Augustin M, Reich K, Reich C et al. (2008) Quality of psoriasis care in Germany – results of the national study PsoHealth 2007. Journal der Deutschen Dermatologischen Gesellschaft 6: 640–645.

Augustin M, Reich K, Glaeske G, Schaefer I, Radtke M (2010) Co-morbidity and Age-related Prevalence of Psoriasis: Analysis of Health Insurance Data in Germany Acta Derm Venereol 2010; 90: 147–151.

BfArM (2008) Bekanntmachung zu lenalidomid- und thalidomidhaltigen Arzneimitteln vom 08. Dezember 2008. http://www.bfarm.de/cln_012/nn_1281210/DE/Pharmakovigilanz/AMVV/1_bekanntm/bekanntm-node.html_nnn=true (07.04.2010).

DDG – Deutsche Dermatologische Gesellschaft (2011) Leitlinie zur Therapie der Psoriasis vulgaris. http://www.awmf.org/uploads/tx_szleitlinien/013-001l_S3_Psoriasis_vulgaris_Therapie_01.pdf (13.05.2011).

Deutsche Stiftung Organtransplantation (2014) http://www.dso.de/ unter Organspende und -transplantation, Statistik „Transplantierte Organe" sowie Transplantation „Nierentransplantation", Herztransplantation» (26.02.2914).

Dignass A, Preiß JC, Aust DE et al. (2011) Aktualisierte Leitlinie zur Diagnostik und Therapie der Colitis ulcerosa 2011 – Ergebnisse einer Evidenzbasierten Konsensuskonferenz. Z Gastroenterol 2011; 49: 1276–1341.

Ehlin AG, Montgomery SM, Ekbom A, Pounder RE, Wakefield AJ (2003) Prevalence of gastrointestinal diseases in two British national birth cohorts. Gut 52: 1117–1121.

Etienney I, Bouhnik Y, Gendre JP et al. (2004) Crohn's disease over 20 years after diagnosis in a referral population. Gastroenterol Clin Biol 28: 1233–1239.

Fuchs J, Rabenberg M, Scheidt-Nave C (2013) Prävalenz ausgewählter muskuloskelettaler Erkrankungen. Bundesgesundheitsbl 56: 678–686.

Hoffmann JC, Preiß JC, Autschbach F et al. (2008) S3-Leitlinie „Diagnostik und Therapie des Morbus Crohn". Z Gastroenterol 2008; 46: 1094–1146.

Kobelt G, Kasteng F (2009) Access to innovative treatments in rheumatoid arthritis in Europe. A report prepared for the European Federation of Pharmaceutical Industry Associations (EFPIA). http://www.efpia.eu/Content/Default.asp?PageID=559&DocID=7640 (12.04.2010).

Maetzel A, Wong A, Strand V et al. (2000) Meta-analysis of treatment termination rates among rheumatoid arthritis patients receiving disease-modifying anti-rheumatic drugs. Rheumatology (Oxford) 39: 975–981.

Mittermaier C, Dejaco C, Waldhoer T et al. (2004) Impact of depressive mood on relapse in patients with inflammatory bowel disease: a prospective 18-month follow-up study. Psychosom Med 66: 79–84.

Montgomery SM, Morris DL, Thompson NP, Subhani J, Pounder RE, Wakefield AJ (1998) Prevalence of inflammatory bowel disease in British 26 year olds: national longitudinal birth cohort. Br Med J 316: 1058–1059.

NN (2014) Klarheit für Ärzte - Liste mit Austauschverboten kommt. Ärztezeitung online vom 09.01.2014. http://www.aerztezeitung.de/politik_gesellschaft/arzneimittelpolitik/article/852911/klarheit-aerzte-liste-austauschverboten-kommt.html (20.03.2014).

RKI (2010) Entzündlich-rheumatische Erkrankungen. Gesundheitsberichterstattung des Bundes. Heft 49.

RKI (2012) Daten und Fakten: Ergebnisse der Studie „Gesundheit in Deutschland aktuell 2010". Beiträge zur Gesundheitsberichterstattung des Bundes. Berlin.

Schäfer T (2006) Epidemiology of psoriasis. Review and the German perspective. Dermatology 212 (4): 327–337.

Schneider M, Lelgemann M, Abholz HH et al. (2011) Management der frühen rheumatoiden Arthritis. 3. Auflage, Springer, Berlin Heidelberg. http://www.dgrh.de/leitlinien.html.

Türk TR, Witzke O, Zeier M (2010) KDIGO-Leitlinien zur Betreuung von Nierentransplantatempfängern. Deutsche Übersetzung. Nephrologe 5: 94–107.

Silman AJ, Pearson JE (2002) Epidemiology and genetics of rheumatoid arthritis. Arthritis Res 3 Suppl 3: S265–S272.

Stange EF, Schreiber S, Foelsch U et al. (2003) Diagnostik und Therapie des Morbus Crohn. Z Gastroenterol 41:16–68.

Zink A, Minden K, List SM (2010) Entzündlich-rheumatische Erkrankungen Heft 49. Gesundheitsberichterstattung des Bundes. Berlin: Robert Koch-Institut.

## 3.17 M01 Antiphlogistika und Antirheumatika

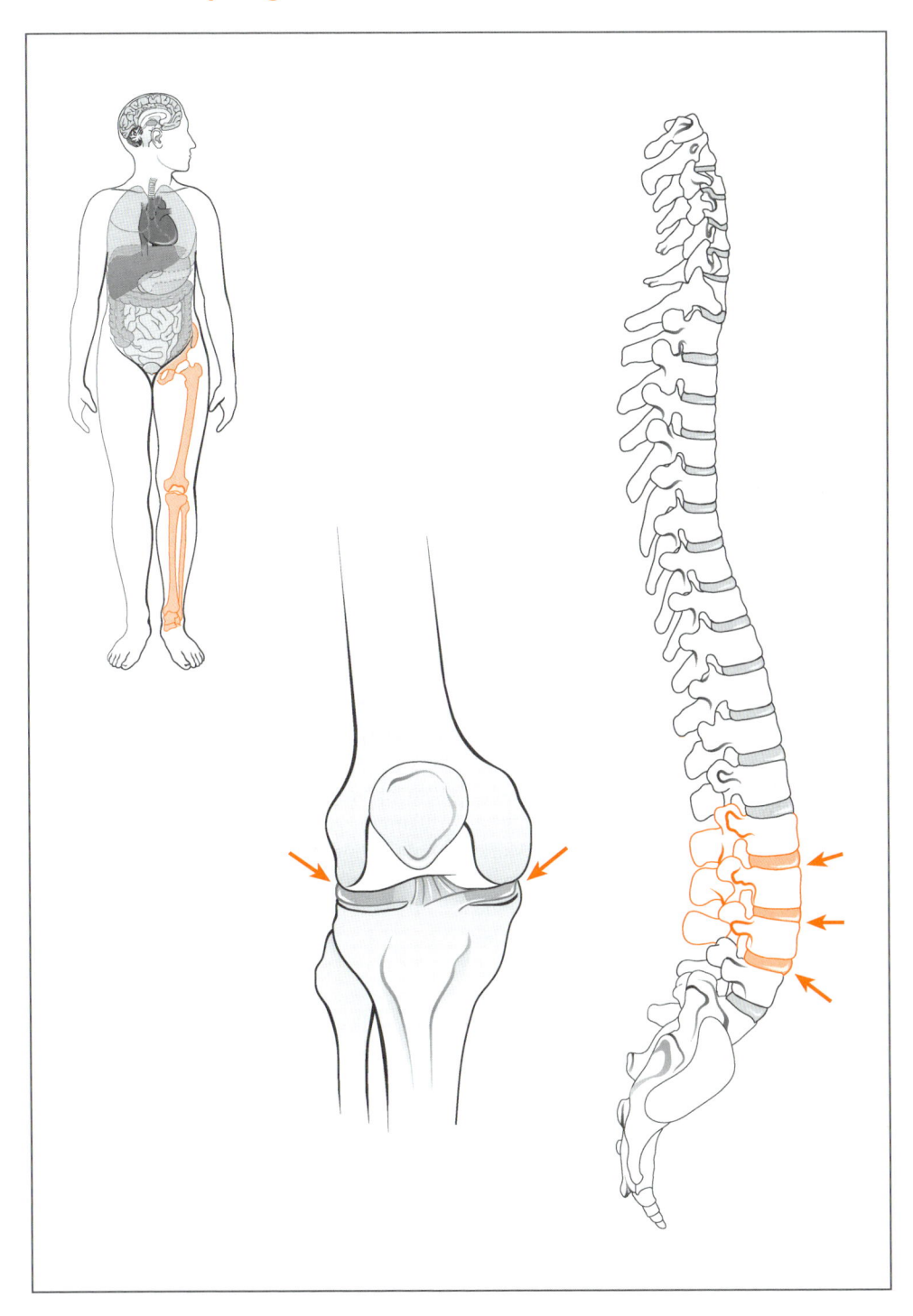

### 3.17.1 Entwicklung der Indikationsgruppe

Entsprechend ihrer Anwendung werden in der Indikationsgruppe der Antiphlogistika und Antirheumatika die Teil-Indikationsgruppen der nichtsteroidalen Antirheumatika sowie der Remissionsinduktoren bei rheumatoider Arthritis unterschieden.

**Nichtsteroidale Antirheumatika (NSAR)**
Die NSAR sind Antiphlogistika, d. h. entzündungshemmende Wirkstoffe. Sie werden bei rheumatoider Arthritis, aber auch bei anderen entzündlichen Gelenkerkrankungen oder schmerzhaften Gelenkbeschwerden sowie bei Rückenschmerzen eingesetzt. Einige der Wirkstoffe (z. B. Ibuprofen) finden auch allgemein als Schmerzmittel Verwendung.

Bis Mitte der 1960er-Jahre stand in dieser Gruppe die 1899 eingeführte Acetylsalicylsäure (ASS) zur Verfügung, die bei rheumatoider Arthritis in hohen Dosen einzunehmen war. Der 1953 eingeführte Wirkstoff Phenylbutazon barg die Gefahr der Agranulozytose. Beide Wirkstoffe werden heute in der ATC-Klassifikation den Analgetika zugerechnet (siehe ▶ Abschn. 3.19). Der Durchbruch moderner antiphlogistisch wirksamer Arzneimittel gelang 1960 mit der Synthese von Indometacin, das 1965 auf den Markt kam. Im Rahmen der Suche nach Alternativen zur Rheumatherapie mit Glukokortikoiden wurde 1960 Ibuprofen entdeckt und 1969 in Deutschland als Antirheumatikum zugelassen. Diclofenac wurde 1965 als Ergebnis einer systematischen Forschung auf Basis der bis zu diesem Zeitpunkt bekannten Antiphlogistika synthetisiert. Seit 1975 steht es dem deutschen Arzneimittelmarkt zur Verfügung.

Ebenfalls Ergebnis systematischer Forschung war der Therapieansatz der Coxibe, die mit dem Wirkstoff Rofecoxib 1999 auf den Markt kamen. Ihm folgten Celecoxib (2000), Parecoxib (2002), Valdecoxib (2003) und Etoricoxib (2004). Die Coxibe waren mit dem Ziel einer besseren Magenverträglichkeit als konventionelle NSAR wie Ibuprofen und Diclofenac entwickelt worden. Bereits im Jahr 2000 fiel in der VIGOR-Studie für Rofecoxib jedoch ein erhöhtes Risiko für kardiovaskuläre Ereignisse (Herzinfarkte) im Vergleich zu Naproxen auf (*Bombardier* et al. 2000); dies wurde in der APPROVe-Studie bestätigt (*Bresalier* et al. 2005). Daher wurden im September 2004 Rofecoxib und im April 2005 Valdecoxib weltweit vom Markt genommen.

Von untergeordneter Bedeutung sind die Therapieansätze der anderen NSAR und Antirheumatika sowie von Wirkstoffkombinationen.

**Remissionsinduktoren bei rheumatoider Arthritis (RA)**
Die Remissionsinduktoren oder DMARD („disease modifying anti-rheumatic drugs"; siehe ▶ Abschn. 3.16) wurden früher als Basistherapeutika bezeichnet. Die wichtigsten Vertreter dieser Gruppe sind Methotrexat (siehe auch ▶ Abschn. 3.13 und 3.16) und Sulfasalazin (siehe ▶ Abschn. 3.16). Sulfasalazin wurde bereits in den 1940er Jahren in Schweden synthetisiert und bei rheumatoider Arthritis sowie bei Colitits ulcerosa eingesetzt. Zu der sehr heterogenen Gruppe der Remissionsinduktoren gehören außerdem Penicillamin und Goldpräparate wie Natriumaurothiomalat und Auranofin (1982 eingeführt).

### 3.17.2 Entwicklung des Verbrauchs

Die Indikationsgruppe der Antiphlogistika und Antirheumatika gehört zur Gruppe der sehr häufig verordneten Arzneimittel. 2013 wurden jedem GKV-Versicherten im Mittel 16 DDD verordnet und damit nur geringfügig mehr als im Vorjahr.

Seit 1996 hat sich der Verbrauch von Antiphlogistika und Antirheumatika um fast 50% erhöht (◘ Abb. 3.86). Die Verbrauchsentwicklung zeigte dabei einen mehrphasigen Ver-

## 3.17 M01 Antiphlogistika und Antirheumatika

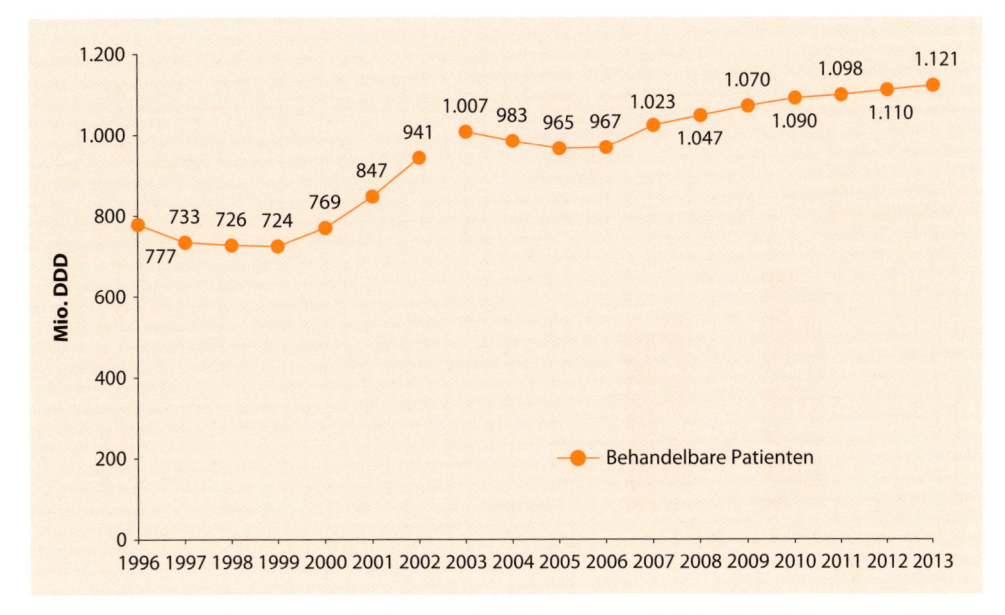

**Abb. 3.86** Verbrauch von Arzneimitteln aus der Indikationsgruppe „M01 Antiphlogistika und Antirheumatika" in Mio. DDD im Zeitraum von 1996 bis 2013.
Quelle: IGES nach AVR (1996 bis 2002), IGES-Berechnungen nach NVI (INSIGHT Health) (ab 2003)

lauf: Bis 1999 blieb der Verbrauch etwa konstant, erhöhte sich dann bis 2003 und ging bis 2006 geringfügig zurück, um seitdem erneut anzusteigen.

Der Verbrauch in der Indikationsgruppe geht zu fast 97% auf die Teil-Indikationsgruppe der NSAR zurück (❑ Tab. 3.50). Diese Arzneimittel dienen der symptomatischen Behandlung verschiedener Erkrankungen. Es erscheint allerdings wenig plausibel, dass sich der Bedarf ähnlich stufenförmig wie der Verbrauch entwickelt hat. Die Indikationen von NSAR und Schmerzmitteln (siehe ▶ Abschn. 3.19) überschneiden sich teilweise. Möglicherweise ist es hier zu nichtkontinuierlich verlaufenden Substitutionseffekten gekommen. Der Verbrauch der bei rheumatoider Arthritis eingesetzten Mittel ist in den letzten zwei Jahren zwischen 4 und 5% angestiegen. Die Ursache ist unklar. Es ist aber wahrscheinlich, dass mehr Patienten mit rheumatoider Arthritis mit diesen Arzneimitteln behandelt werden. Die bei rheumatoider Arthritis eingesetzten Biologika werden häufig in Kombination mit

**Tab. 3.50** Übersicht der Menge der verordneten DDD in den Teil-Indikationsgruppen der Indikationsgruppe M01 in den Jahren 2011 bis 2013.

| Teil-Indikationsgruppe | DDD 2011 (Mio.) | DDD 2012 (Mio.) | DDD 2013 (Mio.) | Differenz 2011 vs. 2012 (%) | Differenz 2012 vs. 2013 (%) |
|---|---|---|---|---|---|
| NSAR | 1062,91 | 1073,61 | 1083,05 | 1,01 | 0,88 |
| Remissionsinduktoren bei RA | 35,07 | 36,72 | 38,15 | 4,71 | 3,88 |
| **Summe** | **1.097,99** | **1.110,34** | **1.121,20** | **1,13** | **0,98** |

Quelle: IGES-Berechnungen nach NVI (INSIGHT Health)

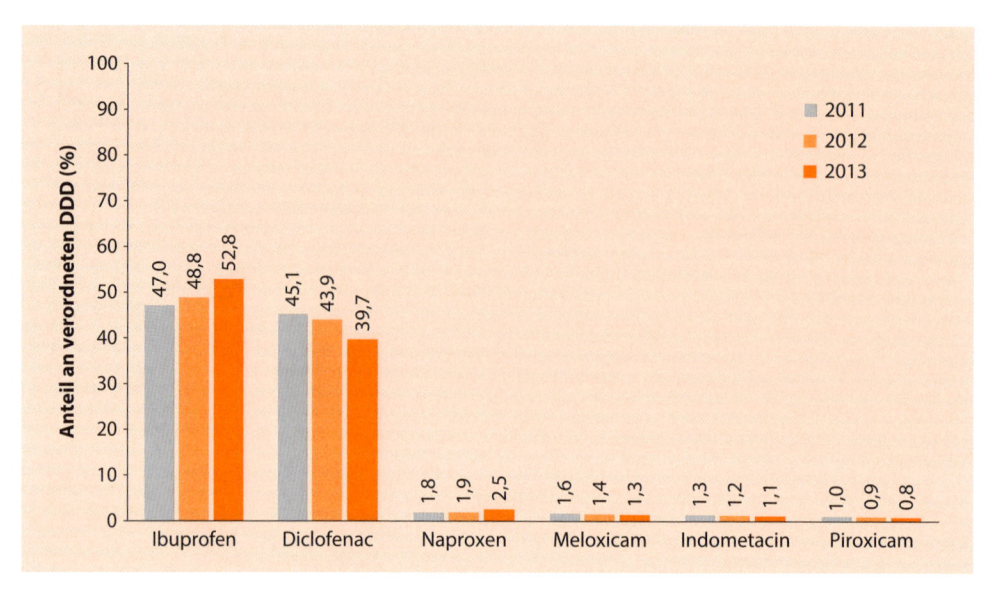

## 3 Umsatzveränderungen in einzelnen Indikationsgruppen

**Abb. 3.87** Anteile der verordneten DDD in der Indikationsgruppe M01 – Wirkstoffe der Teil-Indikationsgruppe „NSAR"/Therapieansatz „Konventionelle NSAR" für 2011 bis 2013. Gezeigt sind nur Wirkstoffe mit einem Verbrauchsanteil von mindestens 1% im Jahr 2013.
Quelle: IGES-Berechnungen nach NVI (INSIGHT Health)

Methotrexat gegeben. Der Verbrauchsanstieg der Biologika sollte daher mit einem höheren Verbrauch von Methotrexat einhergehen (siehe ▶ Kap. 3.16).

In der Teil-Indikationsgruppe der NSAR gibt es zwei relevante Therapieansätze, die konventionellen NSAR und die Coxibe, deren Verbrauchsanteile sich zwischen 2011 und 2013 nur wenig geändert haben: Etwa 90% entfielen auf die NSAR, allerdings mit leicht sinkender Tendenz, sodass 2013 nur noch 89,9% erreicht wurden. Der Anteil der Coxibe stieg im genannten Zeitraum von knapp 9 auf 10% an.

Geringfügige Änderungen waren innerhalb des Therapieansatzes der konventionellen NSAR zu beobachten (◘ Abb. 3.87). Die dominierenden Wirkstoffe sind hier Ibuprofen und Diclofenac, deren Verbrauchsanteil zusammen bei über 90% liegt. Auffälligste Entwicklung zwischen 2011 und 2013 ist, dass für Diclofenac der Verbrauchsanteil sinkt, für Ibuprofen dagegen ansteigt. Ibuprofen hatte 2013 mit fast 53% einen deutlich höheren Anteil als Diclofenac mit nur noch knapp 40%. Es ist wahrscheinlich, dass die Anfang November 2006 von der EMA bekanntgegebene Einschätzung der kardiovaskulären Risiken von NSAR die Entwicklung der Verbrauchsmuster beeinflusst hat (*EMA* 2006). Das CHMP (Committee for Medical Products for Human Use) ist zu der Ansicht gelangt, dass Diclofenac ein ähnlich hohes thrombotisches Risiko haben könnte wie das Coxib Etoricoxib. Für Ibuprofen in Dosierungen unter 1.200 mg täglich wurde kein erhöhtes Risiko festgestellt. Für den Wirkstoff Naproxen gibt es dagegen Hinweise, dass das kardiovaskuläre Risiko geringer ist als bei anderen NSAR, dennoch liegt der Verbrauchsanteil bei nur 2,5%. Für die Dauertherapie wird daher die Anwendung von Naproxen empfohlen (*NN* 2007). Die für die NSAR geltende Leitsubstanzregelung sah entsprechend den Rahmenvorgaben nach § 84 Absatz 7 SGB V für das Jahr 2009 als Leitsubstanz Diclofenac vor. Nur selten wurde in den regionalen Vereinbarungen davon abgewichen. Erst für 2010 weisen die Rahmenvorgaben Diclofenac und Ibuprofen gemeinsam als Leitsubstanzen der NSAR aus.

Innerhalb des Therapieansatzes der Coxibe sind praktisch nur die Wirkstoffe Etoricoxib und Celecoxib von Bedeutung. Die Verbrauchsanteile änderten sich im Beobachtungszeitraum nur wenig. Der Anteil von Etoricoxib stieg geringfügig auf 76,3% an, der von Celecoxib ging auf 23,6% zurück.

### 3.17.3 Regionale Unterschiede im Verbrauch

In den KV-Regionen wurden 2013 Unterschiede im Pro-Kopf-Verbrauch beobachtet, die zwischen 14,2 DDD in Hamburg und 18,8 DDD in Mecklenburg-Vorpommern variierten (◘ Abb. 3.88). Das Einsatzspektrum der Antiphlogistika und Antirheumatika betrifft zu einem großen Teil die Behandlung von Schmerzen, insbesondere bei Gelenkerkrankungen. Arthrose und Arthritis sind im höheren Lebensalter sehr viel häufiger (*RKI* 2012). Daher ist eine Korrelation zwischen dem Anteil der über 55-Jährigen und dem Verbrauch von Antiphlogistika und Antirheumatika anzunehmen. Eine solche signifikante Korrelation mit einem Bestimmtheitsmaß von $R^2 = 0,51$ lässt sich auch tatsächlich nachweisen. In Regionen, in denen der Anteil der über 55-Jährigen sehr hoch ist, wie zum Beispiel in Mecklenburg-Vorpommern, Sachsen-Anhalt und Thüringen, ist der höchste Pro-Kopf-Verbrauch zu beobachten.

### 3.17.4 Epidemiologie, Bedarf und Angemessenheit der Versorgung

Die größte Teil-Indikationsgruppe der Antiphlogistika und Antirheumatika, die NSAR, werden vor allem zur symptomatischen Therapie entzündlicher Gelenkerkrankungen, bei Gelenkschmerzen durch degenerative Gelenkerkrankungen oder bei Rückenschmerzen eingesetzt. Die am häufigsten verordneten Wirkstoffe Diclofenac und Ibuprofen kommen jedoch auch bei anderen Schmerzen, Fieber und dysmenorrhoischen Beschwerden zum Einsatz. Nicht rezeptpflichtige Wirkstärken sind für diese Indikationen (mit Ausnahme der Migräne) nicht erstattungsfähig. Als häufigste Indikationen für die Verordnung von NSAR können sicher Rückenschmerzen und Arthrose-bedingte Gelenkbeschwerden gelten. Für die symptomatische Behandlung von Gelenkschmerzen, aber auch von Rückenschmerzen, kommen zudem Wirkstoffe aus der Indikationsgruppe „N02 Analgetika" zum Einsatz (siehe ▶ Abschn. 3.19).

Daten zur Prävalenz chronischer Rückenschmerzen enthält die Auswertung des telefonischen Gesundheitssurveys 2003, in dem Personen ab 18 Jahren befragt wurden (*Neuhauser* et al. 2005). Chronischer Rückenschmerz war definiert als „drei Monate oder länger anhaltender Rückenschmerz, und zwar fast täglich". Nach dieser Definition gaben 21,6% aller befragten Frauen und 15,5% aller befragten Männer an, chronische Rückenschmerzen zu haben. Die Häufigkeit von chronischen Rückenschmerzen nimmt mit steigendem Alter zu (*RKI* 2012a). Für die GKV-Population ist daher mit rund 11,0 Mio. Patienten zu rechnen, die an chronischen Rückenschmerzen leiden.

Die 12-Monats-Prävalenz der Arthrose betrug im Jahr 2010 in der Studie „Gesundheit in Deutschland aktuell 2010" (GEDA) insgesamt 19,2% (*RKI* 2012b), nach Altersgruppen und Geschlecht hochgerechnet ergibt dies knapp 12 Mio. GKV-Versicherte innerhalb eines Jahres. Die in der Studie zur Gesundheit Erwachsener in Deutschland (DEGS1) ermittelte Gesamtprävalenz für Arthrose liegt bei 20,2%, wobei bei beiden Geschlechtern in über 50% das Knie (Gonarthrose) betroffen ist (*Fuchs et al.* 2013). In der Metaanalyse von *Spahn et al.* (2011) finden

3 Umsatzveränderungen in einzelnen Indikationsgruppen

KV Schleswig-Holstein
14,80 DDD
0,2%

KV Hamburg
14,18 DDD
0,4%

KV Mecklenburg-Vorpommern
18,84 DDD
-0,2%

KV Bremen
17,20 DDD
0,6%

KV Brandenburg
15,40 DDD
-0,1%

KV Niedersachsen
16,57 DDD
1,3%

KV Berlin
15,17 DDD
-0,3%

KV Westfalen-Lippe
17,13 DDD
0,8%

KV Sachsen-Anhalt
18,51 DDD
1,4%

KV Nordrhein
15,54 DDD
1,1%

KV Thüringen
18,16 DDD
-2,3%

KV Sachsen
16,69 DDD
0,3%

KV Hessen
14,40 DDD
0,7%

KV Rheinland-Pfalz
16,87 DDD
-0,8%

KV Saarland
16,90 DDD
-1,4%

KV Bayerns
14,85 DDD
1,1%

KV Baden-Württemberg
14,67 DDD
2,0%

**Verbrauch (M01) pro GKV-Versicherten in DDD,
z-standardisierte Abweichung vom Mittelwert, 2013**
(Deutschland: 16,13 DDD)

- $z \leq -1{,}5$
- $-1{,}5 < z \leq -0{,}5$
- $-0{,}5 < z < 0{,}5$
- $0{,}5 \leq z < 1{,}5$
- $z \geq 1{,}5$

sowie Änderungen gegenüber dem Vorjahr in Prozent (Deutschland: 0,8%)

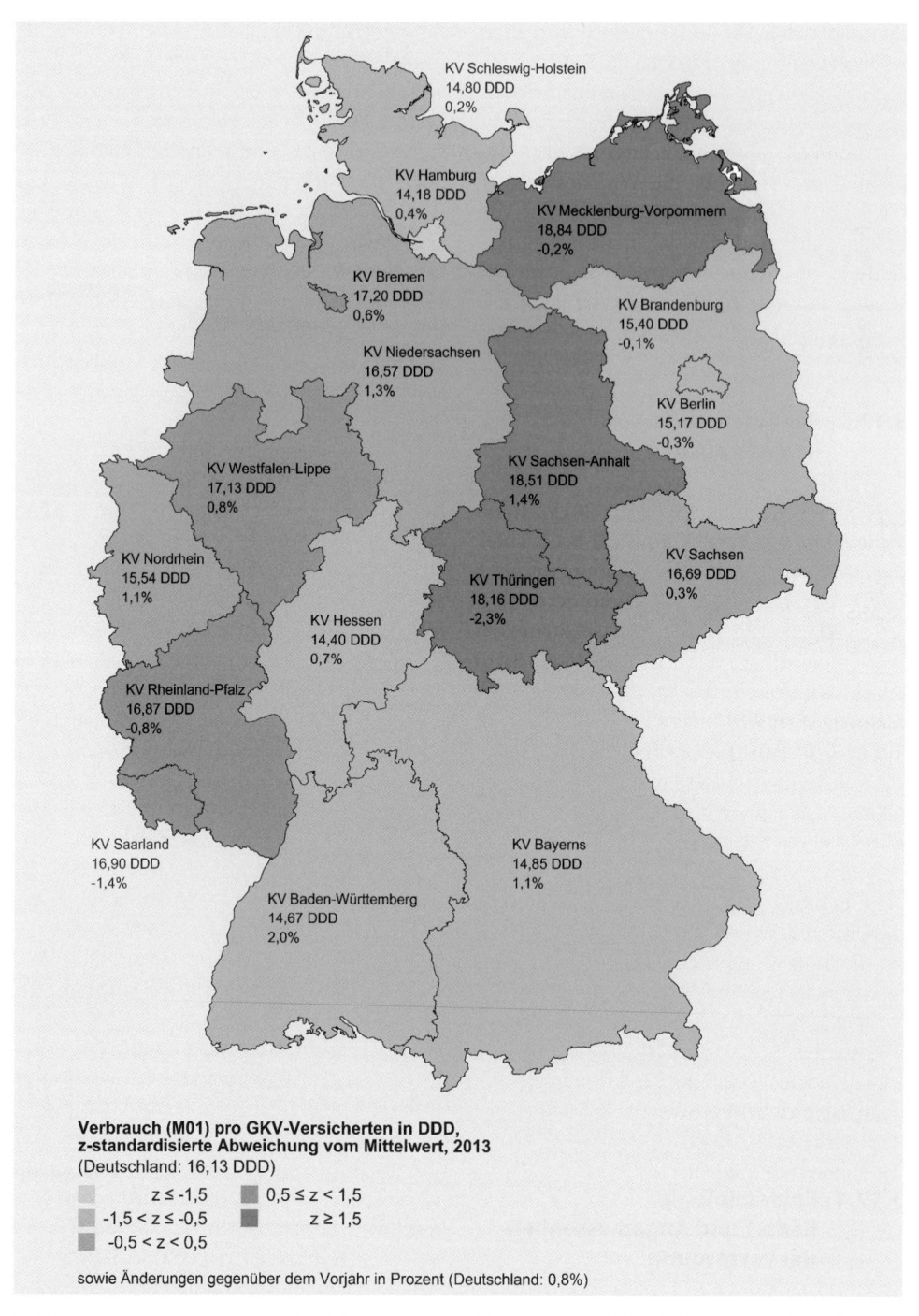

◘ **Abb. 3.88** Verbrauch von Arzneimitteln aus der Indikationsgruppe „M01 Antiphlogistika und Antirheumatika" in DDD je Versicherten im Jahr 2013 und Änderung gegenüber dem Vorjahr nach KV-Region.
Quelle: IGES-Berechnungen nach NVI (INSIGHT Health)

## 3.17 M01 Antiphlogistika und Antirheumatika

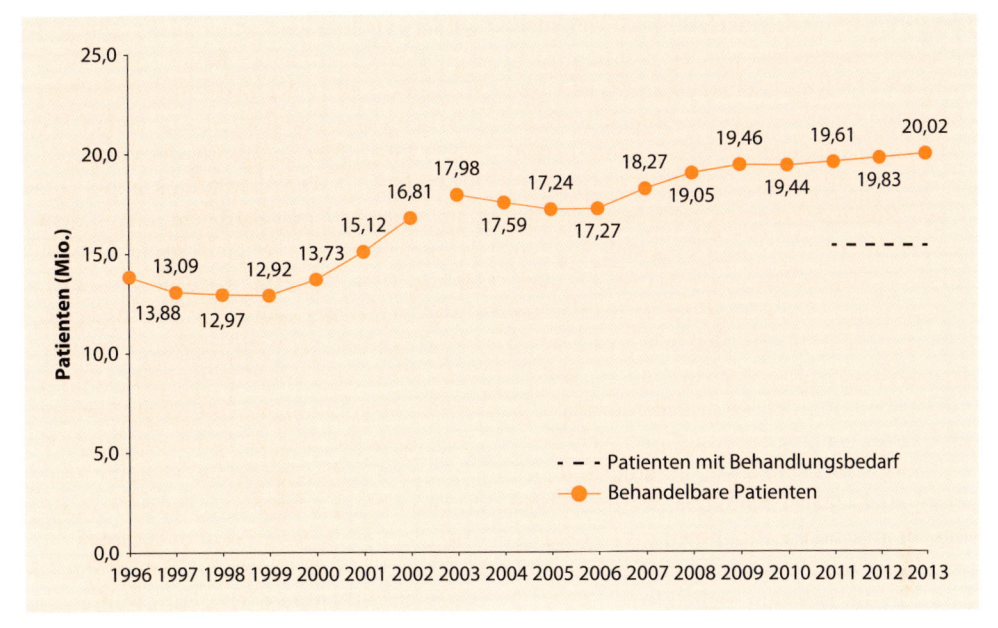

**Abb. 3.89** Behandlungsbedarf mit Antiphlogistika und Antirheumatika (M01).
Quelle: IGES-Berechnungen nach AVR (1996 bis 2002) und NVI (INSIGHT Health) (ab 2003)

sich Angaben zur Prävalenz der Gonarthrose bei über 50-Jährigen, die bei 32,6% bei Frauen und 24,3% bei Männern liegt. Ausgehend von diesen niedrigeren Prävalenzdaten ergeben sich umgerechnet auf die GKV-Population hieraus ca. 9 Mio. Patienten mit Kniebeschwerden, bei knapp 3,8 Mio. von diesen liegt der Beschwerdegrad 3–4 vor: Mindestens für diese ist die Indikation für eine dauerhafte medikamentöse Behandlung anzunehmen.

Nach Angaben des Gesundheitssurveys für Deutschland (*Statistisches Bundesamt* 1998) aus dem Jahr 1998 litten ca. 5 Mio. Menschen zum Zeitpunkt der Befragung unter dauerhaften Arthrose-bedingten Gelenkbeschwerden. Hochgerechnet auf die Population der GKV bestanden auf Basis dieser Zahlen bei rund 4,3 Mio. Menschen behandlungsbedürftige Beschwerden aufgrund von Arthrose. Liegt dieser Datenlage eine konservative Schätzung zur behandlungsbedürftigen Arthrose sowie die oben angeführte Prävalenz für chronische Rückenschmerzen zugrunde, so ist davon auszugehen, dass in der GKV mindestens bei 15,4 Mio. Patienten wegen Rückenschmerzen oder Arthrose-bedingter Gelenkbeschwerden ein Behandlungsbedarf mit Wirkstoffen aus der Indikationsgruppe der Antiphlogistika und Antirheumatika vorliegt.

NSAR dienen der symptomatischen Therapie und sollten wegen der möglichen Nebenwirkungen, insbesondere wegen der Gefahr von Ulzerationen im Magen-Darm-Bereich, nicht als Dauertherapie angewendet werden. Zur Schätzung des Behandlungsbedarfs erfolgte daher die Annahme, dass bei Patienten mit Rückenschmerzen oder Gelenkbeschwerden jährlich vier Episoden von jeweils 14 Tagen mit je 1 DDD eines Antiphlogistikums/Antirheumatikums zu behandeln sind. Wegen des geringen Anteils von Remissionsinduktoren in der Indikationsgruppe (weniger als 4%) wurde vereinfachend angenommen, dass der gesamte Verbrauch den Antiphlogistika/Antirheumatika zur Verfügung steht. Das Ergebnis der Schätzung zeigt Abb. 3.89. Im

Jahr 2013 hätten demnach 20 Mio. Patienten der GKV behandelt werden können, also mehr als die Bedarfsschätzung umfasste. Berücksichtigt man nur den Verbrauch der Teil-Indikationsgruppe der NSAR, dann hätten im Jahr 2013 19,3 Mio. Patienten in der GKV wegen Rückenschmerzen oder anderer Gelenkbeschwerden behandelt werden können (2012: 19,2 Mio. Patienten). Da NSAR auch allgemein als Schmerzmittel zum Einsatz kommen, lässt der beobachtete Verbrauch den Schluss zu, dass der vorhandene Bedarf ausreichend gedeckt wird. Erkenntnisse zur Über- oder Unterversorgung lassen sich hieraus jedoch nicht ableiten, da aufgrund des symptomatischen Charakters der Indikation und der unsicheren Annahmen zur Häufigkeit und Dauer der Behandlung eine präzise Bedarfsermittlung nicht möglich ist.

### 3.17.5 Analyse der Ausgabendynamik

Die Ausgaben in der Indikationsgruppe stiegen 2013 um 13,9 Mio. Euro an und sind damit deutlich höher als im Vorjahr, als der Anstieg bei 3,2 Mio. Euro lag. Die Teil-Indikationsgruppe der NSAR dominierte sowohl 2012 als auch 2013 nicht nur den Verbrauch, sondern auch die Ausgaben für Antiphlogistika und Antirheumatika (◘ Tab. 3.51). Die Anstiegsrate fiel in der Teil-Indikationsgruppe der Remissionsinduktoren mit einem Wert von 3,26% höher aus als bei der Gruppe der NSAR (2,51%). Die relevanten Komponenten unterschieden sich 2013 kaum von denen des Vorjahres und zeigten wenig Dynamik (◘ Abb. 3.90). Weiterhin trug die Verbrauchskomponente am stärksten zur Ausgabensteigerung bei, 2013 mit 7,0 Mio. Euro etwas weniger als 2012 mit 8,1 Mio. Euro. Die Therapieansatzkomponente erhöhte die Ausgaben 2013 in vergleichbarer Höhe wie 2012. Ursächlich für die durch die Therapieansatzkomponente angezeigten höheren Ausgaben war der gestiegene Verbrauchsanteil der Coxibe. Die Analogkomponente erhöhte die Ausgaben 2013 um 5,6 Mio. Euro, während sie 2012 mit 1,2 Mio. Euro kaum zum Ausgabenanstieg beitrug. Zur positiven Analogkomponente trug u. a. der höhere Verbrauchsanteil von Etoricoxib bei. Anders als 2012 konnten im Jahr 2013 keine Einsparungen durch den Wechsel auf günstigere Wirkstärken und günstigere Packungsgrößen verzeichnet werden. In beiden Fällen ist dies auf Änderungen in der Teil-Indikationsgruppe der NSAR zurückzuführen, wobei insbesondere die ge-

◘ Tab. 3.51 Ausgabenentwicklung in der Indikationsgruppe „M01 Antiphlogistika und Antirheumatika" in den Jahren 2012 und 2013.

| Indikations-/ Teil-Indikationsgruppe | Ausgaben (Mio. Euro) | | Ausgabenänderung gegenüber Vorjahr (Mio. Euro) | | Prozentuale Veränderung gegenüber Vorjahr | | Anteil an Gesamtausgaben (%) | |
|---|---|---|---|---|---|---|---|---|
| | 2012 | 2013 | 2011 vs. 2012 | 2012 vs. 2013 | 2011 vs. 2012 | 2012 vs. 2013 | 2012 | 2013 |
| NSAR | 455,34 | 466,77 | 3,36 | 11,43 | 0,74 | 2,51 | 1,72 | 1,72 |
| Remissionsinduktoren bei RA | 76,93 | 79,44 | –0,13 | 2,51 | –0,17 | 3,26 | 0,29 | 0,29 |
| Gesamt | 532,27 | 546,21 | 3,23 | 13,94 | 0,61 | 2,62 | 2,01 | 2,02 |

Quelle: IGES-Berechnungen nach NVI (INSIGHT Health)

## 3.17 M01 Antiphlogistika und Antirheumatika

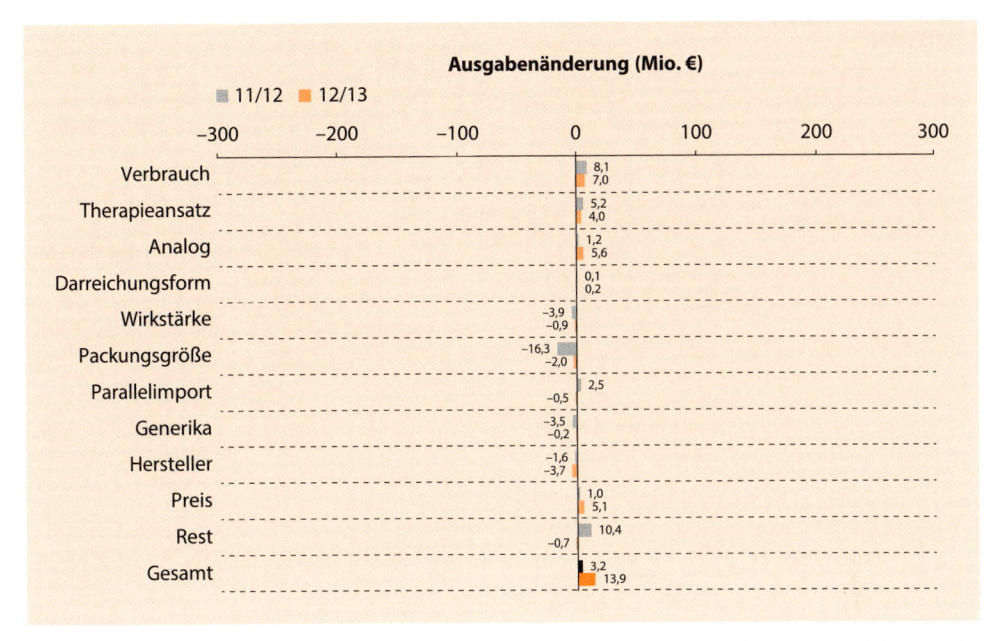

**Abb. 3.90** Komponenten der Ausgabenänderung im Jahr 2013 für die Indikationsgruppe „M01 Antiphlogistika und Antirheumatika".
Quelle: IGES-Berechnungen nach NVI (INSIGHT HEALTH)

Ausgabenänderung (Mio. €), 11/12 und 12/13:

| Komponente | 11/12 | 12/13 |
|---|---|---|
| Verbrauch | 8,1 | 7,0 |
| Therapieansatz | 5,2 | 4,0 |
| Analog | 1,2 | 5,6 |
| Darreichungsform | 0,1 | 0,2 |
| Wirkstärke | −3,9 | −0,9 |
| Packungsgröße | −16,3 | −2,0 |
| Parallelimport | 2,5 | −0,5 |
| Generika | −3,5 | −0,2 |
| Hersteller | −1,6 | −3,7 |
| Preis | 1,0 | 5,1 |
| Rest | 10,4 | −0,7 |
| Gesamt | 3,2 | 13,9 |

ringeren Einsparungen durch die Packungsgrößenkomponente hervorzuheben sind, die 2013 mit 2,0 Mio. Euro sehr viel niedriger waren als 2012 mit 16,3 Mio. Euro.

Die Preiskomponente wies 2013, wie schon im Vorjahr, einen positiven Wert auf (5,1 Mio. Euro). Grund dafür waren höhere Preise in der Teil-Indikationsgruppe der NSAR.

Fazit zur Indikationsgruppe „M01 Antiphlogistika und Antirheumatika"

| | |
|---|---|
| Ausgaben | Anstieg |
| Prominenteste Komponente(n) | Verbrauch, Analog, Preis |
| Verbrauch | Durchschnittliches Wachstum |
| Therapieansätze | Therapieoptimierung: Höherer Anteil von Coxiben |
| Analog-Wettbewerb | Anstieg des Anteils teurerer Wirkstoffe, hauptsächlich im Bereich der NSAR |
| Sonstiges | Ausgabenanstieg durch Preiskomponente, leichter Ausgabenrückgang durch Herstellerkomponente |

## Literatur

Bombardier C, Laine L, Reicin A et al. (2000) Comparison of upper gastrointestinal toxicity of rofecoxib and naproxen in patients with rheumatoid arthritis. N Engl J Med 343: 1520–1528.

Bresalier RS, Sandler RS, Quan H et al. Adenomatous Polyp Prevention on Vioxx (APPROVe) Trial Investigators (2005) Cardiovascular events associated with rofecoxib in a colorectal adenoma chemoprevention trial. N Engl J Med 352: 1092–1102.

EMA (2006) Opinion of the committee for medical products for human use pursuant to article 5(3) of regulation (EC) No 726/2004, for non-selective non steroidal anti-inflammatory drugs (NSAIDs). http://www.ema.europa.eu/pdfs/human/opiniongen/nsaids.pdf (27.04.2010).

Fuchs J, Rabenberg M, Scheidt-Nave C (2013) Prävalenz ausgewählter muskuloskelettaler Erkrankungen. Bundesgesundheitsbl 56: 678-686.

Neuhauser H, Ellert U, Ziese T (2005) Chronische Rückenschmerzen in der Allgemeinbevölkerung in Deutschland 2002/2003: Prävalenz und besonders betroffene Bevölkerungsgruppen. Gesundheitswesen 67: 685–693.

NN (2007) Naproxen neuer Standard ... zur Kardiotoxizität von Cox-2-Hemmern und herkömmlichen NSAR. Arznei-Telegramm 38: 1–3.

RKI (2012a) Gesundheitsberichterstattung des Bundes, Rückenschmerzen, Heft 53.

RKI (2012b) Daten und Fakten: Ergebnisse der Studie „Gesundheit in Deutschland aktuell 2010". Beiträge zur Gesundheitsberichterstattung des Bundes. Berlin.

Spahn G, Schiele R, Hofmann GO et al. (2011) Die Prävalenz der radiologischen Gonarthrose in Bezug zu Lebensalter, Geschlecht, Jahrgangskohorte und ethnischer Zugehörigkeit. Eine Metanalyse. Z Orthop Unfall 149: 145–152.

Statistisches Bundesamt (Hrsg.) (1998) Gesundheitsbericht für Deutschland. Stuttgart: Metzler-Poeschel.

## 3.18 M05 Mittel zur Behandlung von Knochenkrankheiten

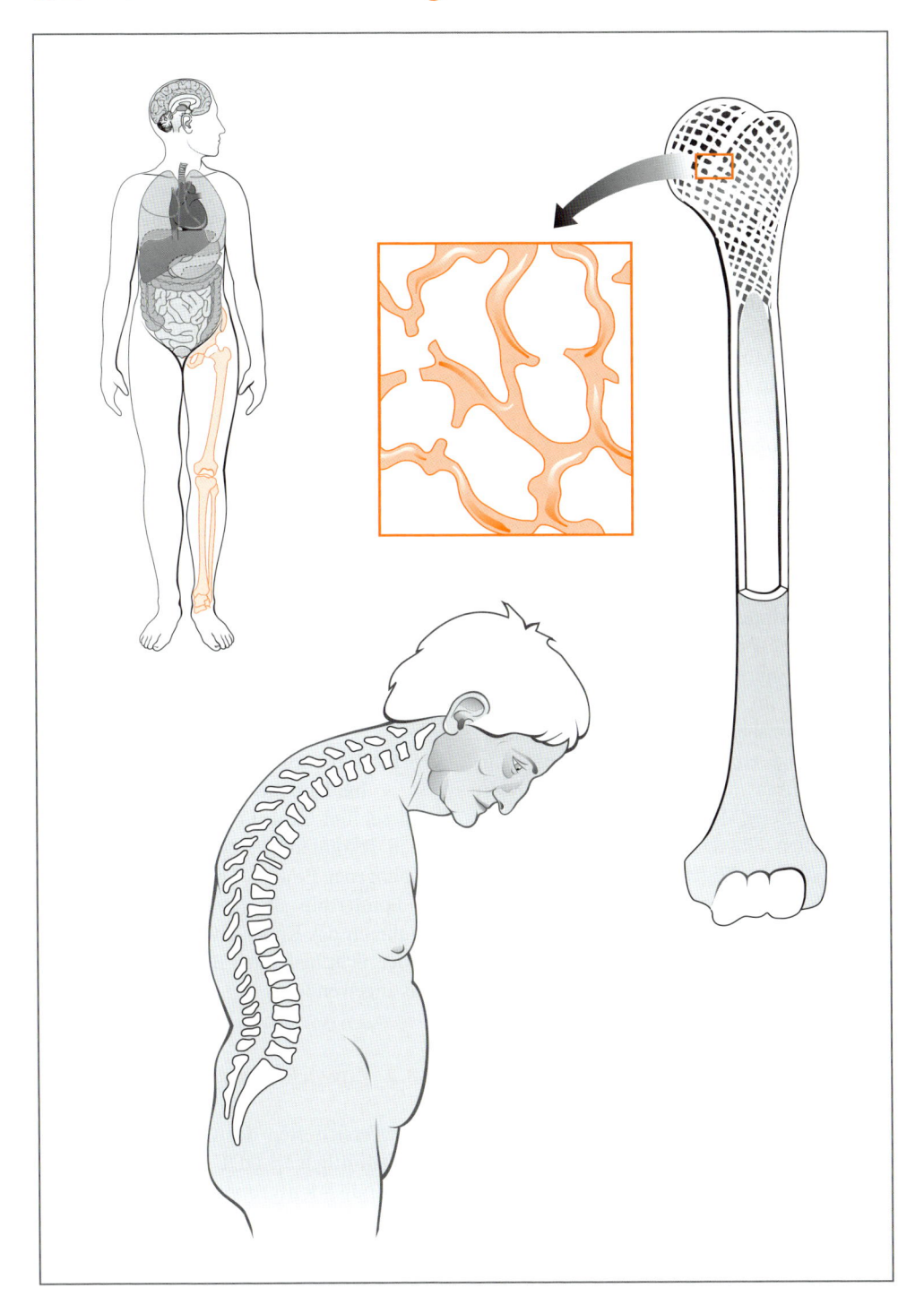

## 3.18.1 Entwicklung der Indikationsgruppe

Die Mittel zur Behandlung von Knochenkrankheiten werden im ambulanten Bereich insbesondere zur Versorgung der Osteoporose eingesetzt; in geringerem Umfang auch zur Behandlung von Knochenmetastasen. Für die ambulante Versorgung sind die Bisphosphonate als der wichtigste Therapieansatz anzusehen. 2004 kam ein weiterer Therapieansatz hinzu, der nur den Wirkstoff Strontiumranelat umfasst. Die Teil-Indikationsgruppe der Mittel bei Knochenheilungsstörungen spielt für den ambulanten Bereich keine Rolle, da die Wirkstoffe nur im Rahmen von Operationen eingesetzt werden.

### 3.18.1.1 Teil-Indikationsgruppe der Mittel gegen Osteoporose

**Bisphosphonate**
Die Entwicklung der Bisphosphonate geht auf anorganische Pyrophosphate zurück, die bereits im 19. Jahrhundert synthetisiert wurden. Sie wurden im 20. Jahrhundert wegen ihrer kristallisationshemmenden Wirkung Waschpulvern zugesetzt, um Kalkablagerungen in den Waschmaschinen zu verhindern. Nach der Entdeckung, dass Pyrophosphate auch in biologischen Flüssigkeiten vorkommen und starke osteotrope Eigenschaften haben, wurde vermutet, dass sie eine Rolle bei der Steuerung von Verkalkungsmechanismen spielen. Auf der Suche nach Stoffen mit ähnlichen physikalischen Eigenschaften, aber längerer Wirkung als Pyrophosphate, wurden mit den Bisphosphonaten chemische Analoga entwickelt und ab 1968 medizinisch genutzt. Erster Vertreter dieser Stoffe war in Deutschland die 1982 eingeführte Etidronsäure. Inzwischen stehen weitere Bisphosphonate mit höherer Effektivität zur Verfügung: Clodronsäure (1988), Pamidronsäure (1992), Alendronsäure (1996), Tiludronsäure (1996), Ibandronsäure (1996), Risedronsäure (2000) und Zoledronsäure (2001).

Zur Behandlung der Osteoporose sind derzeit Alendron-, Etidron-, Ibandron- und Risedronsäure zugelassen; zur Behandlung von Knochenmetastasen Clodron-, Ibandron-, Risedron- und Zoledronsäure. Tiludronsäure ist allein für die Behandlung des Morbus Paget zugelassen.

**Andere Mittel mit Wirkung auf den Knochen und die Mineralisation**
Das Strontiumranelat ist keine Neuentwicklung, sondern wurde bereits in den 1950er-Jahren bei „Knochenschwund" eingesetzt. Strontium hat chemisch und physikalisch ähnliche Eigenschaften wie Calcium. Es wird im Knochen abgelagert. Der Wirkmechanismus von Strontiumranelat bei Osteoporose ist unklar (*NN* 2004). Der Wirkstoff wurde 2004 für die Behandlung der postmenopausalen Osteoporose zugelassen. 2010 wurde Denosumab eingeführt (◘ Tab. 3.52). Dieser Antikörper ist zur Behandlung der Osteoporose zugelassen. Er hat eine hemmende Wirkung auf eine Gruppe von Knochenzellen (Osteoklasten), die zum Knochenabbau beitragen.

### 3.18.1.2 Teil-Indikationsgruppe der Mittel bei Knochenheilungsstörungen

Zu dieser Teil-Indikationsgruppe gehören die beiden rekombinant gewonnenen knochenmorphogenen Proteine Dibotermin alfa (2003) und Eptotermin alfa (2007). Die Wirkstoffe stimulieren das Knochenwachstum und werden bei nicht heilenden Brüchen des Schienbeins angewendet.

## 3.18.2 Entwicklung des Verbrauchs

Jedem Versicherten der GKV wurden 2013 durchschnittlich 3,1 DDD von Arzneimitteln aus der Indikationsgruppe der Mittel bei Knochenkrankheiten verordnet. Damit zählen diese Wirkstoffe zu den häufig eingesetzten Arzneimitteln.

## 3.18 M05 Mittel zur Behandlung von Knochenkrankheiten

**Tab. 3.52** Neue Wirkstoffe in der Indikationsgruppe M05 im Zeitraum von 2009 bis 2013.

| Jahr (Markteinführung) | Wirkstoff | Teil-Indikationsgruppe | Therapieansatz |
|---|---|---|---|
| 2010 | Denosumab | Osteoporose | Andere Mittel mit Wirkung auf Knochen und Mineralisation |

Quelle: IGES

Im ambulanten Bereich wurde ausschließlich ein Verbrauch von Wirkstoffen aus der Teil-Indikationsgruppe der Mittel gegen Osteoporose nachgewiesen, weshalb sich die Diskussion auf diese Gruppe beschränkt. Die Verbrauchsentwicklung der Indikationsgruppe hat sich seit 1996 in zwei Phasen entwickelt (Abb. 3.91). Der zunächst steigende Verbrauch zeigte bis etwa 2001 eine gewisse Sättigung. Bis 2008 war dann eine stetige Verbrauchszunahme von rund 20 Mio. DDD jährlich festzustellen, sodass sich der Verbrauch seither mehr als verdreifacht hat. 2009 schwächte sich die Verbrauchszunahme ab und zeigt seit 2011 eindeutig rückläufige Tendenz.

Der in der Vergangenheit beobachtete Verbrauchszuwachs ist vermutlich nicht unwesentlich auf die Veröffentlichung der Ergebnisse der Women's Health Initiative (WHI) zurückzuführen (*Writing Group for the Women's Health Initiative Investigators* 2002). Die Studie berichtete über ein erhöhtes kardiovaskuläres und Brustkrebs-Risiko bei Östrogentherapie in der Postmenopause. Die Östrogentherapie senkt jedoch das Risiko für Frakturen und wurde daher zur Behandlung der Osteoporose eingesetzt. Die Ergebnisse der WHI wurden heftig diskutiert, und es ist inzwischen Standard, die Östrogentherapie nur noch zur symptomatischen Therapie von Wechseljah-

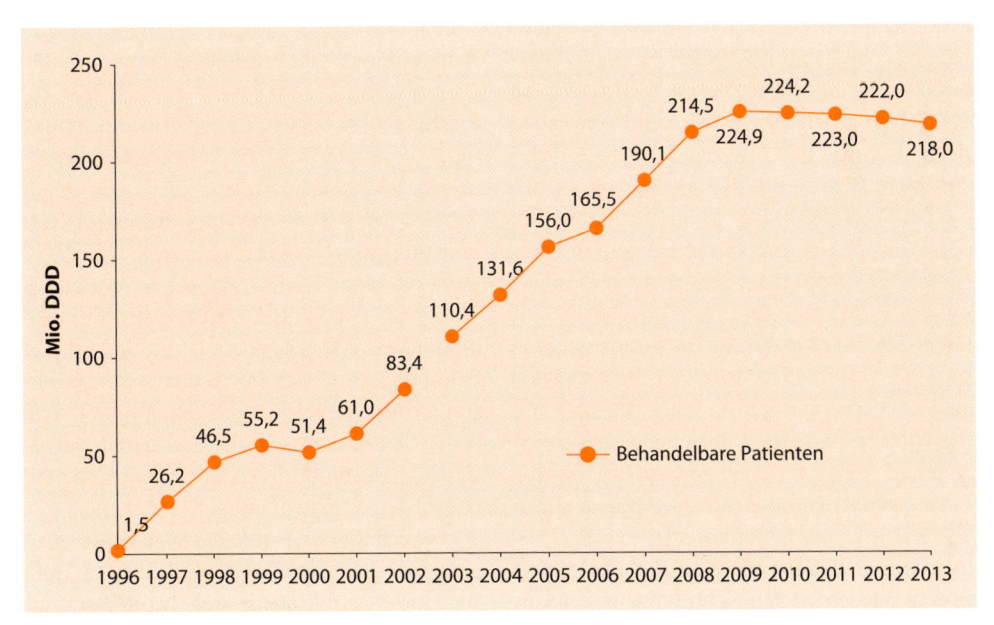

**Abb. 3.91** Verbrauch von Arzneimitteln aus der Indikationsgruppe „M05 Mittel zur Behandlung von Knochenkrankheiten" in Mio. DDD im Zeitraum von 1996 bis 2013.

Quelle: IGES nach AVR (1996 bis 2002), IGES-Berechnungen nach NVI (INSIGHT Health) (ab 2003)

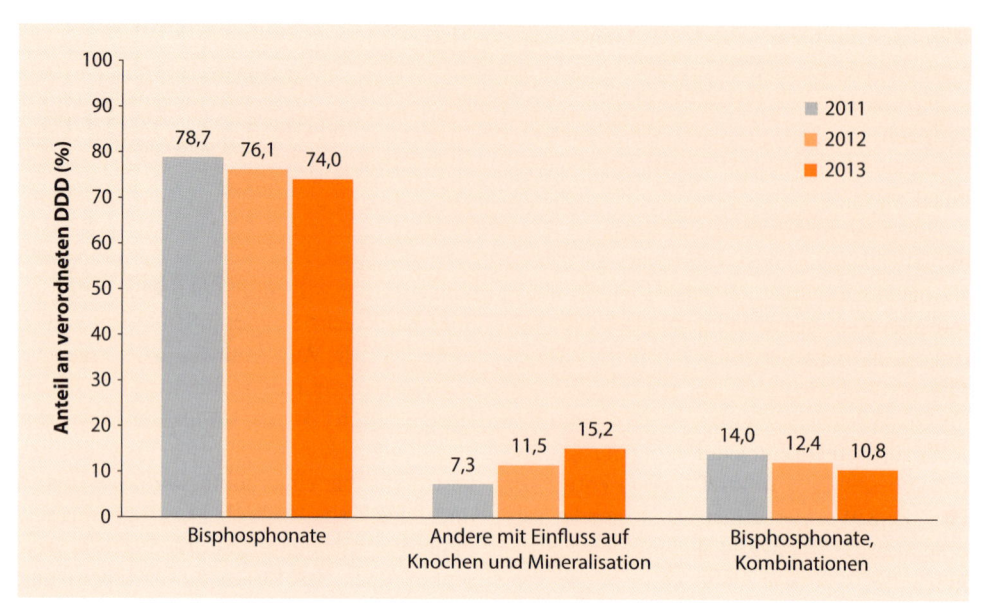

**Abb. 3.92** Anteile der Therapieansätze an den verordneten DDD in der Indikationsgruppe „M05 Mittel zur Behandlung von Knochenkrankheiten" für 2011 bis 2013.
Quelle: IGES-Berechnungen nach NVI (INSIGHT Health)

resbeschwerden so kurz wie möglich und in einer möglichst niedrigen Dosierung einzusetzen. Zwischen 2003 bis 2013 ging der Verbrauch von weiblichen Sexualhormonen, die überwiegend zur Hormontherapie eingesetzt werden, von 1.064 Mio. auf 530 Mio. DDD zurück.

Bei Betrachtung der Therapieansätze fällt auf, dass der Verbrauchsanteil der anderen Mittel mit Einfluss auf Knochen und Mineralisation zwischen 2011 und 2013 von 7 auf über 15% angestiegen ist. Entsprechend gingen die Verbrauchsanteile der Bisphosphonate und -kombinationen zurück (◘ Abb. 3.92). Auch der absolute Verbrauch der Bisphosphonate und -kombinationen ging zurück: Für die Bisphosphonate im Betrachtungszeitraum um 8%, für die Kombinationen sogar um fast 25%. Der Verbrauch der anderen Mittel verdoppelte sich dagegen im Beobachtungszeitraum von 16,3 auf 33,3 Mio. DDD. Dies ist allein auf den Wirkstoff Denosumab zurückzuführen. Von diesem sind zwei Präparate im Handel: Eines ist zur Behandlung der postmenopausalen Osteoporose und zusätzlich von Knochenschwund bei Männern mit Prostatakarzinom zugelassen. Das zweite Produkt ist nur zur Prävention von skelettbezogenen Komplikationen bei Tumorerkrankungen zugelassen. Auf dieses Produkt entfielen 2013 jedoch nur gut 12% des Verbrauchs von Denosumab. Der hohe Verbrauchszuwachs ist also wahrscheinlich vor allem durch die Anwendung bei Osteoporose bedingt. In Bezug auf die postmenopausale Osteoporose ist unklar, wie die Wirkungen und Nebenwirkungen von Denosumab im Vergleich zu Bisphosphonaten zu beurteilen sind. Das rasche Verbrauchswachstum lässt vermuten, dass Bedarf an Alternativen zu den Bisphosphonaten besteht.

Innerhalb des Therapieansatzes der Bisphosphonate zeigten sich zwischen 2011 und 2013 nur wenige Änderungen. 2013 dominierte mit einem minimal rückläufigen Verbrauchsanteil von 70,1% die Alendronsäure, die Leitsubstanz der Bisphosphonate entsprechend den Rahmenvorgaben für Arzneimittel nach § 84 Absatz 7 SGB V ist. Die Anteile von Ibandronsäure und Risedronsäure lagen jeweils mit geringfügiger Aufwärtstendenz bei 14,2% bzw. 10,9%, gefolgt von Zoledronsäure mit 4,8%. Seit Mitte 2013 stehen auch für Zoledronsäure Generika zur Verfügung. Damit sind nun alle Bisphosphonate generisch verfügbar. Der Verbrauchsanteil der Generika war allerdings sehr unterschiedlich und betrug rund 99% für Alendronsäure. Die Generikaanteile stiegen im Vergleich zum Vorjahr für Risedronsäure von 63 auf 82% und für Ibandronsäure von 21 auf 57%. Für Zoledronsäure lag der Anteil 2013 erst bei knapp 1%. Selbst unter der Berücksichtigung, dass Zoledronsäure nur einmal jährlich als Infusion verabreicht wird, ist das eine außerordentlich niedrige Quote.

Bei den anderen Mitteln mit Wirkung auf den Knochen und die Mineralisation stieg der Verbrauchsanteil von Denosumab von 55,3% im Jahr 2011 auf 81,4% im Jahr 2013. Die Anteile von Strontiomranelat entwickelten sich reziprok. Der absolute Verbrauch von Strontiumranelat ging 2012 um 6% und 2013 um 10% zurück. Die EMA hat 2013 ein Risikobewertungsverfahren begonnen, und Hinweise zur Einschränkung der Anwendung in einem Rote-Hand-Brief gegeben. Das Bewertungsverfahren ist inzwischen abgeschlossen und es bleibt bei der Anwendungseinschränkung für Strontiumranelat (*Servier Deutschland* 2014).

### 3.18.3 Regionale Unterschiede im Verbrauch

Für die Arzneimittel zur Behandlung von Knochenkrankheiten wurden 2013 in den KV-Regionen deutliche Verbrauchsunterschiede beobachtet (◘ Abb. 3.93). Die höchsten Pro-Kopf-Verbräuche fanden sich in den östlichen Ländern mit Ausnahme Berlins. Spitzenreiter war Brandenburg mit einem Verbrauch von 4,77 DDD je Versicherten. Mit 2,42 DDD war der Pro-Kopf-Verbrauch in Bremen am niedrigsten. Bestimmend für den Verbrauch sind die Bisphophonate zur Behandlung der Osteoporose. Davon sind vor allem Frauen nach der Menopause betroffen. Es kann daher davon ausgegangen werden, dass der Verbrauch in einer Region vor allem vom Anteil der Frauen über 55 Jahren abhängt. Die Regression ergibt, dass dieser Einfluss die Verbrauchsunterschiede in hohem Maße erklären kann ($R^2 = 0,79$). Kaum eine Korrelation lässt sich dagegen mit der selbst berichteten Prävalenz der Osteoporose im Jahr 2010 herstellen (*RKI* 2012); allerdings sind die hier gemachten Angaben nur bedingt zuverlässig (s. u.).

### 3.18.4 Epidemiologie, Bedarf und Angemessenheit der Versorgung

Mit BEST (Bone Evaluation Study) wurden erneut aktuelle Daten zur Epidemiologie und Versorgung der Osteoporose vorgelegt. Basierend auf Routinedaten der GKV wurde eine Prävalenz in Höhe von insgesamt 14% für Menschen ab 50 Jahren ermittelt, 24% bei Frauen und 6% bei Männern (*Hadji* et al. 2013). Hochgerechnet auf die GKV-Bevölkerung von 2013 ergeben sich demnach 6,0 Mio. Osteoporose-Patienten (unter ihnen 5,0 Mio. Frauen). In der Studie „Gesundheit in Deutschland aktuell" (GEDA) des *RKI* wurde eine Lebenszeitprävalenz ab einem Alter von 50 Jahren von 17,1% bei Frauen und 4,4% bei Männern berechnet (RKI 2012). Die GEDA-Ergebnisse zur Prävalenz sind jedoch, insbesondere mit Blick auf die ältere Bevölkerung in Deutschland, nur bedingt zuverlässig. In der Studie zur Gesundheit Erwachsener in Deutschland (DEGS1) wird eine Lebenszeitprävalenz ab einem Alter von 50 Jahren von 13,1% bei Frauen und 3,2% bei Männern berichtet (*Fuchs et al.* 2013). Die genannten Prävalenzdaten sind aus methodischen Gründen

3 Umsatzveränderungen in einzelnen Indikationsgruppen

KV Schleswig-Holstein
2,85 DDD
-1,7%

KV Hamburg
2,99 DDD
-2,5%

KV Mecklenburg-Vorpommern
4,05 DDD
0,0%

KV Bremen
2,42 DDD
-2,8%

KV Brandenburg
4,77 DDD
-0,4%

KV Niedersachsen
2,99 DDD
-0,5%

KV Berlin
2,92 DDD
-3,0%

KV Westfalen-Lippe
2,88 DDD
-1,3%

KV Sachsen-Anhalt
4,51 DDD
1,1%

KV Nordrhein
2,95 DDD
-0,9%

KV Thüringen
4,48 DDD
0,1%

KV Sachsen
4,50 DDD
-0,8%

KV Hessen
2,64 DDD
-2,3%

KV Rheinland-Pfalz
2,86 DDD
-4,5%

KV Saarland
3,18 DDD
-4,7%

KV Bayerns
3,01 DDD
-2,1%

KV Baden-Württemberg
2,66 DDD
-2,7%

**Verbrauch (M05) pro GKV-Versicherten in DDD,
z-standardisierte Abweichung vom Mittelwert, 2013**
(Deutschland: 3,14 DDD)

　　　$z \leq -1,5$　　　$0,5 \leq z < 1,5$
　　　$-1,5 < z \leq -0,5$　　　$z \geq 1,5$
　　　$-0,5 < z < 0,5$

sowie Änderungen gegenüber dem Vorjahr in Prozent (Deutschland: -1,6%)

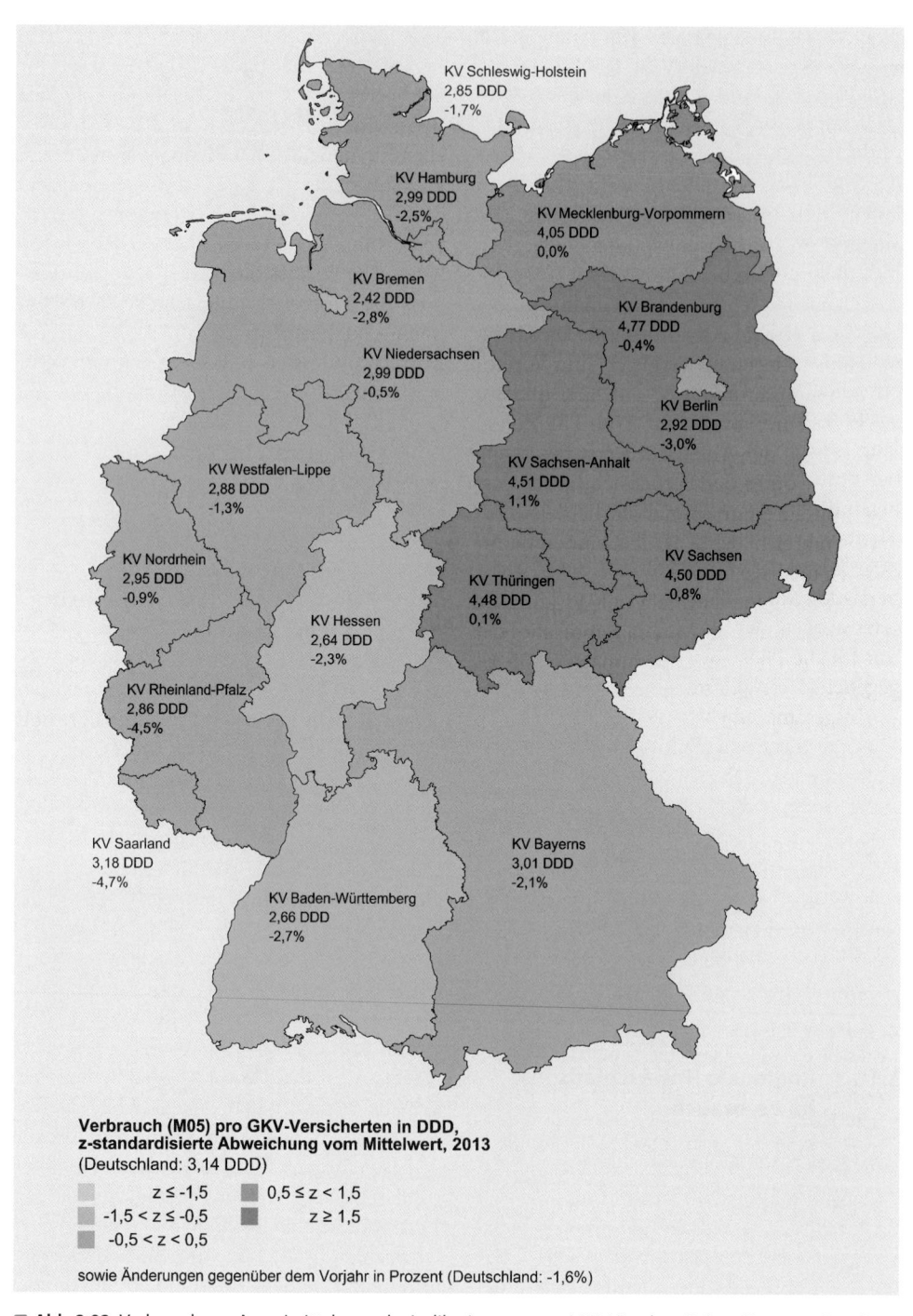

■ **Abb. 3.93** Verbrauch von Arzneimitteln aus der Indikationsgruppe „M05 Mittel zur Behandlung von Knochenkrankheiten" in DDD je Versicherten im Jahr 2013 und Änderung gegenüber dem Vorjahr nach KV-Region.
Quelle: IGES-Berechnungen nach NVI (INSIGHT Health)

nicht direkt miteinander vergleichbar. In der BEST-Studie wurde eine Inzidenz in Höhe von 2,1% im Jahr berechnet (> 50 Jahre) (*Hadji* et al. 2013). Hochgerechnet nach Alter und Geschlecht auf die Population der GKV ergeben sich 846.000 Versicherte mit einer Neuerkrankung an Osteoporose. Etwa 5% aller prävalenten Patienten in BEST erlitten innerhalb eines Jahres eine Neufraktur. Bei einer Osteoporose mit pathologischer Fraktur besteht in jedem Fall eine Behandlungsindikation. Der Behandlungsbedarf bei Patienten ohne Fraktur ist abhängig von einer Reihe von Risikofaktoren. Bei Frauen, die älter als 75 Jahre sind, ist eine medikamentöse Therapie bei Vorliegen einer Osteoporose grundsätzlich indiziert (*DVO* 2009). Nach Beginn einer Therapie soll der weitere Therapiebedarf nach zwei Jahren evaluiert werden und kann bei persistierend erhöhtem Frakturrisiko fortgesetzt werden; der frakturensenkende Nutzen ist nur für die Phase der aktuellen Anwendung gegeben (*DVO* 2009).

Insgesamt ergeben sich knapp 644.000 Versicherte mit einer behandlungsbedürftigen Osteoporose. Geht man von einem minimalen Behandlungsbedarf von zwei Jahren aus, dann hätten 2013 in der GKV mit dem beobachteten Verbrauch rund 299.000 Patienten behandelt werden können. Bei einer Behandlungsdauer von fünf Jahren hätten sich knapp 120.000 behandelbare Patienten ergeben.

### 3.18.5 Analyse der Ausgabendynamik

In dieser Indikationsgruppe gab es 2013 einen geringen Ausgabenrückgang (Tab. 3.53), der bei 4,3 Mio. Euro lag. Im Vorjahr gingen die Ausgaben um 2,5 Mio. Euro zurück.

Die Komponenten, die zur Ausgabenänderung beitrugen, zeigt Abb. 3.94. Wie schon im Vorjahr war die Therapieansatzkomponente im Hinblick auf Ausgabensteigerungen am auffälligsten. Durch den gestiegenen Verbrauchsanteil von „anderen Mitteln mit Wirkung auf Knochen und Mineralisation" führte die Therapieansatzkomponente 2013 zum größten Ausgabenzuwachs in Höhe von 14,7 Mio. Euro. Dieser wurde durch den starken Verbrauchsanstieg des Wirkstoffes Denosumab verursacht.

Wegen des stagnierenden Verbrauchs spielt die Verbrauchskomponente in beiden Jahren kaum eine Rolle.

Für den stärksten Ausgabenrückgang sorgte auch 2013 die Preiskomponente, wobei die Einsparungen mit 4,0 Mio. Euro geringer ausfielen als 2012 mit 7,8 Mio. Euro. Weitere Einsparungen in Höhe von 9,9 Mio. Euro wurden durch die vermehrte Verordnung von günstigeren generischen Präparaten erreicht, insbesondere von Ibandron- und Risedronsäure. Aufgrund von Verschiebungen zugunsten günstiger Hersteller konnten zudem weitere 9,2 Mio. Euro eingespart werden.

Tab. 3.53 Ausgabenentwicklung in der Indikationsgruppe „M05 Mittel zur Behandlung von Knochenkrankheiten" in den Jahren 2012 und 2013.

| Ausgaben (Mio. Euro) | | Ausgabenänderung gegenüber Vorjahr (Mio. Euro) | | Prozentuale Veränderung gegenüber Vorjahr | | Anteil an Gesamtausgaben (%) | |
|---|---|---|---|---|---|---|---|
| 2012 | 2013 | 2011 vs. 2012 | 2012 vs. 2013 | 2011 vs. 2012 | 2012 vs. 2013 | 2012 | 2013 |
| 306,89 | 290,81 | −7,25 | −16,08 | −2,31 | −5,24 | 1,16 | 1,07 |

Quelle: IGES-Berechnungen nach NVI (INSIGHT Health)

## 3 Umsatzveränderungen in einzelnen Indikationsgruppen

**Ausgabenänderung (Mio. €)** — ■ 11/12  ■ 12/13

| Komponente | 11/12 | 12/13 |
|---|---|---|
| Verbrauch | −2,5 | −4,3 |
| Therapieansatz | 12,4 | 14,7 |
| Analog | −3,3 | −1,8 |
| Darreichungsform | 1,6 | 0,8 |
| Wirkstärke | 6,2 | 0,9 |
| Packungsgröße | −0,3 | −0,6 |
| Parallelimport | −0,6 | −1,5 |
| Generika | −6,0 | −9,9 |
| Hersteller | −4,2 | −9,2 |
| Preis | −7,8 | −4,0 |
| Rest | −2,7 | −1,1 |
| Gesamt | −7,2 | −16,1 |

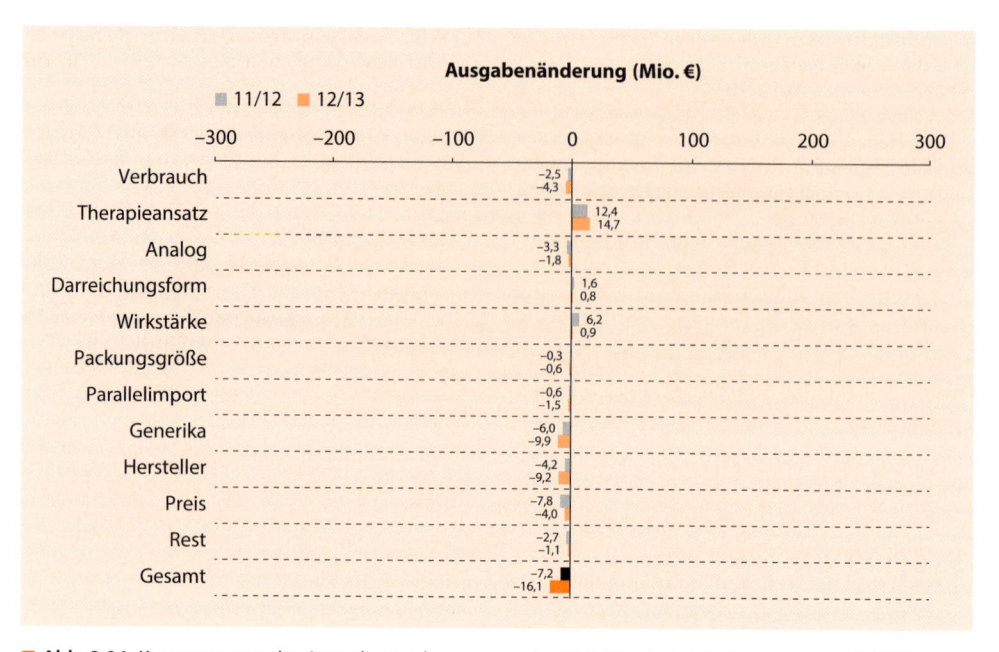

◘ **Abb. 3.94** Komponenten der Ausgabenänderung im Jahr 2013 für die Indikationsgruppe „M05 Mittel zur Behandlung von Knochenkrankheiten".
Quelle: IGES-Berechnungen nach NVI (INSIGHT HEALTH)

Fazit zur Indikationsgruppe „M05 Mittel zur Behandlung von Knochenkrankheiten"

| | |
|---|---|
| Ausgaben | Rückgang |
| Prominenteste Komponente(n) | Therapieansatz, Generika, Hersteller |
| Verbrauch | Verbrauchrückgang |
| Therapieansätze | Therapieoptimierung: Verbrauchsanstieg Denosumab |
| Analog-Wettbewerb | Ohne Bedeutung |
| Sonstiges | Ausgabenrückgang durch Hersteller und Generikakomponente |

## Literatur

AkdÄ (2003) Hormontherapie im Klimakterium. Therapieempfehlungen der Arzneimittelkommission der deutschen Ärzteschaft. http://www.akdae.de/30/40/10/82_Hormontherapie_2003_1Auflage.pdf (14.04.2010).

DVO (2009) Prophylaxe, Diagnostik und Therapie der Osteoporose bei Erwachsenen. S3-Leitlinie des Dachverbandes Osteologie (DVO). http://www.dv-osteologie.org/dvo_leitlinien/dvo-leitlinie-2009 (14.04.2010).

Ellert U, Wirz J, Ziese, T (2006) Telefonischer Gesundheitssurvey des Robert Koch-Instituts (2. Welle). Beiträge zur Gesundheitsberichterstattung des Bundes publiziert vom Robert Koch-Institut.

Fuchs J, Rabenberg M, Scheidt-Nave C (2013) Prävalenz ausgewählter muskuloskelettaler Erkrankungen. Bundesgesundheitsbl 56: 678–686.

Gothe H, Seidlitz C, Höer A, Glaeske G, Häussler B (2007) Hormone therapy of menopausal women – Analysis of prescription pattern changes before and after the WHI study using claims data of a German sickness fund. Poster präsentiert beim

10. europäischen Kongress der ISPOR, October 20–23, 2007, Dublin.

Hadji P, Klein S, Gothe H, Häussler B, Kless T, Schmidt T, Steinle T, Verheyen F, Linder R (2013) Epidemiologie der Osteoporose: Bone Evaluation Study. Deutsches Ärzteblatt, Vol. 110(4):52–57.

Häussler B, Gothe H, Mangiapane S, Glaeske G, Pientka L, Felsenberg D (2006) Versorgung von Osteoporose-Patienten in Deutschland. Ergebnisse der BoneEVA-Studie. Dtsch Ärztebl (Ausgabe A) 103(39): 2542–2548.

Häussler B, Gothe H, Göl D, Glaeske G, Pientka L, Felsenberg D (2007) Epidemiology, treatment and costs of osteoporosis in Germany. The BoneEVA Study. Osteoporosis International 18(1): 77–84.

NN (2004) Strontiumranelat (Protelos) bei Osteoporose? arznei-telegramm 35: 137–138.

NN (2013) Neue Warnhinweise für Strontiumranelat. Apotheke adhoc 13.05.2013. http://www.apotheke-adhoc.de/nachrichten/nachricht-detail/rote-hand-brief-neue-warnhinweise-fuer-strontiumranelat/ (24.03.2013.

RKI (2011) Daten und Fakten: Ergebnisse der Studie „Gesundheit in Deutschland aktuell 2009". Beiträge zur Gesundheitsberichterstattung des Bundes. Berlin.

RKI (2012) Gesundheit in Deutschland aktuell. Chronische Erkrankungen: Osteoporose, Public USE File GEDA 2010.

Writing Group for the Women's Health Initiative Investigators (2002) Effect of conjugated equine estrogen in postmenopausal women with hysterectomy. The Women's Health Initiative randomized controlled trial. JAMA 291: 1701–1712.

Servier Deutschland (2014) Neue eingeschränkte Indikation und Empfehlungen zu Kontrollen bei der Einnahme von Protelos (Strontiumranelat) http://akdae.de/Arzneimittelsicherheit/RHB/20140310.pdf (24.03.20149

3 Umsatzveränderungen in einzelnen Indikationsgruppen

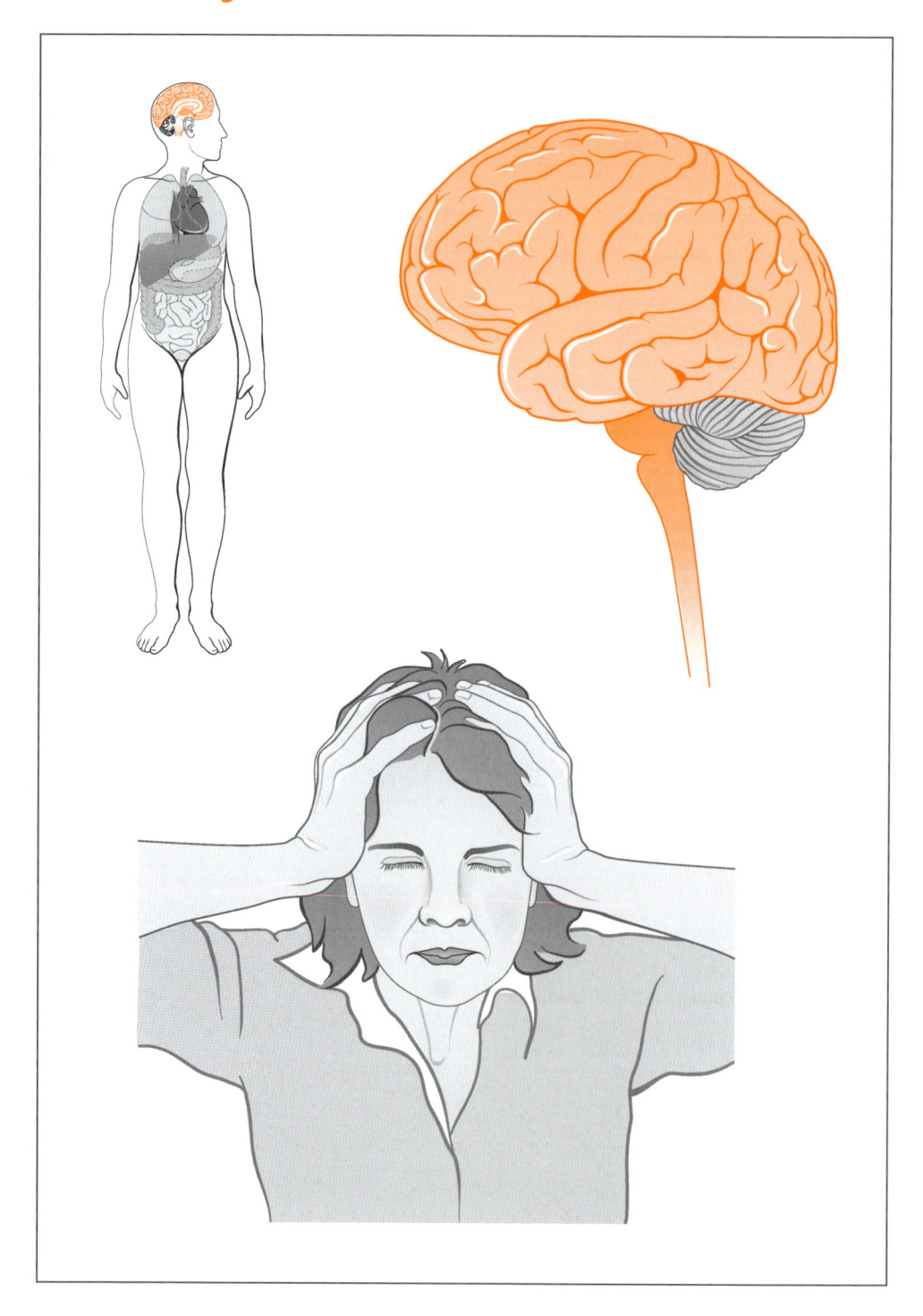

## 3.19 N02 Analgetika

## 3.19.1 Entwicklung der Indikationsgruppe

In der Indikationsgruppe der Analgetika werden zwei Teil-Indikationsgruppen unterschieden. Die Gruppe der Opioide, Analgetika und Antipyretika umfasst Wirkstoffe, die – unabhängig von der Ursache – zur symptomatischen Therapie von Schmerzen und Fieber verwendet werden. Zur Teil-Indikationsgruppe der Migränemittel gehören Wirkstoffe, die nur bei Migräne und teilweise auch beim Cluster-Kopfschmerz zum Einsatz kommen.

**Opioide, Analgetika, Antipyretika**
In dieser Teil-Indikationsgruppe sind die Therapieansätze der Opioide sowie der Analgetika und Antipyretika zu trennen.

Opioide werden in Form von Opiumzubereitungen schon seit Jahrhunderten angewendet. Beschreibungen des Schlafmohnsaftes finden sich bereits bei *Theophrastus* (3. Jh. v. Chr.). *Paracelsus* ist es zu verdanken, dass Opium in Europa seit dem 16. Jahrhundert wieder in Gebrauch kam. Im Jahr 1806 beschrieb *Sertürner* ein Verfahren zur Isolierung von Morphin aus Opiumextrakt. Morphin gilt als Standardwirkstoff der Opioide. Aufgrund der beobachteten Suchtgefahr von Morphin und anderer inzwischen hergestellter halbsynthetischer Derivate (beispielsweise Heroin, erstmals 1874 synthetisiert) suchte man bislang ohne Erfolg nach Opioiden mit geringerem Suchtpotenzial. Bereits Ende des 19. und zu Beginn des 20. Jahrhunderts wurden – heute noch gebräuchliche – Opioide wie Oxycodon und Hydromorphon synthetisiert. Als erste vollsynthetische Opioide wurden Pethidin (1939) und Methadon (1945) entwickelt, später folgte Tramadol (1962). Erwähnenswert sind außerdem Fentanyl (1964) und Buprenorphin (1975). Mit Tapentadol wurde 2010 nach langer Zeit erstmals wieder ein neues Opioid eingeführt (◘ Tab. 3.54).

Opioide werden bei chronischen Schmerzen in Form retardierter Zubereitungen beispielsweise als Kapseln verabreicht, die zwei- bis dreimal täglich einzunehmen sind. Opioidpflaster kamen erstmals 1995 auf den Markt. Sie enthalten Fentanyl oder Buprenorphin, wobei die Wirkstoffe über die Haut (transdermal) resorbiert werden. Als Darreichungsformen mit schnellem Wirkungseintritt stehen neben Injektionslösungen auch bukkale, sublinguale und nasale Darreichungsformen zur Verfügung, bei denen der Wirkstoff über die Mund- bzw. Nasenschleimhaut resorbiert wird und somit rascher seine Wirkung entfaltet als bei der Aufnahme aus dem Magen-Darm-Trakt.

Als erster Wirkstoff aus dem Therapieansatz der Analgetika und Antipyretika kann die Weidenrinde bezeichnet werden, die bereits in der Antike als Mittel gegen Schmerzen genutzt wurde. Mitte des 19. Jahrhunderts gelang die Isolierung von Salycin aus Weidenrinde und kurz darauf die Oxidation zur Salicylsäure, die aufgrund ihrer Nebenwirkungen nur vorübergehend breite Anwendung fand. Die synthetische Herstellung der besser verträglichen Acetylsalicylsäure (ASS) erfolgte erstmals im Jahr 1899, und der Wirkstoff

**Tab. 3.54** Neue Wirkstoffe in der Indikationsgruppe N02 im Zeitraum von 2009 bis 2013.

| Jahr (Markteinführung) | Wirkstoff | Teil-Indikationsgruppe | Therapieansatz |
|---|---|---|---|
| 2010 | Tapentadol | Opioide, Analgetika, Antipyretika | Opioide |
| 2011 | Cannabisextrakt (Nabiximols) | Opioide, Analgetika, Antipyretika | Andere Analgetika, Antipyretika |

Quelle: IGES

eroberte unter dem Handelsnamen Aspirin® die Welt. Der Wirkmechanismus, nämlich die Hemmung des Enzyms Cyclooxygenase, das an der Bildung von Prostaglandinen beteiligt ist, wurde erst 1971 entdeckt.

Die Erforschung der analgetischen und antipyretischen Pyrazolone begann Ende des 19. Jahrhunderts und führte zu Beginn des 20. Jahrhunderts zur Entwicklung des Metamizols. Bereits 1878 war das Paracetamol bekannt. Im Jahr 1985 wurde der Wirkstoff Flupirtin eingeführt, ein stark wirksames Analgetikum, dessen Wirkmechanismus unklar ist.

Seit 2006 steht das Ziconotid zur Verfügung, ein Analogon des ω-Conopeptids, eines Toxins mariner Kegelschnecken. Ziconotid blockiert sogenannte N-Typ-Calciumkanäle und verkörpert damit ein neues Wirkprinzip in der analgetischen Therapie. Es wird intrathekal bei Patienten mit starken chronischen Schmerzen angewendet. Seit 2011 steht Cannabisextrakt (Nabiximols) auch als Fertigarzneimittel zur Verfügung zur Behandlung von Spastiken bei Multiper Sklerose (◘ Tab. 3.54).

**Migränemittel**
Bei den Migränemitteln sind heute nur noch die Therapieansätze der Triptane und der anderen Migränemittel von Bedeutung.

Die Behandlung der Migräne gründete sich lange Zeit allein auf ärztliche Erfahrung. Zunächst standen als spezifische Migränemittel lediglich die Mutterkornalkaloide zur Verfügung, die in den Wirkmechanismus des Serotonins eingreifen. Es wird vermutet, dass Serotonin eine zentrale Bedeutung bei der Auslösung der Migränesymptomatik hat. In den 1970er-Jahren begann die gezielte Erforschung von Serotoninanaloga zur Behandlung der Migräne. Als Folge dieser Aktivitäten wurde 1984 das Sumatriptan entwickelt, das einen bestimmten Subtyp von Serotoninrezeptoren (5HT1) blockiert. Der Wirkstoff begründete den Therapieansatz der Triptane und steht in Deutschland seit 1993 zur Verfügung.

Ihm folgten die Wirkstoffe Naratriptan (1997), Zolmitriptan (1997), Rizatriptan (1998), Almotriptan (2001), Eletriptan (2002) und Frovatriptan (2002). Triptane sind derzeit die spezifischsten Migränemittel und können in vielen Fällen einen Migräneanfall erfolgreich beenden.

Zu den anderen Migränemitteln gehören Wirkstoffe, die ursprünglich für andere Indikationen entwickelt wurden, aber auch bei Migräne wirksam sein können, beispielsweise das Antiepileptikum Topiramat, (siehe ► Abschn. 3.20). In diesen Therapieansatz fallen außerdem Kombinationen von Paracetamol und Metoclopramid zur symptomatischen Therapie bei Migräne.

### 3.19.2 Entwicklung des Verbrauchs

Analgetika stellen mit durchschnittlich 9 verordneten DDD für jeden Versicherten der GKV eine häufig verwendete Arzneimittelgruppe dar.

Der Verbrauch von Analgetika aus der Indikationsgruppe N02 war bis 2001 relativ stabil. In den Jahren 2003 und 2004 ging er deutlich zurück, was auch darauf zurückzuführen ist, dass die GKV nicht rezeptpflichtige Wirkstoffe wie Paracetamol oder Acetylsalicylsäure entsprechend der Arzneimittel-Richtlinie nur noch zur Behandlung von schweren Schmerzen in Komedikation mit Opioiden erstattet. Zwischen 2005 und 2009 stieg der Verbrauch stetig um 20 bis 35 Mio. DDD pro Jahr, seitdem hat sich der Verbrauchsanstieg verlangsamt und stagnierte 2013 (◘ Abb. 3.95).

Der größte Anteil des Verbrauchs entfällt auf die Teil-Indikationsgruppe der Opioide, Analgetika und Antipyretika und betrug 2013 knapp 96%. Der Verbrauch der Opioide, Analgetika und Antipyretika veränderte sich 2013 gegenüber dem Vorjahr nur minimal, für die Migränemittel war eine Wachstumsrate von fast 4% festzustellen (◘ Tab. 3.55).

## 3.19 N02 Analgetika

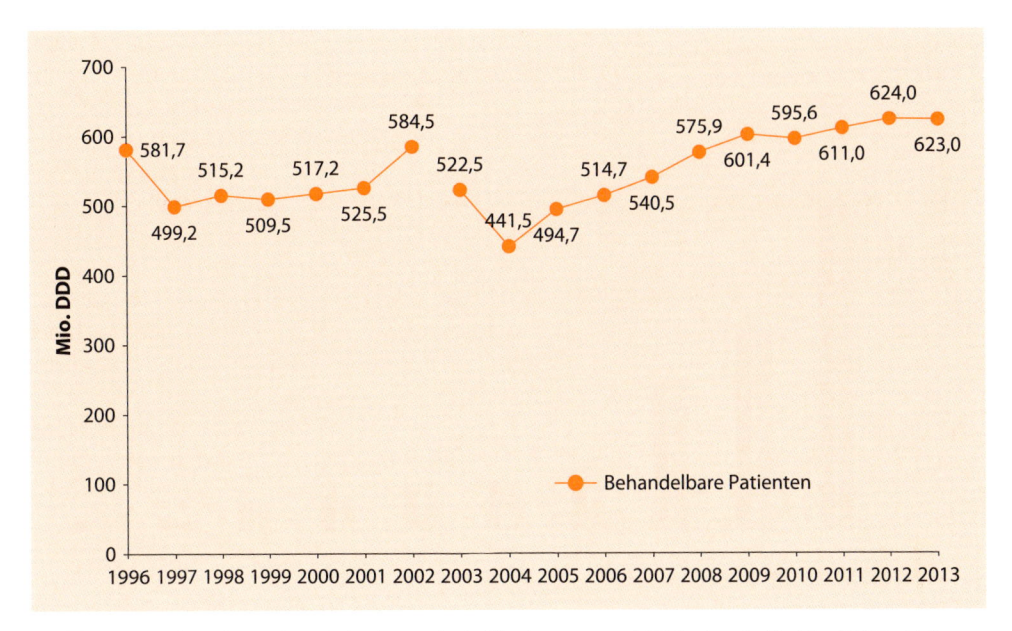

**Abb. 3.95** Verbrauch von Arzneimitteln aus der Indikationsgruppe „N02 Analgetika" in Mio. DDD im Zeitraum von 1996 bis 2013.
Quelle: IGES nach AVR (1996 bis 2002), IGES-Berechnungen nach NVI (INSIGHT Health) (ab 2003)

**Tab. 3.55** Übersicht der Menge der verordneten DDD in den Teil-Indikationsgruppen der Indikationsgruppe „N02 Analgetika" in den Jahren 2011 bis 2013.

| Teil-Indikationsgruppe | DDD 2011 (Mio.) | DDD 2012 (Mio.) | DDD 2013 (Mio.) | Differenz 2011 vs. 2012 (%) | Differenz 2012 vs. 2013 (%) |
|---|---|---|---|---|---|
| Opioide, Analgetika, Antipyretika | 586,80 | 599,12 | 597,48 | 2,10 | –0,27 |
| Migränemittel | 24,32 | 24,96 | 25,88 | 2,66 | 3,65 |
| **Summe** | **611,12** | **624,08** | **623,35** | **2,12** | **–0,12** |

Quelle: IGES-Berechnungen nach NVI (INSIGHT Health)

Die Anteile der Therapieansätze in der Teil-Indikationsgruppe der Opioide, Analgetika und Antipyretika veränderten sich zwischen 2011 und 2013 geringfügig. Der Anteil der Opioide war leicht rückläufig und umfasste 2013 66,1% des Verbrauchs, 33,8% waren den anderen Analgetika/Antipyretika zuzurechnen.

Innerhalb des Therapieansatzes der Opioide gab es im betrachteten Zeitraum nur geringe Veränderungen der Verbrauchsanteile (Abb. 3.96). Die größten Anteile am Verbrauch hatten Tilidin-Kombinationen und Tramadol, die zusammen rund 57% des Verbrauchs 2013 ausmachten und deren Anteile sich zwischen 2011 und 2013 wenig änderten. Diese Opioide und Codein werden in der Regel nicht auf einem Betäubungsmittelrezept verordnet. An dritter Stelle folgte Fentanyl mit einem Anteil von 15,8% bei geringfügig sinkender Tendenz. Fentanyl (wie auch Buprenorphin) wird in der ambulanten Schmerz-

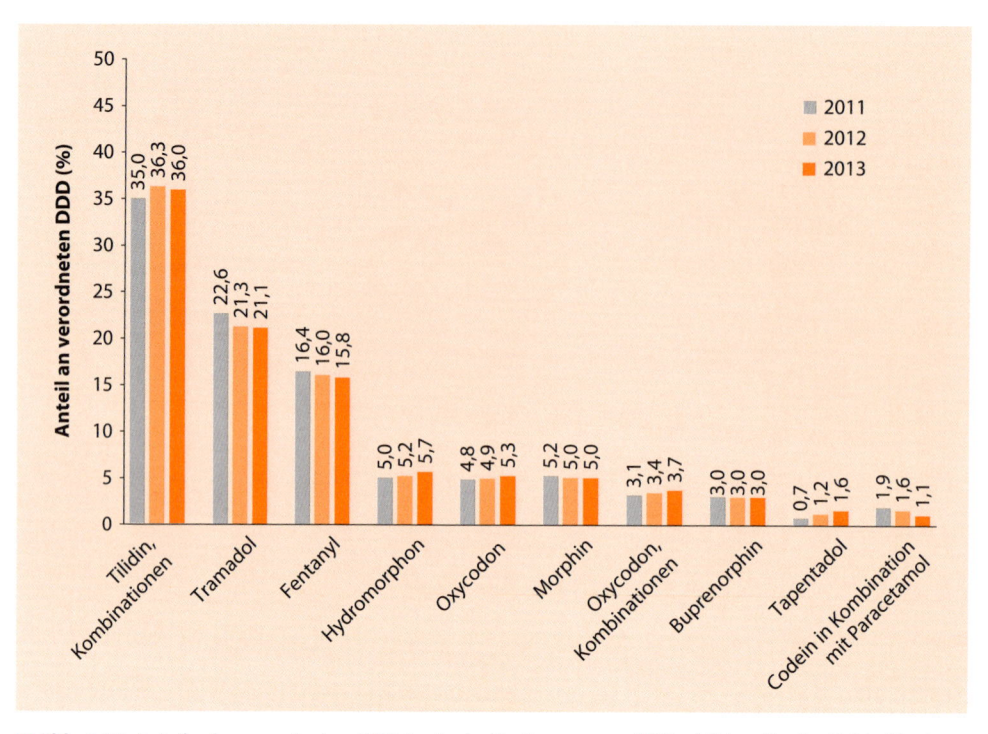

**Abb. 3.96** Anteile der verordneten DDD in der Indikationsgruppe N02 – Wirkstoffe der Teil-Indikationsgruppe „Opioide, Analgetika, Antipyretika"/Therapieansatz „Opioide" für 2011 bis 2013. Dargestellt sind nur Wirkstoffe mit einem Anteil von mindestens 1% im Jahr 2013.
Quelle: IGES-Berechnungen nach NVI (INSIGHT Health)

therapie ganz überwiegend in Form von Pflastern angewendet. Diese Darreichungsform kann von Vorteil sein – einerseits, weil es sich um eine nichtorale Darreichungsform handelt, andererseits weil die Pflaster nur etwa alle drei Tage gewechselt werden müssen. Weitgehend stabile Anteile fanden sich für die Morphin und Buprenorphin, auf die zusammen 8% entfielen. Abgesehen von Codein-Kombinationen stiegen für alle anderen Wirkstoffe die Anteile leicht an. Von untergeordneter Bedeutung waren die übrigen Wirkstoffe bzw. Wirkstoffkombinationen. Das 2010 eingeführte Tapentadol konnte 2013 seinen Anteil auf 1,6% erhöhen.

In der Teil-Indikationsgruppe der Migränemittel setzte sich 2013 die Entwicklung der vergangenen Jahre weiter fort. Der Anteil der Triptane stieg leicht an und lag 2013 bei 96,7%. Der Rest des Verbrauchs entfiel mit 3,0% zum größten Teil auf „Andere Migränemittel". Triptane sind bei Migräne als Standard anzusehen, wenn Analgetika nicht ausreichend wirksam sind (*DGN 2008*).

Innerhalb des Therapieansatzes der Triptane führte Sumatriptan mit einem Verbrauchsanteil von 70,8%, doch war 2013 ein leichter Rückgang zu beobachten (Abb. 3.97). Nennenswerte Anteile erreichten lediglich noch die Wirkstoffe Rizatriptan und Zolmitriptan mit 14,8 bzw. 9,3%. Bezogen auf den absoluten Verbrauch war 2013 für Sumatriptan und Rizatriptan nur ein geringer Zuwachs um 1,9 bzw. 4,8% festzustellen. Erheblich stieg dagegen der Verbrauch von Naratriptan (um 47,9%) und Zolmitriptan (um 28,4%). Sumatriptan ist die Leitsubstanz der Triptane, entsprechend den Rahmenvorgaben für Arz-

## 3.19 N02 Analgetika

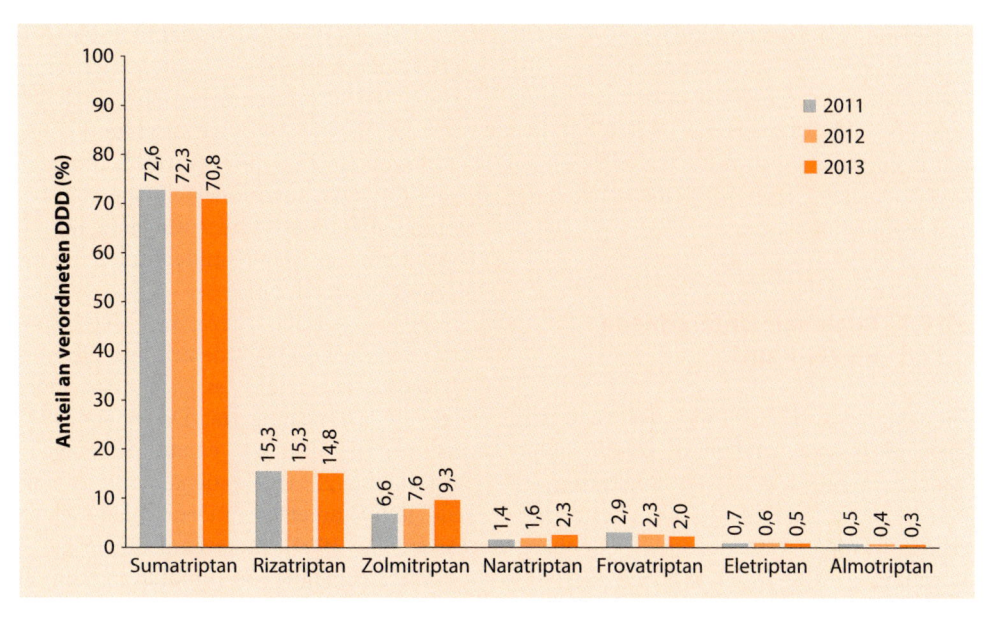

**Abb. 3.97** Anteile der verordneten DDD in der Indikationsgruppe N02 – Wirkstoffe der Teil-Indikationsgruppe „Migränemittel"/Therapieansatz „Triptane" für 2011 bis 2013.
Quelle: IGES-Berechnungen nach NVI (INSIGHT Health)

neimittel nach § 84 Absatz 7 SGB V. Bis auf Almotriptan, Eletriptan und Frovatriptan sind inzwischen alle Triptane generisch. Die Generikaanteile lagen 2013 zwischen 6,4% für Rizatriptan, für das erst seit August 2013 Generika zur Verfügung stehen, sowie fast 98% für Sumatriptan. Naratriptan und Zolmitriptan bewegten sich mit 69 bzw. 57% dazwischen. Triptane unterscheiden sich in der Zeit bis zum Wirkungseintritt (auch abhängig von der Applikationsart), in Wirksamkeit, Wirkungsdauer und Häufigkeit von Nebenwirkungen. Als am wirksamsten in Bezug auf die Besserung der Kopfschmerzen innerhalb von zwei Stunden gilt die subkutane Injektion von Sumatriptan (*DGN* 2012). Falls ein Patient auf ein bestimmtes Triptan nicht anspricht, schafft der Wechsel auf einen anderen Wirkstoff innerhalb der Triptane in der Hälfte der Fälle Abhilfe (*AkdÄ* 2009).

Innerhalb der anderen Migränemittel spielen vor allem zwei Wirkstoffe eine Rolle. Dies sind Metoclopramid-Kombinationen, deren Anteil am Verbrauch zwischen 2011 und 2013 von 79 auf 71% zurückging, sowie Topiramat, dessen Anteil von 20 auf 28% anstieg. Tatsächlich sank der absolute Verbrauch beider Wirkstoffe. Topiramat steht seit 2009 generisch zur Verfügung. Es ist ein Antiepileptikum und gilt als ein Mittel der ersten Wahl zur Migräneprophylaxe (*DGN* 2008).[1] Es gibt nur sehr wenige Generika mit der ausschließlichen Zulassung für die Migräneprophylaxe. Die meisten Generika sind sowohl für die Behandlung von Epilepsien als auch für die Migräneprophylaxe zugelassen. Der Gesamtverbrauch von Topiramat ist in den letzten Jahren relativ stabil geblieben (siehe ▶ Abschn. 3.20). Meto-

---

[1] Topiramat-Präparate, die ausschließlich zur Migränetherapie zugelassen sind, werden dem ATC-Code N02CX12 zugeordnet. Topiramat-Präparate, die in erster Linie für die Behandlung der Epilepsie zugelassen sind, haben den ATC-Code N03AX11. Der Verbrauch von Topiramat zur Migränetherapie vor August 2005 wurde daher ausschließlich in der Indikationsgruppe der Antiepileptika (N03) erfasst.

clopramid bzw. Domperidon haben als Antiemetika nach wie vor ihren Stellenwert in der Migränetherapie, doch wird die Anwendung von Fixkombinationen aus Metoclopramid mit Analgetika zunehmend unüblich, zumal es auch keinen Hinweis auf einen Vorteil der Fixkombination gibt.

### 3.19.3 Regionale Unterschiede im Verbrauch

Für den Pro-Kopf-Verbrauch der Analgetika zeigen sich 2013 deutliche regionale Unterschiede: Während in der KV-Region Bayern im Mittel nur 7,3 DDD je Versicherten verordnet wurden, waren es in Mecklenburg-Vorpommern 12,3 DDD (◘ Abb. 3.98).

Es ist anzunehmen, dass die Wahrscheinlichkeit für behandlungsbedürftige Schmerzen mit zunehmendem Alter höher wird. Die Regressionsanalyse zeigt, dass zwischen dem Pro-Kopf-Verbrauch und dem Anteil der über 55-Jährigen eine signifikante Korrelation besteht ($R^2 = 0{,}47$), die zumindest einen Teil der Verbrauchsunterschiede erklären kann. Obwohl Opioide überwiegend bei Nicht-Tumorschmerzen eingesetzt werden (*Schubert* 2013), zeigt sich in der univariaten Regressionsanalyse ein signifikanter Zusammenhang zwischen dem Pro-Kopf-Verbrauch und der altersstandardisierten Krebssterbeziffer (*Statistisches Bundesamt* 2014). Im multivariaten Regressionsmodell tragen beide geprüften Einflussvariablen signifikant zur Erklärung der beobachteten Verbrauchsunterschiede bei (Bestimmtheitsmaß 0,62) bei.

### 3.19.4 Epidemiologie, Bedarf und Angemessenheit der Versorgung

Wirkstoffe aus der Gruppe der Analgetika werden bei akuten und chronischen Schmerzen verschiedenster Ursache eingesetzt. Für die Teil-Indikationsgruppe der Opioide, Analgetika und Antipyretika ist die Verwendung sowohl bei Tumorschmerzen als auch bei Nicht-Tumorschmerzen wie Kopf- und Zahnschmerzen sowie postoperativen Schmerzen und Schmerzen durch Erkrankungen des Bewegungsapparates (siehe ▶ Abschn. 3.17) anzunehmen. Die Migränemittel finden nur bei Migräne Anwendung.

Genaue Angaben dazu, wie viele Menschen in Deutschland derzeit mit Tumorschmerzen leben, gibt es nicht. Aus einer älteren Untersuchung mit Daten von 1995 geht hervor, dass zu einem Stichtag in Deutschland 220.000 Patienten mit tumorbedingten Schmerzen in Deutschland lebten (*Heidemann* 1999), diese Zahl dürfte durch die stetige Zunahme von Tumorerkrankungen heute jedoch deutlich höher liegen. Für das Jahr 2014 wird geschätzt, dass etwa 500.000 Menschen in Deutschland neu an Krebs erkranken (*RKI* und *GEKID* 2013) (siehe ▶ Abschn. 3.13). Zum Zeitpunkt der Diagnosestellung ist bei 28% der Krebspatienten mit Schmerzen zu rechnen. Kommt es zum Fortschreiten der Erkrankung, muss man im Mittel bei 74% der Patienten von behandlungsbedürftigen Tumorschmerzen ausgehen (*Diener* und *Burchert* 2002). Die Zahl der Patienten mit Tumorschmerzen wird insbesondere von der Inzidenz der Krebserkrankungen und von der Überlebenszeit bestimmt, die je nach Art der Krebserkrankung sehr unterschiedlich sein kann. Legt man die Zahl der Neuerkrankungen zugrunde und nimmt an, dass es bei etwa 74% zu Schmerzen kommt, die analgetisch behandelt werden müssen, dann ist anzunehmen, dass es in Deutschland mindestens 370.000, in der GKV mindestens 322.000 Patienten gibt, die Analgetika zur Behandlung von Tumorschmerzen benötigen.

Die Häufigkeit von chronischen Rückenschmerzen und Arthrose-bedingten Schmerzen wurde bereits in ▶ Abschn. 3.17 diskutiert.

In Deutschland leiden mindestens 2 Mio. Menschen unter wiederkehrenden Migräne-

## 3.19 N02 Analgetika

**Verbrauch (N02) pro GKV-Versicherten in DDD, z-standardisierte Abweichung vom Mittelwert, 2013**
(Deutschland: 8,97 DDD)

- $z \leq -1{,}5$
- $-1{,}5 < z \leq -0{,}5$
- $-0{,}5 < z < 0{,}5$
- $0{,}5 \leq z < 1{,}5$
- $z \geq 1{,}5$

sowie Änderungen gegenüber dem Vorjahr in Prozent (Deutschland: -0,3%)

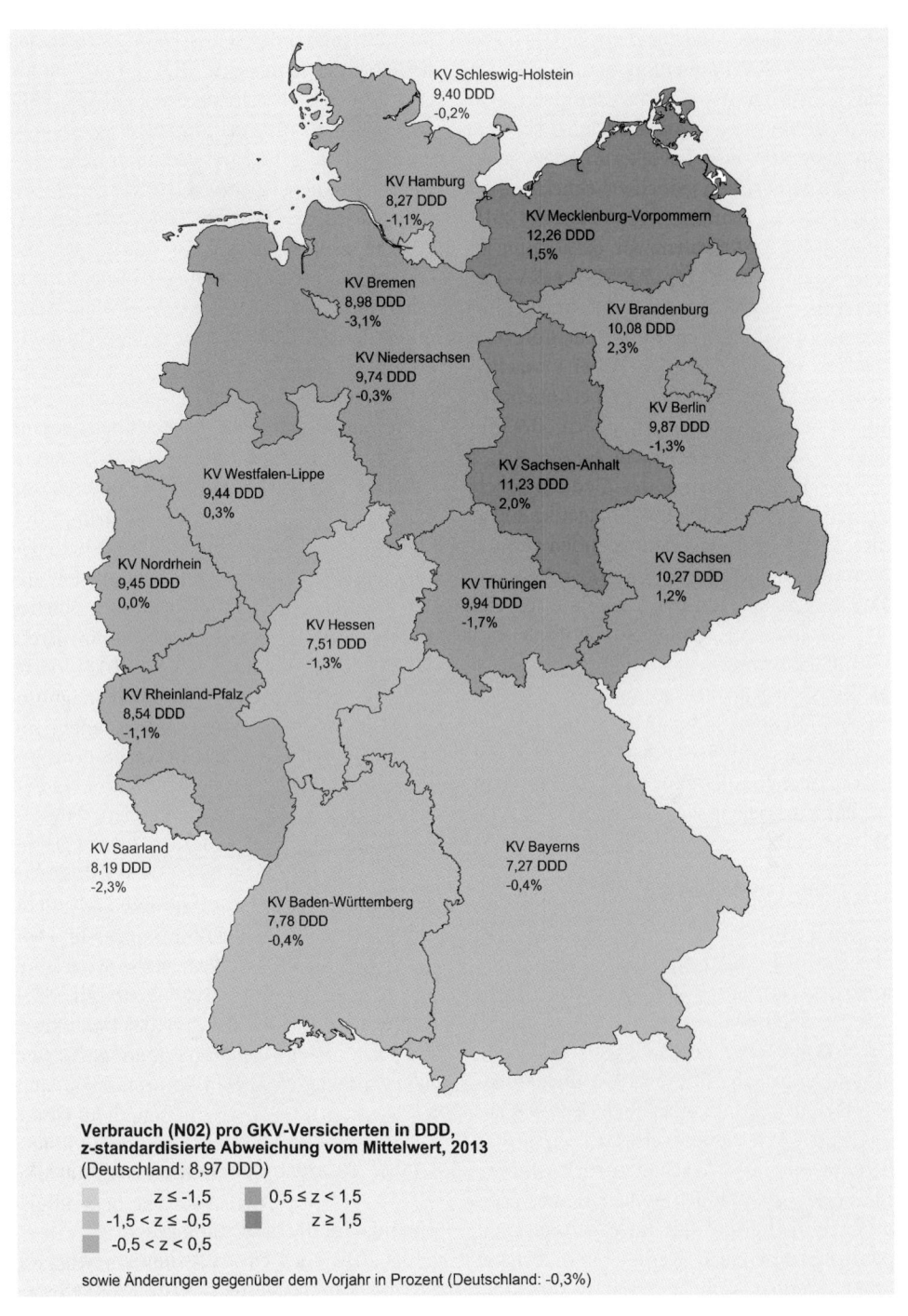

KV Schleswig-Holstein: 9,40 DDD, -0,2%
KV Hamburg: 8,27 DDD, -1,1%
KV Mecklenburg-Vorpommern: 12,26 DDD, 1,5%
KV Bremen: 8,98 DDD, -3,1%
KV Brandenburg: 10,08 DDD, 2,3%
KV Niedersachsen: 9,74 DDD, -0,3%
KV Berlin: 9,87 DDD, -1,3%
KV Westfalen-Lippe: 9,44 DDD, 0,3%
KV Sachsen-Anhalt: 11,23 DDD, 2,0%
KV Nordrhein: 9,45 DDD, 0,0%
KV Sachsen: 10,27 DDD, 1,2%
KV Thüringen: 9,94 DDD, -1,7%
KV Hessen: 7,51 DDD, -1,3%
KV Rheinland-Pfalz: 8,54 DDD, -1,1%
KV Saarland: 8,19 DDD, -2,3%
KV Bayerns: 7,27 DDD, -0,4%
KV Baden-Württemberg: 7,78 DDD, -0,4%

**Abb. 3.98** Verbrauch von Arzneimitteln aus der Indikationsgruppe „N02 Analgetika" in DDD je Versicherten im Jahr 2013 und Änderung gegenüber dem Vorjahr nach KV-Region.

Quelle: IGES-Berechnungen nach NVI (INSIGHT Health)

attacken (*Diener* und *Burchert* 2002). In der gesamten GKV-Population beträgt die Anzahl der Migränepatienten demnach etwa 1,7 Mio. Menschen. Angaben zur Prävalenz von Migräne aus bevölkerungsbezogenen Studien schwanken jedoch erheblich (*Kavuk et al.* 2004). So ermittelten *Straube* et al. (2010) eine 6-Monats-Prävalenz von 6,3% unter Erwachsenen, was knapp 3,8 Mio. GKV-Versicherten entspräche. *Khil* et al. haben in einer bevölkerungsbasierten Kohortenstudie eine 1-Jahres-Prävalenz von 8,5% bei Erwachsenen zwischen 25 und 75 Jahren erhoben, was allein in dieser Altersgruppe ca. 3,9 Mio. GKV-Versicherten entspricht.

Auf die Schätzung der Bedarfsgerechtigkeit der Versorgung mit Analgetika soll an dieser Stelle aus folgenden Gründen verzichtet werden:

» Die genaue Zahl der Patienten, die eine Therapie mit Analgetika benötigen, ist nicht bekannt.
» Eine Migräneattacke muss nicht in jedem Fall mit spezifischen Migränemitteln wie den Triptanen behandelt werden. Der Bedarf hängt außerdem von der Häufigkeit der Attacken ab.
» Analgetika müssen individuell, je nach Stärke der Schmerzen, dosiert werden. Die notwendige Dosierung kann individuell erheblich variieren.

Die Daten der NVI zeigen für die Entwicklung des Verbrauchs von 2004 bis 2012 bei den Analgetika eine anhaltende Zunahme (siehe ◘ Abb. 3.95). Einen stetigen Anstieg des Opioidverbrauchs, der seit 1998 auch zunehmend steiler verlief, weist auch der AVR aus. Der gestiegene Opioidverbrauch ist sicherlich auf mehrere Ursachen zurückzuführen: Einerseits ist ein zunehmender Bedarf allein durch die Alterung der Bevölkerung anzunehmen. Andererseits werden Opioide inzwischen offenbar weniger restriktiv verordnet. Opioide werden zum größten Teil bei Patienten mit nicht tumorbedingten Schmerzen eingesetzt (*Schubert* 2013). Unter der Annahme, dass bei chronischen Schmerzen an jedem Tag des Jahres eine DDD eines Opioids erforderlich ist, hätten mit den 395 Mio. DDD an Opioiden, die im Jahr 2013 verbraucht wurden, knapp 1,1 Mio. Patienten behandelt werden können. In den meisten Fällen dürfte sich jedoch die Therapie mit Opioiden auf kürzere Zeiträume als ein Jahr beschränken, sodass vermutlich erheblich mehr Menschen mit Opioiden behandelt wurden. Auch unter der Annahme, dass wesentlich mehr als 322.000 Patienten von opioidpflichtigen Schmerzen durch eine Krebserkrankung betroffen sind (s. o.), bleibt es plausibel, dass ein großer Teil des Opioidbedarfs durch andere Ursachen als Tumorschmerzen bedingt ist. Die weniger restriktive Einschätzung des Opioideinsatzes kommt auch in Therapieempfehlungen zum Tragen. Hieß es noch in der 2. Auflage der Empfehlungen zur Therapie bei degenerativen Gelenkerkrankungen, dass Opioide nur nach Ausschöpfung aller anderen therapeutischen Möglichkeiten angewendet werden sollten (*AkdÄ* 2001), so werden in der 3. Auflage dieser Empfehlungen Opioide als hilfreiche Alternative bei Patienten angesehen, bei denen andere Analgetika kontraindiziert, unwirksam oder schlecht verträglich sind (*AkdÄ* 2008). Als Gründe für den Langzeiteinsatz von Opioiden bei nicht tumorbedingten Schmerzen nennt die entsprechende Leitlinie, dass die Anwendung von Nicht-Opioiden abzulehnen ist und andere Therapiemaßnahmen versagt haben (*Deutsche Interdisziplinäre Vereinigung für Schmerztherapie* 2010).

### 3.19.5 Analyse der Ausgabendynamik

Während für die Indikationsgruppe der Analgetika 2012 noch ein Ausgabenzuwachs von 5,8 Mio. Euro festgestellt werden konnte, stagnierten die Ausgaben 2013 nahezu (−0,7 Mio. Euro). Die Entwicklung war, wie schon im Vorjahr, insbesondere auf die Teil-Indika-

## 3.19 N02 Analgetika

**Tab. 3.56** Ausgabenentwicklung in der Indikationsgruppe „N02 Analgetika" in den Jahren 2011 und 2012.

| Indikations-/ Teil-Indikations- gruppe | Ausgaben (Mio. Euro) | | Ausgabenände- rung gegenüber Vorjahr (Mio. Euro) | | Prozentuale Verän- derung gegenüber Vorjahr | | Anteil an Gesamt-aus- gaben (%) | |
|---|---|---|---|---|---|---|---|---|
| | 2012 | 2013 | 2011 vs. 2012 | 2012 vs. 2013 | 2011 vs. 2012 | 2012 vs. 2013 | 2012 | 2013 |
| Opioide, Analgetika, Antipyretika | 1.286,06 | 1.287,21 | 8,80 | 1,4 | 0,69 | 0,09 | 4,87 | 4,75 |
| Migränemittel | 58,88 | 57,02 | –3,03 | –1,87 | –4,90 | –3,17 | 0,22 | 0,21 |
| **Gesamt** | 1.344,94 | 1.344,23 | 5,76 | –0,72 | 0,43 | –0,05 | 5,09 | 4,96 |

Quelle: IGES-Berechnungen nach NVI (INSIGHT Health)

tionsgruppe der Opioide, Analgetika und Antipyretika zurückzuführen. Diese wiesen 2013 einen Ausgabenanteil von 95,7% auf. Der Ausgabenanteil blieb damit auf dem Niveau des Vorjahres. Die Ausgaben für Migränemittel gingen, nach einem Rückgang von 4,9% im Jahr 2012, im Berichtsjahr 2013 nochmals um 3,2 % zurück (Tab. 3.56).

Zu den Ausgabenänderungen trugen 2013 mehrere Komponenten bei (Abb. 3.99). Die Verbrauchskomponente spielte, anders als 2012, jedoch keine Rolle. Hingegen sorgte die Analogkomponente für einen Ausgabenanstieg von 25,6 Mio. Euro, der aber niedriger ausfiel als 2012 mit 37,8 Mio. Euro. Als Ursache sind hier vor allem die gestiegenen Verbrauchsanteile von Tapentadol und Oxycodon-Kombinationen in der Teil-Indikationsgruppe der Opioide zu nennen. Der geringere Verbrauchsanteil von Opioiden sorgte für

**Ausgabenänderung (Mio. €)**

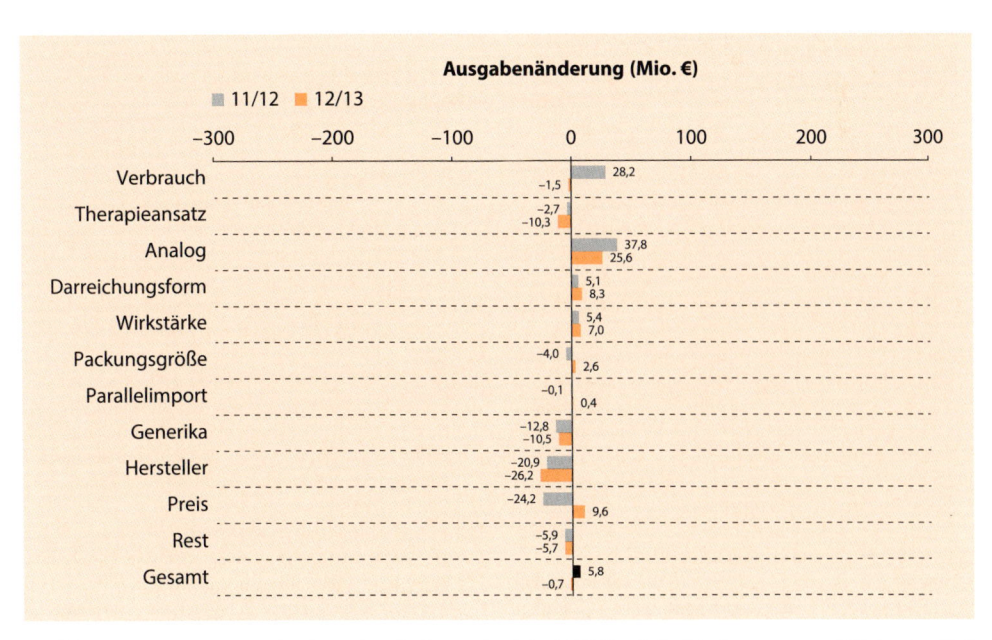

| Komponente | 11/12 | 12/13 |
|---|---|---|
| Verbrauch | 28,2 | –1,5 |
| Therapieansatz | –2,7 | –10,3 |
| Analog | 37,8 | 25,6 |
| Darreichungsform | 5,1 | 8,3 |
| Wirkstärke | 5,4 | 7,0 |
| Packungsgröße | –4,0 | 2,6 |
| Parallelimport | –0,1 | 0,4 |
| Generika | –12,8 | –10,5 |
| Hersteller | –20,9 | –26,2 |
| Preis | –24,2 | 9,6 |
| Rest | –5,9 | –5,7 |
| Gesamt | 5,8 | –0,7 |

**Abb. 3.99** Komponenten der Ausgabenänderung im Jahr 2013 für die Indikationsgruppe „N02 Analgetika".
Quelle: IGES-Berechnungen nach NVI (INSIGHT Health)

Einsparungen in Höhe von 10,3 Mio. Euro. Die Wechsel auf günstigere Hersteller lieferten 2013 mit 26,2 Mio. Euro einen noch deutlicheren Beitrag zur Ausgabenminderung in der Indikationsgruppe als im Vorjahr mit 20,9 Mio. Euro. Auch die Generikakomponente war in beiden Jahren mitverantwortlich für die Einsparungen. 2013 lagen sie bei 10,5 Mio. Euro, 2012 bei 12,8 Mio. Euro. Zu nennen sind hier vor allem die höheren Generikaquoten von Tilidinkombinationen (Anstieg von 68,8 auf 86,8%) und Oxycodon (Anstieg von 53,5 auf 73,5%).

Im Gegensatz zum Vorjahr kam es 2013 durch die Preiskomponente zu Ausgabensteigerungen von 9,6 Mio. Euro.

Fazit zur Indikationsgruppe „N02 Analgetika"

| Ausgaben | Stagnation |
|---|---|
| Prominenteste Komponente(n) | Analog-Wettbewerb, Hersteller, Generika |
| Verbrauch | Stabil |
| Therapieansätze | Bedarf, Präferenz: Geringerer Anteil von Opioiden |
| Analog-Wettbewerb | Präferenz: Erhöhter Anteil des Wirkstoffs Tapentadol sowie von Oxycodon-Kombinationen |
| Sonstiges | Ausgabenrückgang durch Herstellerkomponente |

## Literatur

AkdÄ (2001) Empfehlungen zur Therapie von degenerativen Gelenkerkrankungen. 2. Auflage 2001. Arzneiverordnung in der Praxis, Sonderheft.

AkdÄ (2008) Empfehlungen zur Therapie von degenerativen Gelenkerkrankungen. 3. Auflage. Arzneiverordnung in der Praxis, Band 35, Sonderheft 1 (Therapieempfehlungen).

AkdÄ (2009) Arzneiverordnungen. Medizinische Medien Informations GmbH, Neu-Isenburg.

DGN (Deutsche Gesellschaft für Neurologie) (2012) Leitlinien der DGN – Therapie der Migräne. http://www.dgn.org/leitlinien-online-2012/2298-ll-55-2012-therapie-der-migraene.html (24.03.2014).

Diener HC (Leitung der Kommission Leitlinien der DGN) (2005) Therapie der Migräneattacke und Migräneprophylaxe. Leitlinien für Diagnostik und Therapie in der Neurologie; 3. überarbeitete Auflage. Stuttgart: Thieme.

Diener W, Burchert H (2002) Chronische Schmerzen – Kopf- und Rückenschmerzen, Tumorschmerzen. Gesundheitsberichterstattung des Bundes, Heft 7. Hrsg. vom Robert Koch-Institut.

Deutsche Interdisziplinäre Vereinigung für Schmerztherapie (2010) Langzeitanwendung von Opioiden bei nicht tumorbedingten Schmerzen (LONTS). http://www.awmf.org/uploads/tx_szleitlinien/041-003l.pdf (24.03.2014)

Heidemann E (1999) Tumorpatienten in Deutschland: Was wissen wir über Schmerzprävalenzen. Schmerz 93: 249–252.

Kavuk I, Katsarava Z, Stang A, Agelink MW, Diener HC (2004) Recent new information on epidemiology of headache. Fortschr Neurol Psychiatr 4: 184–191.

NN (2004) Schweiz: Pestwurz vom Markt. arznei-telegramm 35: 28.

NN (2010) Triptane: Absenkung des Festbetrags kann zu Patientenzuzahlung führen. http://www.kv-rlp.de/thema/news-aktuelles/news-aktuelles-details/article/triptane-absenkung-des-festbetrags-kann-zu-patientenzuzahlung-fuehren.html (13.04.2012).

RKI, GEKID (Hrsg.) (2013) Krebs in Deutschland 2009–2010. 9. Auflage, Robert Koch-Institut, Berlin.

Straube A, Pfaffenrath V, Ladwig KH, Meisinger C, Hoffmann W, Fendrich K, Vennemann M, Berger K (2010) Prevalence of chronic migraine and medication overuse headache in Germany – the German DMKG headache study. Cephalalgia, 2: 207–213.

Schubert I, Ihle P, Sabatowski R (2013) Zunahme der Opioidverordnungen in Deutschland zwischen 2000 und 2010. Eine Studie auf der Basis von Krankenkassendaten. Deutsches Ärzteblatt 2: 45–51.

# 3.20 N03 Antiepileptika

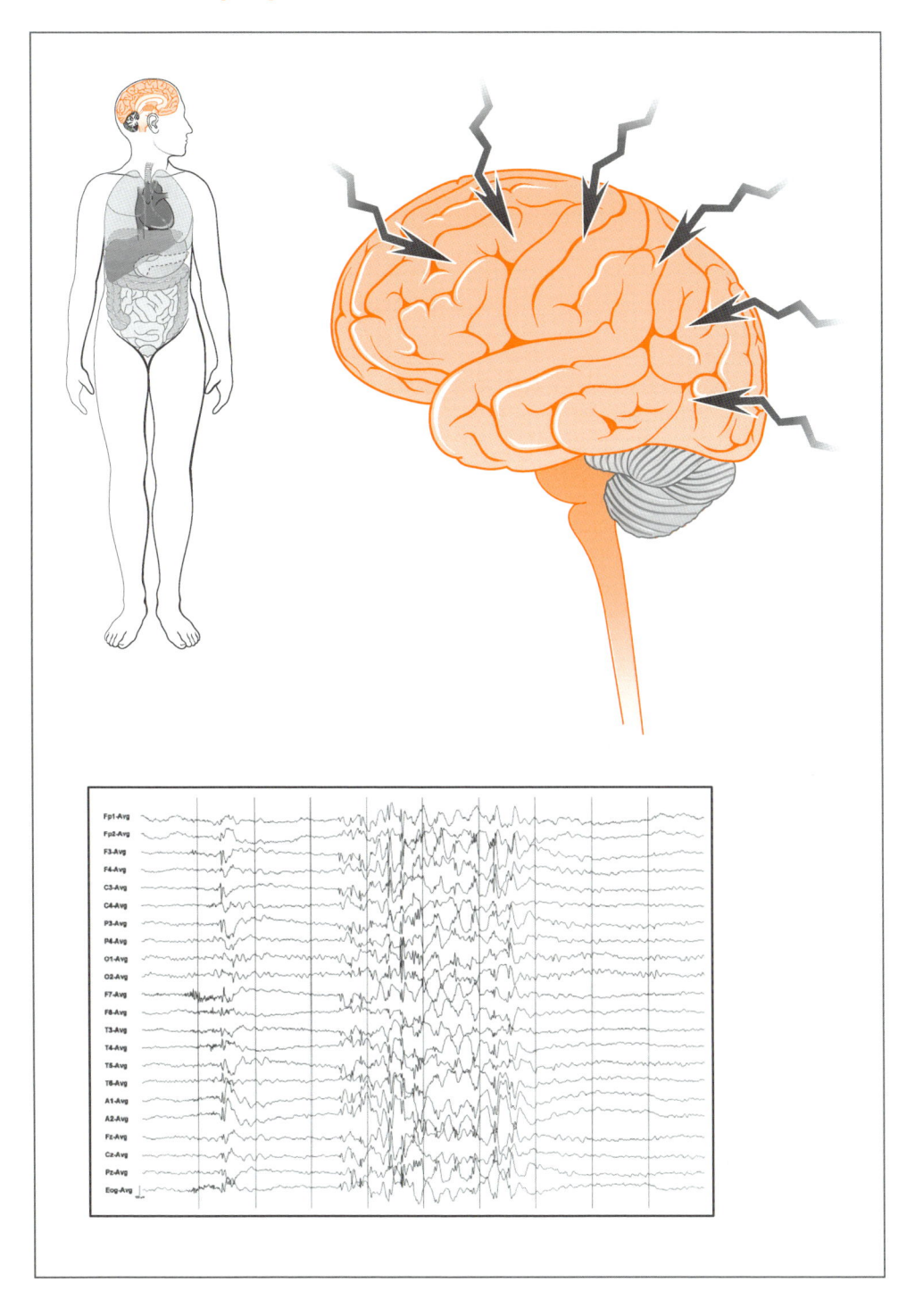

## 3.20.1 Entwicklung der Indikationsgruppe

Als eines der ersten Antiepileptika wurde zu Beginn des 19. Jahrhunderts Zinkoxid von *Hufeland* als „Antiepilepticum specificum" empfohlen. Im Jahr 1882 schuf *Albertoni* die Voraussetzungen für den experimentellen Wirksamkeitsnachweis von Antiepileptika, indem er im Tierexperiment durch elektrische Reize in der Gehirnrinde epileptische Anfälle erzeugte.

Entsprechend der chemischen Struktur der Antiepileptika gibt es unterschiedliche Therapieansätze. Abgesehen von den Fettsäure-Derivaten leiten sich die bis 1965 entwickelten Therapieansätze der Hydantoin-Derivate und Succinimide von Phenobarbital ab.

Die Wahl eines Antiepileptikums erfolgt entsprechend dem Anfallstyp. Ethosuximid wird beispielsweise ausschließlich bei Absencen eingesetzt. Einige Antiepileptika kommen auch bei anderen neurologischen Störungen zur Anwendung, etwa bei Cluster-Kopfschmerz. Manche Antiepileptika werden überwiegend bei neuropathischen Schmerzen eingesetzt. Wegen der unterschiedlichen Einsatzgebiete von Antiepileptika werden verschiedene Teil-Indikationsgruppen unterschieden.

### 3.20.1.1 Teil-Indikationsgruppe der Antiepileptika bei Epilepsie

**Barbiturate und Derivate**
1912 wurde die antiepileptische Wirkung von Phenobarbital bekannt. Störend bei diesem Wirkstoff und seinen Derivaten ist die ausgeprägte Sedierung.

**Hydantoin-Derivate**
Phenytoin, heute der einzige Vertreter der Hydantoin-Derivate, wurde bereits 1908 ohne Kenntnis seiner antikonvulsiven Wirkung synthetisiert. Im Gegensatz zu Barbituraten hat Phenytoin keine sedierenden Eigenschaften.

**Carboxamid-Derivate**
Carbamazepin wurde bereits in den 1960er-Jahren zur Behandlung der Trigeminusneuralgie eingesetzt. 1974 wurde es in den USA für die Behandlung epileptischer Anfälle zugelassen. In Deutschland kam 2000 das Derivat Oxcarbazepin als weiterer Vertreter des Therapieansatzes auf den Markt, welches im Vergleich zu Carbamazepin weniger Wechselwirkungen mit anderen Medikamenten zeigt. Rufinamid wurde 2007 eingeführt. Auch das 2009 eingeführte Eslicarbazepin ist ein Derivat des Carbamazepins und wurde mit dem Ziel einer besseren Verträglichkeit entwickelt (◘ Tab. 3.57).

**Fettsäure-Derivate**
Bereits 1881 wurde die Valproinsäure synthetisiert, doch erst 1963 erkannte man ihre antikonvulsive Wirkung. Valproinsäure kann bei verschiedenen Anfallsformen eingesetzt werden, problematisch ist jedoch ihre fruchtschädigende (teratogene) Wirkung. Als weitere Fettsäure-Derivate wurden 1992 Vigabatrin und 1997 Tiagabin eingeführt, die im Gegensatz zur Valproinsäure nur zur Zusatzbehandlung epileptischer Anfälle eingesetzt werden.

**Andere Antiepileptika**
Seit Beginn der 90er-Jahre wurde eine Reihe neuer Antiepileptika entwickelt, von denen einige – Lamotrigin, Oxcarbazepin (s. o.) und Topiramat – als besser verträglich angesehen werden (*Baron* 2008). Lamotrigin und Topiramat stehen seit 1993 in Deutschland zur Verfügung, seit 2000 das Levetiracetam. Weitere Wirkstoffe, die zum Therapieansatz der anderen Antiepileptika gehören, sind Zonisamid (2005), Lacosamid (2008), Retigabin (2011) sowie das 2012 eingeführte Perampanel (◘ Tab. 3.57).

**Weitere Therapieansätze**
Zu Beginn der 1960er-Jahre wurden die Benzodiazepine eingeführt, von denen das Clonazepam zur Dauertherapie von Epilepsien ver-

### Tab. 3.57 Neue Wirkstoffe in der Indikationsgruppe N03 im Zeitraum von 2009 bis 2013.

| Jahr (Marktein-führung) | Wirkstoff | Teil-Indikationsgruppe | Therapieansatz |
|---|---|---|---|
| 2009 | Eslicarbazepin | Antiepileptika bei Epilepsie | Carboxamid-Derivate |
| 2011 | Retigabin | Antiepileptika bei Epilepsie | Andere Antiepileptika |
| 2012 | Perampanel | Antiepileptika bei Epilepsie | Andere Antiepileptika |

Quelle: IGES

wendet wird, das Diazepam dagegen in der Regel nur zur Akutbehandlung eines Anfalls. Zu den Succinimiden gehören Ethosuximid und Mesuximid.

#### 3.20.1.2 Teil-Indikationsgruppe der Antiepileptika bei neuropathischen Schmerzen

Diese Teil-Indikationsgruppe umfasst zwei Wirkstoffe: das 1995 eingeführte Gabapentin und das seit 2004 zur Verfügung stehende Pregabalin. Beide Wirkstoffe ähneln strukturell dem hemmenden Neurotransmitter GABA (Gamma-Amino-Buttersäure), haben jedoch unterschiedliche Wirkmechanismen.

#### 3.20.1.3 Teil-Indikationsgruppe der Antiepileptika bei kindlichen Epilepsien

Obwohl die Wirkstoffe dieser Teil-Indikationsgruppe bei verschiedenen Epilepsie-Formen des Kindesalters eingesetzt werden und untereinander nicht austauschbar sind, werden sie im Folgenden wegen der Seltenheit der Erkrankungen zu einer Teil-Indikationsgruppe zusammengefasst. Felbamat (1995) und Rufinamid (2007) werden beim Lennox-Gastaut-Syndrom eingesetzt, einer schwer zu behandelnden Form der Epilepsie. Bei der Rolando-Epilepsie kommt der schon etwas ältere Wirkstoff Sultiam zum Einsatz, der 1998 erneut in den Markt eingeführt wurde. Seit 2008 steht das Stiripentol zur Anwendung bei Kindern mit schweren myoklonischen Epilepsien (Dravet-Syndrom) zur Verfügung.

### 3.20.2 Entwicklung des Verbrauchs

Aus der Indikationsgruppe der Antiepileptika wurden jedem Versicherten der GKV 2013 im Mittel 5,3 DDD verordnet, womit diese Wirkstoffe zu den häufig verwendeten Arzneimitteln gehören.

Zwischen 1997 und 2013 hat sich der Verbrauch der Antiepileptika mehr als verdoppelt (Abb. 3.100). Der Verbrauchsanstieg verlief in zwei Phasen. Bis 2004 zeigte sich eine etwas langsamere Verbrauchsentwicklung. Seit 2005 steigt der Verbrauch stetig um rund 18 Mio. DDD jährlich. Das seit 2005 beschleunigte Verbrauchswachstum fällt zusammen mit der Einführung des Wirkstoffs Pregabalin aus der Teil-Indikationsgruppe der Antiepileptika bei neuropathischen Schmerzen. Die möglichen Ursachen dieses Anstiegs werden im folgenden Abschnitt diskutiert.

Den größten, allerdings sinkenden Anteil des Verbrauchs verzeichnet die Teil-Indikationsgruppe der Antiepileptika bei Epilepsie mit rund 68 % im Jahr 2013. Der Rest entfiel beinahe vollständig auf die Teil-Indikationsgruppe der Antiepileptika bei neuropathischen Schmerzen. Diese Teil-Indikationsgruppe zeigte in den letzten beiden Jahren auch das stärkste Wachstum (Tab. 3.58), insbesondere durch den Wirkstoff Pregabalin.

Innerhalb der Therapieansätze der Teil-Indikationsgruppe „Antiepileptika bei Epilepsie" stellte 2013 der Therapieansatz „Andere Antiepileptika" mit einem Verbrauchsanteil

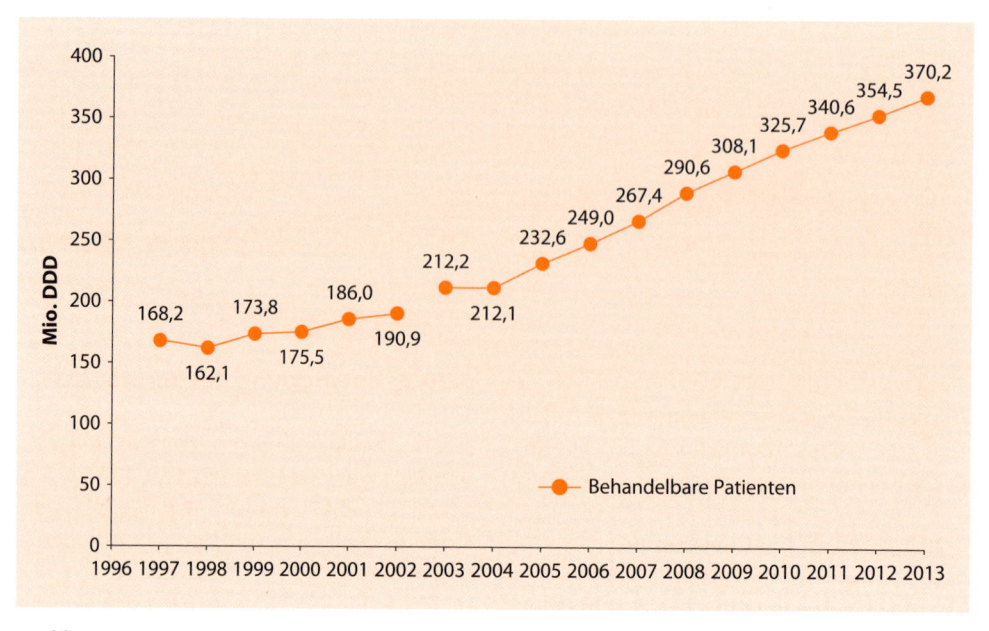

## 3 Umsatzveränderungen in einzelnen Indikationsgruppen

**Abb. 3.100** Verbrauch von Arzneimitteln aus der Indikationsgruppe „N03 Antiepileptika" in Mio. DDD im Zeitraum von 1997 bis 2013.
Quelle: IGES nach AVR (1997 bis 2002), IGES-Berechnungen nach NVI (INSIGHT Health) (ab 2003)

**Tab. 3.58** Übersicht der Menge der verordneten DDD in den Teil-Indikationsgruppen der Indikationsgruppe N03 in den Jahren 2011 bis 2013.

| Teil-Indikationsgruppe Antiepileptika bei | DDD 2011 (Mio.) | DDD 2012 (Mio.) | DDD 2013 (Mio.) | Differenz 2011 vs. 2012 (%) | Differenz 2012 vs. 2013 (%) |
|---|---|---|---|---|---|
| Epilepsie | 237,41 | 243,61 | 252,04 | 2,61 | 3,46 |
| Neuropathischen Schmerzen | 101,21 | 108,94 | 116,14 | 7,64 | 6,60 |
| Kindlicher Epilepsie | 1,99 | 1,99 | 1,98 | −0,16 | −0,52 |
| **Summe** | **340,61** | **354,54** | **370,15** | **4,09** | **4,40** |

Quelle: IGES-Berechnungen nach NVI (INSIGHT Health)

von rund 45% die größte Gruppe dar. Der Verbrauchsanteil dieses Therapieansatzes war in den letzten Jahren stark gestiegen, vor allem zulasten der Carboxamid-Derivate, deren Anteil im Beobachtungszeitraum von 28 auf 23,5% zurückging. Der Verbrauchsanteil der Fettsäure-Derivate lag zwischen 2011 und 2013 bei etwa einem Viertel mit sinkender Tendenz. Alle anderen Therapieansätze waren von untergeordneter Bedeutung; ihre Verbrauchsanteile sanken ebenfalls zugunsten der „anderen Antiepileptika" (Abb. 3.101).

Die anderen Antiepileptika sind der Therapieansatz, der sich in den letzten Jahren bedingt durch die Einführung neuer Wirkstoffe am meisten verändert hat. Dominierend sind in diesem Therapieansatz die Wirkstoffe Levetiracetam und Lamotrigin, auf die 2013 mehr als 87% des Verbrauchs entfielen (Abb. 3.102). Für Levetiracetam ist der Ver-

## 3.20 N03 Antiepileptika

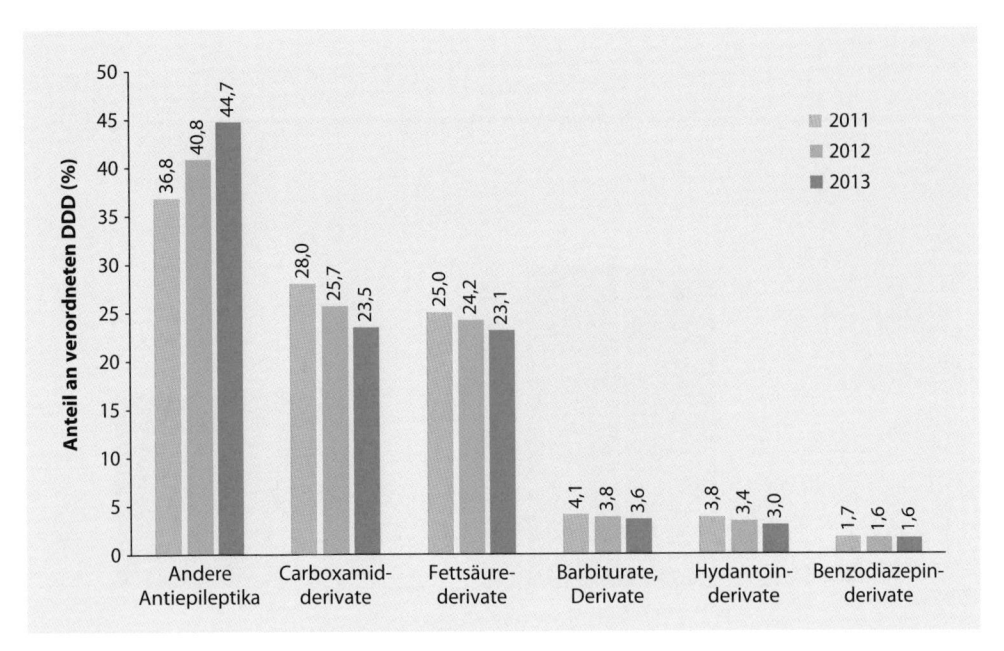

◘ **Abb. 3.101** Anteile der Therapieansätze an den verordneten DDD in der Teil-Indikationsgruppe „Antiepileptika bei Epilepsie" für 2011 bis 2013. Dargestellt sind nur Therapieansätze mit einem Anteil von mindestens 1%.
Quelle: IGES-Berechnungen nach NVI (INSIGHT Health)

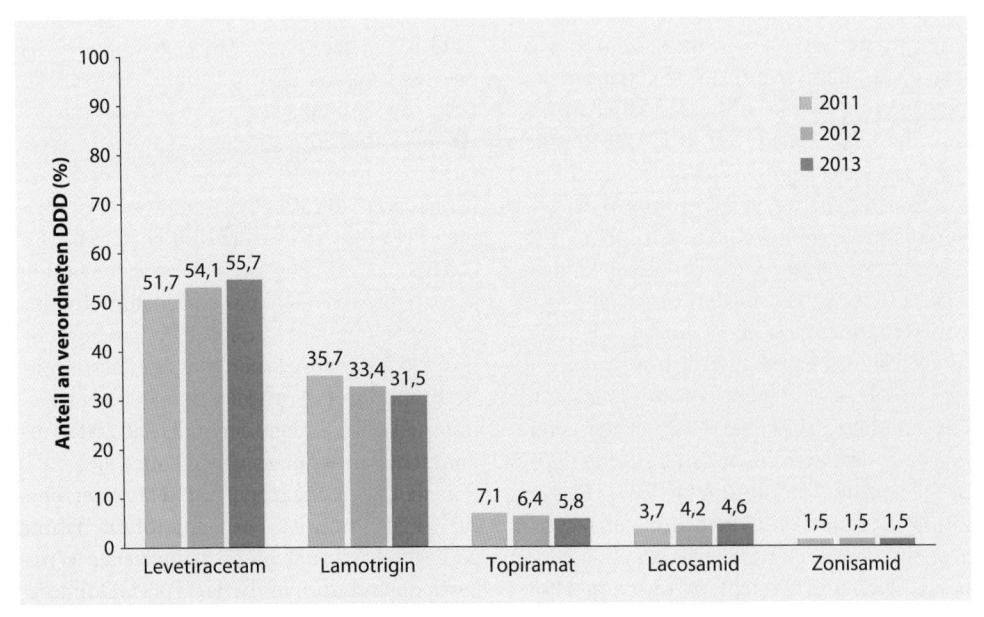

◘ **Abb. 3.102** Anteile der verordneten DDD für die Wirkstoffe der Teil-Indikationsgruppe „Antiepileptika bei Epilepsie"/Therapieansatz „Andere Antiepileptika" für 2011 bis 2013. Dargestellt sind nur Wirkstoffe mit einem Anteil von mindestens 1%.
Quelle: IGES-Berechnungen nach NVI (INSIGHT Health)

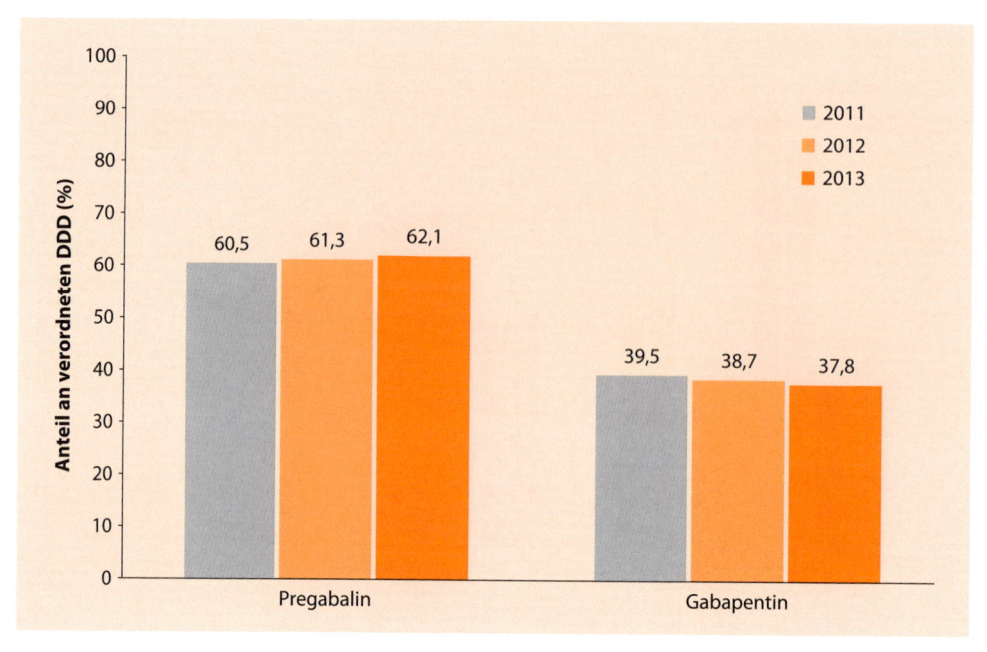

## 3 Umsatzveränderungen in einzelnen Indikationsgruppen

**Abb. 3.103** Anteile der verordneten DDD für die Wirkstoffe der Teil-Indikationsgruppe „Antiepileptika bei Neuropathischen Schmerzen" für 2011 bis 2013.
Quelle: IGES-Berechnungen nach NVI (INSIGHT Health)

brauchsanteil im Beobachtungszeitraum gestiegen, für Lamotrigin zurückgegangen. Beide Wirkstoffe werden in der aktuellen Leitlinie der DGN (*Elger* et al. 2012) als Beispiele für zu bevorzugende Wirkstoffe bei fokalen Epilepsien genannt. Die Leitlinie weist auch darauf hin, dass Levetiracetam nicht in der Leber metabolisiert wird und keine langwierige Aufdosierung erforderlich ist. Der Anteil von Topiramat ging leicht zurück. Der absolute Verbrauch ist für alle Wirkstoffe des Therapieansatzes gestiegen, besonders stark für das seit März 2011 generische Levetiracetam, bei dem der Verbrauch 2011 und 2012 im Vergleich zum Vorjahr um fast 20% stieg und 2013 immer noch ein Wachstum von fast 17% erreicht wurde. Der Generikaanteil lag 2012 bei gut 45% und erreichte 2013 schon 84%.

In der Teil-Indikationsgruppe der Antiepileptika bei neuropathischen Schmerzen erhöhte sich der Anteil von Pregabalin in den vergangenen drei Jahren nur noch langsam: 2011 lag er bei knapp 60,5%, 2013 bei 62,1% des Verbrauchs. Entsprechend entwickelte sich der Anteil des Gabapentins zurück (◘ Abb. 3.103). Für beide Wirkstoffe ist ein seit Jahren anhaltender Verbrauchszuwachs zu beobachten, der für Pregabalin (Wachstumsrate 2013: 8,1%) deutlich höher liegt als für Gabapentin (Wachstumsrate 2009: 4,3%). Für Pregabalin hat sich das Wachstum in den letzten beiden Jahren deutlich abgeschwächt. Es ist nicht anzunehmen, dass der gestiegene Verbrauch der Antiepileptika bei neuropathischen Schmerzen, der sich seit 2005 verdreifacht hat, auf eine entsprechend steigende Prävalenz von neuropathischen Schmerzen zurückzuführen ist. Die Behandlung neuropathischer Schmerzen ist jedoch häufig unbefriedigend und der Bedarf für neue Therapieoptionen daher hoch. In der Leitlinie der Deutschen Gesellschaft für Neurologie werden als Mittel der 1. Wahl neben trizyklischen Antidepressiva und SSRI (siehe ► Kap. 3.23) die Antiepileptika Gabapentin und Pregabalin (zusammengefasst als Antiepileptika mit Wirkung auf neuronale Kalziumkanäle) empfohlen (Baron 2012).

### 3.20.3 Regionale Unterschiede im Verbrauch

Für den Verbrauch von Antiepileptika wurden 2013 die in ◘ Abb. 3.104 dargestellten Unterschiede im Pro-Kopf-Verbrauch beobachtet. In den östlichen Ländern und im Saarland war der Verbrauch höher als in den übrigen KV-Regionen. Der höchste Verbrauch fand sich in Mecklenburg-Vorpommern mit 7,25 DDD je Versicherten, der niedrigste in Hessen mit 4,73 DDD je Versicherten. Antiepileptika werden bei Epilepsien und neuropathischen Schmerzen eingesetzt. Die Prävalenz der Epilepsie ist im Alter am höchsten (siehe ▶ Abschn. 3.19.4). Häufige Ursache für neuropathische Schmerzen ist der Diabetes, dessen Prävalenz ebenfalls mit dem Alter zunimmt (siehe ▶ Kap. A10). Daher ist es nicht verwunderlich, dass der Verbrauch von Antiepileptika in der univariaten Regressionsanalyse sowohl signifikant mit dem Anteil der über 55-Jährigen korreliert ($R^2 = 0{,}74$) als auch der selbst berichteten Diabetesprävalenz ($R^2 = 0{,}64$) (*RKI* 2012). In der multivariaten Analyse verbleibt jedoch nur das Alter als signifikanter Einflussfaktor.

### 3.20.4 Epidemiologie, Bedarf und Angemessenheit der Versorgung

Die Epidemiologie und der Bedarf sollen im Folgenden nur für die Epilepsie diskutiert werden, der wichtigsten Indikation zur Anwendung von Antiepileptika. Ein kaum abzuschätzender zusätzlicher Bedarf für diese Indikationsgruppe besteht jedoch dadurch, dass einige der Wirkstoffe auch oder sogar überwiegend zur symptomatischen Behandlung von neuropathischen Schmerzen oder Neuralgien eingesetzt werden.

Der Untersuchung von *Pfäfflin* (2011) sind detaillierte Daten zur Prävalenz der Epilepsie in Deutschland für unterschiedliche Altersgruppen zu entnehmen. Demnach steigt die Häufigkeit von 1,5 pro 1.000 Fälle bei 0- bis 4-Jährigen auf 9,1 pro 1.000 bei 35- bis 44-Jährigen an. Bei Älteren geht die Häufigkeit zunächst zurück, bevor sie für über 74-Jährige auf einen Wert von 14,8 pro 1.000 ansteigt. Für die Gesamtbevölkerung ist ein Wert von 0,6 bis 0,8% angegeben. Diese Werte stehen im Einklang mit den von *Forsgren* et al. (2005) für nordische Länder publizierten Angaben und mit internationalen Schätzungen von *Sander* (2003), die von einer Prävalenz von 0,45 bis 0,7% in verschiedenen Altersgruppen bzw. 0,5 bis 1,0% in der Gesamtbevölkerung ausgehen.

Es wird angenommen, dass bei erwachsenen Epileptikern grundsätzlich eine Therapie notwendig ist, auch wenn im individuellen Fall eine Pharmakotherapie nicht immer durchgeführt wird (*Elger* et al. 2012). Vergleichbares ist auch für die Epilepsie bei Kindern anzunehmen, wenn auch aktuelle Leitlinien der Fachgesellschaften zur Behandlung der kindlichen Epilepsien nicht vorliegen. Für die Bedarfsschätzung wurde angenommen, dass 1,5 DDD an jedem Tag erforderlich sind, denn in vielen Fällen ist eine Kombinationstherapie notwendig. Die Schätzung ergibt unter Berücksichtigung der altersabhängigen Prävalenz nach *Pfäfflin* (2011), dass im Mittel in der GKV täglich 541.600 Patienten behandelt werden müssten.

In die Schätzung der Zahl der behandelbaren Patienten ging für den Zeitraum ab 2003 nur der Verbrauch der Teil-Indikationsgruppen zur Behandlung der Epilepsie ein. Wie ◘ Abb. 3.105 zeigt, hätten 2013 mit den 252 Mio. DDD rund 460.000 Patienten behandelt werden können. Auch im Jahr 2013 ist somit der geschätzte Behandlungsbedarf für Epilepsie noch nicht erreicht worden.

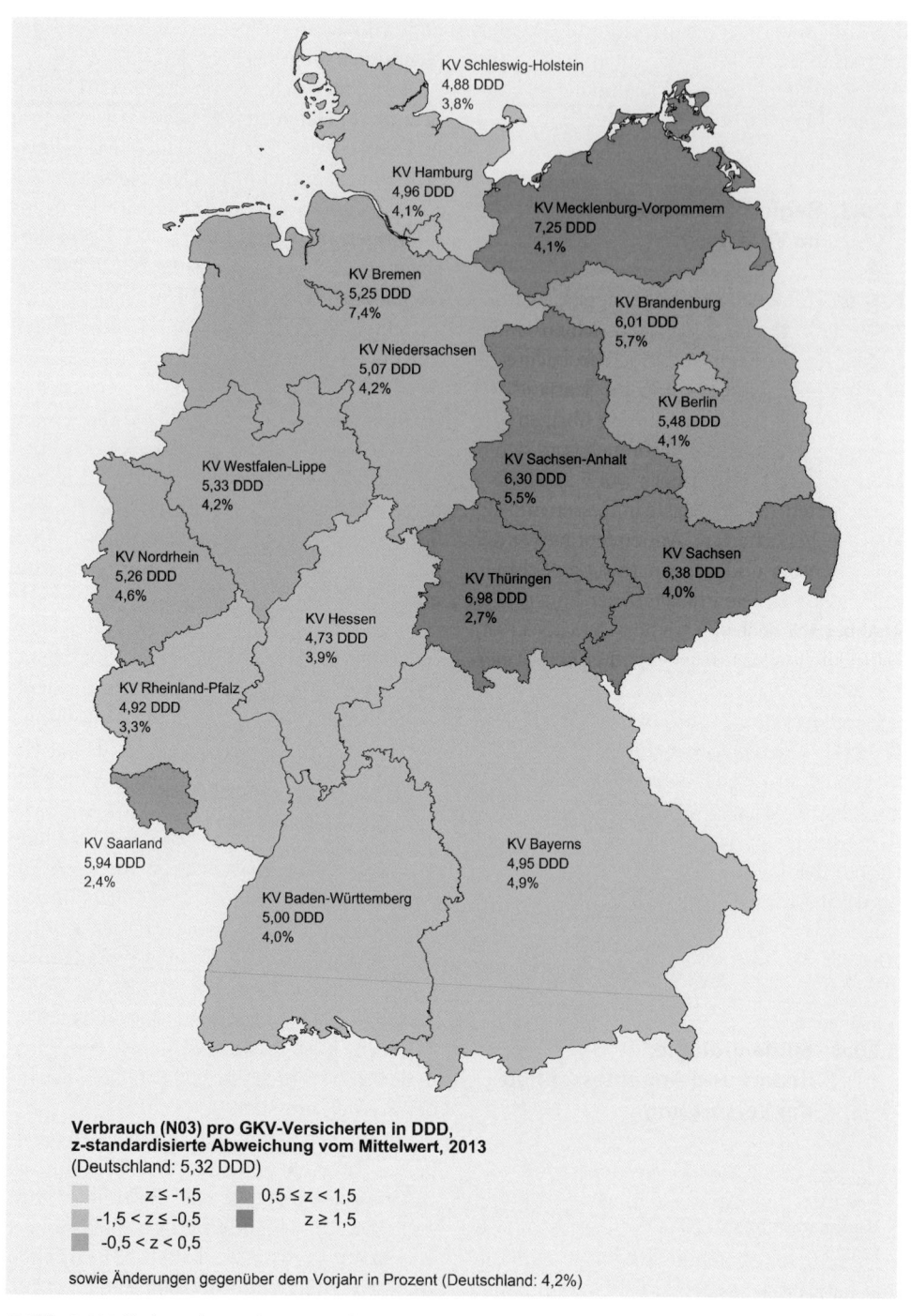

3 Umsatzveränderungen in einzelnen Indikationsgruppen

KV Schleswig-Holstein
4,88 DDD
3,8%

KV Hamburg
4,96 DDD
4,1%

KV Mecklenburg-Vorpommern
7,25 DDD
4,1%

KV Bremen
5,25 DDD
7,4%

KV Brandenburg
6,01 DDD
5,7%

KV Niedersachsen
5,07 DDD
4,2%

KV Berlin
5,48 DDD
4,1%

KV Westfalen-Lippe
5,33 DDD
4,2%

KV Sachsen-Anhalt
6,30 DDD
5,5%

KV Nordrhein
5,26 DDD
4,6%

KV Thüringen
6,98 DDD
2,7%

KV Sachsen
6,38 DDD
4,0%

KV Hessen
4,73 DDD
3,9%

KV Rheinland-Pfalz
4,92 DDD
3,3%

KV Saarland
5,94 DDD
2,4%

KV Bayerns
4,95 DDD
4,9%

KV Baden-Württemberg
5,00 DDD
4,0%

**Verbrauch (N03) pro GKV-Versicherten in DDD,
z-standardisierte Abweichung vom Mittelwert, 2013**
(Deutschland: 5,32 DDD)

  $z \leq -1,5$      $0,5 \leq z < 1,5$
  $-1,5 < z \leq -0,5$    $z \geq 1,5$
  $-0,5 < z < 0,5$

sowie Änderungen gegenüber dem Vorjahr in Prozent (Deutschland: 4,2%)

**Abb. 3.104** Verbrauch von Arzneimitteln aus der Indikationsgruppe „N03 Antiepileptika" in DDD je Versicherten im Jahr 2013 und Änderung gegenüber dem Vorjahr nach KV-Region.
Quelle: IGES-Berechnungen nach NVI (INSIGHT Health)

## 3.20 N03 Antiepileptika

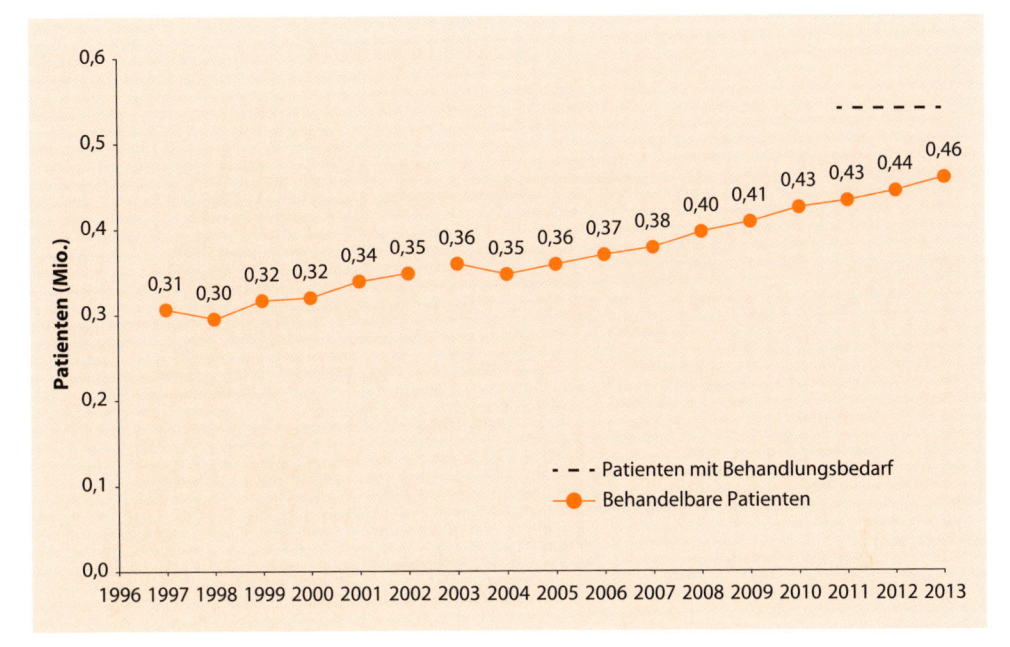

**Abb. 3.105** Behandlungsbedarf mit Antiepileptika (N03).
Quelle: IGES-Berechnungen nach AVR (1997 bis 2002) und NVI (INSIGHT Health) (ab 2003)

### 3.20.5 Analyse der Ausgabendynamik

Den größten Anteil an den Ausgaben hatten 2013 mit 53,2% die Antiepileptika bei neuropathischen Schmerzen. Dahinter folgen mit 45,6% die Antiepileptika bei Epilepsie (Tab. 3.59). Die Ausgaben erhöhten sich 2013 in allen Teil-Indikationsgruppen und führten insgesamt zu einer Ausgabensteigerung von 31,65 Mio. Euro. Dagegen waren 2012 die Ausgaben um rund 18 Mio. Euro zurückgegangen.

**Tab. 3.59** Ausgabenentwicklung in der Indikationsgruppe „N03 Antiepileptika" in den Jahren 2012 und 2013.

| Indikations-/ Teil-Indikationsgruppe | Ausgaben (Mio. Euro) | | Ausgabenänderung gegenüber Vorjahr (Mio. Euro) | | Prozentuale Veränderung gegenüber Vorjahr | | Anteil an Gesamtausgaben (%) | |
|---|---|---|---|---|---|---|---|---|
| Antiepileptika bei | 2012 | 2013 | 2011 vs. 2012 | 2012 vs. 2013 | 2011 vs. 2012 | 2012 vs. 2013 | 2012 | 2013 |
| Epilepsie | 325,26 | 329,61 | −40,73 | 4,35 | −11,13 | 1,34 | 1,23 | 1,22 |
| Neuropathischen Schmerzen | 357,10 | 384,10 | 22,42 | 27,00 | 6,70 | 7,56 | 1,35 | 1,42 |
| Kindlicher Epilepsie | 8,71 | 9,01 | 0,28 | 0,30 | 3,27 | 3,45 | 0,03 | 0,03 |
| **Gesamt** | **691,07** | **722,72** | **−18,03** | **31,65** | **−2,54** | **4,58** | **2,61** | **2,67** |

Quelle: IGES-Berechnungen nach NVI (INSIGHT Health)

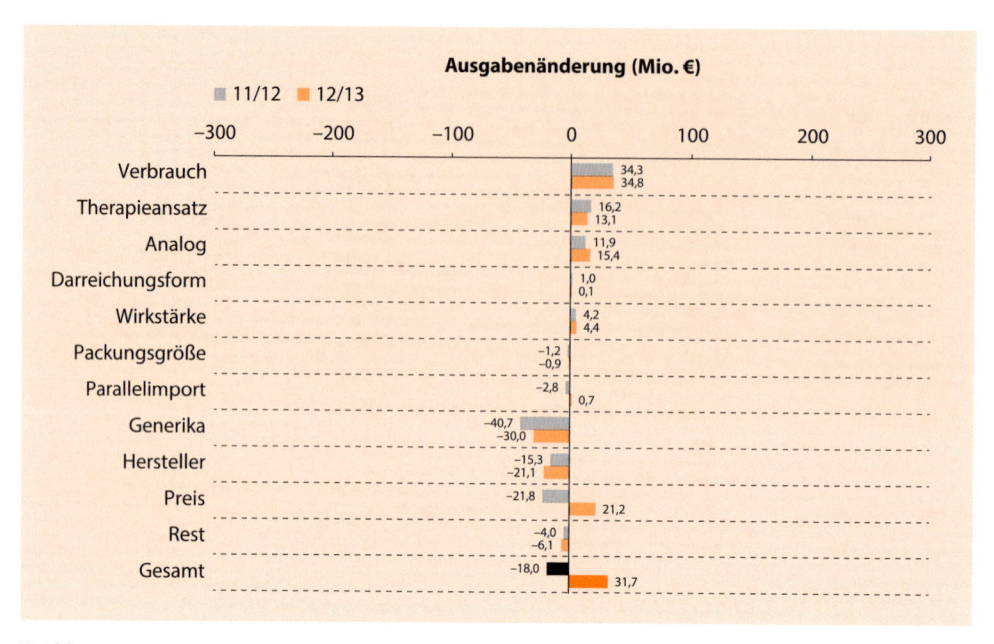

## 3 Umsatzveränderungen in einzelnen Indikationsgruppen

**Abb. 3.106** Komponenten der Ausgabenänderung im Jahr 2013 für die Indikationsgruppe „N03 Antiepileptika".
Quelle: IGES-Berechnungen nach NVI (INSIGHT Health)

Mit Ausnahme der Preiskomponente zeigen die Komponenten der Ausgabenentwicklung für die Jahre 2012 und 2013 ein ähnliches Bild (Abb. 3.106). Treibender Faktor bei den Ausgabenerhöhungen war die Verbrauchskomponente. Die Mehrausgaben durch einen erhöhten Verbrauch waren 2013 mit 34,8 Mio. Euro nahezu genauso hoch wie im Vorjahr (34,3 Mio. Euro). An zweiter Stelle stand die Therapieansatzkomponente, die 2013 mit einem Wert von 13,1 Mio. Euro etwas schwächer ausfiel als 2012 (16,2 Mio. Euro). Grund dafür war der erneut gestiegene Verbrauchsanteil des Therapieansatzes „Andere Antiepileptika" in der Teil-Indikationsgruppe der Antiepileptika bei Epilepsie. Die Analogkomponente erhöhte die Ausgaben mit 15,4 Mio. Euro stärker als im Vorjahr (11,9 Mio. Euro): Ursächlich war dafür vor allem der höhere Verbrauchsanteil von höherpreisigen Analogwirkstoffen in der Teil-Indikationsgruppe der Antiepileptika bei Epilepsie. Treiber waren hier Perampanel und Zonisamid, aber auch Levetiracetam, das zwar seit 2011 generisch verfügbar ist, dessen mittlerer Preis aber weiterhin über dem Niveau der Teil-Indikationsgruppe liegt. In geringerem Ausmaß trug auch der gestiegene Anteil von Pregabalin in der Teil-Indikationsgruppe der Antiepileptika bei neuropathischen Schmerzen zur positiven Analogkomponente bei.

Levetiracetam erhöhte über die Analogkomponente Ausgaben, führte jedoch zu viel größeren Einsparungen durch den nochmalig deutlichen Anstieg des Generikaanteils am Verbrauch von 69% im Jahr 2012 auf 83,6% 2013. Dies war maßgeblich für Einsparungen. Die Generikakomponente senkte die Ausgaben 2013 um 30 Mio. Euro. Weiterhin konnten 2013 durch einen erhöhten Verbrauchsanteil von günstigeren Herstellern 21,1 Mio. Euro eingespart werden.

Die Preiskomponente führte zu Mehrausgaben von 21,2 Mio. Euro, während im Vorjahr diese Komponente Einsparungen in fast gleicher Höhe anzeigte (–21,8 Mio. Euro).

Fazit zur Indikationsgruppe „N03 Antiepileptika"

| Ausgaben | Anstieg |
|---|---|
| Prominenteste Komponente(n) | Verbrauch, Preis, Generika, Hersteller |
| Verbrauch | Überdurchschnittliches Wachstum<br>Vermehrter Verbrauch vor allem durch die Teil-Indikationsgruppe der Antiepileptika bei neuropathischen Schmerzen |
| Therapieansätze | Therapieoptimierung: Höherer Anteil von neueren Wirkstoffen aus dem Therapieansatz „Andere Antiepileptika" |
| Analog-Wettbewerb | Therapieoptimierung: Höherer Verbrauchsanteil von Perampanel, Zonisamid und Levetiracetam |
| Sonstiges | Ausgabenanstieg durch Preiskomponente |

## Literatur

Baron R et al (2012) Leitlinien für Diagnostik und Therapie in der Neurologie – Therapie neuropathischer Schmerzen. http://www.awmf.org/uploads/tx_szleitlinien/030-114l_S1_Pharmakologische_Therapie_chronisch_neuropathischer_Schmerzen_2012_1.pdf (24.03.2014)

Elger CE et al. (2012) Leitlinien für Diagnostik und Therapie in der Neurologie - Erster epileptischer Anfall und Epilepsien im Erwachsenenalter. http://www.awmf.org/uploads/tx_szleitlinien/030-041l_S1_Erster_epileptischer_Anfall_und_Epilepsien_im_Erwachsenenalter_2013-08_1.pdf (24.03.2014)

Forsgren L, Beghi E, Oun A, Sillanpää M (2005) The epidemiology of epilepsy in Europe – a systematic review. Eur J Neurol 12: 245–253.

Pfäfflin M (2011) Informationsblatt 028. Epidemiologie der Epilepsien. Informationszentrum Epilepsie (ize) der Dt. Gesellschaft für Epileptologie e.V. http://www.izepilepsie.de/home/showdoc,id,387,aid,4163.html (05.04.2012). Sander JW (2003) The epidemiology of epilepsy revisited. Curr Opin Neurol 16: 165–170.

RKI (2012) Gesundheit in Deutschland aktuell. Public Use File GEDA 2010.

3 Umsatzveränderungen in einzelnen Indikationsgruppen

## 3.21 N04 Antiparkinsonmittel

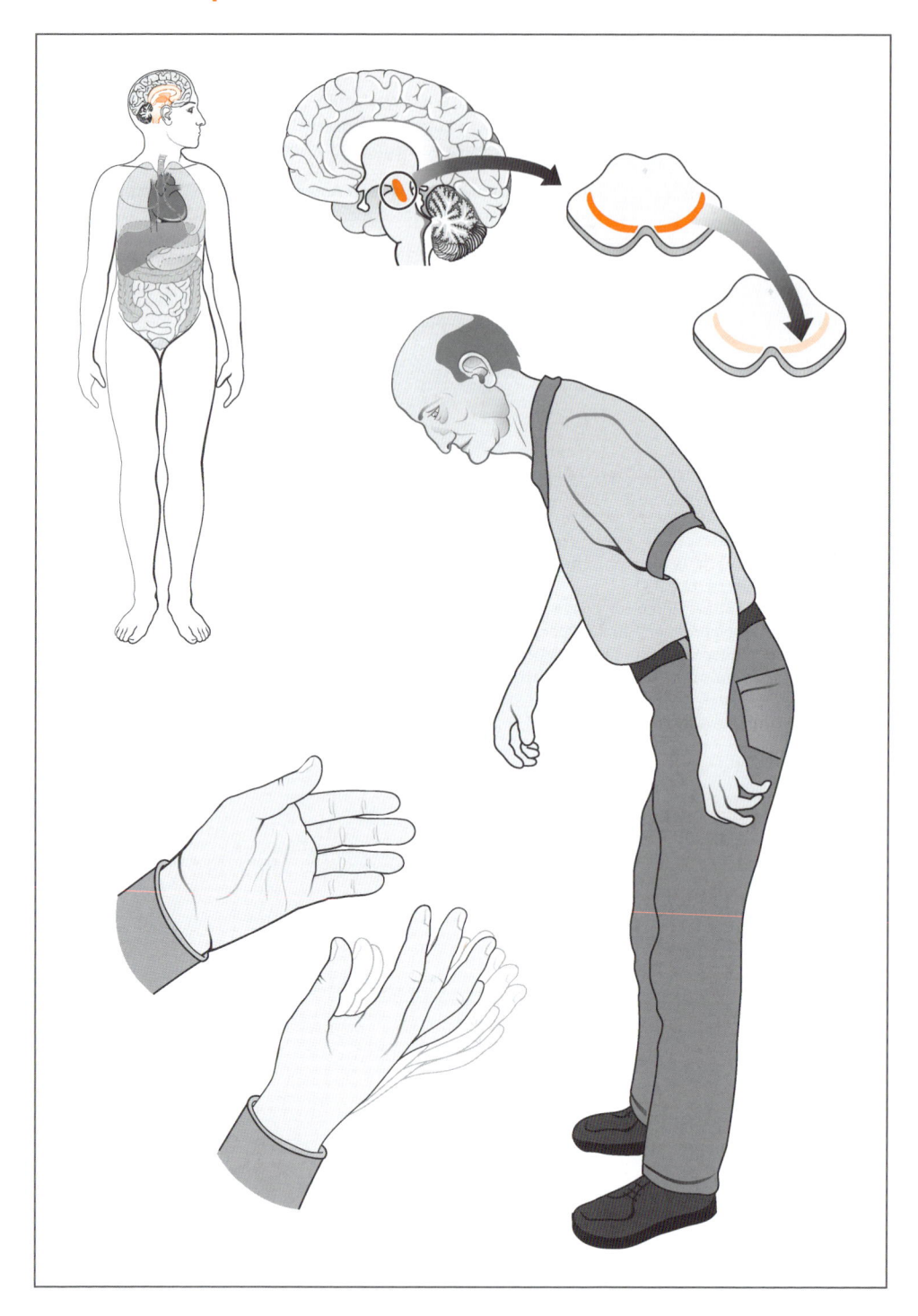

## 3.21.1 Entwicklung der Indikationsgruppe

Die zu dieser Indikationsgruppe gehörenden Wirkstoffe werden zur Behandlung des idiopathischen Parkinson-Syndroms (Morbus Parkinson, im Folgenden Parkinson-Syndrom) sowie zur Behandlung weiterer Störungen wie beispielsweise des Restless-Legs-Syndroms oder der unter Neuroleptika auftretenden extrapyramidal-motorischen Störungen (siehe ▶ Abschn. 3.22) eingesetzt. Man unterscheidet verschiedene Therapieansätze, deren Entwicklung nachfolgend kurz umrissen wird.

**Anticholinergika**
Die Anticholinergika stellen den ältesten Therapieansatz unter den Antiparkinsonmitteln dar. Bis heute ist die molekulare Basis ihrer Wirkung nicht bekannt. Bereits im 19. Jahrhundert wurden Belladonna-Tinkturen (Atropin) eingesetzt. Diese wurden in den 1950er-Jahren durch die synthetisch hergestellten Anticholinergika Trihexyphenidyl und Biperiden ersetzt. Seit Beginn der 1960er-Jahre stehen die Wirkstoffe Metixen und Procyclidin zur Verfügung, seit 1975 das Bornaprin. Anticholinergika spielen in der Standardtherapie des Parkinson-Syndroms heute aber kaum noch eine Rolle. Die typischen anticholinergen Nebenwirkungen (u. a. Mundtrockenheit, Sehstörungen, Störungen beim Wasserlassen, kognitive Störungen) schränken die Anwendung besonders bei älteren Patienten ein. Die Anticholinergika werden auch zur Behandlung der durch Neuroleptika hervorgerufenen extrapyramidal-motorischen Störungen eingesetzt (siehe ▶ Abschn. 3.22).

**Dopa und Dopa-Derivate**
1960 erkannte man, dass es beim Parkinson-Syndrom zu einem Mangel des Botenstoffes Dopamin in den Basalganglien des Hirns kommt. Damit war der Grundstein für die Entwicklung einer effektiven medikamentösen Therapie gelegt. Dopamin selbst kann nicht direkt als Medikament eingesetzt werden, weil es vom Blut nicht ins Gehirn gelangt. 1961 wurden daher erstmals Parkinson-Patienten mit L-Dopa behandelt, welches das Hirn über das Blut erreicht und dort in die wirksame Form, das Dopamin, umgewandelt wird. Allerdings wird ein großer Teil des L-Dopa auch schon in anderen Geweben des Körpers durch das Enzym Dopa-Decarboxylase zu Dopamin abgebaut. 1967 wurde erstmals über den erfolgreichen Einsatz von L-Dopa zusammen mit einem Decarboxylase-Hemmer (Benserazid oder Carbidopa) berichtet, der den Abbau von L-Dopa zu Dopamin außerhalb des Gehirns hemmt. Seit 1970 wird das Parkinson-Syndrom weltweit mit L-Dopa behandelt; 1975 wurden die fixen Kombinationen mit Decarboxylase-Hemmern eingeführt. Seit 2003 steht auch eine Dreifachkombination aus L-Dopa, Carbidopa und einem COMT-Hemmer (s. u.) zur Verfügung. Die alleinige Therapie mit L-Dopa und einem Decarboxylase-Hemmer führt in der Regel nach einigen Jahren zu sogenannten Wirkungsfluktuationen und motorischen Störungen (Dyskinesien). Eine Umstellung der Therapie – häufig die zusätzliche Gabe weiterer Wirkstoffe – ist dann erforderlich. L-Dopa wird auch beim Restless-Legs-Syndrom eingesetzt.

**Dopaminagonisten**
Dopaminagonisten greifen an den Dopaminrezeptoren an und entfalten dort eine vergleichbare Wirkung wie Dopamin. Sie sind zwar weniger gut wirksam und verträglich als L-Dopa, jedoch bleiben Wirkungsfluktuationen und Dyskinesien aus. Zur Verfügung stehen die Ergot-Dopaminagonisten, die sich von den Mutterkornalkaloiden ableiten: Bromocriptin (1979), Lisurid (1982), Pergolid (1993), Cabergolin (1995) und Dihydroergocryptinmesilat (1995). Ergot-Derivate können in seltenen Fällen zu schwerwiegenden Nebenwirkungen führen (beispielsweise Herz-

klappenfibrose). Dieses Risiko besteht bei den Non-Ergot-Dopaminagonisten nach bisherigem Kenntnisstand nicht. Zu diesen gehören die Wirkstoffe Apomorphin (1970), Ropinirol (1997), Pramipexol (1998), Rotigotin (2006) und Piribedil (2007). Die Dopaminagonisten werden zur Therapie des Parkinson-Syndroms und des Restless-Legs-Syndroms verwendet.

**Monoaminoxidase-B-Hemmer (MAO-B-Hemmer)**
Dopamin wird durch das Enzym Monoaminoxidase (MAO) abgebaut. Über Wirkstoffe, die dieses Enzym hemmen (MAO-Hemmer), kann die Konzentration von Dopamin erhöht werden. In den 1960er-Jahren wurden zur Therapie des Parkinson-Syndroms nichtselektive MAO-Hemmer eingesetzt, bei denen jedoch die Gefahr schwerwiegender Nebenwirkungen relativ hoch war. Derzeit stehen als Antiparkinsonmittel die selektiven MAO-B-Hemmer Selegilin (seit 1986) und Rasagilin (seit 2005) zur Verfügung.

**Adamantan-Derivate**
Das Amantadin wurde eigentlich zur Behandlung der Virusgrippe (Influenza) eingeführt. 1969 entdeckte man zufällig seine Eignung als Parkinsonmittel. Es kann bei milder Symptomatik des Parkinson-Syndroms eingesetzt werden oder bei Dyskinesien, die durch Neuroleptika bedingt sind.

**Andere dopaminerge Mittel**
Zu den anderen dopaminergen Mitteln gehören Wirkstoffe, die nicht zu den Dopaminagonisten zählen, aber wie MAO-Hemmer ebenfalls die Konzentration von Dopamin im Gehirn erhöhen. Alle diese Wirkstoffe werden zusätzlich zu L-Dopa gegeben. Hier sind einerseits die COMT-Hemmer zu nennen. Sie hemmen das Enzym Catechol-O-Methyltransferase (COMT), das neben der MAO für den Abbau von Dopamin verantwortlich ist. Als erster COMT-Hemmer wurde 1997 das Tolcapon eingeführt, musste jedoch bald wegen der Gefahr schwerwiegender Nebenwirkungen auf die Leber wieder vom Markt genommen werden. Es wurde 2005 erneut mit Auflagen zugelassen. Als Mittel der ersten Wahl gilt der 1998 eingeführte COMT-Hemmer Entacapon. 1997 wurde auch Budipin zur Behandlung des Parkinson-Syndroms zugelassen. Budipin wirkt u. a. über eine Erhöhung der Dopaminkonzentration.

### 3.21.2 Entwicklung des Verbrauchs

Jedem Versicherten der GKV wurden im Jahr 2013 im Mittel 2,2 DDD aus der Indikationsgruppe der Antiparkinsonmittel verordnet, die damit zu den selten eingesetzten Arzneimitteln gehören.

Der Verbrauch dieser Arzneimittel hat sich seit 1996 um mehr als die Hälfte erhöht, wobei insbesondere zwischen 2004 und 2010 eine relativ stetige Verbrauchszunahme von im Mittel etwa 4 Mio. DDD jährlich zu beobachten war. Seither verläuft die Verbrauchssteigerung deutlich langsamer (Abb. 3.107).

Die Verbrauchsanteile der Therapieansätze änderten sich im betrachteten Zeitraum von 2011 bis 2013 nur wenig (Abb. 3.108). Den wichtigsten Therapieansatz bilden Dopa und Dopa-Derivate, deren Anteil sich leicht erhöhte und 45,3% erreichte. An zweiter Stelle folgten die Dopaminagonisten, deren Verbrauchsanteil im Beobachtungszeitraum ebenfalls etwas anstieg und 2013 bei 28,4% lag. Auf die Therapieansätze der Adamantan-Derivate und der Anticholinergika entfielen 2013 jeweils Verbrauchsanteile von einem Zehntel bei sinkender Tendenz. Für die MAO-B-Hemmer wurde eine leicht steigende Entwicklung beobachtet. Der Anteil lag 2013 bei gut 7%. Der Anteil der anderen dopaminergen Mittel ging auf 1,5% zurück. Die hohen Anteile an Dopa und Dopa-Derivaten sowie Dopaminagonisten spiegeln die aktu-

## 3.21 N04 Antiparkinsonmittel

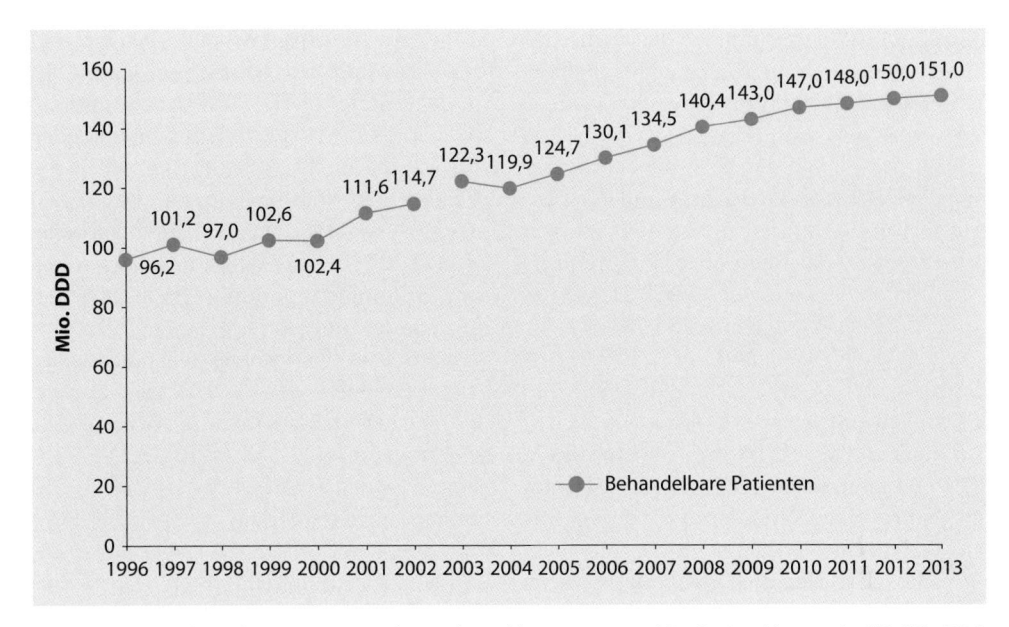

**Abb. 3.107** Verbrauch von Arzneimitteln aus der Indikationsgruppe „N04 Antiparkinsonmittel" in Mio. DDD im Zeitraum von 1996 bis 2013.

Quelle: IGES nach AVR (1996 bis 2002), IGES-Berechnungen nach NVI (INSIGHT Health) (ab 2003)

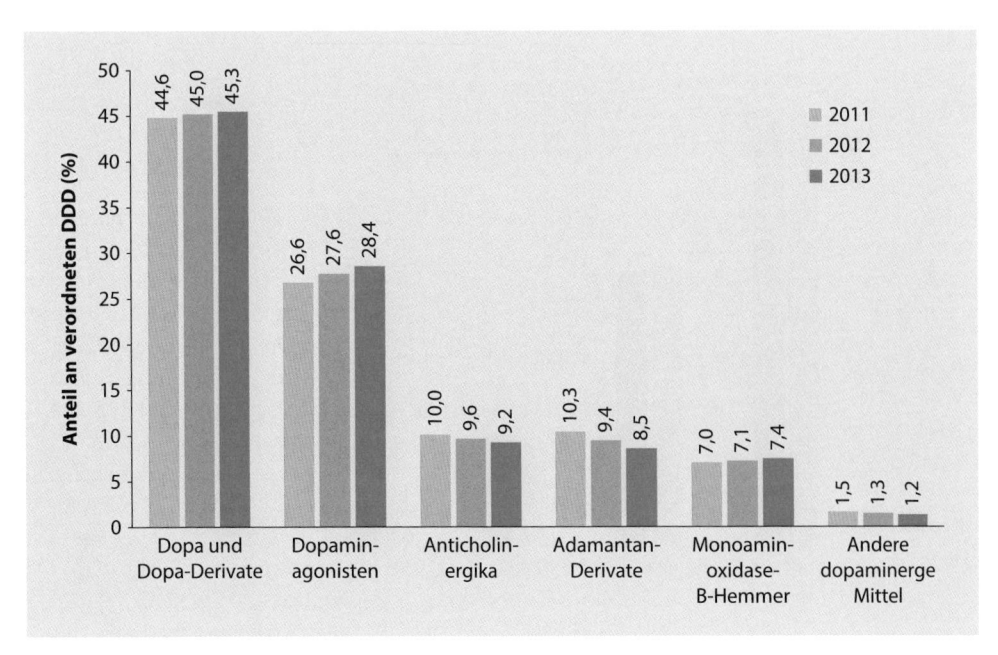

**Abb. 3.108** Anteile der Therapieansätze an den verordneten DDD in der Indikationsgruppe „N04 Antiparkinsonmittel" für 2011 bis 2013.

Quelle: IGES-Berechnungen nach NVI (INSIGHT Health)

307

ellen Leitlinienempfehlungen der Deutschen Gesellschaft für Neurologie zur Behandlung des Parkinson-Syndroms bzw. des Restless-Legs-Syndroms wider (*Eggert* et al. 2012, *DGN* 2008). Danach soll die Therapie bei Parkinson-Patienten unter 70 Jahren mit Non-Ergot-Dopaminagonisten eingeleitet werden, bei Parkinson-Patienten über 70 Jahren und multimorbiden Patienten mit L-Dopa, das zum Therapieansatz Dopa und Dopa-Derivate gehört. Für Patienten mit Restless-Legs-Syndrom nennt die Leitlinie L-Dopa und Dopaminagonisten.

Innerhalb des am häufigsten verordneten Therapieansatzes gab es zwischen 2011 und 2013 nur geringe Veränderungen der Anteile am Verbrauch. Da L-Dopa immer mit einem Decarboxylase-Hemmer kombiniert werden muss, wird L-Dopa praktisch nur in Form fixer Kombinationen verordnet. Die Veränderungen innerhalb des Therapieansatzes zeigen daher an, welche Kombinationspartner für L-Dopa bevorzugt werden. Die Decarboxylase-Hemmer Benserazid und Carbidopa werden als gleichwertig angesehen, und zusammen ergaben die Zweifachkombinationen 2013 einen Anteil von 84,5%. Der Anteil von Levodopa in Kombination mit Benserazid stieg in den vergangenen Jahren leicht an und lag 2013 bei 47,1%, während der Anteil der Fixkombination mit Carbidopa auf 37,4% sank. Diese Verschiebung erklärt sich dadurch, dass der absolute Verbrauch lediglich für die Benserazid-Kombination anstieg, während der Verbrauch der Carbidopa-Kombi leicht zurückging. Der Anteil der Dreifachkombinationen aus L-Dopa, Carbidopa und Entacapon blieb während des Beobachtungszeitraums stabil.

Innerhalb des zweitgrößten Therapieansatzes, der Dopaminagonisten, waren im betrachteten Zeitraum lediglich geringe Änderungen der Verbrauchsanteile (◘ Abb. 3.109) zu erkennen. Den größten Anteil am Ver-

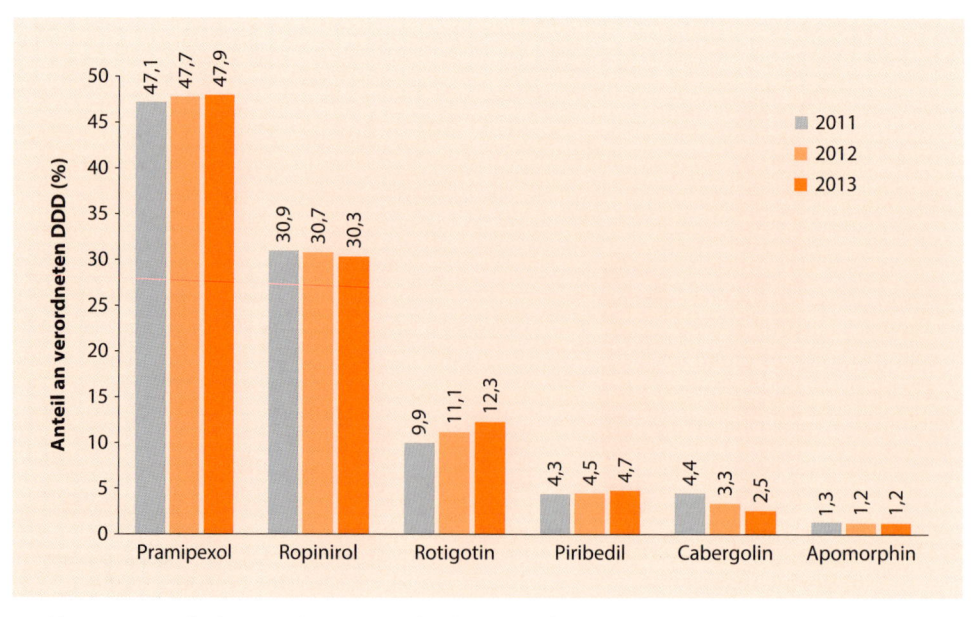

◘ **Abb. 3.109** Anteile der verordneten DDD für die Wirkstoffe der Indikationsgruppe „N04 Antiparkinsonmittel"/Therapieansatz „Dopaminagonisten" für 2011 bis 2013. Dargestellt sind nur Wirkstoffe mit einem Anteil von mindestens 1%.
Quelle: IGES-Berechnungen nach NVI (INSIGHT Health)

brauch hatte Pramipexol. Sein Anteil stieg im Beobachtungszeitraum leicht an und lag 2013 bei fast 48%. An zweiter Stelle folgte Ropinirol mit leicht sinkendem Verbrauchsanteil von etwa 30%. Rotigotin war 2013 der dritthäufigste Wirkstoff; sein Verbrauchsanteil ist zwischen 2011 und 2013 am stärksten gestiegen, nämlich von rund 10 auf 12%. Piribedil erhöhte seinen Anteil minimal, während der Anteil von Cabergolin zurückging und 2013 nur noch bei 2,5% lag. Entsprechend der aktuellen Leitlinie sollen aufgrund des Fibroserisikos Ergot-Dompaminagonisten nicht mehr verwendet werden (*Eggert* et al. 2012). Dazu gehören Bromocriptin, Carbergolin, α-Dihydroergocriptin, Lisurid und Pergolid. Diese Empfehlung wurde auch bereits weitgehend umgesetzt, denn der Anteil dieser Wirkstoffe ist zwischen 2011 und 2013 von 6,5 auf 3,7% zurückgegangen. Für den steigenden Anteil von Rotigotin ist sicher die Applikationsform als Pflaster verantwortlich, was in manchen Situationen von Vorteil sein kann. Von den Non-Ergot-Agonisten sind Pramipexol und Ropinirol generisch verfügbar, und der Generika-Anteil liegt bei 63 bzw. 69%. Bei Ropinirol liegt der mittlere AVP je DDD für das Original nach Preissenkungen inzwischen nur noch geringfügig (8,7%) über dem des Generikums.

Die Leitlinie zur Behandlung des Restless-Legs-Syndroms spricht keine spezielle Empfehlung für Non-Ergot-Dopaminagonisten aus, weist jedoch darauf hin, dass die meisten Studien in dieser Indikation bisher mit den Non-Ergot-Dopaminagonisten Pramipexol und Ropinirol durchgeführt wurden (*DGN* 2008).

### 3.21.3 Regionale Unterschiede im Verbrauch

Für die Antiparkinsonmittel schwankte der Pro-Kopf-Verbrauch 2013 zwischen 3,13 DDD in der KV-Region Thüringen und 1,91 DDD in Bayern. In den östlichen Ländern (außer Berlin) und dem Saarland war der Pro-Kopf-Verbrauch am höchsten (◘ Abb. 3.110). Das Parkinson-Syndrom tritt überwiegend in höherem Lebensalter auf (siehe ▶ Abschn. 3.21.4), das Restless-Legs-Syndrom wird häufig erst im höheren Lebensalter behandlungsbedürftig (*DGN* 2008b). Daher ist auch für die Antiparkinsonmittel davon auszugehen, dass der Verbrauch umso höher ist, je größer der Anteil der über 55-Jährigen in der Region ist. Dies kann durch die Regression bestätigt werden, die eine hoch signifikante Korrelation anzeigt ($R^2 = 0{,}80$).

### 3.21.4 Epidemiologie, Bedarf und Angemessenheit der Versorgung

Antiparkinsonmittel werden neben dem Parkinson-Syndrom für die Behandlung des Restless-Legs-Syndroms eingesetzt und finden außerdem auch Anwendung bei weiteren Erkrankungen und Störungen. Dazu gehören andere neurodegenerative Erkrankungen (Multisystem-Atrophien, progressive supranukleäre Blickparese, corticobasale Degeneration, Demenz vom Lewy-Körper-Typ) sowie die durch Neuroleptika ausgelösten Bewegungsstörungen. Der Behandlungsbedarf für diese Störungen kann nur sehr schwer geschätzt werden, deshalb wird im Folgenden der Bedarf für die Behandlung des idiopathischen Parkinson-Syndroms und des Restless-Legs-Syndroms dargestellt.

Ein europäischer Review (*de Rijk* et al. 2000) kommt zu einer Gesamtprävalenz der Parkinson-Krankheit von 1,8% bei Personen über 65 Jahren; diese Prävalenz wird ebenfalls in der aktuellen S2k-Leitlinie „Parkinson-Syndrome – Diagnostik und Therapie" angegeben (*Eggert* 2012). Die Daten für Deutschland liegen in der Publikation von *de Rijk* et al. allerdings deutlich unter dem Durchschnitt

3 Umsatzveränderungen in einzelnen Indikationsgruppen

KV Schleswig-Holstein
2,12 DDD
0,5%

KV Hamburg
1,95 DDD
5,1%

KV Mecklenburg-Vorpommern
2,97 DDD
1,8%

KV Bremen
2,28 DDD
4,9%

KV Brandenburg
2,52 DDD
4,1%

KV Niedersachsen
2,16 DDD
-0,2%

KV Berlin
2,11 DDD
0,4%

KV Westfalen-Lippe
2,25 DDD
-0,7%

KV Sachsen-Anhalt
2,60 DDD
1,9%

KV Nordrhein
1,98 DDD
0,3%

KV Thüringen
3,13 DDD
1,4%

KV Sachsen
2,76 DDD
0,7%

KV Hessen
1,98 DDD
-0,3%

KV Rheinland-Pfalz
2,01 DDD
-1,8%

KV Saarland
2,54 DDD
-1,4%

KV Bayerns
1,91 DDD
0,7%

KV Baden-Württemberg
2,01 DDD
0,4%

**Verbrauch (N04) pro GKV-Versicherten in DDD, z-standardisierte Abweichung vom Mittelwert, 2013**
(Deutschland: 2,17 DDD)

- $z \leq -1,5$
- $-1,5 < z \leq -0,5$
- $-0,5 < z < 0,5$
- $0,5 \leq z < 1,5$
- $z \geq 1,5$

sowie Änderungen gegenüber dem Vorjahr in Prozent (Deutschland: 0,5%)

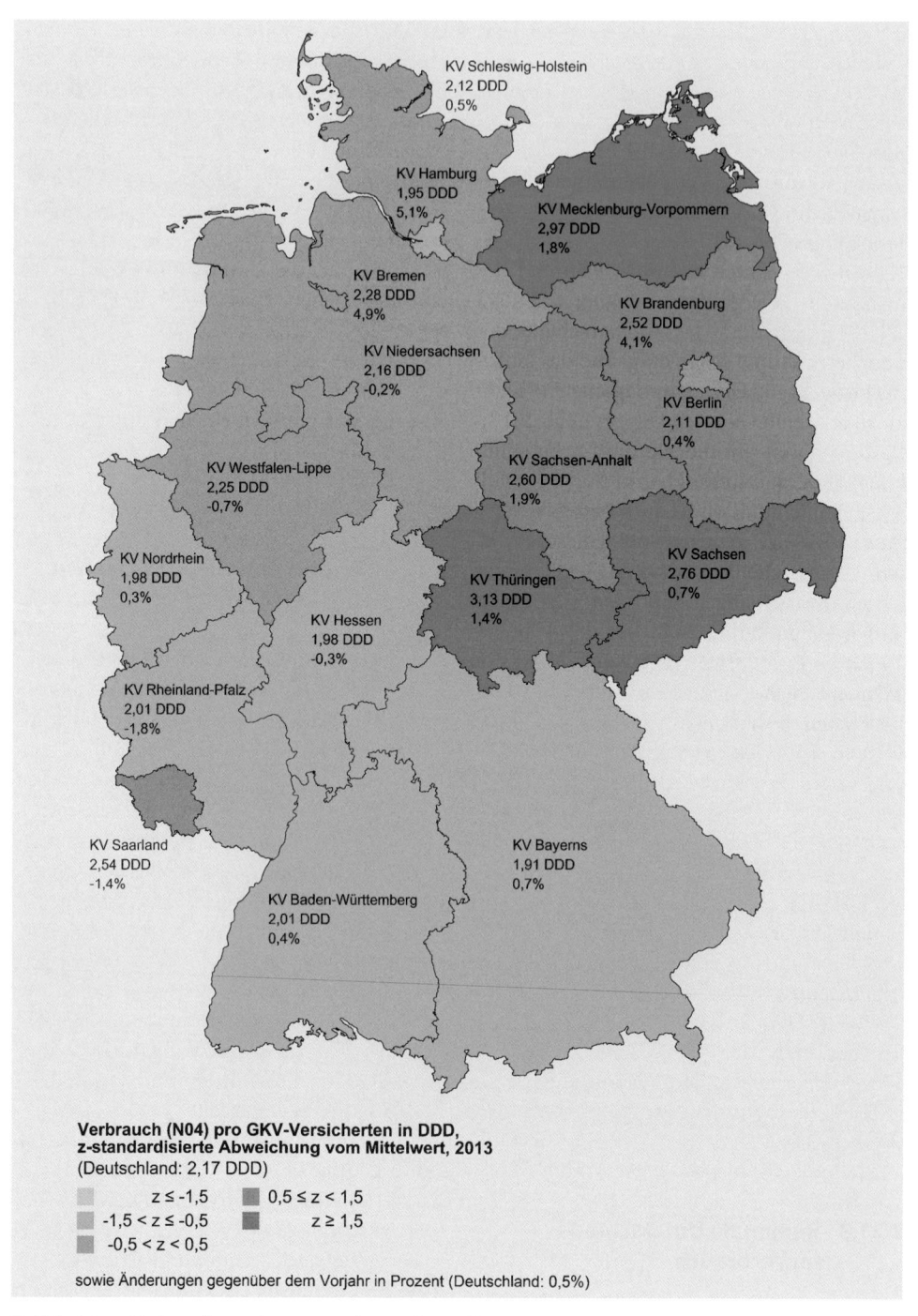

**Abb. 3.110** Verbrauch von Arzneimitteln aus der Indikationsgruppe „N04 Antiparkinsonmittel" in DDD je Versicherten im Jahr 2013 und Änderung gegenüber dem Vorjahr nach KV-Region.
Quelle: IGES-Berechnungen nach NVI (INSIGHT Health)

der übrigen Länder. Aus diesem Grund und weil das Parkinson-Syndrom meist im Alter von 50 bis 60 Jahren erstmals diagnostiziert wird, ist die aus diesen Angaben auf die GKV-Bevölkerung hochgerechnete Zahl von 121.500 Patienten eine konservative Schätzung.

Schätzungen zur Häufigkeit des Restless-Legs-Syndroms schwanken zwischen 6 und 12% (*Berger* und *Kurth* 2007). In der Gesundheitsstudie „Study of Health in Pomerania" (SHIP) wurde bei Teilnehmern zwischen 20 und 79 Jahren eine Prävalenz von 7,6% (Männer) bzw. 13,4% (Frauen) ermittelt (*Berger* et al. 2004). Die Autoren konstatieren, dass das Restless-Legs-Syndrom eine häufige Erkrankung ist, die aber selten diagnostiziert wird. In einer Querschnittsstudie unter hausärztlichen Patienten über 18 Jahren waren 10,6% betroffen (*Möller* et al. 2010). In der Dortmunder Gesundheitsstudie wurden bei den per Zufall ausgewählten Teilnehmern zwischen 25 und 75 Jahren Prävalenzen in Höhe von 7,1% bei Männern (bisher unbekannt: 4,7%) und 10,2% bei Frauen (bisher unbekannt: 8,1%) ermittelt (*Happe* et al. 2008). Demnach ist in der GKV von rund 1,2 Mio. bekannten und 3,5 Mio. bisher nicht bekannten, insgesamt also von 4,7 Mio. GKV-Versicherten mit Restless-Legs-Syndrom auszugehen.

Nach der Dortmunder Gesundheitsstudie hatten 34% der Patienten mindestens dreimal innerhalb einer Woche Beschwerden. 33,3% der Patienten mit einem diagnostizierten und 14,1% mit einem bisher unbekannten Restless-Legs-Syndrom wünschten eine Behandlung (*Happe* et al. 2008). Die Indikation zur Behandlung des Restless-Legs-Syndroms richtet sich nach dem Leidensdruck der Patienten (*DGN* 2008b). Geht man davon aus, dass der entsprechende Leidensdruck bei Patienten mit einem Behandlungswunsch einhergeht, so ergibt sich ein Behandlungsbedarf für rund 408.600 Patienten mit bekannter Diagnose. Ein zusätzlicher Bedarf besteht bei ca. 486.700 Patienten mit nicht bekannter Diagnose und Behandlungswunsch.

Die Behandlung von Parkinson-Patienten wird in der Regel mit einer Monotherapie begonnen. Bei vielen Patienten ist im Verlauf der Erkrankung jedoch die Umstellung auf eine Kombinationstherapie erforderlich. Da genaue Daten zur Häufigkeit von Kombinationstherapien fehlen, wird angenommen, dass jeder Patient täglich mit 1,5 DDD versorgt werden müsste. Für alle Parkinson-Patienten mit Behandlungsbedarf wären 2013 etwa 66,5 Mio. DDD der Antiparkinsonmittel erforderlich gewesen. Bei Patienten mit Restless-Legs-Syndrom werden L-Dopa und Dopaminagonisten teilweise in deutlich niedrigerer Dosierung als einer DDD eingesetzt (*DGN* 2008). Es wird daher von einem Bedarf von 0,5 DDD pro Tag ausgegangen. Für alle Patienten mit bekanntem Restless-Legs-Syndrom und Behandlungswunsch wären ca. 74,5 Mio. DDD erforderlich gewesen. Für Patienten mit idiopathischem Parkinson-Syndrom und Patienten mit Restless-Legs-Syndrom hätte der Bedarf in Summe bei 141 Mio. DDD gelegen. Dem steht ein Verbrauch von 151 Mio. DDD gegenüber. Diese Menge wäre zur Versorgung der hier betrachteten Patienten mehr als ausreichend gewesen. Da jedoch der Bedarf für Patienten mit anderen neurodegenerativen Erkrankungen und durch Neuroleptika ausgelösten motorischen Störungen nicht bekannt ist und da zudem das Restless-Legs-Syndrom in vielen Fällen auch mit anderen Mitteln therapierbar ist, kann die Bedarfsgerechtigkeit der Versorgung insgesamt nicht beurteilt werden.

### 3.21.5 Analyse der Ausgabendynamik

2013 betrugen die Ausgaben für die Antiparkinsonmittel 449,2 Mio. Euro (◘ Tab. 3.60). Im Gegensatz zum Vorjahr stiegen die Ausgaben um 5,9 Mio. Euro; im Vorjahr waren sie um 14,1 Mio. Euro zurückgegangen.

Insgesamt zeigte die Indikationsgruppe kaum Dynamik. Die Verbrauchs-, Therapie-

## 3 Umsatzveränderungen in einzelnen Indikationsgruppen

**Tab. 3.60** Ausgabenentwicklung in der Indikationsgruppe „N04 Antiparkinsonmittel" in den Jahren 2012 und 2013.

| Ausgaben (Mio. Euro) | | Ausgabenänderung gegenüber Vorjahr (Mio. Euro) | | Prozentuale Veränderung gegenüber Vorjahr | | Anteil an Gesamtausgaben (%) | |
|---|---|---|---|---|---|---|---|
| 2012 | 2013 | 2011 vs. 2012 | 2012 vs. 2013 | 2011 vs. 2012 | 2012 vs. 2013 | 2012 | 2013 |
| 443,37 | 449,15 | −14,12 | 5,90 | −3,09 | 1,33 | 1,68 | 1,66 |

Quelle: IGES-Berechnungen nach NVI (INSIGHT Health)

ansatz- und die Analogkomponente erhöhten 2012 und 2013 die Ausgaben. Ihre Ausprägung war, wie schon in den vorherigen Jahren, ähnlich (Abb. 3.111). Die Therapieansatzkomponente wird auch 2013 durch den erneut gestiegenen Verbrauchsanteil der Dopaminagonisten erklärt, deren mittlerer Preis je DDD deutlich über dem Niveau der anderen Therapieansätze lag. Hinter der Analogkomponente standen 2013, wie schon in den Vorjahren, vor allem die gestiegenen Verbrauchsanteile der Non-Ergot-Dopaminagonisten Pramipexol und Rotigotin.

Die der Generikakomponente zuzurechnenden Ausgabenrückgänge betrugen 2013 8,7 Mio. Euro, womit die Einsparungen geringer ausfielen als im Vorjahr mit 13,8 Mio. Euro. Zu den Einsparungen durch Generikasubstitution trug vor allem der höhere Generikaanteil am Verbrauch von Rotigotin bei, der sich 2013 von 55 auf 69% erhöhte. Die Preiskomponente trug mit 0,5 Mio. Euro kaum zu den Ausgabenänderungen bei. Im Vorjahr hatte sie noch Einsparungen in Höhe von 12,7 Mio. Euro angezeigt. Andere Komponenten hatten eine untergeordnete Bedeutung.

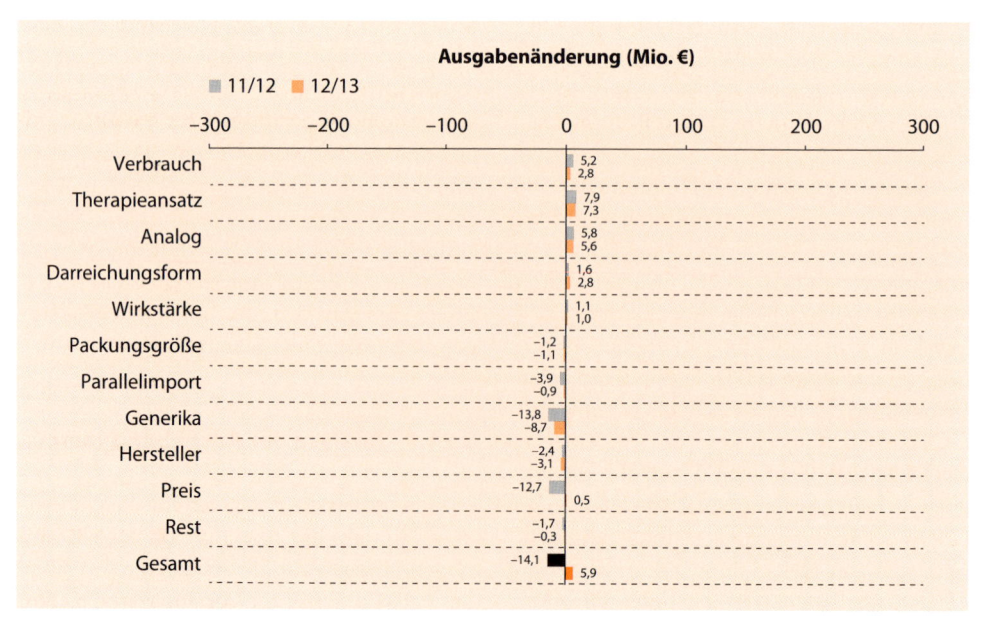

**Abb. 3.111** Komponenten der Ausgabenänderung im Jahr 2013 für die Indikationsgruppe „N04 Antiparkinsonmittel".

Quelle: IGES-Berechnungen nach NVI (INSIGHT Health)

Fazit zur Indikationsgruppe „N04 Antiparkinsonmittel"

| | |
|---|---|
| Ausgaben | Anstieg |
| Prominenteste Komponente(n) | Generikawettbewerb |
| Verbrauch | Unterdurchschnittliches Wachstum |
| Therapieansätze | Leitlinienempfehlung: Höherer Anteil von Dopaminagonisten (Ersttherapie bei Patienten unter 70 Jahren) |
| Analog-Wettbewerb | Leitlinienempfehlung: Bevorzugung von Non-Ergot-Dopaminagonisten |
| Sonstiges | Ohne Bedeutung |

## Literatur

Berger K, Luedemann J, Trenkwalder C, John U, Kessler C (2004) Sex and the risk of restless legs syndrome in the general population. Arch Intern Med 164: 196–202.

Berger K, Kurth T (2007). RLS epidemiology – frequencies, risk factors and methods in population studies. Mov Disord 22 (Suppl 18): S420–423 (Review).

von Campenhausen S, Bornschein B, Wick R et al. (2005) Prevalence and incidence of Parkinson's disease in Europe. European Neuropsychopharmacology 15: 473–490.

DGN (2008) Restless-Legs-Syndrom (RLS) und Periodic Limb Movement Disorder (PLMD). Leitlinien für Diagnostik und Therapie in der Neurologie; 4. überarbeitete Auflage, Georg Thieme Verlag Stuttgart: 654 ff.

Eggert K, Oertel W, Reichmann H et al. (2012) Parkinson-Syndrome: Diagnostik und Therapie. http://www.awmf.org/uploads/tx_szleitlinien/ 030-010l_S2k_Parkinson_Syndreome_Diagnostik_Therapie_2012-09.pdf. (20.03.2013).

Happe S, Vennemann M, Evers S, Berger K (2008) Treatment wish of individuals with known and unknown restless legs syndrome in the community. J Neurol 255: 1365–1371.

Möller C, Wetter TC, Koster J, Stiasny-Kolster K (2010) Differential diagnosis of unpleasant sensations in the legs: prevalence of restless legs syndrome in a primary care population. Sleep Med 2: 161–6.

de Rijk MC, Launer LJ, Berger K et al. (2000) Prevalence of Parkinson's disease in Europe: A collaborative study of population-based cohorts. Neurology 54 (Suppl 5): S21–S23.

3 Umsatzveränderungen in einzelnen Indikationsgruppen

## 3.22 N05 Psycholeptika

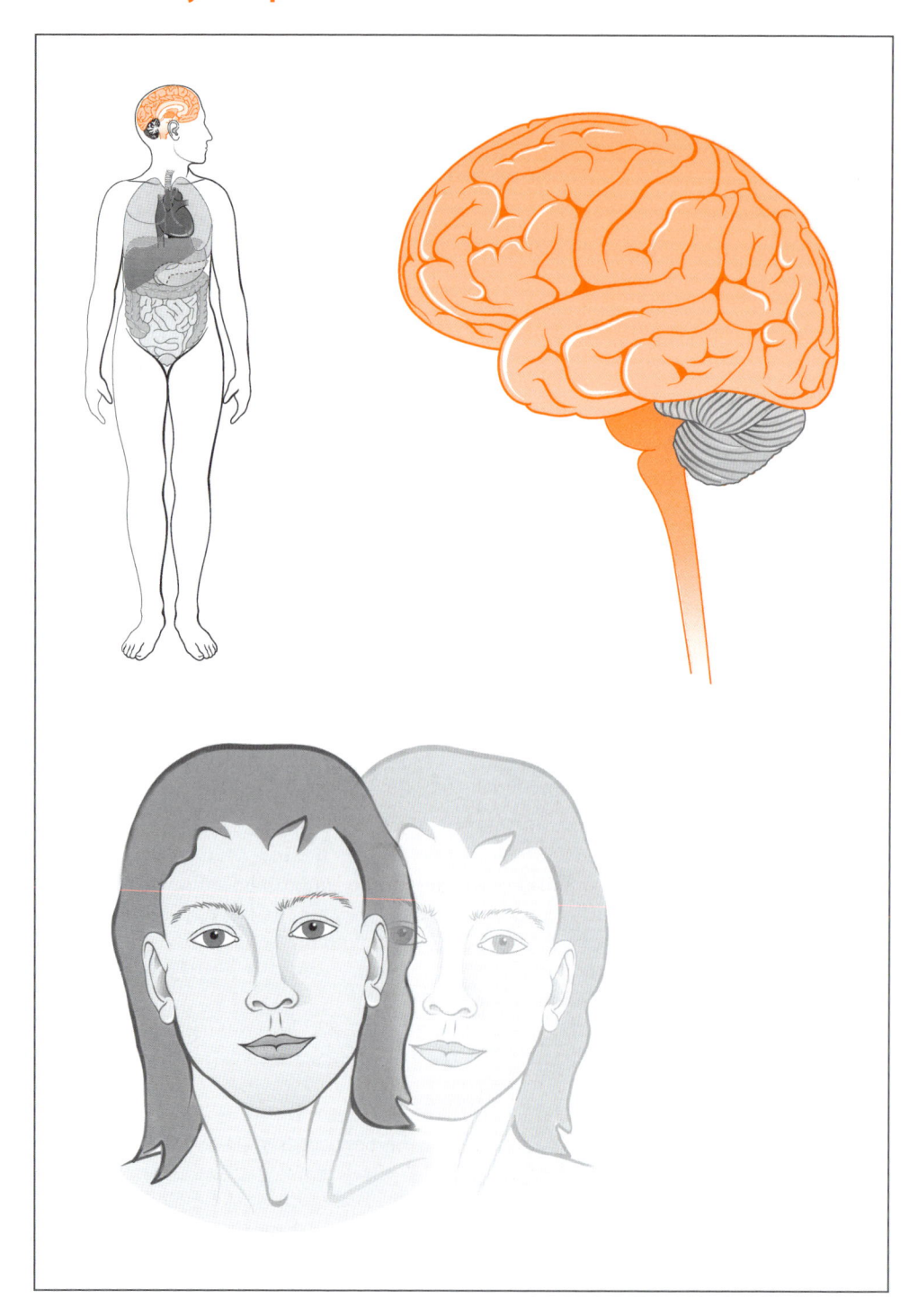

## 3.22.1 Entwicklung der Indikationsgruppe

Die Psycholeptika umfassen Wirkstoffgruppen, die überwiegend hemmend auf bestimmte Abläufe im zentralen Nervensystem wirken. Die Indikationsgruppe untergliedert sich in die Teil-Indikationsgruppen der Neuroleptika und Antipsychotika sowie die Teil-Indikationsgruppe der Anxiolytika und Sedativa.

**Neuroleptika und Antipsychotika**
Neuroleptika und Antipsychotika werden zur Behandlung der Schizophrenie sowie anderer wahnhafter Störungen eingesetzt. Einige der Wirkstoffe finden auch Anwendung bei Unruhe- und Verwirrtheitszuständen. In den 1950er-Jahren wurden erstmals Psychosen mit dem Wirkstoff Chlorpromazin behandelt. Ausgehend von diesem Wirkstoff wurden weitere Phenothiazin-Derivate synthetisiert. 1958 wurde mit der Synthese von Haloperidol die Wirkstoffklasse der Butyrophenone begründet. Haloperidol gehört noch immer zu den wichtigsten Neuroleptika.

Heute werden *typische* und *atypische* Neuroleptika unterschieden, wobei die typischen Neuroleptika außerdem nach ihrer antipsychotischen Potenz (niedrig, mittel, hoch) differenziert werden. Kennzeichnend für die typischen Neuroleptika ist die Nebenwirkung der extrapyramidal-motorischen Störungen, die sich in teilweise bizarren Bewegungsabläufen äußern, die der Patient nicht kontrollieren kann. Sie treten dosisabhängig auf und können irreversibel sein. Lange Zeit nahm man an, dass diese extrapyramidal-motorischen Störungen untrennbar mit der antipsychotischen Wirkung der Neuroleptika verbunden seien. In den 1970er-Jahren wurde jedoch mit Clozapin ein antipsychotischer Wirkstoff gefunden, der wesentlich geringere extrapyramidal-motorische Störungen hervorruft. Wegen dieser für Neuroleptika untypischen Eigenschaft wurde Clozapin als „atypisches Neuroleptikum" bezeichnet. Ab 1990 kamen ausschließlich atypische Neuroleptika auf den deutschen Markt: Zotepin (1990), Risperidon (1994), Olanzapin (1996), Amisulprid (1999), Quetiapin (2000), Ziprasidon (2002), Aripiprazol (2004), Paliperidon (2007) und Asenapin (2010; ◘ Tab. 3.61). Bei diesen Wirkstoffen ist das Risiko extrapyramidal-motorischer Störungen im Vergleich zu stark wirksamen typischen Neuroleptika wie Haloperidol geringer (*NN* 2009) und am geringsten bei Clozapin. Bei Clozapin besteht jedoch die Gefahr, dass es – selten – zu einer Agranulozytose führen kann, was die Anwendung auf therapieresistente Fälle beschränkt.

Als eigener Therapieansatz muss das Tiaprid angesehen werden, das zur Behandlung Neuroleptika-induzierter Bewegungsstörungen sowie bei Chorea Huntington eingesetzt wird. Es ist strukturell mit Sulpirid verwandt, das als Neuroleptikum oder Antidepressivum zum Einsatz kommt.

Lithium wurde in der Psychiatrie erstmals 1949 zur Behandlung von Manien eingeführt. Der Wirkstoff wird außerdem als sogenanntes Phasenprophylaktikum bei bipolaren Störungen verwendet, d. h. zur Prophylaxe der depressiven und manischen Episoden bei dieser Erkrankung.

**Anxiolytika und Sedativa**
Zu dieser Teil-Indikationsgruppe gehören angstlösende (Anxiolytika) sowie beruhigende und schlafanstoßende Mittel (Sedativa). Die wichtigsten Therapieansätze sind die Benzodiazepine und die mit ihnen verwandten Mittel.

Die Entwicklung der Benzodiazepine basiert auf den Forschungsarbeiten, die *Leo Henryk Sternbach* in den 1950er-Jahren in den Laboratorien der Firma Hoffmann-La Roche begann. Als erster Wirkstoff wurde 1960 Chlordiazepoxid auf den Markt gebracht. Diazepam ist sicher der bekannteste Vertreter der Benzodiazepine. Es wurde 1959 erstmals synthetisiert, kam 1963 auf den Markt und ist heute immer noch in Gebrauch.

**Tab. 3.61** Neue Wirkstoffe in der Indikationsgruppe „N05 Psycholeptika" im Zeitraum von 2009 bis 2013.

| Jahr (Markteinführung) | Wirkstoff | Teil-Indikationsgruppe | Therapieansatz |
|---|---|---|---|
| 2010 | Asenapin | Neuroleptika | Atypische Neuroleptika |
| 2011 | Dexmedetomidin | Anxiolytika, Sedativa | Andere Sedativa, chemisch |

Quelle: IGES

Besonders in den 1970er- und 1980er-Jahren wurden zahlreiche weitere Benzodiazepine eingeführt. Benzodiazepine wirken anxiolytisch, sedierend, muskelrelaxierend und antikonvulsiv (siehe auch ▶ 3.20) und werden dementsprechend eingesetzt. Ihr Vorteil gegenüber den Barbituraten ist ihre große therapeutische Breite, d. h. sie führen bei hoher Überdosierung zwar zu einer ausgeprägten Sedierung, tödliche Ausgänge sind aber selten. Benzodiazepine können bei regelmäßiger Anwendung zur Abhängigkeit führen.

Die Benzodiazepin-verwandten Mittel haben einen den Benzodiazepinen ähnlichen, aber nicht identischen Wirkmechanismus. Das Abhängigkeitspotenzial scheint in dieser Wirkstoffgruppe geringer zu sein als bei den Benzodiazepinen. Als erste Vertreter der Gruppe wurden 1991 Zopiclon und Zolpidem in Deutschland eingeführt, 1999 folgte Zaleplon.

Als weiterer Therapieansatz sind „Andere Sedativa" zu nennen. Hierzu gehören beispielsweise die Wirkstoffe Meprobamat und Chloralhydrat. Aus dem Therapieansatz „Andere Anxiolytika" ist der 1985 eingeführte Wirkstoff Buspiron zu nennen, der an bestimmten Serotoninrezeptoren (5HT1) angreift und anxiolytisch, aber nicht sedierend wirkt. 2011 wurde das Dexmedetomidin eingeführt, das zur Sedierung intensivmedizinisch behandelter Patienten eingesetzt wird (Tab. 3.61).

Im Jahr 2008 wurde mit der Einführung von Melatonin zur Therapie von Schlafstörungen bei älteren Menschen der neue Therapieansatz der Melatonin-Rezeptor-Agonisten geschaffen.

### 3.22.2 Entwicklung des Verbrauchs

Arzneimittel aus der Indikationsgruppe der Psycholeptika fallen konstant in die Kategorie der häufig verordneten Arzneimittel. Der theoretische Verbrauch jedes GKV-Versicherten lag 2013 im Mittel bei 8,1 DDD.

Der Verbrauch ging von 1999 bis 2004 kontinuierlich um ein Fünftel zurück. Zwischen 2004 und 2008 lag der Verbrauch stabil bei rund 600 Mio. DDD jährlich, seit 2009 ist ein leichter Verbrauchrückgang zu erkennen. (Abb. 3.112). 2013 ging der Verbrauch um 1,4% zurück (Tab. 3.62). Der Verbrauchsrückgang betrifft allerdings nur die Teil-Indikationsgruppe der Anxiolytika und Sedativa. Für die Neuroleptika dagegen stieg der Verbrauch in der Vergangenheit an. Zwischen 2004 und 2013 sank der Verbrauch von Anxiolytika und Sedativa von 343 Mio. auf 246 Mio. DDD. Der Neuroleptikaverbrauch stieg zwischen 2004 und 2013 von 249 Mio. auf 320 Mio., wobei in den letzten beiden Jahren ein verlangsamtes Wachstum zu beobachten war. Zu den Ursachen des Verbrauchsanstiegs lassen sich nur Vermutungen formulieren. Den größten Anteil an der Verbrauchssteigerung dürfte der zunehmende Bedarf in der Geriatrie haben, aufgrund der wachsenden Anzahl älterer Menschen in der GKV: Nach Angaben der KM6-Statistik des Bundesministeriums für Gesundheit stieg zwischen 2004 und 2013 die Zahl der über 85-Jährigen in der GKV um rund 675.000, die Zahl der über 80-Jährigen um rund 854.000. Die Verordnungsprävalenz beispielsweise bei Demenzkranken ist dagegen kaum zurückge-

## 3.22 N05 Psycholeptika

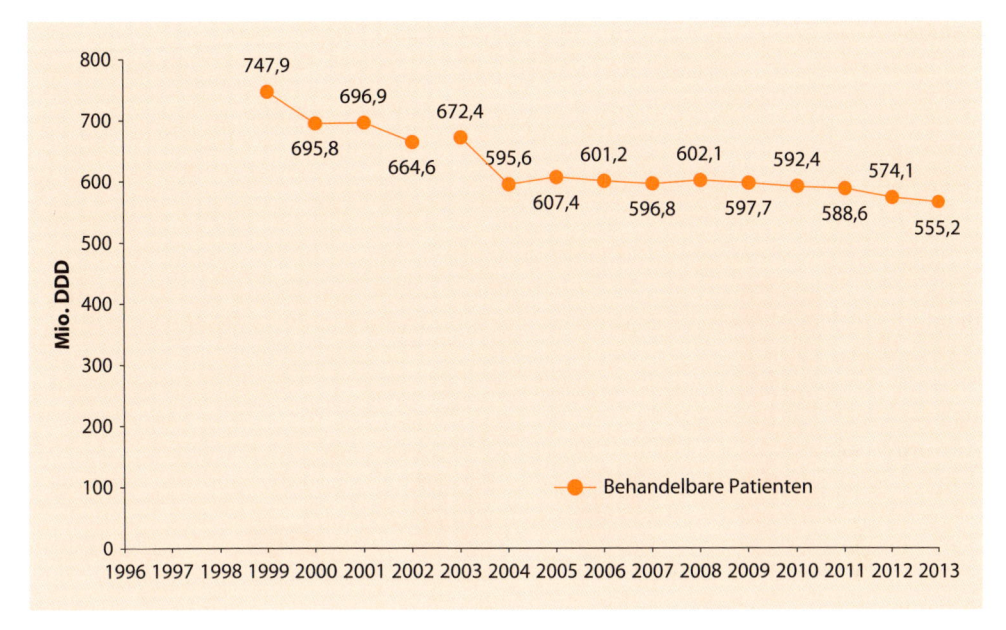

**Abb. 3.112** Verbrauch von Arzneimitteln aus der Indikationsgruppe „N05 Psycholeptika" in Mio. DDD im Zeitraum von 1999 bis 2013.
Quelle: IGES nach AVR (1999 bis 2002), IGES-Berechnungen nach NVI (INSIGHT Health) (ab 2003)

gangen (*Schulze* 2011), obwohl Warnungen zu einer erhöhten Sterblichkeit unter Neuroleptika-Therapie publiziert wurden (*NN* 2005). Etwa die Hälfte der Pflegeheimbewohner mit Demenz erhält ein Neuroleptikum (*Gertz* et al. 2012).

Bei den Therapieansätzen der Neuroleptika und Antipsychotika setzten sich 2013 die Entwicklungen der vergangenen Jahre fort (Abb. 3.113). Der Anteil der atypischen Neuroleptika stieg weiterhin und erreichte fast 57%. Sie konkurrieren mit den typischen Neuroleptika, insbesondere den hochpotenten; entsprechend sank der Anteil der typischen Neuroleptika insgesamt auf rund 35% des Verbrauchs. Die Anteile des Therapieansatzes Lithium blieben stabil. Die Atypika stellen die bevorzugte Gruppe unter den Neuroleptika dar. In den derzeit verfügbaren – allerdings nicht mehr aktuellen – deutschen

**Tab. 3.62** Übersicht der Menge der verordneten DDD in den Teil-Indikationsgruppen der Indikationsgruppe N05 Psycholeptika in den Jahren 2010 bis 2012.

| Teil-Indikationsgruppe | DDD 2011 (Mio.) | DDD 2012 (Mio.) | DDD 2013 (Mio.) | Differenz 2011 vs. 2012 (%) | Differenz 2012 vs. 2013 (%) |
|---|---|---|---|---|---|
| Neuroleptika und Antipsychotika | 312,41 | 315,00 | 320,11 | 0,83 | 1,62 |
| Anxiolytika und Sedativa | 276,18 | 259,15 | 246,10 | –6,17 | –5,03 |
| **Summe** | **588,59** | **574,15** | **566,21** | **–2,45** | **–1,38** |

Quelle: IGES-Berechnungen nach NVI (INSIGHT Health)

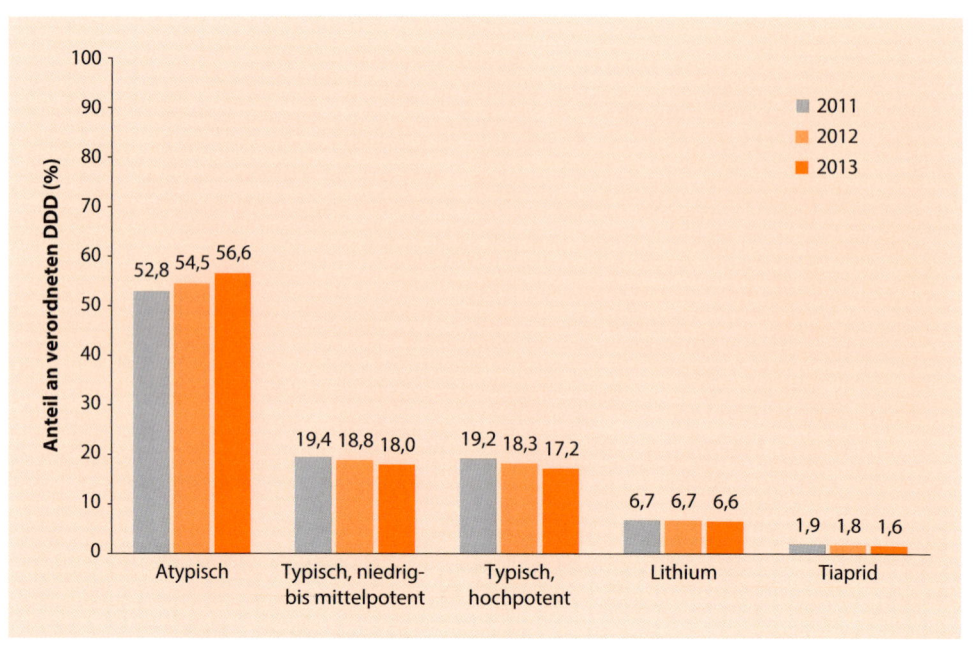

**Abb. 3.113** Anteile der verordneten DDD in der Indikationsgruppe N05 – Therapieansätze der Teil-Indikationsgruppe „Neuroleptika und Antipsychotika" für 2011 bis 2013.
Quelle: IGES-Berechnungen nach NVI (INSIGHT Health)

Leitlinien werden für die medikamentöse Behandlung der Schizophrenie die atypischen Neuroleptika als Mittel der Wahl genannt (NN 2006). Das heißt allerdings nicht, dass jeder Patient zwingend Atypika erhalten bzw. auf diese umgestellt werden muss.

Innerhalb des Therapieansatzes der atypischen Neuroleptika waren im Beobachtungszeitraum Quetiapin, Risperidon und Olanzapin die führenden Wirkstoffe mit insgesamt fast 71% des Verbrauchs (Abb. 3.114). Zwischen 2011 und 2013 stieg der Verbrauchsanteil lediglich für die Wirkstoffe Quetiapin, Aripripazol und Paliperidon an. Der absolute Verbrauch stieg 2013 insbesondere für Paliperidon, Aripripazol, Olanzapin und Quetiapin an mit Wachstumsraten von 31, 12, 9 bzw. 9%. Von den drei am häufigsten verordneten Wirkstoffen ist Risperidon bereits seit 2007 generisch verfügbar. Für Olanzapin und Quetiapin wurden Generika im Herbst 2011 bzw. Frühjahr 2012 eingeführt. Die Anteile der Generika am Verbrauch betrugen im Jahr 2013 83%, 89% bzw. 72%. Interessant ist, dass die Generikaquoten für die verschiedenen Darreichungsformen von Quetiapin sehr unterschiedlich sind. Quetiapin steht in retardierter und nicht retardierter Form zur Verfügung, auf die jeweils etwa die Hälfte des Verbrauchs entfällt. Während der Generikaanteil bei der nicht retardierten Form 93% beträgt, wurden 2013 nur 53% des Verbrauchs der retardierten Form als Generikum abgegeben.

Zum Stellenwert der einzelnen Atypika gibt es kontroverse Diskussionen. Am besten untersucht sind wohl Clozapin, Olanzapin und Risperidon. Eine ausführliche Diskussion dieser Wirkstoffgruppe im AVR kommt zu dem Schluss, dass die therapeutische Überlegenheit atypischer Neuroleptika, mit Ausnahme von Clozapin, nicht überzeugend belegt

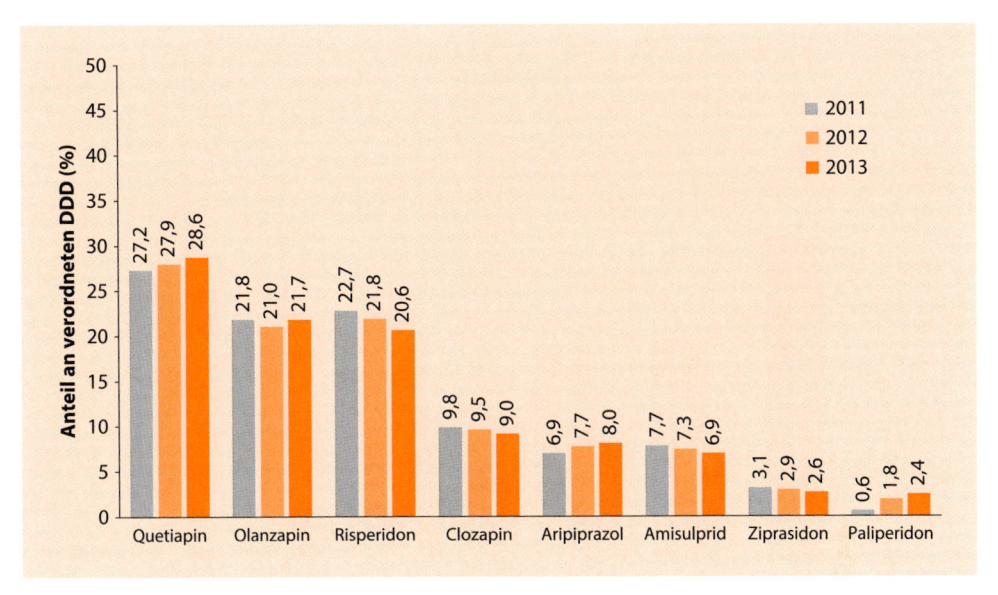

**Abb. 3.114** Anteile der verordneten DDD in der Indikationsgruppe N05 – Wirkstoffe der Teil-Indikationsgruppe „Neuroleptika und Antipsychotika"/Therapieansatz „Atypische Neuroleptika" für 2011 bis 2013.
Quelle: IGES-Berechnungen nach NVI (INSIGHT Health)

sei (*Lohse* et al. 2007 und folgende). Als Reaktion auf Me-Too-Listen wies die Deutsche Gesellschaft für Psychiatrie, Psychotherapie und Nervenheilkunde (DGPPN) darauf hin, dass die klinische Wirkung dieser Medikamente sehr unterschiedlich und daher eine therapeutische Entscheidung für jeden Einzelfall erforderlich sei (*Hillienhof* 2007). Die Feststellung, dass für jeden Patienten das für ihn optimale Neuroleptikum unter besonderer Berücksichtigung seines individuellen Risikoprofils ausgewählt werden solle, findet sich auch im AVR (*Lohse* et al. 2007 und folgende).

Stabil zeigten sich die Anteile am Verbrauch der typischen hochpotenten Neuroleptika (◘ Abb. 3.115). Zwischen 2011 und 2013 lag der Anteil von Haloperidol konstant bei einem knappen Drittel, gefolgt von Benperidol und Flupentixol mit Verbrauchsanteilen von je rund einem Fünftel. Der Rest des Verbrauchs entfiel vor allem auf die Wirkstoffe Fluphenazin und Fluspirilen, der zusammen ebenfalls rund ein Fünftel ausmachte. Die Wirkstoffe Haloperidol, Flupentixol und Fluphenazin gehören zu jenen, die von der derzeit verfügbaren Leitlinie der DGPPN zur Behandlung der Schizophrenie empfohlen werden, wenn die Wahl auf typische Neuroleptika fällt. Einen relativ hohen Anteil hat Benperidol, ein relativ alter Wirkstoff, zu dem sich nur spärliche Informationen finden: Es handelt sich um ein sehr potentes Neuroleptikum mit vermutlich hoher Rate unerwünschter Wirkungen und ist indiziert zur Behandlung akuter psychotischer Syndrome oder akuter psychomotorischer Erregungszustände. Es kann angenommen werden, dass dieser Wirkstoff vor allem zur Initialtherapie eingesetzt wird. Der relativ hohe Anteil am Verbrauch der hochpotenten typischen Neuroleptika täuscht wahrscheinlich über den tatsächlichen Umfang des Gebrauchs hinweg: Die DDD von Benperidol beträgt 1,5 mg, während die mit 42% am häufigsten verordnete Wirkstärke 2013 jedoch 10 mg war. Die

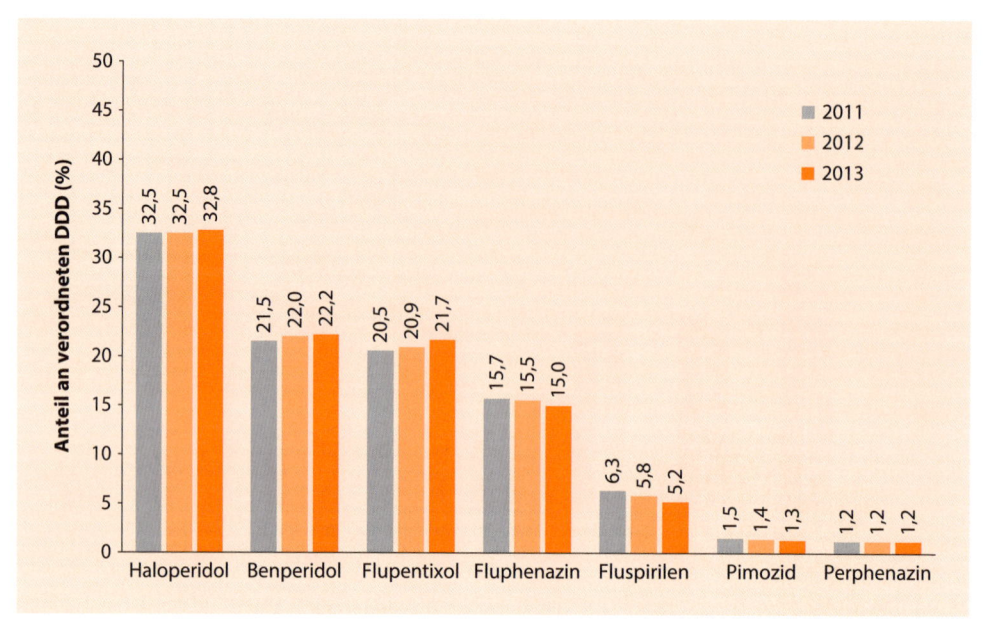

◘ **Abb. 3.115** Anteile der verordneten DDD in der Indikationsgruppe N05 – Wirkstoffe der Teil-Indikationsgruppe „Neuroleptika und Antipsychotika"/Therapieansatz „Typische hochpotente Neuroleptika" für 2011 bis 2013. Dargestellt sind nur Wirkstoffe mit einem Anteil von mindestens 1%.
Quelle: IGES-Berechnungen nach NVI (INSIGHT Health)

Wirkstärken 4 mg und 5 mg machten nochmals rund 26% des Verbrauchs aus. Es ist also anzunehmen, dass der Anteil der mit Benperidol behandelten Patienten im Vergleich zu Haloperidol deutlich niedriger ist, als der Verbrauchsanteil des Benperidols erwarten lässt.

Innerhalb der Teil-Indikationsgruppe der Anxiolytika und Sedativa zeigten sich zwischen 2011 und 2013 nur geringe Veränderungen. Genau 84% umfassten die Therapieansätze der Benzodiazepine und der Benzodiazepin-verwandten Mittel im Jahr 2013. Der Anteil der stärksten Gruppe, der Benzodiazepine, ist allerdings seit Jahren zugunsten der Benzodiazepin-verwandten Mittel rückläufig. 2013 kamen die Benzodiazepine auf einen Anteil von 53,4%, die Benzodiazepin-verwandten Mittel auf 30,6%. Ein weiterer nennenswerter Anteil von 13,7% entfiel auf den Therapieansatz „Andere chemisch definierte Sedativa". Alle übrigen Therapieansätze spielten keine Rolle beim Verbrauch zulasten der GKV.

Innerhalb des Therapieansatzes der Benzodiazepine zeigten die Verbrauchsanteile auch im Beobachtungszeitraum 2011 bis 2013 kaum Änderungen. Die Anteile der fünf am häufigsten verwendeten Wirkstoffe betrugen 2013 für Lorazepam 27,9%, für Diazepam 19,6%, für Bromazepam 11,7%, für Lormetazepam 8,2% und für Oxazepam 7,4%.

### 3.22.3 Regionale Unterschiede im Verbrauch

Für den Verbrauch von Arzneimitteln aus der Indikationsgruppe der Psycholeptika wurden 2013 deutliche Unterschiede zwischen den KV-Regionen beobachtet (◘ Abb. 3.116). Im Mittel erhielt jeder Versicherte in der KV-Region Saarland mit 10,7 DDD die größte ver-

3.22 N05 Psycholeptika

KV Schleswig-Holstein
8,02 DDD
-4,8%

KV Hamburg
7,74 DDD
-3,7%

KV Mecklenburg-Vorpommern
8,55 DDD
2,3%

KV Bremen
9,04 DDD
1,0%

KV Brandenburg
6,29 DDD
0,2%

KV Niedersachsen
7,02 DDD
-4,4%

KV Berlin
7,12 DDD
-1,3%

KV Westfalen-Lippe
10,28 DDD
-0,4%

KV Sachsen-Anhalt
6,57 DDD
2,0%

KV Nordrhein
9,35 DDD
-0,4%

KV Thüringen
6,59 DDD
-1,1%

KV Sachsen
7,46 DDD
-1,0%

KV Hessen
6,61 DDD
-6,5%

KV Rheinland-Pfalz
8,08 DDD
-2,6%

KV Saarland
10,73 DDD
-1,5%

KV Bayerns
7,76 DDD
-1,5%

KV Baden-Württemberg
8,98 DDD
-0,3%

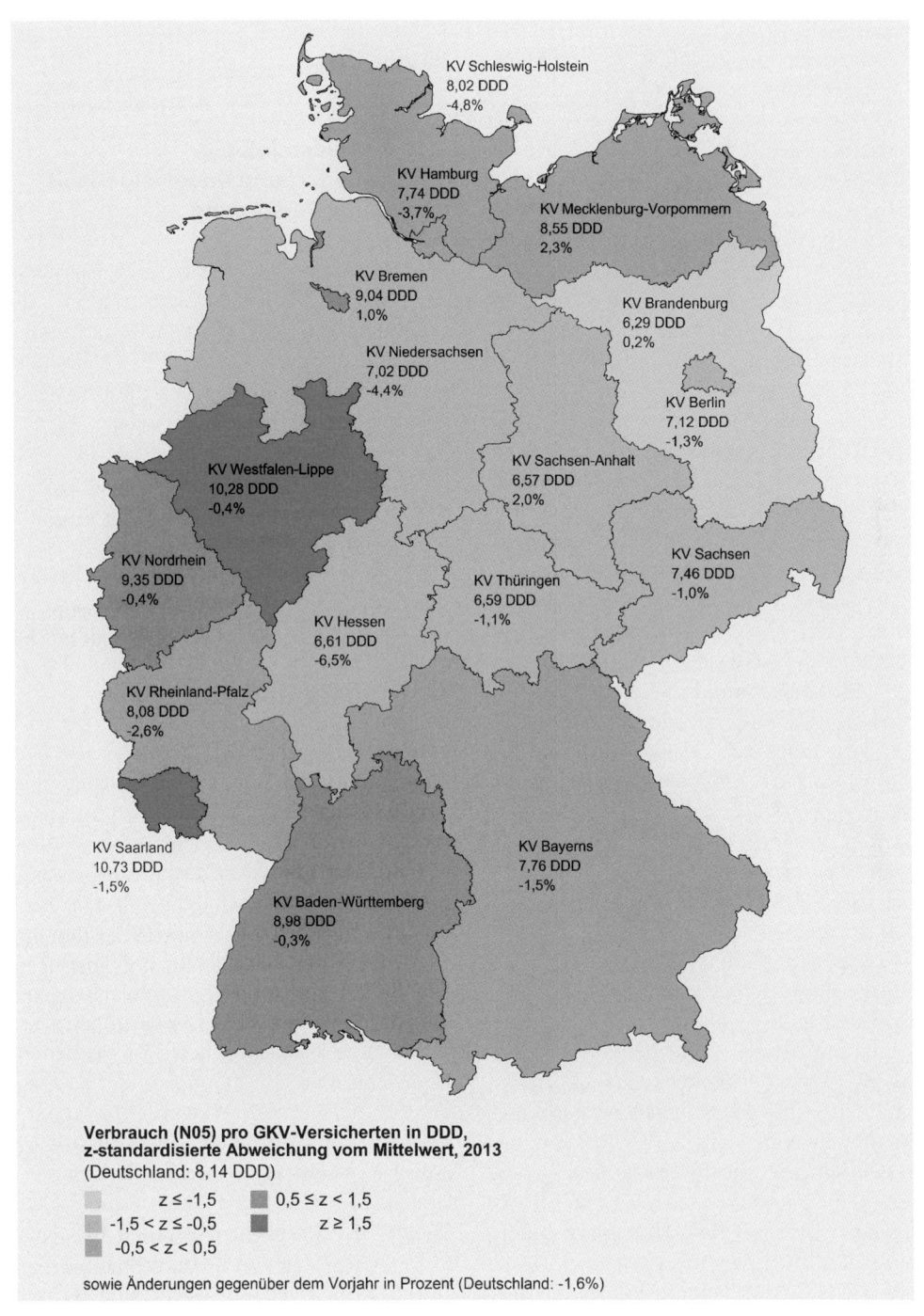

**Verbrauch (N05) pro GKV-Versicherten in DDD, z-standardisierte Abweichung vom Mittelwert, 2013**
(Deutschland: 8,14 DDD)

- $z \leq -1{,}5$
- $-1{,}5 < z \leq -0{,}5$
- $-0{,}5 < z < 0{,}5$
- $0{,}5 \leq z < 1{,}5$
- $z \geq 1{,}5$

sowie Änderungen gegenüber dem Vorjahr in Prozent (Deutschland: -1,6%)

◘ **Abb. 3.116** Verbrauch von Arzneimitteln aus der Indikationsgruppe „N05 Psycholeptika" in DDD je Versicherten im Jahr 2013 und Änderung gegenüber dem Vorjahr nach KV-Region.
Quelle: IGES-Berechnungen nach NVI (INSIGHT Health)

ordnete Menge, in Brandenburg mit 6,3 DDD dagegen fast nur die Hälfte dieser Menge. Die geographische Verteilung zeigt nicht das häufig beobachtete Muster eines höheren Verbrauchs in den östlichen Ländern. Der Verbrauch von Psycholeptika war 2013 neben dem Saarland am höchsten in den KV-Regionen Westfalen-Lippe, Nordrhein, Baden-Württemberg und Bremen. Ein Blick auf die Teil-Indikationsgruppen zeigt, dass die Unterschiede im Pro-Kopf-Verbrauch von Neuroleptika zwischen 4,0 DDD in Brandenburg und 5,1 DDD in Nordrhein schwankten und bei den Anxiolytika und Sedativa zwischen 2,1 DDD in Sachsen-Anhalt und 5,6 DDD im Saarland. In den meisten Regionen war der Verbrauchsanteil der Teil-Indikationsgruppe der Neuroleptika mit 52% (Schleswig-Holstein) bis 68% (Sachsen-Anhalt) größer. Nur im Saarland und Westfalen-Lippe lagen die Anxiolytika und Sedativa mit jeweils 52% vorn.

Das Verordnungsmuster in Bezug auf Neuroleptika war in allen Regionen vergleichbar: Hier führten 2013 jeweils die drei Wirkstoffe Olanzapin, Quetiapin und Risperidon, wenn auch in unterschiedlicher Reihenfolge. Der Anteil dieser drei Neuroleptika zusammen schwankte zwischen 34 und 45% und war damit überall leicht höher als im Vorjahr. Bei den Anxiolytika zeigten die Muster eine etwas größere Varianz. Zopiclon war in acht Regionen der am häufigsten verordnete Wirkstoff und hatte in Nordrhein den höchsten Anteil mit 33,5%. Promethazin erreichte in fünf Regionen den ersten Rang und hatte mit 38,3% in Sachsen-Anhalt den größten Anteil. In drei Regionen lag Lorazepam auf dem ersten Rang, am höchsten war sein Verordnungsanteil in Sachsen mit 28,4%. Zu den am häufigsten verordneten Anxiolytika gehörte außerdem Diazepam, dass mit einem Anteil von 31,7% in Mecklenburg-Vorpommern als häufigstes Anxiolytikumn verordnet wurde.

Nicht zuletzt aufgrund der teilweise breiten Indikationen für die genannten Wirkstoffe sind die Verbrauchsunterschiede kaum zu interpretieren.

### 3.22.4 Epidemiologie, Bedarf und Angemessenheit der Versorgung

Die Wirkstoffe der Teil-Indikationsgruppe der Anxiolytika und Sedativa werden zur symptomatischen Therapie bei einer Reihe von Indikationen eingesetzt. Dazu gehört die kurzfristige Behandlung von Schlafstörungen ebenso wie eine sedierende Therapie bei depressiven Patienten mit Suizidgefahr. Eine Schätzung des Bedarfs erscheint auf der Basis der verfügbaren epidemiologischen Kennziffern derzeit nicht möglich.

Neuroleptika und Antipsychotika sind zur Behandlung der Schizophrenie geeignet, sie werden aber auch bei anderen akuten wahnhaften Störungen wie der Manie oder anderen Psychosen eingesetzt. Darüber hinaus kommen Neuroleptika – wie bereits erwähnt – auch bei symptomatischen Störungen zur Anwendung, insbesondere bei Unruhe- und Verwirrtheitszuständen. Neuroleptika wie etwa Melperon sind ferner bei Schlafstörungen indiziert. Eine Bedarfsschätzung ist auch für diese Teil-Indikationsgruppe kaum möglich. Im Folgenden soll daher lediglich geprüft werden, ob der beobachtete Verbrauch für den Bedarf zur antipsychotischen Behandlung der Schizophrenie ausreichend wäre.

In einer umfangreichen systematischen Übersichtsarbeit zur Häufigkeit der Schizophrenie (*Saha* et al. 2005) wurde eine Punktprävalenz von 4,6 pro 1.000 Personen (0,46%) ermittelt. *Gaebel* (1999) nennt für Deutschland eine Prävalenz von einem Prozent. Das Robert Koch-Institut geht von einer Prävalenz in ähnlicher Höhe von 0,8 bis 0,9% unter den 18- bis 65-Jährigen aus (*Gaebel* und *Wölwer* 2010). Je nach zugrunde gelegter Prävalenz ergeben sich demnach 281.000 bis 610.000 GKV-Versicherte mit Schizophrenie.

In der evidenzbasierten Leitlinie der Deutschen Gesellschaft für Psychiatrie, Psychotherapie und Neurologie (DGPPN) zur Behandlung der Schizophrenie wird davon ausgegangen, dass bei rund 20% der inzidenten Patienten nach einer ersten akuten Phase eine längerfristige volle Wiederherstellung der psychischen Gesundheit eintritt (*NN* 2006). Für diese Patienten ist ein dauerhafter medikamentöser Behandlungsbedarf nicht anzunehmen. Bei den übrigen 80% kommt es nach der ersten akuten Phase zu einer Remission unterschiedlichen Ausmaßes: Bei manchen Patienten tritt Symptomfreiheit ein, bei anderen bestehen weiterhin Einschränkungen kognitiver oder sozialer Art (*NN* 2006). Vereinfachend soll für diese Patienten angenommen werden, dass bei ihnen ein kontinuierlicher Behandlungsbedarf mit Neuroleptika besteht, obwohl der tatsächliche Bedarf vermutlich geringer ist. Den Angaben des Gesundheitsberichts für Deutschland zufolge treten nur bei rund 30% der Patienten mittelschwere bis schwere Krankheitserscheinungen auf (*Statistisches Bundesamt* 1998; siehe ▶ Abschn. 3.23). Für die Versicherten der GKV errechnet sich somit, dass im Mittel – je nach Prävalenz – für etwa 225.000 bis 488.000 Patienten ein medikamentöser Behandlungsbedarf besteht. Es soll vom Mittelwert dieser Spanne ausgegangen werden, sodass für rund 356.000 Patienten der GKV mit Schizophrenie ein Behandlungsbedarf mit Neuroleptika angenommen wird.

Bei Patienten mit Schizophrenie ist in vielen Fällen eine eher geringe Therapietreue zu verzeichnen (*Lieberman* et al. 2005). Die Dosisspannen bei der Behandlung sind sehr groß. So wird beispielsweise Olanzapin bei Schizophrenie in einer Dosis von 2,5 bis 20 mg täglich eingesetzt, die DDD ist mit 10 mg definiert. Für Haloperidol beträgt die übliche Dosisspanne 1,5 bis 20 mg, die DDD wird mit 8 mg angegeben (Dosisspannen nach *Naber* und *Lambert* 2004). Die Annahme, dass zur Bedarfsdeckung jedem Patienten täglich eine DDD zur Verfügung stehen sollte, ist daher sehr vereinfachend. Unter dieser Annahme hätten 2013 etwa 877.000 Patienten mit den Neuroleptika und Antipsychotika behandelt werden können, die in diesem Jahr verbraucht wurden (gegenüber rund 863.000 Patienten im Vorjahr; zu den möglichen Ursachen des Verbrauchsanstiegs siehe ▶ Abschn. 3.22.2). Das sind erheblich mehr, als der maximal geschätzte Behandlungsbedarf für Patienten mit Schizophrenie erwarten lässt, und auch erheblich mehr, als die maximale Prävalenz dieser Erkrankung erwarten lässt. Wie oben bereits erwähnt, kommen Neuroleptika und Antipsychotika allerdings nicht ausschließlich bei Schizophrenie, sondern auch bei anderen Störungen zum Einsatz. Insbesondere die niedrig- bis mittelpotenten typischen Neuroleptika, deren Anteil 2013 etwa 18% betrug (◘ Abb. 3.113), werden eher zur Sedierung bei Verwirrtheits- oder Erregungszuständen verwendet.

Es ist bekannt, dass der größte Teil der Neuroleptika und Antipsychotika nicht zur Behandlung der Schizophrenie eingesetzt wird. Dies geht auch aus dem Gutachten der *Fricke & Pirk GmbH* (2004) hervor, wonach 2003 nur 30% der ambulanten Neuroleptika-Verordnungen auf die Behandlung der Schizophrenie entfielen. Unterstützt wird diese Annahme durch die Beobachtung, dass rund 60% aller Neuroleptika-Verordnungen für Patienten ab 60 Jahren erfolgten, während der Altershöhepunkt der Schizophrenie nach *Supina* und *Patten* (2006) bei einem Alter zwischen 30 und 40 Jahren liegt (siehe Arzneimittel-Atlas 2007). Aus der Untersuchung von *Supina* und *Patten* (2006) kann zudem abgeleitet werden, dass der Anteil der über 60-Jährigen an den Schizophrenie-Patienten nur ca. 26% beträgt. Der im Vergleich zur Prävalenz der Schizophrenie überproportionale Verbrauch von Neuroleptika bei älteren Menschen lässt darauf schließen, dass die Verordnung der Neuroleptika in dieser Altersgruppe vorwiegend bei anderen Indikationen als der Schizophrenie erfolgt. Dafür infrage kommen

◘ Tab. 3.63 Ausgabenentwicklung in der Indikationsgruppe „N05 Psycholeptika" in den Jahren 2012 und 2013.

| Indikations-/ Teil-Indikationsgruppe | Ausgaben (Mio. Euro) | | Ausgabenänderung gegenüber Vorjahr (Mio. Euro) | | Prozentuale Veränderung gegenüber Vorjahr | | Anteil an Gesamtausgaben (%) | |
|---|---|---|---|---|---|---|---|---|
| | 2012 | 2013 | 2011 vs. 2012 | 2012 vs. 2013 | 2011 vs. 2012 | 2012 vs. 2013 | 2012 | 2013 |
| Neuroleptika und Antipsychotika | 790,09 | 720,37 | −178,21 | −69,72 | −18,40 | −8,82 | 2,99 | 2,66 |
| Anxiolytika und Sedativa | 134,09 | 132,38 | −8,58 | −1,71 | −6,01 | −1,28 | 0,51 | 0,49 |
| Gesamt | 924,18 | 852,74 | −186,78 | −71,44 | −16,81 | −7,73 | 3,50 | 3,15 |

Quelle: IGES-Berechnungen nach NVI (INSIGHT Health)

vor allem Verwirrtheits- und Unruhezustände bei älteren Menschen. Eine aktuelle Analyse schätzt den Anteil an potenziell inadäquater Medikation bei den Psycholeptika bei Personen ab 65 Jahren auf mehr als 10% (Amann et al. 2012).

### 3.22.5 Analyse der Ausgabendynamik

Mit 84,5% hatte die Teil-Indikationsgruppe der Neuroleptika und Antipsychotika 2013 den größten Anteil an den Ausgaben der Indikationsgruppe N05. Für diese Teil-Indikationsgruppe sanken 2013 die Ausgaben um 8,8% im Vergleich zum Vorjahr. Dies stellt einen geringeren Rückgang im Vergleich zum Vorjahr dar. 2012 sanken die Ausgaben für das Teil-Indikationsgebiet noch um 18,4% (◘ Tab. 3.63).

Bei der Betrachtung der Komponenten zeigt sich für 2012 und 2013 ein ähnliches Muster (◘ Abb. 3.117). Am auffälligsten waren die Generika-, Parallelimport- und Therapieansatzkomponenten. Die Verbrauchskomponente beeinflusste die Ausgabenänderung nur wenig: 2012 senkte sie die Ausgaben um 1,6 Mio. Euro und 2013 führte sie mit 5,3 Mio. Euro zu einer Erhöhung.

Die Therapieansatzkomponente verhielt sich ähnlich wie im Vorjahr. Sie war durch den höheren Anteil der atypischen Neuroleptika bedingt. Für die positive Analogkomponente war auch 2013 die Teil-Indikationsgruppe der Neuroleptika und Antipsychotika verantwortlich, in welcher der Verbrauchsanteil von höherpreisigen Wirkstoffen anstieg. Hierbei sind insbesondere die Wirkstoffe Aripiprazol und Paliperidon zu nennen.

Die Ausgaben wurden 2013 insbesondere durch die Generika-, die Parallelimport- und die Herstellerkomponenten gesenkt. Durch die Generikakomponente wurden 2013 weitere 70,9 Mio. Euro eingespart, was exakt der Hälfte der 2012 beobachteten Einsparungen in Höhe von 141,6 Mio. Euro entspricht. Hauptträger der Einsparungen war, wie schon im Vorjahr, der höhere Verbrauchsanteil der Generika für die Wirkstoffe Olanzapin und Quetiapin. So stieg der Verbrauchsanteil generischer Produkte bei Olanzapin von 12,2% im Jahr 2011 auf 74,9% im Jahr 2012 und erreichte 2013 89,4%. Quetiapin wurde erst 2012 generisch. Der Verbrauchsanteil von Generika lag für Quetiapin im selben Jahr bei 33,9%. Allerdings standen Generika für die retardierte Zubereitung, auf die 2012 55% des Verbrauchs entfielen, erst nach einem

## 3.22 N05 Psycholeptika

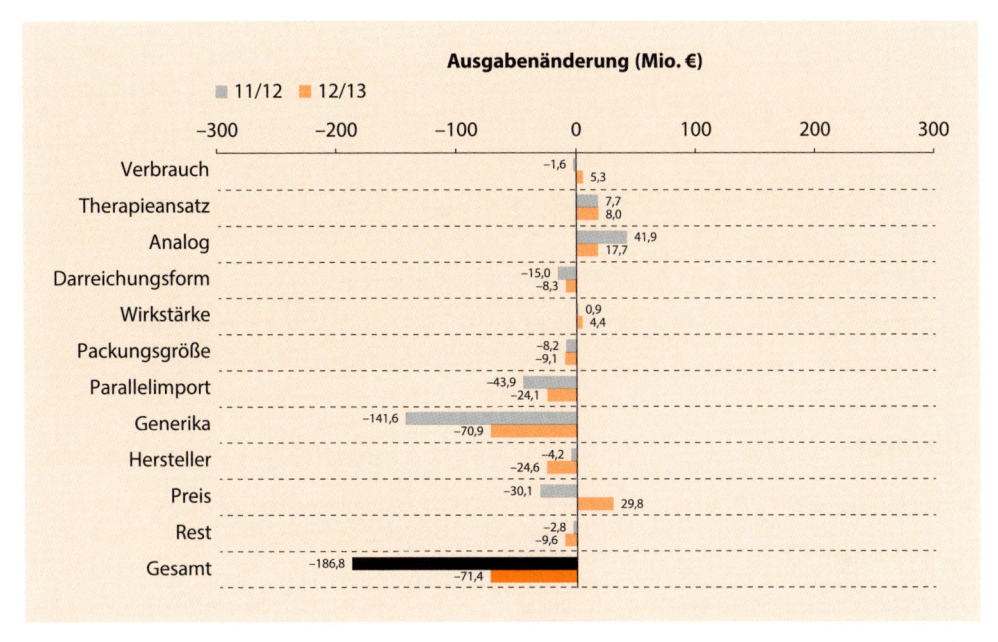

**Abb. 3.117** Komponenten der Ausgabenänderung im Jahr 2013 für die Indikationsgruppe „N05 Psycholeptika".
Quelle: IGES-Berechnungen nach NVI (INSIGHT Health)

Gerichtsentscheid im November 2012 Verfügung (NN 2012). 2013 stieg der Verbrauchsanteil für generische Produkte bei Quetiapin auf 71,8%.

Die Einsparungen durch Parallelimporte in Höhe von 24,1 Mio. Euro waren 2013 deutlich niedriger als im Vorjahr mit 43,9 Mio. Euro. Verantwortlich für die Einsparungen waren einerseits die höheren Anteile von Parallelimporten für Aripripazol und Paliperidon, andererseits der geringere Anteil von Parallelimporten am Verbrauch von Olanzapin, der durch die Generikaeinführung bedingt war.

Durch einen höheren Verbrauchsanteil von Produkten günstigerer Hersteller konnten 2013 deutlich höhere Einsparungen als im Vorjahr erreicht werden. So wurden 2013 24,6 Mio. Euro eingespart, 2012 waren es hingegen noch 4,2 Mio. Euro.

Die Preiskomponente führte 2013 zu Mehrausgaben von 29,8 Mio. Euro. 2012 wurden die Ausgaben durch die Preiskomponente noch um 30,1 Mio. Euro gesenkt.

Fazit zur Indikationsgruppe „N05 Psycholeptika"

| Ausgaben | Anstieg |
|---|---|
| Prominenteste Komponente(n) | Generika, Parallelimport, Hersteller |
| Verbrauch | Rückgang |
| Therapieansätze | Leitlinienempfehlung und Präferenz: bevorzugter Einsatz von Atypika |
| Analog-Wettbewerb | Höhere Anteile hochpreisiger Atypika |
| Sonstiges | Einsparungen durch Generika-, Parallelimport- und Herstellerkomponente, Ausgabenanstieg durch Preiskomponente |

## Literatur

Amann U, Schmedt N, Garbe E (2012) Ärztliche Verordnungen von potenziell inadäquater Medikation bei Älteren. Eine Analyse basierend auf der PRISCUS-Liste. Dtsch. Ärzteblatt 109(5): 69–75.

BGH (2008) Aktenzeichen X ZR 89/07. Urteil verkündet am 16.12.2008.

Fricke & Pirk GmbH (2004) Gutachten „Defizite in der Arzneimittelversorgung in Deutschland" für VFA-Verband Forschender Arzneimittelhersteller e.V. http://www.vfa.de/de/patienten/artikelpa/unterversorgung2004.html (12.05.2010).

Gaebel W (1999) Kompetenznetz Schizophrenie. In: Neurologie und Psychiatrie. Pahnke A und Mühlenhaus A (Hrsg.) Stuttgart.

Gaebel W, Wölwer W (2010) Schizophrenie. Heft 50. Gesundheitsberichterstattung des Bundes. Berlin: Robert Koch-Institut.

Gertz HJ, Stoppe G, Müller-Oerlinghausen B, Schmidt LG et al. (2012) Antipsychotika zur Behandlung neuropsychiatrischer Störungen bei Demenz. Nervenarzt 84: 370–373.

Hillienhof A (2007) Psychiatrische Versorgung – Eingeschränkte Therapieoptionen. Dtsch Ärztebl 104: A757.

Lieberman JA, Stroup TS, McEvoy JP, et al., the Clinical Antipsychotic Trials of Intervention Effectiveness (CATIE) Investigators (2005) Effectiveness of antipsychotic drugs in patients with chronic schizophrenia. N Engl J Med 353: 1209–1223.

Lohse MJ, Lorenzen A, Müller-Oerlinghausen B (2007) Psychopharmaka. In: Schwabe U, Paffrath D (Hrsg.) Arzneiverordnungs-Report 2006. Springer, Berlin, S. 819–868.

Naber D, Lambert M (Hrsg.) (2004) Schizophrenie. Stuttgart: Thieme.

NN (2005). Erhöhte Sterblichkeit unter „atypischen" Neuroleptika bei Demenz. Arznei-Telegramm 36: 51–52.

NN (2006) Band 1 – Behandlungsleitlinie Schizophrenie. In: S3 Praxisleitlinien in Psychiatrie und Psychotherapie. Deutsche Gesellschaft für Psychiatrie, Psychotherapie und Neurologie (Hrsg.). Darmstadt: Steinkopff.

NN (2009) Typische und atypische Neuroleptika zur Behandlung der Schizophrenie. Ein Vergleich. Der Arzneimittelbrief 43: 21.

NN (2011) Astra Zeneca verliert Streit um retardiertes Quetiapin. Apotheke Adhoc. http://www.apotheke-adhoc.de/nachrichten/nachricht-detail/astra-zeneca-verliert-streit-um-quetiapin-retard/ (10.05.2013).

Saha S, Chant D, Welham J, McGrath J (2005) A systematic review of the prevalence of schizophrenia. PLoS Med 2: e141.

Schulze J (2011) Zur Versorgung von Demenzerkrankten mit Neuroleptika. In: Glaeske G, Schicktanz C: BARMER GEK Arzneimittelreport 2011. Schriftenreihe zur Gesundheitsanalyse, Band 8 hrsg. von der BARMER GEK.

Statistisches Bundesamt (Hrsg.) (1998) Gesundheitsbericht für Deutschland. Stuttgart: Metzler-Poeschel: 213–218.

Supina AL, Patten SB (2006) Self-reported diagnoses of schizophrenia and psychotic disorders may be valuable for monitoring and surveillance. Can J Psychiatry 51: 256–259.

## 3.23 N06 Psychoanaleptika

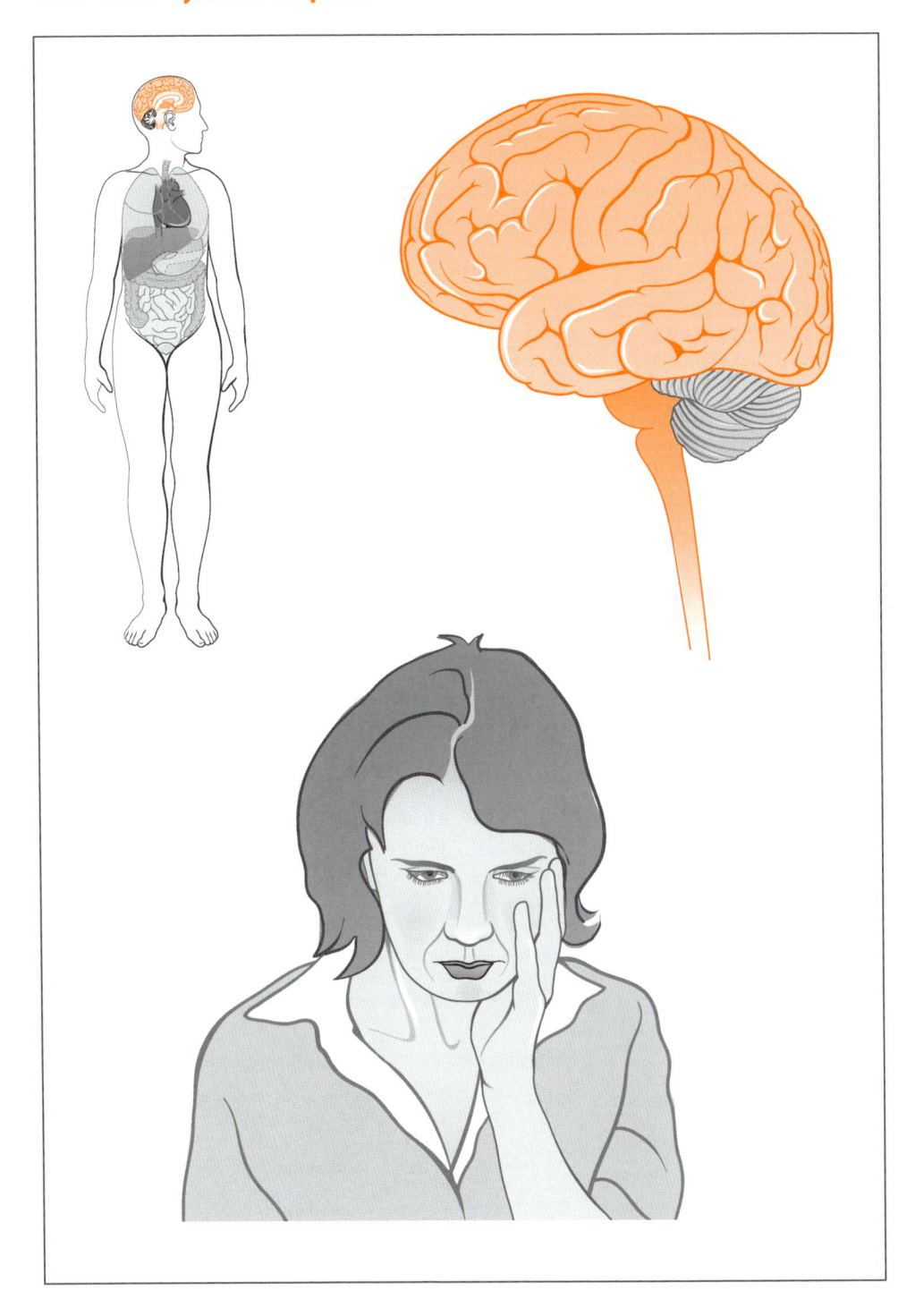

## 3.23.1 Entwicklung der Indikationsgruppe

Als Psychoanaleptika werden Wirkstoffe bezeichnet, die eine stimulierende Wirkung im zentralen Nervensystem entfalten. Psychoanaleptika werden bei verschiedenen Indikationen eingesetzt, sodass verschiedene Teil-Indikationsgruppen zu unterscheiden sind.

**Antidepressiva**
Die Geschichte der spezifischen Arzneimitteltherapie der Depression beginnt im Jahr 1951 mit der zufälligen Entdeckung der stimmungsaufhellenden Wirkung von Iproniazid, das zur Behandlung der Tuberkulose eingesetzt wurde. Nachdem ein Jahr später sein Wirkmechanismus aufgeklärt worden ist, der auf einer Hemmung der Monoaminoxidase (MAO) beruht, wurden bis 1991 mehrere MAO-Hemmer zur Behandlung depressiver Erkrankungen entwickelt, die jedoch heute eine untergeordnete Rolle in der antidepressiven Therapie spielen. Aktuell gibt es zwei Therapieansätze, die jeweils durch einen Wirkstoff vertreten werden: die nichtselektiven MAO-Hemmer mit dem Wirkstoff Tranylcypromin sowie die MAO-A-Hemmer mit dem 1991 eingeführten Moclobemid.

Der entscheidende Durchbruch auf dem Gebiet antidepressiv wirksamer Substanzen gelang 1957 *Roland Kuhn* mit der Entdeckung der antidepressiven Eigenschaften von Imipramin. Er begründete die Gruppe der trizyklischen Antidepressiva, deren Wirkung auf einer Hemmung der Wiederaufnahme von Noradrenalin und Serotonin beruht. Noradrenalin und Serotonin sind Monoamine, daher gehören die trizyklischen Antidepressiva zu den nichtselektiven Monoamin-Wiederaufnahmehemmern (NSMRI). Wichtigster Vertreter dieser Gruppe ist das 1959 eingeführte Amitriptylin.

Das Ergebnis weiterer Entwicklungsarbeit waren die selektiven Serotonin-Wiederaufnahmehemmer (SSRI). Derzeit sind sechs Wirkstoffe dieses Therapieansatzes verfügbar: Fluvoxamin (1984), Fluoxetin (1990), Paroxetin (1992), Citalopram (1996), Sertralin (1997) und Escitalopram (2003).

Im Therapieansatz „andere Antidepressiva" werden verschiedene Wirkstoffe mit unterschiedlichen Wirkmechanismen zusammengefasst. Von Bedeutung sind vor allem die Wirkstoffe Mirtazapin (1996), Venlafaxin (1996) und Reboxetin (1998). Das auch bei Inkontinenz eingesetzte Duloxetin (siehe ▶ Kap. 3.9) erhielt 2005 die Zulassung für die Behandlung der Depression. Seit 2009 steht der Melatonin-Rezeptoragonist Agomelatin zur Verfügung (◘ Tab. 3.64). 2012 wurde in Deutschland das Tianeptin eingeführt (als Generikum), das in anderen europäischen Ländern bereits seit Jahren im Handel ist. Für

◘ **Tab. 3.64** Neue Wirkstoffe in der Indikationsgruppe N06 im Zeitraum von 2009 bis 2013.

| Jahr (Markt-einführung) | Wirkstoff | Teil-Indikationsgruppe | Therapieansatz |
|---|---|---|---|
| 2009 | Agomelatin | Antidepressiva | Andere Antidepressiva |
| 2011 | Dexamfetamin | ADHS | Zentral wirkende Sympathomimetika bei ADHS |
| 2012 | Tianeptin | Antidepressiva | Andere Antidepressiva |
| 2013 | Lisdexamfetamin | ADHS | Zentral wirkende Sympathomimetika bei ADHS |

Quelle: IGES

Tianeptin wird postuliert, dass es auf das glutamerge System wirkt.

Zu erwähnen ist auch noch der Therapieansatz der pflanzlichen Antidepressiva, bei dem Johanniskrautpräparate von Bedeutung sind. *Paracelsus* hatte die stimmungsaufhellende Wirkung dieser Pflanze bereits im 15. Jahrhundert beschrieben, doch erst seit den 1990er-Jahren werden Johanniskrautpräparate vermehrt zur Behandlung leichter depressiver Störungen eingesetzt.

**Antidementiva bei Morbus Alzheimer**
Diese Teil-Indikationsgruppe umfasst nur den Therapieansatz der Cholinesterasehemmer. Durch diese Wirkstoffe wird der Abbau des Botenstoffes Acetylcholin gehemmt. Grundlage für die Entwicklung dieser Wirkstoffe war die Hypothese, dass es bei der Alzheimer-Demenz zu einer Verarmung an Acetylcholin in bestimmten Regionen des zentralen Nervensystems kommt. Ab 1995 wurden vier Cholinesterasehemmer in Deutschland eingeführt, zunächst das inzwischen zurückgezogene Tacrin, gefolgt von Donepezil (1997), Rivastigmin (1998) und Galantamin (2001). Der Wirkstoff Memantin, ein sogenannter NMDA-Rezeptorantagonist, kam 1982 ursprünglich als Muskelrelaxans auf den Markt und wurde 2002 zur Behandlung von schwerer Alzheimer-Demenz zugelassen und eingeführt, 2005 erfolgte die Zulassung auch für moderate Formen. Unter den pflanzlichen Antidementiva ist nur der Ginkgoblätter-Extrakt von Bedeutung.

**Mittel bei ADHS**
Zum Behandlungskonzept des Aufmerksamkeitsdefizit-Hyperaktivitätssyndroms (ADHS) bei Kindern gehört die Therapie mit Wirkstoffen aus der Gruppe der Psychostimulanzien, insbesondere Methylphenidat (bekannt geworden als Ritalin®). Es wirkt ähnlich wie Amphetamin und erhöht im zentralen Nervensystem die Konzentration des Botenstoffes Noradrenalin. Außerdem stehen die Wirkstoffe Atomoxetin (2005) und Lisdexamfetamin (2013) zur Verfügung. Der Wirkmechanismus ist vermutlich dem verschiedener Antidepressiva ähnlich, bei denen die Wiederaufnahme von Noradrenalin in die freisetzenden Neuronen gehemmt wird. Für Kinder, die auf eine Behandlung mit diesen Wirkstoffen nicht ansprechen, steht der bislang nur als Rezeptur erhältliche Wirkstoff Dexamfetamin seit 2011 auch als Fertigarzneimittel zur Verfügung (◐ Tab. 3.64).

**Weitere Teil-Indikationsgruppen**
Teil-Indikationsgruppen von untergeordneter Bedeutung sind Mittel bei Leistungsstörungen, Antidementiva, die nicht spezifisch für den Einsatz bei Morbus Alzheimer sind, sowie Mittel bei Narkolepsie (z. B. das 1998 eingeführte Modafinil).

### 3.23.2 Entwicklung des Verbrauchs

Mit durchschnittlich 21,6 DDD, die 2013 im Mittel jedem Versicherten der GKV verordnet wurden, zählen die Wirkstoffe aus der Indikationsgruppe der Psychoanaleptika zu den sehr häufig verordneten Arzneimitteln.

Der Verbrauch ist in der Indikationsgruppe seit 1999 um mehr als 84% gestiegen. Dabei war zunächst ein etwas langsameres Wachstum bis 2003 zu beobachten, das durch das Inkrafttreten der Gesundheitsreform 2004 unterbrochen wurde. Die Reform führte vermutlich zu Vorzieheffekten im Jahr 2003. Zwischen 2005 und 2011 war ein annähernd stetiges Wachstum von knapp 90 Mio. DDD pro Jahr zu beobachten. Seit 2011 hat sich die Verbrauchssteigerung verlangsamt und lag 2013 bei 36 Mio. DDD (◐ Abb. 3.118). Die Gründe für die Zunahme des Verbrauchs von Antidepressiva sind im Einzelnen nicht bekannt. Kaum zu prüfen ist, ob die Prävalenz dieser Erkrankung tatsächlich zugenommen hat. Möglicherweise wenden sich Betroffene inzwischen eher und häufiger an einen Arzt,

## 3 Umsatzveränderungen in einzelnen Indikationsgruppen

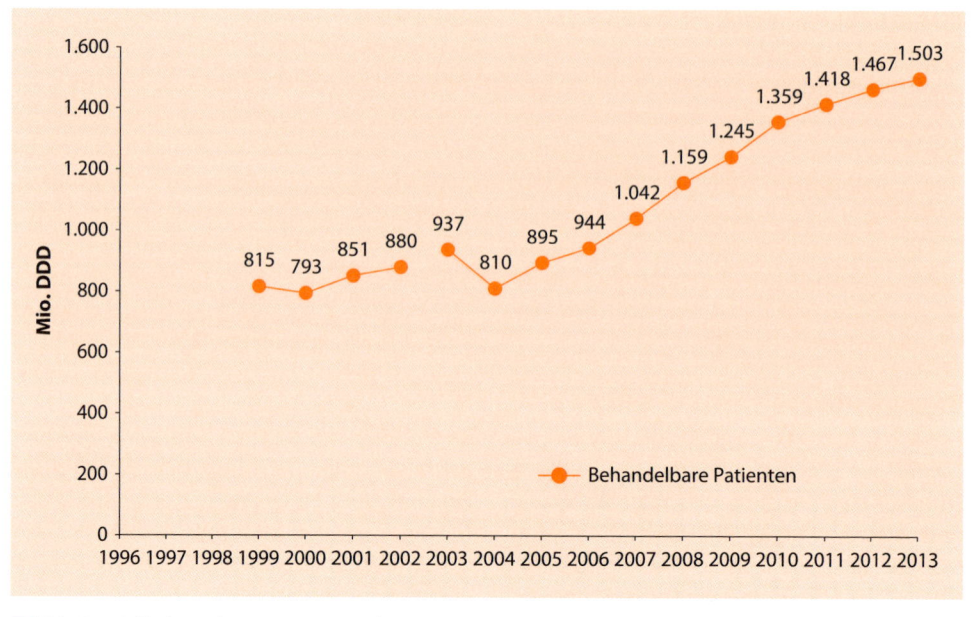

**Abb. 3.118** Verbrauch von Arzneimitteln aus der Indikationsgruppe „N06 Psychoanaleptika" in Mio. DDD im Zeitraum von 1999 bis 2013.
Quelle: IGES nach AVR (1999 bis 2002), IGES-Berechnungen nach NVI (INSIGHT Health) (ab 2003)

und eventuell werden Depressionen von Ärzten mittlerweile häufiger diagnostiziert und medikamentös behandelt. Ganz sicher spielt auch eine Rolle, dass Antidepressiva verstärkt bei anderen Indikationen als der Depression verwendet werden. In einer britischen Studie wurde untersucht, warum sich die Zahl der „Verordnungstage" von Antidepressiva zwischen 1993 und 2005 nahezu verdoppelt hat: Die Inzidenz von Patienten, bei denen erstmals eine depressive Episode festgestellt wurde, ging zwischen 1993 und 2005 insgesamt leicht zurück. Der enorme Zuwachs an Verordnungstagen lässt sich darauf zurückführen, dass sich der Anteil der Patienten, denen Antidepressiva mittel- oder langfristig verordnet werden, geringfügig erhöht hatte (*Moore* et al. 2009). Ob es vergleichbare Entwicklungen auch in Deutschlang gegeben hat, ist unklar. Die britische Studie zeigt jedoch, dass kaum wahrnehmbare Veränderungen im Verordnungsverhalten über die Zeit drastische Auswirkungen auf den Verbrauch haben können. Die starke Zunahme des Verbrauchs in Deutschland seit dem Jahr 2007 hat ihre Ursachen auch in der Bonus-Malus-Regelung, die durch die Leitsubstanzregelung abgelöst wurde: Wie in anderen davon betroffenen Gruppen auch, führten die gesunkenen Preise für bestimmte Wirkstoffe zu einem vermehrten Verbrauch.

Mit einem Anteil von über fast 89% am Verbrauch dominiert die Teil-Indikationsgruppe der Antidepressiva. Nennenswerte Verbrauchsanteile hatten außerdem die Teil-Indikationsgruppen der Antidementiva bei Alzheimer-Demenz mit rund 6% sowie die Mittel bei ADHS mit 4%. Deutliche Verbrauchssteigerungen waren zwischen 2011 und 2013 nur für Antidepressiva und die Antidementiva bei Alzheimer-Demenz zu beobachten (Tab. 3.65).

In der Teil-Indikationsgruppe der Antidepressiva verteilte sich zwischen 2011 und

## 3.23 N06 Psychoanaleptika

**Tab. 3.65** Übersicht der Menge der verordneten DDD in den Teil-Indikationsgruppen der Indikationsgruppe N06 in den Jahren 2011 bis 2013.

| Teil-Indikationsgruppe | DDD 2011 (Mio.) | DDD 2012 (Mio.) | DDD 2013 (Mio.) | Differenz 2011 vs. 2012 (%) | Differenz 2012 vs. 2013 (%) |
|---|---|---|---|---|---|
| Antidepressiva | 1251,41 | 1298,84 | 1333,57 | 3,79 | 2,67 |
| Antidementiva (Alzheimer-Demenz) | 80,21 | 82,76 | 87,83 | 3,18 | 6,12 |
| Mittel bei ADHS | 59,11 | 61,03 | 60,20 | 3,25 | –1,36 |
| Mittel bei Leistungsstörungen | 15,58 | 13,06 | 11,19 | –16,19 | –14,32 |
| Andere Demenzsyndrome | 11,13 | 10,55 | 9,72 | –5,20 | –7,85 |
| Mittel bei Narkolepsie | 0,83 | 0,82 | 0,83 | –1,61 | 1,18 |
| Summe | 1418,28 | 1467,07 | 1503,34 | 3,44 | 2,47 |

Quelle: IGES-Berechnungen nach NVI (INSIGHT Health)

2013 der Verbrauch weitgehend auf drei Therapieansätze (Abb. 3.119): Der Verbrauchsanteil der SSRI, der mit rund 45% größten Gruppe, ging leicht zurück. An zweiter Stelle folgten die „anderen Antidepressiva", deren Anteil anstieg und 2013 bei 33% lag. Der Verbrauchsanteil der nichtselektiven Monoamin-Wiederaufnahmehemmer (NSMRI) war erneut deutlich zurückgegangen. Mit knapp 21% des Verbrauchs waren sie die drittgrößte Gruppe.

Die S3-Leitlinie/Nationale Versorgungsleitlinie zur Depression weist darauf hin, dass es keinen Hinweis darauf gibt, dass eine bestimmte Gruppe von Antidepressiva bei Depression wirksamer ist als eine andere. Hinsichtlich der Nebenwirkungen gibt es allerdings relevante Unterschiede. Die neueren SSRI gelten allgemein als besser verträglich als NSMRI. Bei Überdosierung sind die NSMRI toxischer als SSRI oder andere Antidepressiva (DGPPN et al. 2012). Für Amitriptylin gibt es Belege für eine bessere Wirksamkeit im Vergleich zur Gruppe der SSRI. Der hohe Anteil der SSRI und der anderen Antidepressiva ist daher nicht überraschend. Der immer noch hohe Anteil der NSMRI zeigt andererseits, dass von den Ärzten durchaus an bewährten Medikamenten festgehalten wird. Zu dem wachsenden Anteil der SSRI hat sicher auch beigetragen, dass inzwischen – bis auf Escitalopram – alle Wirkstoffe aus dieser Gruppe auch als Generika zur Verfügung stehen. Der absolute Verbrauch stieg 2013 allerdings nur für Sertralin und Escitalopram, für Citalopram ging er zurück. Der Generika-Anteil lag bei den SSRI 2013 mit 92% niedriger als im Vorjahr, was auf den höheren Anteil von Escitalopram zurückzuführen ist. Bei den Wirkstoffen, die generisch zur Verfügung stehen, lag der Generikaanteil über 99%.

Dem Bericht zum Modellprojekt „Verfahren zur verbesserten Versorgungsorientierung am Beispielthema Depression" ist zu entnehmen, dass bei Patienten eine Präferenz für Phytopharmaka bestehe (G-BA 2011). Diese Präferenz bildet sich in den hier dargestellten Verbrauchsanteilen der Antidepressiva-Therapieansätze nicht ab: Pflanzliche Antidepressiva (ausschließlich Johanniskrauthaltige Präparate) haben einen Verbrauchsanteil von lediglich 0,5%. Es ist nicht auszuschließen, dass diese Präferenz in großem Umfang zu Selbstmedikation führt oder Johanniskrautpräparate von den Patienten überwiegend selbst bezahlt werden.

## 3 Umsatzveränderungen in einzelnen Indikationsgruppen

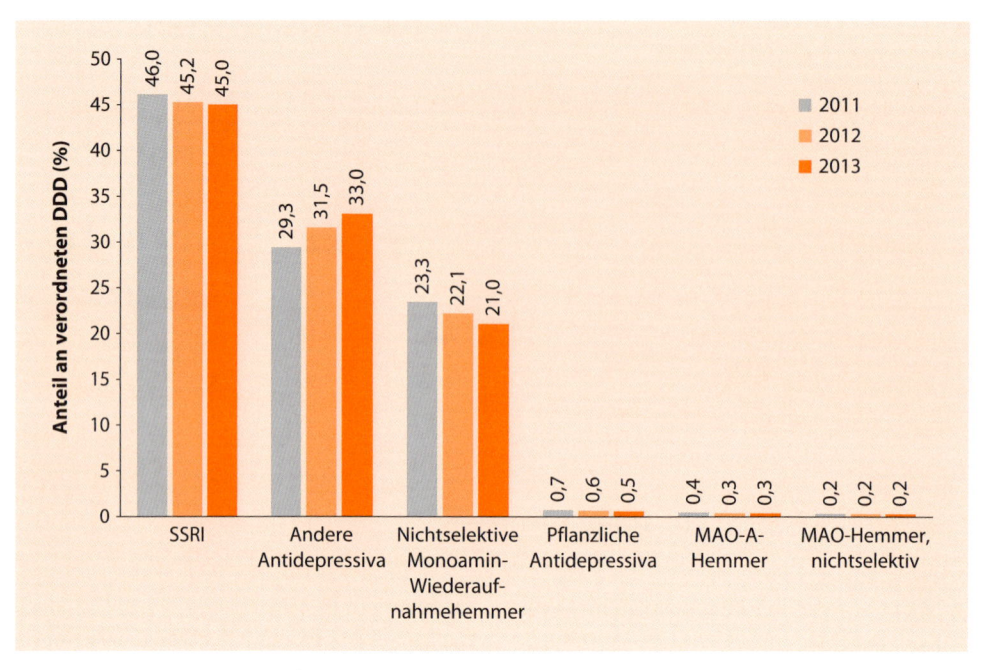

**Abb. 3.119** Anteile der verordneten DDD in der Indikationsgruppe N06 – Therapieansätze der Teil-Indikationsgruppe „Antidepressiva" für 2011 bis 2013.
Quelle: IGES-Berechnungen nach NVI (INSIGHT Health)

Innerhalb des Therapieansatzes der SSRI gab es im Beobachtungszeitraum Verschiebungen (Abb. 3.120). Der Anteil des führenden Wirkstoffes Citalopram ging 2013 von 60,8 auf 56,7% zurück. Citalopram fungiert als Leitsubstanz entsprechend den Rahmenvorgaben nach § 84 Abs. 7 SGB V. Dafür stiegen die Anteile von Sertralin und Escitalopram von 13,6 auf 17,1 bzw. 6,3 auf 7,4%. Die Anteile von Fluoxetin und Paroxetin lagen bei etwa 10 bzw. 9% und veränderten sich kaum. Im Juli 2011 wurde ein Festbetrag eingeführt, doch wurde der AVP von Escitalopram nicht auf Festbetragsniveau abgesenkt. Seit dem 15. Dezember 2011 wird der Festbetrag für den Wirkstoff nicht mehr angewendet. In einem Sozialgerichtsbeschluss wurde die Klage des Herstellers gegen den Festbetrag als begründet angesehen (NN 2011).

Wenig Änderungen waren auch bei den Verbrauchsanteilen der „anderen Antidepressiva" zu beobachten (Abb. 3.121). Es dominierten die Wirkstoffe Mirtazapin und Venlafaxin mit insgesamt etwa drei Viertel des Verbrauchs. Während der Anteil von Mirtazapin auf 38,5% zurückging, stieg der von Venlafaxin auf 37,6% an. Beide Wirkstoffe werden fast ausschließlich als Generika abgegeben. Duloxetin stieg geringfügig auf 12,5%, und Agomelatin blieb zwischen 2011 und 2013 in etwa stabil zwischen 5 und 6%. Der absolute Verbrauch der anderen Antidepressiva stieg 2013 um 30,4 Mio. DDD an, wozu besonders Duloxetin, Mirtazapin und Venlafaxin beitrugen, deren Verbrauchszuwachs sich zwischen 6 und 14 Mio. DDD bewegte.

Sehr stabil verhielten sich die Verbrauchsanteile der Wirkstoffe innerhalb des Therapieansatzes der NSMRI. Hier zeigten sich in den letzten drei Jahren nur wenige nennenswerten Veränderungen. Die drei führenden Wirkstoffe waren 2013 das Amitriptylin mit einem

## 3.23 N06 Psychoanaleptika

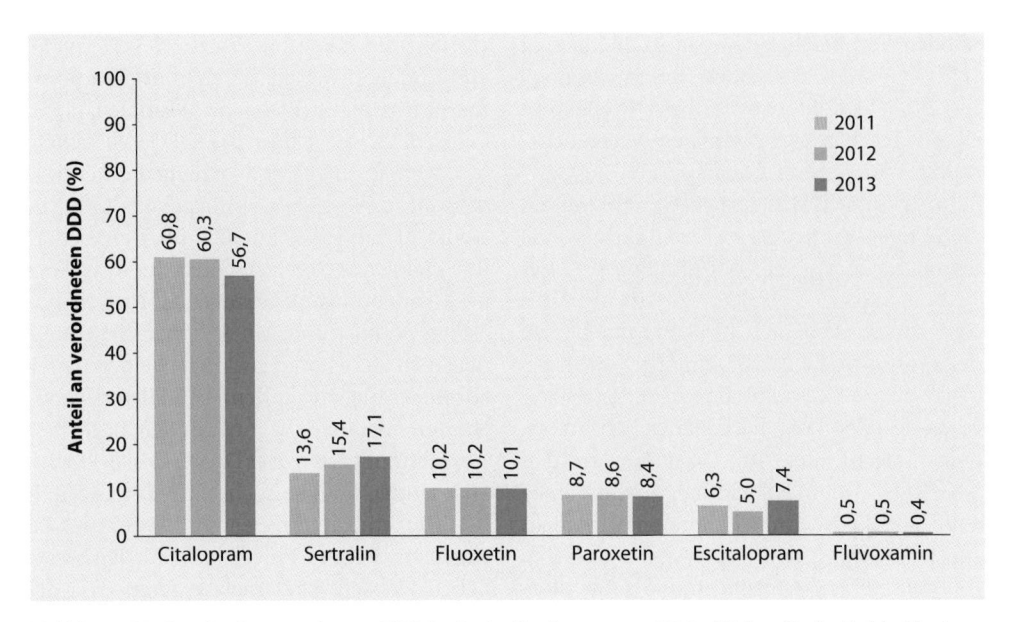

**Abb. 3.120** Anteile der verordneten DDD in der Indikationsgruppe N06 – Wirkstoffe der Teil-Indikationsgruppe „Antidepressiva"/Therapieansatz „SSRI" für 2011 bis 2013.
Quelle: IGES-Berechnungen nach NVI (INSIGHT Health)

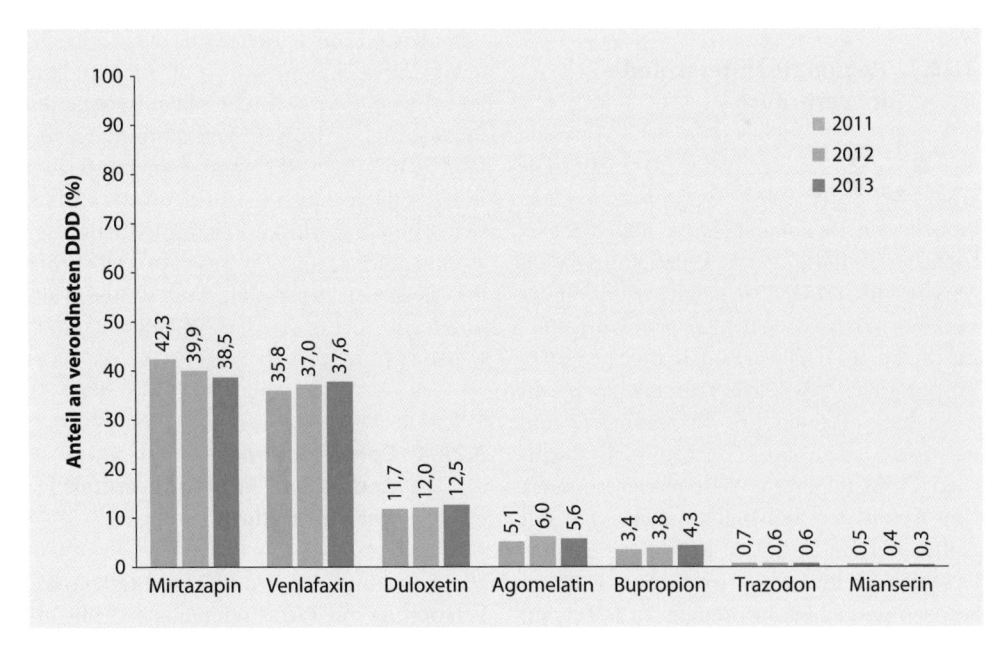

**Abb. 3.121** Anteile der verordneten DDD in der Indikationsgruppe N06 – Wirkstoffe der Teil-Indikationsgruppe „Antidepressiva"/Therapieansatz „Andere Antidepressiva" für 2011 bis 2013. Gezeigt sind nur Wirkstoffe mit einem Anteil von mindestens 1%.
Quelle: IGES-Berechnungen nach NVI (INSIGHT Health)

stabilen Verbrauchsanteil von 32,3%, gefolgt von Opipramol, das seinen Verbrauchsanteil auf 29,4% erhöhte, sowie das Doxepin mit einem auf 17,9% rückläufigen Verbrauchsanteil. Trimipramin konnte 11,6% des Verbrauchs für sich beanspruchen, während auf die übrigen Wirkstoffe nur sehr geringe Anteile entfielen. Bei allen NSMRI ging 2013 der Verbrauch gegenüber dem Vorjahr um 1 bis 10% zurück. Lediglich bei Opipramol blieb der Verbrauch stabil. Opipramol gehört strukturell zu den trizyklischen Antidepressiva, wird seiner Wirkung nach jedoch den Anxiolytika zugerechnet. Im Gegensatz zu den NSMRI wird die Wiederaufnahme von Monoaminen nicht gehemmt. Opipramol wird nicht zur Behandlung der Depression eingesetzt, sondern bei Angststörungen und somatoformen Störungen, und steht somit nur teilweise in Konkurrenz zu den NSMRI, die ebenfalls bei Angststörungen eingesetzt werden können (*Benkert* und *Hippius* 2010).

### 3.23.3 Regionale Unterschiede im Verbrauch

Wie ◘ Abb. 3.122 zeigt, gab es 2013 deutliche regionale Unterschiede im Pro-Kopf-Verbrauch der Psychoanaleptika. Die geografische Verteilung zeigt kein einheitliches Muster. Mit 18,9 DDD je Versicherten war der Verbrauch in Sachsen-Anhalt am niedrigsten, mit knapp 24 DDD pro Kopf in Mecklenburg-Vorpommern bzw. Bayern am höchsten. Mit Ausnahme Mecklenburg-Vorpommerns und der Stadtstaaten fand sich in den nördlichen KV-Regionen ein niedriger Verbrauch. Der Anteil der Teil-Indikationsgruppe der Antidepressiva ist in den Regionen sehr unterschiedlich und variiert zwischen 84,6% in Sachsen und 92,3% in Bremen. In Bezug auf die Teil-Indikationsgruppe der Antidepressiva ergab sich eine Rangfolge mit dem höchsten Pro-Kopf-Verbrauch in Bayern und dem niedrigsten in Sachsen-Anhalt. Neben Bayern wurden die höchsten Pro-Kopf-Verbräuche von Antidepressiva in Mecklenburg-Vorpommern, Rheinland-Pfalz und Westfalen-Lippe beobachtet, wo sie über 20 DDD je Versicherten lagen. In einer Untersuchung des Zentralinstituts für die kassenärztliche Versorgung in Deutschland wurde kürzlich über eine Analyse regionaler Unterschiede in der Prävalenz und Versorgung depressiver Störungen berichtet (*Erhart* und *von Stillfried* 2012) und Angaben zu regionalen Unterschieden in der administrativen Prävalenz (Anteil von Versicherten mit einer Diagnose in den ärztlichen Abrechnungsdaten) der Depression gemacht. Hier fanden sich die höchsten Prävalenzen in bayerischen Landkreisen und Berlin sowie allgemein höhere Prävalenzen in den westlichen Kreisen. Die Analyse zeigt, dass die Prävalenzunterschiede zu einem großen Teil durch sozioökonomische Faktoren und die Dichte der psychiatrischen und psychotherapeutischen Versorgung erklärt werden können. Die beobachteten Verbrauchsunterschiede sind nur teilweise mit den beobachteten Prävalenzunterschieden in Einklang zu bringen. Zwischen der selbst berichteten Prävalenz depressiver Verstimmungen im Jahr 2010 (*RKI* 2012) und dem regionalen Pro-Kopf-Verbrauch an Antidepressiva findet sich nur ein geringer Zusammenhang, der nicht signifikant ist. Es muss also neben der Prävalenz der Depression noch weitere Faktoren geben, die zu den Verbrauchsunterschieden führen.

### 3.23.4 Epidemiologie, Bedarf und Angemessenheit der Versorgung

Die Schätzung der Bedarfsgerechtigkeit der Versorgung mit Wirkstoffen aus der Teil-Indikationsgruppe der Antidepressiva kann nur orientierenden Charakter haben, da Antidepressiva auch bei anderen Erkrankungen und Störungen als der Depression eingesetzt

## 3.23 N06 Psychoanaleptika

**KV Schleswig-Holstein**
18,88 DDD
1,5%

**KV Hamburg**
22,15 DDD
3,1%

**KV Mecklenburg-Vorpommern**
23,96 DDD
2,9%

**KV Bremen**
19,18 DDD
6,3%

**KV Brandenburg**
20,47 DDD
4,1%

**KV Niedersachsen**
19,47 DDD
1,6%

**KV Berlin**
21,82 DDD
0,9%

**KV Westfalen-Lippe**
22,67 DDD
2,5%

**KV Sachsen-Anhalt**
18,91 DDD
5,4%

**KV Nordrhein**
22,40 DDD
3,0%

**KV Sachsen**
21,56 DDD
2,1%

**KV Thüringen**
22,58 DDD
2,4%

**KV Hessen**
19,97 DDD
1,1%

**KV Rheinland-Pfalz**
22,79 DDD
0,7%

**KV Saarland**
21,73 DDD
-0,5%

**KV Bayerns**
23,62 DDD
2,9%

**KV Baden-Württemberg**
20,84 DDD
2,1%

**Verbrauch (N06) pro GKV-Versicherten in DDD, z-standardisierte Abweichung vom Mittelwert, 2013**
(Deutschland: 21,62 DDD)

- $z \leq -1,5$
- $-1,5 < z \leq -0,5$
- $-0,5 < z < 0,5$
- $0,5 \leq z < 1,5$
- $z \geq 1,5$

sowie Änderungen gegenüber dem Vorjahr in Prozent (Deutschland: 2,3%)

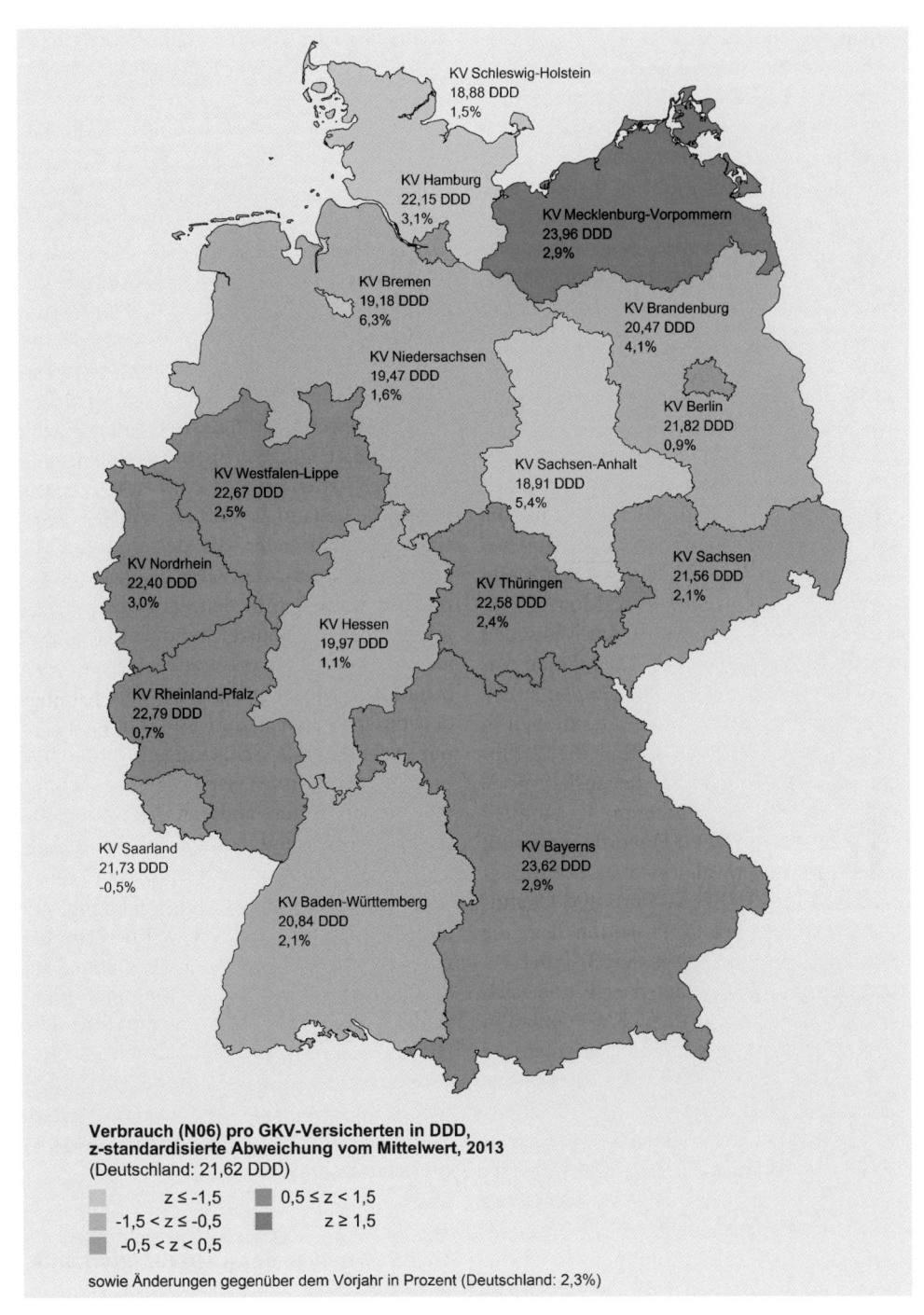

**Abb. 3.122** Verbrauch von Arzneimitteln aus der Indikationsgruppe „N06 Psychoanaleptika" in DDD je Versicherten im Jahr 2013 und Änderung gegenüber dem Vorjahr nach KV-Region.
Quelle: IGES-Berechnungen nach NVI (INSIGHT Health)

werden. So dient besonders Amitriptylin als sogenanntes Koanalgetikum in der Schmerztherapie und wird – wie die neueren Antidepressiva Venlafaxin oder Duloxetin – auch zur Behandlung neuropathischer Schmerzen verwendet. Schließlich gibt es insbesondere für die SSRI und die neueren Antidepressiva weitere Indikationen wie Angststörungen, Panikstörungen oder Essstörungen. Zu bedenken ist außerdem, dass die Dosierung in der akuten Behandlungsphase einer Depression deutlich über 1 DDD täglich liegen kann. Für Amitriptylin ist beispielsweise 1 DDD mit 75 mg definiert, die Dosierung kann aber ambulant bis zu 150 mg täglich betragen.

Nach den Ergebnissen eines systematischen Literaturreviews des GBA reichen die Angaben zur Prävalenz der Depression bei Erwachsenen in Deutschland je nach Messmethode von 3,0 bis 10,9% (12-Monats-Prävalenz) (*G-BA* 2011). Bei älteren Menschen können die Prävalenzen weit über diesen Angaben liegen (*Wild* et al. 2012; *Luppa* 2012). Nach Ergebnissen der Studie „Gesundheit in Deutschland aktuell 2010" beträgt die 12-Monats-Prävalenz ab dem 18. Lebensjahr 7,1% (*RKI* 2012). Bei der Studie zur Gesundheit bei Erwachsenen (DEGS1) wurde insgesamt eine 12-Monats-Prävalenz von 6,0% ermittelt (*Busch* et al. 2013). Bei Kindern und Jugendlichen zwischen 7 und 17 Jahren liegt die Prävalenz nach *Wittchen* et al. (2010) bei 5%. Nach diesen Prävalenzdaten errechnet sich für 2013 insgesamt in der GKV-Population eine Anzahl von 3,9 bis 4,6 Mio. Patienten, die an einer Depression leiden.

Nicht jede Depression muss medikamentös behandelt werden. Bei schweren Formen wird eine medikamentöse Therapie als obligat angesehen, doch selbst bei mittelschweren Formen der Depression gilt die alleinige psychotherapeutische Behandlung als mögliche Therapieoption, wenn der Patient eine medikamentöse Therapie ablehnt oder Kontraindikationen gegen eine Therapie mit Antidepressiva vorliegen (*DGPPN* et al. 2012).

Allein um zu prüfen, ob der Verbrauch an Antidepressiva für die Behandlung der Patienten mit Depression ausreichend ist, soll davon ausgegangen werden, dass bei jedem der Patienten der GKV (3,9 bis 4,6 Mio.) mit einer Depression eine medikamentöse Behandlung erforderlich ist. Die Behandlung dauert so lange, bis sich die akute Symptomatik gebessert hat. Daran sollte sich zur Stabilisierung der Remission eine Behandlung von weiteren vier bis neun Monaten Dauer anschließen (*DGPPN* et al. 2012). Es wurde daher angenommen, dass für jeden Patienten mit Depression für mindestens 180 Tage je 1 DDD täglich zur Verfügung stehen sollte. Demnach hätten im Jahr 2013 rund 7,4 Mio. Patienten behandelt werden können. Dies sind erheblich mehr, als der Bedarf hätte annehmen lassen. Der Verbrauch an Antidepressiva wäre also in den vergangenen drei Jahren mehr als ausreichend gewesen, um alle an Depression erkrankten Patienten zu behandeln. Da – wie bereits erwähnt – über den tatsächlichen Bedarf an Antidepressiva nur orientierende Schätzungen vorgenommen werden können, weil diese Arzneimittel auch in vielen anderen Indikationsbereichen zur Anwendung kommen, kann nicht der Schluss gezogen werden, dass der Bedarf auch qualitativ gedeckt wurde. Der Bericht des G-BA aus dem Jahr 2011 zum „Verfahren zur verbesserten Versorgungssituation am Beispielthema Depression" kommt zu dem Schluss, dass es für die Arzneimitteltherapie Hinweise sowohl für Über- als auch Unterversorgung gebe, sodass Verbesserungspotenziale in Bezug auf eine leitliniengerechte Arzneimittelversorgung angenommen werden können.

### 3.23.5 Analyse der Ausgabendynamik

Die Antidepressiva stellen 2013 die Teil-Indikationsgruppe mit dem größten Ausgabenanteil dar, der etwa bei 69% lag. Fast 19% der

## 3.23 N06 Psychoanaleptika

Tab. 3.66 Ausgabenentwicklung in der Indikationsgruppe „N06 Psychoanaleptika" in den Jahren 2012 und 2013.

| Indikations-/Teil-Indikationsgruppe | Ausgaben (Mio. Euro) | | Ausgabenänderung gegenüber Vorjahr (Mio. Euro) | | Prozentuale Veränderung gegenüber Vorjahr | | Anteil an Gesamtausgaben (%) | |
|---|---|---|---|---|---|---|---|---|
| | 2012 | 2013 | 2011 vs. 2012 | 2012 vs. 2013 | 2011 vs. 2012 | 2012 vs. 2013 | 2012 | 2013 |
| Antidepressiva | 583,93 | 587,49 | −37,64 | 3,56 | −6,06 | 0,61 | 2,21 | 2,17 |
| Antidementiva (Alzheimer-Demenz) | 201,85 | 159,47 | −85,35 | −42,38 | −29,72 | −20,99 | 0,76 | 0,59 |
| Mittel bei ADHS | 89,54 | 91,29 | 2,03 | 1,75 | 2,32 | 1,96 | 0,34 | 0,34 |
| Andere Antidementiva | 8,76 | 8,87 | −0,57 | 0,11 | −6,08 | 1,29 | 0,03 | 0,03 |
| Mittel bei Narkolepsie | 5,80 | 5,83 | −0,33 | 0,03 | −5,45 | 0,47 | 0,02 | 0,02 |
| Mittel bei Leistungsstörungen | 4,18 | 3,57 | −0,90 | −0,60 | −17,74 | −14,45 | 0,02 | 0,01 |
| Gesamt | 894,06 | 856,54 | −122,77 | −37,53 | −12,07 | −4,20 | 3,38 | 3,16 |

Quelle: IGES-Berechnungen nach NVI (INSIGHT Health)

Ausgaben entfallen auf die Antidementiva und knapp 11% auf die Mittel bei ADHS. Die Ausgaben stiegen 2013 in der Mehrzahl der Teil-Indikationsgebiete an, Ausnahmen bildeten die gesunkenen Ausgaben bei den Antidementiva und den Mitteln bei Leistungsstörungen. Der Ausgabenrückgang bei Antidementiva fiel jedoch auch 2013 so groß aus, dass die Ausgaben der gesamten Indikationsgruppe 2013 um 37,5 Mio. Euro zurückgingen. 2012 war der Ausgabenrückgang mit 122,8 Mio. Euro deutlich ausgeprägter (Tab. 3.66).

Mit Ausnahme der Analogkomponente war der Einfluss der untersuchten Komponenten auf die Ausgabenänderungen 2012 und 2013 sehr ähnlich, jedoch war 2013 die Ausprägung der Komponenten geringer (Abb. 3.123). Zu Ausgabensteigerungen führte in beiden Jahren die Verbrauchskomponente, doch war der Effekt mit 23,6 Mio. Euro 2013 geringer als im Vorjahr mit 31,4 Mio. Euro.

Weitaus geringer fiel die Ausgabenerhöhung durch die Therapieansatzkomponente aus, die 2013, wie schon im Vorjahr, nur von den Antidepressiva bestimmt wurde. Hier stieg der Anteil der überdurchschnittlich teuren „anderen Antidepressiva" nochmals an. Dies führte zu Mehrausgaben in der Indikationsgruppe von 6,3 Mio. Euro, was im Vergleich zum Vorjahr (12,6 Mio. Euro) eine geringere Ausgabenerhöhung darstellt. Durch Analog-Wettbewerb wurden 2012 noch 1,8 Mio. Euro eingespart, 2013 kam es zu Mehrausgaben von 15,8 Mio. Euro. Grund dafür waren in erster Linie die höheren Verbrauchsanteile von Duloxetin und Escitalopram.

Den ausgabenerhöhenden Komponenten standen auch 2013 beträchtliche Einsparungen gegenüber, sodass insgesamt die Ausgaben zurückgingen. Die Einsparungen waren 2013 vor allem durch die Generika-, Hersteller- und die Preiskomponente bedingt. Durch den höheren Generikaanteil wurden die Aus-

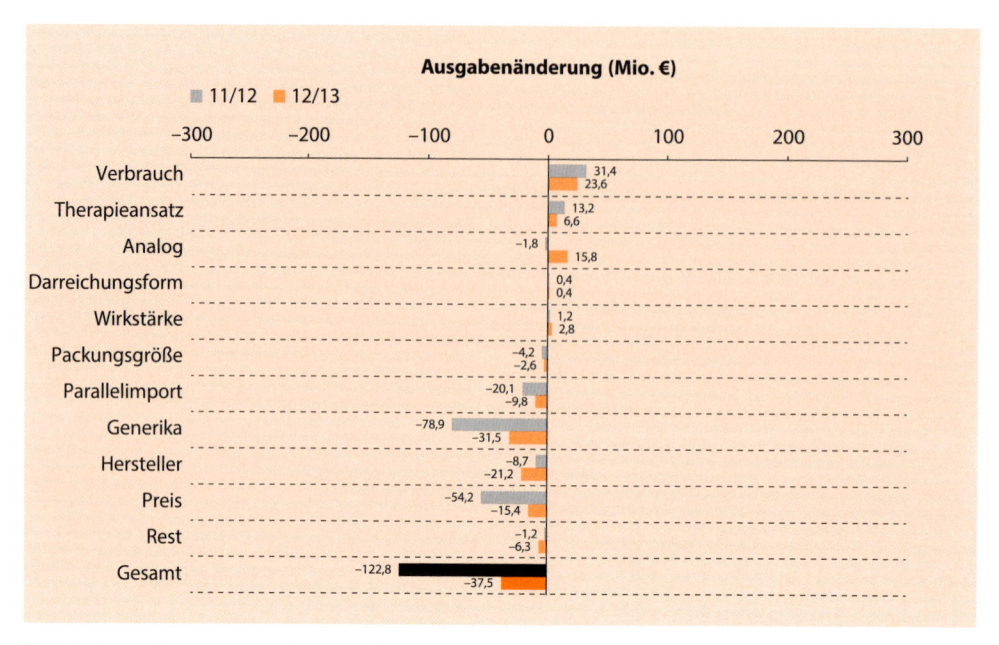

**Abb. 3.123** Komponenten der Ausgabenänderung im Jahr 2013 für die Indikationsgruppe „N06 Psychoanaleptika".
Quelle: IGES-Berechnungen nach NVI (INSIGHT Health)

gaben um 31,5 Mio. Euro gesenkt. Den größeren Beitrag zu den Einsparungen leistete die Substitution durch die 2012 eingeführten Donepezil-, Rivastigmin- und Memantin-Generika.

Durch einen erhöhten Verbrauchsanteil von Medikamenten von günstigeren Herstellern konnte 2013 mit 21,2 Mio. Euro mehr als doppelt so viel wie im Vorjahr mit 8,7 Mio. Euro eingespart werden.

Hingegen waren die Einsparungen durch die Preiskomponente 2013 mit 15,4 Mio. Euro deutlich geringer als im Vorjahr mit 54,2 Mio. Euro.

Fazit zur Indikationsgruppe „N06 Psychoanaleptika"

| | |
|---|---|
| **Ausgaben** | Rückgang |
| **Prominenteste Komponente(n)** | Generika, Verbrauch, Hersteller, Preis |
| **Verbrauch** | Durchschnittliches Wachstum |
| **Therapieansätze** | Therapieoptimierung und Präferenz: Höherer Anteil von „anderen Antidepressiva" |
| **Analog-Wettbewerb** | Therapieoptimierung und Präferenz: Erhöhter Verbrauchsanteil von Escitalopram und Duloxetin |
| **Sonstiges** | Ausgabenrückgang durch Preiskomponente |

## Literatur

21. BtMÄndV (2008) Einundzwanzigste Verordnung zur Änderung betäubungsmittelrechtlicher Vorschriften (Einundzwanzigste Betäubungsmittelrechts-Änderungsverordnung – 21. BtMÄndV). URL: http://www.buzer.de/gesetz/8104/index.htm (25.07.2011).

AkdÄ (2006) Empfehlungen zur Therapie der Depression. Therapieempfehlung hrsg. von der Arzneimittelkommission der deutschen Ärzteschaft (2. Aufl.).

Benkert O, Hippius H (Hrsg.) (2010) Kompendium der Psychiatrischen Pharmakotherapie. Heidelberg: Springer.

Busch MA, Maske UE, Ryl L, Schlack R, Hapke U (2013) Prävalenz von depressiver Symptomatik und diagnostizierter Depression bei Erwachsenen in Deutschland – Ergebnisse der Studie zur Gesundheit Erwachsener in Deutschland (DEGS1). Bundesgesundheitsblatt 56(5/6):733–739.

DGPPN, BÄK, KBV, AWMF, AkdÄ, BPtK, BApK, DAGSHG, DEGAM, DGPM, DGPs, DGRW (Hrsg) für die Leitliniengruppe Unipolare Depression (2012) S3-Leitlinie/Nationale Versorgungs-Leitlinie. Unipolare Depression. Langfassung, 1. Auflage 2012. DGPPN, ÄZQ, AWMF – Berlin, Düsseldorf. URL: http://www.awmf.org/uploads/tx_szleitlinien/nvl-005l_S3_Unipolare_Depression_2012-01.pdf (21.03.2013).

Erhart M, von Stillfried D (2012) Analyse regionaler Unterschiede in der Prävalenz und Versorgung depressiver Störungen auf Basis vertragsärztlicher Abrechnungsdaten – Teil 1 Prävalenz. URL: http://www.versorgungsatlas.de/fileadmin/ziva_docs/Bericht_Depressionen_20120529.pdf (05.06.2012).

G-BA (2011) Abschlussbericht. AG Versorgungsorientierung/Priorisierung. Modellprojekt. Verfahren zur verbesserten Versorgungsorientierung am Beispielthema Depression. Stand: 3. Februar 2011.

Luppa M, Sikorski C, Luck T, Weyerer S, Villringer A, König HH, Riedel-Heller SG (2012) Prevalence and risk factors of depressive symptoms in latest life – results of the Leipzig Longitudinal Study of the Aged (LEILA 75+). Int Journal Geriatr Psychiatry; 27: 286–295.

Moore M, Yuen HM, Dunn N, Mullee MA et al. (2009) Explaining the rise in antidepressant prescribing: a descriptive study using the general practise research database. BMJ 339:b3999 (doi:10.1136/bmj.b3999).

NN (2011) Festbetrag für Escitalopram gekippt. Ärzte Zeitung vom 13.12.2012. URL: http://www.aerztezeitung.de/politik_gesellschaft/berufspolitik/article/683392/festbetrag-escitalopram-gekippt.html (17.04.2012).

RKI (2012) Daten und Fakten: Ergebnisse der Studie „Gesundheit in Deutschland aktuell 2010". Beiträge zur Gesundheitsberichterstattung des Bundes. Berlin.

Wild B, Herzog W, Schellberg D, Lechner S, Niehoff D, Brenner H, Rothenbacher D, Stegmaier C, Raum E (2012) Association between the prevalence of depression and age in a large representative German sample of people aged 53 to 80 years. Int Journal Geriatr Psychiatry; 27: 375–381.

Wittchen HU, Müller N, Pfister H, Winter S, Schmidtkunz B (1999) Affektive, somatoforme und Angststörungen in Deutschland. Erste Ergebnisse des bundesweiten Zusatzsurveys „Psychische Störungen". Das Gesundheitswesen 61 (Sonderheft 2): S216–S222.

Wittchen HU, Jacobi F, Klose M, Ryl L (2010) Depressive Erkrankungen, Heft 51.Gesundheitsberichterstattung des Bundes.Berlin: Robert Koch-Institut.

3 Umsatzveränderungen in einzelnen Indikationsgruppen

## 3.24 N07 Andere Mittel für das Nervensystem

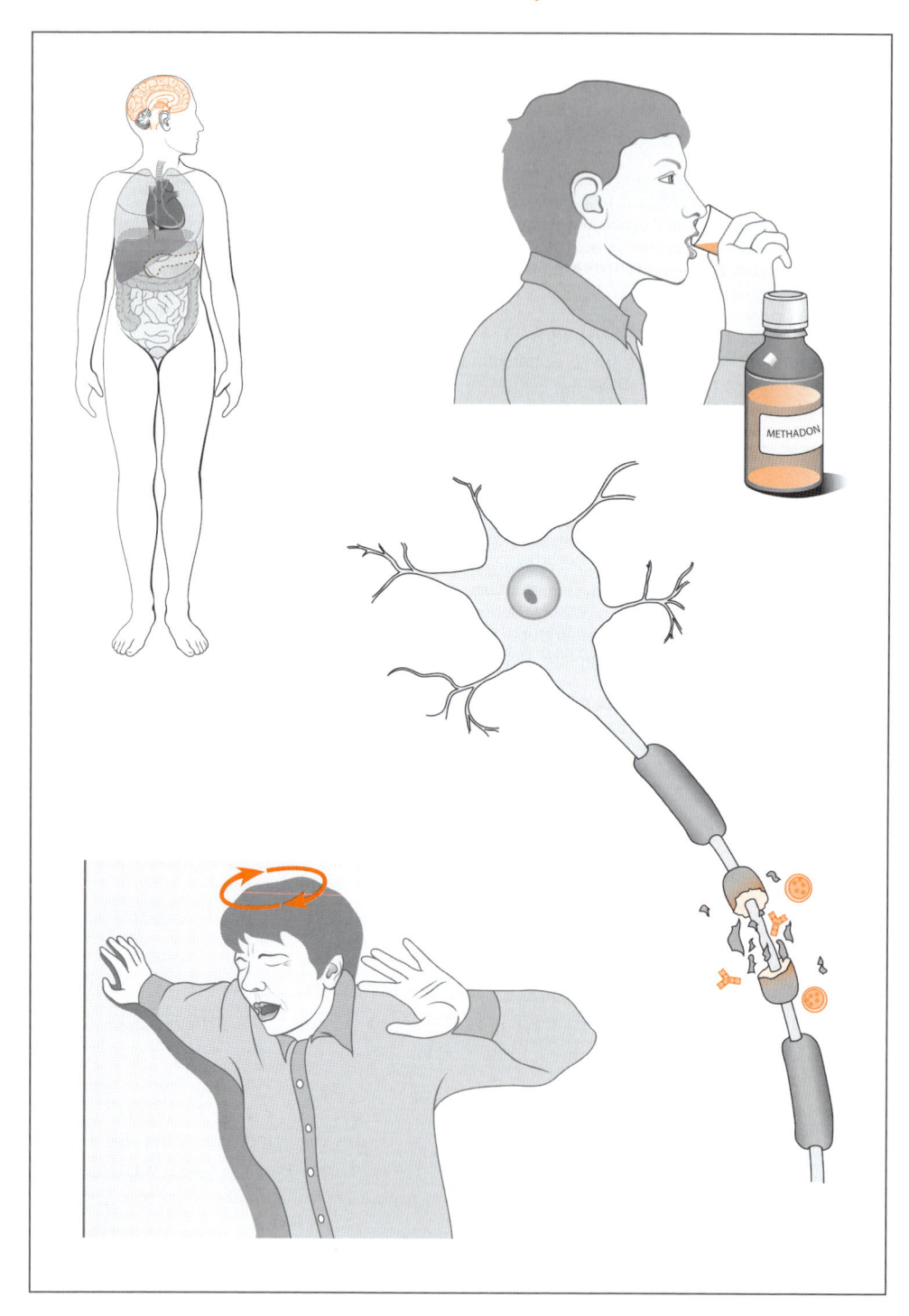

## 3.24.1 Entwicklung der Indikationsgruppe

Die Indikationsgruppe der anderen Mittel für das Nervensystem ist eine Sammelgruppe sehr heterogener Teil-Indikationsgruppen, die im Folgenden kurz dargestellt werden.

### 3.24.1.1 Teil-Indikationsgruppe der Parasympathomimetika

Die Wirkstoffe dieser Teil-Indikationsgruppe führen zu ähnlichen Effekten wie Acetylcholin. Acetylcholin ist ein wichtiger Botenstoff einerseits des parasympathischen Nervensystems, andererseits bei der Signalübertragung auf die Skelettmuskulatur an der sogenannten motorischen Endplatte. Diese Signalübertragung ist bei der Myasthenia gravis gestört und kann durch Parasympathomimetika gebessert werden. Zum Einsatz kommen das bereits seit 1954 verfügbare Pyridostigmin oder das in den 1970er-Jahren eingeführte Distigmin. Beide Wirkstoffe hemmen den Abbau von Acetylcholin und sorgen indirekt für eine vermehrte Wirkung des Botenstoffs. Ein weiteres Anwendungsgebiet ist die Behandlung bestimmter Blasenentleerungsstörungen. Neben Distigmin wird hier auch Bethanechol eingesetzt, das eine ähnliche Struktur wie Acetylcholin hat und direkt an bestimmten Acetylcholinrezeptoren angreift.

### 3.24.1.2 Teil-Indikationsgruppen der Mittel zur Behandlung von Suchterkrankungen

Es werden drei verschiedene Teil-Indikationsgruppen von Mitteln zur Behandlung von Suchterkrankungen unterschieden.

Bei den Mitteln zur Behandlung der Opiatabhängigkeit handelt es sich um Opioide, die zur Substitutionsbehandlung eingesetzt werden. Angewendet werden Wirkstoffe, die auch als Analgetika verwendet werden (siehe ▶ Kap. 3.19). Zu nennen sind hier Levomethadon, Methadon und Buprenorphin. Methadon zur Substitution steht seit 1999 in Form von Fertigarzneimitteln zur Verfügung; davor war es für diese Indikation nur als Zubereitung erhältlich. Buprenorphin für die Substitution wurde 2000 auf den Markt gebracht. Zu nennen ist außerdem das 1990 eingeführte Naltrexon. Es hebt die Wirkung von Opioiden auf und wird unterstützend bei der Opiatentwöhnung eingesetzt.

Als wichtigster Wirkstoff unter den Mitteln bei Alkoholabhängigkeit ist das 1996 eingeführte Acamprosat zu nennen. Es wird bei alkoholabhängigen Patienten unterstützend zur Einhaltung der Abstinenz eingesetzt.

Zu den Mitteln bei Nikotinabhängigkeit zählen neben Nicotin das 2001 für dieses Anwendungsgebiet eingeführte Buprorion und das seit 2007 verfügbare Vareniclin. Alle Wirkstoffe dieser Teil-Indikationsgruppe gelten als Life-Style-Arzneimittel und sind entsprechend Anlage II der Arzneimittel-Richtlinie von der Erstattung durch die GKV ausgeschlossen.

### 3.24.1.3 Teil-Indikationsgruppe der Antivertiginosa

Die Wirkstoffe dieser Teil-Indikationsgruppe werden zur symptomatischen Therapie bei Schwindelsymptomatik eingesetzt. Zu nennen sind hier das seit 1970 verfügbare Betahistin, das bei Morbus Menière eingesetzt wird, einer in Anfällen auftretenden Erkrankung des Innenohrs. Zur unspezifischen Behandlung von Schwindelsymptomatik stehen außerdem Flunarizin sowie eine Kombination aus Cinnarizin und Dimenhydrinat zur Verfügung.

### 3.24.1.4 Weitere Teil-Indikationsgruppen

Das 1996 eingeführte Riluzol definiert die Teil-Indikationsgruppe der Mittel bei amyotropher Lateralsklerose (ALS). Es wird eingesetzt, um die Lebenszeit oder die Zeit bis zur Notwendigkeit einer mechanischen Beatmung zu verlängern. Der Wirkmechanismus ist unklar.

Zur Teil-Indikationsgruppe der Kaliumkanalblocker gehören das 2010 eingeführte

**Tab. 3.67** Neue Wirkstoffe in der Indikationsgruppe N07 im Zeitraum von 2009 bis 2013.

| Jahr (Markt-einführung) | Wirkstoff | Teil-Indikationsgruppe | Therapieansatz |
|---|---|---|---|
| 2010 | Amifampridin | Kaliumkanalblocker | Kaliumkanalblocker |
| 2011 | Fampridin | Kaliumkanalblocker | Kaliumkanalblocker |
| 2011 | Tafamidis | Familiäre Amyloidpolyneuropathie | Transthyretin-Stabilisatoren |

Quelle: IGES

Amifampridin (auch 3,4-Diaminopyridin oder 3,4-DAP genannt) und das 2011 eingeführte Fampridin (Tab. 3.67). Beide Wirkstoffe wurden bereits vor Einführung der genannten Fertigarzneimittel seit vielen Jahren als Rezeptur eingesetzt. Amifampridin wird zur symptomatischen Therapie beim Lambert-Eaton-Myasthenie-Syndrom (LEMS) eingesetzt. Wie bei der Myasthenia gravis kommt es beim LEMS u. a. zu einer Muskelschwäche, weil zu wenig Acetylcholin freigesetzt wird. Amifampridin hemmt einen Kaliumkanal, wodurch indirekt die Ausschüttung von Acetylcholin erhöht wird. Fampridin wurde zugelassen zur Verbesserung der Gehfähigkeit bei Patienten mit Multipler Sklerose (MS).

Eine weitere Teil-Indikationsgruppe sind die Mittel bei amyotropher Lateralsklerose (ALS). Diese Gruppe umfasst nur das 1996 eingeführte Riluzol. Der Wirkstoff wird zur neuroprotektiven Therapie bei der ALS eingesetzt und soll die Krankheitsprogression verzögern.

Das seit 2011 verfügbare Tafamidis begründete die Teil-Indikationsgruppe der Mittel bei familiärer Amyloidpolyneuropathie vom Transthyretin-Typ (TTR-FAP). Bei dieser angeborenen Erkrankung kommt es zur Bildung eines fehlerhaften Transthyretin-Moleküls, was dazu führt, dass Amyloid in verschiedenen Organen abgelagert wird. Bei der TTR-FAP ist das Nervensystem betroffen; es kommt zu unterschiedlichen Störungen bedingt durch die sich entwickelnde Polyneuropathie. Tafamidis wirkt als Stabilisator des Transthyretins, wodurch die Ablagerungen vermindert werden sollen.

### 3.24.2 Entwicklung des Verbrauchs

Aus der Indikationsgruppe der anderen Mittel für das Nervensystem wurden jedem Versicherten der GKV 2013 im Mittel 1,3 DDD verordnet, womit diese Wirkstoffe zu den selten verwendeten Arzneimitteln gehören.

Der Verbrauch der Arzneimittel dieser Indikationsgruppe stieg zwischen 1996 und 2003 deutlich an. 2004 hat sich der Verbrauch mehr als halbiert, was sicher dadurch bedingt ist, dass nicht rezeptpflichtige Arzneimittel seitdem in der Regel von der GKV nicht mehr erstattet werden. Seit 2004 zeigte der jährliche Verbrauch nur wenig Änderung, wenn auch seit 2010 die Tendenz zu einem leicht steigenden Verbrauch zu erkennen ist (Abb. 3.124).

Der größte Anteil des Verbrauchs entfällt auf die Teil-Indikationsgruppe der Antiverginosa mit einem Anteil von mehr als zwei Dritteln (Tab. 3.68). Es folgen die Parasympathomimetika und die Mittel bei Opiatabhängigkeit, die jeweils gut ein Zehntel des Verbrauchs ausmachen. Die auffälligsten Verbrauchsänderungen waren für die Kaliumkanalblocker zu beobachten, deren Verbrauch sich 2012 im Vergleich zu 2011 um mehr als das Siebenfache erhöhte. Ursache hierfür ist der Verbrauchsanstieg von Fampridin von 0,38 auf 2,89 Mio. DDD. Auch 2013 war in dieser Gruppe noch ein Wachstum von fast 25% zu

## 3.24 N07 Andere Mittel für das Nervensystem

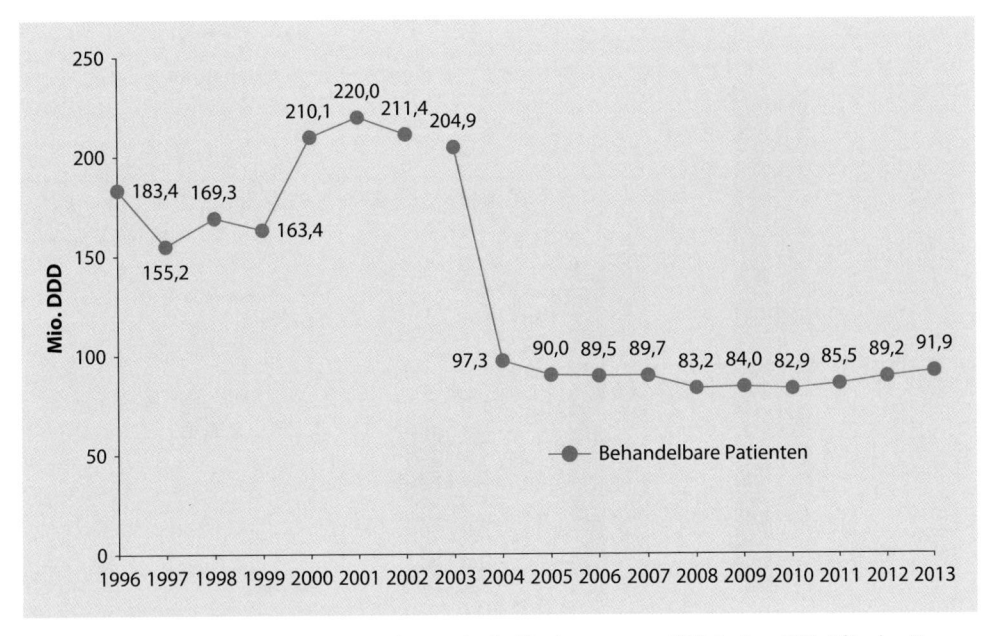

**Abb. 3.124** Verbrauch von Arzneimitteln aus der Indikationsgruppe „N07 Andere Mittel für das Nervensystem" in Mio. DDD im Zeitraum von 1996 bis 2013.
Quelle: IGES nach AVR (1997 bis 2002), IGES-Berechnungen nach NVI (INSIGHT Health) (ab 2003)

**Tab. 3.68** Übersicht der Menge der verordneten DDD in den Teil-Indikationsgruppen der Indikationsgruppe N07 in den Jahren 2011 bis 2013.

| Teil-Indikationsgruppe | DDD 2011 (Mio.) | DDD 2012 (Mio.) | DDD 2013 (Mio.) | Differenz 2011 vs. 2012 (%) | Differenz 2012 vs. 2013 (%) |
|---|---|---|---|---|---|
| Antiverginosa | 58,58 | 59,87 | 61,46 | 2,20 | 2,65 |
| Parasympathomimetika | 11,28 | 11,53 | 11,81 | 2,18 | 2,42 |
| Mittel bei Opiatabhängigkeit | 10,80 | 10,76 | 10,82 | −0,38 | 0,58 |
| Kaliumkanalblocker | 0,39 | 2,91 | 3,63 | 644,69 | 24,85 |
| Andere Mittel für das Nervensystem, chemisch | 2,56 | 2,51 | 2,65 | −1,92 | 5,25 |
| Mittel bei ALS | 1,07 | 1,07 | 1,05 | 0,27 | −1,51 |
| Mittel bei Alkoholabhängigkeit | 0,82 | 0,49 | 0,45 | −40,07 | −8,13 |
| **Indikationsgruppe gesamt** | **84,45** | **88,09** | **90,84** | **4,31** | **3,12** |

Quelle: IGES-Berechnungen nach NVI (INSIGHT Health)

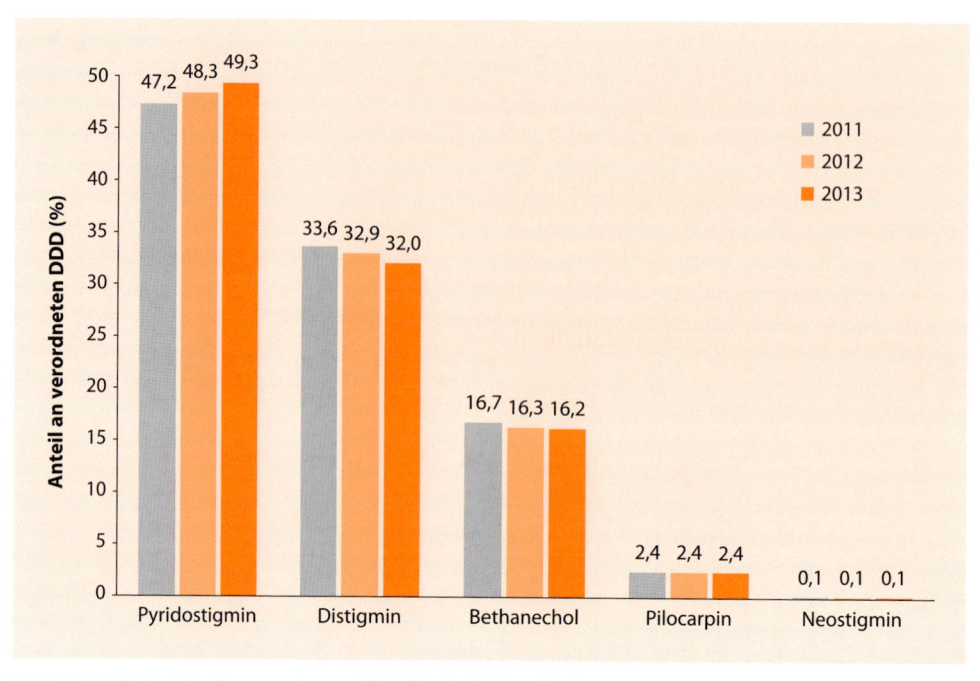

**Abb. 3.125** Anteile der verordneten DDD für die Wirkstoffe der Teil-Indikationsgruppe „Parasympathomimetika" für 2011 bis 2013.
Quelle: IGES-Berechnungen nach NVI (INSIGHT Health)

beobachten, das erneut auf das Fampridin zurückzuführen war.

Innerhalb der Teil-Indikationsgruppen werden keine Therapieansätze unterschieden. Die Verbrauchsanteile der Wirkstoffe in der Teil-Indikationsgruppe der Antiverginosa änderten sich zwischen 2011 und 2013 nur wenig. Der Anteil von Betahistin stieg leicht auf 76,9%, Cinnarizin-Kombinationen lagen bei 19,4%, und der Anteil von Flunarizin ging leicht zurück auf 3,3%. Der Einsatz von Betahistin bei Morbus Menière wird von der aktuellen Leitlinie zur Behandlung von Schwindel empfohlen (*Strupp* et al. 2012).

In der Teil-Indikationsgruppe der Parasympathomimetika änderten sich die Verbrauchsanteile von Pyridostigmin und Distigmin jeweils gegenläufig (◘ Abb. 3.125). Pyridostigmin erreichte 2013 49,3%, und Distigmin sank auf einen Anteil von rund 32%. Die Anteile von Bethanechol, Pilocarpin und Neostigmin blieben im Beobachtungszeitraum konstant.

Die auffälligsten Verschiebungen waren bei den Kaliumkanalblockern zu beobachten. Durch die Einführung von Fampridin im Jahr 2011 und dessen raschen Verbrauchsanstieg lag der Anteil von Amifampridin 2011 bei nur noch 3,9% und sank 2012 auf 0,8%, wo er auch 2013 verharrte (◘ Abb. 3.126). Für beide Wirkstoffe stieg der Verbrauch an. Das Verbrauchsniveau war jedoch bereits im Jahr der Einführung für Fampridin mit 0,38 Mio. DDD etwa hundertfach höher als für Amifampridin. Dies kann mit der unterschiedlichen Prävalenz der Erkrankungen MS und LEMS zusammenhängen (siehe ▶ Abschn. 3.24.4). Laut Leitlinie der DGN sollte 3,4-DAP (identisch mit Amifampridin) als symptomatisches Therapeutikum der ersten Wahl bei LEMS verordnet werden (*Wiendl* et al. 2012).

### 3.24 N07 Andere Mittel für das Nervensystem

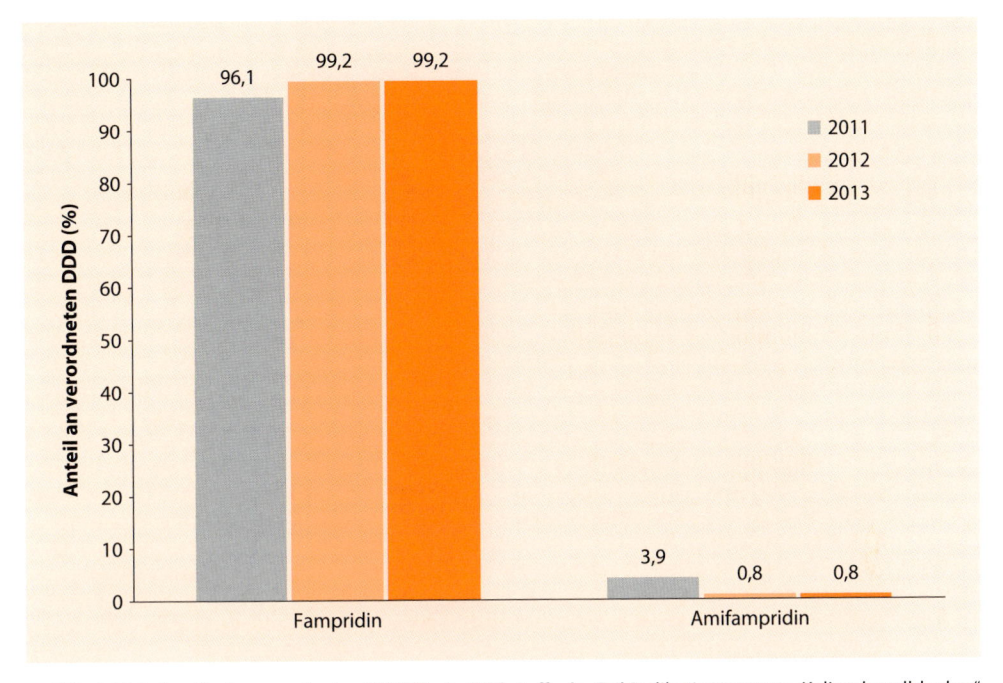

**Abb. 3.126** Anteile der verordneten DDD für die Wirkstoffe der Teil-Indikationsgruppe „Kaliumkanalblocker" für 2011 bis 2013.
Quelle: IGES-Berechnungen nach NVI (INSIGHT Health)

#### 3.24.3 Regionale Unterschiede im Verbrauch

Der Pro-Kopf-Verbrauch von anderen Mitteln für das Nervensystem variierte 2013 regional erheblich und lag zwischen 1 DDD pro Versicherten in Bremen und 1,9 DDD in Mecklenburg-Vorpommern. Die Karte (Abb. 3.127) zeigt, dass in den nördlichen Regionen ein höherer Pro-Kopf-Verbrauch als in den südlichen zu beobachten war.

In allen Regionen wurden Antivertiginosa am häufigsten verordnet, dennoch schwankte ihr Anteil am Verbrauch erheblich: Außer in Berlin und Hamburg lag der Anteil der Antivertiginosa zwischen rund 60 und 80 %. In Hamburg erreichte er nur rund 43 % und in Berlin 50 %. In diesen beiden Regionen fanden sich mit 36 bzw. 25 % die höchsten Verbrauchsanteile der Mittel gegen Opiatabhängigkeit.

Ärztliche Behandlung wegen Schwindelsymptomatik wird bei vestibulärem Schwindel häufiger in Anspruch genommen als bei anderen Formen des Schwindels (*Neuhauser* 2009). Der vestibuläre Schwindel ist bei älteren Menschen deutlich häufiger als bei jüngeren Menschen. Prüft man den Zusammenhang zwischen dem Pro-Kopf-Verbrauch von Antivertiginosa und dem Anteil der über 55-Jährigen, so erweist sich das Alter als signifikante Einflussvariable für den Verbrauch; das Bestimmtheitsmaß liegt bei 0,47.

#### 3.24.4 Epidemiologie, Bedarf und Angemessenheit der Versorgung

Im folgenden Abschnitt werden vor allem die Erkrankungen dargestellt, bei denen Arzneimittel aus der der Indikationsgruppe der an-

3 Umsatzveränderungen in einzelnen Indikationsgruppen

**Verbrauch (N07) pro GKV-Versicherten in DDD, z-standardisierte Abweichung vom Mittelwert, 2013**
(Deutschland: 1,32 DDD)

- $z \leq -1{,}5$
- $-1{,}5 < z \leq -0{,}5$
- $-0{,}5 < z < 0{,}5$
- $0{,}5 \leq z < 1{,}5$
- $z \geq 1{,}5$

sowie Änderungen gegenüber dem Vorjahr in Prozent (Deutschland: 2,9%)

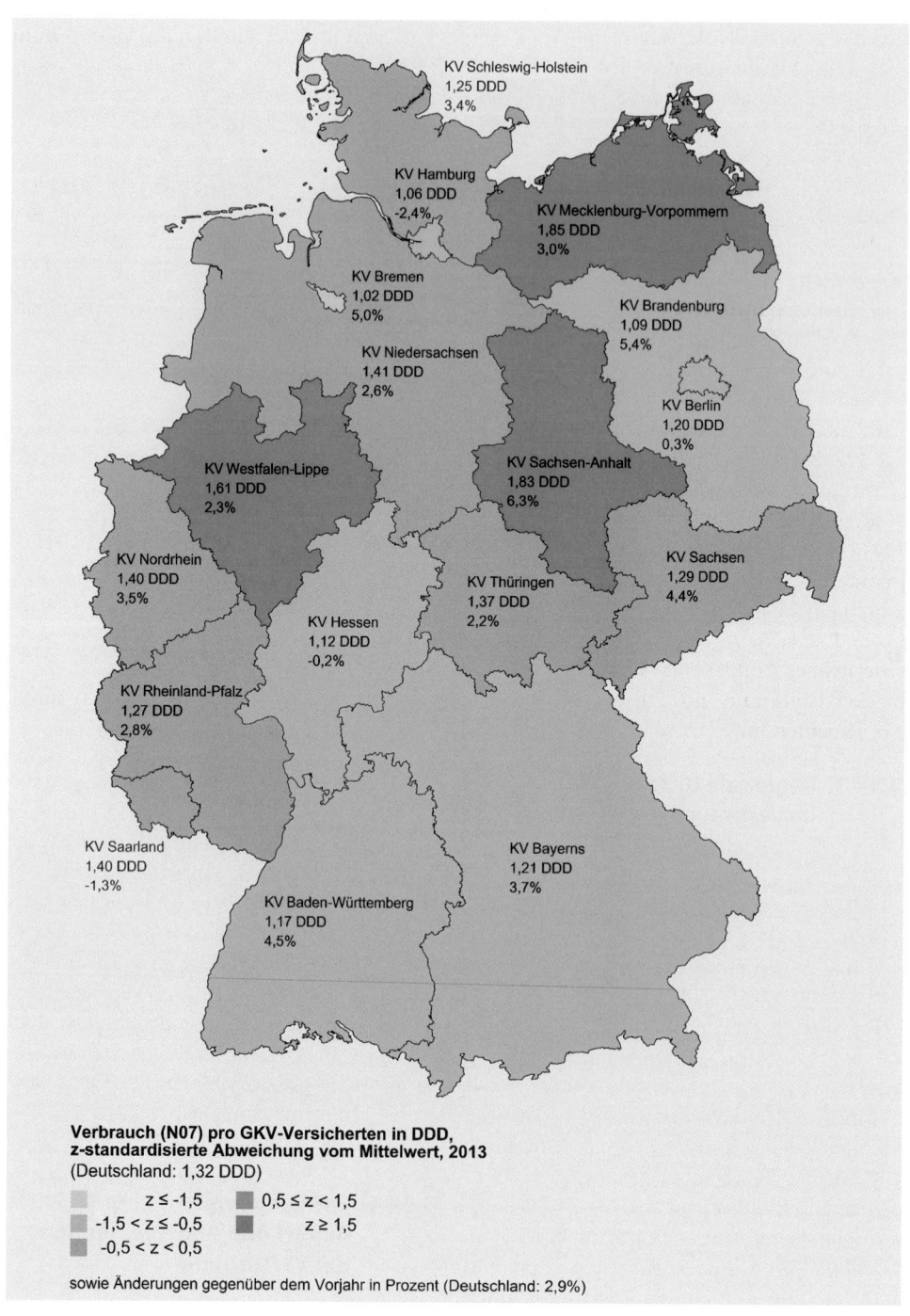

KV Schleswig-Holstein: 1,25 DDD / 3,4%
KV Hamburg: 1,06 DDD / -2,4%
KV Mecklenburg-Vorpommern: 1,85 DDD / 3,0%
KV Bremen: 1,02 DDD / 5,0%
KV Niedersachsen: 1,41 DDD / 2,6%
KV Brandenburg: 1,09 DDD / 5,4%
KV Berlin: 1,20 DDD / 0,3%
KV Westfalen-Lippe: 1,61 DDD / 2,3%
KV Sachsen-Anhalt: 1,83 DDD / 6,3%
KV Nordrhein: 1,40 DDD / 3,5%
KV Thüringen: 1,37 DDD / 2,2%
KV Sachsen: 1,29 DDD / 4,4%
KV Hessen: 1,12 DDD / -0,2%
KV Rheinland-Pfalz: 1,27 DDD / 2,8%
KV Saarland: 1,40 DDD / -1,3%
KV Baden-Württemberg: 1,17 DDD / 4,5%
KV Bayerns: 1,21 DDD / 3,7%

**Abb. 3.127** Verbrauch von Arzneimitteln aus der Indikationsgruppe „N07 Andere Mittel für das Nervensystem" in DDD je Versicherten im Jahr 2013 und Änderung gegenüber dem Vorjahr nach KV-Region.
Quelle: IGES-Berechnungen nach NVI (INSIGHT Health)

deren Mittel für das Nervensystem die größte Bedeutung für die Ausgaben der GKV haben. Dies sind vor allem die Teil-Indikationsgruppen

» Kaliumkanalblocker zur symptomatischen Behandlung der Multiplen Sklerose (MS) und des Lambert-Eaton-Myasthenie-Syndroms (LEMS)
» Mittel bei Schwindel (Menière und unspezifischer Schwindel).

Die Epidemiologie der Multiplen Sklerose (MS) wurde im ▶ Kap. 3.15 (L03 Immunstimulanzien) ausführlich dargestellt. Demnach wird die Prävalenz der MS in Deutschland auf 122.000 bis 142.500 Patienten geschätzt (*Hein* und *Hopfenmüller* 2000, *DMSG* 2014, *Mackenzie* et al. 2013). Dies entspricht etwa 106.00 bis 113.000 GKV-Patienten. Laut einer internationalen Studie wurde in den letzten Jahren ein Anstieg der Prävalenz beobachtet (*Koch-Hendriksen 2010*). Eine symptomatische Behandlung ist mit dem Kaliumkanalblocker Fampridin möglich. Der Anteil der MS-Patienten mit Gehbehinderung (Expanded Disability Status Scale (EDSS) von 4–6,5 Punkten), die für eine Therapie mit Fampridin infrage kommen, liegt bei etwa 38% (*Kobelt* 2006). Da nur 35 bis 43% der MS-Patienten auf die Therapie mit Fampridin ansprechen – und nur bei diesen eine begonnene Therapie fortgeführt werden soll (*Fachinformation Fampyra* 2012) – ist mit einem möglichen Bedarf von etwa 14.000 bis 23.000 MS-Patienten zu rechnen. Bei einem angenommenen Bedarf von kontinuierlich einer DDD täglich hätten im Jahr 2013 etwa 10.000 MS-Patienten mit Fampridin behandelt werden können. Die niedrige Anzahl an behandelbaren Patienten im Vergleich zum Behandlungsbedarf lässt sich u. a. dadurch erklären, dass das Vorliegen einer Gehstörung bei MS keine zwingende Indikation für die Anwendung einer symptomatischen Arzneimitteltherapie ist. Somit ist die Abweichung nicht als Anzeichen einer Unterversorgung zu werten.

Das Lambert-Eaton-Myasthenie-Syndrom (LEMS) zählt zu den seltenen Erkrankungen. Laut der europäischen Definition sind von einer seltenen Erkrankung nicht mehr als fünf von 10.000 Menschen betroffen. Durch eine Störung der Signalweiterleitung von der Nervenzelle auf die Muskelzelle kommt es zu einer Muskelschwäche. Valide Daten zur Häufigkeit des LEMS in Deutschland gibt es bislang nicht. Das Syndrom wird bei einem Teil der Patienten durch Autoimmunprozesse hervorgerufen, und bei diesen Patienten ist der Kaliumkanalblocker Amifampridin das Mittel der Wahl (*Wiendl* et al. 2012). Bei 50 bis 60% der Betroffenen tritt das LEMS als paraneoplastische Erkrankung auf, besonders beim kleinzelligen Bronchialkarzinom (*Wiendl* et al. 2012). Bei diesen Patienten steht die Behandlung der Tumorerkrankung im Vordergrund. Nur für bestimmte Patientengruppen sind epidemiologische Daten zum LEMS verfügbar. Demnach liegt der Anteil der Patienten mit LEMS innerhalb der Gruppe mit kleinzelligem Lungenkarzinom bei etwa 1% (*Wolf* et al. 2012). Der Bedarf an Kaliumkanalblockern zur Behandlung des LEMS ist also unklar.

In der ärztlichen Praxis zählt Schwindel zu den häufigsten Leitsymptomen (*Neuhauser* 2009). Eine repräsentative Befragung der Gesamtbevölkerung ergab eine 12-Monats-Prävalenz von 22,9% und eine Lebenszeitprävalenz von 29,3% (*Neuhauser* 2009). Die 12-Monats-Inzidenz in der deutschen Bevölkerung lag bei 3,1%. Diese Schätzungen sind eher als konservativ zu werten, da sie nur mäßig starken bis starken Schwindel berücksichtigen. Frauen sind dabei deutlich häufiger von Schwindel betroffen als Männer. Die Anzahl der betroffenen Frauen in der GKV liegt bei 9,1 Mio., bei den Männern bei 4,5 Mio. Die Ursachen für Schwindel sind vielfältig, und nur ein geringer Teil der Erkrankung lässt sich auf eine Störung im peripheren oder zentralen vestibulären System zurückführen (*Neuhauser* 2009). So wird die 12-Monats-Prävalenz für vestibulären Schwindel in der deutschen Bevölkerung mit

4,9% angegeben, und die Lebenszeitprävalenz liegt bei 7,4%. Die Inzidenz erreicht 1,4% bezogen auf zwölf Monate (*Neuhauser* 2009). Der Morbus Menière, eine Unterform des vestibulären Schwindels, ist mit einer Lebenszeitprävalenz von 0,12% selten (*Radtke* 2008). Da das Krankheitsbild Schwindel in seinem Verlauf sehr variabel ist, variiert auch der individuelle Arzneimittelbedarf sehr stark, insbesondere hinsichtlich Dosierung und Therapiedauer. Daher ist eine valide Aussage zur Anzahl der Patienten mit einem Therapiebedarf und somit ein Vergleich des tatsächlichen Verbrauchs und des Bedarfs nicht möglich.

### 3.24.5 Analyse der Ausgabendynamik

Die Ausgaben für die Indikationsgruppe der anderen Mittel für das Nervensystem stiegen 2012 um 35 Mio. Euro, 2013 sanken sie um 2,3 Mio. Euro. Der Ausgabenrückgang war vor allem durch die Teil-Indikationsgruppen der Kaliumkanalblocker und der Mittel bei ALS bedingt (◘ Tab. 3.69).

Die Komponenten der Ausgabenentwicklung für die Jahre 2012 und 2013 zeigen ein vergleichbares Bild (◘ Abb. 3.128). Die Ausgaben wurden fast ausschließlich von der Verbrauchs- und der Preiskomponente beeinflusst. Die Verbrauchskomponente erhöhte die Ausgaben 2012 um 44,4 Mio. Euro, 2013 nur noch um 12,2 Mio. Euro. Verantwortlich waren dafür in beiden Jahren die Teil-Indikationsgruppen der Kaliumkanalblocker – und hier der Verbrauchsanstieg des Wirkstoffs Fampridin – sowie der Mittel bei familiärer Amyloidpolyneuropathie. Die Verbrauchskomponenten lagen in diesen Teil-Indikationsgruppen bei 8,3 Mio. bzw. 2,2 Mio. Euro.

◘ **Tab. 3.69** Ausgabenentwicklung in der Indikationsgruppe „N07 Andere Mittel für das Nervensystem" in den Jahren 2012 und 2013 mit mehr als 5,0 Mio. Euro Ausgaben pro Jahr.

| Indikations-/ Teil-Indikationsgruppe | Ausgaben (Mio. Euro) | | Ausgabenänderung gegenüber Vorjahr (Mio. Euro) | | Prozentuale Veränderung gegenüber Vorjahr | | Anteil an Gesamtausgaben (%) | |
|---|---|---|---|---|---|---|---|---|
| | 2012 | 2013 | 2011 vs. 2012 | 2012 vs. 2013 | 2011 vs. 2012 | 2012 vs. 2013 | 2012 | 2013 |
| Kaliumkanalblocker | 39,76 | 35,55 | 31,90 | –4,23 | 404,87 | –10,63 | 0,15 | 0,13 |
| Antivertiginosa | 35,90 | 38,00 | 0,52 | 2,10 | 1,47 | 5,86 | 0,14 | 0,14 |
| Parasympathomimetika | 19,54 | 20,19 | 0,35 | 0,65 | 1,80 | 3,34 | 0,07 | 0,07 |
| Mittel bei Opiatabhängigkeit | 18,38 | 19,44 | –0,20 | 1,06 | –1,09 | 5,78 | 0,07 | 0,07 |
| Mittel bei ALS | 15,50 | 11,50 | –1,75 | –4,00 | –10,13 | –25,78 | 0,06 | 0,04 |
| Andere Mittel für das Nervensystem, chemisch | 7,15 | 7,53 | 0,04 | 0,38 | 0,61 | 5,30 | 0,03 | 0,03 |
| Familiäre Amyloidpolyneuropathie (TTR-FAP) | 4,72 | 6,49 | 4,49 | 1,77 | 1984,28 | 37,53 | 0,02 | 0,02 |
| Gesamt | 142,14 | 139,82 | 35,01 | –2,32 | 32,68 | –1,63 | 0,54 | 0,52 |

Quelle: IGES-Berechnungen nach NVI (INSIGHT Health)

## 3.24 N07 Andere Mittel für das Nervensystem

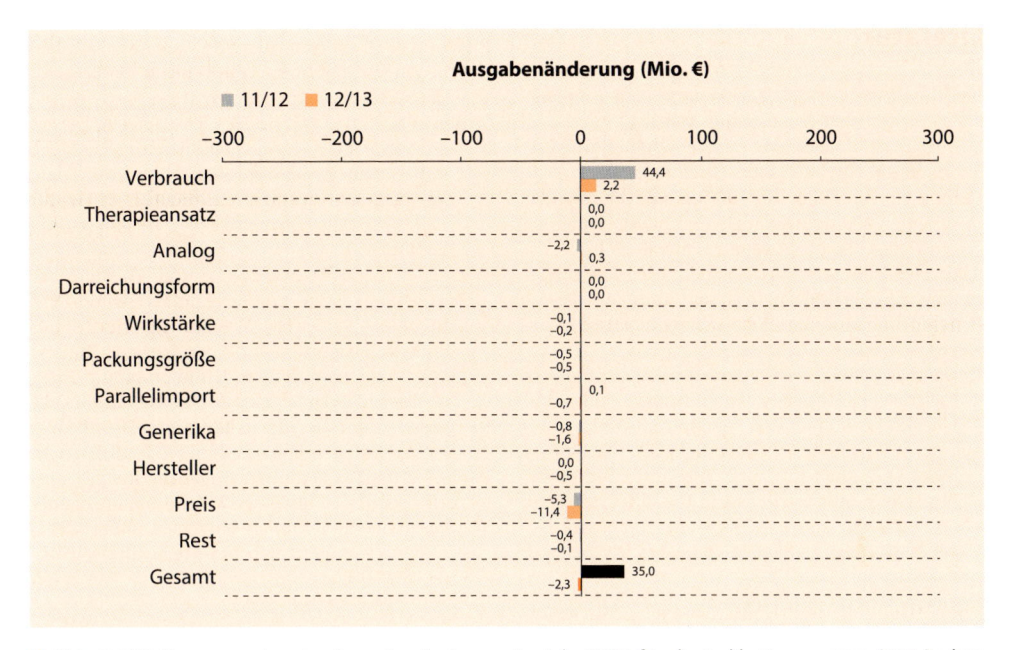

**Abb. 3.128** Komponenten der Ausgabenänderung im Jahr 2013 für die Indikationsgruppe „N07 Andere Mittel für das Nervensystem".

Quelle: IGES-Berechnungen nach NVI (INSIGHT Health)

Ausgabenänderung (Mio. €), 11/12 und 12/13:

| Komponente | 11/12 | 12/13 |
|---|---|---|
| Verbrauch | | 44,4 |
| | 2,2 | |
| Therapieansatz | 0,0 | 0,0 |
| Analog | –2,2 | |
| | | 0,3 |
| Darreichungsform | 0,0 | 0,0 |
| Wirkstärke | –0,1 | –0,2 |
| Packungsgröße | –0,5 | –0,5 |
| Parallelimport | | 0,1 |
| | –0,7 | |
| Generika | –0,8 | –1,6 |
| Hersteller | 0,0 | –0,5 |
| Preis | –5,3 | –11,4 |
| Rest | –0,4 | –0,1 |
| Gesamt | –2,3 | 35,0 |

Auf Seiten der ausgabenmindernden Komponenten ist insbesondere die Preiskomponente zu nennen. Im Vergleich zum Vorjahr stiegen die Einsparungen von 5,3 Mio. Euro auf 11,4 Mio. Euro. Grund dafür war der erhöhte Anteil an Individualrabatten im Teil-Indikationsgebiet der Kaliumkanalblocker.

Fazit zur Indikationsgruppe „N07 Andere Mittel für das Nervensystem"

| | |
|---|---|
| Ausgaben | Rückgang |
| Prominenteste Komponente(n) | Verbrauch, Preis |
| Verbrauch | Überdurchschnittliches Wachstum in der Gruppe der Kaliumkanalblocker |
| Therapieansätze | Keine Bedeutung |
| Analog-Wettbewerb | Keine Bedeutung |
| Sonstiges | Ausgabenrückgang durch Preiskomponente |

## Literatur

Biogen Idec Limited (2012) Fachinformation. Fampyra* 10mg Retardtabletten. Stand: Mai 2012.

Deutsche Multiple Sklerose Gesellschaft Berufsverband e.V. (DMSG), http://www.dmsg.de

Hein T, Hopfenmüller W (2000) Hochrechnung der Zahl an Multiple Sklerose erkrankten Patienten in Deutschland. Nervenarzt 71:288–294.

Koch-Hendriksen N, Sørensen PS (2010) The changing demographic pattern of multiple sclerosis epidemiology. Lancet Neurology, Vol 9. (5):520–532.

Kobelt et al. (2006) Costs and quality of life of multiple sclerosis in Germany. The European Journal of Health Economics, Vol 7. Suppl. 2:34–44.

Mackenzie IS, Morant SV, Bloomfield GA, MacDonald TM, O'Riordan JO (2013) Incidence and prevalence of multiple sclerosis in the UK 1990-2010: a descriptive study in the General Practice Research Database. J Neurol Neurosurg Psychiatry 0: 1–9.

Neuhauser HK (2009) Epidemiologie von Schwindelerkrankungen. Nervenarzt 80: 887–894.

Radtke et al. (2008) Screening for Menière's Disease in the general population – the needle in the haystack. Acta Oto-Laryngologica 128: 272–276.

Strupp et al. (2012) Schwindel – Therapie. In: Diener HC, Weimar CH (Hrsg.) Leitlinien für Diagnostik und Therapie in der Neurologie. http://www.dgn.org/images/stories/dgn/leitlinien/LL_2012/pdf/ll_49_2012_schwindel__therapie.pdf (25.03.2012).

Wiendl et al.(2012) Diagnostik und Therapie der Myasthenia gravis und des Lambert-Eaton-Syndroms. In: Diener HC, Weimar CH (Hrsg.) Leitlinien für Diagnostik und Therapie in der Neurologie. http://www.dgn.org/leitlinien-online-2012/inhalte-nach-kapitel/2408-ll-68-2012-diagnostik-und-therapie-der-myasthenia-gravis-und-des-lambert-eaton-syndroms.html (25.03.2012).

Wolf et al. (2012) Leitlinie. Lungenkarzinom, kleinzellig (SCLC). http://www.dgho-onkopedia.de/de/onkopedia/leitlinien/lungenkarzinom-kleinzellig-sclc/lungenkarzinom-kleinzellig-sclc.pdf (04.03.2014).

## 3.25 R03 Mittel bei obstruktiven Atemwegserkrankungen

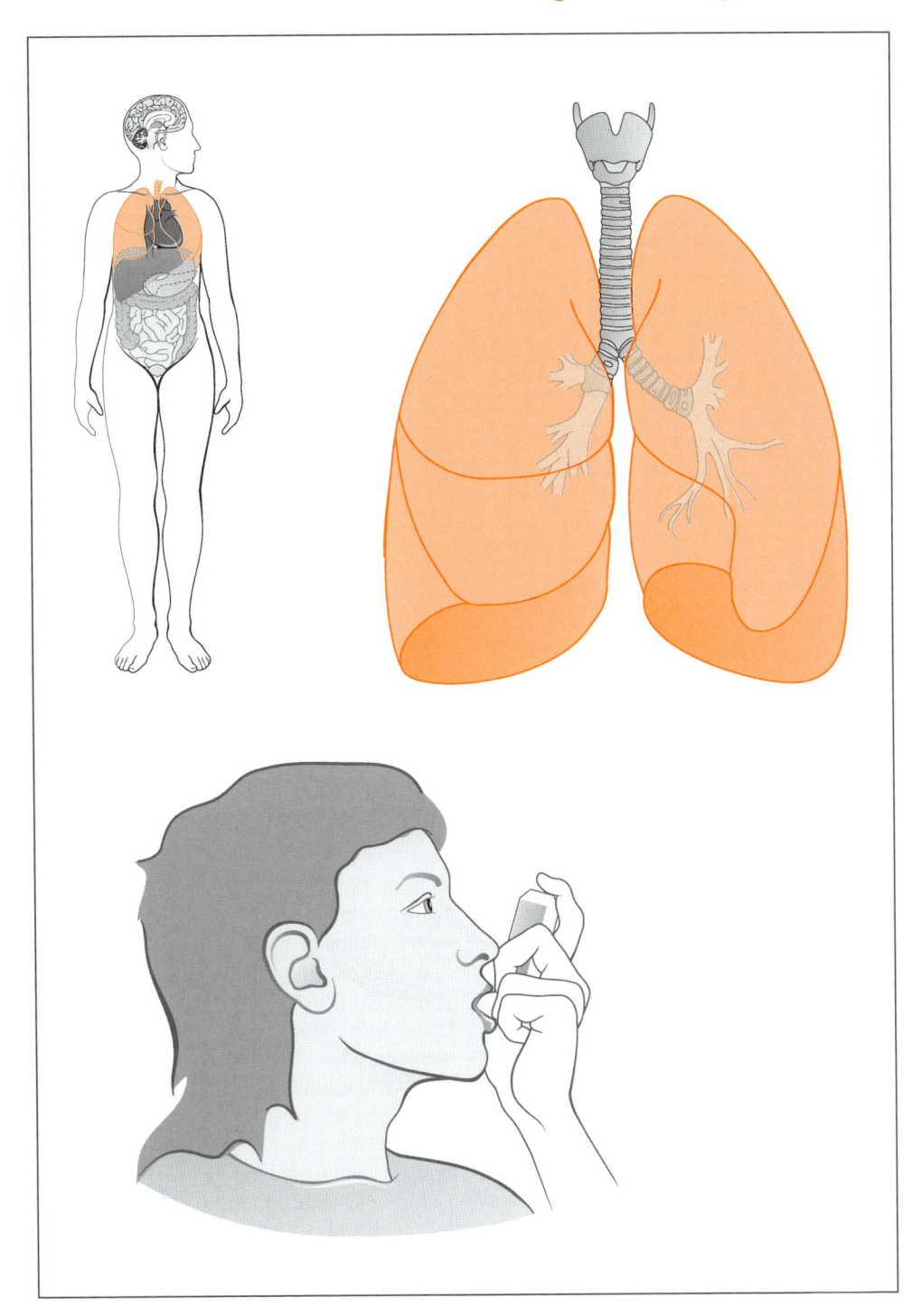

## 3.25.1 Entwicklung der Indikationsgruppe

Zu den obstruktiven Atemwegserkrankungen gehören das Asthma bronchiale und die chronisch obstruktive Lungenerkrankung (COPD). Obwohl sie unterschiedliche Ursachen haben, werden diese Erkrankungen zum Teil mit den gleichen Medikamenten behandelt. Grundsätzlich werden zwei zentrale Behandlungsprinzipien unterschieden: Durch selektive $Beta_2$-Sympathomimetika, Anticholinergika oder Xanthine kommt es überwiegend zu einer Erweiterung der Atemwege und damit zu einer Verbesserung der Symptomatik. Insbesondere bei der Behandlung des Asthma bronchiale sieht man heute die Hemmung der entzündlichen Veränderungen in den Atemwegen als das langfristig wichtigere Behandlungsziel an, das durch die Gabe von Glucocorticoiden erreicht wird. Viele der eingesetzten Wirkstoffe werden bevorzugt inhalativ verabreicht, um die Wirkung möglichst auf die Atemwege zu begrenzen. Nachfolgend werden die wichtigsten Therapieansätze kurz skizziert.

**$Beta_2$-Mimetika**
Das nicht-selektive Sympathomimetikum Ephedrin wurde im späten 19. Jahrhundert entdeckt, 1927 wurde es erstmals synthetisiert. Aus der Erkenntnis, dass Ephedrin sympathomimetisch wirkt (d. h. es kommt zu Wirkungen wie bei der Aktivierung des sympathischen Nervensystems), entstanden die Wirkstoffe Orciprenalin und Isoprenalin, die jedoch nicht nur auf die Beta2-Rezeptoren an den Bronchien, sondern auch auf die Beta1-Rezeptoren des Herzens wirken und dort zu unerwünschten Wirkungen führen. Mit Fenoterol wurde 1962 das erste relativ selektive Beta2-Sympathomimetikum synthetisiert und knapp zehn Jahre später in den Markt eingeführt. 1968 wurde das Salbutamol vorgestellt. Weitere Beta2-Mimetika, die nachfolgend auf den Markt kamen, sind z. B. Bambuterol (1992), Salmeterol (1995), Formoterol (1997) und Indacaterol (2009, nur zur Anwendung bei COPD; ◘ Tab. 3.70). Beta2-Mimetika werden in der Regel inhalativ angewendet.

**Glucocorticoide**
Die Nebennierenrindenhormone Cortison und Cortisol wurden erstmals 1936/37 isoliert; die Synthese eines Corticosteroids gelang das erste Mal 1938. Die hervorragende entzündungshemmende Wirkung der Glucocorticoide wurde 1948 klinisch demonstriert. Glucocorticoide wurden bei Asthma zunächst systemisch, d. h. in Form von Tabletten oder Spritzen eingesetzt. Inzwischen stehen Glucocorticoide für diese Indikation in Form von inhalierbaren Aerosolen zur Verfügung, was die Verträglichkeit dieser Therapieoption erheblich verbesserte. Die Möglichkeit der inhalativen Glucocorticoid-Therapie muss als Meilenstein in der Asthmatherapie angesehen werden. Eines der am häufigsten inhalativ angewendeten Glucocorticoide ist das Budesonid. Der Wirkstoff kam bereits 1983 auf den deutschen Markt. Im Jahr 2005 wurde die Gruppe der inhalativen Glucocorticoide durch das Ciclesonid ergänzt.

**Anticholinergika**
Bereits im 18. Jahrhundert setzte man atropinartige Wirkstoffe zur Behandlung des Asthma bronchiale ein, indem man die Patienten Stängel von Bilsenkraut, Stechapfel oder Tollkirsche mittels einer Pfeife rauchen ließ. Die atropinartigen Inhaltsstoffe der genannten Pflanzen wirken anticholinerg, d. h. sie hemmen den Einfluss des parasympathischen Nervensystems. Heute kommen synthetische Anticholinergika in Form von Dosieraerosolen vor allem bei der COPD zum Einsatz. Als Erstes wurde 1974 das Ipratropiumbromid auf den Markt gebracht, gefolgt von Oxitropiumbromid (1983), Tiotropiumbromid (2002) sowie Aclidiniumbromid und Glycopyrroniumbromid (2012, ◘ Tab. 3.70).

## 3.25 R03 Mittel bei obstruktiven Atemwegserkrankungen

Tab. 3.70 Neue Wirkstoffe in der Indikationsgruppe R03 im Zeitraum von 2009 bis 2013.

| Jahr (Markteinführung) | Wirkstoff | Therapieansatz |
|---|---|---|
| 2009 | Indacaterol | Beta2-Mimetika |
| 2010 | Roflumilast | Phosphodiesterase-4-Hemmer |
| 2012 | Aclidiniumbromid | Anticholinergika |
| 2012 | Glycopyrroniumbromid | Anticholinergika |

Quelle: IGES

### Kombinationen mit Sympathomimetika

Häufig ist die Kombination von zwei Wirkstoffen notwendig, um die Symptomatik bei Asthma oder COPD ausreichend zu kontrollieren. Es stehen daher inhalative Präparate zur Verfügung, die entweder eine fixe Kombination aus einem $Beta_2$-Mimetikum und einem Glucocorticoid, aus einem $Beta_2$-Mimetikum und einem Anticholinergikum oder aus einem $Beta_2$-Mimetikum und einem Antiallergikum enthalten. Die Anwendung wird durch fixe Kombinationen erleichtert, weil sich dadurch die Zahl der Inhalationen reduziert.

### Xanthine

Zu den Xanthinen gehören Coffein, Theobromin und Theophyllin, die sich beispielsweise in Kaffee- oder Kakaobohnen sowie in den Blättern des Teestrauches finden. Theophyllin wurde bereits 1888 isoliert. Bei der Erforschung der Xanthine interessierten zunächst die zentral stimulierenden Effekte. 1912 wurde die atemstimulierende und bronchodilatierende Wirkung von Coffein erkannt. Zur Behandlung chronisch obstruktiver Atemwegserkrankungen werden nur Theophyllin-Derivate eingesetzt, von denen heute nur noch das Theophyllin selbst eine Bedeutung hat.

### Weitere Therapieansätze

Als in Deutschland einziger Vertreter des Therapieansatzes der Leukotrienrezeptor-Antagonisten wurde 1998 das Montelukast eingeführt, das als Zusatztherapie beim Asthma eingesetzt wird und entzündungshemmend wirkt. Sogenannte Mastzellstabilisatoren hemmen die Histaminausschüttung aus Mastzellen, spielen jedoch in der Therapie chronisch obstruktiver Atemwegserkrankungen nur eine untergeordnete Rolle. Seit 2005 steht der monoklonale Antikörper Omalizumab zur Verfügung. Omalizumab wirkt gegen IgE-Antikörper, eine Klasse von Antikörpern, durch die akute allergische Reaktionen vermittelt werden. Der Antikörper wird in Form einer Injektion bei schwer verlaufendem allergischem Asthma angewendet. Das 2010 eingeführte Roflumilast ist der erste Vertreter der Phosphodiesterase(PDE)-4-Hemmer und soll entzündungshemmend wirken (Tab. 3.70).

### 3.25.2 Entwicklung des Verbrauchs

Aus der Indikationsgruppe der Mittel bei obstruktiven Atemwegserkrankungen wurden jedem Versicherten der GKV im Jahr 2013 im Mittel 18,7 DDD verordnet. Diese Arzneimittel sind daher als sehr häufig verordnet anzusehen.

Der Verbrauch ist zwischen 1996 und 2013 insgesamt um etwa ein Zehntel zurückgegangen. Dabei war zunächst ein beinahe kontinuierlicher Verbrauchsrückgang bis zum Jahr 2004 zu beobachten (Abb. 3.129). Seitdem war eine sehr langsame Verbrauchszunahme von etwa 20 Mio. jährlich erkennbar, die nur 2008 und 2012 durch einen Verbrauchsrückgang unterbrochen wurde. 2013

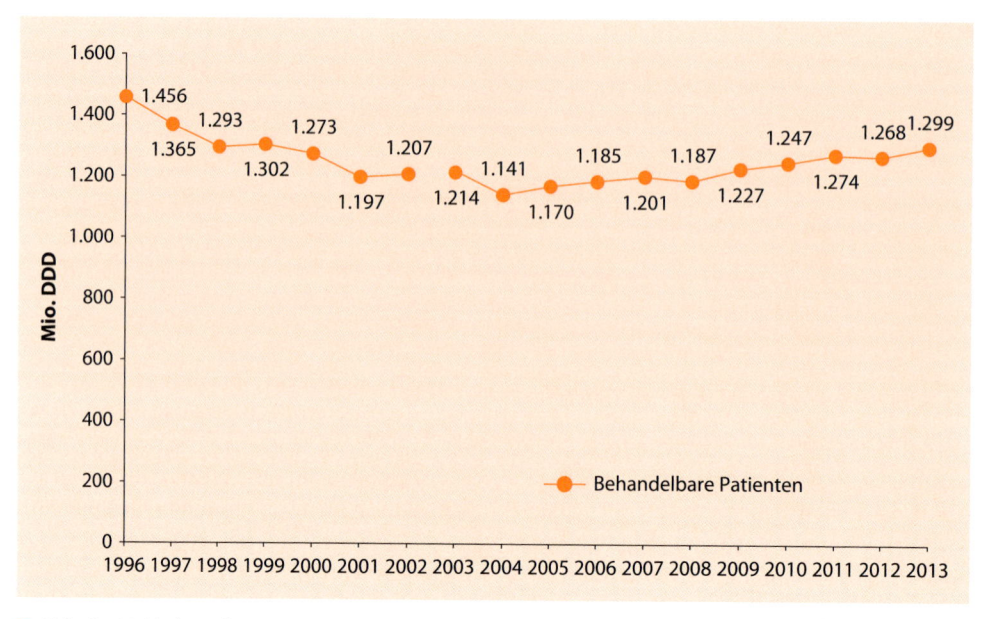

**Abb. 3.129** Verbrauch von Arzneimitteln aus der Indikationsgruppe „R03 Mittel bei obstruktiven Atemwegserkrankungen" in Mio. DDD im Zeitraum von 1996 bis 2013.
Quelle: IGES nach AVR (1996 bis 2002), IGES-Berechnungen nach NVI (INSIGHT Health) (ab 2003)

war mit 31 Mio. DDD der höchste Verbrauchsanstieg in der gesamten Zeitreihe festzustellen. Hier ist nicht auszuschließen, dass ein Zusammenhang mit der Influenzaaktivität besteht (s. ▶ Kap. 3.12).

Die Anteile der Therapieansätze am Verbrauch änderten sich zwischen 2011 und 2013 nur wenig (◘ Abb. 3.130). Den höchsten Anteil, der bei etwa einem Drittel der verordneten DDD lag, hatten die weiterhin leicht ansteigenden inhalativen Kombinationen mit Sympathomimetika. Einen leicht rückläufigen Verbrauchsanteil zeigten mit rund 29% die inhalativen Beta$_2$-Mimetika. An dritter Stelle standen die Anticholinergika, deren Anteil zwischen 2011 und 2013 etwas deutlicher von 12,9 auf 15,0% stieg. Den vierten Rang nahmen die Glucocorticoide ein, die stabil bei gut 13% lagen. Der Anteil der Xanthine ging weiterhin erkennbar zurück und lag 2013 bei nur noch 5,4%. Die übrigen Therapieansätze waren von untergeordneter Bedeutung.

Sowohl für die Behandlung des Asthmas als auch der COPD wurde eine Nationale Versorgungsleitlinie erstellt (*NVL Asthma* 2013; *NVL COPD* 2012). Abhängig von Schweregrad und Symptomatik werden zur Behandlung des Asthmas vor allem die Wirkstoffgruppen der inhalativen Beta$_2$-Mimetika und der inhalativen Glucocorticoide empfohlen. Für die Therapie der COPD werden in erster Linie inhalative Beta$_2$-Mimetika oder Anticholinergika und inhalative Glucocorticoide angeraten. Xanthine gelten bei beiden Erkrankungen als nachrangige Therapieoption. Diese Empfehlungen finden sich in den Verbrauchsanteilen der Therapieansätze wieder. Insbesondere ist der deutliche Rückgang des Anteils der Xanthine zu begrüßen. Die Bevorzugung der fixen Kombinationen ist nachvollziehbar, da es für die Patienten bedeutet, dass die Inhalation der Medikamente jeweils nur einmal und nicht – wie bei der freien Kombination – zweimal erfolgen muss. Allerdings ist der Anteil inhalativer Beta$_2$-Mimetika fast so

## 3.25 R03 Mittel bei obstruktiven Atemwegserkrankungen

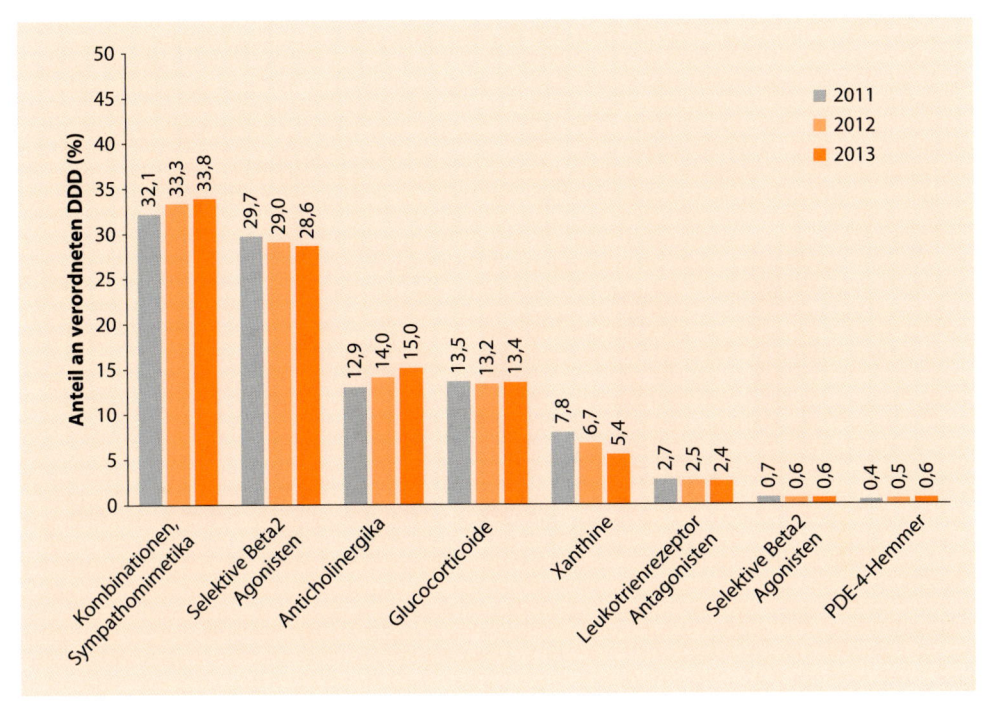

**Abb. 3.130** Anteile der Therapieansätze an den verordneten DDD in der Indikationsgruppe „R03 Mittel bei obstruktiven Atemwegserkrankungen" für 2011 bis 2013.
Quelle: IGES-Berechnungen nach NVI (INSIGHT Health)

hoch wie der der Fixkombinationen. Die NVL Asthma weist darauf hin, dass bisher kein Beleg dafür erbracht werden konnte, dass fixe Kombinationen das Therapieergebnis verbessern. Der absolute Verbrauch ist 2012 und 2013 sowohl für die Kombinationen also auch für die Anticholinergika in gleichem Maße gestiegen; der relative Anstieg war jedoch für die Anticholinergika 8 bzw. 10% höher als für die Kombinationen mit 3 bzw. 4%.

Die Anteile der Wirkstoffe innerhalb des größten Therapieansatzes, den inhalativen Kombinationen mit Sympathomimetika, zeigten zwischen 2011 und 2013 keine auffälligen Veränderungen (◘ Abb. 3.131). Es muss berücksichtigt werden, dass nur die Kombinationen mit Salmeterol und Formoterol tatsächlich miteinander vergleichbar sind, denn nur hier handelt es sich um fixe Kombinationen mit einem Glucocorticoid. Der Anteil dieser Kombinationen ist im betrachteten Zeitraum angestiegen und lag 2013 bei 75%. Erhöht hat sich dabei besonders der Anteil der fixen Kombinationen von Formoterol mit Beclometason. Seit Ende 2010 unterliegen die Fixkombinationen mit Glucocorticoiden der Festbetragsregelung. Insgesamt ist eine Annäherung der Verbrauchsanteile zu erkennen, was dafür spricht, dass qualitative Aspekte eine untergeordnete Rolle spielen. Der Anteil der fixen Kombinationen mit anderen Mitteln war erneut rückläufig. Auch diese Entwicklung steht in Einklang mit der Nationalen Versorgungsleitlinie, denn insbesondere die Kombination von Sympathomimetika und Cromoglicinsäure wird dort nicht als Standardtherapieoption erwähnt.

Nur sehr geringfügige Veränderungen zeigten sich innerhalb des zweitgrößten Therapieansatzes, den inhalativen Beta$_2$-Mime-

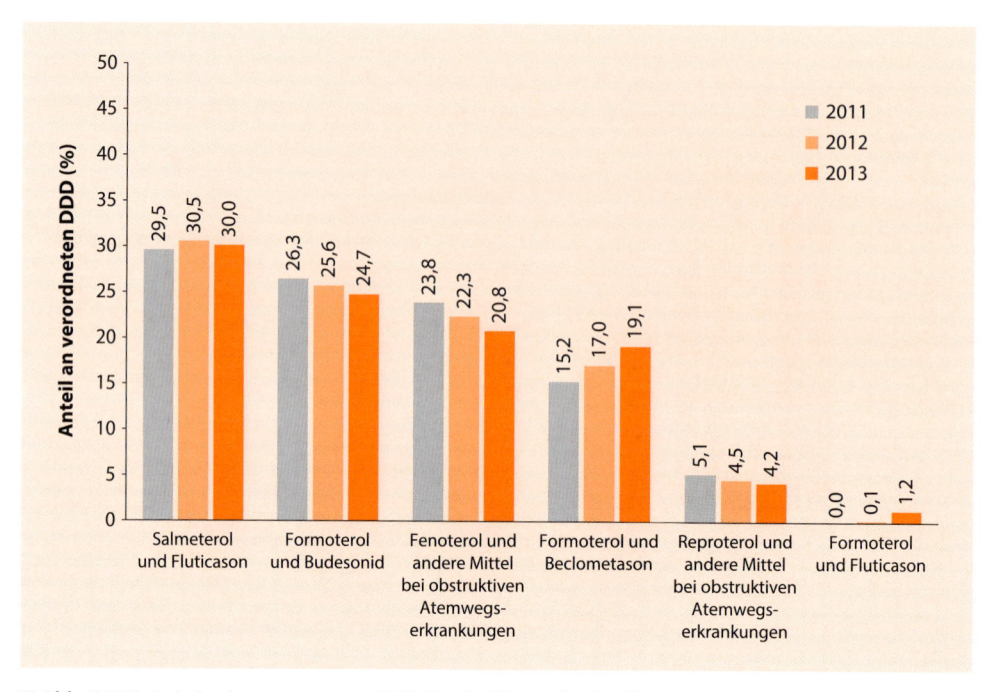

**Abb. 3.131** Anteile der verordneten DDD für die Wirkstoffe des Therapieansatzes „Inhalative Kombinationen mit Sympathomimetika" für 2011 bis 2013. Gezeigt sind nur Kombinationen mit einem Anteil von mindestens 1%.
Quelle: IGES-Berechnungen nach NVI (INSIGHT Health)

tika. Den größten Anteil hatte Salbutamol mit 54% im Jahr 2013. Der Anteil von Formoterol schwankte um 33% und Fenoterol lag stabil bei 10,5%. Auffällig ist der deutliche Rückgang des 2009 eingeführten Indacaterol, dessen Anteil von 5,2 auf 0,6% zurückging. Mitte 2011 wurde ein Therapiehinweis zur wirtschaftlichen Verordnung für diesen Wirkstoff veröffentlicht (KBV 2011), was den Verbrauchseinbruch bewirkt haben dürfte.

Einen Therapieansatz, dessen Anteil am Verbrauch in den betrachteten Jahren gestiegen ist, stellen die Anticholinergika dar. Dieser Therapieansatz umfasst inzwischen vier Wirkstoffe. Der Anteil von Tiotropiumbromid ging im Beobachtungszeitraum deutlich von 93% auf 82%, der von Ipratropiumbromid leicht von 6,6 auf 5,2% zurück (◘ Abb. 3.132). Die im Herbst 2012 neu eingeführten Wirkstoffe Glycopyrroniumbromid und Aclidiniumbromid erreichten 2013 Anteile von 7 bzw. 5,4%. Bezogen auf den absoluten Verbrauch war 2013 nur für Glycopyrroniumbromid und Aclidiniumbromid ein Wachstum festzustellen, das insgesamt bei fast 33 Mio. DDD lag. Die Bevorzugung von Tiotropium-, Glycopyrronium- und Aclidiniumbromid erklärt sich durch die lange Wirkungsdauer dieser Mittel. Für Aclidiniumbromid wurde vom G-BA kein Zusatznutzen zuerkannt (s. ▸ Kap. 5), für Glycopyrroniumbromid wurde keine frühe Nutzenbewertung durchgeführt, weil dieser Wirkstoff für ein anderes Anwendungsgebiet bereits vor 2011 zur Verfügung stand. Da auch aktuelle Leitlinien keinen Hinweis auf einen Vorteil von Glycopyrronium- und Aclidiniumbromid gegenüber Tiotropiumbromid geben (z. B. GOLD 2014), ist zu vermuten, dass wirtschaftliche Gründe eine Rolle spielen. Tat-

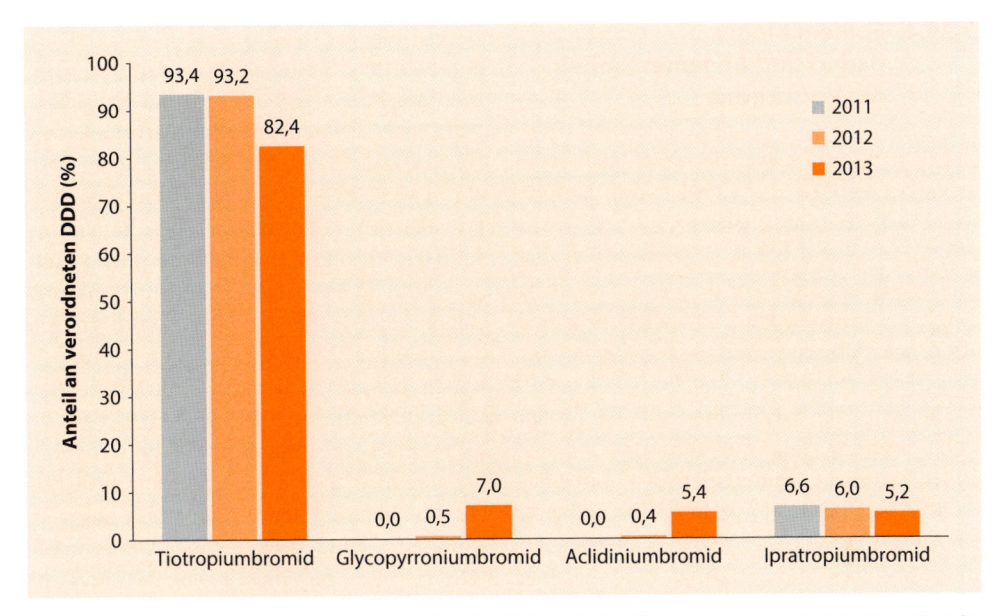

**Abb. 3.132** Anteile der verordneten DDD für die Wirkstoffe des Therapieansatzes „Anticholinergika" für 2011 bis 2013.
Quelle: IGES-Berechnungen nach NVI (INSIGHT Health)

sächlich liegen die mittleren AVP je DDD für Glycopyrronium- und Aclidiniumbromid mit 1,85 bzw. 1,90 € unter dem von Tiotropiumbromid mit 2,03 €.

Für die hier im Detail dargestellten Therapieansätze inhalativer Therapeutika muss berücksichtigt werden, dass bei der Auswahl eines Wirkstoffes bzw. einer Wirkstoffkombination nicht nur die Eigenschaften des Wirkstoffes an sich eine Rolle spielen, sondern auch die Art des Inhalationssystems, welches für den Wirkstoff zur Verfügung steht.

### 3.25.3 Regionale Unterschiede im Verbrauch

In Bezug auf regionale Unterschiede im Verbrauch von Mitteln bei obstruktiven Atemwegserkrankungen zeigt sich ein recht klares geografisches Bild: Am höchsten ist der Pro-Kopf-Verbrauch in den nördlichen und westlichen KV-Regionen, in Berlin und im Saarland, aber auch in Thüringen. An der Spitze liegt Bremen mit einem Verbrauch von 23,1 DDD je Versicherten. Die übrigen östlichen Regionen und Hessen nehmen in Bezug auf den Verbrauch eine mittlere Position ein. Die niedrigsten Verbrauchswerte wurden im Süden und Südosten beobachtet, wobei der Verbrauch in Baden-Württemberg mit 14,7 DDD je Versicherten am geringsten war. Diese geografische Verteilung zeigt eine gewisse Übereinstimmung mit der berichteten regionalen Asthmaprävalenz entsprechend GEDA (*RKI* 2012a): So war bspw. die Asthmaprävalenz in Baden-Württemberg und Bayern am niedrigsten und in Nordrhein-Westfalen am höchsten. Zwischen dem Verbrauch 2013 und der selbst berichteten Prävalenz der chronischen Bronchitis für das Jahr 2010 (*RKI* 2012b) ergibt sich keine Korrelation.

## 3.25.4 Epidemiologie, Bedarf und Angemessenheit der Versorgung

Bei den chronisch obstruktiven Atemwegserkrankungen ist die COPD vom Asthma bronchiale zu unterscheiden. Die COPD tritt fast überwiegend bei Rauchern und in den meisten Fällen nicht vor dem 40. Lebensjahr auf. Das Asthma bronchiale hat häufig eine allergische Ursache und manifestiert sich oft schon im Kindesalter.

In deutschen Gesundheitssurveys finden sich Prävalenzangaben zur chronischen Bronchitis, die nicht immer identisch mit einer COPD ist. Im telefonischen Gesundheitssurvey 2010 (GEDA) gaben 5,5% aller Frauen und 3,7% aller Männer an, an einer ärztlich festgestellten chronischen Bronchitis zu leiden (12-Monats-Prävalenz) (*RKI* 2012a). Andere Quellen nennen Prävalenzen zwischen 4 und 15% (*NVL COPD* 2012; *Halbert* et al. 2003). Die Nationale Versorgungsleitlinie COPD (*NVL COPD* 2012) gibt an, dass vermutlich bei 14% der Erwachsenen die Lungenfunktion eingeschränkt ist und schätzt die Prävalenz für die chronische Bronchitis auf ca. 10 bis 15%. Die Autoren der BOLD-Studie ermittelten anhand einer Spirometrie und einer Befragung eine COPD-Prävalenz von 13,2% bei über 40-Jährigen in Deutschland (Männer: 18,1%, Frauen 9,3%; *Geldmacher* et al. 2008). Demnach ist in der GKV-Population 2013 mit 5,4 Mio. Patienten im Alter ab 40 Jahren zu rechnen, die an einer COPD leiden.

Die COPD kann nach der Nationalen Versorgungsleitlinie COPD in verschiedene Schweregrade eingeteilt werden. Ein dauerhafter medikamentöser Behandlungsbedarf besteht ab dem Schweregrad 2. Nach der BOLD-Studie liegt die Prävalenz für den Schweregrad 2 und höher bei 5,8% (*Geldmacher* et al. 2008). Es ist auf Basis dieser Daten in der GKV von ca. 2,4 Mio. Patienten mit COPD und dauerhaftem medikamentösem Therapiebedarf auszugehen.

Entsprechend der Nationalen Versorgungsleitlinie Asthma (*NVL Asthma* 2013) wird geschätzt, dass etwa 5% der Erwachsenen sowie 10% der Kinder an Asthma leiden. *Hasford* et al. (2010) publizierten auf der Basis von bayerischen Krankenkassendaten eine Prävalenz in Höhe von 4,8% bei Frauen und 4,5% bei Männern. In der Studie SHIP (Study of Health in Pomerania) lag die Punktprävalenz im Mecklenburg-Vorpommern nur bei 1,8% bei Personen zwischen 20 und 79 Jahren (*Schäper* et al. 2010). Im telefonischen Gesundheitssurvey 2010 (GEDA)(*RKI* 2012a) gaben 6,2% der Frauen und 4,2% der Männer über 18 Jahre an, an Asthma zu leiden (12-Monats-Prävalenz). Die Studie zur Gesundheit Erwachsener in Deutschland (DEGS1) beziffert die 12-Monats-Prävalenz des ärztlich diagnostizierten Asthma bronchiale auf 6,3% bei Frauen und 3,7% bei Männern (*Langen* 2013). In den Altersgruppen von 0 bis 17 Jahren ergab die Studie zur Gesundheit von Kindern und Jugendlichen in Deutschland (KIGGS Welle 1) eine Prävalenz in Höhe von 3,3% bei Mädchen und 4,6% bei Jungen.

Vereinfachend wurde nur die Population bis 44 Jahre berücksichtigt, da bei älteren Patienten Asthma und COPD klinisch nicht immer zu trennen sind. Ausgehend von den nach Altersgruppen differenzierten Angaben zur Prävalenz in den Studien GEDA 2010, DEGS1 sowie KiGGS (Welle 1) kann für die GKV-Population eine Zahl von rund 1,2 Mio. Patienten mit Asthma angenommen werden (*RKI* 2012a; *Langen* 2013; *RKI* 2013).

Die medikamentöse Therapie wird in einem Stufenschema in der Nationalen Versorgungsleitlinie Asthma beschrieben (*NVL Asthma* 2013). Entsprechend der aktuell vorliegenden Fassung der NVL Asthma richtet sich die Behandlungsbedürftigkeit nach der Kontrolle der Asthmasymptomatik. Dadurch kann die Therapie optimal den Bedürfnissen der Patienten angepasst werden, denn die Behandlungsbedürftigkeit mit Medikamenten

## 3.25 R03 Mittel bei obstruktiven Atemwegserkrankungen

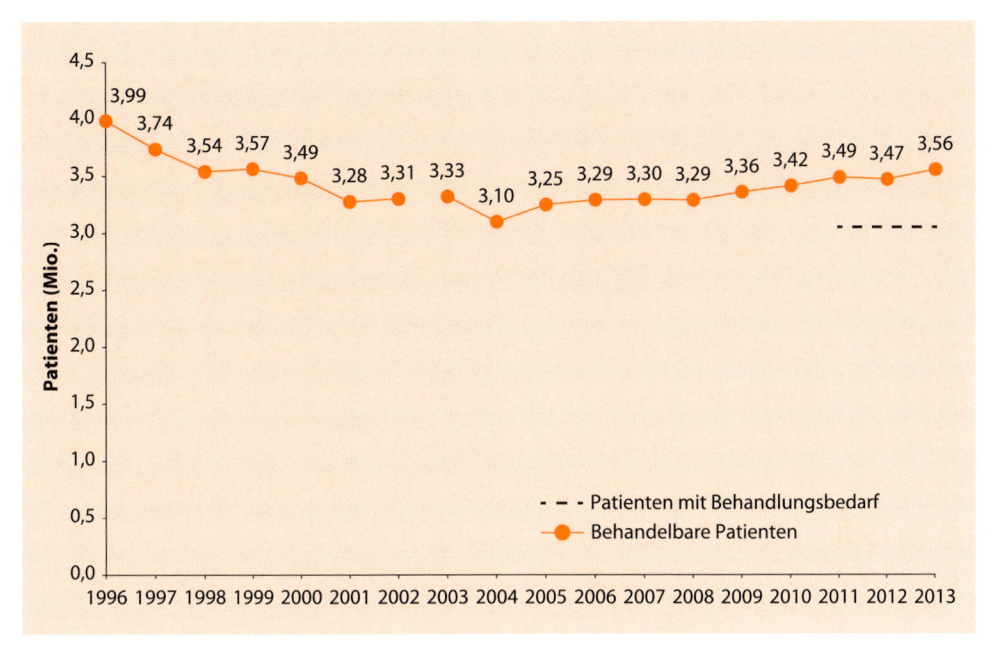

**Abb. 3.133** Behandlungsbedarf mit Mitteln bei obstruktiven Atemwegserkrankungen (R03).
Quelle: IGES-Berechnungen nach AVR (1996–2002) und NVI (INSIGHT Health) (ab 2003)

ist damit für den einzelnen Patienten – abhängig von der Symptomatik – nicht mehr festgeschrieben. Allerdings wird es durch dieses dynamische Konzept der Bedarfsdefinition schwieriger, den statischen Behandlungsbedarf zu schätzen. Weiterhin geht man davon aus, dass alle Patienten, die nach der alten Schweregradeinteilung dem Schweregrad 2 und höher zuzuordnen sind (geringgradig persistierendes Asthma), als dauerhaft behandlungsbedürftig anzusehen sind. Über die Verteilung der Schweregrade bei Asthmapatienten berichteten *Bacharier* et al. (2004) sowie *Liard* et al. (2000). Eine Symptomatik, die mindestens dem Schweregrad 2 entspricht, findet sich demnach bei rund 61 % der Patienten mit Asthma, d. h. in der GKV-Population ist von rund 0,7 Mio. Patienten auszugehen, die an einem dauerhaft medikamentös zu behandelnden Asthma bronchiale leiden.

Insgesamt liegt die Zahl der behandlungsbedürftigen Patienten mit chronisch obstruktiven Atemwegserkrankungen in der GKV also bei rund 3,1 Mio. Patienten. Für die Bedarfsschätzung wurde angenommen, dass an allen Tagen eines Jahres je 1 DDD aus der Indikationsgruppe der Mittel bei obstruktiven Atemwegserkrankungen zur Verfügung steht. In Abb. 3.133 ist das Ergebnis der Bedarfsschätzung dargestellt. Die Zahl der behandelbaren Patienten hat entsprechend dem rückläufigen Verbrauch (siehe Abb. 3.129) von 1996 bis 2000 abgenommen. Zwischen 2001 und 2008 lag die Zahl der behandelbaren Patienten relativ stabil bei 3,3 und ist seitdem leicht angestiegen auf rund 3,5 Mio. Patienten im Jahr 2013. Die Zahl der GKV-Patienten mit Behandlungsbedarf wurde mit 3,1 Mio. angenommen und ist damit geringer als in früheren Ausgaben des Arzneimittel-Atlas. Es wurden aktuelle Ergebnisse herangezogen, die für Kinder und Jugendliche niedrigere Prävalenzen ergeben als die in den Vorjahren herangezogenen Studien. Demnach wäre der

◘ **Tab. 3.71** Ausgabenentwicklung in der Indikationsgruppe „R03 Mittel bei obstruktiven Atemwegserkrankungen" in den Jahren 2012 und 2013.

| Ausgaben (Mio. Euro) | | Ausgabenänderung gegenüber Vorjahr (Mio. Euro) | | Prozentuale Veränderung gegenüber Vorjahr | | Anteil an Gesamtausgaben (%) | |
|---|---|---|---|---|---|---|---|
| 2012 | 2013 | 2011 vs. 2012 | 2012 vs. 2013 | 2011 vs. 2012 | 2012 vs. 2013 | 2012 | 2013 |
| 1.417,19 | 1.449,01 | −34,48 | 31,82 | −2,38 | 2,25 | 5,36 | 5,35 |

Quelle: IGES-Berechnungen nach NVI (INSIGHT Health)

Verbrauch mehr als ausreichend gewesen, um die angenommene Zahl behandlungsbedürftiger Patienten zu versorgen. Allerdings geht die Nationale Versorgungsleitlinie COPD (*NVL COPD* 2012) davon aus, dass die Erkrankung in Deutschland immer noch unterschätzt und daher zu wenig diagnostiziert und behandelt wird.

### 3.25.5 Analyse der Ausgabendynamik

Die Ausgaben und Ausgabenänderungen bei den Mitteln bei obstruktiven Atemwegserkrankungen sind in ◘ Tab. 3.71 und ◘ Abb. 3.134 aufgeführt. Im Vergleich zum Vorjahr stiegen 2013 die Ausgaben um 31,8 Mio. Euro. Die Ausgabensteigerung ist insbesondere auf die Verbrauchs- und die Therapieansatzkomponente zurückzuführen (◘ Abb. 3.135).

Die Verbrauchskomponente nahm, anders als 2012, einen positiven Wert an und führte zu Mehrausgaben in Höhe von 34,9 Mio. Euro.

Die Therapieansatzkomponente war in beiden Jahren positiv und wies mit einem Ausgabenzuwachs von über 30 Mio. Euro eine ähnliche Ausprägung auf. 2013 war dies auf die gestiegenen Anteile von Anticholinergika und Kombinationen, in geringem Ausmaß auch auf den Rückgang des Verbrauchsanteils der Xanthine zurückzuführen Die Analogkomponente änderte 2013 die Ausgaben mit 1,2 Mio. Euro kaum; im Vorjahr führte sie zu einem Ausgabenrückgang von 3,7 Mio. Euro.

Die Preiskomponente war in beiden Jahren die Komponente, welche zu den größten Einsparungen führte. Sie waren 2013 mit 17,4 Mio. Euro deutlich geringer als 2012 mit 55,8 Mio. Euro.

## 3.25 R03 Mittel bei obstruktiven Atemwegserkrankungen

KV Schleswig-Holstein
20,75 DDD
2,8%

KV Hamburg
20,75 DDD
1,5%

KV Mecklenburg-Vorpommern
18,45 DDD
2,2%

KV Bremen
23,07 DDD
0,7%

KV Brandenburg
17,90 DDD
3,1%

KV Niedersachsen
19,77 DDD
2,3%

KV Berlin
21,11 DDD
0,3%

KV Westfalen-Lippe
21,93 DDD
2,0%

KV Sachsen-Anhalt
18,26 DDD
3,1%

KV Nordrhein
22,19 DDD
2,7%

KV Thüringen
20,10 DDD
2,2%

KV Sachsen
16,24 DDD
2,2%

KV Hessen
18,14 DDD
1,0%

KV Rheinland-Pfalz
18,95 DDD
1,1%

KV Saarland
20,42 DDD
-1,7%

KV Bayerns
15,67 DDD
3,5%

KV Baden-Württemberg
14,69 DDD
3,4%

**Verbrauch (R03) pro GKV-Versicherten in DDD, z-standardisierte Abweichung vom Mittelwert, 2013**
(Deutschland: 18,68 DDD)

- $z \leq -1{,}5$
- $-1{,}5 < z \leq -0{,}5$
- $-0{,}5 < z < 0{,}5$
- $0{,}5 \leq z < 1{,}5$
- $z \geq 1{,}5$

sowie Änderungen gegenüber dem Vorjahr in Prozent (Deutschland: 2,3%)

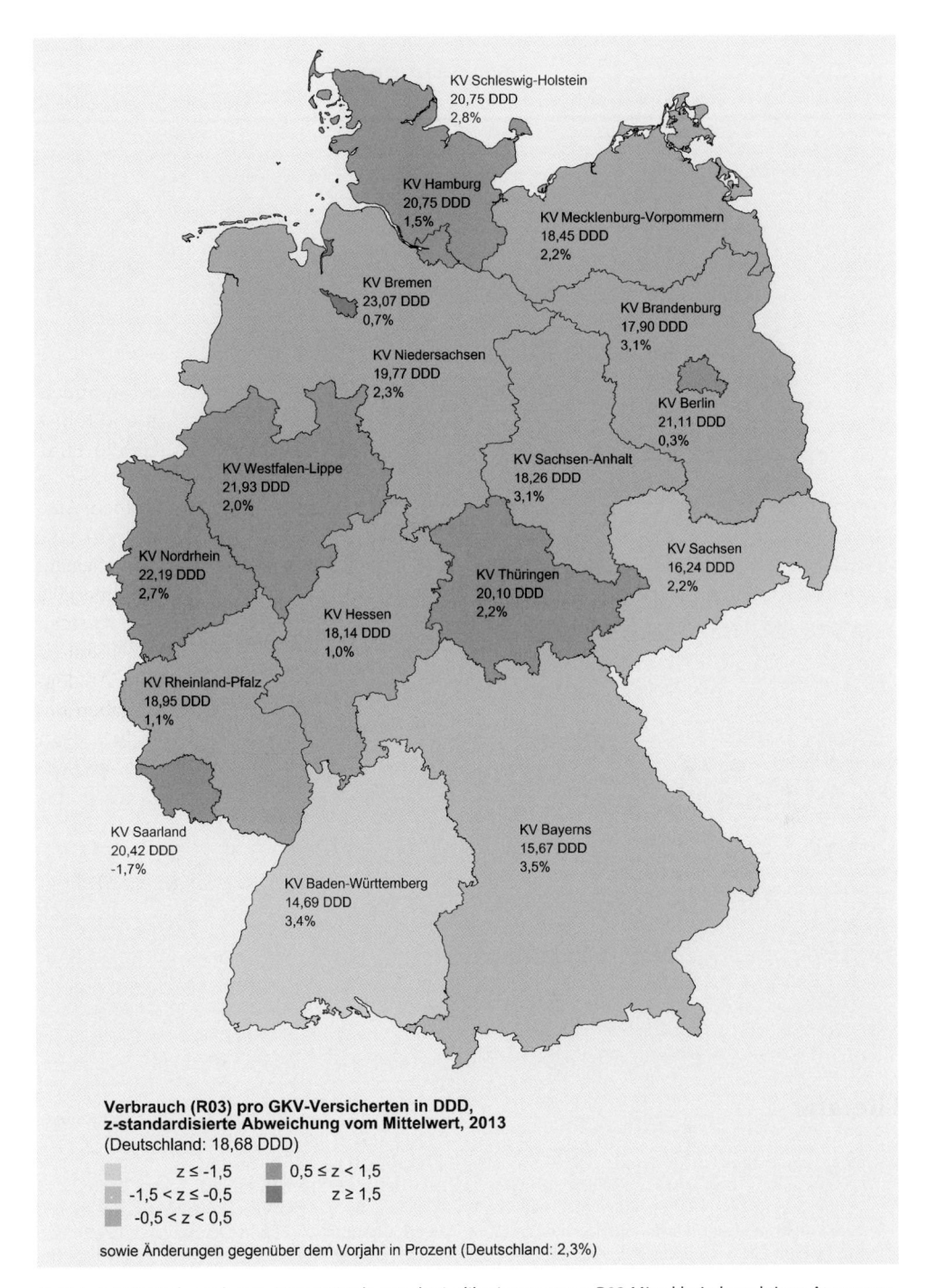

**Abb. 3.134** Verbrauch von Arzneimitteln aus der Indikationsgruppe „R03 Mittel bei obstruktiven Atemwegserkrankungen" in DDD je Versicherten im Jahr 2013 und Änderung gegenüber dem Vorjahr nach KV-Region.
Quelle: IGES-Berechnungen nach NVI (INSIGHT Health)

## 3 Umsatzveränderungen in einzelnen Indikationsgruppen

**Ausgabenänderung (Mio. €)**
■ 11/12 ■ 12/13

| Komponente | 11/12 | 12/13 |
|---|---|---|
| Verbrauch | −7,6 | 34,9 |
| Therapieansatz | 37,6 | 30,8 |
| Analog | −3,7 | 1,2 |
| Darreichungsform | 0,4 | 0,4 |
| Wirkstärke | −0,2 | 0,4 |
| Packungsgröße | −2,3 | 0,1 |
| Parallelimport | −2,5 | −4,7 |
| Generika | −0,3 | −7,2 |
| Hersteller | −3,2 | −7,2 |
| Preis | −55,8 | −17,4 |
| Rest | 3,2 | 0,4 |
| Gesamt | −34,5 | 31,8 |

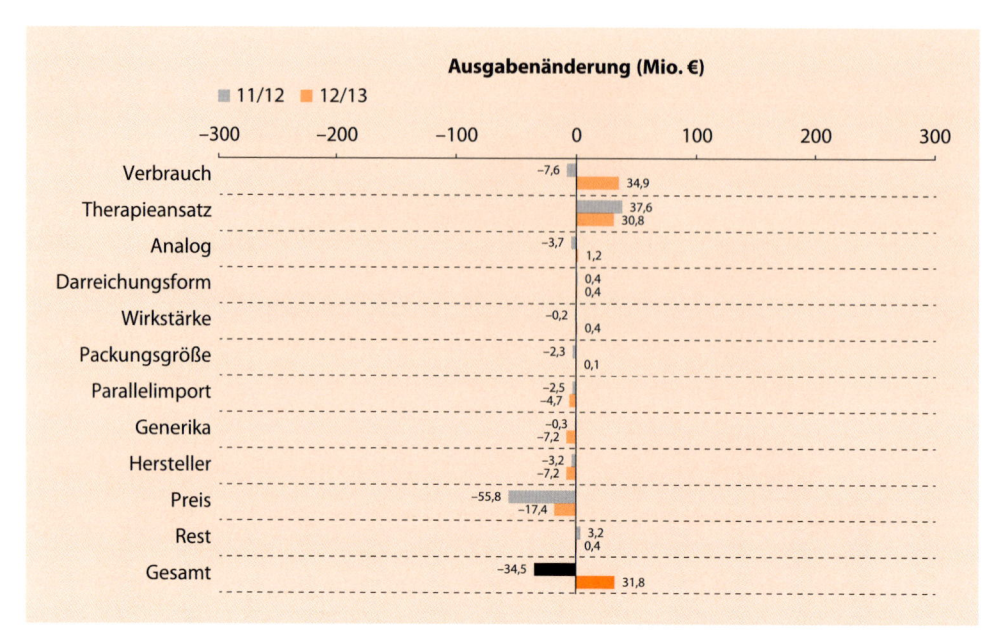

◘ **Abb. 3.135** Komponenten der Ausgabenänderung im Jahr 2013 für die Indikationsgruppe „R03 Mittel bei obstruktiven Atemwegserkrankungen".
Quelle: IGES-Berechnungen nach NVI (INSIGHT Health)

Fazit zur Indikationsgruppe „R03 Mittel bei obstruktiven Atemwegserkrankungen"

| | |
|---|---|
| Ausgaben | Anstieg |
| Prominenteste Komponente(n) | Preis, Verbrauch, Therapieansatz |
| Verbrauch | Durchschnittlicher Zuwachs |
| Therapieansätze | Therapieoptimierung: Höherer Anteil von Anticholiniergika und Kombinationen |
| Analog-Wettbewerb | Ohne Bedeutung |
| Sonstiges | Ausgabenrückgang durch Preiskomponente |

## Literatur

Bacharier LB, Strunk RC, Mauger D, White D, Lemanske RF Jr, Sorkness CA (2004) Classifying asthma severity in children: mismatch between symptoms, medication use, and lung function. Am J Respir Crit Care Med 170: 426–432.

Ekberg-Aronsson M, Pehrsson K, Nilsson JA, Nilsson PM, Lofdahl CG (2005) Mortality in GOLD stages of COPD and its dependence on symptoms of chronic bronchitis. Respir Res 6: 98.

Ellert U, Wirz J, Ziese T (2006) Telefonischer Gesundheitssurvey des Robert Koch-Instituts (2. Welle). Berlin: Robert Koch-Institut.

Geldmacher H, Biller H, Herbst A, et al. (2008) Die Prävalenz der chronisch obstruktiven Lungenerkrankung (COPD) in Deutschland: Ergebnisse der BOLD-Studie. Dtsch Med Wochenschrift 133(50): 2609–2614.

Global Strategy for the Diagnosis, Management and Prevention of COPD (2010) Global Initiative for Chronic Obstructive Lung Disease (GOLD).

Updated 2014. http://www.goldcopd.org/uploads/users/files/GOLD_Report2014_Feb07.pdf (27.03.2014).

Halbert RJ, Isonaka S, George D, Iqbal A (2003) Interpreting COPD prevalence estimates: what is the true burden of disease? Chest 123: 1684–1692.

Hasford J, Uricher J, Tauscher M, Bramlage P, Virchow JC (2010) Persistence with asthma treatment is low in Germany especially for controller medication – a population based study of 483,051 patients. Allergy 3: 347–354.

KBV (2011) Wirkstoff aktuell – Indacaterol. http://www.akdae.de/Arzneimitteltherapie/WA/Archiv/Indacaterol.pdf (27.03.2014)

Langen U, Schmitz R, Steppuhn H (2013) Häufigkeit allergischer Erkrankungen in Deutschland – Ergebnisse der Studie zur Gesundheit Erwachsener in Deutschland (DEGS1). Bundesgesundheitsblatt 56(5/6):698-706.

Liard R, Leynaert B, Zureik M, Beguin FX, Neukirch F (2000) Using Global Initiative for Asthma guidelines to assess asthma severity in populations. Eur Respir J 16: 615–620.

NVL Asthma (2013) Bundesärztekammer (BÄK), Kassenärztliche Bundesvereinigung (KBV), Arbeitsgemeinschaft der Wissenschaftlichen Medizinischen Fachgesellschaften (AWMF). Nationale VersorgungsLeitlinie Asthma, 2. Auflage. Version 5 URL: http://www.versorgungsleitlinien.de/themen/asthma/pdf/nvl-asthma-2.aufl.-lang-5.pdf (16.01.2014).

NVL COPD (2012) Bundesärztekammer (BÄK), Kassenärztliche Bundesvereinigung (KBV), Arbeitsgemeinschaft der Wissenschaftlichen Medizinischen Fachgesellschaften (AWMF). Nationale VersorgungsLeitlinie COPD, Version 1.7 URL: http://www.versorgungsleitlinien.de/themen/copd/pdf/nvl-copd-lang-1.9.pdf (04.03.2014).

RKI (2012a) Daten und Fakten: Ergebnisse der Studie „Gesundheit in Deutschland aktuell 2010". Beiträge zur Gesundheitsberichterstattung des Bundes. Berlin.

RKI (2012b) Gesundheit in Deutschland aktuell. Public Use File GEDA 2010.

RKI (2013) Die Gesundheit von Kindern und Jugendlichen in Deutschland 2013. Berlin. URL: https://www.rbb-online.de/content/rbb/rbb/ozon/archiv/manuskripte/kiggs-studie-2013.file.html/kiggs_welle1_broschuere.pdf (10.03.2014).

Schäper C, Gläser S, Obst A, Schmidt CO, Völzke H, Felix SB, Ewert R, Koch B (2010) Symptoms and diagnosis of asthma in a general population – longitudinal results from the SHIP database. J Asthma, 8: 860–864.

3 Umsatzveränderungen in einzelnen Indikationsgruppen

## 3.26 S01 Ophthalmika

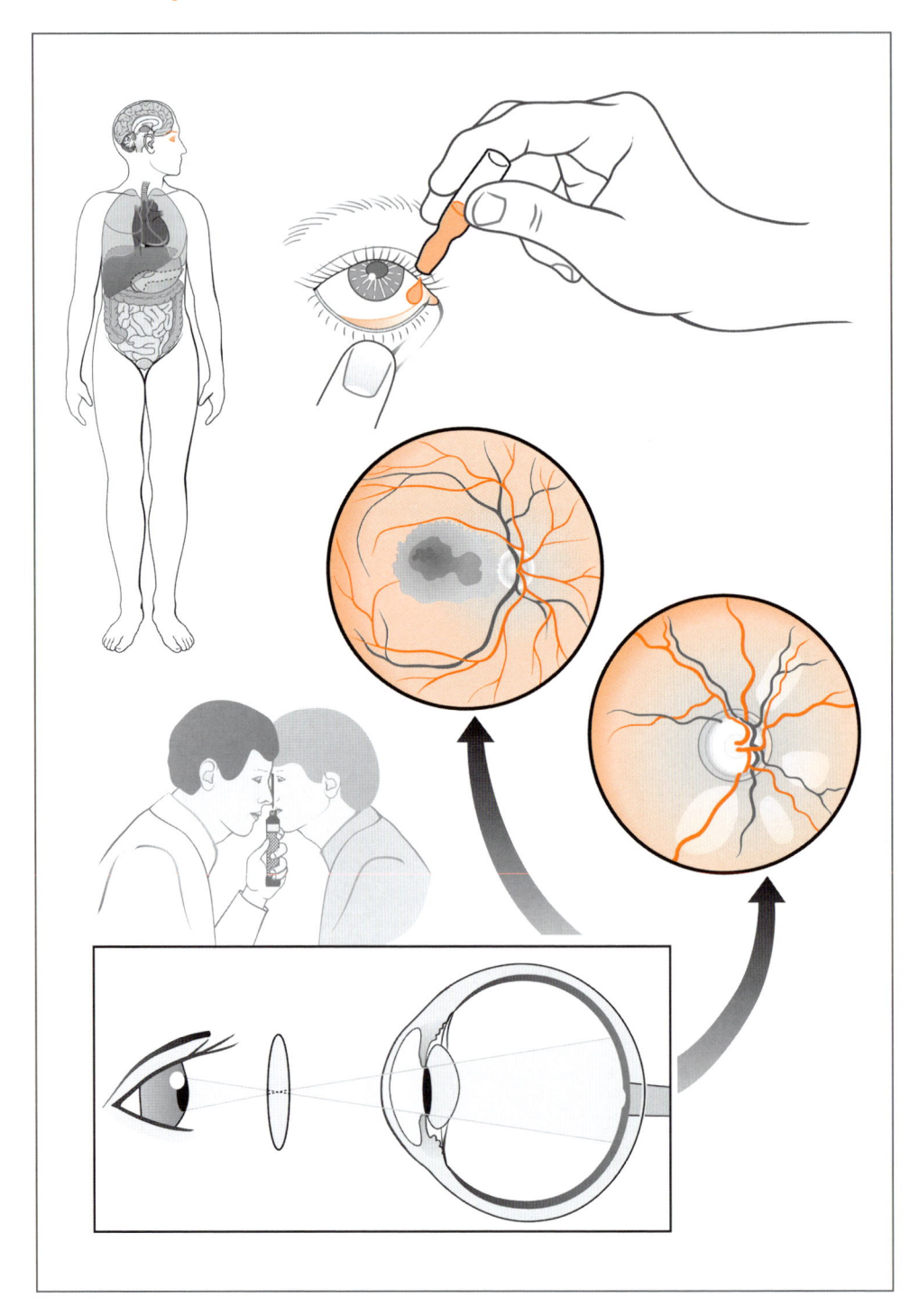

## 3.26.1 Entwicklung der Indikationsgruppe

Die Indikationsgruppe der Ophthalmika ist eine sehr heterogene Gruppe. Da die hier zusammengefassten Arzneimittel die medikamentöse Therapie der gesamten Augenheilkunde umfassen, gibt es eine große Menge von Teil-Indikationsgruppen, die nachfolgend kurz beschrieben werden. Mit Ausnahme der Glaukommittel werden die übrigen Ophthalmika in der Regel nur vorübergehend angewendet.

**Glaukommittel**
Beim Glaukom liegt ein erhöhter Augeninnendruck vor, der durch einen zu geringen Abfluss des Kammerwassers bedingt ist. Die Glaukommittel senken den Augeninnendruck, in dem sie entweder die Produktion von Kammerwasser hemmen oder den Abfluss erleichtern. Mit der medikamentösen Therapie des Glaukoms begann man in der zweiten Hälfte des 19. Jahrhunderts. 1876 wurde der drucksenkende Effekt von der Calabarbohne (mit dem Inhaltsstoff Physostigmin) beschrieben, 1877 das ebenfalls zum Therapieansatz der Parasympathomimetika gehörende Pilocarpin eingeführt, das heute noch in Gebrauch ist (*Realini* 2011). Der Therapieansatz der Sympathomimetika hielt 1901 mit dem Epinephrin Einzug in die Augenheilkunde. Die letzten Neueinführungen in diesem Therapieansatz waren 1995 das Apraclonidin und 1998 das Brimonidin. An topisch anwendbaren Carboanhydrasehemmern wurde bereits seit den 1950er-Jahren geforscht, doch erst 1995 kam mit dem Dorzolamid ein Wirkstoff auf den Markt; 2000 folgte das Brinzolamid. Betablocker werden seit den 1960er-Jahren systemisch bei Herz-Kreislauferkrankungen eingesetzt (s. ▶ Kap. 3.7), und 1979 stand mit dem Timolol der erste topisch am Auge anwendbare Wirkstoff zur Verfügung. Der heute bedeutendste Therapieansatz der Prostaglandine wurde in Deutschland 1997 mit Einführung des Latanoprost begründet, gefolgt von Travoprost (2001), Bimatoprost (2002) und Tafluprost (2008).

**Antiphlogistika**
Die am Auge angewendeten entzündungshemmenden Arzneimittel verteilen sich auf mehrere Therapieansätze. Zu nennen sind hier die Kortikosteroide mit unspezifischer, stark entzündungshemmender Wirkung. Von Bedeutung sind vor allem das Prednisolon, das schon seit den 1950er-Jahren verwendet wird, sowie das Dexamethason, das mindestens seit den 1960er-Jahren verwendet wird. Ein weiterer wichtiger Therapieansatz sind die Kombinationen aus Antiphlogistika und Antiinfektiva. Hierbei handelt es sich um Kombinationen von Kortikosteroiden mit Antibiotika. Einen weiteren Therapieansatz bilden die nicht steroidalen Antiphlogistika (s. ▶ Kap. 3.17). Sie werden am Auge nach Staroperationen angewandt, um postoperativ Entzündungsreaktionen zu vermeiden. Zu nennen sind hier Diclofenac und Ketorolac, die als Ophthalmika seit 1991 bzw. 1994 verfügbar sind. Bromfenac und Nepafenac kamen 2011 bzw. 2013 auf den Markt (◘ Tab. 3.72).

**Antiinfektiva bei bakteriellen Infektionen**
Zur Behandlung bakterieller Infektionen des Auges werden lokal vor allem Antibiotika eingesetzt (s. a. ▶ Kap. 3.10). Die Antibiotika sind aufgegliedert in zwei Therapieansätze: Zu den Fluorchinolonen gehören die Wirkstoffe Ofloxacin, Moxifloxacin, Levofloxacin und Ciprofloxacin. Der zweite Therapieansatz umfasst weitere andere Antibiotika, unter denen die Aminoglykoside Gentamicin und Kanamycin von größter Bedeutung sind.

**Mydriatika und Zytoplegia**
Mydriatika und Zytoplegia führen zu einer Erweiterung der Pupille und Akkomodationsstörungen. Das älteste Mydriatikum ist das Atropin, dessen pupillenerweiternde Wirkung schon in der Antike bekannt war und

**Tab. 3.72** Neue Wirkstoffe in der Indikationsgruppe S01 im Zeitraum von 2009 bis 2013.

| Jahr (Markteinführung) | Wirkstoff | Therapieansatz |
| --- | --- | --- |
| 2011 | Bromfenac | Nichtsteroidale Antiphlogistika |
| 2012 | Aflibercept | VEGF-Antagonisten |
| 2013 | Ocriplasmin | Proteasen |
| 2013 | Nepafenac | Nichtsteroidale Antiphlogistika |

Quelle: IGES

entsprechende Pflanzenextrakte deshalb zu kosmetischen Zwecken eingesetzt wurden. Die mydriatische Wirkung von Atropin hält über Tage an, weshalb es vor allem zu therapeutischen Zwecken eingesetzt wird, bspw. zur Ruhigstellung von Iris und Ziliarapparat bei Entzündungsprozessen im Auge. Eine Erweiterung der Pupille wird auch häufig für die Augenspiegelung durchgeführt, wobei in der Regel das nur kurz wirksame Atropinderivat Tropicamid eingesetzt wird. Dieser Wirkstoff wurde in der Fachliteratur erstmals in den 1960er-Jahren erwähnt.

**Andere Ophthalmika**
Diese sehr heterogene Teil-Indikationsgruppe umfasst zahlreiche Wirkstoffe, die zur unterstützenden Therapie am Auge eingesetzt werden. Von größter Bedeutung ist hier das Dexpanthenol, das seit den frühen 1950er-Jahren zur Verfügung steht. Relevant sind außerdem eine Reihe weiterer Wirkstoffe wie Carbomer, Hyaluronsäure oder Hypromellose, die als sogenannte Filmbildner dann angewendet werden, wenn bspw. das Auge zu wenig Tränenflüssigkeit bildet oder bei anderen Ursachen für „trockene Augen". Die Anwendung der genannten Wirkstoffe bei trockenem Auge wird in der Literatur erstmals in den 1980er-Jahren erwähnt.

**Mittel für die Diagnose und chirurgische Eingriffe**
In dieser Teil-Indikationsgruppe sind die Therapieansätze der Lokalanästhetika und der Diagnostika relevant. Zu den Lokalanästhetika gehören Proxymetacain, Oxybuprocain und Tetracain, die bei kleineren Eingriffen am Auge verwendet werden. Zu den Diagnostika gehört das Fluorescein, ein Farbstoff, mit dem Schäden der Hornhaut sichtbar gemacht werden können.

**Weitere Teil-Indikationsgruppen**
Antiallergika sind eine weitere Teil-Indikationsgruppe der Ophthalmika. Sie lindern die Symptomatik bei allergischer Konjunktivitis. Adstringierende Augentropfen mindern Symptome wie Tränen und Rötung bei Reizung der Augen. Die Teil-Indikationsgruppe der Antiinfektiva bei viralen Infektionen (s. ▶ Kap. 3.11) umfasst die Wirkstoffe Aciclovir und Ganciclovir. Sie werden zur Behandlung der durch das Herpesvirus ausgelösten Keratitis (Hornhautentzündung) angewendet.

Eine relativ neue Teil-Indikationsgruppe sind die Mittel bei Makuladegeneration. Sie können zur Behandlung der feuchten Form der altersbedingten Makuladegeneration (AMD) eingesetzt werden. Einziger Wirkstoff des Therapieansatzes der photodynamischen Therapie ist das im Jahr 2000 eingeführte Verteporfin. Die übrigen Wirkstoffe des zweiten Therapieansatzes richten sich gegen den VEGF (vaskulärer endothelialer Wachstumsfaktor). Durch die VEGF-Hemmung wird die pathologische Gefäßeinsprossung unter die Netzhaut gehemmt, die zur AMD führt. Erster Wirkstoff war das 2006 eingeführte Pegaptanib. Ihm folgten die monoklonalen Antikörper Ranibizumab (2007) und Aflibercept (2012) (○ Tab. 3.72). Bei der feuchten Form der AMD wird außerdem der VEGF-Antagonist Bevacizumab (s. ▶ Kap. 3.13) eingesetzt, wenngleich dieser Wirkstoff keine Zulassung für diese Anwendung hat. Die Kosten für Bevacizumab zur Anwendung bei AMD sind allerdings deutlich geringer als für Ranibizumab (*NN* 2011).

Das 2013 eingeführte Ocriplasmin begründete die Teil-Indikationsgruppe der Mittel bei vitreomakulärer Adhäsion. Ocriplasmin ist eine Protease und soll Kollagenfasern im Glaskörper auflösen, die anderenfalls bei bestimmten alterungsbedingten Prozessen zu Schäden an der Netzhaut führen können (○ Tab. 3.72).

### 3.26.2 Entwicklung des Verbrauchs

Aus der Indikationsgruppe der Ophthalmika wurden jedem Versicherten der GKV im Jahr 2013 im Mittel 11 DDD verordnet. Es handelt sich also um sehr häufig verordnete Arzneimittel.

Der Verbrauch von Ophthalmika bewegte sich von 1996 bis 2002 in einem Bereich zwischen 1.200 und 1.300 Mio. DDD jährlich mit einer Spitze von fast 1.500 Mio. DDD im Jahr 2003, die wohl als Bevorratungsmaßnahme interpretiert werden kann. Seit 2004 werden rezeptfreie Arzneimittel von der GKV nur noch in Ausnahmefällen erstattet, was zu einem Verbrauchseinbruch bei Ophthalmika führte, der vor allem durch den Verbrauchsrückgang bei Antiallergika bedingt sein dürfte. Es ist anzunehmen, dass der schwankende Verlauf der Verbrauchskurve zwischen 1996 und 2002 ebenfalls auf die Antiallergika zurückzuführen ist. Da sie symptomatisch bei allergischer Konjunktivitis eingesetzt werden, kann der Bedarf für diese Arzneimittel von Jahr zu Jahr sehr unterschiedlich sein – abhängig von Ausmaß und Dauer des Pollenflugs. Seit 2005 zeigte sich der Verbrauch außerordentlich stabil bei etwa 750 Mio. DDD pro Jahr. Seit 2011 ist ein geringes, aber stetiges Wachstum zu erkennen (○ Abb. 3.136).

Die Verbrauchsentwicklung war zwischen 2011 und 2013 in den Teil-Indikationsgruppen sehr unterschiedlich. Die größte Teil-Indikationsgruppe stellen mit einem Anteil von 63% die Glaukommittel dar. Für sie fand sich eine Wachstumsrate von jährlich rund 3%, was einem absoluten Verbrauchswachstum von 13 bzw. 14 Mio. DDD in den Jahren 2012 bzw. 2013 entspricht. Der Verbrauchsanteil der Mittel bei Makuladegeneration ist mit 0,4% sehr gering, doch zeigte diese Teil-Indikationsgruppe die höchsten Wachstumsraten mit rund 49 bzw. 66% in den Jahren 2012 und 2013 (○ Tab. 3.73). Außerordentlich niedrig war mit nur 61 DDD der Verbrauch von Ocriplasmin im Jahr 2013, obwohl der Wirkstoff bereits im Mai 2013 eingeführt wurde. Es ist zu vermuten, dass die Behandlung mit Ocriplasmin nur selten im Rahmen der ambulanten Versorgung durchgeführt wird.

Von den verschiedenen Teil-Indikationsgruppen sollen nachfolgend die Entwicklungen für die Glaukommittel sowie die Mittel bei Makuladegeneration ausführlicher dargestellt werden.

Die Therapieansätze der größten Teil-Indikationsgruppe, der Glaukommittel, zeigt ○ Abb. 3.137. Von größter Bedeutung sind hier die Prostaglandine, die Betablocker-Kombinationen sowie die Betablocker: Zusammen entfielen auf diese drei Gruppen 2013 78% des Verbrauchs. Die Anteile der Prostaglandine und Betablocker-Kombinationen stiegen zwischen 2011 und 2013 und erreichten rund 30 bzw. 26%, während der Anteil der reinen Betalocker auf 22,4% zurückging. Die Anteile der übrigen Therapieansätze veränderten sich kaum. So lagen die Carboanhydrasehemmer bei rund 13% und die Sympathomimetika bei 8%. In Therapieempfehlungen (bspw. *European Glaucoma Society* 2008) oder Leitlinien (*DOG* 2006a) wird kein bestimmter Therapieansatz empfohlen. Bei der Auswahl muss

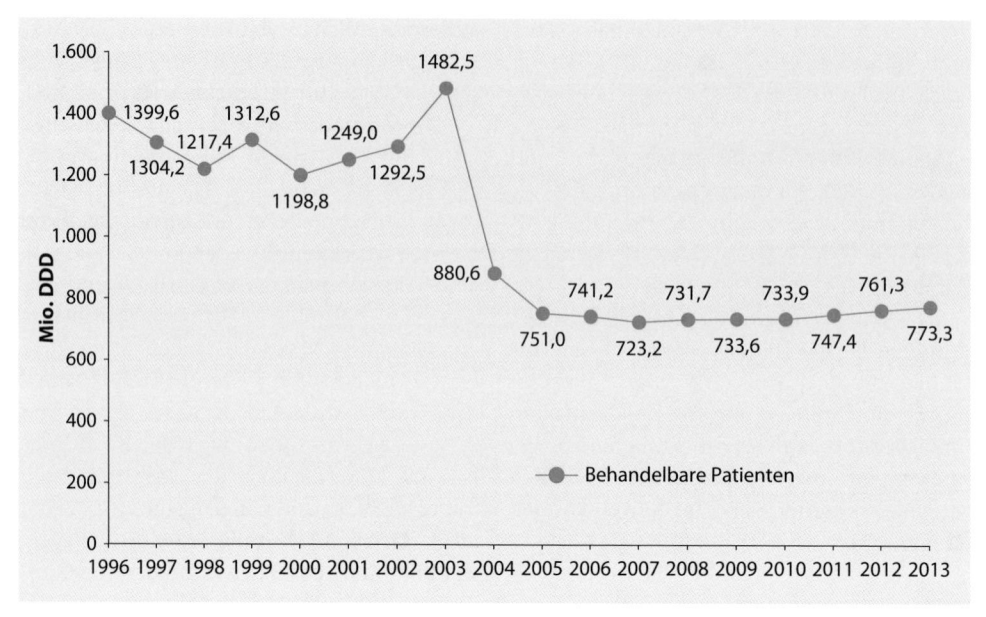

3 Umsatzveränderungen in einzelnen Indikationsgruppen

◘ **Abb. 3.136** Verbrauch von Arzneimitteln aus der Indikationsgruppe „S01 Ophthalmika" in Mio. DDD im Zeitraum von 1996 bis 2013.
Quelle: IGES nach AVR (1996 bis 2002), IGES-Berechnungen nach NVI (INSIGHT Health) (ab 2003)

◘ **Tab. 3.73** Übersicht der Menge der verordneten DDD in den Teil-Indikationsgruppen der Indikationsgruppe S01 in den Jahren 2011 bis 2013.

| Teil-Indikationsgruppe | DDD 2011 (Mio.) | DDD 2012 (Mio.) | DDD 2013 (Mio.) | Differenz 2011 vs. 2012 (%) | Differenz 2012 vs. 2013 (%) |
|---|---|---|---|---|---|
| Glaukommittel | 463,01 | 475,79 | 490,28 | 2,76 | 3,05 |
| Antiphlogistika | 114,00 | 115,02 | 110,67 | 0,90 | −3,78 |
| Antiinfektiva (bakteriell) | 85,17 | 88,66 | 91,40 | 4,09 | 3,09 |
| Mydriatika, Zykloplegia | 37,86 | 36,85 | 34,70 | −2,66 | −5,83 |
| Andere Ophthalmika | 22,93 | 21,79 | 21,41 | −4,94 | −1,76 |
| Mittel für Diagnose und chirurgische Eingriffe | 10,95 | 9,73 | 9,07 | −11,17 | −6,77 |
| Antiallergika | 7,60 | 6,75 | 7,61 | −11,18 | 12,64 |
| Adstringierende Augentropfen | 2,90 | 2,91 | 3,09 | | 5,99 |
| Mittel bei Makuladegeneration | 1,21 | 1,80 | 2,98 | 48,62 | 65,63 |
| Antiinfektiva (viral) | 1,74 | 1,99 | 2,10 | 14,62 | 5,72 |
| **Indikationsgruppe gesamt** | **747,37** | **761,30** | **773,31** | **1,86** | **1,58** |

Quelle: IGES-Berechnungen nach NVI (INSIGHT Health)

## 3.26 S01 Ophthalmika

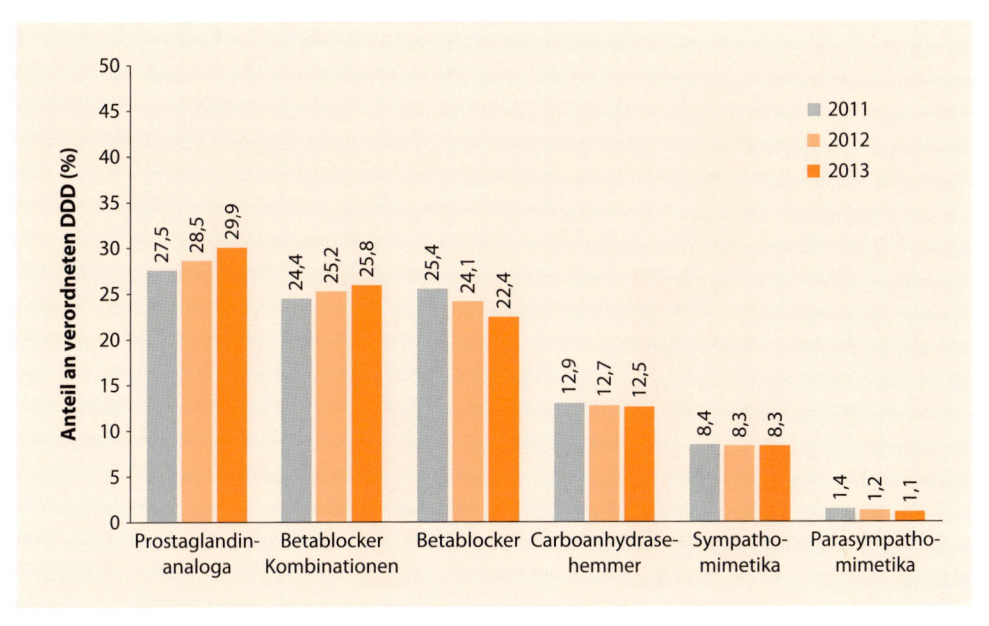

**Abb. 3.137** Anteile der Therapieansätze an den verordneten DDD in der Indikationsgruppe S01 – Therapieansätze der Teil-Indikationsgruppe Glaukommittel.
Quelle: IGES-Berechnungen nach NVI (INSIGHT Health)

der behandelnde Arzt Wirkmechanismus, Nebenwirkungen und Kontraindikationen berücksichtigen. Die Bevorzugung der Prostaglandine erklärt sich aus zwei Gründen: Sie gelten – bezogen auf die Monotherapie – als am effektivsten für die Augeninnendrucksenkung (*Dietlein* et al. 2009) und sie sind die einzigen Wirkstoffe, die nur einmal täglich angewendet werden müssen. Wenn eine Monotherapie für die erforderliche Senkung des Augeninnendrucks nicht ausreicht, muss eine Kombinationsbehandlung mit einem weiteren Wirkstoff begonnen werden. Eine solche Kombinationstherapie ist bei 40 bis 75% der Patienten nach zwei Jahren Therapie erforderlich (*European Glaucoma Society* 2008). Fixe Kombinationen werden empfohlen, weil einerseits zu erwarten ist (wenn auch nicht belegt), dass sich dadurch die Compliance verbessert, andererseits die Menge an Konservierungsstoff, dem das Auge ausgesetzt wird, geringer ist.

Innerhalb des Therapieansatzes der Prostaglandine stieg zwischen 2011 und 2013 der Verbrauchsanteil von Latanoprost von 45,9 auf 52,2% an. Dieser Anstieg ist bedingt durch einen absoluten Verbrauchsanstieg, der mit der Einführung von Latanoprost-Generika im Jahr 2012 zusammenfällt. Der Anteil von Bimatoprost lag stabil bei 19%, die Anteile von Travoprost und Tafluprost gingen von 20,8 auf 15,0% bzw. 14,2 auf 13,8% zurück.

Im Therapieansatz der Betablocker dominierte Timolol, dessen Verbrauchsanteil 2013 bei 90% lag. Der Therapieansatz der Betablocker-Kombinationen weist vier führende Kombinationen auf, die fast 87% des Verbrauchs auf sich vereinen. An erster Stelle lagen Timolol und Dorzolamid, auf die 2013 nach leichtem Anstieg 34,5% entfielen. Es folgten Kombinationen von Timolol mit Bimatoprost, Lantanoprost und Travoprost mit Anteilen von 22,9, 18,0 bzw. 11,5%. Im Therapieansatz der Carboanhydrasehemmer

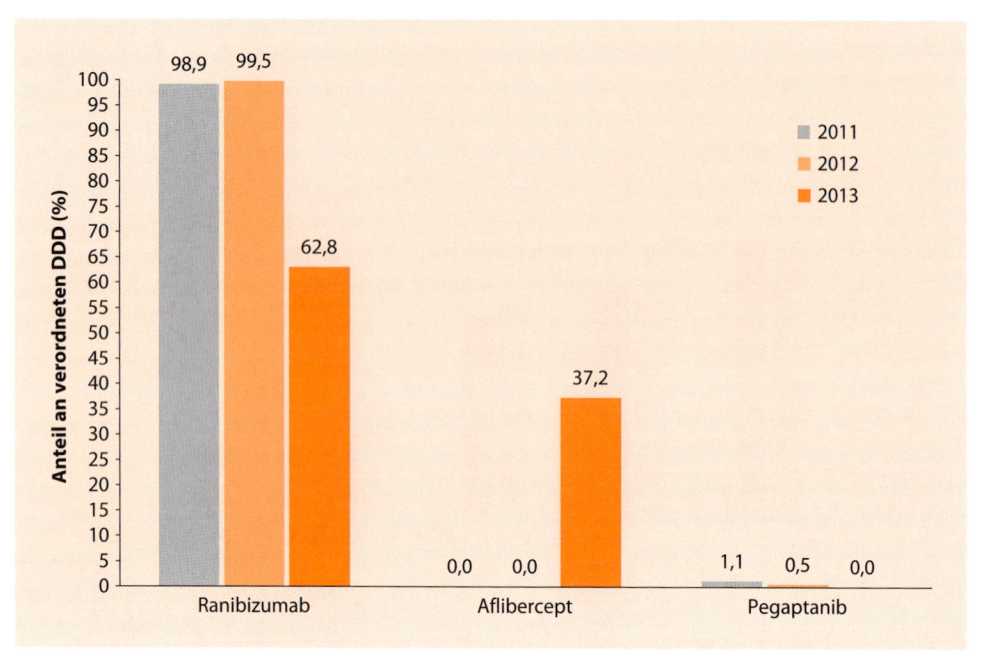

**Abb. 3.138** Anteile der Therapieansätze an den verordneten DDD in der Indikationsgruppe S01 – Wirkstoffe der Teil-Indikationsgruppe Mittel bei Makuladegeneration/Therapieansatz VEGF-Antagonisten.
Quelle: IGES-Berechnungen nach NVI (INSIGHT Health)

waren nur die Wirkstoffe Brinzolamid und Dorzolamid mit Anteilen von 64,2 bzw. 32,4% von Bedeutung.

In der Teil-Indikationsgruppe der Mittel bei Makuladegeneration führten im Betrachtungszeitraum die VEGF-Antagonisten, deren Anteil sich zwischen 2011 und 2013 von 97,5 auf 99,7% erhöhte. Die Veränderungen der Verbrauchsanteile der VEGF-Antagonisten zeigt ◘ Abb. 3.138. Die Einführung von Aflibercept im Jahr 2013 hat zu drastischen Verschiebungen geführt. In den Jahren 2011 und 2012 führte Ranibizumab mit einem Anteil von etwa 99%; der Rest entfiel auf Pegaptanib. Aflibercept erreichte bereits im Jahr der Einführung einen Anteil am Verbrauch von 37,2% und entsprechend ging der Verbrauch von Ranibizumab auf 62,8% zurück. Bezogen auf den absoluten Verbrauch zeigte sich folgendes Bild: Der Verbrauch von Ranibizumab stieg 2012 noch um 0,6 Mio. DDD von 1,17 auf 1,77 Mio. DDD. 2013 lag der Verbrauchsanstieg nur noch bei 0,1 Mio. DDD. Aflibercept erreichte bereits 2013 einen Verbrauch von 1,1 Mio. DDD. Dieser Erfolg steht möglicherweise auch im Zusammenhang mit dem mittleren AVP je DDD: Für Ranibizumab liegt er bei rund 42 €, für Aflibercept bei rund 20 €. Der Preisvorteil von Aflibercept kommt allerdings erst ab der vierten Injektion zum Tragen, wenn die Injektion nur noch alle zwei Monate erfolgen soll und nicht wie bei Ranibizumab in monatlichem Abstand. Der geringe Anteil von Pegaptanib erschließt sich aus dem geringen Stellenwert dieses Wirkstoffs in der Therapie der AMD. In einer Beurteilung des NICE wird bspw. Ranibizumab zur Anwendung bei AMD empfohlen, Pegaptanib dagegen nicht (NICE 2011). Auch Bevacizumab wird zur Behandlung der AMD eingesetzt (s. o.), doch ist sein Anteil am Verbrauch für diese Anwendung nicht bekannt.

## 3.26.3 Regionale Unterschiede im Verbrauch

Der Pro-Kopf-Verbrauch von Ophthalmika war 2013 in den östlichen Ländern und in Bremen höher (s. ◘ Abb. 3.139) als in den übrigen Regionen. Der höchste Verbrauch wurde mit 15,7 DDD je Versicherten in Sachsen beobachtet, der niedrigste in Baden-Württemberg mit 9,9 DDD pro Kopf. Die Glaukommittel stellen die größte Teil-Indikationsgruppe dar, doch differierte ihr Anteil an den Ophthalmika in den Regionen erheblich. Die höchsten Anteile fanden sich mit 69 bis 74% in den östlichen Ländern. Den niedrigsten Anteil am Verbrauch hatten die Glaukommittel in Bayern mit nur 58%. Diese Verteilung findet sich auch bezogen auf den Pro-Kopf-Verbrauch von Glaukommitteln wieder, der in den östlichen Ländern und Bremen zwischen 8,6 (Brandenburg) und 11,6 (Sachsen) lag. In Bayern dagegen wurden 2013 nur 5,9 DDD je GKV-Versicherten verbraucht. Das Glaukom ist eine Erkrankung des höheren Lebensalters und daher ist zu erwarten, dass der Verbrauch von Ophthalmika mit dem Anteil der GKV-Versicherten, die älter als 55 Jahre sind, korreliert. Die Regression zeigt für den Einfluss des Alters auf den Verbrauch von Ophthalmika insgesamt einen signifikanten Einfluss mit einem Bestimmtheitsmaß von 0,55. Prüft man die Abhängigkeit nur des Verbrauchs von Glaukommitteln vom Anteil der über 55-Jährigen, so liegt das Bestimmtheitsmaß mit 0,61 noch höher.

## 3.26.4 Epidemiologie, Bedarf und Angemessenheit der Versorgung

Zu den bedeutenden Indikationen für Ophthalmika, auf die an dieser Stelle näher eingegangen werden soll, zählen Glaukomerkrankungen und die AMD. Diese mit dem Lebensalter in der Häufigkeit zunehmenden Erkrankungen zählen – neben der diabetischen Retinopathie – zu den Hauptursachen für Erblindungen und schweren Sehbehinderungen in Deutschland (*Finger et al.* 2012). Eine frühzeitige Diagnose und Behandlung ist aus diesem Grund essenziell, um eine Erblindung der Betroffenen zu vermeiden.

Die Häufigkeit der AMD steigt ab dem 50. Lebensjahr exponentiell an. Für das Frühstadium werden nach der Rotterdam-Studie Prävalenzen in Höhe von 1 bis 3% bei 60-Jährigen, 20% bei 70-Jährigen sowie 30 bis 40% bei 80-Jährigen angegeben (*Schrader* 2006). Die Beaver Dam Offspring Study (BOSS), bei der eine Population in Wisconsin untersucht wurde, ergab für das frühe Stadium der AMD im Altersbereich von 21 bis 84 Jahren insgesamt eine Prävalenz von 3,4% (*Klein et al.* 2010). Bei den unter 55-Jährigen war hierbei die frühe Form der AMD selten, wohingegen bei Personen über 65 Jahren die Diagnose häufig vorlag, bei insgesamt 9,8% der untersuchten Personen der Population. Auf Grundlage der in der BOSS nach Alter und Geschlecht stratifizierten Prävalenzangaben ist in der GKV-Population mit etwa 2,8 Mio. erwachsenen Patienten zu rechnen, die an einem frühen Stadium der AMD erkrankt sind. Im Frühstadium der Erkrankung steht keine medikamentöse Therapie zur Verfügung.

Die Spätform der AMD manifestiert sich je nach Ausprägungsform in einer „trockenen", atrophischen oder einer neovaskulären, auch als „feucht" bezeichneten, Form. Die Prävalenz im Spätstadium wird, ausgehend von Ergebnissen mehrerer Studien, bei 60-Jährigen mit 0,5% bis 1%, bei 70-Jährigen mit ca. 2%, bei 80-Jährigen mit etwa 5% und bei 85- bis 90-Jährigen mit etwa 10 bis 15% beziffert (*Schrader* 2006). Der Leitlinie der Deutschen Ophthalmologischen Gesellschaft zufolge leiden im Altersbereich von 65 bis 74 Jahren ca. 1% sowie im Alter von 75 bis 84 Jahren etwa 5% an einem Spätstadium der AMD (*DOG* 2011). Für die häufigere Verlaufsform, die trockene Form der AMD,

3 Umsatzveränderungen in einzelnen Indikationsgruppen

KV Schleswig-Holstein
10,53 DDD
2,7%

KV Hamburg
10,97 DDD
0,5%

KV Mecklenburg-Vorpommern
13,74 DDD
2,2%

KV Bremen
14,27 DDD
1,7%

KV Brandenburg
12,44 DDD
1,0%

KV Niedersachsen
10,37 DDD
2,2%

KV Berlin
12,87 DDD
0,0%

KV Westfalen-Lippe
11,10 DDD
0,1%

KV Sachsen-Anhalt
14,95 DDD
4,4%

KV Nordrhein
9,89 DDD
0,9%

KV Sachsen
15,73 DDD
4,1%

KV Thüringen
14,41 DDD
0,0%

KV Hessen
10,02 DDD
0,6%

KV Rheinland-Pfalz
9,93 DDD
-0,4%

KV Saarland
11,42 DDD
-0,5%

KV Bayerns
10,16 DDD
0,8%

KV Baden-Württemberg
9,88 DDD
1,4%

**Verbrauch (S01) pro GKV-Versicherten in DDD,
z-standardisierte Abweichung vom Mittelwert, 2013**
(Deutschland: 11,12 DDD)

- $z \leq -1{,}5$
- $-1{,}5 < z \leq -0{,}5$
- $-0{,}5 < z < 0{,}5$
- $0{,}5 \leq z < 1{,}5$
- $z \geq 1{,}5$

sowie Änderungen gegenüber dem Vorjahr in Prozent (Deutschland: 1,4%)

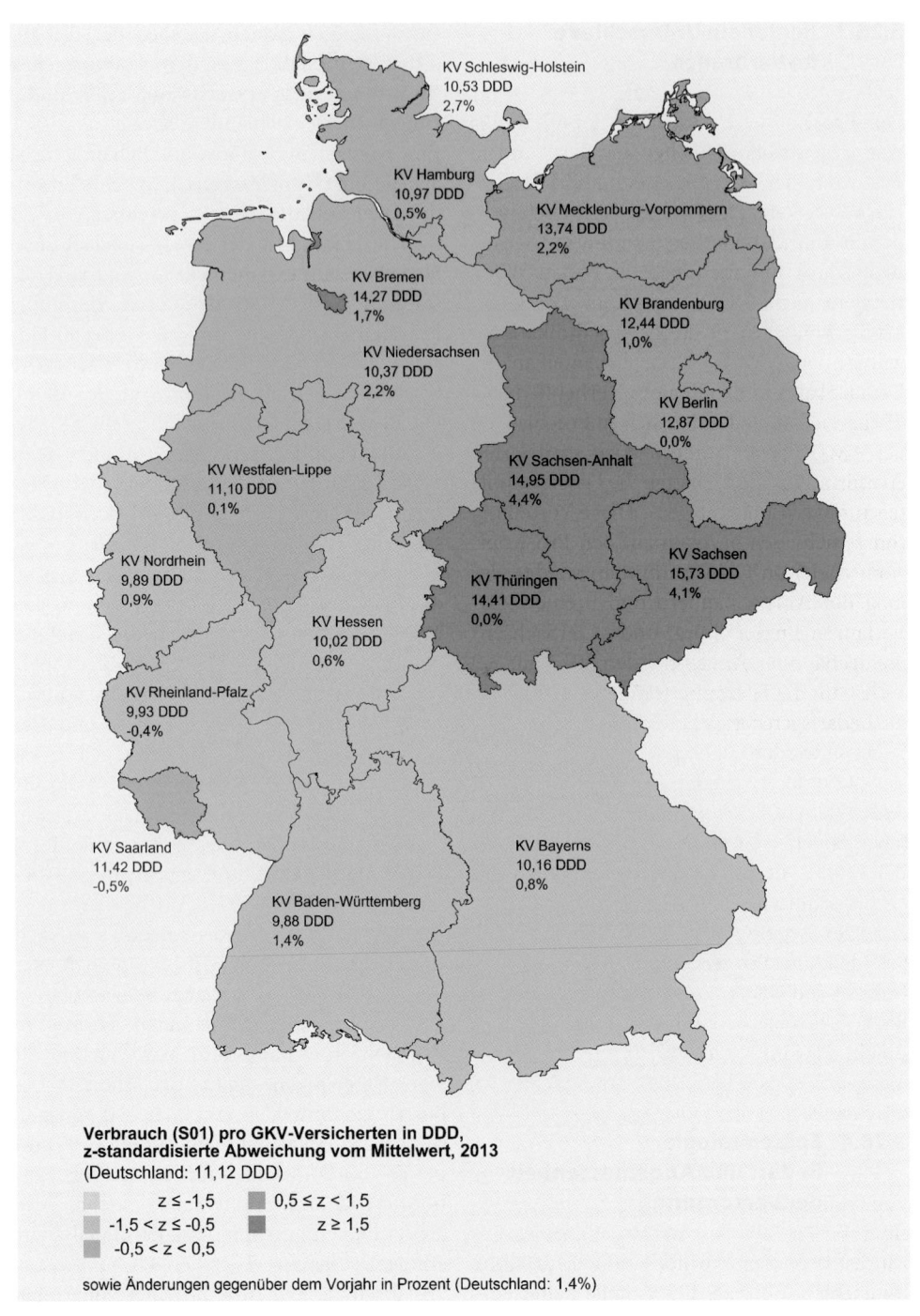

**Abb. 3.139** Verbrauch von Arzneimitteln aus der Indikationsgruppe „S01 Ophthalmika" in DDD je Versicherten im Jahr 2013 und Änderung gegenüber dem Vorjahr nach KV-Region.

Quelle: IGES-Berechnungen nach NVI (INSIGHT Health)

ist bislang keine Therapie bekannt. Bei der feuchten Form der AMD können Lasertherapie und photodynamische Therapie das Fortschreiten der Erkrankung verzögern. Zudem besteht die Möglichkeit der medikamentösen Therapie mit VEGF-Hemmern. Die Häufigkeit von feuchter AMD wurde in der European Eye Study (EUREYE) untersucht, nach der insgesamt 2,3% der Bevölkerung ab 65 Jahren betroffen sind (*Augood* 2006). Stratifiziert nach Alter und Geschlecht würden auf Basis dieser Ergebnisse in Deutschland etwa 0,54 Mio. Patienten ab 65 Jahren in der GKV an der feuchten Form der AMD erkrankt sein. Das Auftreten der Spätform bei jüngeren Altersgruppen ist selten und es fehlen hierzu Prävalenzangaben, sodass für jüngere Altersgruppen keine Schätzung vorgenommen wurde. Da zur Behandlung der AMD auch nicht medikamentöse Verfahren eingesetzt werden und neben den hier genannten Arzneimitteln auch Bevacizumab für die Therapie verwendet wird, kann die Bedarfsgerechtigkeit der Versorgung nicht beurteilt werden.

Vom Glaukom oder „Grünen Star" werden verschiedene Formen unterschieden. Die häufigste Form ist das Offenwinkelglaukom. Beim chronischen Offenwinkelglaukom handelt es sich um eine fortschreitende Erkrankung des Sehnervs, die mit charakteristischen Schäden am Sehnervenkopf (Papille) und Gesichtsfeldausfällen einhergeht. Wichtigster Risikofaktor ist ein erhöhter Augeninnendruck. Die Leitlinie der Deutschen Ophthalmologischen Gesellschaft gibt für das primäre chronische Offenwinkelglaukom ab dem 40. Lebensjahr in Europa eine Prävalenz von ca. 2,4% an (*DOG* 2006a). Auf Grundlage von Versorgungsdaten der Kassenärztlichen Vereinigung Rheinland-Pfalz aus dem Jahr 2010 wurde die Gesamtprävalenz des Glaukoms in Deutschland auf ca. 2,32% geschätzt und liegt demnach in der gleichen Größenordnung (*Wolfram* 2012). In einer Metaanalyse auf Grundlage amerikanischer, australischer und europäischer Studien wurde die Prävalenz des primären chronischen Offenwinkelglaukoms übertragen auf die weiße US-amerikanische Bevölkerung ab dem 40. Lebensjahr auf 1,69% geschätzt (*Friedman* 2004).

Bei erhöhtem Augeninnendruck besteht nach der Leitlinie Behandlungsbedarf, wenn er in Kombination mit bestimmten Risikofaktoren auftritt (*DOG* 2006a). Die medikamentöse Therapie, die auf die Verringerung des Augeninnendrucks abzielt, reduziert die Wahrscheinlichkeit für die Entwicklung eines Glaukoms in einem Zeitraum von fünf Jahren von 9,5 auf 4,4% (*Kass* 2002). Aufgrund des zunächst schleichenden Beginns wird eine Glaukomerkrankung oftmals erst spät erkannt. In Deutschland wird die Dunkelziffer unentdeckter Glaukome auf mindestens 50% geschätzt (*Wolfram* 2012, *DOG* 2006a). Die Gesamtprävalenz des primär chronischen Offenwinkelglaukoms und des erhöhten Augeninnendrucks ab dem 40. Lebensjahr wird mit 4,8 % angegeben (*DOG* 2006b). Auf Grundlage dieser Daten, die in drei Altersgruppierungen unterteilt, jedoch nicht geschlechtsspezifisch aufgeführt sind, kann für die GKV eine Anzahl von ca. 2,2 Mio. behandlungsbedürftigen Patienten mit Glaukom und erhöhtem Augeninnendruck geschätzt werden, wobei nur bei der Hälfte der Betroffenen die Erkrankung bekannt ist. Nach dieser Schätzung sollte ein Verbrauch von Glaukommitteln zu erwarten sein, mit dem ca. 1,1 Mio. Patienten hätten behandelt werden können, wenn ein täglicher Bedarf von einer DDD angenommen wird. Der tägliche Bedarf dürfte im Durchschnitt etwas höher liegen, da ein Teil der Patienten mit einer Kombination aus zwei Wirkstoffen behandelt werden muss und dazu zwar vermutlich sehr häufig, aber nicht immer, fixe Kombinationen eingesetzt werden. Für einen unbekannten Teil der Patienten ist daher von einem täglichen Bedarf von 2 DDD auszugehen. Wie ◘ Abb. 3.140 zeigt, hätten 2013 mindestens 1,34 Mio. Menschen in der GKV mit Glau-

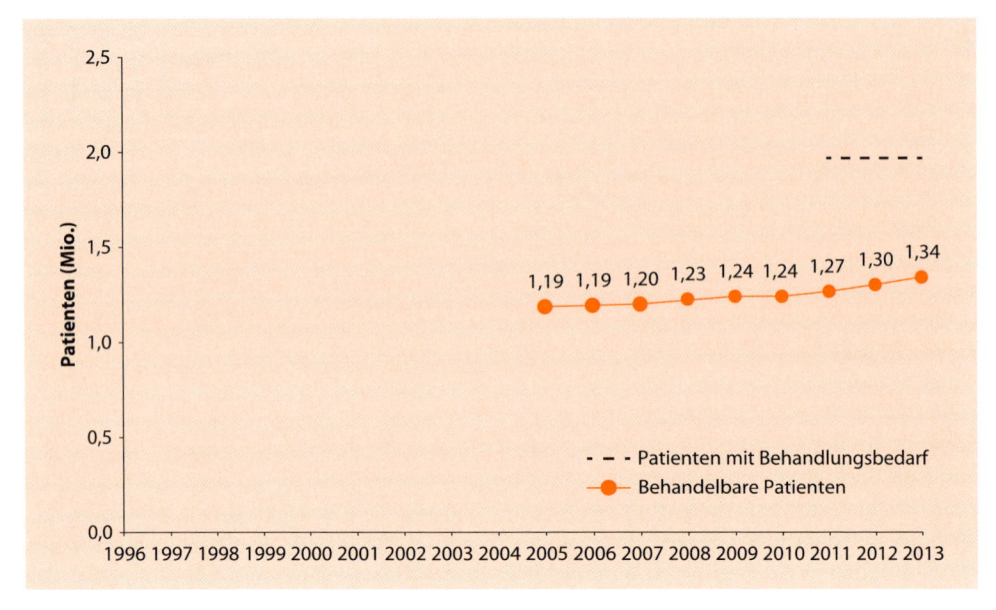

◘ **Abb. 3.140** Behandlungsbedarf mit Glaukommitteln (S01).
Quelle: IGES-Berechnungen nach AVR (1996 bis 2002) und NVI (INSIGHT Health) (ab 2003)

kommitteln behandelt werden können. Dies entspricht sehr gut dem geschätzten Bedarf für die Patienten mit bekanntem Glaukom bzw. erhöhtem Augeninnendruck, jedoch nicht dem Behandlungsbedarf insgesamt.

### 3.26.5 Analyse der Ausgabendynamik

Die Ausgaben und Ausgabenänderungen für die Ophthalmika sind in ◘ Tab. 3.74 aufgeführt. Im Vergleich zum Vorjahr stiegen 2013 die Ausgaben um 33,1 Mio. Euro. Dieser Anstieg ist im Wesentlichen durch die Teil-Indikationsgruppe der Mittel bei Makuladegeneration bedingt.

Als ausgabenbestimmende Komponenten fallen im Wesentlichen die Verbrauchs-, Therapieansatz- und Preiskomponente auf (◘ Abb. 3.141).

Die Verbrauchskomponente erhöhte 2013 die Ausgaben mit 35,8 Mio. Euro stärker als im Vorjahr mit 26,1 Mio. Euro. In beiden Jahren war hauptsächlich die Teil-Indikationsgruppe der Mittel bei Makuladegeneration bestimmend für diesen Effekt, in zweiter Linie die Glaukommittel.

Der geringe ausgabenerhöhende Effekt der Therapieansatzkomponente war in beiden Jahren auf die Glaukommittel zurückzuführen und hier auf die leicht gestiegenen Verbrauchsanteile von Prostaglandinen und Betablockern.

Die Analogkomponente zeigt für 2013 Ausgabensenkungen in Höhe von 8,4 Mio. Euro an. Die Ursache findet sich bei den Mitteln bei Makuladegeneration, wo der Verbrauchsanteil von Aflibercept erheblich gestiegen ist. Der mittlere Preis je DDD von Aflibercept liegt deutlich unter dem von Ranibizumab, das bislang diese Teil-Indikationsgruppe dominierte.

Die Generikakomponente wurde 2013 bestimmt durch die Teil-Indikationsgruppe der Glaukommittel und verweist auf Einsparungen von 9,8 Mio. Euro, denn für mehrere Wirkstoffe war 2013 im Vorjahresvergleich der Generikaanteil am Verbrauch deutlich

## 3.26 S01 Ophthalmika

Tab. 3.74 Ausgabenentwicklung in der Indikationsgruppe „S01 Ophthalmika" in den Jahren 2012 und 2013.

| Indikations-/ Teil-Indikationsgruppe | Ausgaben (Mio. Euro) | | Ausgabenänderung gegenüber Vorjahr (Mio. Euro) | | Prozentuale Veränderung gegenüber Vorjahr | | Anteil an Gesamtausgaben (%) | |
|---|---|---|---|---|---|---|---|---|
| | 2012 | 2013 | 2011 vs. 2012 | 2012 vs. 2013 | 2011 vs. 2012 | 2012 vs. 2013 | 2012 | 2013 |
| Glaukommittel | 255,51 | 262,64 | -13,56 | 7,13 | -5,04 | 2,79 | 0,97 | 0,97 |
| Antiphlogistika | 69,75 | 75,69 | 0,58 | 5,94 | 0,84 | 8,51 | 0,26 | 0,28 |
| Antiinfektiva (bakteriell) | 45,78 | 50,01 | 2,54 | 4,23 | 5,88 | 9,24 | 0,17 | 0,18 |
| Mydriatika, Zykloplegia | 3,71 | 3,83 | -0,001 | 0,12 | -0,29 | 3,12 | 0,01 | 0,01 |
| Andere Ophthalmika | 4,32 | 4,58 | -0,001 | 0,26 | -0,21 | 6,12 | 0,02 | 0,02 |
| Mittel für Diagnose und chirurgische Eingriffe | 4,61 | 4,25 | -0,04 | -0,36 | -0,91 | -7,71 | 0,02 | 0,02 |
| Antiallergika | 3,48 | 4,08 | -0,31 | 0,60 | -8,17 | 17,17 | 0,01 | 0,02 |
| Adstringierende Augentropfen | 0,23 | 0,25 | <0,001 | 0,01 | 0,24 | 5,43 | 0,00 | 0,00 |
| Mittel bei Makuladegeneration | 50,74 | 65,46 | 12,46 | 14,73 | 32,56 | 29,03 | 0,19 | 0,24 |
| Antiinfektiva (viral) | 2,39 | 2,62 | 0,18 | 0,23 | 8,07 | 9,44 | 0,01 | 0,01 |
| **Indikationsgruppe gesamt** | **440,53** | **473,62** | **1,84** | **33,09** | **0,42** | **7,51** | **1,67** | **1,75** |

Quelle: IGES-Berechnungen nach NVI (INSIGHT Health)

**Ausgabenänderung (Mio. €)**

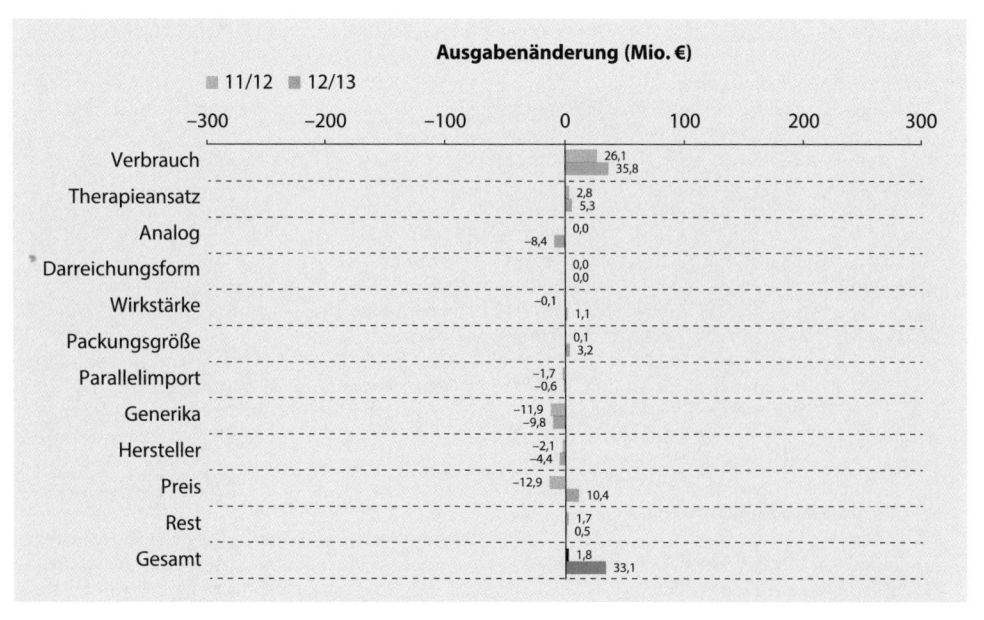

■ 11/12 ■ 12/13

| Kategorie | 11/12 | 12/13 |
|---|---|---|
| Verbrauch | 26,1 | 35,8 |
| Therapieansatz | 2,8 | 5,3 |
| Analog | 0,0 | -8,4 |
| Darreichungsform | 0,0 | 0,0 |
| Wirkstärke | -0,1 | 1,1 |
| Packungsgröße | 0,1 | 3,2 |
| Parallelimport | -1,7 | -0,6 |
| Generika | -11,9 | -9,8 |
| Hersteller | -2,1 | -4,4 |
| Preis | -12,9 | 10,4 |
| Rest | 1,7 | 0,5 |
| Gesamt | 1,8 | 33,1 |

Abb. 3.141 Komponenten der Ausgabenänderung im Jahr 2013 für die Indikationsgruppe „S01 Ophthalmika".
Quelle: IGES-Berechnungen nach NVI (INSIGHT Health)

angestiegen: für die Fixkombinationen Timolol und Latanoprost bzw. Timolol und Dorzolamid von 39 auf 69% bzw. von 51 auf 69% und für Latanoprost von 43 auf 63%.

Die Preiskomponente führte 2013 zu Ausgabensteigerungen von 10,4 Mio. Euro, wogegen 2012 Einsparungen in Höhe von 12,9 Mio. Euro erreicht wurden.

Fazit zur Indikationsgruppe „S01 Ophthalmika""

| Ausgaben | Zuwachs |
|---|---|
| Prominenteste Komponente(n) | Verbrauch, Preis, Generika |
| Verbrauch | Durchschnittlicher Zuwachs |
| Therapieansätze | Therapieoptimierung: Höherer Anteil von Prostaglandinen und Betablockern |
| Analog-Wettbewerb | Therapieoptimierung: Höherer Anteil von Aflibercept |
| Sonstiges | Ausgabenanstieg durch Preiskomponente |

## Literatur

Augood CA, Vingerling JR, de Jong PTVM et al. (2006) Prevalence of Age-Related Maculopathy in Older Europeans. Arch Ophthalmol.124:529–535.

Dietlein TS, Hermann MM, Jordan JF (2009) Medikamentöse und chirurgische Therapie des Glaukoms. Dtsch Arztebl Int 106: 597–606.

DOG (2006a) Deutsche Ophthalmologische Gesellschaft e.V., Berufsverband der Augenärzte Deutschlands e.V. Leitlinie Nr. 15 a. Primäres chronisches Offenwinkelglaukom, Normaldruckglaukom und okuläre Hypertension. URL: http://www.dog.org/wp-content/uploads/2013/10/Referenz-der-Leitlinie-15a.10.102013doc.pdf (05.03.2014).

DOG (2006b) Deutsche Ophthalmologische Gesellschaft e.V., Berufsverband der Augenärzte Deutschlands e.V. Leitlinie Nr. 15 c. Detektion des primären Offenwinkelglaukoms (POWG): Glaukom-Screening von Risikogruppen, Glaukomverdacht, Glaukomdiagnose. URL: http://www.dog.org/wp-content/uploads/2009/09/Leitlinie-Nr.-15c-detektion-des-prim%C3%A4ren-offenwinkelglaukom.pdf (05.03.2014).

DOG (2011) Deutsche Ophthalmologische Gesellschaft e.V., Berufsverband der Augenärzte Deutschlands e.V. Leitlinie Nr. 21 Altersabhängige Makuladegeneration AMD. URL: http://www.dog.org/wp-content/uploads/2009/09/Leitlinie-Nr.-21-Altersabh%C3%A4ngige-Makuladegeneration-AMD-.pdf (05.03.2014).

European Glaucoma Society (2008) Terminologie und Handlungsrichtlinien für die Glaukome. 3. Auflage. http://www.eugs.org/eng/reguser.asp

Friedman DS, Wolfs RC, O'Colmain BJ (2004) Prevalence of open-angle glaucoma among adults in the United States. Arch Ophthalmol 122(4):532–538.

Kass P, Heuer D, Higginbotham EJ et al. (2002) The Ocular Hypertension Treatment Study: a randomized trial determines that topical ocular hypotensive medication delays or prevents the onset of primary open-angle glaucoma. Arch Ophthalmol 120(6):701-13; discussion 829-830.

Finger RP, Bertram B, Wolfram C et al. (2012) Blindness and visual impairment in Germany – a slight fall in prevalence. Dtsch Arztebl Int 109(27–28): 484–489.

Klein R, Cruickshanks K, Nash S et al. (2010) The Prevalence of Age-Related Macular Degeneration and Associated Risk Factors: The Beaver Dam Offspring Study. Arch Ophthalmol 128(6): 750–758.

NN (2013) Bevacizumab: Alternative zu Ranibizumab bei Makuladegeneration. Arznei-Telegramm 42: 45–46.

NICE (2011) 2011Ranibizumab and pegaptanib for the treatment of age-related macular degeneration. NICE technology appraisal guidance 155. http://www.nice.org.uk/nicemedia/pdf/TA155guidance.pdf

Realini T (2011) A history of glaucoma pharmacology. Optom Vis Sci 88: 36–38.

Schrader W F (2006) Altersbedingte Makuladegeneration. Sozioökonomische Zeitbombe in der alternden Gesellschaft. Ophthalmologe 103:742–748.

# 4 Regionale Entwicklung von Ausgaben und Verbrauch

CHRISTOPH DE MILLAS

Betrachtet man die Entwicklung der Arzneimittelausgaben auf regionaler Ebene, so zeigen sich erhebliche Unterschiede in den Wachstumsraten und im Ausgabenvolumen. Um eine bessere Vergleichbarkeit der Ausgaben zwischen den KV-Regionen zu gewährleisten, wurde die folgende Betrachtung in Bezug auf die Zahl der GKV-Versicherten vorgenommen. Im gesamten Bundesgebiet betrugen die durchschnittlichen Pro-Kopf-Ausgaben für Fertigarzneimittel, die 2013 zulasten der GKV abgegeben wurden, 390 Euro. Gegenüber 2012 entsprach dies einem Anstieg um 2,3% (Abb. 4.1). Wie bereits in den

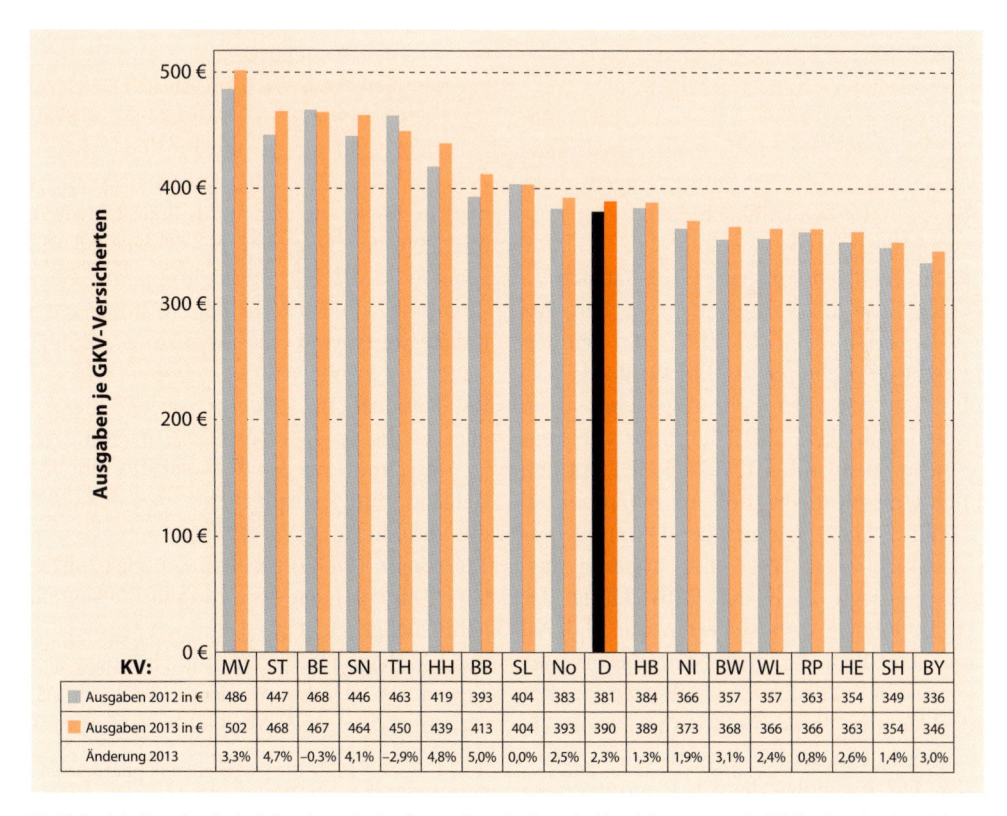

| KV: | MV | ST | BE | SN | TH | HH | BB | SL | No | D | HB | NI | BW | WL | RP | HE | SH | BY |
|---|---|---|---|---|---|---|---|---|---|---|---|---|---|---|---|---|---|---|
| Ausgaben 2012 in € | 486 | 447 | 468 | 446 | 463 | 419 | 393 | 404 | 383 | 381 | 384 | 366 | 357 | 357 | 363 | 354 | 349 | 336 |
| Ausgaben 2013 in € | 502 | 468 | 467 | 464 | 450 | 439 | 413 | 404 | 393 | 390 | 389 | 373 | 368 | 366 | 366 | 363 | 354 | 346 |
| Änderung 2013 | 3,3% | 4,7% | -0,3% | 4,1% | -2,9% | 4,8% | 5,0% | 0,0% | 2,5% | 2,3% | 1,3% | 1,9% | 3,1% | 2,4% | 0,8% | 2,6% | 1,4% | 3,0% |

**Abb. 4.1** Durchschnittliche Arzneimittelausgaben in Euro je Versicherten nach KV-Region in den Jahren 2012 und 2013.

Quelle: IGES-Berechnungen nach NVI (INSIGHT Health) und KM6. BB: Brandenburg, BE: Berlin, BW: Baden-Württemberg, BY: Bayern, D: Deutschland, HB: Bremen, HE: Hessen, HH: Hamburg, MV: Mecklenburg-Vorpommern, NI: Niedersachsen, No: Nordrhein, RP: Rheinland-Pfalz, SH: Schleswig-Holstein, SL: Saarland, SN: Sachsen, ST: Sachsen-Anhalt, TH: Thüringen, WL: Westfalen-Lippe

Vorjahren weisen die ostdeutschen KVen im Vergleich zu den westdeutschen tendenziell höhere Arzneimittelausgaben pro Kopf auf.

Bei der Betrachtung der regionalen Ausgaben ist folgende Einschränkung zu beachten: Im Rahmen des Atlas lagen keine regionalen Daten nach Kassenart vor, daher wurde für die einzelnen Pharmazentralnummern (PZN) der durchschnittliche bundesweite Erstattungspreis angenommen. Da es regionale Unterschiede in den Marktanteilen für die einzelnen Krankenkassen gibt und entsprechend Unterschiede in der Höhe der individuellen Rabatte nach § 130a Abs. 8 SGB V, können Erstattungspreise in einer KV-Region vom Bundesdurchschnitt abweichen. Diese Abweichung kann hier nicht einbezogen werden. Bei der Interpretation der Ergebnisse gilt es daher zu berücksichtigen, dass diese zwar den strukturellen Unterschieden in der GKV-Bevölkerung und dem Verschreibungsverhalten der Ärzte Rechnung tragen, nicht aber strukturellen Unterschieden in der Kassenzugehörigkeit.

Im Vergleich zum Jahr 2012 hat sich im Berichtsjahr die Spannweite zwischen den KV-Regionen deutlich erhöht. So wurden je GKV-Versicherten in Mecklenburg-Vorpommern 156 Euro mehr ausgegeben als in Bayern. Im Jahr 2012 lag der Abstand zwischen den beiden KV-Regionen mit den höchsten bzw. niedrigsten Ausgaben nur bei 150 Euro. Die Zunahme der Differenz war dabei nicht allein Folge eines höheren Ausgabenanstiegs; auch die Entwicklung der Anzahl der GKV-Versicherten war regional unterschiedlich. So ging beispielsweise die Anzahl GKV-Versicherter im Bereich der KV Mecklenburg-Vorpommern um 0,5% zurück, während sie in der KV Bayerns um 0,6% anstieg. Die Rangfolge der KV-Regionen nach Ausgaben pro Kopf änderte sich zwischen 2012 und 2013 nur unwesentlich: Bayern blieb trotz eines überdurchschnittlichen Pro-Kopf-Anstiegs von 3,1% die Region mit den geringsten Pro-Kopf-Ausgaben, gefolgt von der KV Schleswig-Holstein, dessen Ausgaben mit 1,4% unterdurchschnittlich gewachsen waren. Die KV Mecklenburg-Vorpommern hatte 2013 weiterhin die höchsten Ausgaben pro Kopf. An zweiter Stelle folgte erstmals die KV Sachsen-Anhalt. Bei sinkender Versichertenzahl (−0,8%) stiegen die Ausgaben pro Kopf um 4,7%. In der nun an dritter Stelle liegenden KV Berlin war die Zahl der GKV-Versicherten hingegen um 1,2% angestiegen. Bei gleichzeitig moderatem Ausgabenanstieg bedeutete dies einen Rückgang der Pro-Kopf-Ausgaben um 0,3%.

Da es 2013 keine allgemeinen gesetzlichen Sparmaßnahmen gab, war die Entwicklung der Wachstumsraten in den einzelnen KV-Regionen unterschiedlich, aufgrund von Effekten wie der Anhebung der Apothekenvergütung aber tendenziell positiv. Nur in drei KV-Regionen gingen die Ausgaben pro Kopf zurück bzw. stagnierten, entsprechend stiegen in 14 KV-Regionen die Ausgaben an. Der höchste Rückgang war in der KV Thüringen mit 2,9% zu verzeichnen. Auf der anderen Seite stand die KV Brandenburg mit einer Zunahme von 5,0%. In den westdeutschen KV-Regionen war die Spreizung weniger stark. Der größte Anstieg zeigte sich in der KV Hamburg mit 4,8%. Im Saarland blieben dagegen die Ausgaben pro Kopf unverändert.

Im Schnitt war das Preisniveau leicht ansteigend, und entsprechend verzeichneten die Verbräuche je Versicherten gemessen in Tagesdosen (DDD) geringere Wachstumsraten (◘ Abb. 4.2). Die Spreizung im Verbrauch nahm dabei leicht ab. Dennoch wurden in den KV-Regionen Bayern und Hamburg 243 Tagesdosen (DDD) pro Kopf weniger verbraucht als in der KV Mecklenburg-Vorpommern. Der stärkste Verbrauchsanstieg zeigte sich in der KV Sachsen-Anhalt (3,7%). In der KV Saarland ging hingegen der Verbrauch pro Kopf um 0,8% zurück.

Es verblieben somit weiterhin deutliche regionale Unterschiede in den Ausgaben und im Verbrauch. Im Arzneimittel-Atlas kann

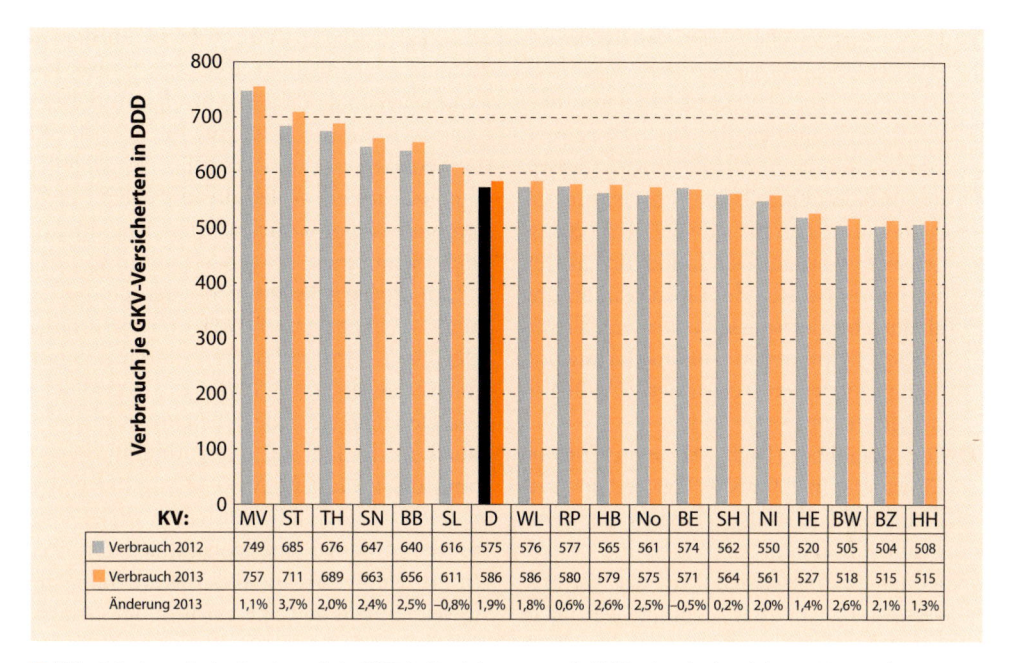

## 4 Regionale Entwicklung von Ausgaben und Verbrauch

◘ **Abb. 4.2** Arzneimittelverbrauch in DDD je Versicherten nach KV-Region in den Jahren 2012 und 2013.
Quelle: IGES-Berechnungen nach NVI (INSIGHT Health) und KM6. BB: Brandenburg, BE: Berlin, BW: Baden-Württemberg, BY: Bayern, D: Deutschland, HB: Bremen, HE: Hessen, HH: Hamburg, MV: Mecklenburg-Vorpommern, NI: Niedersachsen, No: Nordrhein, RP: Rheinland-Pfalz, SH: Schleswig-Holstein, SL: Saarland, SN: Sachsen, ST: Sachsen-Anhalt, TH: Thüringen, WL: Westfalen-Lippe

| KV: | MV | ST | TH | SN | BB | SL | D | WL | RP | HB | No | BE | SH | NI | HE | BW | BZ | HH |
|---|---|---|---|---|---|---|---|---|---|---|---|---|---|---|---|---|---|---|
| Verbrauch 2012 | 749 | 685 | 676 | 647 | 640 | 616 | 575 | 576 | 577 | 565 | 561 | 574 | 562 | 550 | 520 | 505 | 504 | 508 |
| Verbrauch 2013 | 757 | 711 | 689 | 663 | 656 | 611 | 586 | 586 | 580 | 579 | 575 | 571 | 564 | 561 | 527 | 518 | 515 | 515 |
| Änderung 2013 | 1,1% | 3,7% | 2,0% | 2,4% | 2,5% | –0,8% | 1,9% | 1,8% | 0,6% | 2,6% | 2,5% | –0,5% | 0,2% | 2,0% | 1,4% | 2,6% | 2,1% | 1,3% |

jedoch regelmäßig gezeigt werden, dass die Unterschiede zwischen den Regionen zu einem großen Teil durch die Heterogenität bezüglich demographischer und epidemiologischer Faktoren erklärt werden können. Insbesondere die Anteile von adipösen und älteren Menschen als Indikatoren für eine höhere Morbidität haben einen Einfluss auf die Höhe der Arzneimittelausgaben. Dadurch relativieren sich die Unterschiede zwischen den Regionen erheblich.

Für die Versorgungssegmente der Grund- und Spezialversorgung (siehe ▶ Abschn. 6.7 zur Abgrenzung der Versorgungssegmente) wurden Einflüsse verschiedener Faktoren auf die Ausgaben je GKV-Versicherten in den KV-Regionen betrachtet. Die in den jeweiligen Regressionsmodellen berücksichtigten Einflussgrößen wurden mittels einer schrittweisen Regression („stepwise regression") bestimmt.

Eine Übersicht der getesteten Faktoren ist in ▶ Abschn. 6.8 zu finden. Anschließend wurde sowohl für die Grundversorgung als auch für die Spezialversorgung jeweils das Regressionsmodell ausgewählt, dessen Kombination von unabhängigen Variablen die höchste Erklärungskraft hinsichtlich der abhängigen Größen, gemessen durch das adjustierte Bestimmtheitsmaß $R^2$, aufwies. Hierbei stellten sich folgende Variablen als bedeutsam heraus:

» Der Anteil an GKV-Versicherten in einem Bundesland mit einem Body-Mass-Index (BMI) von über 30: Personen mit einem BMI über dieser Schwelle gelten als adipös. Adipositas kann sich in vielfältiger Weise auf die Morbidität auswirken, beispielsweise auf das Risiko, an Diabetes zu erkranken. Der Indikator zeigt sich daher in der Grundversorgung als statistisch signifikant.

» Der Anteil an GKV-Versicherten in der KV-Region mit einem Alter von über 55 Jahren: Diese Variable, die Einflüsse von Demographie, aber auch Morbidität vereint, wird auf Basis der KM6-Statistik des Bundesgesundheitsministeriums ermittelt und kann für jede KV-Region ausgewiesen werden. Der Indikator hat sich sowohl im Bereich der Grundversorgung als auch bei der Spezialversorgung als statistisch signifikant für die Erklärung von Unterschieden zwischen den KV-Regionen erwiesen.

» Die Anzahl der (Fach-)Ärzte pro 100.000 Einwohner in einer KV-Region: Die Arztdichte ist ein statistisch schwach signifikanter Indikator zur Erklärung der regionalen Unterschiede in der Grundversorgung. Er hat deutlich geringere Erklärungskraft als der Anteil der Übergewichtigen und die Altersstruktur. Für die Spezialversorgung ist die Facharztdichte ein statistisch signifikanter und wichtiger Indikator, um Unterschiede in diesem Versorgungsbereich zu erklären.

Die Regressionsanalysen führten zu den in Tab. 4.1 dargestellten Ergebnissen. Das Bestimmtheitsmaß $R^2$ betrug für das Modell der Grundversorgung 0,89 und für das Modell der Spezialversorgung 0,42. Die Angabe der standardisierten Koeffizienten dient dazu, den Einfluss der berücksichtigten signifikanten Indikatoren besser vergleichen zu können.

Für die berücksichtigten Versorgungssegmente verblieben nach Adjustierung um die relevanten Einflussfaktoren durch Regressionsverfahren je KV-Region die in Abb. 4.3 gezeigten Unterschiede in den Pro-Kopf-Ausgaben für das Jahr 2013. Die Abbildung zeigt somit die Residuen (Abweichung der beobachteten von den adjustierten, d. h. den entsprechend dem Regressionsmodell erwarteten Pro-Kopf-Ausgaben) der Regression. Die Abweichungen bewegten sich in der Grundversorgung im Bereich zwischen –16,91 Euro (KV Bremen) und 21,76 Euro (KV Hamburg). Die prozentualen Abweichungen von den adjustierten Werten bewegten sich entsprechend zwischen –7,8% und 10,0%. Im Bereich der Spezialversorgung lagen die absoluten Abwei-

Tab. 4.1 Ergebnisse der Regressionsmodelle zur Erklärung der regionalen Unterschiede.

| | Nichtstandardisierte Koeffizienten | | Standardisierte Koeffizienten | | |
|---|---|---|---|---|---|
| | B | Standardfehler | Beta | t-Wert | p-Wert |
| **Modell Grundversorgung** | | | | | |
| Konstante | –132,83 | 53,71 | | –2,47 | 0,03 |
| Anteil 55+ | 6,16 | 1,32 | 0,77 | 4,66 | 0,00 |
| BMI | 6,35 | 3,25 | 0,38 | 1,96 | 0,07 |
| Arztdichte | 0,34 | 0,15 | 0,29 | 2,28 | 0,04 |
| **Modell Spezialversorgung** | | | | | |
| Konstante | –42,24 | 57,71 | | –0,73 | 0,48 |
| Anteil 55+ | 3,27 | 1,20 | 0,67 | 2,73 | 0,02 |
| Facharztdichte | 0,63 | 0,22 | 0,72 | 2,91 | 0,01 |

Quelle: IGES-Berechnungen

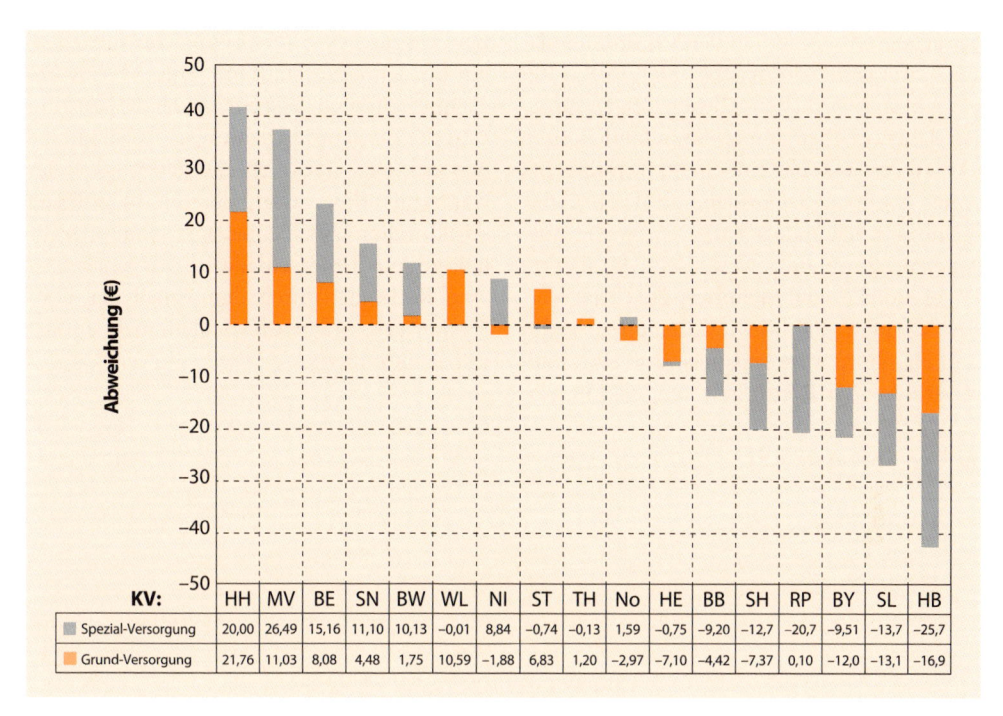

| KV: | HH | MV | BE | SN | BW | WL | NI | ST | TH | No | HE | BB | SH | RP | BY | SL | HB |
|---|---|---|---|---|---|---|---|---|---|---|---|---|---|---|---|---|---|
| Spezial-Versorgung | 20,00 | 26,49 | 15,16 | 11,10 | 10,13 | -0,01 | 8,84 | -0,74 | -0,13 | 1,59 | -0,75 | -9,20 | -12,7 | -20,7 | -9,51 | -13,7 | -25,7 |
| Grund-Versorgung | 21,76 | 11,03 | 8,08 | 4,48 | 1,75 | 10,59 | -1,88 | 6,83 | 1,20 | -2,97 | -7,10 | -4,42 | -7,37 | 0,10 | -12,0 | -13,1 | -16,9 |

◘ **Abb. 4.3** Abweichung der beobachteten von den adjustierten Pro-Kopf-Ausgaben für die einzelnen KV-Regionen, differenziert nach Grund- und Spezialversorgung im Jahr 2013.
Quelle: IGES-Berechnungen nach NVI (INSIGHT Health) und KM6. BB: Brandenburg, BE: Berlin, BW: Baden-Württemberg, BY: Bayern, D: Deutschland, HB: Bremen, HE: Hessen, HH: Hamburg, MV: Mecklenburg-Vorpommern, NI: Niedersachsen, No: Nordrhein, RP: Rheinland-Pfalz, SH: Schleswig-Holstein, SL: Saarland, SN: Sachsen, ST: Sachsen-Anhalt, TH: Thüringen, WL: Westfalen-Lippe

chungen zwischen –25,75 Euro (KV Bremen) und 26,49 Euro (KV Mecklenburg-Vorpommern). Entsprechend dem geringeren Erklärungsgrad des Modells waren die prozentualen Abweichungen in der Spezialversorgung größer: Sie bewegten sich zwischen –19,4 % und 15,6 %.

Durch die Regression relativieren sich Aussagen bezüglich über- oder unterdurchschnittlicher Arzneimittelausgaben teilweise. Dies zeigt sich zum Beispiel an den KV-Regionen Thüringen und Baden-Württemberg. Die Ausgaben je Versicherten in der KV Thüringen lagen 2013 über dem Bundesdurchschnitt. Im Ergebnis der Regression zeigte sich jedoch, dass die Ausgaben pro Kopf dem entsprachen, was man aufgrund der strukturellen Gegebenheiten erwartet hätte. Für die KV Baden-Württemberg zeigte sich hingegen ein anderes Bild. Die Ausgaben pro Kopf waren zwar unterdurchschnittlich, aber höher, als man in Abhängigkeit von den gewählten Einflussfaktoren erwartet hätte.

Betrachtet man die Addition der Residuen, konnten die größten positiven Abweichungen zwischen beobachteten und adjustierten Werten für die KV-Regionen Hamburg, Mecklenburg-Vorpommern und Berlin festgestellt werden. Die größte negative Abweichung wurde für die KV-Region Bremen berechnet. Zu den drei KV-Regionen mit den größten negativen Abweichungen gehörten außerdem die KV Saarland und die KV Bayerns. Demnach lagen in der KV Mecklenburg-Vorpommern die beobachteten Ausgaben pro Kopf um rund 42 Euro über den erwarteten Ausgaben, in der KV Bremen dagegen um rund 43 Euro darunter. In KV-Regionen mit deutlichen Abweichungen mussten daher – neben den erklärenden Faktoren (Anteil der Personen mit einem BMI über 30, Anteil der über 55-Jährigen und (Fach-)Arztdichte) – noch andere Faktoren für die Ausgaben bestimmend gewesen sein, die aber im Regressionsmodell nicht berücksichtigt werden konnten. Für die KV-Regionen Berlin und Hamburg wäre beispielsweise ein weiterer erklärender Faktor gewesen, dass in großem Umfang eine Versorgung von Versicherten des Umlands stattfand. Dies begründete vermutlich auch, warum in der KV-Region Brandenburg und Schleswig-Holstein die beobachteten Pro-Kopf-Ausgaben geringer waren als die erwarteten. Neben solchen strukturellen Unterschieden spielten vermutlich zudem Unterschiede in der Morbidität eine Rolle, die durch den Anteil der über 55-Jährigen und den BMI allein nicht erklärt werden konnten.

# 5 AMNOG: Aktueller Stand der frühen Nutzenbewertung nach § 35 SGB V

Ariane Höer, Xiaoyu Chen, Christoph de Millas

Für jeden Wirkstoff, der seit dem 1. Januar 2011 in Deutschland neu eingeführt wurde, ist ein Verfahren zur frühen Nutzenbewertung nach § 35a SGB V im Rahmen des Arzneimittelmarktneuordnungsgesetzes (AMNOG) eröffnet worden.

» Die Analysen im AMNOG-Kapitel des Arzneimittel-Atlas 2012 und 2013 zeigten, dass zwischen dem G-BA, dem IQWiG und den pharmazeutischen Unternehmen Abweichungen in der Nutzenbewertung sowie Inkongruenzen zwischen den IQWiG-Nutzenbewertungen und den G-BA-Beschlüssen bestehen (*Häussler* et al. 2013, *Häussler* et al. 2013). Der Arzneimittel-Atlas 2014 wird auf die nunmehr dreijährigen Erfahrungen mit der frühen Nutzenbewertung zurückblicken. Das folgende Kapitel gibt eine Übersicht zum aktuellen Stand der Verfahren der frühen Nutzenbewertung.

Darüber hinaus wird eine Verbrauchsanalyse für die bisher bewerteten Arzneimittel durchgeführt, um zu prüfen, in welchem Umfang der Zusatznutzen für die Zielpopulationen ausgeschöpft wurde.

Ergänzend werden die Ergebnisse zu den Erstattungsbetragsverhandlungen dargestellt. Schließlich werden die deutschen Listenpreise für ausgewählte neue Arzneimittel denen in anderen europäischen Ländern gegenübergestellt.

## 5.1 Übersicht zum Verfahrensstand

Seit Inkrafttreten des AMNOG am 1. Januar 2011 wurden bis zum Stichtag am 28. Februar 2014 insgesamt 99 Verfahren für 85 Wirkstoffe bzw. Wirkstoffkombinationen zur frühen Nutzenbewertung eingeleitet. Ein Überblick über die bewerteten Wirkstoffe und die jeweilig zugeordnete Zusatznutzenkategorie wird in ◘ Tab. 5.1 gegeben. Aus Gründen der Übersichtlichkeit wird hierbei nur die Nutzenbewertung für die jeweils größte Patientengruppe betrachtet. Für alle Verfahren, bei denen für die größten Gruppen kein Zusatznutzen zuerkannt wurde, wurde geprüft, ob es eine weitere Patientengruppe mit Zusatznutzen gibt. Dies war bei drei Verfahren der Fall, doch ist der Anteil der Teilpopulation an der gesamten Zielpopulation sehr klein (siehe Fußnote der ◘ Tab. 5.1). Die Differenz zwischen Anzahl der Verfahren und Wirkstoffen ergibt sich daraus, dass es für manche Wirkstoffe inzwischen mehr als ein Verfahren gab. So wurde für neun Wirkstoffe ein erneutes Verfahren wegen eines zusätzlichen Anwendungsgebiets begonnen. Für drei Wirkstoffe wurde eine erneute Nutzenbewertung nach § 35a Abs. 5b SGB V durchgeführt: In diesen Fällen wurde vom Hersteller eine erneute Bewertung beantragt, weil beim vorherigen Verfahren aufgrund nicht vollständig vorgelegter Nachweise kein Zusatznutzen anerkannt wurde. Ein erneutes Verfahren wurde für den Wirkstoff Retigabin begonnen, weil neue wissenschaftliche Erkenntnisse vorlagen und ein weiteres, weil die Frist der vormaligen Nutzenbewertung abgelaufen war.

**Tab. 5.1** Übersicht über die Verfahren der frühen Nutzenbewertung seit dem 1. Januar 2011 zum Stichtag 28. Februar 2014 nach § 35a SGB V.

| Wirkstoff | Indikation | Beginn des Bewertungsverfahrens | Verfahrensstand | Zusatznutzen laut[1] Hersteller | IQWiG | G-BA |
|---|---|---|---|---|---|---|
| Abirateronacetat | Prostatakarzinom | 01.10.2011 | Verfahren abgeschlossen | erheblich | beträchtlich | beträchtlich |
| Abirateronacetat (neues Anwendungsgebiet) | Prostatakarzinom | 15.01.2013 | Verfahren abgeschlossen | erheblich | beträchtlich | beträchtlich |
| Aclidiniumbromid | COPD | 01.10.2012 | Verfahren abgeschlossen | gering | kein Zusatznutzen | kein Zusatznutzen |
| Afatinib | Nicht kleinzelliges Bronchialkarzinom | 15.11.2013 | Beschlussfassung wird vorbereitet | beträchtlich | erheblich | |
| Aflibercept | altersabhängige Makuladegeneration | 15.12.2012 | Verfahren abgeschlossen | nicht quantifizierbar | kein Zusatznutzen | kein Zusatznutzen |
| Aflibercept (neues Anwendungsgebiet) | Metastasiertes kolorektales Karzinom | 01.03.2013 | Verfahren abgeschlossen | erheblich | gering | gering |
| Aflibercept (neues Anwendungsgebiet) | Makulaödem | 01.10.2013 | Beschlussfassung wird vorbereitet | nicht quantifizierbar | kein Zusatznutzen | |
| Aliskiren/Amlodipin | Essenzielle Hypertonie | 15.05.2011 | Verfahren abgeschlossen | beträchtlich | kein Zusatznutzen | kein Zusatznutzen |
| Apixaban | Thrombose-Prophylaxe | 15.06.2011 | Verfahren abgeschlossen | beträchtlich | gering | gering |
| Apixaban (neues Anwendungsgebiet) | Schlaganfall-Prophylaxe | 01.01.2013 | Verfahren abgeschlossen | erheblich | beträchtlich | gering |
| Axitinib | Nierenzellkarzinom | 01.10.2012 | Verfahren abgeschlossen | beträchtlich | kein Zusatznutzen | kein Zusatznutzen |
| Azilsartan Medoxomil (als Kaliumsalz) | Hypertonie | 15.01.2012 | Verfahren abgeschlossen (Festbetrag) | kein Dossier | kein Zusatznutzen | kein Zusatznutzen[2] |
| Belatacept | Nierentransplantation | 15.07.2011 | Verfahren abgeschlossen | beträchtlich | gering | gering |

## 5.1 Übersicht zum Verfahrensstand

**Tab. 5.1** Übersicht über die Verfahren der frühen Nutzenbewertung seit dem 1. Januar 2011 zum Stichtag 28. Februar 2014 nach § 35a SGB V.

| Wirkstoff | Indikation | Beginn des Bewertungsverfahrens | Verfahrensstand | Zusatznutzen laut[1] Hersteller | IQWiG | G-BA |
|---|---|---|---|---|---|---|
| Belimumab | Systemischer Lupus erythematodes | 27.07.2011 | Verfahren abgeschlossen | erheblich | kein Zusatznutzen | beträchtlich |
| Boceprevir | Hepatitis C | 01.09.2011 | Verfahren abgeschlossen | erheblich | nicht quantifizierbar | nicht quantifizierbar |
| Bosutinib | Chronische myeloische Leukämie | 01.05.2013 | Verfahren abgeschlossen | Orphan Drug (erheblich) | Orphan Drug (Zusatznutzen belegt) | Orphan Drug (nicht quantifizierbar) |
| Brentuximab Vedotin | Hodgkin-Lymphome, anaplastische großzellige Lymphome | 01.12.2012 | Verfahren abgeschlossen | Orphan Drug (Zusatznutzen belegt) | Orphan Drug (Zusatznutzen belegt) | Orphan Drug (nicht quantifizierbar) |
| Bromfenac | Postoperative Schmerzen (Ophthalmologie) | 01.08.2011 | Verfahren abgeschlossen | kein Dossier | kein Zusatznutzen | kein Zusatznutzen |
| Cabazitaxel | Prostatakarzinom | 15.04.2011 | Verfahren abgeschlossen | erheblich | beträchtlich | gering |
| Ceftarolinfosamil | Andere Beta-Lactam-Antibiotika | 14.03.2012 | Freigestellt | k. A. | k. A. | k. A. |
| Chloroprocain | Spinalanästhesie | 26.07.2013 | Freigestellt | k. A. | k. A. | k. A. |
| Colestilan | Hyperphosphatämie | 01.04.2013 | Verfahren abgeschlossen | kein Zusatznutzen | gering | kein Zusatznutzen |
| Crizotinib | Nicht kleinzelliges Bronchialkarzinom | 15.11.2012 | Verfahren abgeschlossen | erheblich | kein Zusatznutzen | beträchtlich |
| Dabigatranetexilat | Prävention von Thrombose, Schlaganfall und Embolie | 01.12.2013 | Verfahren ausgesetzt | k. A. | k. A. | k. A. |

Tab. 5.1 Übersicht über die Verfahren der frühen Nutzenbewertung seit dem 1. Januar 2011 zum Stichtag 28. Februar 2014 nach § 35a SGB V.

| Wirkstoff | Indikation | Beginn des Bewertungsverfahrens | Verfahrensstand | Zusatznutzen laut[1] | | |
|---|---|---|---|---|---|---|
| | | | | Hersteller | IQWiG | G-BA |
| Dabrafenib | Melanom | 01.10.2013 | Beschlussfassung wird vorbereitet | erheblich | kein Zusatznutzen | |
| Dapagliflozin | Diabetes mellitus Typ 2 | 15.12.2012 | Verfahren abgeschlossen | beträchtlich | kein Zusatznutzen | kein Zusatznutzen |
| Dapagliflozin/ Metformin | Diabetes mellitus Typ 2 | 15.02.2014 | Verfahren begonnen | | | |
| Decitabin | Myeloische Leukämie | 01.11.2012 | Verfahren abgeschlossen | Orphan Drug (beträchtlich) | Orphan Drug (Zusatznutzen belegt) | Orphan Drug (gering) |
| Defibrotid | Hepatische venookklusive Erkrankung bei Stammzelltransplantation | 14.10.2013 | Freigestellt | k. A. | k. A. | k. A. |
| Denosumab | Osteoporose, Knochenschwund, Knochenmetastasen | 15.10.2013 | Verfahren ausgesetzt | k. A. | k. A. | k. A. |
| Dexmedetomidin | Sedierung | 13.07.2011 | Freigestellt | k. A. | k. A. | k. A. |
| Dolutegravir | HIV-Infektion | 15.02.2014 | Verfahren begonnen | | | |
| Elvitegravir, Cobicistat, Emtricitabin, Tenofovir | HIV-Infektion | 15.06.2013 | Verfahren abgeschlossen | gering | kein Zusatznutzen | kein Zusatznutzen |
| Emtricitabin, Rilpivirin, Tenofovir | HIV-Infektion | 15.01.2012 | Verfahren abgeschlossen | erheblich | kein Zusatznutzen | gering |

## 5.1 Übersicht zum Verfahrensstand

**Tab. 5.1** Übersicht über die Verfahren der frühen Nutzenbewertung seit dem 1. Januar 2011 zum Stichtag 28. Februar 2014 nach § 35a SGB V.

| Wirkstoff | Indikation | Beginn des Bewertungsverfahrens | Verfahrensstand | Zusatznutzen laut[1] | | |
|---|---|---|---|---|---|---|
| | | | | Hersteller | IQWiG | G-BA |
| Emtricitabin, Rilpivirin, Tenofovir (neues Anwendungsgebiet) | HIV-Infektion | 01.01.2014 | Verfahren begonnen | | | |
| Enzalutamid | Prostatakarzinom | 01.09.2013 | Verfahren abgeschlossen | erheblich | beträchtlich | beträchtlich |
| Eribulin | Brustkrebs | 01.05.2011 | Verfahren abgeschlossen | erheblich | kein Zusatznutzen | gering |
| Extrakt aus Cannabis Sativa | Spastik bei Multipler Sklerose | 01.07.2011 | Verfahren abgeschlossen | beträchtlich | kein Zusatznutzen | gering |
| Fampridin | Multiple Sklerose | 29.07.2011 | Verfahren abgeschlossen | erheblich | kein Zusatznutzen | kein Zusatznutzen |
| Fidaxomicin | Clostridium-Infektion | 15.01.2013 | Verfahren abgeschlossen | erheblich | kein Zusatznutzen | kein Zusatznutzen[3] |
| Fingolimod | Multiple Sklerose | 15.04.2011 | Verfahren abgeschlossen | erheblich | kein Zusatznutzen | kein Zusatznutzen[4] |
| Fluticasonfuroat/ Vilanterol-Trifenatat | Asthma, COPD | 01.01.2014 | Verfahren begonnen | | | |
| Indacaterol/ Glycopyrronium | chronisch obstruktive Lungenerkrankung | 15.11.2013 | Beschlussfassung wird vorbereitet | beträchtlich | gering | |
| Ingenolmebutat | aktinische Keratose | 15.01.2013 | Verfahren abgeschlossen | beträchtlich | kein Zusatznutzen | kein Zusatznutzen |
| Ipilimumab | Melanom | 01.08.2011 | Verfahren abgeschlossen | erheblich | beträchtlich | beträchtlich |
| Ipilimumab (neues Anwendungsgebiet) | fortgeschrittenes (nicht resezierbares oder metastasiertes) Melanom | 15.12.2013 | Verfahren begonnen | | | |

**Tab. 5.1** Übersicht über die Verfahren der frühen Nutzenbewertung seit dem 1. Januar 2011 zum Stichtag 28. Februar 2014 nach § 35a SGB V.

| Wirkstoff | Indikation | Beginn des Bewertungsverfahrens | Verfahrensstand | Zusatznutzen laut[1] | | |
|---|---|---|---|---|---|---|
| | | | | Hersteller | IQWiG | G-BA |
| Ivacaftor | Zystische Fibrose | 15.08.2012 | Verfahren abgeschlossen | Orphan Drug (erheblich) | Orphan Drug (Zusatznutzen belegt) | Orphan Drug (beträchtlich) |
| Linaclotid | Reizdarmsyndrom mit Obstipation | 01.05.2013 | Verfahren abgeschlossen | kein Zusatznutzen | kein Zusatznutzen | kein Zusatznutzen |
| Linagliptin | Diabetes mellitus Typ 2 | 01.10.2011 | Verfahren abgeschlossen | kein Zusatznutzen | kein Zusatznutzen | kein Zusatznutzen |
| Linagliptin (Absatz 5b) | Diabetes mellitus Typ 2 | 01.09.2012 | Verfahren abgeschlossen | beträchtlich | kein Zusatznutzen | kein Zusatznutzen |
| Linagliptin (neues Anwendungsgebiet) | Diabetes mellitus Typ 2 | 01.12.2012 | Verfahren abgeschlossen | kein Dossier | kein Zusatznutzen | kein Zusatznutzen |
| Lisdexamfetamindimesilat | Aufmerksamkeitsdefizit-Hyperaktivitäts-Störungen (ADHS) bei Kindern ab 6 Jahren | 01.06.2013 | Verfahren abgeschlossen | beträchtlich | kein Zusatznutzen | kein Zusatznutzen |
| Lixisenatid | Diabetes mellitus Typ 2 | 15.03.2013 | Verfahren abgeschlossen | gering | kein Zusatznutzen | kein Zusatznutzen |
| Lomitapid | Hypercholesterinämie | 15.12.2013 | Verfahren begonnen | | | |
| Macitentan | Pulmonal arterielle Hypertonie | 01.02.2014 | Verfahren begonnen | | | |
| Mikrobielle Collagenase aus Clostridium histolyticum | Dupuytren'sche Kontraktur | 01.05.2011 | Verfahren abgeschlossen | erheblich | kein Zusatznutzen | kein Zusatznutzen |
| Nepafenac | Postoperativer Schmerz nach Eingriff am Auge | 01.07.2013 | Verfahren abgeschlossen | kein Dossier | kein Zusatznutzen | kein Zusatznutzen |

## 5.1 Übersicht zum Verfahrensstand

Tab. 5.1 Übersicht über die Verfahren der frühen Nutzenbewertung seit dem 1. Januar 2011 zum Stichtag 28. Februar 2014 nach § 35a SGB V.

| Wirkstoff | Indikation | Beginn des Bewertungsverfahrens | Verfahrensstand | Zusatznutzen laut[1] | | |
|---|---|---|---|---|---|---|
| | | | | Hersteller | IQWiG | G-BA |
| Ocriplasmin | Vitreomakuläre Traktion | 01.05.2013 | Verfahren abgeschlossen | beträchtlich | erheblich | beträchtlich |
| Olmesartanmedoxomil, Amlodipin, Hydrochlorothiazid | Essenzielle Hypertonie | 15.10.2013 | kein Status | k. A. | k. A. | k. A. |
| Parathyroidhormon | Osteoporose (postmenopausal) | 15.10.2013 | Verfahren ausgesetzt[5] | k. A. | k. A. | k. A. |
| Pasireotid | Hypophysendysfunktion | 15.06.2012 | Verfahren abgeschlossen | Orphan Drug (erheblich) | Orphan Drug (Zusatznutzen belegt) | Orphan Drug (gering) |
| Perampanel | Partielle Epilepsie | 15.09.2012 | Verfahren abgeschlossen | erheblich | kein Zusatznutzen | kein Zusatznutzen |
| Pertuzumab | Brustkrebs | 01.04.2013 | Verfahren abgeschlossen | erheblich | erheblich | beträchtlich |
| Piperaquintetraphosphat, Dihydroartemisinin | Malariamittel | 21.03.2012 | Freigestellt | k. A. | k. A. | k. A. |
| Pirfenidon | Idiopathische Lungenfibrose | 15.09.2011 | Verfahren abgeschlossen | Orphan Drug (beträchtlich) | Orphan Drug (kein Zusatznutzen) | Orphan Drug (nicht quantifizierbar) |
| Pitavastatin | Hypercholesterinämie | 01.06.2011 | Verfahren abgeschlossen (Festbetrag) | kein Dossier | kein Zusatznutzen | kein Zusatznutzen |
| Pixantron | Lymphome, Non-Hodgkin | 01.12.2012 | Verfahren abgeschlossen | nicht quantifizierbar | kein Zusatznutzen | kein Zusatznutzen |
| Pomalidomid | Multiples Myelom | 01.09.2013 | Verfahren abgeschlossen | Orphan Drug (erheblich) | Orphan Drug (Zusatznutzen belegt) | Orphan Drug (beträchtlich) |

# 5 AMNOG: Aktueller Stand der frühen Nutzenbewertung nach § 35 SGB V

**Tab. 5.1** Übersicht über die Verfahren der frühen Nutzenbewertung seit dem 1. Januar 2011 zum Stichtag 28. Februar 2014 nach § 35a SGB V.

| Wirkstoff | Indikation | Beginn des Bewertungsverfahrens | Verfahrensstand | Zusatznutzen laut[1] Hersteller | IQWiG | G-BA |
|---|---|---|---|---|---|---|
| Ponatinib | lymphoblastische Leukämie myeloische Leukämie | 01.08.2013 | Verfahren abgeschlossen | Orphan Drug (erheblich) | Orphan Drug (Zusatznutzen belegt) | Orphan Drug (nicht quantifizierbar) |
| Radium-223-dichlorid | Prostatakarzinom | 01.01.2014 | Verfahren begonnen | | | |
| Regadenoson | Bildgebung Myokardperfusion | 15.04.2011 | Verfahren abgeschlossen | kein Dossier | kein Zusatznutzen | kein Zusatznutzen |
| Regorafenib | kolorektales Karzinom | 01.10.2013 | Beschlussfassung wird vorbereitet | beträchtlich | gering | |
| Retigabin | Fokale Epilepsie | 15.05.2011 | Verfahren abgeschlossen | nicht quantifizierbar | kein Zusatznutzen | kein Zusatznutzen |
| Retigabin (Absatz 5b) | Epilepsie | 01.05.2013 | Verfahren abgeschlossen | k. A. | k. A. | k. A. |
| Retigabin (erneute Nutzenbewertung) | Epilepsie | 15.01.2014 | Verfahren begonnen | | | |
| Rilpivirin | HIV-Infektion | 15.01.2012 | Verfahren abgeschlossen | gering | beträchtlich | gering |
| Rivaroxaban | Prophylaxe von Schlaganfällen/ Embolien/ Thrombosen | 01.12.2013 | Verfahren ausgesetzt | k. A. | k. A. | k. A. |
| Ruxolitinib | Chronisch myeloproliferative Erkrankungen | 15.09.2012 | Verfahren abgeschlossen | Orphan Drug (beträchtlich) | Orphan Drug (Zusatznutzen belegt) | Orphan Drug (gering) |
| Saxagliptin | Diabetes mellitus Typ 2 | 01.04.2013 | Verfahren abgeschlossen | beträchtlich | kein Zusatznutzen | gering |
| Saxagliptin/ Metformin | Diabetes mellitus Typ 2 | 15.11.2012 | Verfahren abgeschlossen | beträchtlich | kein Zusatznutzen | gering |

## 5.1 Übersicht zum Verfahrensstand

**Tab. 5.1** Übersicht über die Verfahren der frühen Nutzenbewertung seit dem 1. Januar 2011 zum Stichtag 28. Februar 2014 nach § 35a SGB V.

| Wirkstoff | Indikation | Beginn des Bewertungsverfahrens | Verfahrensstand | Zusatznutzen laut[1] Hersteller | IQWiG | G-BA |
|---|---|---|---|---|---|---|
| Saxagliptin/ Metformin (neues Anwendungsgebiet) | Diabetes mellitus Typ 2 | 01.04.2013 | Verfahren abgeschlossen | gering | kein Zusatznutzen | kein Zusatznutzen |
| Saxagliptin (neues Anwendungsgebiet) | Diabetes mellitus Typ 2 | 01.09.2013 | Verfahren ausgesetzt | gering | kein Zusatznutzen | |
| Sitagliptin | Diabetes mellitus Typ 2 | 01.04.2013 | Verfahren abgeschlossen | erheblich | kein Zusatznutzen | gering |
| Sitagliptin/Metformin | Diabetes mellitus Typ 2 | 01.04.2013 | Verfahren abgeschlossen | erheblich | kein Zusatznutzen | gering |
| Sofosbuvir | Hepatitis C | 01.02.2014 | Verfahren begonnen | | | |
| Tafamidis Meglumin | Transthyretin-Amyloidose | 15.12.2011 | Verfahren abgeschlossen | Orphan Drug (erheblich) | Orphan Drug (Zusatznutzen belegt) | Orphan Drug (gering) |
| Tegafur, Gimeracil, Oteracil | Magenkrebs | 01.07.2012 | Verfahren abgeschlossen | kein Dossier | kein Zusatznutzen | kein Zusatznutzen |
| Telaprevir | Hepatitis C | 15.10.2011 | Verfahren abgeschlossen | erheblich | nicht quantifizierbar | nicht quantifizierbar |
| Teriflunomid | Multiple Sklerose | 01.10.2013 | Beschlussfassung wird vorbereitet | beträchtlich | kein Zusatznutzen | |
| Ticagrelor | Akutes Koronarsyndrom | 01.01.2011 | Verfahren abgeschlossen | erheblich | beträchtlich | beträchtlich |
| Trastuzumab Emtansin | Brustkrebs | 01.01.2014 | Verfahren begonnen | | | |
| Turoctocog alfa | Hämophilie A | 15.01.2014 | Verfahren begonnen | | | |
| Vandetanib | Schilddrüsenkrebs | 15.03.2012 | Verfahren abgeschlossen | erheblich | kein Zusatznutzen | kein Zusatznutzen |
| Vandetanib (Absatz 5b) | Schilddrüsenkrebs | 15.03.2013 | Verfahren abgeschlossen | erheblich | kein Zusatznutzen | gering |

### 5 AMNOG: Aktueller Stand der frühen Nutzenbewertung nach § 35 SGB V

**Tab. 5.1** Übersicht über die Verfahren der frühen Nutzenbewertung seit dem 1. Januar 2011 zum Stichtag 28. Februar 2014 nach § 35a SGB V.

| Wirkstoff | Indikation | Beginn des Bewertungsverfahrens | Verfahrensstand | Zusatznutzen laut[1] | | |
|---|---|---|---|---|---|---|
| | | | | Hersteller | IQWiG | G-BA |
| Vemurafenib | Melanom | 15.03.2012 | Verfahren abgeschlossen | erheblich | beträchtlich | beträchtlich |
| Vemurafenib (Neubewertung nach Fristablauf) | Melanom | 15.09.2013 | Beschlussfassung wird vorbereitet | erheblich | beträchtlich | |
| Vildagliptin | Diabetes mellitus Typ 2 | 01.04.2013 | Verfahren abgeschlossen | beträchtlich | kein Zusatznutzen | kein Zusatznutzen |
| Vildagliptin/ Metformin | Diabetes mellitus Typ 2 | 01.04.2013 | Verfahren abgeschlossen | beträchtlich | kein Zusatznutzen | kein Zusatznutzen |
| Vismodegib | Basalzellkarzinom | 15.08.2013 | Verfahren abgeschlossen | nicht quantifizierbar | kein Zusatznutzen | gering |

k. A.: keine Angaben

1 Angegeben ist der beanspruchte bzw. festgestellte Zusatznutzen für die jeweils größte Patientengruppe nach dem aktuellen Stand des Verfahrens, also bei abgeschlossenen Verfahren der Zusatznutzen entsprechend G-BA-Beschluss, bei laufenden Verfahren der Zusatznutzen entsprechend IQWiG-Bewertung.
2 Geringer Zusatznutzen wurde für eine Teilpopulation belegt, der Anteil der Teilpopulation an der gesamten Zielpopulation liegt bei 0,7%.
3 Beträchtlicher Zusatznutzen wurde für eine Teilpopulation belegt, der Anteil der Teilpopulation an der gesamten Zielpopulation liegt bei 40,5%.
4 Geringer Zusatznutzen wurde für eine Teilpopulation belegt, der Anteil der Teilpopulation an der gesamten Zielpopulation liegt bei 15,8%.
5 Das Verfahren ist gemäß Nutzenbewertung nach 5. Kapitel VerfO G-BA § 1 Abs. 2 Nr. 3 und 7 ausgesetzt.

Quelle: IGES nach Angaben des G-BA (http://www.g-ba.de/informationen/nutzenbewertung/)

Für die Wirkstoffkombination Olmesartanmedoxomil/Amlodipin/Hydrochlorothiazid wurde das Verfahren nach Angaben des G-BA gegenstandslos. Fünf weitere Wirkstoffe (Dexmedetomidin, Ceftarolinfosamil, Defibrotid, Chloroprocain und eine fixe Wirkstoffkombination von Piperaquintetraphosphat/Dihydroartemisinin) wurden von der Nutzenbewertung freigestellt. Für diese Arzneimittel werden nur geringfügige ambulante Arzneimittelausgaben für die GKV erwartet, weil sie entweder überwiegend stationär eingesetzt werden oder die Zahl der behandelten Patienten sehr gering ist.

Für weitere sieben Wirkstoffe wurde das Bewertungsverfahren zum hier zugrunde gelegten Stichtag (s. o.) vorbereitet, der Beschluss zur bereits vorliegenden Nutzenbewertung des IQWiG stand hingegen jeweils noch aus. Bei zwölf Wirkstoffen wurde das Bewertungsverfahren bereits begonnen, es lagen jedoch zum Stichtag noch keine Nutzenbewertungen der eingereichten Dossiers durch das IQWiG vor. Für fünf Verfahren zu Bestandsmarktbewertungen Dabigatranetexilat, Denosumab, Parathyroidhormon, Rivaroxaban und Saxagliptin (neues Anwendungsgebiet) wurde die Nutzenbewertung nach 5. Kapitel § 1 Abs. 2 Nr. 3 und 7 VerfO G-BA ausgesetzt; d. h. für diese Wirkstoffe fand deshalb keine Nutzenbewertung statt, weil die Wirkstoffe bereits vor 2011 eingeführt wurden und vom G-BA keine Nutzenbewertung veranlasst wurde, daher liegen für diese Verfahren keine Beschlüsse vor.

Bis zum Stichtag wurden insgesamt 69 Verfahren abgeschlossen. Für sieben Wirkstoffe mit abgeschlossenem Verfahren (Azilsartanmedoxomil, Bromfenac, Pitavastatin, Regadenoson, Linagliptin für neues Anwendungsgebiet, Nepafenac und die fixe Kombination aus Tegafur, Gimeracil und Oteracil) wurde kein Dossier von den pharmazeutischen Unternehmen eingereicht. In diesen Fällen wurde kein Zusatznutzen zuerkannt. Die Wirkstoffe Azilsartanmedoxomil und Pitavastatin wurden umgehend in Festbetragsgruppen eingeordnet (entsprechend § 35 Abs. 1 SGB V).

## 5.2 Nutzenbewertungen 2012 und 2013

Die Anteile der bis zum 31. Dezember 2013 bewerteten Wirkstoffe nach Indikationsgebieten (ATC-3) sind jeweils für das Jahr 2012 und 2013 in ◘ Abb. 5.1 gegenübergestellt. Alle Indikationsgruppen mit einem Anteil von 3% oder weniger wurden unter „Sonstige" zusammengefasst. Aufgrund des Bestandsmarktaufrufs stieg der Anteil von Antidiabetika (A10) von 4 auf 31%. Der Anteil antineoplastischer Mittel (L01) blieb mit 26% im Vergleich zum Vorjahr (21%) stabil. Nennenswerte Anteile hatten im Jahr 2013 außer den oben genannten beiden Indikationsgebieten Ophthalmika (S01) mit 9% sowie antithrombotische Mittel (B01) mit 6%. Zusammen entfielen auf Wirkstoffe aus den genannten Indikationsgruppen mehr als zwei Drittel (71%) der bewerteten Wirkstoffe. Erwähnenswert ist, dass der Anteil der antiviralen Mittel zur systemischen Anwendung (J05) 2012 noch bei 17% lag, 2013 jedoch nur noch ein Anteil von 3% festgestellt werden konnte, sodass diese Indikationsgruppe mit anderen unter „Sonstige" zusammengefasst wurde.

Fünf der 35 im Jahr 2013 bewerteten Verfahren (Bosutinib, Brentuximab Vedotin, Decitabin, Ivacaftor und Ruxolitinib) unterliegen als Orphan Drugs besonderen Regeln. Für diese müssen die pharmazeutischen Unternehmen keinen Nachweis des Zusatznutzen im Verhältnis zur zweckmäßigen Vergleichstherapie im Dossier vorlegen, da gemäß § 35a Abs. 1 Satz 10 SGB V ein Zusatznutzen von Arzneimitteln zur Behandlung seltener Erkrankungen bereits durch die Zulassung als belegt gilt (*G-BA* 2013a). Aufgrund dieses Sonderstatus werden die Nutzenbewertungen für Orphan Drugs hier gesondert von den anderen Wirkstoffen betrachtet.

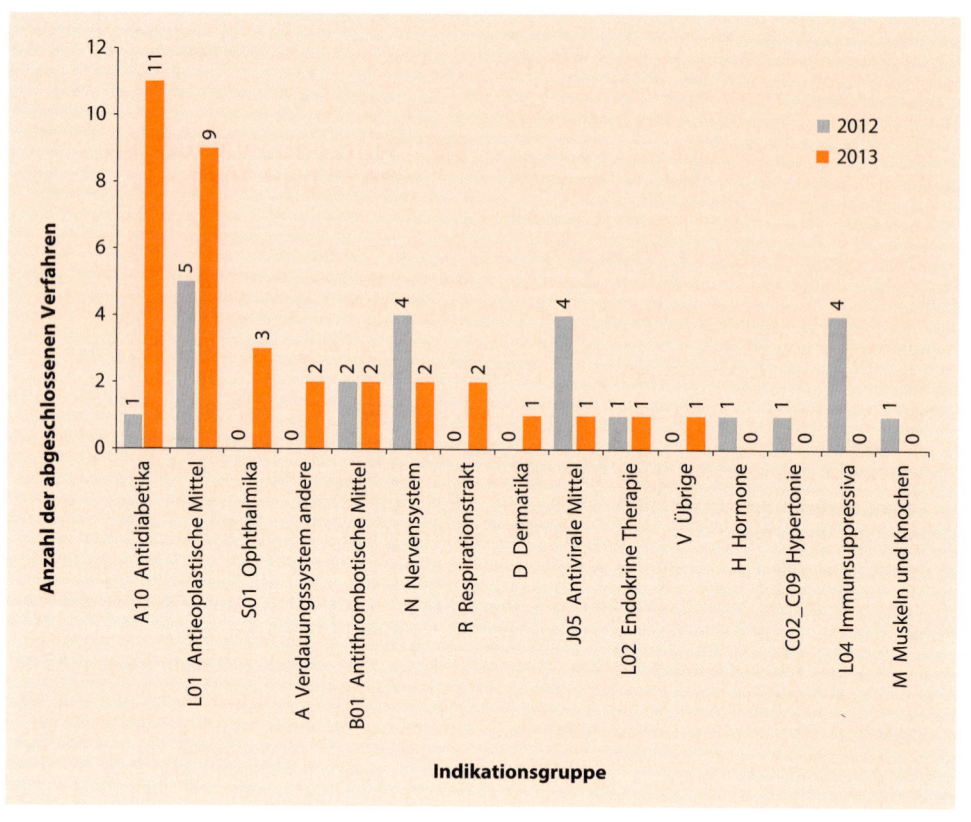

**Abb. 5.1** Anzahl der abgeschlossenen Verfahren nach Indikationsgebieten (ATC-3) im Jahr 2012 und 2013. Dargestellt sind die bewerteten Verfahren, für die bis zum 31. Dezember 2013 ein Beschluss des G-BA vorlag.
Quelle: IGES nach Angaben des G-BA (http://www.g-ba.de/informationen/nutzenbewertung/)

Für die Wirkstoffe Linagliptin (neues Anwendungsgebiet) und Nepafenac wurden keine Dossiers von den Herstellern eingereicht. Somit lagen für das Jahr 2013 insgesamt für 28 Wirkstoffe bis zum Stichtag am 31. Dezember 2013 jeweils das eingereichte Dossier, die Nutzenbewertung des IQWiG sowie der Beschluss des G-BA vor.

Die Zuordnung zur jeweiligen Zusatznutzenkategorie für 28 Wirkstoffe ohne Orphan-Drug-Status durch den G-BA, das IQWiG und die pharmazeutischen Hersteller ist in Abb. 5.2 abgebildet. Es zeigt sich, dass bis dato keinem Wirkstoff vom G-BA und lediglich zwei Wirkstoffen vom IQWiG ein „erheblicher Zusatznutzen" zugewiesen wurde. Bei 22 (79%) der 28 Nutzenbewertungen konnte nach Ansicht des IQWiG „kein Zusatznutzen" belegt werden. Ein quantifizierbarer Zusatznutzen (umfasst erheblichen, beträchtlichen, geringen Zusatznutzen) lag aus Sicht des IQWiG somit nur für 6 der 28 Wirkstoffe vor. Im Gegensatz dazu kommt der G-BA zu einer abweichenden Bilanz: Für 11 (39%) der 28 Wirkstoffe konnte ein Zusatznutzen belegt werden, der in vier Fällen als „beträchtlicher" und in sieben Fällen als „geringer Zusatznutzen" eingestuft wurde. Immerhin 17 Wirkstoffe wurden in die Kategorie „kein Zusatznutzen" eingeordnet. Bei insgesamt 18 Wirkstoffen stimmt der G-BA bei der Bewertung des Zusatznutzens nicht mit dem IQWiG

## 5.2 Nutzenbewertungen 2012 und 2013

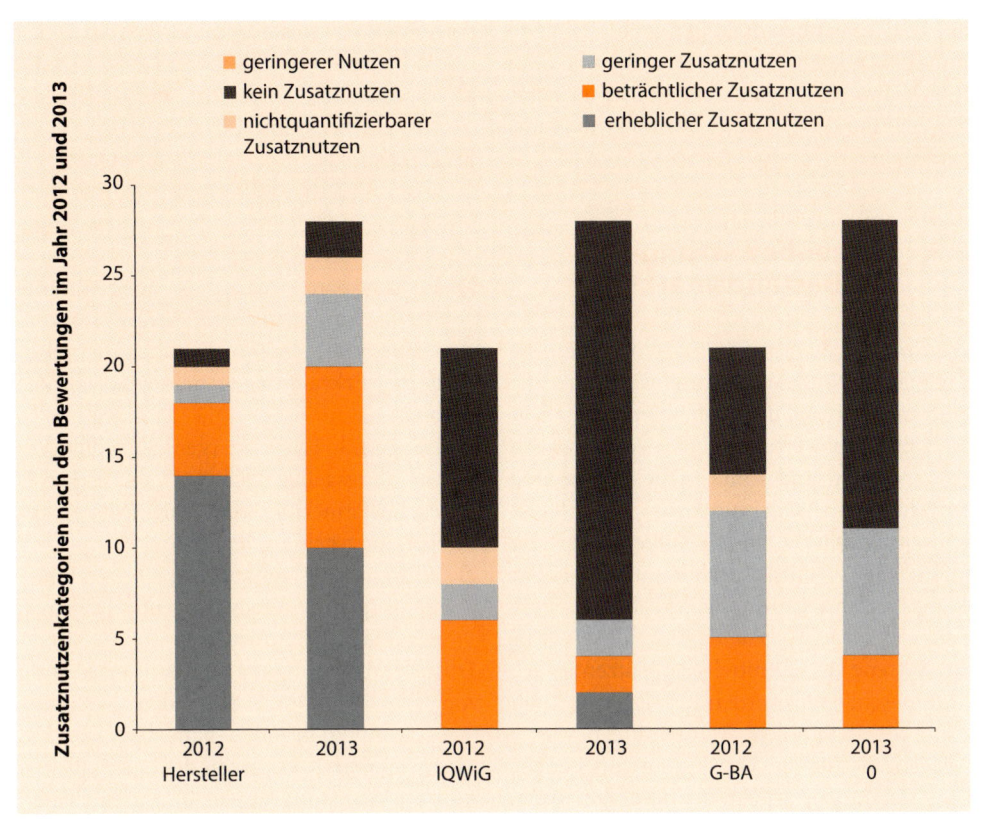

◘ **Abb. 5.2** Anzahl der Wirkstoffe in den jeweiligen Zusatznutzenkategorien nach den Bewertungen durch den Hersteller bzw. G-BA/IQWiG im Jahr 2012 und 2013. Dargestellt sind die Ergebnisse für die abgeschlossenen Verfahren, für die bis zum 31. Dezember 2013 die Bewertungen von Hersteller, IQWiG und G-BA vorlagen. Quelle: IGES nach Angaben des G-BA (http://www.g-ba.de/informationen/nutzenbewertung/)

überein. Die Hersteller schätzen die Arzneimittel deutlich positiver ein: Sie beanspruchten für zehn Wirkstoffe (36%) einen erheblichen Zusatznutzen und für zehn (36%) Wirkstoffe einen beträchtlichen Zusatznutzen. Hersteller, IQWIG und G-BA urteilten lediglich im Fall von Linaclotid mit der Einstufung in die Kategorie „kein Zusatznutzen" bei der Nutzenbewertung einheitlich. Im Vergleich zum Vorjahr kann für 2013 die Bewertungstendenz des Zusatznutzens erkannt werden, dass weiterhin die Mehrheit der Wirkstoffe in die Kategorie „kein Zusatznutzen" eingeordnet wurde. Zudem wurde im Jahr 2013 keinem Wirkstoff ein „nicht quantifizierbarer Zusatznutzen" attestiert, wohingegen in 2012 zwei Wirkstoffe in diese Kategorie eingestuft wurden.

Für vier von fünf Orphan Drugs wurde vom Hersteller mindestens ein „beträchtlicher Zusatznutzen" angenommen, Brentuximabvedotin erhielt vom Hersteller die Einschätzung „Zusatznutzen belegt". Letztendlich beschloss der G-BA für sieben von acht Orphan Drugs einen „geringen" bzw. „nicht quantifizierbaren" Zusatznutzen. Ivacaftor wurde als einzigem Orphan Drug ein beträchtlicher Zusatznutzen attestiert. Die Analyse der Ergebnisse der frühen Nutzenbewertung zeigt, dass es in der überwiegenden Anzahl der Fälle hinsichtlich des Zusatznutzens nicht nur abweichende Einschätzungen zwischen Hersteller und dem IQWiG bzw. G-BA gab, sondern dass auch das IQWiG und der G-BA nicht immer übereinstimmten.

## 5.3 Nutzenbewertungen des Bestandsmarkts

Das im Jahr 2013 am heftigsten diskutierte Thema zur Nutzenbewertung war sicher die Nutzenbewertung des Bestandsmarkts.

Um wettbewerbsrechtliche Verzerrungen zu vermeiden und somit nicht nur die neu eingeführten Arzneimittel im betroffenen Anwendungsgebiet einer Nutzenbewertung unterziehen zu müssen, sah Kapitel 5 § 16 der G-BA-Verfahrensordnung in der Fassung vom 18. April 2013 vor, dass auch für bereits zugelassene Arzneimittel eine Nutzenbewertung beschlossen werden konnte. Es sollten dabei vorrangig solche Arzneimittel bewertet werden, die für die Versorgung von Bedeutung waren oder mit Arzneimitteln im Wettbewerb standen, für die bereits ein Beschluss zur Nutzenbewertung vorlag.

Als Arzneimittel, die mit solchen im Wettbewerb standen und für die bereits eine Nutzenbewertung vorlag, wurde erstmals am 7. Juni 2012 die Wirkstoffgruppe der Gliptine mit den Wirkstoffen Vildagliptin, Saxagliptin und Sitagliptin sowie die Wirkstoffkombinationen Metformin/Vildagliptin, Metformin/Sitagliptin zur Behandlung des Diabetes mellitus Typ 2 aus dem Bestandsmarkt zur Nutzenbewertung aufgerufen (G-BA 2012). Für Sitagliptin und Saxagliptin konnte ein Anhaltspunkt für einen geringen Zusatznutzen festgestellt werden, für Vildagliptin wurde kein Zusatznutzen belegt (G-BA 2013b).

Der zweite Bestandsmarktaufruf fiel zusammen mit der Veröffentlichung der neuen Berechnungsmethode für die Auswahl der Bestandsmarktprodukte zum 18. April 2013.

Folgende Wirkstoffe und Wirkstoffgruppen waren betroffen (G-BA 2013c):
» Tapentadol (Anwendungsgebiet: starke chronische Schmerzen)
» Denosumab, Ranelicsäure/Distrontiumsalz, Parathyroidhormon/rekombiniert, Teriparatid (gemeinsames Anwendungsgebiet: Osteoporose)
» Rivaroxaban, Dabigatran (gemeinsame Anwendungsgebiete: Vorhofflimmern, Prophylaxe Schlaganfall und kardioembolischer Erkrankungen, tiefe Venenthrombose)
» Liraglutid, Exenatid (gemeinsames Anwendungsgebiet: Diabetes mellitus Typ 2)
» Agomelatin, Duloxetin (gemeinsames Anwendungsgebiet: Depression)
» Tocilizumab, Golimumab, Certolizumab pegol (gemeinsames Anwendungsgebiet: rheumatoide Arthritis)

Trotz der Ankündigung im Koalitionsvertrag von CDU/CSU und SPD, den Bestandsmarktaufruf zu beenden, hatte der G-BA am 14. November 2013 gemäß dem gesetzlichen Auftrag Wirkstoffgruppen für einen dritten Aufruf der Bestandsmarkbewertung bestimmt (G-BA 2013d):
» Azacitidin, Histamin (gemeinsames Anwendungsgebiet: akute myeloische Leukämie)
» Pazopanib, Sunitinib, Temsirolimus, Bevacizumab, Tasonermin, Trabectedin (gemeinsames Anwendungsgebiet: Nierenzell- bzw. Weichteilsarkom)
» Dutasterid plus Tamsulosin (Anwendungsgebiet: benigne Prostatahyperplasie)
» Dronedaron (Anwendungsgebiet: Vorhofflimmern)
» Lenalidomid, Bortezomib (gemeinsames Anwendungsgebiet: multiples Myelom)

Mit Azacitidin, Histamin, Temsirolimus, Trabectedin und Lenalidomid wurden erstmals Orphan Drugs in die Nutzenbewertung des Bestandsmarkts einbezogen. Der G-BA kündigte aber auch parallel zur Diskussion in den Koalitionsverhandlungen an, die Nutzenbewertungen für zwischen April und November 2013 aufgerufene Wirkstoffe vorerst nicht fortzuführen. Anfang 2014 wurden die entsprechenden gesetzlichen Änderungen auf den Weg gebracht, die auch rückwirkend gelten: Mit dem 14. SGB V-Änderungsgesetz (14. SGB V-ÄndG) wurde zum 20.02.2014 unter anderem beschlossen, die Nutzenbewertung von Arzneimitteln im Bestandsmarkt aufzuheben, soweit die Nutzenbewertung durch den G-BA nicht bereits abgeschlossen ist (s. auch ▶ Kap. 5.1). Eine abgeschlossene Nutzenbewertung für Arzneimittel des Bestandsmarkts gibt es somit nur für die aufgerufenen Gliptine.

Die Abschaffung der Bestandsmarktbewertung bleibt umstritten: Einerseits kann die Beendigung des Bestandsmarktaufrufs positive Konsequenzen für alle Beteiligten der frühen Nutzenbewertung nach sich ziehen: So entfallen die bisherigen kritisierten Probleme im Zusammenhang mit der Nutzenbewertung, wie die abweichende Festlegung der ZVT und die evtl. nur mangelhafte Evidenz aufgrund älterer Studiendaten (*G-BA* 2013d und *Spiegel Online* 2014). Zum anderen entfällt auch der für die Bestandsmarktverfahren erwartete hohe Aufwand sowohl für die beteiligten pharmazeutischen Hersteller (Recherche und Aufbereitung des umfangreichen Materials) und die Gremien der Selbstverwaltung (Sichtung und Prüfung dieses Materials (*Deutscher Bundestag* 2014). Vertreter der Kassen und der Arzneimittelkommission der deutschen Ärzteschaft (AkdÄ) sprachen sich gegen eine Einstellung aus. Die GKV befürchtet, dass ihr mögliche Einsparungen für die Bestandsmarktarzneimittel verloren gehen (*BÄK* 2014). Von Seiten der Ärzte wird argumentiert, dass aus Gründen der „Qualitätssicherung" des Bestandsmarktprodukts an der Nutzenbewertung von Bestandsmarktarzneimitteln festgehalten werden sollte (*ÄrzteZeitung Online* 2014).

## 5.4 Folgen für die Versorgung – Opt-out

Das AMNOG-Verfahren kann sich unmittelbar auf die Versorgung auswirken, bspw. dann wenn die Hersteller von der Möglichkeit des Opt-out Gebrauch machen und bestimmte Produkte in Deutschland nicht vertreiben. Wenn einem Arzneimittel in der frühen Nutzenbewertung kein Zusatznutzen im Verhältnis zur zweckmäßigen Vergleichstherapie attestiert wird, können – entsprechend den gesetzlichen Grundlagen – die von den Kassen erstatteten Kosten nicht höher als für die zweckmäßige Vergleichstherapie sein. Das kann unter Umständen bedeuten, dass die erstatteten Kosten nicht höher sind als für ein Generikum. Aus wirtschaftlichen Gründen ist es für ein Unternehmen dann evtl. sinnvoller, auf den Vertrieb des Arzneimittels in Deutschland zu verzichten. Bis zum Stichtag am 28. Februar 2014 wurde ein Opt-out für vier Fälle festgestellt (Aliskiren/Amlodipin, Retigabin, mikrobielle Kollagenase und Linagliptin), in denen die Produkte – in der Regel nach den Preisverhandlungen – aus der Lauer-Taxe gestrichen wurden (*GKV-Spitzenverband* 2014a, *Lauer-Taxe*® 2014). In der Konsequenz werden diese Therapieoptionen den Patienten in Deutschland nicht über dem üblichen Vertriebsweg zur Verfügung gestellt. Eine Verordnung ist ggf. nur möglich, wenn das Arzneimittel von einer Apotheke importiert wird. Die Erstattung durch die GKV ist jedoch nicht in jedem Fall gesichert, da die Kassen sich vorbehalten, über die Erstattung im Einzelfall zu entscheiden. Für das 2012 aus dem Vertrieb genommene Retigabin haben allerdings verschiedene Kassen erklärt, die Kosten weiterhin zu übernehmen.

## 5.5 Verbrauch von Wirkstoffen mit abgeschlossener Nutzenbewertung

Im folgenden Abschnitt soll dargestellt werden, wie sich für neu eingeführte Wirkstoffe der tatsächliche Verbrauch in den Jahren 2012 und 2013 zum maximal zu erwartenden Verbrauch verhält, der auf Basis der in der Nutzenbewertung bekannt gegebenen Daten berechnet werden kann. Berücksichtigt wurden dazu alle Wirkstoffe, die 2012 und 2013 ganzjährig zur Verfügung standen, die also 2011 oder 2012 neu eingeführt wurden oder eine Zulassungserweiterung erhielten, für die eine frühe Nutzenbewertung durchgeführt wurde und für die es kein Opt-out gab. Berücksichtigt wurden außerdem die Antidiabetika, die im Rahmen des Bestandsmarktaufrufs bewertet wurden (Sitagliptin, Vildagliptin und Saxagliptin sowie die Wirkstoffkombinationen Metformin/Sitagliptin und Metformin/Vildagliptin). ◘ Tab. 5.2 zeigt die berücksichtigten Wirkstoffe und die Patientengruppen, für die der Zusatznutzen beurteilt wurde, außerdem das Ausmaß des Zusatznutzens sowie die relevanten Angaben, die bei der Schätzung des maximal zu erwartenden Verbrauchs berücksichtigt wurden. Für die Berechnung des maximal zu erwartenden Verbrauchs wurden jeweils nur die Zielpopulationen berücksichtigt, für die ein Zusatznutzen anerkannt wurde. Der so berechnete Verbrauch ist für Wirkstoffe mit therapeutischen Alternativen sicher überschätzt. Die Marktanteile der therapeutischen Alternativen sind in Bezug auf die relevanten Patientengruppen allerdings nicht bekannt und können daher nicht berücksichtigt werden. Abgesehen davon ist eine komplette Marktdurchdringung auch nicht zu erwarten, bspw. wegen des Wettbewerbs mit anderen Produkten. Im Falle von Solitären ist zu berücksichtigen, dass häufig nicht alle Patienten behandelt werden, z. B. weil die Erkrankung nicht diagnostiziert wurde. Limitationen ergeben sich außerdem dadurch, dass Angaben zur Größe der Zielpopulation zwar mit dem Beschluss des G-BA veröffentlicht werden, diesen Angaben jedoch häufig Schätzungen und Annahmen zugrunde liegen. Die reale Zielpopulation kann also durchaus größer oder kleiner sein und damit kann auch der zu erwartende Verbrauch von dem hier berechneten abweichen.

Der Wirkstoff Apixaban wird bei Einsatz nach Knie- oder Hüftgelenksoperation zunächst während des stationären Aufenthalts gegeben. Der Bedarf für diese Zeit ging in die Berechnung nicht mit ein. Für antineoplastische Mittel ist ebenfalls anzunehmen, dass sie teilweise stationär gegeben werden. Da es kaum möglich ist, für diese stationären Tage zu korrigieren, wurde angenommen, dass die im G-BA-Beschluss genannte Zielpopulation mit Zusatznutzen komplett ambulant behandelt wurde. Somit kann auch für die antineoplastischen Mittel der maximal mögliche ambulante Verbrauch überschätzt sein.

Anhand der Angaben in ◘ Tab. 5.2 kann berechnet werden, wie hoch je Wirkstoff der Anteil am maximal zu erwartenden Verbrauch in den Jahren 2012 und 2013 war (◘ Tab. 5.3). Im Jahr 2012 lag der Anteil des tatsächlichen Verbrauchs am maximal zu erwartenden zwischen 0,22% für Cabazitaxel und 246% für Fingolimod. Die entsprechenden Werte für 2013 betragen 0,26% und 398% – erneut für Cabazitaxel und Fingolimod.

Es ist insgesamt kein Zusammenhang zwischen dem Anteil am maximal zu erwartenden Verbrauch und dem Ausmaß des Zusatznutzens zu erkennen. Auch scheint es kaum eine Rolle zu spielen, ob für die Patientengruppe therapeutische Alternativen zur Verfügung stehen oder nicht. Der teilweise sehr geringe wie auch der teilweise sehr hohe Anteil am zu erwartenden Verbrauch entsprechend der Nutzenbewertung wird sicher in vielen Fällen in Zusammenhang mit den spezifischen Rahmenbedingungen für jeden Wirkstoff stehen (s. u.). Erwähnenswert ist, dass bisher lediglich drei Wirkstoffe als Pra-

## 5.5 Verbrauch von Wirkstoffen mit abgeschlossener Nutzenbewertung

**Tab. 5.2** Wirkstoffe, die bei der Analyse, wie hoch der Anteil des tatsächlichen Verbrauchs am geschätzten maximal möglichen Verbrauch ist, berücksichtigt wurden.

| ATC-Kode | Wirkstoff | Markteinführung bzw. Zulassungserweiterung (Jahr) | Beschluss Zuatznutzen 10/2013 | Patientengruppe | Zusatznutzen | Zielpopulation lt. G-BA-Beschluss zum Zusatznutzen¹ | Behandlungstage pro Jahr laut G-BA-Beschluss MW | Menge pro Behandlungs-tag lt. G-BA-Beschluss | DDD (WIDO) oder Divisor | Maximal zu erwartende Menge in der GKV im Jahr (Mio. DDD) | Tatsächliche Menge in der GKV 2012 (Mio. DDD) | Tatsächliche Menge in der GKV 2013 (Mio. DDD) |
|---|---|---|---|---|---|---|---|---|---|---|---|---|
| A10BH01 | Sitagliptin | 2007 | 10/2013 | Zweifachkombination Sitagliptin mit Metformin | gering | 634600 | 365 | 100,0 | 100 | 231,63 | 67,68 | 77,05 |
| | | | | Monotherapie mit Sitagliptin bei Nichteignung für Metformin | gering | 522500 | 365 | 100,0 | 100 | 190,71 | | |
| | | | | Kombination Sitagliptin mit Insulin | kein | 550000 | 365 | 100,0 | 100 | k. A. | | |
| | | | | Dreifachkombination Sitagliptin mit Sulfonylharnstoff und Metformin | kein | 62400 | 365 | 100,0 | 100 | k. A. | | |
| | | | | Zweifachkombination Sitagliptin mit Sufonylharnstoff | kein | 35900 | 365 | 100,0 | 100 | k. A. | | |
| A10BD08 | Vildagliptin/ Metformin | 2008 | 10/2013 | Vildagliptin/ Metformin wenn Metformin nicht ausreichend | kein | 625200 | 365 | 2,0 | 2 | k. A. | 46,50 | 56,32 |
| | | | | Vildagliptin/ Metformin und Insulin | kein | 113850 | 365 | 2,0 | 2 | k. A. | | |
| | | | | Vildagliptin/ Metformin und Sulfonylharnstoff | kein | 62400 | 365 | 2,0 | 2 | k. A. | | |

● Tab. 5.2 Wirkstoffe, die bei der Analyse, wie hoch der Anteil des tatsächlichen Verbrauchs am geschätzten maximal möglichen Verbrauch ist, berücksichtigt wurden.

| ATC-Kode | Wirkstoff | Markteinführung bzw. Zulassungserweiterung (Jahr) | Beschluss Zusatznutzen | Patientengruppe | Zusatznutzen | Zielpopulation lt. G-BA-Beschluss zum Zusatznutzen¹ | Behandlungstage pro Jahr laut G-BA-Beschluss MW | Menge pro Behandlungstag lt. G-BA-Beschluss! | DDD (WIDO) oder Divisor | Maximal zu erwartende Menge in der GKV im Jahr (Mio. DDD) | Tatsächliche Menge in der GKV 2012 (Mio. DDD) | Tatsächliche Menge in der GKV 2013 (Mio. DDD) |
|---|---|---|---|---|---|---|---|---|---|---|---|---|
| A10BH02 | Vildagliptin | 2008 | 10/2013 | Zweifachkombination Vildagliptin mit Metformin | kein | 634600 | 365 | 100,0 | 100 | k. A. | 11,07 | 17,66 |
| | | | | Kombination Vilagliptin mit Insulin | kein | 550000 | 365 | 100,0 | 100 | k. A. | | |
| | | | | Monotherapie mit Vildagliptin bei Nichteignung für Metformin | kein | 522500 | 365 | 100,0 | 100 | k. A. | | |
| | | | | Dreifachkombination Vilagliptin mit Sulfonylharnstoff und Metformin | kein | 62400 | 365 | 100,0 | 100 | k. A. | | |
| | | | | Diabetes mellitus Typ 2, Zweifachkombination Vildagliptin mit Sulfonylharnstoff | kein | 35900 | 365 | 50,0 | 100 | k. A. | | |
| A10BH03 | Saxagliptin | 2009 | 10/2013 | Zweifachkombination Saxagliptin mit Metformin | gering | 634600 | 365 | 5,0 | 5 | 231,63 | 13,93 | 13,66 |
| | | | | Kombination Saxagliptin mit Insulin | kein | 550000 | 365 | 5,0 | 5 | k. A. | | |
| | | | | Dreifachkombination Saxagliptin mit Metformin und Sulfonylharnstoff | kein | 62400 | 365 | 5,0 | 5 | k. A. | | |
| | | | | Zweifachkombination Saxagliptin mit Sulfonylharnstoff | kein | 35900 | 365 | 5,0 | 5 | k. A. | | |

## 5.5 Verbrauch von Wirkstoffen mit abgeschlossener Nutzenbewertung

Tab. 5.2 Wirkstoffe, die bei der Analyse, wie hoch der Anteil des tatsächlichen Verbrauchs am geschätzten maximal möglichen Verbrauch ist, berücksichtigt wurden.

| ATC-Kode | Wirkstoff | Markteinführung bzw. Zulassungserweiterung (Jahr) | Beschluss Zusatznutzen | Patientengruppe | Zusatznutzen | Zielpopulation lt. G-BA-Beschluss zum Zusatznutzen¹ | Behandlungstage pro Jahr laut G-BA-Beschluss MW | Menge pro Behandlungstag lt. G-BA-Beschluss¹ | DDD (WIdO) oder Divisor | Maximal zu erwartende Menge in der GKV im Jahr (Mio. DDD) | Tatsächliche Menge in der GKV 2012 (Mio. DDD) | Tatsächliche Menge in der GKV 2013 (Mio. DDD) |
|---|---|---|---|---|---|---|---|---|---|---|---|---|
| B01AC24 | Ticagrelor | 2011 | 1/2012 | NSTEMI | beträchtlich | 201000 | 365 | 180,0 | 180 | 73,37 | 7,17 | 13,49 |
| | | | | STEMI, Koronarintervention, >75 Jahre oder TIA bzw. ischäm. Insult in Anamnese (10–25% der Population mit STEMI und PCA) | nicht quantifizierbar | 9125 | 365 | 180,0 | 180 | 3,33 | | |
| | | | | STEMI, Koronarintervention (außer >75 Jahre oder TIA bzw. ischäm. Insult in Anamnese) | kein | 50000 | 365 | 180,0 | 180 | k. A. | | |
| | | | | STEMI | kein | 19000 | 365 | 180,0 | 180 | k. A. | | |
| | | | | STEMI und Bypass | kein | 5500 | 365 | 180,0 | 180 | k. A. | | |
| B01AF02 | Apixaban | 2011 | 6/2012 | elektive Hüftgelenksersatz-OP | gering | 225000 | 35 2 | 5,0 | 5 | 2,70 3 | 0,04 | 7,06 |
| | | | | elektive Kniegelenksersatz-OP | kein | 165000 | 12 | 5,0 | 5 | k. A. | | |
| J05AE11 | Telaprevir | 2011 | 3/2012 | therapieerfahrene Patienten mit CHC Genotyp 1 | nicht quantifizierbar | 34000 | 84 | 2.250,0 | 2250 | 2,86 | 0,31 | 0,13 |
| | | | | therapienaive Patienten mit CHC Genotyp 1 | nicht quantifizierbar | 12000 | 84 | 2.250,0 | 2250 | 1,01 | | |
| J05AE12 | Boceprevir | 2011 | 3/2012 | therapieerfahrene Patienten mit CHC Genotyp 1 | nicht quantifizierbar | 34000 | 196 | 2.400,0 | 2400 | 6,66 | 0,30 | 0,17 |
| | | | | therapienaive Patienten mit CHC Genotyp 1 | nicht quantifizierbar | 12000 | 196 | 2.400,0 | 2400 | 2,35 | | |

401

# 5 AMNOG: Aktueller Stand der frühen Nutzenbewertung nach § 35 SGB V

Tab. 5.2 Wirkstoffe, die bei der Analyse, wie hoch der Anteil des tatsächlichen Verbrauchs am geschätzten maximal möglichen Verbrauch ist, berücksichtigt wurden.

| ATC-Kode | Wirkstoff | Markteinführung bzw. Zulassungserweiterung (Jahr) | Beschluss Zusatznutzen | Patientengruppe | Zusatznutzen | Zielpopulation lt. G-BA-Beschluss zum Zusatznutzen¹ | Behandlungstage pro Jahr laut G-BA-Beschluss MW | Menge pro Behandlungstag lt. G-BA-Beschluss1 | DDD (WIDO) oder Divisor | Maximal zu erwartende Menge in der GKV im Jahr (Mio. DDD) | Tatsächliche Menge in der GKV 2012 (Mio. DDD) | Tatsächliche Menge in der GKV 2013 (Mio. DDD) |
|---|---|---|---|---|---|---|---|---|---|---|---|---|
| L01CD04 | Cabazitaxel | 2011 | 3/2012 | Prostata-CA, keine Re-Therapie mit Docetaxel | gering | 5355 | 17 | 60,0 | 2,14 | 2,55 | 0,01 | 0,01 |
| | | | | Prostata-CA, Re-Therapie mit Docetaxel möglich | kein | 945 | 17 | 60,0 | 2,14 | k. A. | | |
| L01XC11 | Ipilimumab | 2011 | 8/2012 | Melanom, fortgeschritten, second line | beträchtlich | 3100 | 4 | 250,0 | 10 | 0,31 | 0,03 | 0,03 |
| L01XX41 | Eribulin | 2011 | 4/2012 | Brustkrebs, Behandlung mit Taxanen oder Eribulin nicht möglich | gering | 5175 | 34 | 2,6 | 0,21 | 2,21 | 0,09 | 0,09 |
| | | | | Brustkrebs, erneute Behandlung mit Taxanen oder Eribulin möglich | gering | 1295 | 34 | 2,6 | 0,21 | 0,55 | | |
| L02BX03 | Abirateron | 2011 | 3/2012 | Prostata-CA, keine Re-Therapie mit Docetaxel | beträchtlich | 5355 | 365 | 1.000,0 | 1000 | 1,95 4 | 0,75 | 1,52 |
| | | | | Prostata-CA, Re-Therapie mit Docetaxel möglich | kein | 945 | 365 | 1.000,0 | 1000 | k. A. | | |
| L04AA26 | Belimumab | 2011 | 8/2012 | SLE mit hoher Krankheitsaktivität trotz Standardtherapie | beträchtlich | 7000 | 15 | 747,0 | 25 | 3,14 | 0,05 | 0,08 |

## 5.5 Verbrauch von Wirkstoffen mit abgeschlossener Nutzenbewertung

**Tab. 5.2** Wirkstoffe, die bei der Analyse, wie hoch der Anteil des tatsächlichen Verbrauchs am geschätzten maximal möglichen Verbrauch ist, berücksichtigt wurden.

| ATC-Kode | Wirkstoff | Markteinführung bzw. Zulassungserweiterung (Jahr) | Beschluss Zusatznutzen | Patientengruppe | Zusatznutzen | Zielpopulation lt. G-BA-Beschluss zum Zusatznutzen[1] | Behandlungstage pro Jahr laut G-BA-Beschluss MW | Menge pro Behandlungstag lt. G-BA-Beschluss | DDD (WIdO) oder Divisor | Maximal zu erwartende Menge in der GKV im Jahr (Mio. DDD) | Tatsächliche Menge in der GKV 2012 (Mio. DDD) | Tatsächliche Menge in der GKV 2013 (Mio. DDD) |
|---|---|---|---|---|---|---|---|---|---|---|---|---|
| L04AA27 | Fingolimod | 2011 | 5/2012 | rasch fortschreitende schwere RRMS | gering | 1500 | 365 | 0,5 | 0,5 | 0,55 | 1,35 | 2,18 |
| | | | | keine ausreichende Therapie mit IFN-beta | kein | 4300 | 365 | 0,5 | 0,5 | k. A. | | |
| | | | | keine ausreichende Therapie mit Glatirameracetat | kein | 3700 | 365 | 0,5 | 0,5 | k. A. | | |
| L04AA28 | Belatacept | 2011 | 7/2012 | Transplantat nach Standardkriterien | gering | 1985 | 13 | 500,0 | 12,5 | 1,03 | 0,01 | 0,02 |
| | | | | Transplantat nach erweiterten Kriterien | gering | 1180 | 13 | 500,0 | 12,5 | 0,61 | | |
| L04AX05 | Pirfenidon | 2011 | 3/2012 | idiopathische Lungenfibrose | nicht quantifizierbar | 6000 | 365 | 2.400,0 | 2400 | 2,19 | 0,16 | 0,24 |
| N02BG10 | Nabiximols | 2011 | 6/2012 | Spastik bei MS | gering | 25950 | 365 | 1,0 | 1 | 9,47 | 0,44 | 0,53 |
| N07XX05 | Fampridin | 2011 | 8/2012 | Verbesserung der Gehfähigkeit | kein | 46500[5] | 365 | 1,0 | 1 | k. A. | 0,02 | 0,03 |
| N07XX08 | Tafamidis Meglumin | 2011 | 6/2012 | Transthyretin-Amyloidose | gering | 72 | 365 | 20,0 | 20 | 0,03 | 0,01 | 0,01 |

403

5 AMNOG: Aktueller Stand der frühen Nutzenbewertung nach § 35 SGB V

Tab. 5.2 Wirkstoffe, die bei der Analyse, wie hoch der Anteil des tatsächlichen Verbrauchs am geschätzten maximal möglichen Verbrauch ist, berücksichtigt wurden.

| ATC-Kode | Wirkstoff | Markteinführung bzw. Zulassungserweiterung (Jahr) | Beschluss Zusatznutzen | Patientengruppe | Zusatznutzen | Zielpopulation lt. G-BA-Beschluss zum Zusatznutzen[1] | Behandlungstage pro Jahr laut G-BA-Beschluss MW | Menge pro Behandlungstag lt. G-BA-Beschluss1 | DDD (WIDO) oder Divisor | Maximal zu erwartende Menge in der GKV im Jahr (Mio. DDD) | Tatsächliche Menge in der GKV 2012 (Mio. DDD) | Tatsächliche Menge in der GKV 2013 (Mio. DDD) |
|---|---|---|---|---|---|---|---|---|---|---|---|---|
| A10BD10 | Saxagliptin/Metformin | 2012 | 5/2013 | Zweifachkombination Saxagliptin/Metformin | gering | 625200 | 365 | 2,0 | 2 | 228,20 | | 3,22 |
| | | | | Dreifachkombinationstherapie mit Saxagliptin/Metformin | kein | 113850 | 365 | 2,0 | 2 | k. A. | | |
| H01CB05 | Pasireotid | 2012 | 6/2012 | Hypophysendysfunktion | gering | 260 | 365 | 1,2 | 1,2 | 0,09 | | 0,01 |
| J05AR08 | Emtricitabin, Rilpivirin, Tenofovir | 2012 | 7/2012 | HIV-Infektion | gering | 1260 | 365 | 1 | 1 | 0,46 | | 0,90 |
| J05AG05 | Rilpivirin | 2012 | 8/2012 | HIV-Infektion | gering | 1260 | 365 | 25 | 25 | 0,46 | | 0,04 |
| L01BC08 | Decitabin | 2012 | 5/2013 | AML, de novo oder sekundär | gering | 540 | 65 | 50,0 | 6,43 | 0,17 | | 0,04 |
| L01DB11 | Pixantron | 2012 | 5/2013 | Lymphome, Non-Hodgkin | kein | 970 | 18 | 94,5 | 9,64 | k. A. | | 0,00 |
| L01XC12 | Brentuximab-vedotin | 2012 | 5/2013 | rezidivierte/refraktäre CD30+ Hodgkin-Lymphome | nicht quantifizierbar | 160 | 12 | 150,0 | 6 | 0,05 | | 0,02 |
| | | | | rezidivierte/refraktäre anaplastische großzellige Lymphome | nicht quantifizierbar | 87,5 | 12 | 150,0 | 6 | 0,03 | | |

404

## 5.5 Verbrauch von Wirkstoffen mit abgeschlossener Nutzenbewertung

**Tab. 5.2** Wirkstoffe, die bei der Analyse, wie hoch der Anteil des tatsächlichen Verbrauchs am geschätzten maximal möglichen Verbrauch ist, berücksichtigt wurden.

| ATC-Kode | Wirkstoff | Markteinführung bzw. Zulassungserweiterung (Jahr) | Beschluss Zuatznutzen | Patientengruppe | Zusatznutzen | Zielpopulation lt. G-BA-Beschluss zum Zusatznutzen[1] | Behandlungstage pro Jahr laut G-BA-Beschluss MW | Menge pro Behandlungstag lt. G-BA-Beschluss | DDD (WIdO) oder Divisor | Maximal zu erwartende Menge in der GKV im Jahr (Mio. DDD) | Tatsächliche Menge in der GKV 2012 (Mio. DDD) | Tatsächliche Menge in der GKV 2013 (Mio. DDD) |
|---|---|---|---|---|---|---|---|---|---|---|---|---|
| L01XE12 | Vandetanib[6] | 2012 | 9/2013 | nicht resektables, lokal fortgeschrittenes oder metastasiertes medulläres Schilddrüsenkarzinom | gering | 780 | 365 | 300,0 | 300 | 0,28 | | 0,02 |
| L01XE15 | Vemurafenib[7] | 2012 | 9/2012 | BRAF-V600 Mutation-positives nicht resezierbares oder metastasiertem Melanom | beträchtlich | 1400 | 365 | 0 | 1.920,0 | 1920 | 0,51 | 0,06 |
| L01XE16 | Crizotinib | 2012 | 5/2013 | NSCLC, ALK-positiv, Chemotherapie geeignet | beträchtlich | 340 | 365 | 500,0 | 500 | 0,12 | | 0,04 |
| | | | | NSCLC, ALK-positiv, Chemotherapie ungeeignet | kein | 140 | 365 | 500,0 | 500 | k. A. | | |
| L01XE17 | Axitinib | 2012 | 3/2013 | Nierenzellkarzinom, Vorbehandlung mit Zytokin | gering | 6 | 365 | 15,0 | 10 | 0,003 | | 0,10 |
| | | | | Nierenzellkarzinom, Vorbehandlung mit Sunitinib | kein | 914 | 365 | 15,0 | 10 | k. A. | | |
| N03AX22 | Perampanel | 2012 | 3/2013 | partielle Epilepsie | kein | 88700 | 365 | 6,0 | 8 | k. A. | | 0,77 |
| R03BB05 | Aclidiniumbromid | 2012 | 3/2013 | COPD | kein | 2600000 | 365 | 800,0 | 800 | k. A. | | 10,43 |

405

# 5 AMNOG: Aktueller Stand der frühen Nutzenbewertung nach § 35 SGB V

**Tab. 5.2** Wirkstoffe, die bei der Analyse, wie hoch der Anteil des tatsächlichen Verbrauchs am geschätzten maximal möglichen Verbrauch ist, berücksichtigt wurden.

| ATC-Kode | Wirkstoff | Markteinführung bzw. Zulassungserweiterung (Jahr) | Beschluss Zusatznutzen | Patientengruppe | Zusatznutzen | Zielpopulation lt. G-BA-Beschluss zum Zusatznutzen[1] | Behandlungstage pro Jahr laut G-BA-Beschluss MW | Menge pro Behandlungstag lt. G-BA-Beschluss | DDD (WIDO) oder Divisor | Maximal zu erwartende Menge in der GKV im Jahr (Mio. DDD) | Tatsächliche Menge in der GKV 2012 (Mio. DDD) | Tatsächliche Menge in der GKV 2013 (Mio. DDD) |
|---|---|---|---|---|---|---|---|---|---|---|---|---|
| R07AX02 | Ivacaftor | 2012 | 2/2013 | Zystische Fibrose, Jugendliche (ab 12 Jahre) und Erwachsene | beträchtlich | 143 | 365 | 300,0 | 300 | 0,05 | | 0,03 |
| | | | | Zystische Fibrose, Kinder (6 bis 11 Jahre) | gering | 27 | 365 | 300,0 | 300 | 0,01 | | |
| S01LA05 | Aflibercept | 2012 | 6/2013 | neovaskuläre altersabhängige Makuladegeneration | kein | 305000 | 7 | 1,0 | 1 | k. A. | | 1,11 |

1 Ggf. ist der Mittelwert genannt
2 Für Apixaban wurden die ersten 23 bzw. 12 Tage, in denen die Behandlung üblicherweise stationär erfolgt (entsprechend den Angaben des IQWiG), nicht berücksichtigt
3 Für Apixaban wurde Anfang 2013 die Zulassung erweitert für die Prävention eines Schlaganfalls bei Patienten mit Vorhofflimmern. Der maximal zu erwartende Verbrauch erhöht sich dadurch um 724 Mio. DDD.
4 Für Abirateron wurde 2013 die Zulassung erweitert für die Anwendung bei Patienten, die für eine Therapie mit Docetaxel geeignet sind. Der maximal zu erwartende Verbrauch erhöht sich dadurch um 8 Mio. DDD.
5 Entsprechend den Angaben der Fachinformation für Fampridin wurde von der im G-BA-Beschluss genannten Zielpopulation für folgende Wirkstoffe nur der Anteil der »Responder« berücksichtigt: a) Fampridin (39%): Zwei Wochen nach Therapiebeginn soll überprüft werden, ob sich bei den Patienten die Gehfähigkeit verbessert hat. Ist dies nicht der Fall, ist die Therapie abzusetzen. b) Decitabin (63%): Bei Non-Respondern soll eine andere Therapiemöglichkeit in Erwägung gezogen werden.
6 Bewertung nach § 35a SGB V, Absatz 5b: Erneute Nutzenbewertung auf Antrag des Herstellers, da vormals kein Zusatznutzen festgestellt werden konnte wegen unvollständiger Nachweise.
7 Für Verumafenib war die Nutzenbewertung bis September 2013 befristet. Inzwischen wurde die Bewertung bestätigt (G-BA 2014).

AML = akute myeloische Leukämie, CHC = chronische Hepatitis C, COPD = chronisch obstruktive Lungenerkrankung, NSCLC = nicht kleinzelliges Lungenkarzinom, NSTEMI = Infarkt ohne ST-Streckenhebung, RRMS = schubförmig remittierende Multiple Sklerose, SLE = Systemischer Lupus erythematodes, STEMI = ST-Streckenhebungsinfarkt

Quelle: IGES nach Angaben des G-BA (http://www.g-ba.de/informationen/nutzenbewertung/)

## 5.5 Verbrauch von Wirkstoffen mit abgeschlossener Nutzenbewertung

**Tab. 5.3** Anteile der tatsächlichen ambulant abgegebenen Mengen am maximal zu erwartenden Verbrauch (s. Tab. 5.2) in den Jahren 2012 und 2013 für Arzneimittel mit früher Nutzenbewertung, die 2012 und/oder 2013 ganzjährig verfügbar waren.

| Wirkstoff | Anteil am maximal zu erwartenden Verbrauch in den Zielpopulationen mit Zusatznutzen (%) | | Erläuterungen (weitere Details siehe Text) |
|---|---|---|---|
| | 2012 | 2013 | |
| Cabazitaxel | 0,2 | 0,26 | Gleiche Zielpopulation wie Abirateron in der Second-Line-Anwendung |
| Saxagliptin/Metformin | entfällt | 1,4 | Überschneidung der Zielpopulation mit anderen DPP-IV-Hemmern |
| Belatacept | 0,6 | 1,5 | Möglicherweise auch stationäre Anwendung |
| Boceprevir | 3,4 | 1,9 | Gleiche Zielpopulation wie Telaprevir; neue Wirkstoffe im Anwendungsgebiet erwartet |
| Belimumab | 1,6 | 2,6 | |
| Eribulin | 3,3 | 3,3 | Therapeutische Alternativen |
| Telaprevir | 8,1 | 3,5 | Gleiche Zielpopulation wie Boceprevir; neue Wirkstoffe im Anwendungsgebiet erwartet |
| Vandetanib | entfällt | 5,5 | |
| Nabiximols | 4,6 | 5,5 | |
| Saxagliptin | 6,0 | 5,9 | Überschneidung der Zielpopulation mit anderen DPP-IV-Hemmern |
| Rilpivirin | entfällt | 7,9 | Zielpopulation identisch mit Emtricitabin, Rilpivirin, Tenofovir |
| Pirfenidon | 7,3 | 11,0 | |
| Ipilimumab | 8,4 | 11,2 | Überschneidung der Zielpopulation mit Vemurafenib |
| Pasireotid | entfällt | 13,7 | |
| Ticagrelor | 9,4 | 17,6 | Therapeutische Alternativen: Prasugrel ist ebenfalls zur Behandlung von NSTEMI zugelassen |
| Vemurafenib | 16,0 | 18,2 | Zielpopulation ist Teilmenge der Zielpopulation von Ipilimumab |
| Sitagliptin | 12,4 | 21,0 | Überschneidung der Zielpopulation mit anderen DPP-IV-Hemmern |
| Decitabin | entfällt | 25,7 | |
| Brentuximabvedotin | entfällt | 28,6 | |
| Crizotinib | entfällt | 31,4 | |

407

**Tab. 5.3** Anteile der tatsächlichen ambulant abgegebenen Mengen am maximal zu erwartenden Verbrauch (s. Tab. 5.2) in den Jahren 2012 und 2013 für Arzneimittel mit früher Nutzenbewertung, die 2012 und/oder 2013 ganzjährig verfügbar waren.

| Wirkstoff | Anteil am maximal zu erwartenden Verbrauch in den Zielpopulationen mit Zusatznutzen (%) | | Erläuterungen (weitere Details siehe Text) |
|---|---|---|---|
| | 2012 | 2013 | |
| Tafamidis | 33,2 | 49,7 | |
| Ivacaftor | entfällt | 53,4 | |
| Abirateron | 38,3 | 77,9 | Zu erwartender Verbrauch aus Zulassungserweiterung 2013 wurde bei Berechnung nicht berücksichtigt |
| Emtricitabin, Rilpivirin, Tenofovir | entfällt | 195,2 | Zielpopulation identisch mit Rilpivirin |
| Apixaban | 1,5 | 261,4 | Zu erwartender Verbrauch aus Zulassungserweiterung 2013 wurde bei Berechnung nicht berücksichtigt; Überschneidung der Zielpopulation mit anderen direkten Faktor-Hemmern ohne Nutzenbewertung |
| Fingolimod | 246,5 | 397,8 | Überschneidung der Zielpupolation mit anderen Medikamenten ohne Nutzenbewertung (z. B. Natalizumab) |
| Axitinib | entfällt | nicht sinnvoll | Wirkstoff wird – entsprechend Zulassung – nicht nur in der Zielpopulation mit Zusatznutzen eingesetzt |

Quelle: IGES nach Angaben des G-BA (https://www.g-ba.de/informationen/nutzenbewertung/)

xisbesonderheit anerkannt wurden, nämlich Ticagrelor, Pirfenidon und Abirateron (*GKV-Spitzenverband* 2014a). Ein gesetzgeberisches Ziel des AMNOG war es, den Patienten einen unmittelbaren Zugang zu innovativen Arzneimitteln zu ermöglichen. Die vorliegenden Daten deuten darauf hin, dass dieses Ziel bislang möglicherweise nur teilweise erreicht wurde. Bisher gibt es keine Hinweise darauf, dass durch die frühe Nutzenbewertung mit nachfolgender Preisverhandlung die niedergelassenen Ärzte vom Druck des »wirtschaftlichen« Verordnens entlastet wurden. Erfreulich ist jedoch, dass es auch Beispiele gibt, in denen bereits kurz nach Einführung des Wirkstoffs ein hoher Anteil von Patienten in der jeweiligen Zielpopulation mit den ambulant abgegebenen Mengen des Arzneimittels hätten behandelt werden können.

Im Folgenden sollen die Anteile des tatsächlichen Verbrauchs am maximal zu erwartenden Verbrauch in der Zielpopulation mit Zusatznutzen beispielhaft diskutiert werden.

**Wirkstoffe mit niedrigem Anteil am maximal zu erwartenden Verbrauch**

Zu den Wirkstoffen mit besonders niedrigem Anteil am zu erwartenden maximalen Verbrauch (unter 10%) gehörten 2013 neben Cabazitaxel u. a. das Saxagliptin, die Proteasehemmer gegen chronische Hepatitis C, Eribulin, Vandetanib oder Rilpivirin. Cabazitaxel wird in der Sekundärtherapie des Prostatakarzinoms bei der gleichen Zielpopulation eingesetzt wie das Abirateron. Für Cabazitaxel wurde ein geringer Zusatznutzen belegt, für Abirateron ein beträchtlicher. Zudem darf Cabazitaxel als Chemotherapeutikum nur in spezialisierten Praxen bzw. Zentren eingesetzt werden. Dies ist möglicherweise eine Erklärung dafür, dass für Abirateron der Anteil am zu erwartenden Verbrauch um ein Vielfaches höher ist (s. u.). Der Verbrauchsanteil von Saxagliptin bzw. Saxagliptin/Metformin muss zusammen mit den übrigen DPP-IV-Hemmern betrachtet werden (s. u.). Für die Proteasehemmer Boceprevir und Telaprevir, die zusammen mit Peginterferon und Ribavirin zur Behandlung der chronischen Hepatitis C vom Genotyp 1 eingesetzt werden, lagen die Anteile am zu erwartenden Verbrauch 2012 bei 3 bzw. 8%. Da einerseits beide Wirkstoffe für dieselbe Zielpopulation eingesetzt werden, andererseits die durchschnittliche Menge der benötigten DDD unterschiedlich ist, ergibt sich für 2012 insgesamt ein Verbrauchsanteil von nur 6,4%. Entgegen der zu erwartenden Entwicklung bei neuen Arzneimitteln ist der Verbrauch von Boceprevir und Telaprevir 2013 nicht gestiegen, sondern zurückgegangen, sodass die Verbrauchsanteile auf 1,9% für Boceprevir und 3,5% für Telaprevir fielen (insgesamt 2,9%). Dies muss vor dem Hintergrund gesehen werden, dass die Einführung einer Reihe neuer Wirkstoffe zur Behandlung der chronischen Hepatitis bevorsteht, die eine Interferon-freie Therapie ermöglichen. In Leitlinien und Empfehlungen wird teilweise geraten, nur Patienten mit dringender Indikation zu behandeln und wenn möglich die Einführung der neuen Wirkstoffe abzuwarten. Im Februar 2013 wurde eine Expertenempfehlung veröffentlicht, in der darüber hinaus geraten wird, ab sofort auf den Einsatz von Boceprevir und Telaprevir zu verzichten (*Sarrazin* et al. 2014). Der Verbrauch des bei fortgeschrittenem Brustkrebs eingesetzten Eribulin ist 2013 im Vergleich zum Vorjahr kaum angestiegen, dementsprechend ist der Anteil am zu erwartenden Verbrauch niedrig geblieben. Für die Zielpopulation gibt es neben Eribulin therapeutische Alternativen. Zudem dürfte die Therapie auch häufig stationär erfolgen. Vandetanib erreichte 2013 einen Anteil von 5% am erwarteten Verbrauch. Die Zielpopulation ist mit 780 Patienten relativ klein. Der Wirkstoff wird palliativ eingesetzt und geht mit einer hohen Rate unerwünschter – auch scherwiegender – Ereignisse einher (*AKdÄ* 2012). Dies kann eine Erklärung für die Zurückhaltung bei der Anwendung sein. Der Anteil von Rilpivirin am maximal zu erwartenden Verbrauch lag 2013 bei knapp 8%. Rilpivirin muss in Kombination mit anderen retroviralen Arzneimitteln eingenommen werden. Es steht auch in Form einer Fixkombination mit Emtricitabin und Tenofovir zur Verfügung (s. u.), und die Zielpopulationen für Rilpivirin und die Fixkombination sind identisch. Es ist anzunehmen, dass die Fixkombination bevorzugt verordnet wurde. Zudem steht eine große Auswahl von Wirkstoffen zur Behandlung von HIV/AIDS zur Verfügung, und die Anwendung von Rilpivirin erfolgt möglicherweise zurückhaltend, um einen Reservewirkstoff zu erhalten.

**Wirkstoffe mit mittlerem Anteil am maximal zu erwartenden Verbrauch**

Mittlere Anteile – zwischen 10 und 50% – am zu erwartenden maximalen Verbrauch erreichten 2013 bspw. der DDP-IV-Hemmer Sitagliptin, das Ticagrelor, verschiedene antineoplastische Mittel und das Orphan Drug Tafamidis. Im Rahmen des Bestandsmarktaufrufs wurden 2013 Beschlüsse zur Nutzenbewertung von Saxagliptin, Sitagliptin, Sitagliptin/Metformin und Vildagliptin sowie Vildagliptin/Metformin gefasst. Die DPP-IV-Hemmer werden bei Diabetes mellitus Typ 2 eingesetzt. Nur für Saxagliptin und Sitagliptin konnte ein Zusatznutzen belegt werden. Ein

Zusatznutzen wurde auch der – neu auf den Markt gebrachten – Fixkombination Saxagliptin/Metformin zuerkannt. Für alle DPP-IV-Hemmer mit belegtem Zusatznutzen lag der Anteil am zu erwartenden Verbrauch 2013 bei 22%. Unabhängig vom belegten Zusatznutzen ist jedoch davon auszugehen, dass die Gruppe der DPP-IV-Hemmer in der Praxis als relativ einheitliche Klasse wahrgenommen wird. Der Verbrauch aller DPP-IV-Hemmer inkl. der Kombinationen mit Metformin lag 2013 bei 268 Mio. DDD. Damit wurden 64% des maximal zu erwartenden Verbrauchs erreicht. Die DPP-IV-Hemmer sind bereits seit 2007 im Markt; es handelt sich also um bereits etablierte Arzneimittel. Ticagrelor wird angewendet nach Herzinfarkt, um atherothrombotische Ereignisse zu verhindern. Für die größte Teilpopulation, Patienten mit NSTEMI, wurde vom G-BA ein beträchtlicher Zusatznutzen anerkannt. Der Anteil am maximal zu erwartenden Verbrauch lag 2012 bei 9,4% und erhöhte sich 2013 auf 17,6%. Für Ticagrelor ist anzunehmen, dass die Marktpenetration noch nicht abgeschlossen ist, was aber vermutlich nicht die wichtigste Erklärung für den geringen Anteil ist. Das 2009 eingeführte Prasugrel ist ebenfalls zur Anwendung bei Patienten mit NSTEMI zugelassen. Berücksichtigt man den Verbrauch dieses Wirkstoffs zusätzlich, so erhöht sich der Anteil am maximal zu erwartenden Verbrauch 2012 auf 24,4%, 2013 auf 36,4%. Zudem dürfte in vielen Fällen aus wirtschaftlichen Gründen weiterhin das generische Clopidogrel verordnet werden, obwohl Ticagrelor als Praxisbesonderheit anzuerkennen ist. Die antineoplastischen Mittel Decitabin, Brentuximabvedotin und Crizotinib werden bei unterschiedlichen Krebserkrankungen eingesetzt (siehe ◘ Tab. 5.2) und erreichten bereits 2013, dem ersten Jahr, in dem sie ganzjährig verfügbar waren, Anteile am maximal zu erwartenden Verbrauch, die zwischen 26 und 31% lagen. Das bei Melanom eingesetzte Ipilimumab erhöhte die Anteile am maximal zu erwartenden Verbrauch von 8 auf 11%, und das 2012 eingeführte Vemurafenib erreichte 2013 einen Anteil von 24%. Bei Beurteilung dieser Anteile ist zu berücksichtigen, dass die Zielpopulation von Vemurafenib eine Teilmenge der Zielpopulation von Ipilimumab ist. Unter der Annahme, dass mit Ipilimumab ausschließlich Patienten behandelt würden, die nicht zur Zielpopulation von Vemurafenib gehören, hätte der Verbrauchsanteil von Ipilimumab 2013 20% erreicht. Vemurafenib ist nur zugelassen zur Behandlung von Patienten mit BRAF-Mutation. Der Anteil dieses Wirkstoffs am maximal zu erwartenden Verbrauch lag 2013 bei 21%. Für das bei der sehr seltenen Thranstyretin-Amyloidose eingesetzte Tafamidis erhöhte sich der Anteil am zu erwartenden Verbrauch von 33 auf knapp 50%.

**Wirkstoffe mit hohem Anteil am maximal zu erwartenden Verbrauch**

Hohe Anteile am zu erwartenden Verbrauch von mehr als 50% erreichten 2013 Ivacaftor und Abirateron. Ivacaftor war 2013 erstmalig ganzjährig verfügbar und erreichte bereits in diesem Jahr einen Anteil von 53% am maximal zu erwartenden Verbrauch. Ivacaftor ist wirksam bei Patienten mit zystischer Fibrose (Mukoviszidose), wenn die Erkrankung durch einen ganz bestimmten Gendefekt ausgelöst wurde (Mutation G551D im CFTR-Gen). Diese Mutation betrifft ca. 4 bis 5% der Patienten mit Mukoviszidose; die Zielpopulation ist daher mit insgesamt 170 Patienten sehr klein. Durch Ivacaftor kann die durch den Gendefekt ausgelöste Fehlfunktion eines zellulären Ionenkanals aufgehoben werden (NN 2012). Das bei Prostatakarzinom eingesetzte Abirateron erhöhte seinen Verbrauchsanteil von 38 auf fast 78%. Dies gilt jedoch nur in Bezug auf die Zielpopulation von 5.355 Patienten, bei denen eine erneute Therapie mit Docetaxel nicht möglich ist. Nicht berücksichtigt wurde die Zulassungserweiterung aus dem Jahr 2013 für Patienten, bei denen eine Chemotherapie noch nicht indiziert ist. Der zu erwartende maximale Verbrauch erhöht sich durch diese Zulassungserweiterung von 2,55 auf insgesamt fast 8 Mio. DDD. Da die Zulassungserweiterung 2013 unterjährig erfolgte, wird sie an dieser Stelle bei der Berechnung des Verbrauchsanteils nicht berücksichtigt. Legte man einen maximal zu erwartenden Verbrauch von 8 Mio. zugrunde, so hätte Abirateron 2013 einen Anteil von rund 15% erreicht.

Für die Wirkstoffe Emtricitabin, Rilpivirin, Tenofovir (Fixkombination), Apixaban, Fingolimod und Axitinib war 2013 der beobachtete Verbrauch zwei- oder mehrfach höher als der entsprechend den Ergebnissen der Nutzenbewertung zu erwartende maximale Verbrauch. Für die bei HIV eingesetzte Fixkombination Emtricitabin, Rilpivirin, Tenofovir lag der Verbrauch 2013 fast doppelt so hoch wie auf Basis der Angaben aus der frühen Nutzenbewertung zu erwarten wäre. Als Zielpopulation werden Patienten mit HIV-Infektion angegeben, die bislang nicht vorbehandelt wurden und bei denen die Viruslast nicht größer als 100.000 RNA-Kopien/ml ist. Die Angaben zur Schätzung der Zielpopulation sind plausibel (*G-BA* 2012p). Ende 2013 ist die Zulassung erweitert worden und sieht nun keine Einschränkung hinsichtlich der Vorbehandlung mehr vor. Dass der tatsächliche Verbrauch sehr viel höher ausfiel als zu erwarten, kann verschiedene Gründe haben. Beispielsweise könnte die Größe der Zielpopulation zu niedrig geschätzt worden sein. Eine andere Erklärung ist, dass bereits vor der Zulassungserweiterung das Medikament bei vorbehandelten Patienten eingesetzt wurde.

Für Apixaban stieg 2013 der Verbrauchsanteil von 1,45 auf 261,4%. Der enorme Verbrauchsanstieg ist auf die Zulassungserweiterung Anfang 2013 zurückzuführen. Apixaban kann seitdem auch zur Schlaganfallprophylaxe bei Patienten mit Vorhofflimmern eingesetzt werden. Die Zielpopulation erhöht sich dadurch um rund 1 Mio. Patienten und der maximal zu erwartende Verbrauch um 724 Mio. DDD. Wäre dieser zu erwartende Verbrauch zusätzlich berücksichtigt worden, hätte der tatsächliche Verbrauch nur knapp 1% davon betragen. Auch andere direkte Faktor-Hemmer (Dabigatran und Rivaroxaban) sind in den gleichen Anwendungsgebieten wie Apixaban zugelassen, doch wurde für sie wegen der früheren Markteinführung keine Nutzenbewertung durchgeführt. Sie wurden früher auf den Markt gebracht und konnten sich bereits besser etablieren als Apixaban. Insgesamt lag der Verbrauch der direkten Faktor-Hemmer 2013 bei über 200 Mio. DDD. Unter der Annahme, dass für alle drei Wirkstoffe dieselbe Zielpopulation gültig wäre und der zu erwartende maximale Verbrauch ebenfalls identisch mit dem für Apixaban berechneten wäre, hätte 2013 der Verbrauch einen Anteil von mehr als 25% erreicht. Fingolimod ist zugelassen zur Behandlung der Multiplen Sklerose (MS) nach einer bisher erfolglosen Therapie mit Beta-Interferon oder Glatirameracetat sowie bei rasch fortschreitender, schwerer schubförmiger MS. Fingolimod wird oral verabreicht. Alle bisher zur Verfügung stehenden Arzneimittel zur MS-Therapie, die als Therapiestandard angesehen werden können (siehe ▶ Kap. 3.15), müssen als Injektion verabreicht werden. Offensichtlich wird Fingolimod auch bei Patienten eingesetzt, für die in der frühen Nutzenbewertung kein Zusatznutzen belegt werden konnte. Eine Rolle spielt hierbei möglicherweise, dass in Fachkreisen bekannt ist, dass Fingolimod in anderen Ländern auch als Primärtherapie zugelassen ist. Für Axitinib wurde 2013 ein vielfach höherer Verbrauch beobachtet als entsprechend der frühen Nutzenbewertung zu erwarten wäre. Allerdings umfasst die Zielpopulation, für die ein Zusatznutzen belegt werden konnte, lediglich sechs Patienten. Für den Großteil der Zielpopulation konnte kein Zusatznutzen belegt werden, weil es keine direkt vergleichende Studie mit der zweckmäßigen Vergleichstherapie Everolimus gab und ein adjustierter indirekter Vergleich wegen fehlenden Brücken-

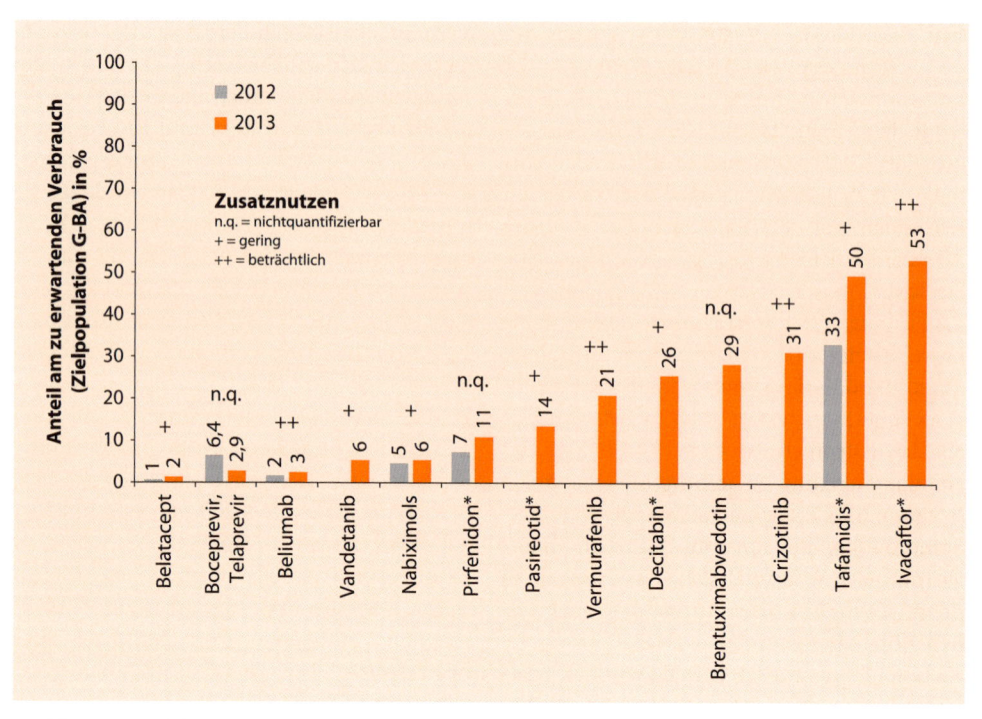

**Abb. 5.3** Anteil des Verbrauchs am maximal zu erwartenden Verbrauch in den Jahren 2012 und 2013 für Wirkstoffe, bei denen es keine Überschneidung der Zielpopulation mit anderen Wirkstoffen gibt und für die 2013 keine Verbrauchssteigerung durch Zulassung eines neuen Anwendungsgebiets vorlag. Bei mit * gekennzeichneten Wirkstoffen handelt es sich um Orphan Drugs.
Quelle: IGES nach Angaben des G-BA (http://www.g-ba.de/informationen/nutzenbewertung/) und NVI-Daten (Insight Health)

komparators nicht möglich war (G-BA 2013c). Axitinib wird bei Nierenzellkarzinom nach Versagen vorheriger Therapien eingesetzt. Mit den 2013 ambulant abgegebenen Mengen hätten 270 Patienten ganzjährig mit täglich einer DDD behandelt werden können. Tatsächlich wird der Wirkstoff also nicht nur in der Zielpopulation mit Zusatznutzen, sondern entsprechend der Zulassung auch bei anderen Patientengruppen eingesetzt.

Für Wirkstoffe, bei denen es keine Überschneidung der Zielpopulation mit anderen Wirkstoffen gibt und für die 2013 kein neues Anwendungsgebiet zugelassen wurde (dadurch unterjährige Erweiterung der Zielpopulation), ist der Anteil am maximal zu erwartenden Verbrauch für 2013 und ggf. 2012 in Abb. 5.3 grafisch dargestellt. Es fällt auf, dass bei allen Wirkstoffen, die bereits 2012 ganzjährig zur Verfügung standen, 2013 der Verbrauch gestiegen ist. Die Marktpenetration nimmt also eine gewisse Zeit in Anspruch. Doch auch unter Berücksichtigung dieses Aspekts ist anzunehmen, dass Wirkstoffe mit bisher sehr geringem Anteil am maximal zu erwartenden Verbrauch (wie bspw. Belatacept oder Belimumab) auch in Zukunft nur einem Bruchteil der Zielpopulation verordnet werden. Umgekehrt ist für viele andere Wirkstoffe erkennbar, dass in absehbarer Zeit ein Großteil der Zielpopulation erreicht werden könnte.

## 5.6 Ergebnisse der Erstattungsbetragsverhandlungen

Nach der frühen Nutzenbewertung verhandelt der GKV-Spitzenverband mit den Herstellern über Rabatte auf den Listenpreis neuer Arzneimittel, den das Unternehmen bei der Markteinführung selbst festgelegt hat. Ziel der Erstattungsbetragsverhandlung ist es, dass die von der GKV erstatteten Arzneimittelpreise den relativen Mehrwert, ausgedrückt durch den Zusatznutzen gegenüber der Vergleichstherapie, widerspiegeln. Die gesetzliche Regulierung unterstellt dabei, dass dafür eine Preissenkung notwendig ist. Zur Unterstützung und Erleichterung der Erstattungsbetragsverhandlungen wurde ein Rahmenvertrag nach § 130b Abs. 9 SGB V zwischen dem GKV-Spitzenverband und den maßgeblichen Verbänden der pharmazeutischen Unternehmer vereinbart (*GKV-Spitzenverband* 2012). Alle vereinbarten Erstattungsbeträge werden seit dem 01.02.2013 in der Lauer-Taxe aufgeführt und sind damit prinzipiell auch für alle nicht an den Verhandlungen Beteiligten einsehbar. Für Rabatte, die bereits vor diesem Zeitpunkt verhandelt wurden, gilt, dass die bis dahin angefallenen, aber noch nicht abgerechneten Rabatte nach § 130b Abs. 1 SGB V den Krankenkassen von den Herstellern nacherstattet werden sollten (*GKV-Spitzenverband* 2014b). Im Rahmen der Rabattvereinbarungen kann neben der Rabatthöhe auch eine Rahmenvorgabe festgelegt werden, einen Wirkstoff als Praxisbesonderheit (abhängig von Indikation und Arztgruppe) anzuerkennen. Die verbindliche Umsetzung erfolgt auf Ebene der KV-Regionen. Bisher wurde von dieser Möglichkeit nur selten Gebrauch gemacht. Lediglich für drei Wirkstoffe, nämlich Abirateron, Pirfenidon und Ticagrelor, gibt es bislang Vereinbarungen, diese als Praxisbesonderheiten anzuerkennen (*GKV-Spitzenverband* 2014a). Das bedeutet, dass die Kosten für diese drei bewerteten Arzneimittel aus den Arzneimittelausgaben der Praxis herausgerechnet und nicht auf die Richtgröße des Arztes – also die Höhe der nicht zu überschreitenden durchschnittlichen Arzneimittelausgaben je Patient – angerechnet werden. Wird eine Überschreitung der Richtgröße festgestellt, besteht für den Arzt die Gefahr von Regressforderungen durch die Kassen.

Bei den Preisverhandlungen auf Basis der frühen Nutzenbewertung soll nach Vorgabe des Gesetzgebers auch das europäische Preisniveau, gewichtet nach Umsätzen und Kaufkraftparitäten (KKP), berücksichtigt werden. Die Rahmenvereinbarung zwischen dem GKV-Spitzenverband und den Verbänden der pharmazeutischen Unternehmer konkretisiert dabei die Kriterien für die heranzuziehenden Länder. Die Referenzländer müssen Teil des europäischen Wirtschaftsraums sein, einen ausreichenden Teil der europäischen Bevölkerung abdecken und wirtschaftlich mit Deutschland vergleichbar sein. Diese Vorgaben wurden im Wesentlichen von der Schiedsstelle bestimmt (*DAZ.online* 2012). Auf Basis dieser Vorgaben hat die zuständige Schiedsstelle 15 Länder der EU ausgewählt (siehe Tab. 5.4). Für diese Länder sollen durch den Hersteller die „tatsächlichen Abgabepreise" genannt werden, sofern dies aus rechtlichen Gründen oder faktisch nicht unmöglich ist (*GKV-Spitzenverband* 2012).

Zu beachten ist bei einem Preisvergleich, dass in vielen Ländern eine Festlegung des Arzneimittelpreises vor Markteinführung durch die zuständige staatliche Behörde erfolgt (Tab. 5.4). Zusätzlich sind auch gesetzliche Abschläge und/oder individuelle Verhandlungen auf Ebene der Krankenkassen oder regionalen Kostenträger (z. B. Tschechien, Dänemark) möglich. Darüber hinaus gibt es in verschiedenen Ländern weitere Möglichkeiten, zusätzliche Abschläge zu verhandeln. Auch in Deutschland sind individuelle Rabattverträge zwischen Herstellern und Kassen möglich. In der Regel wäre daher in vielen Fällen der tatsächliche Abgabepreis anhand öffentlich zu-

◘ Tab. 5.4 Preisbildung und Abschläge für patentgeschützte Arzneimittel in Deutschland und den 15 Ländern des Länderkorbs für die Preisverhandlung der frühen Nutzenbewertung

| Land | Preisbildung | Direkte Abschläge auf den ApU | Deutschland Referenzland |
|---|---|---|---|
| Deutschland | freie Preisbildung ApU im ersten Jahr gefolgt von Preisverhandlungen nach der Nutzenbewertung | Gesetzlicher Abschlag, verhandelter Abschlag möglich | |
| Belgien | staatlich festgelegter ApU | Gesetzlicher Abschlag | ja |
| Dänemark | freie Preisbildung (Großhandelspreis) | Verhandelter Abschlag durch Ausschreibung | ja |
| Finnland | staatlich festgelegter Großhandelspreis | | ja |
| Frankreich | staatlich verhandelter ApU | | ja |
| Griechenland | staatlich festgelegter ApU | Gesetzlicher Abschlag | ja |
| Irland | staatlich festgelegter (seltener verhandelter) ApU | | ja |
| Italien | staatlich verhandelter ApU | Gesetzlicher Abschlag | ja |
| Niederlande | staatlich festgelegter Großhandelspreis | Verhandelter Abschlag möglich (Krankenkassen) | ja |
| Österreich | staatlich festgelegter ApU | Verhandelter Abschlag möglich (Krankenkassen) | ja |
| Portugal | staatlich festgelegeter ApU | Gesetzlicher Abschlag, zusätzlich verhandelter Abschlag möglich | nein |
| Schweden | (zumeist) staatlich festgelegter Großhandelspreis | | - |
| Slowakei | staatlich festgelegter ApU | Verhandelter Abschlag möglich | ja |
| Spanien | staatlich verhandelter ApU | Gesetzlicher Abschlag | ja |
| Tschechien | staatlich festgelegter ApU | Verhandelter Abschlag möglich (Krankenkassen) | nein |
| Vereinigtes Königreich (England und Wales) | freie Preisbildung Großhandelspreis | | - |

Quelle: Eigene Darstellung nach *Leopold* et al. 2013a, *Toumi* et al. 2014, *Vogler* 2012, *Haustein* et al. 2012, *Vogler* et al. 2012 und *Vogler* et al. 2011

gänglicher Informationen nicht zu ermitteln. Neben diesen regulatorischen Einflüssen sind auch Unterschiede im Hinblick auf strukturelle Unterschiede möglich. So kann sich durch andere Verordnungsgewohnheiten ein abweichendes Marktumfeld ergeben oder durch Unterschiede in der Prävalenz einer Erkrankung ein geringerer oder höherer Absatz eines Wirkstoffs erwartet werden. Des Weiteren beeinflussen Wechselkursschwankungen und Kaufkraftunterschiede (Einkommen) die Abweichungen zwischen Preisen in verschiedenen Ländern (*Cassel und Ulrich* 2012).

Für einen Preisvergleich zwischen Deutschland und den von der Schiedsstelle festgelegten 15 Ländern wurden die Listenpreise in Euro von der Gesundheit Österreich GmbH (GÖG) zur Verfügung gestellt. Es wurden die 29 Wirkstoffe betrachtet, für die bis zum Stichtag 15.12.2013 die Ergebnisse der Preisverhandlungen vorlagen (zur Methodik siehe ▶ Abschn. 6.10). Auf eine Kaufkraftparitätengewichtung der Preise wurde verzichtet, da sich hier noch kein einheitliches Vorgehen durch die verantwortlichen Stellen erkennen lässt. Als relevanter Warenkorb für die Kaufkraftparitätengewichtung könnte von Eurostat sowohl das Bruttoinlandsprodukt (BIP) insgesamt (*Schiedsstelle* 2013) als auch ein spezifischer Warenkorb für „Gesundheitspflege" (*GKV-Spitzenverband* 2011) herangezogen werden. Um Fehlinterpretationen zu vermeiden, wurden daher im Folgenden die nominalen Preise betrachtet.

In ◘ Abb. 5.4 sind für die 15 Länder die Bandbreiten der Preise als Abweichung vom gewichteten Durchschnitt und die entsprechende Abweichung vom Erstattungsbetrag für Deutschland angegeben. Der gewichtete Durchschnitt ist dabei jeweils auf 100 normiert. Als Gewicht gibt der Gesetzgeber den Umsatz in den einzelnen Ländern vor. Da solche Informationen nicht vorlagen, wurde als Näherung die durchschnittliche Bevölkerung nach Eurostat herangezogen. Bezüglich der Verfügbarkeit zeigte sich, dass zumeist über ein Jahr nach Einführung in Deutschland im Schnitt nur in neun weiteren Ländern der Wirkstoff ebenfalls schon verfügbar war. Es gab weder einen Fall, bei dem ein Wirkstoff in allen 15 Ländern vertreten war, noch gab es ein Land, in dem jeder der genannten 29 Wirkstoffe verfügbar war. Aus dem bisher zu übersehenden Zeitraum können keine Aussagen abgeleitet werden, ob sich an der bisher üblichen Vorgehensweise – nämlich Wirkstoffe in Deutschland rasch auf den Markt zu bringen – etwas geändert hat. Es muss außerdem beachtet werden, dass die frühe Nutzenbewertung nicht als eine „vierte Hürde" wirkt, sondern entsprechende Medikamente mit der Zulassung direkt erstattungsfähig sind. Bei einer negativen Einschätzung des Zusatznutzens erfolgt kein Ausschluss von der Erstattung, sondern der von der GKV erstattete Preis darf nicht höher sein als der der Vergleichstherapie. Obwohl dies in der Literatur vielfach festgestellt wird, lässt sich insgesamt kein Zusammenhang zwischen höherem Preisniveau und Anzahl der Produkte in den Ländern erkennen. Bei einer Betrachtung über alle Wirkstoffe hinweg lag der Erstattungsbetrag, d. h. der Abgabepreis (ApU) abzüglich des gesetzlichen Abschlags nach § 130a Abs. 1a SGB V und des verhandelten Rabatts nach § 130b, in Deutschland im Mittel 13,4% unter dem Durchschnittspreis der Vergleichsländer. Die Bandbreite bewegte sich hier zwischen −74,9% und 25,1%. Bei der Interpretation muss allerdings berücksichtigt werden, dass davon auszugehen ist, dass produktspezifische Rabatte in den einzelnen Ländern anfallen dürften, sei es national oder regional. Allerdings waren diese gewährten Rabatte und Abschläge für die 15 Länder nicht bekannt und konnten somit hier nicht berücksichtigt werden. Für die Fälle, in denen der deutsche Preis unter dem europäischen Durchschnitt lag, wäre somit anzunehmen, dass bei Berücksichtigung dieser Rabatte die Unterschiede zumindest teilweise reduziert worden wären.

In ◘ Abb. 5.4 ist zusätzlich für jeden Wirkstoff angegeben, ob vom G-BA ein Zusatznutzen anerkannt wurde oder nicht. Bei den meisten Arzneimitteln mit anerkanntem Zusatznutzen lag der von der GKV erstattete Preis unter dem europäischen Durchschnitt; für einige Produkte war er sogar niedriger als das europäische Minimum. Mit einer Ausnahme fanden sich unter den Arzneimitteln, für die in Deutschland weniger als 80% des europäischen Mittelwerts erstattet wurden,

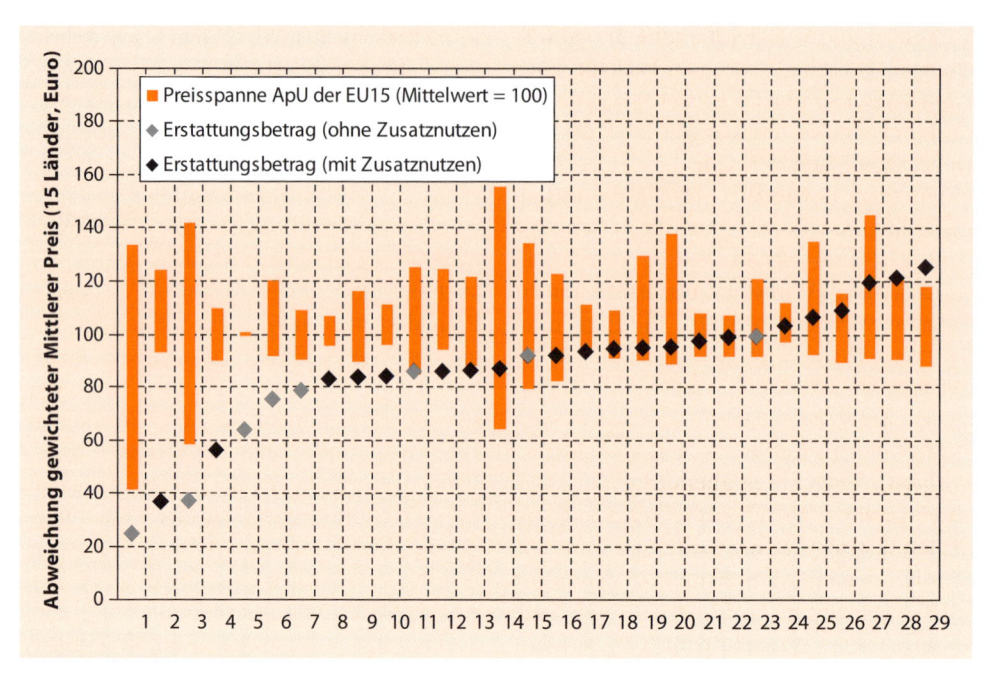

**Abb. 5.4** Preisbildung und Abschläge für patentgeschützte Arzneimittel in Deutschland entsprechend Preisverhandlungen nach der frühen Nutzenbewertung und Angaben zum ApU (Mittelwert, Minimum, Maximum) für bis zu 15 Länder des Länderkorbs in Euro-Preisen. Alle Angaben sind jeweils relativ zum bevölkerungsgewichteten Mittelwert (= 100) des genannten Wirkstoffs dargestellt.
Quelle: IGES Berechnungen nach Pharma Price Information (PPI) Service (Gesundheit Österreich), Lauer-Taxe® und Eurostat (siehe ▶ Abschn. 6.10 für Details). ApU (Deutschland) bezieht sich auf die gesetzlichen Vorgaben bis März 2014: d. h. der Preis stellt den Abgabepreis des pharmazeutischen Unternehmers ohne weitere Abzüge dar.

nur Produkte ohne anerkannten Zusatznutzen. Umgekehrt wiesen die (wenigen) Arzneimittel, deren erstatteter Preis über dem europäischen Durchschnitt lag, alle einen anerkannten Zusatznutzen auf.

Das Prinzip internationaler Vergleiche zur Preisfindung wird in vielen Ländern in Europa genutzt. Dadurch ist Deutschland wiederum selbst in elf der betrachten Länder Referenzland. Allein Schweden und Großbritannien nutzen das Prinzip der externen Referenzpreisbildung nicht (*Toumi* et al. 2014). Es ist somit möglich, dass die entsprechenden Länder auf die Preisveränderung in Deutschland reagieren werden. Ob es damit aber auch zu einer Abwärtsspirale in den Preisen kommt, lässt sich auf Basis der dargestellten Daten nicht beantworten (*Leopold* et al. 2013b).

## 5.7 Fazit

Aus den bisherigen Ergebnissen der frühen Nutzenbewertung lassen sich folgende wesentliche Schlussfolgerungen ziehen:

» Erwartungsgemäß differiert die Bewertung des Zusatznutzens zwischen Herstellern auf der einen Seite, aber auch zwischen G-BA und IQWiG auf der anderen Seite erheblich: Von den Herstellern wird der Zusatznutzen insgesamt höher eingeschätzt als von IQWiG und G-BA. Das IQWiG orientiert sich bei der Bewertung eher an formalen Kriterien, der G-BA berücksichtigt die Versorgungsrealität stärker.

» Die Anerkennung eines Arzneimittels mit früher Nutzenbewertung als Praxisbe-

» Abgesehen von den Bestandsmarktprodukten sind die hier betrachten Wirkstoffe maximal drei Jahre im Markt. Die erreichte Marktpenetration ist sehr unterschiedlich. In den meisten Fällen lag der tatsächliche Verbrauch deutlich unter dem Niveau, das man für die Population mit Zusatznutzen hätte erwarten können. In einigen Fällen lag der tatsächliche Verbrauch jedoch weit über dem, der für die Population mit Zusatznutzen zu erwarten gewesen wäre. In all diesen Fällen ist die Population mit Zusatznutzen jedoch klein.

» Ein Vergleich des Listenpreises für neue Wirkstoffe zwischen Deutschland und den 15 europäischen Ländern, die nach der Rahmenvereinbarung berücksichtigt werden, ergibt, dass nach den Preisverhandlungen die von der GKV erstatteten Preise in der Mehrzahl der Fälle unter dem mittleren europäischen Preisniveau lagen. Allerdings sind bei diesem Vergleich eventuelle – aber nicht ausgewiesene und somit nicht bekannte – nationale oder regionale Rabatte in diesen Ländern nicht berücksichtigt. Insgesamt kann aufgrund der Bedeutung von Deutschland als Referenzland ein senkender Effekt auf das Preisniveau in anderen europäischen Ländern nicht ausgeschlossen werden.

sonderheit bildet bislang die Ausnahme. D. h. auch bei Arzneimitteln mit festgestelltem Zusatznutzen bleibt der wirtschaftliche Druck für die verordnenden Ärzte weiterhin bestehen.

## Literatur

AKdÄ (2012) Neue Arzneimittel: Caprelsa® (Vandetanib). http://www.akdae.de/Arzneimitteltherapie/NA/Archiv/2012034-Caprelsa.pdf (13.03.2014)

ÄrzteZeitung Online (2014) Bestandsmarktaufruf bleibt umstritten. http://www.aerztezeitung.de/politik_gesellschaft/arzneimittelpolitik/nutzenbewertung/article/855082/nutzenbewertung-bestandsmarktaufruf-bleibt-umstritten.html (16.03.2014).

BÄK (2014) AkdÄ will an Nutzenbewertung von Bestandsmarkt-Arzneimitteln festhalten. http://www.bundesaerztekammer.de/page.asp?his=3.71.11855.11856.11868 (16.03.2014).

Cassel D, Ulrich V (2012) Einsparpotenziale in der GKV-Arzneimittelversorgung. Zur Belastbarkeit von Potenzialberechnungen als Richtschnur für eine rationale Regulierung des Arzneimittelmarktes. Gutachten für den Bundesverband der Pharmazeutischen Industrie e.V. (BPI). Endbericht.

DAZ.online (2012) Der Länderkorb zum Preisvergleich steht http://www.deutsche-apotheker-zeitung.de/politik/news/2012/03/01/der-laenderkorb-zum-preisvergleich-steht/6652.html (05.06.2014)

Deutscher Bundestag (2014) Bericht des Haushaltsausschusses (8. Ausschuss) gemäß § 96 der Geschäftsordnung. http://dip21.bundestag.de/dip21/btd/18/006/1800617.pdf (07.05.2014).

G-BA (2012) G-BA veranlasst Nutzenbewertung von Arzneimitteln aus dem Bestandsmarkt. Pressemitteilung zur Sitzung des G-BA vom 7. Juni 2012. http://www.g-ba.de/institution/presse/pressemitteilungen/439/ (16.03.2014).

G-BA (2013a) Fragen und Antworten zum Verfahren. http://www.g-ba.de/institution/themenschwerpunkte/arzneimittel/nutzenbewertung35a/fragen/#abschnitt-4 (16.03.2014).

G-BA (2013b) Erste Bestandsmarktbewertungen abgeschlossen: zwei Gliptine mit geringem Zusatznutzen – Beschlüsse befristet. http://www.g-ba.de/institution/presse/pressemitteilungen/507/ (16.03.2014).

G-BA (2013c) G-BA legt Kriterien für Bestandsmarktaufruf fest und bestimmt erste Wirkstoffgruppen für die Nutzenbewertung http://www.g-ba.de/institution/presse/pressemitteilungen/485/ (16.03.2014).

G-BA (2013d) Bestandsmarktaufruf: G-BA bestimmt weitere Gruppen von Wirkstoffen für die Nutzenbewertung https://www.g-ba.de/institution/presse/pressemitteilungen/511/ (16.03.2014).

G-BA (2013e) Tragende Gründe zum Beschluss – Axitinib. https://www.g-ba.de/downloads/40-268-2240/2013-03-21_AM-RL-XII_Axitinib_TrG.pdf (12.03.2014)

GKV-Spitzenverband (2011) Regelung des GKV-Spitzenverbandes zur Umsetzung des Herstellerabschlags für Impfstoffe (§ 130a Absatz 2 SGB V). http://www.gkv-spitzenverband.de/media/dokumente/krankenversicherung_1/arzneimittel/rahmenvertraege/pharmazeutische_unternehmer/Regelungen_nach__130a_Absatz_2_SGB_V.pdf (16. April 2014)

GKV-Spitzenverband (2012) Rahmenvereinbarung nach § 130b Abs. 9 SGB V zwischen dem GKV-

Spitzenverband und dem Bundesverband der Arzneimittel-Hersteller e.V., dem Bundesverband der Pharmazeutischen Industrie e.V., dem Pro Generika e.V. und dem Verband Forschender Arzneimittelhersteller e.V.. Berlin, Bonn. https://www.gkv-spitzenverband.de/media/dokumente/krankenversicherung_1/arzneimittel/rahmenvertraege/pharmazeutische_unternehmer/Arzneimittel_Rahmenvereinbarung__130b_Abs9_SGB_V.pdf (7. April 2014).

GKV-Spitzenverband (2014a) Erstattungsbetragsverhandlungen nach § 130b SGB V. http://www.gkv-spitzenverband.de/krankenversicherung/arzneimittel/rabatt_verhandlungen_nach_amnog/erstattungsbetragsverhandlungen_nach___130b_sgb_v/erstattungsbetragsverhandlungen_nach_130b_sgb_v_vl.jsp?submitted=true&sort=substance&descending=0&searchterm=Bitte+geben+Sie+einen+Suchbegriff+ein+...&status=Alle&specialFeature=true#arzneimittelliste (12.03.2014)

GKV-Spitzenverband (2014b) Rabatt-Verhandlungen nach AMNOG (§ 130b SGB V). http://www.gkv-spitzenverband.de/krankenversicherung/arzneimittel/rabatt_verhandlungen_nach_amnog/rabatt_verhandlungen_nach_amnog.jsp (27.03.2014)

G-BA (2014) Tragende Gründe zum Beschluss – Vemurafenib. http://www.g-ba.de/downloads/40-268-2713/2014-03-06_AM-RL-XII_Vemurafenib_2013-09-15-D-074_TrG.pdf (13.03.2014)

Haustein R, de Millas C, Höer A, Häussler B (2012). Einsparungen für die europäischen Gesundheitssysteme durch Biosimilars. *Monitor Versorgungsforschung* 5(2): 49-54.

Häussler B, Höer A, Hempel E (2013) Arzneimittel-Atlas 2012. Springer, Berlin Heidelberg.

Häussler B, Höer A, Hempel E (2013) Arzneimittel-Atlas 2013. Springer, Berlin Heidelberg.

Lauer-Taxe® (2014) http://www2.lauer-fischer.de/produkte/arzneimitteldaten-online/webapo-infosystem/ (13.03.2014)

Leopold C, Vogler S, Piessnegger J, Bucsics A. (2013a) Aktuelle Heilmittelausgaben und arzneimittelpolitische Trends in Europa. *Soziale Sicherheit.* September, 414-429. http://www.hauptverband.at/mediaDB/1009496_SoSi_Artikel_Leopold_Vogler_Piessnegger_Bucsics_Medikamente.pdf (7. April 2014).

Leopold C, Mantel-Teeuwisse AK, Vogler S, de Joncheere K et al. (2013b) Is Europe still heading to a common price level for on-patent medicines? An exploratory study among 15 Western European countries. *Health Policy* 112 (3), 209-216. DOI: 10.1016/j.healthpol.2013.08.012

NN (2012) Mukoviszidose: Medikament mindert Gendefekt. News aerzteblatt.de http://www.aerzteblatt.de/nachrichten/48968/Mukoviszidose-Medikament-mindert-Gendefekt (12.03.2014)

Sarrazin C, Buggisch P, Hinrichsen H, Hüppe D, Mauss S, Petersen J und Simon KG (2014) Praxisempfehlung zur Therapie der chronischen Hepatitis C nach Zulassung des Polymerase-Inhibitors Sofosbuvir. http://www.gastromed-bng.de/tl_files/Aerzte%20News/140128-EmpfehlungTherapieHCVnachZulassungSofosbuvir.pdf (11.03.2014)

Schiedsstelle nach§ 130b Abs. 5 SGB V (2013) Schiedsspruch wegen Antrag auf Festsetzung des Vertragsinhalts für Sativex (Cannabis Sativa) nach § 130b Abs. 4 SGB V – Verfahren 130b-SSt. 4-12. Berlin

Spiegel Online (2014) Bewertung etablierter Medikamente: Arzneimittelkommission appelliert an neue Regierung. http://www.spiegel.de/gesundheit/diagnose/bestandsmarkt-nutzen-etablierter-medikamente-doch-nicht-neu-geprueft-a-943188.html (16.03.2014)

Toumi M, Rémuzat C, Vataire A-L, Urbinati D (2014). External reference pricing of medicinal products: simulation-based considerations for cross-country coordination: Final Report. European Union. http://ec.europa.eu/health/healthcare/docs/erp_reimbursement_medicinal_products_en.pdf (7. April 2014).

Vogler S, Habl C, Bogut M, Vončina L (2011) Comparing pharmaceutical pricing and reimbursement policies in Croatia to the European Union Member States. *Croatian Medical Journal.* 52(2), 183-197. DOI: 10.3325/cmj.2011.52.183. http://www.ncbi.nlm.nih.gov/pmc/articles/PMC3081217/pdf/CroatMedJ_52_0183.pdf ( 7. April 2014).

Vogler S (2012). Preisbildung und Erstattung von Arzneimitteln in der EU - Gemeinsamkeiten, Unterschiede und Trends. *Pharmazeutische Medizin.* 14(1) 48-56. http://whocc.goeg.at/Literaturliste/Dokumente/Articles/Pharmazeutische_Medizin_112_50-58_Vogler.pdf (7. April 2014).

Vogler S, Zimmermann N, Habl C, Piessnegger J, Bucsics A. (2012) Discounts and rebates granted to public payers for medicines in European countries. *Southern Med Review.* 5(1), 38-46. http://www.ncbi.nlm.nih.gov/pmc/articles/PMC3471187/pdf/smr-05-038.pdf (7. April 2014).

# 6 Methodische Erläuterungen

CHRISTOPH DE MILLAS, ELKE HEMPEL, ARIANE HÖER

Es gibt viele verschiedene Einflussfaktoren auf die Entwicklung der Arzneimittelausgaben der GKV. Darunter sind nachfrage- und angebotsseitige Faktoren, die sich aus dem objektiven und subjektiven Bedarf sowie der politischen Steuerung ergeben. Aus der Vielfalt der wirksamen Einflussfaktoren erfolgt im Arzneimittel-Atlas eine Fokussierung auf jene, die auf der Basis von Verordnungsdaten der GKV ermittelt werden können. Grundlage der Analyse bildet daher die Umsatzentwicklung der Apotheken zulasten der GKV gemessen am Apothekenverkaufspreis (AVP).

Der Untersuchung liegt die Vorstellung zugrunde, dass der Verbrauch von Arzneimitteln in der Bevölkerung (in diesem Fall der GKV-Versicherten) in erster Linie aus der therapeutischen Versorgung dieser Bevölkerung zu verstehen ist. Aus diesem Grund erfolgt die Analyse strukturiert für insgesamt 95 Gruppen von Arzneimitteln (als „Indikationsgruppen" bezeichnet), die zur Behandlung beschriebener Gesundheitsstörungen eingesetzt werden. Davon wird im Arzneimittel-Atlas 2014 eine Auswahl jener Indikationsgruppen näher dargestellt, die in mindestens einem der Jahre zwischen 2005 und 2013 mehr als 40 Mio. Euro Umsatzsteigerung bzw. -rückgang verzeichneten (siehe ▶ Abschn. 2.2). Im Jahr 2013 gab es mit den „Ophthalmika" (S01) eine zusätzliche Indikationsgruppe, welche diese Kriterien erfüllte. Seit dem Arzneimittel-Atlas 2013 wird die Gruppe „Husten- und Erkältungspräparate" (R05) nicht mehr betrachtet, da sie einerseits nur bedingt erstattungsfähige Arzneimittel umfasst und andererseits seit Jahren lediglich ein abnehmender Verbrauch zu beobachten war. Mit dem Arzneimittel-Atlas 2014 werden auch die Gruppen der Allergene (V01) und Diagnostika (V04) nicht mehr betrachtet, da es sich bei beiden Indikationsgruppen nicht um Arzneimittel im engeren Sinne handelt und es in den letzten Jahren zu keinen größeren strukturellen Veränderungen in diesen Märkten gekommen ist. Die „Mittel zur Behandlung der Hypertonie" umfassen – abweichend von der üblichen Definition von Indikations- und Teil-Indikationsgruppen – mehrere therapeutische Untergruppen der ATC-Klassifikation: Zusammengefasst werden die Teil-Indikationsgruppen „Antihypertonika" (C02), „Diuretika" (C03), „Beta-Adrenozeptor-Antagonisten" (C07), „Calciumkanalblocker" (C08) und „Mittel mit Wirkung auf das Renin-Angiotensin-System" (C09). Über „C02 Antihypertonika", „C03 Diuretika" sowie über „A16 Andere Mittel für das alimentäre System und den Stoffwechsel" wird im Arzneimittel-Atlas berichtet, obwohl sie das Kriterium der 40 Mio. Euro Umsatzsteigerung bzw. -rückgang bisher nicht erfüllt haben. Im Arzneimittel-Atlas 2013 werden insgesamt 30 Indikationsgruppen ausführlich dargestellt.

Vor dem Hintergrund dieser versorgungsbezogenen Sichtweise wird untersucht, ob epidemiologische, medizinische, regulatorische oder wettbewerbliche Erklärungen für die beobachteten Entwicklungen in den einzelnen Indikationsgruppen erkannt werden können oder ob möglicherweise nicht bekannte bzw. rational nicht begründbare Faktoren für die Entwicklungen verantwortlich sein könnten. Im Folgenden werden einzelne Elemente der Methodik detailliert erläutert.

## 6.1 ATC-Klassifikation

Die ATC-Klassifikation ist die anatomisch-therapeutisch-chemische Klassifikation von Arzneimitteln. Es handelt sich um ein international anerkanntes Klassifikationssystem für Arzneimittel, das durch das WHO Collaborating Centre for Drug Statistics Methodology (WHOCC) in Oslo erstellt und jährlich aktualisiert wird (http://www.whocc.no/atc_ddd_index/). Die internationale Version der ATC-Klassifikation kann den nationalen Besonderheiten angepasst werden. Die ATC-Klassifikation für Deutschland wird seit 2005 in einer amtlichen Fassung vom Deutschen Institut für Medizinische Dokumentation und Information (DIMDI) herausgegeben. Die wissenschaftliche Bearbeitung der nationalen ATC-Klassifikation für Deutschland erfolgt durch das Wissenschaftliche Institut der AOK (WIdO). Tab. 6.1 veranschaulicht die fünf Ebenen der ATC-Klassifikation.

Die ATC-Klassifikation gliedert Arzneimittel zunächst in anatomische Hauptgruppen, z. B. „A Alimentäres System und Stoffwechsel" oder „B Blut und blutbildende Organe". Innerhalb der anatomischen Hauptgruppen erfolgt eine Gliederung nach therapeutischen Untergruppen, z. B. „A02 Mittel bei säurebedingten Erkrankungen" oder „A10 Antidiabetika". Die therapeutischen Untergruppen umreißen in der Regel das Indikationsgebiet für die dazugehörigen Arzneimittel, definieren jedoch in einigen Fällen nicht unbedingt ein Indikationsgebiet, sondern Wirkstoffgruppen, wie z. B. die therapeutische Untergruppe „C09 Mittel mit Wirkung auf das Renin-Angiotensin-Sytem" oder „N06 Psychoanaleptika". Innerhalb der therapeutischen Untergruppen erfolgt die Gliederung nach pharmakologischen Untergruppen, die mehr oder weniger detailliert das Wirkprinzip der klassifizierten Arzneimittel beschreiben. So finden sich in der pharmakologischen Untergruppe „A10B Antidiabetika exkl. Insuline" z. B. die chemischen Untergruppen „A10BA Biguanide" und „A10BB Sulfonylharnstoff-Derivate". Der ATC-Code der chemischen Substanz definiert einzelne Wirkstoffe bzw. fixe Kombinationen. Wirkstoffe mit unterschiedlichen Indikationsgebieten können mehrere ATC-Codes haben. Ein Beispiel ist die Acetylsalicylsäure, die als Analgetikum mit dem ATC-Code N02BA01 und als Mittel zur Hemmung der Thrombozytenaggregation mit dem ATC-Code B01AC06 bezeichnet wird.

Tab. 6.1 Ebenen der ATC-Klassifikation und Verwendung im Arzneimittel-Atlas.

| Ebene | Bezeichnung | Beispiel für Code | Bedeutung des Codes | Verwendung im Arzneimittel-Atlas |
|---|---|---|---|---|
| 1. | Anatomische Hauptgruppe | A | Alimentäres System und Stoffwechsel | Wird nicht berücksichtigt |
| 2. | Therapeutische Untergruppe | A10 | Antidiabetika | Definiert die Indikationsgruppe |
| 3. | Pharmakologische Untergruppe | A10A | Insuline und Analoga | Definiert ggf. die Teil-Indikationsgruppe |
| 4. | Chemische Untergruppe | A10AB | Insuline und Analoga zur Injektion, schnell wirkend | Definiert in der Regel Therapieansätze |
| 5. | Chemische Substanz | A10AB01 | Insulin (human) | Definiert Analog-Wirkstoffe/Wirkstoffe |

Quelle: IGES nach *Fricke* et al. 2013a

Als international anerkanntes Klassifikationsverfahren liegt die ATC-Klassifikation der Gliederung des ▶ Kap. 3 in diesem Buch zugrunde. Der Arzneimittel-Atlas gliedert die Arzneimittel nach Indikationsgruppen, sodass Mittel, die in medizinischer Hinsicht im Wesentlichen nicht miteinander substituierbar sind, unterschiedlichen Gruppen zugeordnet sind: Ein Mehrverbrauch an Antidiabetika kann z. B. nicht einen Minderverbrauch bei Mitteln gegen säurebedingte Erkrankungen zur Folge haben. Die Indikationsgruppen entsprechen den therapeutischen Untergruppen der ATC-Klassifikation. Da die therapeutischen Untergruppen an einigen Stellen der ATC-Klassifikation zu grob sind, d. h. Wirkstoffgruppen enthalten, die prinzipiell nicht untereinander substituierbar sind, musste man für einige Indikationsgruppen Teil-Indikationsgruppen einführen. Auf diese Weise wurde z. B. bei den Antianämika verfahren, weil Mittel gegen Eisenmangelanämie nicht gegen Mittel austauschbar sind, die bei renaler Anämie eingesetzt werden können. Die Bildung von Teil-Indikationsgruppen folgt in den meisten Fällen den pharmakologischen Untergruppen. So wird die Indikationsgruppe „A10 Antidiabetika" in die Teil-Indikationsgruppen der Insuline (A10A) und der Antidiabetika exkl. Insuline (A10B) geteilt. Wenn auch innerhalb von pharmakologischen Untergruppen keine prinzipielle Substituierbarkeit besteht bzw. keine pharmakologischen Untergruppen definiert sind, werden einzelne chemische Substanzen zu Teil-Indikationsgruppen zusammengefasst. Die chemischen Untergruppen der ATC-Klassifikation definieren in der Regel die Therapieansätze im vorliegenden Arzneimittel-Atlas. Von dieser Vorgehensweise weicht man dann ab, wenn chemische Untergruppen erkennbar mehrere Therapieansätze enthalten (so werden für die chemische Untergruppe „L01XX Andere antineoplastische Mittel" u. a. die Therapieansätze Topoisomerase-Hemmer und Retinoide definiert) oder wenn die Gliederung der chemischen Untergruppen nicht der üblichen klinischen Einteilung entspricht. So wurden die in über zehn chemische Subgruppen gegliederten Antipsychotika (N05A) in die Therapieansätze Atypika, niedrig- und mittelpotente konventionelle Neuroleptika, hochpotente konventionelle Neuroleptika, Lithium und Tiaprid unterteilt. Die Indikationsgruppe der Mittel zur Behandlung der Hypertonie umfasst abweichend von der beschriebenen Gliederung mehrere therapeutische Untergruppen der ATC-Klassifikation.

Die Analysen des Arzneimittel-Atlas beziehen sich jeweils auf das vorangegangene Kalenderjahr. Daher wird prinzipiell die ATC-Klassifikation herangezogen, die in jenem Kalenderjahr Gültigkeit hatte. Der vorliegende Arzneimittel-Atlas 2014 verwendet somit die für das Jahr 2013 gültige Klassifikation (*Fricke* et al. 2013a). In folgenden Ausnahmefällen weicht man davon ab:

» Für neue Wirkstoffe, die vom WIdO 2013 noch nicht klassifiziert wurden, wird geprüft, ob das WHOCC bereits einen ATC-Code vergeben hat. Ist dies nicht der Fall, wird ein eigener ATC-Code generiert, der für die Klassifikation im Arzneimittel-Atlas solange Gültigkeit hat, bis in den ATC-Klassifikationen des WIdO bzw. des WHOCC ein entsprechender Code gefunden wird.

» Regelmäßig kommt es innerhalb der ATC-Klassifikation zu kleineren strukturellen Änderungen. Hat das WHOCC für das Jahr 2014 eine solche Änderung publiziert, deren Anwendung auch schon im Jahr 2013 sinnvoll erscheint, so wird abweichend von der vom WIdO herausgegebenen Klassifikation die Kodierung des WHOCC zugrunde gelegt.

## 6.2 DDD-Konzept

Die DDD ist die „defined daily dose", also die definierte Tagesdosis oder kurz die Tagesdosis. Die DDD ist die angenommene tägliche Erhaltungsdosis für die Hauptindikation eines Wirkstoffes bei Erwachsenen. Das DDD-Konzept ist eng mit der ATC-Klassifikation verknüpft: Für viele Wirkstoffe werden auf der Ebene der chemischen Substanz der ATC-Klassifikation DDDs festgelegt. Die international gültigen DDDs gibt – wie die ATC-Klassifikation – das WHOCC in Oslo bekannt. Auch Änderungen von DDDs publiziert diese Stelle. Genau wie die ATC-Klassifikation kann die DDD-Festlegung nationalen Besonderheiten angepasst werden. Wurde für einen Wirkstoff international bislang keine DDD definiert, kann eine nationale DDD definiert werden. Die Methodik des DDD-Konzepts haben *Fricke* et al. (2013b) beschrieben.

Eine DDD entspricht nicht der tatsächlich erforderlichen individuellen Tagesdosis für einen einzelnen Patienten und sie kann auch nicht als Dosierungsempfehlung verstanden werden. Bei der DDD handelt es sich um eine Mengeneinheit, die in epidemiologischen Studien den Verbrauch von Arzneimitteln auch über längere Zeiträume standardisiert erfassen soll. Prinzipiell erlauben die DDD-Festlegungen auch keine Aussage über die relative Wirksamkeit verschiedener Wirkstoffe.

Trotz dieser Einschränkungen bietet die Verwendung der DDD als Mengeneinheit für die Komponentenanalyse (siehe ▶ Abschn. 6.4)

den Vorteil, dass die tatsächlich verbrauchten Mengen so viel besser erfasst werden als durch die Anzahl der Verordnungen. Eine Erfassung von Verordnungen kann weder die Packungsgröße noch die verordnete Wirkstärke berücksichtigen. Dies verdeutlicht das Beispiel des Wirkstoffes Diclofenac (ATC-Code M01AB05), dessen DDD 100 mg beträgt: Wie ◘ Tab. 6.2 zeigt, kann bei Verwendung der Mengeneinheit „Verordnung" ein gleichbleibender Verbrauch suggeriert werden, wenn sich die Anzahl der Verordnungen nicht ändert. Tatsächlich wurde jedoch eine größere Menge von Diclofenac verbraucht, weil einerseits mehr größere und weniger kleine Packungen verordnet wurden, andererseits mehr Tabletten höherer Wirkstärke. Derartige Artefakte vermeidet die Anwendung des DDD-Konzepts. Bei Verordnung von größeren Packungen oder Darreichungsformen höherer Wirkstärke sinkt der mittlere Preis je DDD. Nur bei Anwendung des DDD-Konzepts spiegelt sich dieser Umstand auch in einer negativen Packungsgrößenkomponente bzw. in einer negativen Wirkstärkekomponente – also einer Umsatzminderung – wider, wenn der Anteil von größeren Packungen bzw. von Darreichungsformen mit höherer Wirkstärke steigt.

Im Arzneimittel-Atlas ist für jedes durch eine Pharmazentralnummer (PZN) definierte

◘ **Tab. 6.2** Berechnete Differenz im Verbrauch als Grundlage der Komponentenanalyse am Beispiel von Diclofenac.

| Produkt | 2012 | | 2013 | | Berechnete Differenz im Verbrauch | |
|---|---|---|---|---|---|---|
| | VO | DDD | VO | DDD | VO | DDD |
| Diclofenac 25 mg 50 St. | 40 | 500 | 20 | 250 | –20 | –250 |
| Diclofenac 25 mg 100 St. | 10 | 250 | 20 | 500 | 10 | 250 |
| Diclofenac 50 mg 100 St. | 10 | 500 | 20 | 1.000 | 10 | 500 |
| **Summe Diclofenac** | 60 | 1.250 | 60 | 1.750 | 0 | 500 |

VO = Verordnung; 1 DDD entspricht 100 mg

Quelle: IGES

Arzneimittel die Anzahl der DDD je PZN berechnet. Die Berechnung erfolgte prinzipiell nach *Fricke* et al. (2013b) unter Verwendung der vom WIdO (*Fricke* et al. 2013a) publizierten DDD-Festlegung. Dabei wurden nicht die amtlichen DDD-Festlegungen verwendet (*DIMDI* 2013), weil diese dem Kostenvergleich nach § 73 Abs 8 SGB V dienen. Das WIdO ist durch das WHO Collaborating Centre for Drug Statistics Methodology autorisiert, die ATC-Klassifikationen und DDD-Festlegungen für Deutschland anzupassen. Die WHO hat das DDD-System für epidemiologische Zwecke erarbeitet. Danach ist es weniger wichtig, dass die DDD-Festlegungen in einer Wirkstoffgruppe äquieffektive Dosierungen angeben, als dass eine über einen längeren Zeitraum stabile Maßeinheit zur Verfügung steht, um Arzneimittelverbräuche standardisiert zu erfassen.

Bei neuen Wirkstoffen, für die das WIdO bislang noch keine DDD festgelegt hat, kam ggf. die DDD-Festlegung des WHOCC zum Einsatz. Für alle durch eine PZN definierten Arzneimittel, die für ihre arzneilich wirksamen Bestandteile weder seitens WIdO noch seitens WHOCC eine DDD erhalten haben, wurden präparatespezifische DDDs berechnet. Dies erfolgte gemäß der vom WIdO herausgegebenen Methodik (*Fricke* et al. 2013b).

Die Methode nach *Fricke* et al. (2013b) diente auch für Präparate, die fixe Kombinationen von Wirkstoffen enthalten. So kam beispielsweise für alle ATC-Codes, für die vom WHOCC keine DDD-Festlegung publiziert wurde, diese DDD-Festlegung zum Einsatz.

Für Wirkstoffe oder bestimmte Darreichungsformen, die weder in der von *Fricke* et al. (2013b) publizierten Methodik noch auf der Website des WHOCC zu finden sind, ging man nach den verfügbaren Regeln zur DDD-Berechnung vor. Da diese nicht für jeden Fall eindeutig formuliert sind, existieren wohl bei vielen Präparaten Abweichungen zwischen der von uns und den vom WIdO berechneten DDD.

Für Produkte, die nach der ATC-Klassifikation zur anatomischen Hauptgruppe V (Varia) gehören, ist eine Berechnung von DDD nicht in jedem Fall möglich bzw. nicht sinnvoll. Auch hier wurden soweit wie möglich die Angaben und Prinzipien von *Fricke* et al. (2013b) berücksichtigt. Wenn die Regeln mangels fehlender Informationen nicht anwendbar waren, verwendeten wir anstelle einer berechneten DDD je PZN die Anzahl von Standardeinheiten je PZN. Dies konnten je nach Produkt die Anzahl von Ampullen, Infusionsflaschen oder Stück sein, ggf. aber auch Volumen- oder Gewichtseinheiten wie Milliliter oder Gramm. Fehlten bei PZN-definierten Arzneimitteln die Angaben zu Standardeinheiten, so wiesen wir der PZN den Mittelwert von DDD je PZN der Indikationsgruppe zu.

Den Analysen für den Arzneimittel-Atlas liegen die Daten von über 100.000 Pharmazentralnummern zugrunde. Die Berechnung der DDD-Menge je PZN unterliegt einer ständigen Qualitätskontrolle. Sowohl durch Anpassungen, die wegen Änderungen von DDD-Festlegungen erforderlich sind, als auch durch sonstige Korrekturen ist es daher möglich, dass sich im Vergleich zu früheren Ausgaben des Arzneimittel-Atlas Abweichungen bezüglich der verbrauchten Mengen von Tagesdosen in Indikationsgruppen oder Teil-Indikationsgruppen oder von Anteilen der Therapieansätze bzw. von Wirkstoffen ergeben.

Um festzustellen, wie häufig die Arzneimittel in den einzelnen Indikationsgruppen verordnet werden, bestimmte man für das Jahr 2013, wie viele DDD im Durchschnitt auf jeden Versicherten der GKV entfielen. Die Häufigkeit wurde entsprechend ◨ Tab. 6.3 kategorisiert. Insgesamt gab es im Jahr 2013 93 Indikationsgruppen mit mindestens einer Verordnung zulasten der GKV.

◘ **Tab. 6.3** Kategorien für die Häufigkeit von Verordnungen einer Indikationsgruppe je Versicherten der GKV im Jahr 2013 sowie Anzahl von Indikationsgruppen in der Kategorie.

| | Kategorie | DDD pro Versicherten und Jahr | Anzahl von Indikationsgruppen der Kategorie |
|---|---|---|---|
| 5 | Besonders häufig | 20 und mehr | 10 |
| 4 | Sehr häufig | 10 bis unter 20 | 6 |
| 3 | Häufig | 4 bis unter 10 | 12 |
| 2 | Selten | 0,4 bis unter 4 | 27 |
| 1 | Sehr selten | Weniger als 0,4 | 38 |

Quelle: IGES-Berechnungen nach NVI (INSIGHT Health) und KM6

## 6.3 Datenbasis

### 6.3.1 Datenbasis für den Zeitraum 2003 bis 2013

Die Datenbasis für den Zeitraum 2003 bis 2013 liefert die Nationale VerordnungsInformation (NVI), die vom Marktforschungsinstitut INSIGHT Health zur Verfügung gestellt wurde. Hierbei handelt es sich um Daten aus den Apothekenrechenzentren zur Abrechnung der zulasten der GKV verordneten Fertigarzneimittel. Ausgehend von diesen Apothekenumsätzen wurden für den Atlas 2014 die Ausgaben der Versicherungsgemeinschaft bestimmt (siehe ▶ Abschn. 6.3.4). In dieser Datenquelle sind – im Unterschied zu den Ausgaben nach KV45- bzw. KJ1-Statistik – Impfstoffe unter den „Apothekenumsätzen" enthalten, nicht aber Rezepturen, Zubereitungen etc. Abrechnungen mit Internetapotheken sind von der NVI zum großen Teil, aber nicht komplett abgedeckt. Ebenso sind in der amtlichen Statistik die Zu- und Aufzahlungen, welche von den Patienten getragen werden, bereits abgezogen.

Für das Jahr 2013 weist die NVI-Statistik definitionsgemäß um 699 Mio. Euro höhere Ausgaben (Summe aus Impfstoffen, Zubereitungen und Rezepturen, Zu- und Aufzahlungen der Patienten und Rabatte nach § 130b, siehe ◘ Tab. 6.4) aus als die amtliche Statistik nach KV45/KJ1. Addiert man diesen Wert zu den Ausgaben nach der KV45/KJ1-Statistik, ergibt sich eine Differenz von –643 Mio. Euro zwischen den beiden Statistiken, was einem Unterschied von –2,32% entspricht. Die beiden Statistiken sind aber letztlich sehr ähnlich und der Arzneimittel-Atlas verwendet aufgrund des geringen Unterschieds zwischen den beiden Statistiken die NVI-Daten als Grundlage aller Berechnungen.

In der NVI ist jedes Fertigarzneimittel durch eine Pharmazentralnummer (PZN) definiert, sodass Eigenschaften wie Wirkstoff, ATC-Code (entsprechend *Fricke* et al. 2013a), Darreichungsform, Wirkstärke usw. eindeutig zuzuordnen sind. Je PZN stehen die Anzahl der Verordnungen sowie der Umsatz in Apothekenverkaufspreisen (AVP) jeweils für die einzelnen Jahre von 2003 bis 2013 zur Verfügung. Darüber hinaus enthält die NVI je PZN Informationen, ob es sich um Parallelimporte, Generika, Biosimilars oder Originalprodukte handelt.

Die Daten der NVI sind Grundlage der Komponentenzerlegung (siehe ▶ Abschn. 6.4). Umsätze, Ausgaben sowie der Verbrauch von Fertigarzneimitteln in DDD sind für die Jahre 2003 bis 2013 aus den Angaben der NVI berechnet. Die Komponentenzerlegung wurde für den Vergleichszeitraum 2013 vs. 2012 und

**Tab. 6.4** Unterschiede der GKV-Ausgaben über Apotheken für Fertigarzneimittel im Jahr 2013 in Mio. Euro nach Erstattungspreisen (EP) in den Datenquellen KV45 und NVI.

|  | Arzneimittelausgaben in Apotheken nach | | |
|---|---|---|---|
|  | KJ1 | NVI | NVI-Wert in Mio. Euro |
| Impfstoffe | – | + | 805 |
| Zubereitungen etc. | + | – | –2.130 |
| Auf-/Zuzahlungen | – | + | 2.024 |
| Ausgabendifferenz NVI/KJ1 | | | |
| Ausgewiesene Ausgaben über Apotheken | 27.038 | 27.094 | Definitionsgemäße Ausgabendifferenz NVI/KJ 1699 |
| Bereinigte Ausgaben über Apotheken | 27.737 |  | Bereinigte Ausgabendifferenz NVI/KJ1 –643 |

Quelle: BMG (KJ 1, KV45 (Stand: 7.3.2014)), NVI (INSIGHT Health), IGES-Berechnungen

2012 vs. 2011 durchgeführt. Je Vergleichszeitraum fließen jeweils alle Fertigarzneimittel ein, für die (bezogen auf die PZN) in mindestens einem der Vergleichsjahre Angaben zur Anzahl der Verordnungen sowie zum Umsatz in AVP vorlagen und deren Werte größer als 0 waren. Die Berechnung der Komponentenzerlegung erfolgt auf Basis der Erstattungspreise (siehe ▶ Abschn. 6.3.4). Im Falle von Zubereitungen, die aus Fertigarzneimitteln hergestellt werden, erfolgte die Berechnung auf Basis der von INSIGHT Health ausgewiesenen Taxpreise, d. h. hier sind die spezifischen Abschläge und Vergütungen in den Apotheken für Zubereitungen berücksichtigt. Die Erstellung einer gesonderten Komponentenzerlegung erfolgte aber allein für die Indikationsgruppe der antineoplastischen Mittel (L01). Nur in dieser Indikationsgruppe spielen Zubereitungen eine bedeutsame wirtschaftliche Rolle. Im Jahr 2013 entfielen rund 85% der erfassten Umsätze (gemessen am Taxwert) auf die Indikationsgruppe L01.

### 6.3.2 Datenbasis für den Zeitraum 1996 bis 2002

Für den Zeitraum von 1996 bis 2002 ist für ausgewählte Indikationsgruppen der Verbrauch in DDD dargestellt. Die Angaben stammen aus dem Arzneiverordnungs-Report (AVR) (*Schwabe* und *Paffrath* 1997ff): Beginnend mit dem AVR 1997 werden jährlich im Kapitel „Ergänzende statistische Übersicht" die Mengen der pro Jahr verordneten DDD dargestellt (Tabelle „Arzneimittelverbrauch nach ATC-Gruppen" im AVR). Die ATC-Gruppen im AVR entsprechen der therapeutischen Untergruppe der ATC-Klassifikation und damit den Indikationsgruppen im Arzneimittel-Atlas.

### 6.3.3 Berechnung von mittleren Preisen je DDD

Die mittleren Preise (AVP) z. B. für eine Indikationsgruppe, einen Therapieansatz oder einen Wirkstoff wurden nach der Formel in ▶ Abb. 6.1 ermittelt.

An dieser Stelle sei ausdrücklich darauf hingewiesen, dass nach den Angaben des WHOCC das ATC/DDD-System nicht dazu

$$\text{Mittlerer AVP im Jahr X} = \frac{\text{Umsatz von Indikationsgruppe/Therapieansatz/Wirkstoff im Jahr X in AVP}}{\text{Menge der verordneten DDD von Indikationsgruppe/Therapieansatz/Wirkstoff im Jahr X}}$$

**Abb. 6.1** Formel zur Berechnung der mittleren Apothekenverkaufspreise (AVP).
Quelle: IGES

geeignet ist, Bewertungen hinsichtlich Kostenerstattung und Preisbildung zu treffen. Aus diesem Grund kann man aufgrund der mittleren Preise je DDD auch keine validen Aussagen darüber machen, ob ein bestimmter Analog-Wirkstoff oder eine Wirkstoffgruppe möglicherweise kosteneffektiver im Vergleich zu einem anderen Wirkstoff oder einer anderen Gruppe ist. Angaben zu mittleren Preisen je DDD lassen lediglich die deskriptive Aussage zu, dass bei gegebener DDD-Festlegung der mittlere Preis je DDD von Wirkstoff A sich wie angegeben zum mittleren Preis je DDD von Wirkstoff B verhält. Ob bei Bevorzugung des Wirkstoffs mit dem niedrigeren mittleren Preis je DDD auch tatsächlich eine gleichwertige bzw. gleich effektive Therapie möglich ist, die zu geringeren Therapiekosten führt, kann man aus den Angaben nicht ableiten.

### 6.3.4 Berechnung der mittleren Erstattungspreise je DDD

Seit der Ausgabe 2011 des Arzneimittel-Atlas erfolgt die Bestimmung der Ausgabenveränderung von Vorjahr zu Basisjahr nicht nur auf Ebene der Apothekenverkaufspreise, sondern eine alternative Berechnung wird durchgeführt. Es wird berücksichtigt, dass von Seiten der Arzneimittelhersteller und Apotheker Rabatte an die GKV geleistet werden. Eine Berechnung auf Basis des AVP würde dagegen Kosten aufzeigen, die letztlich von der Gemeinschaft aus Krankenkassen und Patienten gar nicht getragen werden.

Die Bestimmung des Erstattungspreises (EP) der Versicherungsgemeinschaft erfolgt monatsgenau auf Ebene der einzelnen Krankenkassen. Vom Arzneimittelhersteller der jeweiligen PZN wurden die relevanten Rabatte und Abschläge abgezogen (**Tab. 6.5**).

Im Falle von Impfstoffen wurde berücksichtigt, dass diese vornehmlich im Rahmen des Sprechstundenbedarfs abgegeben werden und sich damit die Erstattungspreise nach den Arzneimittel-Lieferverträgen zwischen Krankenkassen und Apothekenverbänden auf regionaler Ebene ergeben (*IGES Institut* et al. 2010).

Die Rabatte für Impfstoffe nach § 130a Abs. 2 basieren auf europäischen Referenzpreisen. Seit September 2011 wurden die Rabatte in der Apothekensoftware ausgewiesen. Die Rabatte gelten rückwirkend ab Januar 2011. Dies wurde bei der Berechnung der Erstattungspreise berücksichtigt. Einschränkend ist zu bemerken, dass für eine einzelne Verordnung keine Information zur Verfügung stand, ob es sich um eine Impfung nach § 20d Abs. 1 SGB V handelte oder nicht (Impfungen nach dem Infektionsschutzgesetz, jedoch nicht Impfungen im Rahmen von Satzungsleistungen der Kassen). Nur auf Impfungen nach § 20d Abs. 1 SGB V ist der Rabatt zu gewähren. Diese Unsicherheit ist bei Betrachtung der EP für Impfstoffe wichtig.

Bezüglich der Individualrabatte nach § 130a Abs. 8 SGB V wird ein einheitlicher Rabatt abhängig von der Kassenart und Kalenderjahr für die jeweilige Krankenkasse angenommen.

◘ Tab. 6.5 Berücksichtigte Rabatte und Abschläge zur Bestimmung des Erstattungspreises der Versicherungsgemeinschaft (EP).

| Regelung | Gesetzliche Grundlage (SGB V) | Datenquelle |
|---|---|---|
| Apothekenabschlag | § 130 | ABDA/IGES-Berechnung |
| Herstellerrabatt | § 130a Abs. 1 und 1a | ABDA |
| Impfstoffrabatt | § 130a Abs. 2 | ABDA |
| Preismoratorium | § 130a Abs. 3a | ABDA |
| Generikarabatt | § 130a Abs. 3b | ABDA |
| Individualrabatte | § 130a Abs. 8 | ABDA/KV45/IGES |
| Rabatte nach früher Nutzenbewertung | § 130b | ABDA/IGES |

Quelle: IGES

Nicht berücksichtigt ist, dass ggf. eine individuelle Rabattvereinbarung nach § 130a Abs. 8 SGB V einen gesetzlichen Rabatt nach § 130a Abs. 1 oder 1a ablösen kann.

Seit Januar 2012 müssen pharmazeutische Hersteller im Zuge der frühen Nutzenbewertung (§ 35a SGB V) Rabatte abführen. Über die Höhe des Rabatts (Erstattungsbetrag) wird im Anschluss an die Entscheidung des G-BA über die Ausprägung des Zusatznutzens zwischen dem GKV-Spitzenverband und dem betroffenen Hersteller verhandelt (§ 130b). Diese Rabatte werden seit Februar 2013 veröffentlicht. Bei den Berechnungen der Erstattungspreise im Rahmen der Analysen des Arzneimittel-Atlas wird angenommen, dass die Hersteller die Rabatte rückwirkend ab dem zwölften Monat nach Markteinführung erstatten müssen. Es wurde dabei berücksichtigt, ob Rabatte nach § 130a Abs. 1 oder 1a im Rahmen ganz oder teilweise abgesenkt worden sind. Darüber hinausgehende, nicht bekannte Vertragsinhalte und mögliche Rabatte, zum Beispiel bei Überschreitung vereinbarter Mengen, können nicht berücksichtigt werden.

Schließlich haben Krankenkassen die Möglichkeit, von der Vereinbarung nach § 130b abzuweichen. Nach § 130c können sie individuelle Verträge mit den Herstellern abschließen, welche eine Vereinbarung nach § 130b ablösen oder ergänzen. Im Unterschied zu Vereinbarungen nach § 130a Abs. 8 und § 130b erfolgt aber keine systematische Erfassung dieser Verträge, sie können daher nicht bei der Preisberechnung berücksichtigt werden, fließen aber indirekt in die Berechnung der Rabatte nach § 130a Abs. 8 ein (siehe ▶ Abschn. 6.9.1).

Die berechneten Preise stellen somit die Ausgaben dar, welche von den Krankenkassen (Erstattung) und Patienten (Zuzahlung) getragen werden müssen. Eine weitergehende Differenzierung der Ausgaben nach den erstatteten Kosten der Krankenkassen und den Zuzahlungen der Patienten ist nicht möglich, da für eine einzelne Verordnung keine Informationen zu einer evtl. erlassenen Zuzahlung wegen Überschreitung der Belastungsgrenze nach § 62 SGB V vorliegt.

## 6.4 Statistische Komponentenzerlegung/Indexanalyse

Die Entwicklung des Umsatzes von bestimmten Warenmärkten in einem bestimmten Zeitraum – so auch des GKV-Arzneimittelmarktes – ist generell dadurch gekennzeichnet, dass sich mehrere Faktoren gleichzeitig ändern können. Relativ einfach zu ermitteln sind die Veränderungen der Menge und der Preise der betrachteten Mengeneinheiten (beispielsweise Stück, Verordnung, DDD), die entsprechend durch eine Mengen- und Preis-Komponente dargestellt werden. Parallel dazu kann die Umsatzänderung bzw. Ausgabenveränderung durch strukturelle Änderungen beeinflusst werden, beispielsweise durch Verschiebungen der Anteile von Wirkstoffen, Packungsgrößen und Generika. Strukturelle Änderungen innerhalb eines Marktes können selbst dann zu Umsatzänderungen führen, wenn die Verbrauchs- und Preiskomponente keine Änderungen gegenüber dem Vergleichszeitraum anzeigen, etwa wenn der Anteil von höherpreisigen Arzneimitteln zu- oder abnimmt.

Der Einfluss derartiger Verschiebungen wird mithilfe von Strukturkomponenten untersucht. Die Berechnung von Strukturkomponenten geht auf das klassische wirtschaftswissenschaftliche Konzept der Indextheorie zurück. Mit der Berechnung eines Index verbindet sich die Erwartung, den jeweiligen Einzeleffekt mehrerer voneinander verschiedener Einflussfaktoren isoliert beschreiben zu können, welche sich auf den Gesamtwert eines Warenkorbes mit einer Vielzahl an Waren auswirken. Dieses Konzept wird seit Beginn der 1980er-Jahre auch auf die Ermittlung der Einflussfaktoren auf die Entwicklung der Arzneimittelumsätze der GKV angewendet und im AVR publiziert. Grundlage der dort veröffentlichten Ergebnisse sind die von *Reichelt* (1988) beschriebenen Methoden. Auch die für den Arzneimittel-Atlas durchgeführte Komponentenzerlegung basiert auf den von *Reichelt* beschriebenen Formeltypen.

Die Zerlegung in Komponenten erfolgt durch die Berechnung eines Index für jede Komponente entsprechend den Formeln für Mengen-, Struktur- und Preiskomponenten wie von *Reichelt* (1988) beschrieben. Die errechneten Indexwerte selbst sind Steigerungs-

und Wachstumsraten und deshalb nicht summierbar. Die Bewertung mit Absolutbeträgen in Euro erfolgt ebenfalls entsprechend (*Reichelt* 1988). Die Summe der Eurobeträge aller elf Komponenten ist identisch mit der Ausgabenänderung des Jahres 2013 im Vergleich zum Jahr 2012.

Als Mengeneinheit wird für die Berechnungen die Anzahl der DDD je Verordnung herangezogen. Für Verordnungen, die nach der ATC-Klassifikation zur anatomischen Hauptgruppe V (Varia) gehören, dient als Mengeneinheit die Anzahl von Standardeinheiten je Verordnung (siehe ▶ Abschn. 6.2).

Die Spezifikation der betrachteten Einflussfaktoren einer Verordnung erfolgt anhand der PZN. Die Wirkstoffe werden entsprechend der ATC-Klassifikation (siehe ▶ Abschn. 6.1) auf der Ebene der chemischen Substanz kodiert. Zur Definition von Therapieansätzen siehe ebenfalls unter ▶ Abschn. 6.1.

Die Komponentenzerlegung erfolgt nicht für den Gesamtmarkt, sondern für Teilmärkte, die jeweils therapeutische Ansätze bzw. Wirkstoffe umfassen und prinzipiell substituierbar sind. Jeder Teilmarkt wird als Indikationsgruppe bezeichnet, die durch die therapeutische Untergruppe der ATC-Klassifikation beschrieben wird (siehe ▶ Abschn. 6.1). Nicht immer beschreiben die Indikationsgruppen auch tatsächlich Therapieansätze bzw. Wirkstoffe, die prinzipiell substituierbar sind. In solchen Fällen werden die Indikationsgruppen in Teil-Indikationsgruppen gegliedert, z. B. die Indikationsgruppe „A10 Antidiabetika" in die Teil-Indikationsgruppen „Insulinpflichtiger Diabetes mellitus" und „Nicht insulinpflichtiger Diabetes mellitus". Die für jede Teil-Indikationsgruppe ermittelten Eurobeträge je Komponente werden abschließend zu den jeweiligen Beträgen der Indikationsgruppe aufsummiert. Die Komponenteneffekte in Euro je Indikationsgruppe können wiederum für den Gesamtmarkt summiert werden.

Der Indexwert der Verbrauchskomponente basiert auf den abgesetzten Mengen an

**Tab. 6.6** Übersicht über die Komponenten der Umsatzentwicklung im Arzneimittel-Atlas.

| Name der Komponente | Kurzform | Art der Komponente |
|---|---|---|
| **Epidemiologische und medizinische Entwicklungen** | | |
| 1. Entwicklung des Verbrauchs | Verbrauch | Mengenkomponente |
| 2. Verschiebungen zwischen Therapieansätzen | Therapieansatz | Strukturkomponente |
| 3. Verschiebungen zwischen Analog-Wirkstoffen | Analog-Wettbewerb | Strukturkomponente |
| **Überwiegend wirtschaftlich motivierte Veränderungen des Verbrauchs** | | |
| 4. Verschiebungen zwischen Darreichungsformen | Darreichungsform | Strukturkomponente |
| 5. Verschiebungen zwischen Wirkstärken | Wirkstärke | Strukturkomponente |
| 6. Verschiebungen zwischen Packungsgrößen | Packungsgröße | Strukturkomponente |
| 7. Substitution durch Parallelimporte | Parallelimport | Strukturkomponente |
| 8. Substitution durch Generika | Generika | Strukturkomponente |
| 9. Substitution von Präparaten unterschiedlicher Hersteller (in der Regel Generikahersteller) | Hersteller | Strukturkomponente |
| Restkomponente | Rest | Strukturkomponente |
| **Preisänderungen** | | |
| 10. Preisänderungen | Preis | Preiskomponente |

Quelle: IGES

DDD in den betrachteten Indikationsgruppen bzw. Teil-Indikationsgruppen für das Berichts- und Vorjahr, wobei die Menge des Berichtsjahres durch die Menge des Vorjahres dividiert wird.

Die Strukturkomponenten sind inhaltlich Indizes der mengenmäßigen Marktanteile bzw. ihrer Veränderungen. Die Strukturkomponenten sind hierarchisch gegliedert (Tab. 6.6), d. h. der Einfluss des Therapieansatzes wird vor dem Einfluss des Analog-Wettbewerbs betrachtet. Um den Effekt einer Strukturkomponente tatsächlich nur einmal zu betrachten, wird der Effekt der jeweils zuvor betrachteten Strukturkomponente aus der nachfolgenden herausgerechnet, indem der zunächst berechnete Indexwert (als „Rechenwert" bezeichnet) der betrachteten Komponente durch den „Rechenwert" der vorhergehenden Strukturkomponente dividiert wird.

Der so berechnete Wert ist der dargestellte Indexwert. Durch diese Methode wird erreicht, dass jeweils nur die Anteilsverschiebungen der gerade analysierten Strukturkomponente betrachtet werden und die Effekte der Verschiebungen auf der jeweils höheren Ebene rechnerisch entfernt werden.

Der Indexwert der Preiskomponente ergibt sich als Preisindex vom Typ Laspeyres aus den Preisen der einzelnen Präparate im Berichtsjahr geteilt durch die Preise im Vorjahr, jeweils gewichtet mit den Mengen des Basis- oder Vorjahres.

### 6.4.1 Die Komponenten des Arzneimittel-Atlas

Eine Übersicht der untersuchten Komponenten und ihre Beschreibung zeigt Tab. 6.6. Bei den insgesamt elf Komponenten (inkl. Restkomponente) beschreibt die Verbrauchskomponente als Mengenkomponente die Ausgabenänderung durch Verbrauchsänderungen von Arzneimitteln und die Preiskomponente entsprechend preisbedingte Änderungen. Mittels der neun Strukturkomponenten (inkl. Restkomponente) berechnet man den Einfluss von Anteilen der jeweils untersuchten Faktoren (Therapieansatz, Analog-Wirkstoffe usw.). Die Restkomponente beschreibt die Auswirkungen der Änderung von Produkteigenschaften, die durch die übrigen Komponenten nicht erfasst werden. Ursache für das Entstehen von Restkomponenten kann beispielsweise sein, dass mehrere Produkte mit identischen Eigenschaften am Markt sind, die sich lediglich durch ihre Pharmazentralnummer (PZN) und den Preis unterscheiden. Bezüglich der Inhaltsstoffe unterschiedlich zusammengesetzte Phytopharmaka-Kombinationen, die nur durch einen ATC-Code definiert werden, ergeben ein weiteres Beispiel: Der ATC-Code definiert hier nicht wie erwartet einen einzelnen Wirkstoff oder eine bestimmte Wirkstoffkombination, sondern unter Umständen mehrere Varianten, sodass Verschiebungen der Anteile dieser Varianten erst durch die Restkomponente erfasst werden können.

Für folgende Faktoren-Komplexe ermittelt man den jeweiligen Einfluss auf die jährliche Veränderung der Arzneimittelumsätze der GKV:
1. Epidemiologische und medizinische Entwicklungen
2. Überwiegend wirtschaftlich motivierte Veränderungen der Inanspruchnahme
3. Preisänderungen

### 6.4.1.1 Epidemiologische und medizinische Entwicklungen

**Entwicklung des Verbrauchs**
Die Entwicklung des Verbrauchs wird gemessen als Veränderung der Menge der in den einzelnen Indikationsgruppen verbrauchten Tagesdosen (DDD). Zur Ermittlung der Ausgabenwirkung von Verbrauchsveränderungen wird ein Mengenindex gebildet, bei dem die Tagesdosen in beiden Jahren mit den Erstattungspreisen des Berichtsjahrs bewertet werden.

Die Beurteilung der Mengenentwicklung im Berichtsjahr gegenüber dem Vorjahr erfolgt vor dem Hintergrund einer zehnjährigen Zeitreihe, die für die jeweilige Indikationsgruppe zusammengestellt wurde. Die Zeitreihe ermöglicht es, die Veränderungen im Berichtsjahr einzuordnen und zu entscheiden, ob die beobachtete Entwicklung im Rahmen einer langjährigen Tendenz liegt oder ob es sich um eine Sonderentwicklung handelt. Zur Ermittlung saisonaler Besonderheiten (z. B. Grippewelle, Vorzieh- und Nachholeffekte) kann auch auf monatliche Verbrauchszahlen zurückgegriffen werden.

**Therapeutische Ansätze und Analog-Wirkstoffe**
Eine weitere Annahme des Arzneimittel-Atlas besteht darin, dass die Entwicklung neuer Therapieoptionen bzw. die Wiederentdeckung bereits bekannter Ansätze die Struktur der Arzneimittelversorgung verändern und damit auch Umfang und Struktur der Ausgaben beeinflussen kann. Der Arzneimittel-Atlas bildet diese in zweierlei Hinsicht ab:
» Verschiebungen zwischen therapeutischen Ansätzen
» Verschiebungen zwischen Analog-Wirkstoffen

Unter „therapeutischen Ansätzen" versteht man in der Regel unterschiedliche Wirkstoffgruppen, die meist nacheinander entwickelt werden, auf verschiedenen Wirkprinzipien und -profilen basieren und daher zum Teil unterschiedliche therapeutische Vorgehensweisen ermöglichen. Wirkstoffgruppen aus verschiedenen Indikationsgruppen sind in Bezug auf die zu behandelnden Erkrankungen in gewissen Grenzen untereinander substituierbar, wenn auch mit oftmals sehr unterschiedlicher Wirkung: So wurden in der Indikationsgruppe der „Mittel bei säurebedingten Erkrankungen" zunächst die Antazida entwickelt, dann Muskarinrezeptor-Antagonisten, später die $H_2$-Rezeptorenblocker und letztlich die Protonenpumpen-Inhibitoren. Alle Wirkstoffgruppen sind zur Behandlung säurebedingter Erkrankungen geeignet, jedoch in unterschiedlicher Wirksamkeit und bei teilweise unterschiedlicher Indikationsstellung.

Analog-Wirkstoffe sind dagegen Substanzen *innerhalb* einer Wirkstoffgruppe und sind meist in zentralen Indikationen gegeneinander substituierbar. In der Praxis kommt es vor, dass ältere gegen neuere Wirkstoffe ersetzt werden, wenn diese in der Wahrnehmung von Ärzten und Patienten zumindest für Teile der zu behandelnden Patienten über günstigere Eigenschaften verfügen. Umgekehrt können neuere Wirkstoffe gegen ältere ersetzt werden, wenn deren Patentschutz abgelaufen ist, diese dann zu geringeren Preisen verfügbar sind und eine Substitution in den Augen von Ärzten und Patienten gerechtfertigt erscheint.

Ausgabenveränderungen, die auf Verschiebungen zwischen therapeutischen Ansätzen oder Analog-Wirkstoffen zurückzuführen sind, werden innerhalb einer Indikationsgruppe bzw. innerhalb eines therapeutischen Ansatzes in der Art einer Strukturkomponente ermittelt. Die zugrunde liegende Indexberechnung setzt bei den strukturellen Verschiebungen des Verbrauchs an Tagesdosen zwischen dem Berichtsjahr und dem Vorjahr an und bewertet diese mit den Preisen des Berichtsjahres. Vor allem die „Analogkomponente" ist von hohem gesundheitspolitischem Interesse, da die Ansicht – wie oben bereits dargestellt – weit verbreitet ist, dass ein großer Teil des jährlichen Ausgabenanstiegs auf die Verschiebung zu teuren Analog-Arzneimitteln zurückzuführen ist, die mehr oder weniger pauschal als „Scheininnovationen" bezeichnet werden. Dies zu überprüfen, ist eine wesentliche Aufgabe des Arzneimittel-Atlas.

**Wirtschaftlich motivierte Strukturveränderungen**

Patienten, Ärzte und Apotheker können die Inanspruchnahme von Arzneimitteln innerhalb gewisser Grenzen zur Erzielung von Einsparungen beeinflussen. Hierfür kommen nicht nur Strategien infrage, die sich auf die unterschiedliche Konfektionierung von Fertigarzneimitteln beziehen, sondern auch solche, die sich auf die Wahl des Importeurs oder – im Falle von Generika – des Herstellers beziehen. Im Einzelnen handelt es sich um folgende Strategien:

» Verschiebungen zwischen Darreichungsformen
» Verschiebungen zwischen Wirkstärken
» Verschiebungen zwischen Packungsgrößen
» Substitution durch Parallelimporte
» Substitution durch Generika
» Substitution von Präparaten unterschiedlicher Hersteller (in der Regel Generikahersteller)

Im vorliegenden Arzneimittel-Atlas werden Ausgabenveränderungen ebenfalls auf der Basis von Tagesdosen als Indexwerte vom Typ einer Strukturkomponente ermittelt und monetär bewertet. Dieses Vorgehen ermöglicht es, dass Verschiebungen auf größere (und in Bezug auf die Tagesdosis zumeist preisgünstigere) Packungen als negative Veränderungen und damit als Einsparungen erfasst werden.

**Preisänderungen**

Auf dem Arzneimittelmarkt kommt es laufend zu Veränderungen der Preise, die sich möglicherweise in unterschiedlichen Preisniveaus zwischen zwei Jahren ausdrücken. Dies können reguläre Erhöhungen der Listenpreise sein, wenn sie nicht durch entsprechende Regulierungen unterbunden werden. Es kann sich auch um Preissenkungen handeln, wenn diese durch staatliche Eingriffe (wie z. B.

durch Festbeträge oder Preisabschläge) oder durch den Wettbewerb erzwungen werden, was sowohl bei patentgeschützten als auch bei generischen Arzneimitteln der Fall sein kann.

Preisänderungen können Ausgabenänderungen nach sich ziehen, die im Arzneimittel-Atlas als Preisindex ermittelt und auf die Ausgabenentwicklung umgerechnet werden.

## 6.5 Epidemiologie, Bedarf und Angemessenheit der Versorgung

Ein Ansatz zur Beurteilung des Verbrauchs ist die Umrechnung von Verbrauchszahlen in eine Anzahl von Patienten, die mit der verbrauchten Gesamtmenge entsprechend den Leitlinien unter Berücksichtigung von Parametern zur Versorgungsrealität versorgt werden können (behandelbare Patienten). Diese Angaben vergleicht man mit Schätzungen zur Prävalenz der jeweiligen Gesundheitsstörung, die aus epidemiologischen Quellen stammen. Die Vorgehensweise ermöglicht eine Abschätzung, inwieweit die derzeitige Versorgung bedarfsgerecht ist oder ob sich Anzeichen von Über- oder Unterversorgung zeigen. Vor diesem Hintergrund sind die Verbrauchs- und Ausgabenveränderungen im Berichtsjahr einzuordnen. Dieses methodische Vorgehen ist im Folgenden detailliert beschrieben.

### 6.5.1 Zusammenhang zwischen Verbrauch und Indikation

Die Ermittlung der Bedarfsgerechtigkeit der Versorgung hat zur Voraussetzung, dass zwischen dem Verbrauch der jeweils infrage stehenden Indikationsgruppe und einer geringen Anzahl von Indikationen ein enger Zusammenhang hergestellt werden kann. Das ist z. B. der Fall zwischen der Indikationsgruppe „A10 Antidiabetika" und der Indikation „Diabetes mellitus", weil Antidiabetika nur gegen diese Erkrankung eingesetzt werden. Nicht möglich ist eine solche Zuordnung, wenn in einer Indikationsgruppe Wirkstoffe gegen eine größere Zahl von Indikationen zusammengefasst sind, wie z. B. bei der Indikationsgruppe „L01 Antineoplastische Mittel", oder wenn Wirkstoffe in einer Indikationsgruppe gegen eine Vielzahl von Erkrankungen wirksam sind, wie dies z. B. in der Indikationsgruppe „J01 Antibiotika zur systemischen Anwendung" der Fall ist. Daher kann man Aussagen über die Bedarfsgerechtigkeit nicht für alle Indikationsgruppen treffen.

Wir haben versucht, den Zusammenhang zwischen Verbrauch und Prävalenz auf der Ebene der gesamten Indikationsgruppe herzustellen, weil hierfür aus dem AVR die längsten Zeitreihen zur Verfügung stehen. In einzelnen Fällen musste die Betrachtung auf Teil-Indikationsgruppen beschränkt werden. In diesen Fällen erfolgte die Betrachtung nur über die Jahre 2003 bis 2013, weil nur für diese Jahre Daten aus der NVI zur Verfügung stehen.

### 6.5.2 Ermittlung der Prävalenz

Eine weitere Voraussetzung für die Ermittlung der Bedarfsgerechtigkeit der Versorgung liegt darin, dass Daten zur Prävalenz der jeweiligen Indikation(en) verfügbar sind. Hierzu bieten sich im Wesentlichen zwei Quellen an: Daten aus Surveys oder Registern sowie Daten aus epidemiologischen Studien. Vorrang haben Daten, die sich direkt auf die deutsche Bevölkerung beziehen. In einzelnen Fällen wird auch auf Daten aus anderen Ländern zurückgegriffen, bevorzugt aus Nordwest- oder Westeuropa, ggf. USA oder Kanada, nicht dagegen aus Asien oder Afrika.

## 6.5.3 Ermittlung der Behandlungsbedürftigkeit

Bei den meisten Erkrankungen ist nicht jeder prävalente Fall gleichzusetzen mit einem Fall, der mit einem Arzneimittel aus der betreffenden Indikationsgruppe behandelt werden muss. So gibt es Patienten, die an Diabetes mellitus vom Typ 2 erkrankt sind, jedoch mit Diät behandelt werden können und weder orale Antidiabetika noch Insuline benötigen.

Um den Anteil der behandlungsbedürftigen Patienten zu bestimmen, zieht man in jeder Indikations- oder Teilindikationsgruppe nach Möglichkeit medizinische Leitlinien heran. Die darin formulierten Behandlungsvorschriften werden nach Möglichkeit auf epidemiologische Kenngrößen bezogen; somit sind die Anteile der behandlungsbedürftigen Patienten schätzbar.

Für jede Indikationsgruppe rücken nur solche Behandlungsindikationen in den Fokus, die typischerweise ambulant behandelt werden. Zudem finden nur die häufigsten Indikationen Berücksichtigung, die auch in ihrem Ausmaß von Bedeutung für die ambulante Versorgung mit Arzneimitteln sind.

## 6.5.4 Ermittlung der Zahl der behandelbaren Patienten

Die Zahl der theoretisch behandelbaren Patienten ergibt sich aus dem Jahresverbrauch der Arzneimittel in den entsprechenden Indikationsgruppen. In der Regel gilt dabei die Annahme, dass pro Tag eine Tagesdosis (DDD) verbraucht wird. Abweichungen gibt es z. B. bei der Annahme, dass zur Behandlung der Hypertonie im Durchschnitt nicht eine, sondern 1,8 Tagesdosen an Mitteln zur Behandlung der Hypertonie erforderlich sind.

Die Annahme, dass an jedem Tag des Jahres mindestens eine DDD zur Verfügung steht, entspricht vermutlich nicht immer der realen Behandlungssituation. Einerseits kann bei einem individuellen Patienten die täglich notwendige Dosis von der DDD erheblich abweichen. Andererseits muss man – vor allem bei der Dauerbehandlung chronischer Erkrankungen – davon ausgehen, dass nicht an jedem Tag eine Tagesdosis eingenommen wird – insbesondere bei Erkrankungen, bei denen die Einnahme der Medikamente die Krankheitssymptomatik für den Patienten nicht spürbar beeinflusst (z. B. bei Bluthochdruck, Fettstoffwechselstörungen oder Osteoporose). Es ist auch sehr wahrscheinlich, dass die Wirkungen verschiedener Arzneimittel in der Dauerbehandlung nicht entscheidend nachlassen, wenn der Patient nicht jeden Tag eine Tagesdosis einnimmt. Für die Therapie der Osteoporose mit Bisphosphonaten wird es beispielsweise als ausreichend angesehen, wenn der Anteil der mit Medikation versorgten Tage mindestens 80% beträgt (*Bartl* et al. 2006, *Huybrechts* et al. 2006, *Siris* et al. 2006). Diese Beobachtung darf man allerdings nicht als Empfehlung interpretieren, tatsächlich nur für 80% der Tage eines Jahres auch je eine Tagesdosis zur Verfügung zu stellen.

Ferner wird die Anzahl von Behandlungsepisoden bestimmt, die bei einem Patienten pro Jahr anfallen, sowie die Anzahl von Tagen, die eine Behandlungsepisode dauert. Bei chronischen Erkrankungen setzt man jeweils eine Behandlungsepisode mit einer Dauer von 365 Tagen an.

Prävalenz und Behandlungsbedarf werden jeweils für die Population der GKV hochgerechnet. Die Hochrechnungen basieren auf den Angaben der Statistik KM6 (*BMG* 2013).[1]

Da sich der Behandlungsbedarf abhängig von den verschiedensten Faktoren im Laufe der Zeit ändern kann, wird in den graphischen Darstellungen jeweils der angenommene Behandlungsbedarf nur für den Zeit-

---

1 Wenn die Anzahl der GKV-Versicherten je Jahrgang für die Hochrechnung erforderlich ist (z. B. für die Indikationsgruppe „J07 Impfstoffe"), wird zusätzlich die Satzart 40 – adjustiert an KM6 – herangezogen.

raum von 2011 bis 2013 angegeben. Ableitungen für den künftigen Bedarf sind aus den Darstellungen nicht möglich.

## 6.6 Entwicklung der Indikationsgruppen

Die Darstellungen in Kapitel 3 zur Entwicklung der Indikationsgruppen basieren auf Recherchen zur historischen Entwicklung der Indikationsgruppen, wobei die Entwicklung der jeweiligen Wirkstoffe und nicht die Entwicklung der Therapie in der betrachteten Indikation im Vordergrund steht. Da es vor allem darum geht, einen Überblick über die wichtigsten Entwicklungen zu geben, und weniger um die Vollständigkeit der Darstellung, wird kein systematisches Review durchgeführt, sondern es werden – neben entsprechenden Artikeln aus wissenschaftlichen Periodika – wenige ausgewählte Quellen herangezogen, die ggf. durch Literatur- und Internetrecherchen ergänzt werden:

» Arzneimittelbrief, Westkreuz-Verlag, Berlin, Bonn
» Arznei-telegramm, herausgegeben durch A.T.I. Arzneimittelinformation Berlin GmbH
» Forth W, Henschler D et al. (Hrsg.) (2001) Allgemeine und spezielle Pharmakologie und Toxikologie. Für Studenten der Medizin, Veterinärmedizin, Pharmazie, Chemie und Biologie sowie für Ärzte, Tierärzte und Apotheker. Urban und Fischer Verlag, München, Jena
» Fricke U, Klaus W (1982) Kritische Wertung der neuen Arzneistoffe. Offizinpharmazie 4: 6–47
» Fricke U, Klaus W (1983) Die neuen Arzneimittel. Wirkungsweise und therapeutischer Stellenwert. Eine Übersicht von April 1981 – Dezember 1982. Offizinpharmazie 7: 6–62
» Fricke U, Klaus W (1985) Die neuen Arzneimittel. Wirkungsweise und therapeutischer Stellenwert. Eine Übersicht von Januar 1983 – Juni 1984. Offizinpharmazie 10: 1–71
» Fricke U, Klaus W (1986) Die neuen Arzneimittel. Wirkungsweise und therapeutischer Stellenwert. Eine Übersicht von Juli 1984 – März 1985. Die Offizin 1: 1–35
» Gothe H, Höer A, Häussler B, Hagenmeyer EG (2002) Die Bedeutung von innovativen Arzneimitteln für die Gesundheit der Bevölkerung in Deutschland. Schriftenreihe Strukturforschung im Gesundheitswesen, Sonderband 1. Berlin
» Hardman JG, Limbird LE (Hrsg.) (2001) Goodmans & Gilman's The pharmacological basis of therapeutics. 10. Auflage, McGraw-Hill, New York
» Brunton LL, Lazo JS, Parker KL (Hrsg.) (2005) Goodmans & Gilman's The pharmacological basis of therapeutics. 11. Auflage, McGraw-Hill, New York
» Müller-Jahncke WD, Friedrich C, Meyer U (2005) Arzneimittelgeschichte. Wissenschaftliche Verlagsgesellschaft mbH Stuttgart
» Schwabe U, Paffrath D (Hrsg.) (1987 ff.) Arzneiverordnungs-Report 1987 ff. Springer, Stuttgart, New York

Bei den in den Abschnitten „Entwicklung der Indikationsgruppe" jeweils genannten Indikationen geht es um die wichtigsten Indikationen – vor allem um solche, die in der ambulanten Versorgung mit Arzneimitteln eine Rolle spielen. Die Angaben erheben keinen Anspruch auf Vollständigkeit. Gleiches gilt für die jeweils genannten Wirkstoffe im historischen Verlauf: Auch hier liegt der Schwerpunkt auf den Wirkstoffen, die in der ambulanten Versorgung die wichtigste Rolle spielen.

Für die detailliert dargestellten Indikationsgruppen zeigt eine Tabelle jeweils die innerhalb der letzten fünf Jahre in Deutschland eingeführten neuen Wirkstoffe. Die Einführung neuer Fixkombinationen bereits auf dem Markt befindlicher Wirkstoffe zählt hier nicht als neuer Wirkstoff; ebenso wenig die Wiedereinführung von Wirkstoffen oder Indikationserweiterungen. Darüber wird ggf. ergänzend berichtet, wenn sie von besonderer Relevanz für die ambulante Versorgung in der GKV erscheinen. Auch neu eingeführte Biosimilars erscheinen nicht in den Tabellen der neuen Wirkstoffe, sondern ergänzend im Text.

## 6.7 Aufteilung des Arzneimittelmarktes in Versorgungssegmente

Die Aufteilung des GKV-Arzneimittelmarktes in Versorgungssegmente beruht auf der gleichen Datenbasis (NVI), wie sie im gesamten Arzneimittel-Atlas verwendet wurde (siehe ▶ Abschn. 6.3.1). Nach der Komponentenzerlegung fasst man die Einzelkomponenten im Sinne einer einfacheren Darstellung zusammen in die vier Hauptkomponenten
» Verbrauch
» Innovationen
  › Therapieansatz
  › Analog-Wettbewerb
» Technische Einsparungen
  › Darreichungsform
  › Wirkstärke
  › Packungsgröße
  › Parallelimport
» Anbieterbezogene Einsparungen
  › Generika
  › Hersteller
  › Preis

Die Versorgungssegmente sind folgendermaßen definiert:
» Die *Grundversorgung* wird im Wesentlichen von hausärztlich tätigen Ärzten und häufig vertretenen Fachärzten getragen.
» Die *Spezialversorgung* wird von hoch spezialisierten Fachärzten durchgeführt. Die Spezialversorgung greift häufig auf kostenintensive Arzneimitteltherapien zurück. In diesem Segment spielt die Verlagerung von Versorgungsanteilen vom Krankenhaus auf die ambulante Versorgung eine wichtige Rolle.
» Die *Supportivversorgung* kommt ebenfalls bei schweren Erkrankungen zum Einsatz (Opioid-Analgetika, Antiemetika etc.). Solche Arzneimittel werden nicht nur von Spezialisten verordnet. Sie werden aber häufig im Kontext einer das Krankenhaus ersetzenden ambulanten Behandlung eingesetzt.
» Die *HIV-Versorgung* wird von spezialisierten Ärzten durchgeführt und betrifft nur eine relativ geringe Zahl von Patienten.

Die Zuordnung der Fertigarzneimittel zu den Versorgungssegmenten erfolgt anhand des ATC-Codes, der PZN-spezifisch zugeordnet wird (siehe ▶ Abschn. 6.1), sodass es keine Überschneidungen zwischen den Versorgungssegmenten gibt.

## 6.8 Regionale Arzneimittelanalysen

Die regionalen Arzneimittelanalysen in den Kapiteln 3 und 4 beruhen auf der gleichen Datenbasis (NVI), wie sie im Arzneimittel-Atlas auf gesamtdeutscher Ebene verwendet wurde (siehe ▶ Abschn. 6.3.1). Jede Verordnung ist einer KV-Region zugeordnet. Dies erfolgt in den Apothekenrechenzentren auf Basis der KV-Nummer des Arztes, der das Rezept ausgestellt hat. Zur Vergleichbarkeit der regionalen Daten rechnet man die Ausgaben bzw. den Verbrauch auf Werte je GKV-Versicherten um. Grundlage ist die Zahl der GKV-Versicherten pro KV beruhend auf der Mitgliederstatistik KM6 (Statistik über Versicherte, gegliedert nach Status, Alter, Wohnort, Kassenart) des BMG. Stichtag ist jeweils der 1. Juli des Berichtsjahres.

Für jede Indikationsgruppe präsentiert der Arzneimittel-Atlas den mittleren Verbrauch je GKV-Versicherten und KV-Region in Form einer Landkarte. Die Einfärbung der Regionen richtet sich nach dem Grad der Abweichung vom Bundesdurchschnitt. Um eine Vergleichbarkeit der Abweichung zwischen den verschiedenen Indikationsgruppen herzustellen, werden die Verbräuche pro Kopf ($X$) in jeder Indikationsgruppe durch eine z-Transformation standardisiert. Für die Transformation ist der Mittelwert µ der Bundesdurchschnitt für den Verbrauch je Kopf in der jeweiligen Indikationsgruppe. Die Standardabweichung σ ergibt sich aus der bevölkerungsgewichteten Varianz über die KV-Regionen. Je dunkler eine Region gefärbt ist, desto höher ist die positive Abweichung vom Bundesdurchschnitt und umgekehrt.

### 6.8.1 Einflussfaktoren auf regionale Unterschiede

Der Arzneimittel-Atlas untersucht Erklärungsansätze für die regionalen Unterschiede in Ausgaben und Verbrauch je Kopf. Dazu werden verschiedene Einflussfaktoren in einem univariaten Modell auf Signifikanz überprüft. Dabei betrachtet man indikationsübergreifende Faktoren; für einzelne Indikationen werden auch spezifische Faktoren herangezogen.

**Allgemeine Einflussfaktoren:**
» Die demographische Variable „Alter" (ausgedrückt als Anteil der GKV-Bevölkerung > 55 Jahre)
» Die morbiditätsbeschreibenden Variablen „Anteil BMI > 30" und „Tabakkonsum". Die Variable „Anteil BMI > 30" drückt den Anteil der Bevölkerung in einer KV-Region mit einem Body-Mass-Index (BMI) von > 30 („Fettsucht") aus. Der Tabakkonsum wird über den Anteil an Rauchern (regelmäßig und gelegentlich) in der Bevölkerung bestimmt. Dabei gilt es zu beachten, dass beide Werte altersstandardisiert wurden, sodass keine Beeinflussung durch die Altersstruktur anzunehmen ist.

» Variablen, welche die Versorgungsstruktur beschreiben. Hierzu gehören Angaben zur Hausarzt-, Facharzt- und Krankenhaus-Bettendichte je 100.000 Einwohner.
» Variablen, welche die wirtschaftliche Lage der Region beschreiben. Hier flossen die regionale Arbeitslosenquote sowie das Bruttoinlandprodukt je Einwohner ein.

**Indikationsspezifische Einflussfaktoren:**
» Spezifische demographische Variablen, wie der Anteil von Kindern (GKV-Bevölkerung < 15 Jahre) bei Antibiotika zur systemischen Anwendung (J01) und der Anteil von Frauen über 55 Jahre bei Mitteln zur Behandlung von Knochenkrankheiten (M05)
» In einzelnen Indikationsgebieten besteht eine eindeutige Wechselbeziehung zwischen der ambulanten und der stationären Versorgung. Aus den Fallzahlen im Krankenhaus differenziert nach der Internationalen Klassifikation der Krankheiten (ICD10) leitet sich somit ein medikamentöser Behandlungsbedarf im ambulanten Bereich ab.
» Die Variable „Prävalenz von Erkrankungen" kann als Erklärungsfaktor beitragen, wenn sich Wirkstoffgruppen spezifisch ausgewählten Erkrankungen zuordnen lassen.

Auf Ebene des Gesamtmarktes werden die Ergebnisse der univariaten Modelle genutzt, um durch eine schrittweise multivariate Regression das Modell mit dem höchsten Erklärungsgrad zu erhalten. Auf Ebene der einzelnen Indikationsgebiete erfolgen univariate oder multivariate Regressionen.

Folgende Quellen wurden für die entsprechenden Analysen herangezogen:
» GKV-Versicherte: Mitgliederstatistik KM6 (Statistik über Versicherte, gegliedert nach Status, Alter, Wohnort, Kassenart) des BMG. Stichtag ist jeweils der 1. Juli des Berichtsjahres.

- » BMI: Statistisches Bundesamt, Ergebnisse des Mikrozensus 2009, starkes Übergewicht (BMI über 30) im Jahr 2009, nach Ländern, standardisiert auf den Altersaufbau der Bevölkerung 1987 in Deutschland
- » Arbeitslosenquote: Statistische Ämter des Bundes und der Länder, Erwerbstätigkeit – Arbeitsmarkt, Stand: Dezember 2013
- » BIP: Statistische Ämter des Bundes und der Länder, Volkswirtschaftliche Gesamtrechnung der Länder, Bruttoinlandsprodukt – in jeweiligen Preisen – je Einwohner 2013 (Stand Februar 2014)
- » Arztdichte: Daten der KBV „Statistische Informationen aus dem Bundesarztregister, Bundesgebiet insgesamt, Tabelle 4.B mit Stand 31.12.2013. Unter Hausärzten sind hier Allgemeinärzte/Praktische Ärzte, Internisten mit Hausarztentscheidung und Kinderärzte zusammengefasst. Die Fachärzte umfassen die Internisten ohne Hausarztentscheidung und die übrigen Gebietsärzte.
- » Tabakkonsum: Statistisches Bundesamt, Ergebnisse des Mikrozensus 2009, Raucher (regelmäßig und gelegentlich) 2009, nach Ländern, standardisiert auf den Altersaufbau der Bevölkerung 1987 in Deutschland.
- » Bettenzahlen: Statistisches Bundesamt Fachserie 12, Reihe 6.1.1 Grunddaten der Krankenhäuser
- » Fallzahlen im Krankenhaus: Statistisches Bundesamt, Krankenhausstatistik – Diagnosedaten der Patienten und Patientinnen in Krankenhäusern 2012
- » Prävalenz:
  - › Aktuelle Publikationen des Robert Koch-Instituts, wie bspw. Ergebnisse der Studie „Gesundheit in Deutschland aktuell" oder Eckdaten zu HIV/AIDS in Deutschland und den Bundesländern
  - › Robert Koch-Institut Gesundheit in Deutschland aktuell. Public Use File GEDA 2012
- › Regionalisierte Angaben für Arzneimittel-Umsätze: Nationale VerordnungsInformation (NVI, INSIGHT Health).

In Bezug auf Daten aus der vom Robert Koch-Institut durchgeführten Surveys „Gesundheit in Deutschland aktuell" (GEDA) ist Folgendes anzumerken: Grundlage der Daten ist eine repräsentative Befragung mittels computerunterstützter Telefoninterviews, die im Zeitraum September 2008 bis Juli 2009 vom Robert Koch-Institut bei Personen ab 18 Jahren durchgeführt wurde. Alle Angaben beruhen auf der Selbstauskunft der Befragten. Die auf dieser Basis bestimmte Prävalenz einer Erkrankung ist daher mit bestimmten Unsicherheiten behaftet, kann also über- oder unterschätzt sein. Aus dem Public Use File wurden jeweils die Ergebnisse zur 12-Monats-Prävalenz berücksichtigt. Zur Hochrechnung der Prävalenz auf die Regionen wurden die vom RKI genannten Gewichtungsvariablen verwendet.

## 6.9 Rabatte in der gesetzlichen Krankenversicherung

### 6.9.1 Datenlage über die Höhe der Einsparungen

In der GKV gibt es seit 2011 drei Formen von Rabatten, welche den Krankenkassen gewährt werden. Die gesetzlichen Rabatte (§ 130 Abs. 1, § 130a Abs. 1, 1a, 2, 3a und 3b) sind obligatorisch und in ihrer Höhe vorgegeben. Die Individualrabatte (§ 130a Abs. 8 und § 130c) sind freiwillig, sowohl in ihrer Umsetzung als auch in ihrer vertraglichen Ausgestaltung. Die Rabattvereinbarungen nach § 130b in Zusammenhang mit der frühen Nutzenbewertung nach § 35a sind eine Mischform. Sie gelten für die gesamte GKV, jedoch wird die Höhe des Rabatts (Erstattungsbetrag) zwischen dem GKV-Spitzenverband und dem jeweiligen Hersteller verhandelt.

Während die gesetzlichen Rabatte in ihrer Höhe je PZN bekannt sind, gilt dies für

## 6 Methodische Erläuterungen

**Tab. 6.7** Gesetzliche Rabatte nach SGB V im Jahr 2013

| Form des Rabatts | Gesetzliche Grundlage (SGB V) | Arzneimittel-Atlas 2014 in Mio. Euro | GAmSi in Mio. Euro | KV45 in Mio. Euro |
|---|---|---|---|---|
| Apothekenabschlag (Ab 1.1.: 1,75 €, ab 1.7: 1,85 €) | § 130 Abs. 1 | 1.120,0 | | 1.077,4 |
| 6%/16% Rabatt auf Arzneimittel ohne Festbetrag | § 130a Abs. 1 und Abs. 1a | 2.010,6 | | |
| Impfstoffrabatte | § 130a Abs. 2 | 37,5 | | 2.754,3 |
| Preismoratorium | § 130a Abs. 3a | 255,6 | | |
| Max. 10% Rabatt auf patentfreie Arzneimittel | § 130a Abs. 3b | 160,1 | | |
| Summe der gesetzlichen Rabatte | | 3.583,7 | 3.684,7 | 3.831,7 |
| *Mehrrabatt gegenüber Vorjahr* | | -47,2 | 106,3 | 105,9 |
| Individualrabatte | § 130a Abs. 8 | 2.704,8* | | 2.848,1 |
| Rabatte nach früher Nutzenbewertung | § 130b | 137,7 | | |
| Summe der individuellen Rabatte | | 2.842,5 | | 2.848,1 |
| *Mehrrabatt gegenüber Vorjahr* | | 475,7 | | 473,2 |
| **Summe aller Rabatte** | | **6.426,2** | | **6.679,7** |
| *Mehrrabatt gegenüber Vorjahr* | | 428,5 | | 579,0 |

\* Die Berechnung der Abschläge im Rahmen der Rabattverträge erfolgte auf Basis der KV45 (2.848,1 Mio. Euro, Stand 7.3.2014). Die Differenz zwischen Berechnung nach IGES und KV45 ergibt sich hauptsächlich aus Unschärfen der Zuordnung von Rabattverträgen in Folge von Kassenfusionen.

Quelle: IGES (nach NVI), GamSi (GKV-Arzneimittel-Schnellinformation), BMG

die Individualrabatte nach § 130a Abs. 8 und § 130c nicht. Diese sowie die Rabatte nach § 130b werden in der offiziellen Statistik zusammengefasst und als eine Gesamtsumme ausgewiesen. Das Bundesministerium für Gesundheit (BMG) veröffentlicht über die Finanzergebnisse der gesetzlichen Krankenversicherung ein vorläufiges (KV45) und ein endgültiges (KJ1) Rechnungsergebnis. Nach den Vorgaben zur amtlichen Statistik des BMG werden die gesetzlichen und individuellen Rabatte in der KV45 und KJ1 getrennt ausgewiesen. Zum besseren Verständnis über die möglichen Einsparungen stellt Tab. 6.7 die Ergebnisse nach IGES (Berechnung nach NVI), die Angaben der Krankenkassen nach GAmSi (GKV-Arzneimittel-Schnellinformation) und die amtlichen Angaben des BMG (KV45, Stand 7.3.2014) gegenüber. Rabatte nach § 130b sind erst seit Februar 2013 öffentlich und werden unter der Annahme zurückgerechnet, dass sie ab dem zwölften Monat nach Markteinführung geleistet worden sind. Falls Rabatte nach § 130c geleistet werden, lassen sich diese nicht getrennt von Individualrabatten nach § 130a Abs. 8 erfassen.

## 6.9.2 Arzneimittel mit Individualrabatten

Die Ausführungen in Kapitel 2 beziehen sich auf die freiwilligen Rabatte, welche die Arzneimittelhersteller den Krankenkassen bzw. Krankenkassenverbänden auf der Basis § 130a Abs. 8 SGB V gewähren und die an die Apotheken gemeldet werden. Datenbasis zur Schätzung der Rabatthöhe war ebenfalls die NVI, welche von INSIGHT Health zur Verfügung gestellt wurde (siehe ▶ Abschn. 6.3.1). Ergänzend zu den bereits beschriebenen Analysen des Arzneimittel-Atlas wurden Daten zu monatlichen Umsätzen der Fertigarzneimittel (spezifiziert durch die PZN) differenziert nach Kostenträgern (Kassenart) sowie der Rabattstatus der Fertigarzneimittel ebenfalls differenziert nach Kostenträgern herangezogen.

## 6.10 Internationaler Preisvergleich

Nach der frühen Nutzenbewertung gemäß § 35a SGB V verhandelt der GKV-Spitzenverband mit dem jeweiligen Hersteller auf Grundlage des § 130b SGB V über Rabatte auf den Listenpreis neuer Arzneimittel, den das Unternehmen zuvor nach der Markteinführung selbst festgelegt hat. Bei den Preisverhandlungen soll nach Vorgabe des Gesetzgebers auch das europäische Preisniveau, gewichtet nach Umsätzen und Kaufkraftparitäten (KKP), berücksichtigt werden. Die zuständige Schiedsstelle hat auf Basis der Rahmenvereinbarung zwischen dem GKV-Spitzenverband und den Verbänden der pharmazeutischen Unternehmer 15 Länder der EU als Referenz ausgewählt (siehe ▶ Tabelle 5.4). Nach der Rahmenvereinbarung müssen die Referenzländer Teil des europäischen Wirtschaftsraums sein, einen ausreichenden Teil der europäischen Bevölkerung abdecken und wirtschaftlich mit Deutschland vergleichbar sein. Für diese Länder sollen die Hersteller die „tatsächlichen Abgabepreise" übermitteln.

Für den Preisvergleich wurden die nominalen Abgabepreise des pharmazeutischen Unternehmers (ApU) in Euro für die 15 Vergleichsländer von der Gesundheit Österreich GmbH (GÖG) zur Verfügung gestellt. Die GÖG ist ein Public-Health-Institut, dessen alleiniger Gesellschafter die Republik Österreich ist. Unter dem Dach der Gesellschaft sind seit 2006 mehrere Bundesinstitute zusammengefasst. Die Verantwortung für die Pharma-Preisinformation (PPI) liegt beim Österreichischen Bundesinstitut für Gesundheitswesen (ÖBIG), als Geschäftsbereich des GÖG. Nach Abschluss der Preisverhandlungen erfolgte ein Abruf der Preisinformation vom GÖG. Dies fand zwischen Juli 2013 und Januar 2014 statt. Stichtag war jeweils der 1. des Monats. Für den Vergleich wurde immer das Produkt (auf Basis von Wirkstärke und Packungsgröße) herangezogen, das, neben Deutschland selbst, am häufigsten in den anderen Ländern verfügbar war. Bei gleicher Verfügbarkeit erfolgte die Auswahl anhand des Verbrauchs im Jahr 2013 in Deutschland. Für die deutschen Abgabe- und Erstattungspreise wurde auf die Lauer-Taxe® zurückgegriffen. Der Abgabepreis (ApU) bezieht sich auf die aktuelle Preisinformation vor der Verhandlung, der Erstattungsbetrag auf den Zeitpunkt der erstmaligen Veröffentlichung in der Lauer-Taxe®.

Zur Bildung des gewichteten Durchschnitts über die 15 EU-Länder wurde die durchschnittliche Bevölkerung im Jahr 2012 auf Basis der Stichtagsangaben bei Eurostat herangezogen. Deutsche Preise wurden bei der Bildung des Durchschnitts nicht mit einbezogen.

## Literatur

Bartl R, Götte S, Hadji P, Hammerschmidt T (2006) Adhärenz mit täglichen und wöchentlichen oralen Bisphosphonaten in der Osteoporosetherapie. Dtsch Med Wochenschr 131:1257–1262.

BMG (2012) Mitgliederstatistik KM6. Statistik der Anzahl von Mitgliedern und Familienangehörigen der gesetzlichen Krankenversicherung für den Stichtag 1. Juli 2012.

DIMDI (Hrsg.) (2012) Anatomisch-therapeutisch-chemische Klassifikation mit Tagesdosen. Amtliche Fassung des ATC-Index mit DDD-Angaben für Deutschland im Jahr 2012.

Fricke U, Günther J, Zawinell A, Zeidan R (2013a) Anatomisch-therapeutisch-chemische Klassifikation mit Tagesdosen für den deutschen Arzneimittelmarkt. ATC-Index mit DDD-Angaben. Hrsg. vom Wissenschaftlichen Institut der AOK (WIdO), Berlin.

Fricke U, Günther J, Zawinell A, Zeidan R (2013b) Anatomisch-therapeutisch-chemische Klassifikation mit Tagesdosen für den deutschen Arzneimittelmarkt. Methodik der ATC-Klassifikation und DDD-Festlegung. Hrsg. vom Wissenschaftlichen Institut der AOK (WIdO), Berlin.

Huybrechts KF, Ishak KJ, Caro JJ (2006) Assessment of compliance with osteoporosis treatment and its consequences in a managed care population. Bone 38: 922–928.

IGES Institut, Lehrstuhl für Medizinmanagement an der Universität Duisburg-Essen, Office of Health Economics (England), Institute of Public Health, Medical Decision Making and HTA (University for Health Sciences, Medical Informatics and Technology) (2010) Gutachten zur Verbesserung der Wirtschaftlichkeit von Impfstoffen in Deutschland. Berlin: Bundesministerium für Gesundheit (BMG).

Reichelt H (1988) Eine Methode der statistischen Komponentenzerlegung – Konzept einer erweiterten Index-Analyse volkswirtschaftlicher Änderungsraten. WidO-Materialien, Band 31, Bonn.

Schwabe U, Paffrath D (Hrsg.) (1997 ff) Arzneiverordnungs-Report 1997 ff. Springer, Stuttgart

Siris ES, Harris ST, Rosen CJ et al. (2006) Adherence to bisphosphonate therapy and fracture rates in osteoporotic women: relationship to vertebral and nonvertebral fractures from 2 US claims databases. Mayo Clin Proc 81: 1013–1022.

# 7 Tabellarische Informationen

**Tab. 7.1** Ausgaben in den Jahren 2012 und 2013 sowie Rang und Änderung der Ausgaben im Jahr 2013 nach Indikationsgruppen (Fertigarzneimittel).

| Rang 2013 | ATC-Kode | Indikationsgruppe | Ausgaben (Mio. Euro) 2012 | Ausgaben (Mio. Euro) 2013 | Ausgabenänderung (Mio. Euro) 2012 vs. 2013 | Prozentuale Veränderung 2012 vs. 2013 |
|---|---|---|---|---|---|---|
| 65 | A01 | Stomatologika | 27,71 | 25,80 | −1,91 | −6,9% |
| 17 | A02 | Mittel bei säurebedingten Erkrankungen | 614,81 | 561,57 | −53,25 | −8,7% |
| 47 | A03 | Mittel bei funktionellen gastrointestinalen Störungen | 83,85 | 82,84 | −1,02 | −1,2% |
| 54 | A04 | Antiemetika und Mittel gegen Übelkeit | 63,81 | 62,77 | −1,04 | −1,6% |
| 63 | A05 | Gallen- und Lebertherapie | 30,06 | 29,59 | −0,46 | −1,5% |
| 53 | A06 | Laxanzien | 53,05 | 64,63 | 11,58 | 21,8% |
| 37 | A07 | Antidiarrhoika und intestinale Antiphlogistika/Antiinfektiva | 178,35 | 186,77 | 8,42 | 4,7% |
| 92 | A08 | Abmagerungsmittel, exkl. Diätetika | 0,01 | 0,01 | 0,00 | 4,6% |
| 55 | A09 | Digestiva, inkl. Enzyme | 60,66 | 62,25 | 1,59 | 2,6% |
| 2 | A10 | Antidiabetika | 1.636,17 | 1.675,28 | 39,11 | 2,4% |
| 58 | A11 | Vitamine | 51,68 | 56,42 | 4,75 | 9,2% |
| 57 | A12 | Mineralstoffe | 59,40 | 58,08 | −1,32 | −2,2% |
| 93 | A13 | Tonika | 0,01 | 0,01 | 0,00 | −15,6% |
| 31 | A16 | Andere Mittel für das alimentäre System und den Stoffwechsel | 219,78 | 238,33 | 18,56 | 8,4% |
| 6 | B01 | Antithrombotische Mittel | 908,07 | 1.127,47 | 219,40 | 24,2% |
| 38 | B02 | Antihämorrhagika | 174,14 | 181,75 | 7,60 | 4,4% |
| 34 | B03 | Antianämika | 232,52 | 221,83 | −10,69 | −4,6% |
| 33 | B05 | Blutersatzmittel und Perfusionslösungen | 218,00 | 227,11 | 9,12 | 4,2% |

# 7 Tabellarische Informationen

**Tab. 7.1** Ausgaben in den Jahren 2012 und 2013 sowie Rang und Änderung der Ausgaben im Jahr 2013 nach Indikationsgruppen (Fertigarzneimittel).

| Rang 2013 | ATC-Kode | Indikationsgruppe | Ausgaben (Mio. Euro) 2012 | Ausgaben (Mio. Euro) 2013 | Ausgabenänderung (Mio. Euro) 2012 vs. 2013 | Prozentuale Veränderung 2012 vs. 2013 |
|---|---|---|---|---|---|---|
| 66 | B06 | Andere Hämatologika | 15,57 | 24,13 | 8,56 | 55,0% |
| 35 | C01 | Herztherapie | 221,92 | 219,36 | −2,56 | −1,2% |
| 30 | C02 | Antihypertonika | 269,73 | 285,32 | 15,59 | 5,8% |
| 29 | C03 | Diuretika | 286,12 | 290,75 | 4,62 | 1,6% |
| 67 | C04 | Periphere Vasodilatatoren | 23,06 | 22,63 | −0,44 | −1,9% |
| 68 | C05 | Vasoprotektoren | 22,37 | 22,50 | 0,13 | 0,6% |
| 90 | C06 | Andere Herz- und Kreislaufmittel | 1,19 | 0,81 | −0,38 | −32,0% |
| 20 | C07 | Beta-Adrenorezeptor-Antagonisten | 465,60 | 453,11 | −12,49 | −2,7% |
| 36 | C08 | Calciumkanalblocker | 206,44 | 192,07 | −14,37 | −7,0% |
| 4 | C09 | Mittel mit Wirkung auf das Renin-Angiotensin-System | 1.544,85 | 1.442,27 | −102,57 | −6,6% |
| 22 | C10 | Lipidsenkende Mittel | 498,54 | 445,43 | −53,11 | −10,7% |
| 49 | D01 | Antimykotika zur dermatologischen Anwendung | 75,85 | 77,75 | 1,90 | 2,5% |
| 81 | D02 | Emollientia und Hautschutzmittel | 6,77 | 6,67 | −0,10 | −1,5% |
| 82 | D03 | Zubereitungen zur Behandlung von Wunden und Geschwüren | 4,87 | 4,85 | −0,02 | −0,4% |
| 84 | D04 | Antipruriginosa, inkl. Antihistaminika, Anästhetika etc. | 3,84 | 3,80 | −0,04 | −1,0% |
| 46 | D05 | Antipsoriatika | 80,79 | 84,16 | 3,37 | 4,2% |
| 61 | D06 | Antibiotika und Chemotherapeutika zur dermatologischen Anwendung | 43,94 | 50,46 | 6,51 | 14,8% |
| 40 | D07 | Corticosteroide, dermatologische Zubereitungen | 138,76 | 156,98 | 18,22 | 13,1% |
| 72 | D08 | Antiseptika und Desinfektionsmittel | 14,75 | 15,22 | 0,47 | 3,2% |
| 88 | D09 | Medizinische Verbände | 1,31 | 0,91 | −0,40 | −30,8% |
| 62 | D10 | Aknemittel | 36,52 | 39,03 | 2,51 | 6,9% |

■ Tab. 7.1 Ausgaben in den Jahren 2012 und 2013 sowie Rang und Änderung der Ausgaben im Jahr 2013 nach Indikationsgruppen (Fertigarzneimittel).

| Rang 2013 | ATC-Kode | Indikationsgruppe | Ausgaben (Mio. Euro) 2012 | Ausgaben (Mio. Euro) 2013 | Ausgaben-änderung (Mio. Euro) 2012 vs. 2013 | Prozentuale Veränderung 2012 vs. 2013 |
|---|---|---|---|---|---|---|
| 56 | D11 | Andere Dermatika | 58,85 | 61,22 | 2,37 | 4,0% |
| 73 | G01 | Gynäkologische Antiinfektiva und Antiseptika | 14,17 | 14,60 | 0,43 | 3,0% |
| 74 | G02 | Andere Gynäkologika | 10,62 | 10,83 | 0,21 | 2,0% |
| 23 | G03 | Sexualhormone und Modulatoren des Genitalsystems | 306,72 | 307,94 | 1,23 | 0,4% |
| 25 | G04 | Urologika | 302,89 | 303,25 | 0,36 | 0,1% |
| 26 | H01 | Hypophysen- und Hypothalamushormone und Analoga | 303,38 | 296,27 | −7,11 | −2,3% |
| 39 | H02 | Corticosteroide zur systemischen Anwendung | 155,56 | 161,05 | 5,49 | 3,5% |
| 24 | H03 | Schilddrüsentherapie | 261,04 | 305,64 | 44,60 | 17,1% |
| 85 | H04 | Pankreashormone | 2,27 | 2,31 | 0,04 | 1,9% |
| 51 | H05 | Calciumhomöostase | 75,75 | 74,64 | −1,11 | −1,5% |
| 15 | J01 | Antibiotika zur systemischen Anwendung | 588,17 | 624,64 | 36,47 | 6,2% |
| 52 | J02 | Antimykotika zur systemischen Anwendung | 68,38 | 69,50 | 1,12 | 1,6% |
| 80 | J04 | Mittel gegen Mykobakterien | 6,71 | 6,81 | 0,10 | 1,5% |
| 9 | J05 | Antivirale Mittel zur systemischen Anwendung | 971,59 | 917,57 | −54,02 | −5,6% |
| 32 | J06 | Immunsera und Immunglobuline | 226,89 | 235,28 | 8,39 | 3,7% |
| 13 | J07 | Impfstoffe | 794,57 | 804,69 | 10,12 | 1,3% |
| 8 | L01 | Antineoplastische Mittel | 928,27 | 1.052,95 | 124,69 | 13,4% |
| 16 | L02 | Endokrine Therapie | 459,94 | 562,16 | 102,22 | 22,2% |
| 7 | L03 | Immunstimulanzien | 1.152,72 | 1.090,08 | −62,64 | −5,4% |
| 1 | L04 | Immunsuppressiva | 1.990,94 | 2.338,70 | 347,76 | 17,5% |
| 18 | M01 | Antiphlogistika und Antirheumatika | 532,27 | 546,21 | 13,94 | 2,6% |
| 78 | M02 | Topische Mittel gegen Gelenk- und Muskelschmerzen | 8,31 | 7,68 | −0,64 | −7,7% |

## 7 Tabellarische Informationen

**Tab. 7.1** Ausgaben in den Jahren 2012 und 2013 sowie Rang und Änderung der Ausgaben im Jahr 2013 nach Indikationsgruppen (Fertigarzneimittel).

| Rang 2013 | ATC-Kode | Indikationsgruppe | Ausgaben (Mio. Euro) 2012 | Ausgaben (Mio. Euro) 2013 | Ausgabenänderung (Mio. Euro) 2012 vs. 2013 | Prozentuale Veränderung 2012 vs. 2013 |
|---|---|---|---|---|---|---|
| 44 | M03 | Muskelrelaxanzien | 114,69 | 110,12 | −4,57 | −4,0% |
| 48 | M04 | Gichtmittel | 75,58 | 81,29 | 5,71 | 7,6% |
| 28 | M05 | Mittel zur Behandlung von Knochenerkrankungen | 306,89 | 290,81 | −16,08 | −5,2% |
| 89 | M09 | Andere Mittel gegen Störungen des Muskel- und Skelettsystems | 1,03 | 0,87 | −0,16 | −15,7% |
| 50 | N01 | Anästhetika | 74,63 | 75,53 | 0,90 | 1,2% |
| 5 | N02 | Analgetika | 1.344,94 | 1.344,23 | −0,72 | −0,1% |
| 14 | N03 | Antiepileptika | 691,07 | 722,72 | 31,65 | 4,6% |
| 21 | N04 | Antiparkinsonmittel | 443,25 | 449,15 | 5,90 | 1,3% |
| 12 | N05 | Psycholeptika | 924,18 | 852,74 | −71,44 | −7,7% |
| 11 | N06 | Psychoanaleptika | 894,06 | 856,54 | −37,53 | −4,2% |
| 41 | N07 | Andere Mittel für das Nervensystem | 142,14 | 139,82 | −2,32 | −1,6% |
| 70 | P01 | Mittel gegen Protozoen-Erkrankungen | 14,41 | 15,73 | 1,32 | 9,2% |
| 76 | P02 | Anthelminthika | 8,15 | 9,25 | 1,11 | 13,6% |
| 75 | P03 | Mittel gegen Ektoparasiten, inkl. Antiscabiosa, Insektizide und Repellenzien | 10,16 | 10,74 | 0,58 | 5,7% |
| 45 | R01 | Rhinologika | 76,83 | 88,63 | 11,80 | 15,4% |
| 86 | R02 | Hals- und Rachentherapeutika | 2,04 | 2,11 | 0,06 | 3,1% |
| 3 | R03 | Mittel bei obstruktiven Atemwegserkrankungen | 1.417,19 | 1.449,01 | 31,82 | 2,2% |
| 83 | R04 | Brusteinreibungen und andere Inhalate | 3,22 | 3,92 | 0,69 | 21,6% |
| 42 | R05 | Husten- und Erkältungspräparate | 118,54 | 132,89 | 14,35 | 12,1% |
| 59 | R06 | Antihistaminika zur systemischen Anwendung | 49,46 | 53,21 | 3,75 | 7,6% |
| 64 | R07 | Andere Mittel für den Respirationstrakt | 5,60 | 25,92 | 20,32 | 362,9% |

7 Tabellarische Informationen

**Tab. 7.1** Ausgaben in den Jahren 2012 und 2013 sowie Rang und Änderung der Ausgaben im Jahr 2013 nach Indikationsgruppen (Fertigarzneimittel).

| Rang 2013 | ATC-Kode | Indikationsgruppe | Ausgaben (Mio. Euro) 2012 | Ausgaben (Mio. Euro) 2013 | Ausgabenänderung (Mio. Euro) 2012 vs. 2013 | Prozentuale Veränderung 2012 vs. 2013 |
|---|---|---|---|---|---|---|
| 19 | S01 | Ophthalmika | 440,53 | 473,62 | 33,09 | 7,5% |
| 69 | S02 | Otologika | 14,16 | 15,92 | 1,76 | 12,4% |
| 79 | S03 | Ophthalmologische und otologische Zubereitungen | 7,89 | 6,95 | −0,93 | −11,8% |
| 27 | V01 | Allergene | 294,95 | 294,33 | −0,62 | −0,2% |
| 43 | V03 | Alle übrigen therapeutischen Mittel | 110,05 | 113,33 | 3,28 | 3,0% |
| 10 | V04 | Diagnostika | 939,73 | 902,18 | −37,55 | −4,0% |
| 87 | V06 | Allgemeine Diätetika | 2,04 | 1,21 | −0,83 | −40,8% |
| 60 | V07 | Alle übrigen nichttherapeutischen Mittel | 82,08 | 53,11 | −28,97 | −35,3% |
| 77 | V08 | Kontrastmittel | 9,62 | 8,05 | −1,57 | −16,3% |
| 91 | V10 | Radiotherapeutika | 0,23 | 0,15 | −0,08 | −33,1% |
| 71 | V60 | Homöopathika und Anthroposophika | 14,60 | 15,29 | 0,69 | 4,7% |
| | | Gesamt | 26.428,87 | 27.094,13 | 665,26 | 2,5% |

Quelle: IGES-Berechnungen nach NVI (INSIGHT Health)

## 7 Tabellarische Informationen

**Tab. 7.2** Verbrauch in den Jahren 2012 und 2013, Rang und Änderung des Verbrauchs im Jahr 2013 sowie Häufigkeit der Verordnung von Wirkstoffen (Fertigarzneimittel) je GKV-Versicherten nach Indikationsgruppen.

| Rang 2013 | ATC-Kode | Indikationsgruppe | DDD (Mio.) 2012 | DDD (Mio.) 2013 | Änderung DDD (Mio.) 2012 vs. 2013 | Prozentuale Veränderung 2012 vs. 2013 | DDD pro GKV-Versicherten | Häufigkeitskategorie (nach Tabelle 6.3 Methodenkapitel) |
|---|---|---|---|---|---|---|---|---|
| 14 | A01 | Stomatologika | 1.050,80 | 1.004,88 | -45,92 | -4,4 | 14,5 | 4 |
| 2 | A02 | Mittel bei säurebedingten Erkrankungen | 3.026,40 | 3.278,93 | 252,53 | 8,3 | 47,2 | 5 |
| 42 | A03 | Mittel bei funktionellen gastrointestinalen Störungen | 90,74 | 86,58 | -4,16 | -4,6 | 1,2 | 2 |
| 74 | A04 | Antiemetika und Mittel gegen Übelkeit | 5,67 | 5,56 | -0,11 | -2,0 | 0,1 | 1 |
| 56 | A05 | Gallen- und Lebertherapie | 21,68 | 22,41 | 0,73 | 3,4 | 0,3 | 1 |
| 43 | A06 | Laxanzien | 76,47 | 79,82 | 3,34 | 4,4 | 1,1 | 2 |
| 41 | A07 | Antidiarrhoika und intestinale Antiphlogistika/Antiinfektiva | 88,07 | 90,53 | 2,45 | 2,8 | 1,3 | 2 |
| 92 | A08 | Abmagerungsmittel, exkl. Diätetika | 0,01 | 0,01 | 0,00 | -1,4 | 0,0 | 1 |
| 61 | A09 | Digestiva, inkl. Enzyme | 15,23 | 16,07 | 0,83 | 5,5 | 0,2 | 1 |
| 4 | A10 | Antidiabetika | 2.110,93 | 2.115,38 | 4,44 | 0,2 | 30,4 | 5 |
| 23 | A11 | Vitamine | 337,02 | 383,23 | 46,21 | 13,7 | 5,5 | 3 |
| 36 | A12 | Mineralstoffe | 146,92 | 136,32 | -10,60 | -7,2 | 2,0 | 2 |
| 91 | A13 | Tonika | 0,03 | 0,02 | -0,01 | -18,5 | 0,0 | 1 |
| 94 | A14 | Anabolika zur systemischen Anwendung | 0,00 | 0,00 | 0,00 | | 0,0 | 1 |

446

7 Tabellarische Informationen

**Tab. 7.2** Verbrauch in den Jahren 2012 und 2013, Rang und Änderung des Verbrauchs im Jahr 2013 sowie Häufigkeit der Verordnung von Wirkstoffen (Fertigarzneimittel) je GKV-Versicherten nach Indikationsgruppen.

| Rang 2013 | ATC-Kode | Indikationsgruppe | DDD (Mio.) 2012 | DDD (Mio.) 2013 | Änderung DDD (Mio.) 2012 vs. 2013 | Prozentuale Veränderung 2012 vs. 2013 | DDD pro GKV-Versicherten | Häufigkeitskategorie (nach Tabelle 6.3 Methodenkapitel) |
|---|---|---|---|---|---|---|---|---|
| 94 | A15 | Appetitstimulierende Mittel | 0,00 | 0,00 | 0,00 | | 0,0 | 1 |
| 84 | A16 | Andere Mittel für das alimentäre System und den Stoffwechsel | 1,04 | 1,06 | 0,02 | 2,0 | 0,015 | 1 |
| 9 | B01 | Antithrombotische Mittel | 1.473,22 | 1.591,79 | 118,57 | 8,0 | 22,9 | 5 |
| 73 | B02 | Antihämorrhagika | 6,31 | 6,48 | 0,17 | 2,6 | 0,1 | 1 |
| 29 | B03 | Antianämika | 228,75 | 243,76 | 15,01 | 6,6 | 3,5 | 2 |
| 53 | B05 | Blutersatzmittel und Perfusionslösungen | 33,29 | 33,98 | 0,69 | 2,1 | 0,5 | 2 |
| 86 | B06 | Andere Hämatologika | 0,69 | 0,57 | −0,12 | −17,3 | 0,0 | 1 |
| 21 | C01 | Herztherapie | 546,93 | 499,58 | −47,35 | −8,7 | 7,2 | 3 |
| 26 | C02 | Antihypertonika | 337,40 | 341,23 | 3,83 | 1,1 | 4,9 | 3 |
| 6 | C03 | Diuretika | 1.919,65 | 1.892,53 | −27,12 | −1,4 | 27,2 | 5 |
| 69 | C04 | Periphere Vasodilatatoren | 10,24 | 7,98 | −2,26 | −22,1 | 0,1 | 1 |
| 58 | C05 | Vasoprotektoren | 20,97 | 19,99 | −0,98 | −4,7 | 0,3 | 1 |
| 80 | C06 | Andere Herz- und Kreislaufmittel | 3,13 | 2,26 | −0,87 | −27,9 | 0,0 | 1 |
| 3 | C07 | Beta-Adrenorezeptor-Antagonisten | 2.267,12 | 2.262,58 | −4,54 | −0,2 | 32,5 | 5 |
| 5 | C08 | Calciumkanalblocker | 2.017,32 | 2.047,17 | 29,85 | 1,5 | 29,4 | 5 |
| 1 | C09 | Mittel mit Wirkung auf das Renin-Angiotensin-System | 7.824,55 | 8.097,86 | 273,31 | 3,5 | 116,5 | 5 |

447

7 Tabellarische Informationen

◻ **Tab. 7.2** Verbrauch in den Jahren 2012 und 2013, Rang und Änderung des Verbrauchs im Jahr 2013 sowie Häufigkeit der Verordnung von Wirkstoffen (Fertigarzneimittel) je GKV-Versicherten nach Indikationsgruppen.

| Rang 2013 | ATC-Kode | Indikationsgruppe | DDD (Mio.) 2012 | DDD (Mio.) 2013 | Änderung DDD (Mio.) 2012 vs. 2013 | Prozentuale Veränderung 2012 vs. 2013 | DDD pro GKV-Versicherten | Häufigkeitskategorie (nach Tabelle 6.3 Methodenkapitel) |
|---|---|---|---|---|---|---|---|---|
| 7 | C10 | Lipidsenkende Mittel | 1.792,34 | 1.863,86 | 71,53 | 4,0 | 26,8 | 5 |
| 44 | D01 | Antimykotika zur dermatologischen Anwendung | 79,27 | 79,72 | 0,45 | 0,6 | 1,1 | 2 |
| 59 | D02 | Emollientia und Hautschutzmittel | 20,00 | 19,28 | -0,71 | -3,6 | 0,3 | 1 |
| 64 | D03 | Zubereitungen zur Behandlung von Wunden und Geschwüren | 14,07 | 13,38 | -0,69 | -4,9 | 0,2 | 1 |
| 72 | D04 | Antipruriginosa, inkl. Antihistaminika, Anästhetika etc. | 6,79 | 6,71 | -0,09 | -1,3 | 0,1 | 1 |
| 47 | D05 | Antipsoriatika | 49,93 | 48,22 | -1,70 | -3,4 | 0,7 | 2 |
| 51 | D06 | Antibiotika und Chemotherapeutika zur dermatologischen Anwendung | 40,27 | 41,32 | 1,06 | 2,6 | 0,6 | 2 |
| 27 | D07 | Corticosteroide, dermatologische Zubereitungen | 287,03 | 303,05 | 16,02 | 5,6 | 4,4 | 3 |
| 45 | D08 | Antiseptika und Desinfektionsmittel | 71,36 | 70,09 | -1,27 | -1,8 | 1,0 | 2 |
| 88 | D09 | Medizinische Verbände | 0,65 | 0,32 | -0,33 | -50,8 | 0,0 | 1 |
| 49 | D10 | Aknemittel | 42,89 | 45,06 | 2,17 | 5,1 | 0,6 | 2 |
| 46 | D11 | Andere Dermatika | 50,49 | 50,12 | -0,38 | -0,7 | 0,7 | 2 |
| 71 | G01 | Gynäkologische Antiinfektiva und Antiseptika | 7,11 | 6,75 | -0,36 | -5,1 | 0,1 | 1 |
| 66 | G02 | Andere Gynäkologika | 10,51 | 10,15 | -0,36 | -3,4 | 0,1 | 1 |

7 Tabellarische Informationen

◘ Tab. 7.2 Verbrauch in den Jahren 2012 und 2013, Rang und Änderung des Verbrauchs im Jahr 2013 sowie Häufigkeit der Verordnung von Wirkstoffen (Fertigarzneimittel) je GKV-Versicherten nach Indikationsgruppen.

| Rang 2013 | ATC-Kode | Indikationsgruppe | DDD (Mio.) 2012 | DDD (Mio.) 2013 | Änderung DDD (Mio.) 2012 vs. 2013 | Prozentuale Veränderung 2012 vs. 2013 | DDD pro GKV-Versicherten | Häufigkeitskategorie (nach Tabelle 6.3 Methodenkapitel) |
|---|---|---|---|---|---|---|---|---|
| 15 | G03 | Sexualhormone und Modulatoren des Genitalsystems | 928,66 | 903,03 | −25,63 | −2,8 | 13,0 | 4 |
| 18 | G04 | Urologika | 583,94 | 604,99 | 21,05 | 3,6 | 8,7 | 3 |
| 62 | H01 | Hypophysen- und Hypothalamushormone und Analoga | 14,36 | 13,97 | −0,39 | −2,7 | 0,2 | 1 |
| 20 | H02 | Corticosteroide zur systemischen Anwendung | 532,40 | 523,22 | −9,18 | −1,7 | 7,5 | 3 |
| 8 | H03 | Schilddrüsentherapie | 1.580,79 | 1.636,46 | 55,68 | 3,5 | 23,5 | 5 |
| 90 | H04 | Pankreashormone | 0,08 | 0,08 | 0,00 | 0,2 | 0,0 | 1 |
| 76 | H05 | Calciumhomöostase | 5,47 | 5,36 | −0,10 | −1,9 | 0,1 | 1 |
| 22 | J01 | Antibiotika zur systemischen Anwendung | 379,07 | 404,46 | 25,39 | 6,7 | 5,8 | 3 |
| 77 | J02 | Antimykotika zur systemischen Anwendung | 5,34 | 5,29 | −0,05 | −1,0 | 0,1 | 1 |
| 75 | J04 | Mittel gegen Mykobakterien | 5,39 | 5,41 | 0,02 | 0,3 | 0,1 | 1 |
| 50 | J05 | Antivirale Mittel zur systemischen Anwendung | 41,16 | 42,05 | 0,89 | 2,2 | 0,6 | 2 |
| 79 | J06 | Immunsera und Immunglobuline | 2,88 | 2,97 | 0,09 | 3,0 | 0,0 | 1 |
| 54 | J07 | Impfstoffe | 32,23 | 32,46 | 0,24 | 0,7 | 0,5 | 2 |
| 60 | L01 | Antineoplastische Mittel | 18,53 | 18,64 | 0,11 | 0,6 | 0,3 | 1 |

449

## 7 Tabellarische Informationen

**Tab. 7.2** Verbrauch in den Jahren 2012 und 2013, Rang und Änderung des Verbrauchs im Jahr 2013 sowie Häufigkeit der Verordnung von Wirkstoffen (Fertigarzneimittel) je GKV-Versicherten nach Indikationsgruppen.

| Rang 2013 | ATC-Kode | Indikationsgruppe | DDD (Mio.) 2012 | DDD (Mio.) 2013 | Änderung DDD (Mio.) 2012 vs. 2013 | Prozentuale Veränderung 2012 vs. 2013 | DDD pro GKV-Versicherten | Häufigkeitskategorie (nach Tabelle 6.3 Methodenkapitel) |
|---|---|---|---|---|---|---|---|---|
| 37 | L02 | Endokrine Therapie | 109,69 | 111,66 | 1,98 | 1,8 | 1,6 | 2 |
| 55 | L03 | Immunstimulanzien | 28,36 | 27,04 | -1,32 | -4,7 | 0,4 | 2 |
| 34 | L04 | Immunsuppressiva | 134,27 | 141,66 | 7,39 | 5,5 | 2,0 | 2 |
| 13 | M01 | Antiphlogistika und Antirheumatika | 1.110,34 | 1.121,20 | 10,86 | 1,0 | 16,1 | 4 |
| 65 | M02 | Topische Mittel gegen Gelenk- und Muskelschmerzen | 12,50 | 11,02 | -1,48 | -11,8 | 0,2 | 1 |
| 40 | M03 | Muskelrelaxanzien | 100,51 | 91,14 | -9,38 | -9,3 | 1,3 | 2 |
| 25 | M04 | Gichtmittel | 365,00 | 367,27 | 2,28 | 0,6 | 5,3 | 3 |
| 30 | M05 | Mittel zur Behandlung von Knochenerkrankungen | 221,54 | 218,38 | -3,16 | -1,4 | 3,1 | 2 |
| 85 | M09 | Andere Mittel gegen Störungen des Muskel- und Skelettsystems | 0,57 | 0,61 | 0,04 | 6,4 | 0,0 | 1 |
| 52 | N01 | Anästhetika | 36,38 | 35,01 | -1,37 | -3,8 | 0,5 | 2 |
| 17 | N02 | Analgetika | 624,08 | 623,35 | -0,73 | -0,1 | 9,0 | 3 |
| 24 | N03 | Antiepileptika | 354,54 | 370,15 | 15,62 | 4,4 | 5,3 | 3 |
| 32 | N04 | Antiparkinsonmittel | 150,05 | 151,01 | 0,96 | 0,6 | 2,2 | 2 |
| 19 | N05 | Psycholeptika | 574,15 | 566,21 | -7,94 | -1,4 | 8,1 | 3 |
| 10 | N06 | Psychoanaleptika | 1.467,07 | 1.503,34 | 36,27 | 2,5 | 21,6 | 5 |

7 Tabellarische Informationen

**Tab. 7.2** Verbrauch in den Jahren 2012 und 2013, Rang und Änderung des Verbrauchs im Jahr 2013 sowie Häufigkeit der Verordnung von Wirkstoffen (Fertigarzneimittel) je GKV-Versicherten nach Indikationsgruppen.

| Rang 2013 | ATC-Kode | Indikationsgruppe | DDD (Mio.) 2012 | DDD (Mio.) 2013 | Änderung DDD (Mio.) 2012 vs. 2013 | Prozentuale Veränderung 2012 vs. 2013 | DDD pro GKV-Versicherten | Häufigkeitskategorie (nach Tabelle 6.3 Methodenkapitel) |
|---|---|---|---|---|---|---|---|---|
| 39 | N07 | Andere Mittel für das Nervensystem | 89,16 | 91,90 | 2,74 | 3,1 | 1,3 | 2 |
| 67 | P01 | Mittel gegen Protozoen-Erkrankungen | 8,86 | 9,34 | 0,48 | 5,4 | 0,1 | 1 |
| 83 | P02 | Anthelminthika | 0,95 | 1,09 | 0,14 | 15,0 | 0,0 | 1 |
| 78 | P03 | Mittel gegen Ektoparasiten, inkl. Antiscabiosa, Insektizide und Repellenzien | 3,83 | 4,01 | 0,18 | 4,7 | 0,1 | 1 |
| 28 | R01 | Rhinologika | 257,63 | 280,01 | 22,38 | 8,7 | 4,0 | 3 |
| 81 | R02 | Hals- und Rachentherapeutika | 1,96 | 2,03 | 0,07 | 3,4 | 0,0 | 1 |
| 11 | R03 | Mittel bei obstruktiven Atemwegserkrankungen | 1.267,69 | 1.298,96 | 31,27 | 2,5 | 18,7 | 4 |
| 68 | R04 | Brusteinreibungen und andere Inhalate | 8,55 | 9,00 | 0,46 | 5,3 | 0,1 | 1 |
| 31 | R05 | Husten- und Erkältungspräparate | 144,90 | 156,05 | 11,15 | 7,7 | 2,2 | 2 |
| 38 | R06 | Antihistaminika zur systemischen Anwendung | 92,93 | 99,48 | 6,56 | 7,1 | 1,4 | 2 |
| 87 | R07 | Andere Mittel für den Respirationstrakt | 0,37 | 0,43 | 0,06 | 16,4 | 0,0 | 1 |
| 16 | S01 | Ophthalmika | 761,30 | 773,31 | 12,01 | 1,6 | 11,1 | 4 |
| 63 | S02 | Otologika | 13,37 | 13,94 | 0,57 | 4,2 | 0,2 | 1 |

## 7 Tabellarische Informationen

**Tab. 7.2** Verbrauch in den Jahren 2012 und 2013, Rang und Änderung des Verbrauchs im Jahr 2013 sowie Häufigkeit der Verordnung von Wirkstoffen (Fertigarzneimittel) je GKV-Versicherten nach Indikationsgruppen.

| Rang 2013 | ATC-Kode | Indikationsgruppe | DDD (Mio.) 2012 | DDD (Mio.) 2013 | Änderung DDD (Mio.) 2012 vs. 2013 | Prozentuale Veränderung 2012 vs. 2013 | DDD pro GKV-Versicherten | Häufigkeitskategorie (nach Tabelle 6.3 Methodenkapitel) |
|---|---|---|---|---|---|---|---|---|
| 70 | S03 | Ophthalmologische und otologische Zubereitungen | 8,41 | 7,31 | −1,11 | −13,2 | 0,1 | 1 |
| 35 | V01 | Allergene | 141,92 | 137,83 | −4,09 | −2,9 | 2,0 | 2 |
| 57 | V03* | Alle übrigen therapeutischen Mittel | 19,75 | 20,71 | 0,96 | 4,9 | 0,3 | 1 |
| 12 | V04* | Diagnostika | 1.250,17 | 1.290,08 | 39,91 | 3,2 | 18,6 | 4 |
| 82 | V06* | Allgemeine Diätetika | 2,08 | 1,80 | −0,28 | −13,4 | 0,0 | 1 |
| 33 | V07* | Alle übrigen nichttherapeutischen Mittel | 233,37 | 146,40 | −86,97 | −37,3 | 2,1 | 2 |
| 89 | V08* | Kontrastmittel | 0,16 | 0,13 | −0,02 | −15,1 | 0,0 | 1 |
| 93 | V10 | Radiotherapeutika | 0,00 | 0,00 | 0,00 | −33,3 | 0,0 | 1 |
| 48 | V60* | Homöopathika und Anthroposophika | 47,04 | 45,44 | −1,60 | −3,4 | 0,7 | 2 |

\* Angaben für diese Indikationsgruppen in Stück
Quelle: IGES-Berechnungen nach NVI und KM6 (2013)

# Glossar

**ABDA:** Bundesvereinigung Deutscher Apothekerverbände.

**AMNOG:** Arzneimittelmarktneuordnungsgesetz.

**ATC-Kode:** Kodierung entsprechend der ATC-Klassifikation. In der Regel ist die ATC-Kodierung für einen Wirkstoff gemeint, also die Kodierung auf der Ebene der chemischen Substanz der ATC-Klassifikation.

**Androgendeprivation, auch Androgenentzug:**
Die Androgendeprivation kann prinzipiell chirurgisch als Kastration durchgeführt werden und ist dann eine endgültige Maßnahme. Daher wird heute in der Regel die reversible „chemische Kastration" bevorzugt, bei der es nach Gabe von GnRH-Analoga oder GnRH-Antagonisten zu einer Suppression der Testosteronproduktion kommt (L02).

**ApU:** Einheitlicher Abgabepreis des pharmazeutischen Unternehmers (pU) nach § 78 Abs. 3 SGB V. Ist ein Erstattungsbetrag nach § 130b SGB V vereinbart, gilt dieser als der ApU (§ 78 Abs. 3a SGB V). Gesetzliche Rabatte, Handelszuschläge und Mehrwertsteuer hängen dann ebenfalls vom Erstattungsbetrag ab.

**AVP:** Apothekenverkaufspreis.

**AVR:** Arzneiverordnungs-Report. Seit 1982 jährlich erscheinender Bericht zu den Ergebnissen des GKV-Arzneimittelindex. Der AVR gibt jährlich eine Übersicht zu Arzneimittelverordnungen im GKV-Arzneimittelmarkt und Veränderungen im Vergleich zum Vorjahr. Die Darstellung von Wirkstoffgruppen folgt inhaltlich den Indikationsgruppen der Roten Liste.

**AVWG:** Arzneimittelversorgungs-Wirtschaftlichkeitsgesetz.

**Biological oder Biologikum:** Wirkstoff, der sich von Proteinen ableitet, die prinzipiell auch im menschlichen Organismus vorkommen. Diese Wirkstoffe sind identisch mit einem körpereigenen Protein bzw. ähneln diesem sehr stark, wie z. B. Erythropoetine oder Insulin. Zu den Biologicals gehören auch monoklonale Antikörper, die teilweise oder komplett den Proteinen anderer Spezies entsprechen können (häufig Mäusen). Als weitere Gruppe sind Fusionsproteine zu nennen, bei denen Bestandteile verschiedener natürlicherweise vorkommender Proteine mithilfe gentechnischer Methoden neu zusammengefügt werden (z. B. Abatacept, Etanercept). Biologicals werden in der Regel als rekombinante Proteine hergestellt.

**Biosimilar:** Arzneimittel, das einem bestimmten Biological (Referenzprodukt) ähnlich ist und nach Patentablauf dieses Biologicals auf den Markt gebracht werden kann.

**BMI:** Body-Mass-Index. Der Index berechnet sich nach der Formel: Körpergewicht in kg dividiert durch das Quadrat der Körpergröße in Meter. Als normal gilt bei Erwachsenen ein BMI zwischen 20 und 25. Ein BMI zwischen 25 und 30 gilt als Übergewicht, ein BMI ab 30 als Adipositas (krankhaftes Übergewicht).

**DEGS:** Studie zur Gesundheit Erwachsener in Deutschland des Robert Koch-Instituts.

**DDD:** Defined daily dose = Tagesdosis. Die DDD ist die angenommene tägliche Erhaltungsdosis für die Hauptindikation eines Wirkstoffes bei Erwachsenen. Zur Methodik siehe: *Fricke U, Günther J, Zawinell A (2008) Anatomisch-therapeutisch-chemische Klassifikation mit Tagesdosen für den deutschen Arzneimittelmarkt. Methodik der ATC-Klassifikation und DDD-Festlegung. Hrsg. vom Wissenschaftlichen Institut der AOK (WIdO), Bonn.*

**DIMDI:** Deutsches Institut für Medizinische Dokumentation und Information.

**DMP:** Disease-Management-Programm. Ziel ist die verbesserte und strukturierte Versorgung chronisch kranker Menschen, die in der GKV versichert sind.

**EMA:** Bis 2009 EMEA. European Medicines Agency. Europäische Arzneimittelagentur.

**Erstattungsbetrag:** Entsprechend § 130b SGB V wird zwischen den Kassen und dem pharmazeutischen Unternehmer auf der Grundlage der frühen Nutzenbewertung ein Erstattungsbetrag vereinbart. Davon betroffen sind alle Arzneimittel, die nicht einer Festbetragsgruppe zugordnet werden.

**G-BA:** Gemeinsamer Bundesausschuss. Oberstes Beschlussgremium der gemeinsamen Selbstverwaltung der Ärzte, Zahnärzte, Psychotherapeuten, Krankenhäuser und Krankenkassen in Deutschland.

**GEDA:** Gesundheit in Deutschland aktuell. Studie des Robert Koch-Instituts.

**GKV:** Gesetzliche Krankenversicherung.

**GKV-WSG:** Gesetz zur Stärkung des Wettbewerbs in der gesetzlichen Krankenversicherung.

**IQWiG:** Institut für Qualität und Wirtschaftlichkeit im Gesundheitswesen.

**Indikationsgruppe:** Gruppe von Wirkstoffen, die durch die therapeutische Subgruppe der ATC-Klassifikation definiert ist.

**KBV:** Kassenärztliche Bundesvereinigung.

**KJ1:** Amtliche Statistik KJ1. Endgültige Rechenergebnisse der gesetzlichen Krankenkassen, herausgegeben vom Bundesgesundheitsministerium. Stichtag ist jährlich der 31. Dezember.

**KM6:** Amtliche Statistik KM6, die einmal jährlich mit dem Stichtag 1. Juli die Zahl der Versicherten in der GKV nach Alter, Geschlecht und Wohnort erfasst. Herausgeber ist das Bundesgesundheitsministerium.

**KV45:** Amtliche Statistik KV45. Rechenergebnisse der gesetzlichen Krankenkassen, quartalsweise herausgegeben vom Bundesgesundheitsministerium.

**Morbi-RSA:** Morbiditäts-orientierter Risikostrukturausgleich. Seit dem 1. Januar 2009 wird beim RSA die Morbidität der Versicherten berücksichtigt.

**NVI:** NationaleVerordnungsInformation. Enthält Daten aus den Apothekenrechenzentren zur Abrechnung der zulasten der GKV verordneten Fertigarzneimittel und wurde von der Firma INSIGHT Health zur Verfügung gestellt.

**Orphan Drug:** Arzneimittel gegen seltene Erkrankungen (weniger als 5 Erkrankte je 10.000 Einwohner).

**OTC:** „Over the counter": Gemeint sind Arzneimittel, die nicht verschreibungspflichtig sind. Einige OTCs sind im Einzelhandel frei verkäuflich, also von der Apothekenpflicht ausgenommen.

**PpU:** Preis des pharmazeutischen Unternehmers, der nach § 78 Abs. 3 AMG zu melden ist. Bei Arzneimitteln mit Preisverhandlung nach § 130b ist dies der fiktive Abgabepreis des Unternehmers, bei allen anderen Arzneimitteln ist er identisch zum ApU.

**pU:** Pharmazeutischer Unternehmer.

**PZN:** Pharmazentralnummer. Siebenstelliger, bundeseinheitlicher Identifikationsschlüssel für Arzneimittel, der jedes Arzneimittel nach Wirkstoff, Wirkstärke, Packungsgröße und Darreichungsform klassifiziert.

**Rekombinante Proteine:** Proteine, die mithilfe von gentechnisch veränderten Organismen hergestellt werden.

**RSA:** Risikostrukturausgleich. Krankenkassenartenübergreifender Ausgleich der Versichertenstruktur mit dem Ziel, die Wettbewerbschancen der Kassen anzugleichen. Seit dem 1. Januar 2009 erweitert zum Morbi-RSA.

**Therapieansatz:** Gruppe von Wirkstoffen mit ähnlichem oder identischem Wirkprinzip, die in der Regel durch die chemische Untergruppe der ATC-Klassifikation definiert wird.

**Transgen:** Als transgen werden Organismen bezeichnet, bei denen mithilfe gentechnischer Methoden das Gen einer anderen Spezies in die Erbsubstanz integriert wurde. Mithilfe transgener Tiere lassen sich bestimmte Biologicals einfacher herstellen als unter Verwendung von Zellkulturen.

**WHOCC:** WHO Collaborating Centre for Drug Statistics Methodology in Oslo.

**WIdO:** Wissenschaftliches Institut der AOK.

**Zubereitungen:** auch Rezepturen genannt, sind Arzneimittel, die vom Apotheker auf Anweisung des Arztes („Rezeptur") individuell für einen Patienten hergestellt werden. Zubereitungen können entweder aus Rohstoffen, wie es bspw. bei Cremes oder Salben häufig der Fall ist, hergestellt werden oder aus Fertigarzneimitteln, wie es in der Regel bei parenteral verabreichten Zytostatika der Fall ist.

# Stichwortverzeichnis

## A

Abarelix 229
Abatacept 21, 27
Abirateron 6, 19, 230, 235, 408, 410
Abirateronacetat 228
Absence 294
Acamprosat 341
ACE 124
ACE-Hemmer 124, 127
Acetylcholin 341
Acetylsalicylsäure 89, 264, 283, 284
Aciclovir 366
Aclidiniumbromid 353
Actinomycin C 213
Actinomycin D 213
Adalimumab 21, 250, 253
Adamantan-Derivat 306
ADHS 329, 337
ADP-P2Y12-Antagonisten 89, 92
Afatinib 214, 215
Aflibercept 366, 367, 370
Agalsidase 75
Agalsidase alfa 78
Agalsidase beta 78
Agomelatin 328
Aldosteron-Antagonist 123
Alendronsäure 274
Alfa1-Antitrypsin 103
Alglucosidase alfa 75
alimentäres System 75, 81
Aliskiren 27, 125
Alkoholabhängigkeit 341
Alkylanzien 213
Almotriptan 284
Alphablocker 122
Amantadin 306
Amifampridin 342, 344
Aminomethylbenzoesäure 102
Amisulprid 315
Amitriptylin 328, 332, 336
Amlodipin 124, 129
AMNOG 397
Amphetamin 329
Amyloidpolyneuropathie, familiäre 342
Amyotrophe Lateralsklerose 341

Anagrelid 215, 218
Anakinra 250, 253
Analgetika 264, 283, 284, 291
Anämie 111, 115
Anastrozol 228, 230
Anfall, epileptischer 294
Angina pectoris 123
Angiotensin-Konversionsenzym 124
Angiotensinogen 124
Angiotensin-Rezeptor-Antagonist 124
Angststörung 334, 336
Antiallergikum 353
Antiandrogen 228, 230
Anticholinergikum 305, 306, 352, 354, 360
Antidementiva 330, 337
Antidepressiva 328, 329, 334, 336
Antidiabetika, oral 62
Antidiuretisches Hormon 123
Antiepileptika 294, 295
Antihämorrhagika 102
Antihypertonika 122
Antihypertonikum 125
Antimetabolit 213, 249, 251
Antineoplastika 213
Antiöstrogen 228, 230
Antiparkinsonmittel 306, 311
Antiphlogistikum 264, 269
Antipsychotika 315, 317, 322, 323, 324
Antipyretika 283, 285, 288, 291
Antirheumatika, nichtsteroidale 58, 264
Antisympathotonika 122
Antithrombotische Mittel 88
Antiverginosa 342, 344
Anxiolytika 315, 316, 317, 322, 324, 334
Apixaban 88, 89, 398, 411
Apomorphin 306
Apothekenverkaufspreis 424
Apraclonidin 365
Argatroban 88
Aripiprazol 27, 315
Aromatasehemmer 228, 230, 235
Arthritis, rheumatoide 249, 258, 264
Asenapin 315, 316
ASS 89, 90, 92, 264, 283
Asthma 352, 353, 354, 358
Asthma bronchiale 352, 358

455

Atemwegserkrankung 353
- chronisch obstruktive 359
Atherosklerose 138
AT-II-Antagonist 125, 127
Atomoxetin 329
Atorvastatin 138, 140
Atropin 305, 365
Auffrischimpfung 187
Aufmerksamkeitsdefizit-Hyperaktivitätssyndrom 329
Autoimmunerkrankung 249
Axitinib 214, 215, 411
Azacitidin 213, 214
Azathioprin 249, 252
Azidose 75
Azilsartan medoxomil 122
Azosemid 123

## B

Bambuterol 352
Barbiturat 294, 316
Basalzellkarzinom 216
Basistherapeutikum 264
Beclometason 355
Behandlungsbedürftigkeit 433
Beinvenenthrombose 88
- tiefe 94
Belatacept 250, 412
Belimumab 250, 412
Belladonna 305
Benperidol 319
Benserazid 305, 308
Benzodiazepin 294, 315, 320
- verwandte Mittel 320
Benzothiazepinderivat 124
Bestandsmarkt 396
Beta2-Mimetikum 352, 354
- selektives 352
Beta-Adrenorezeptor-Antagonist 122
Betablocker 123, 125, 129, 365, 367
Betahistin 341, 344
Beta-Interferon 411
Bethanechol 341, 344
Bevacizumab 215, 367, 370
Bezafibrat 138
Bicalutamid 228
Biguanide 62
Bimatoprost 365, 369
Biological 250
Biosimilar 29
Biperiden 305
Bipolare Störung 315
Bisoprolol 129
Bisphosphonat 274, 276

Bivalirudin 88
Bleomycin 213
Blutdruck 124
Blutgerinnsel 88
Blutgerinnung 88
Bluthochdruck 122, 123
BMG 39
Boceprevir 6, 19, 409
Bornaprin 305
Bortezomib 215
Bosentan 122
Bosutinib 214, 215
Brentuximab vedotin 214, 215, 410
Brimonidin 365
Brinzolamid 365, 370
Bromazepam 320
Bromfenac 366
Bromocriptin 305
Bronchitis, chronische 358
Brustkrebs 215, 228, 232, 234, 235
Budipin 306
Buformin 62
Bundesministerium für Gesundheit 3, 39
Buprenorphin 283, 285, 286, 341
Buprorion 341
Buserelin 228, 232
Buspiron 316
Butyrophenon 315

## C

Cabazitaxel 214, 215, 220, 398, 408
Cabergolin 305, 309
Calabarbohne 365
Calcineurin 249
Calcineurin-Inhibitor 255
Calciumantagonist 124
Calciumkanalblocker 123, 125, 127, 129
Camptothecin 215
Canakinumab 250, 251
Candesartan 21, 27, 29, 48
Cannabisextrakt 283, 284
Capecitabin 218
Captopril 124
Carbamazepin 294
Carbidopa 305, 308
Carboanhydrasehemmer 365, 367
Carbomer 366
Carboplatin 219
Carboxamid-Derivat 294, 296
Carbutamid 62
Carmustin 213
Carnitinmangel 75, 76
Catumaxomab 214

Celecoxib 264, 267
Cerivastatin 138
Certolizumab 250
Chloralhydrat 316
Chlorambucil 213
Chlordiazepoxid 315
Chlorothiazid 123
Chlorpromazin 315
Cholesterin 138
Cholestyramin 138
Cholinesterasehemmer 46, 329
Chorea Huntington 315
Chromoglicinsäure 355
Chronische Hepatitis C 409
Ciclesonid 352
Ciclosporin 249
Cilostazol 89
Cinnarizin 341, 344
Cisplatin 213, 219
Citalopram 328, 332
Claudicatio intermittens 89
Clevidipin 122, 124
Clodronsäure 274
Clofarabin 213
Clofibrat 138
Clonazepam 294
Clonidin 122
Clopidogrel 89, 92, 410
Clozapin 315, 318
Codein 285
Coffein 353
Colesevelam 139
Colestipol 138, 139
Colestyramin 139
Colitis ulcerosa 250, 258, 264
COMT-Hemmer 305, 306
Conestat alfa 103
ω-Conopeptid 284
COPD 352, 353, 354, 358
Corticosteroid 352
Cortisol 352
Cortison 352
Coxibe 264
Crizotinib 214, 215, 410
Cryopyrin-assoziiertes periodisches Syndrom 251
Cyclooxygenase 284
Cyclophosphamid 213, 220, 221
CYP17-Inhibitor 6, 19

# D

Dabigatran 411
Dabigatran etexilat 88
Dabrafenib 214, 215

Dalteparin 88
3,4-DAP 342, 344
Dapagliflozin 63
Darbepoetin alfa 111
Darmerkrankungen, chronisch entzündliche 258
Darmpolypen 216
Dasatinib 215
Daunorubicin 213
Decarboxylase-Hemmer 305, 308
Decitabin 213, 214, 410
Degarelix 228, 229, 232
Denosumab 275
Depression 328, 336
Desirudin 88
Dexamethason 365
Dexamfetamin 328, 329
Dexmedetomidin 316
Dexpanthenol 366
DGPPN 319, 323
Diagnostika 6
Dialyse 117
3,4-Diaminopyridin 342
Diazepam 295, 320
Dibotermin alfa 274
Diclofenac 264, 266, 267
Dicoumarol 88
Dihydroergocryptinmesilat 305
Dihydropyridin 124, 129
Diltiazem 124
Dipeptidyl-Peptidase-4-Inhibitoren 63
Diphtherie 185, 186, 187, 195, 196
Dipyridamol 89
Direkte Faktor-Xa-Inhibitoren 88
disease modifying anti-rheumatic drugs 249, 264
Distigmin 341, 344
Diurese 123
Diuretika 123, 125, 129
DMARD 249, 264
DNA 213
Docetaxel 215, 219
Domperidon 288
Donepezil 29, 46, 329
Dopamin 305, 306
Dopaminagonist 305, 306, 311
Dorzolamid 365, 369, 370
Dossier 393
Doxazosin 122
Doxepin 334
Doxorubicin 213
DPP-4-Inhibitoren 19, 63, 65
Drotrecogin alfa 90
Duloxetin 38, 336
Dyspepsie 56

# E

Eculizumab 251
Edrecolomab 215
Einsparung
– anbieterbezogene 13
– technische 13
Eisen 111, 112, 115
Eisenmangelanämie 115
Eletriptan 284
Eltrombopag 103
Emtricitabin 409, 411
Endokrine Therapie 227
Endometriumkarzinom 228
Entacapon 306, 308
Entwicklung
– epidemiologische 430
– medizinische 430
Entzugserscheinung 122
Enzalutamid 228, 235
Enzymersatztherapie 83
Enzyminhibitor 6
Ephedrin 352
Epilepsie 299, 301
Epinephrin 365
Epirubicin 213
Eplerenon 123
Epoetin
– alfa 111
– beta 111
– delta 111
Epoprostenol 90
Eptotermin alfa 274
Ergot-Dompaminagonist 309
Eribulin 214, 219, 409
Erkrankung
– immunologische 253
– säurebedingte 56
Erlotinib 215, 218
Erythropoetin 111, 113, 115, 117
– alfa 114
– beta 114
Escitalopram 328, 332
Eslicarbazepin 295
Essstörung 336
Etanercept 27, 34, 38, 40, 250, 253
Ethosuximid 294, 295
Etidronsäure 274
Etoposid 215
Etoricoxib 264, 266, 267
Everolimus 249
Exemestan 228, 230
Exenatide 63
Extrapyramidale Störung 315
Ezetemib 140
Ezetimib 19, 139

# F

Faktor-Xa-Hemmer, direkter 19, 21
Fampridin 342, 344
Felbamat 295
Felodipin 124
Fenofibrat 138
Fenoterol 352
Fentanyl 283, 285
Fettsäure-Derivat 294, 296
Fettstoffwechselstörung 143
Fibrat 138, 140
Fibrinolyse 88, 90
Fibrinolytika 90
Fieber 267, 283
Fingolimod 250, 251, 398, 411
Flunarizin 341, 344
Fluorescein 366
5-Fluoruracil 213
Fluorouracil 218
Fluoxetin 328, 332
Flupentixol 319
Fluphenazin 319
Flupirtin 284
Flutamid 228
Fluvastatin 138
Fluvoxamin 328
Folsäure 111, 112
Folsäureantagonist 213
Formoterol 352, 355
Fraktur 275
Frovatriptan 284
Frühsommer-Meningoenzephalitis 189
FSME 189, 190, 196
Fulvestrant 228
Furosemid 123

# G

Gabapentin 295, 299
Galantamin 46, 329
Gallensäure-bindendes Mittel 139
Galsulfase 75
Ganciclovir 366
Gastritis 56
Gebärmutterhalskrebs 187
Gefitinib 214, 215
Gelenkbeschwerden 264, 270
– Arthrose-bedingte 269
Gelenkerkrankung 267
Gelenkschmerz 267
Gemcitabin 218
Gemfibrozil 138
GERD 56

Gerinnungshemmer 90
Gerinnungssystem 102
Gimeracil 213
Ginkgoblätter-Extrakt 329
Glatirameracetat 36, 38, 40, 42, 411
Glaukom 365
Glaukommittel 367
Glibenclamid 62
Glimepirid 67
Gliniden 62
Gliptine 63
Glitazone 62
GLP-1-Rezeptor-Agonisten 19, 63, 65
Glucocorticoid 352, 355
Glycopyrroniumbromid 353
Glykogenose 82
GnRH-Analoga 228, 230
GnRH-Antagonist 229, 232
Goldpräparat 264
Golimumab 250, 253
Gonadotropin-Releasing-Hormon-Analoga 228
Goserelin 228, 232
Grundversorgung 6, 435

# H

$H_2$-Antagonisten 52, 53
Haemophilus influenzae B 186
Haloperidol 315, 319
Hämoglobinurie, paroxysmale nächtliche 251
Hämophilie 102
Heamophilus influenzae B 187
Helicobacter pylori 52, 56
Heparin 88, 96
Hepatitis A 189
Hepatitis B 187, 189, 191
Hereditäres Angioödem 103
Heroin 283
Herzerkrankung, ischämische 94
Herzinfarkt 89, 90, 94, 138, 143
Herzinsuffizienz 123, 125, 129
Herzkrankheit
– ischämische 96
– koronare 123
Herzrhythmusstörung 124
– tachykarde 123
Hirudin 88
Histrelin 232
HIV-Versorgung 10, 435
HMG-CoA-Reduktase 138
Hormon 228
– zytostatisches 227, 229, 234
Hormontherapie 232
HPV 187, 190, 191, 196

humanes Papillomavirus 186, 187
Humaninsulin 62, 65
Hyaluronsäure 366
Hydantoin-Derivat 294
Hydrochlorothiazid 123
Hydromorphon 283
Hydroxycarbamid 218
Hypercholesterinämie 143
Hypertonie 122, 123, 125, 129, 133
– arterielle 122
– pulmonale arterielle 122
Hypromellose 366

# I

Ibandronsäure 274
Ibuprofen 264, 266
Imatinib 21, 215, 217, 218
Imiglucerase 75, 77
Imipramin 328
Immunsuppressiva 259
– selektive 21, 251
Immunsuppressivum 249, 251
– selektiv 27
– spezifisches 258
Impfstoff 186
Indacaterol 352, 353, 356
Indextheorie 428
Indikation 432
Indikationsgruppe, Entwicklung der 434
Indikationsimpfung 189
Indometacin 264
Infarkt 88
Infektionskrankheit 187
Infliximab 250, 253
Influenza 186, 187
Influenzaimpfung 189, 195
Inkretin 63
Innovation 13
Insulin 62, 65, 69
– aspart 62
– detemir 62
– glargin 62
– glulisin 62
– lispro 62
Insulinanaloga 62, 65
Insulin glargin 42
Interferon beta-1a 42
Interferon beta-1b 42
Interleukin 249
Ipatropiumbromid 352
Ipilimumab 214, 410
Iproniazid 328
Irbesartan 27, 29, 46

Irinotecan 215
Isoprenalin 352
Isradipin 124
Ivacaftor 410

## J

Japanische Enzephalitis 187
Johanniskrautpräparat 329

## K

Kaliumkanalblocker 341, 342, 344
Karzinom, kolorektales 215
Kassenärztliche Vereinigung 23
Keratitis 366
Kinderkrankheit 186
Kinderlähmung 186
Knochenbruch 274
Knochenheilungsstörung 274
Knochenkrankheit 274
Knochenmetastase 274
Knochenschwund 274
Kombinationsimpfstoff 187, 191
Kopfschmerz 288
Koronare Herzkrankheit 143
Krebs 117, 288
Krebserkrankung 213, 228
KV-Region 378

## L

Lacidipin 124
Lacosamid 294
Lambert-Eaton-Myasthenie-Syndrom 342
Lamotrigin 294, 296
Lapatinib 215
Laronidase 75
Laropripant 139
Latanoprost 365, 369
L-Dopa 305, 306, 308, 311
Leflunomid 255
Lenalidomid 251
Lepirudin 88
Lercanidipin 124
Letrozol 228, 230
Leukotrienrezeptor-Antagonist 353
Leuprorelin 228, 232, 234
Levetiracetam 29, 296
Levocarnitin 75
Levomethadon 341
Linagliptin 63

Lipidsenkende Mittel 137
Lipidsenker 139
Lipidspeicherkrankheit 81
Lisdexamfetamin 328, 329
Lithium 315
Lixisenatid 63
Lomitapid 139
Lomustin 213
Lorazepam 320
Lormetazepam 320
Lost 213
Lovastatin 138
Lungenembolie 96
Lungenerkrankung, chronisch obstruktive 352
Lysosomale Speicherkrankheit 81

## M

Magenschutztherapie 52, 56, 57, 58
Magenulkus 52
Makuladegeneration 366, 367
Mammakarzinom 228
Mangelzustand 111
Manidipin 124
Manie 315, 322
MAO-A-Hemmer 328
MAO-B-Hemmer 306
MAO-Hemmer 328
Masern 186, 187, 191, 196
Mastzellstabilisator 353
Melagatran 88
Melatonin 316
Melatonin-Rezeptor-Agonist 316
Melperon 322
Memantin 29, 46, 329
Meningokokken 186, 187, 189
Meprobamat 316
Mercaptamin 75
Mesuximid 295
Metformin 19, 62, 63, 65
Methadon 283, 341
Methotrexat 213, 221, 249, 252, 258, 264, 266
Methoxy-Polyethylenglycol-Epoetin beta 111, 114
α-Methyldopa 122
Methylphenidat 329
Metixen 305
Metoclopramid 284, 288
Metoprolol 123, 129
M. Fabry 81
M. Gaucher 81, 84
M. Hunter 82
M. Hurler 82
Miglustat 75, 77
Migräne 283, 288

Migränemittel 283, 284, 286, 288, 291
Migräneprophylaxe 287
Milzbrand 186
Mirtazapin 328
Mistelpräparat 216
Mittel bei ADHS 329
Mittel bei Leistungsstörung 329
Mittel bei Narkolepsie 329
Mittel bei säurebedingten Erkrankungen 51
Mittel gegen alimentäre Anämie 112, 115
Mittel gegen alimentäre Anämien 111
Mittel gegen erhöhte Thromboseneigung 88
Mittel mit Wirkung auf das Renin-Angiotensin-System 122, 124, 134
Mittel zur Behandlung des Brustkrebses 228
Mittel zur Fibrinolyse 90
M. Maroteaux-Lamy 82
Moclobemid 328
Monoamin-Wiederaufnahmehemmer, nichtselektiver 328, 331
Monoklonaler Antikörper 215
Montelukast 353
Morbus Bechterew 250
Morbus Crohn 250, 258
Morbus Fabry 75, 76
Morbus Gaucher Typ 1 75, 77
Morbus Menière 341
Morbus Paget 274
Morbus Parkinson 305
Morbus Pompe 75
Morbus Werlhof 102
Morbus Wilson 75
Morphin 283, 286
M. Pompe 82
Mukopolysaccharidose 82
Mukopolysaccharidose Typ 1 75
Mukopolysaccharidose Typ 6 75
Multiple Sklerose 16, 342
Multiples Myelom 251
Mumps 186, 187, 196
Muromonab-CDC3 249
Mutterkornalkaloid 284, 305
Myasthenia gravis 341
Mycophenolat 249
Mycophenolatmofetil 249, 255

# N

Nabiximols 283, 284
NAGS-Mangel 75
Naproxen 264, 266
Naratriptan 284
Natalizumab 251
Natriumhydrogencarbonat 75

Natriumpheny lbutyrat 75
Nebivolol 129
Nelarabin 213
Neostigmin 344
Nepafenac 366
Nephropathische Zystinose 75
Neuralgie 299
Neurodegenerative Erkrankung 309
Neuroleptika 315, 317, 319, 322, 323, 324
Neuroleptikum 305, 306, 309
Neuropathische Schmerzen 301
Niacin 139
Nicardipin 124
Nicotin 341
Niemann-Pick Typ-C Krankheit 82
Nierenerkrankung, chronisch 115
Niereninsuffizienz 75
Nierentransplantation 257
Nierenversagen 111
Nifedipin 124
Nikotinabhängigkeit 341
Nikotinsäure 139
Nilotinib 215, 218
Nilvadipin 124
Nimodipin 124
Nisoldipin 124
Nitisinon 75
Nitrendipin 124
N-Lost-Derivat 213
NMDA-Rezeptorantagonist 329
Non-Hodgkin-Lymphom 215
Novalgin 284
NSAR 56, 264, 265, 266, 267
NSMRI 328, 332
Nutzenbewertung, frühe 395

# O

OAD 62
Ocriplasmin 366, 367
Ödem 123, 129
Ofatumumab 214
Olanzapin 6, 27, 34, 315, 318
Omalizumab 353
Omeprazol 52, 53
Ophthalmika 5
Opiatabhängigkeit 341, 342
Opioid 283, 284, 288, 291
Opipramol 334
Opium 283
Orciprenalin 352
Organtransplantation 257
Orphan Drug 75, 393
Osteoporose 274, 275, 279

Östrogentherapie 275
Oteracil 213
Oxazepam 320
Oxcarbazepin 294
Oxitropiumbromid 352
Oxybuprocain 366
Oxycodon 21, 283

# P

Paclitaxel 215, 219
Paliperidon 27, 315
Pamidronsäure 274
Panikstörung 336
Pantoprazol 44, 53
Papillomavirus, humanes 186
Paracetamol 284
Parasympathomimetika 341, 342, 344, 365
Parecoxib 264
Parkinson-Krankheit 309
Parkinson-Syndrom 305, 306, 309
Paroxetin 328, 332
Patient, behandelbar 433
PAVK 89
Pazopanib 214, 215, 218
Pegaptanib 366, 370
Peginterferon 409
Pemetrexed 213
Penicillamin 264
Peptid 124
Perampanel 295
Pergolid 305
Pertussis 187, 196
Pertuzumab 214
Pethidin 283
Pharmazentralnummer 424
Phasenprophylaktikum 315
Phenformin 62
Phenobarbital 294
Phenothiazinderivat 315
Phenylalkylamin 124
Phenylbutazon 264
Phenylketonurie 75, 83
Phenytoin 294
Phosphodiesterase-4-Hemmer 353
Physostigmin 365
Pilocarpin 344, 365
Pioglitazon 62
Piretanid 123
Pirfenidon 250, 251, 408
Piribedil 306, 309
Pitavastatin 138
Pixantron 213, 214
Plaque-Psoriasis 250

Platinhaltige Verbindungen 213
Pneumokokken 186, 187, 196, 197
Pocken 187, 189
Pockenschutzimpfung 185, 186
Pockenvirus 185
Podophyllotoxin 213, 215
Poliomyelitis 186, 187, 191, 196
Polyneuropathie 113
Pomalidomid 250, 251
Ponatinib 214, 215
Postmenopause 275
PPI 52, 56
Pramipexol 306, 309, 312
Prasugrel 89
Prävalenz 432
Pravastatin 138
Prazosin 122
Prednisolon 365
Pregabalin 295, 299
PROCAM-Score 143
Procyclidin 305
Propranolol 123
Prostaglandine 365, 367
Prostatahypertrophie 228
Prostatakarzinom 228, 232, 234, 235
Prostatakrebs 221, 228, 230, 232, 234
Proteasehemmer 6
Proteinkinase-Hemmer 6, 19, 21, 215
Protonenpumpen-Inhibitoren 36, 52
Proxymetacain 366
Psoriasis 249, 258
– Plaque- 250
Psoriasisarthritis 249, 250
Psychoanaleptika 328
Psycholeptika 315
Psychose 315, 322
Psychostimulanz 329
Purpura, idiopathische thrombozytopenische 102
Pyrazolon 284
Pyridostigmin 341, 344
Pyrophosphat 274

# Q

Quetiapin 6, 27, 48, 315, 318

# R

Ramipril 127
Ranibizumab 367, 370
Rasagilin 306
Reboxetin 328
Refluxerkrankung, gastroesophageale 56

Refluxkrankheit 52, 56, 58
Regorafenib 214, 215
Remissionsinduktor 264, 269
Renin 124
Renin-Inhibitor 124
Reserpin 122
Restless-Legs-Syndrom 305, 309
Retigabin 295
Rheumatoide Arthritis 16, 249, 257
Ribavirin 409
Rilpivirin 409, 411
Riluzol 341, 342
Risedronsäure 274
Risperidon 315, 318
Ritalin 329
Rituximab 215
Rivaroxaban 6, 21, 88, 89, 411
Rivastigmin 29, 46, 329
Rizatriptan 284, 286
Rofecoxib 264
Roflumilast 353
Romiplostim 103
Ropinirol 306, 309, 312
Rosiglitazon 62, 63
Rosuvastatin 138
Rotaviren 187
Röteln 186, 187, 189, 196
Rotigotin 306, 309
Rückenschmerz 264, 267, 270, 288
Rufinamid 295
Ruxolitinib 21, 214, 215, 218

## S

Salbutamol 352
Salicylsäure 283
Salmeterol 352, 355
Salycin 283
Sapropterin 75, 76
säurebedingte Erkrankungen 52
säurebedingte Gesundheitsstörung 52
säurehemmende Mittel 52
Saxagliptin 67, 398, 408, 409
Schizophrenie 315, 318, 319, 322
Schlafstörung 322
Schlaganfall 89, 90, 94
Schleifendiuretika 123
Schleifendiuretikum 123
Schmerz 283, 288
– neuropathischer 298, 336
Schmerzen 267
Schmerzmittel 264
Schwindel 341
SCORE 143

Sedativa 315, 316, 317, 322, 324
Sedativum 315
Selegilin 306
selektive Östrogenrezeptor-Modulatoren 228
Senfgas 213
Sepsis 90
SERM 228
Serotoninanaloga 284
Serotonin-Wiederaufnahmehemmer, selektiver 328
Sertralin 328, 332
SGLT2-Inhibitor 19, 63
Simvastatin 138, 140
Sirolimus 249
Sitagliptin 63, 398, 409
Sitaxentan 122
Sodbrennen 58
Sorafenib 215, 218
Spezialversorgung 10, 435
Spindelgift 215
Spironolacton 123
SSRI 331, 336
Standardimpfung 187
Statin 138, 140
Stoffwechsel 75, 81
Stoffwechselerkrankung 81
Stoffwechselkrankheit 76, 81
Stoffwechselstörung 75
Strontiumranelat 274
Strukturkomponente 428
Succinimid 294, 295
Suizidgefahr 322
Sulfasalazin 250, 264
Sulfonylharnstoff 19, 62, 65, 67
Sulpirid 315
Sumatriptan 284, 286
Sunitinib 215, 218
Supportivversorgung 10
Supportiv-Versorgung 435
Sympathomimetika 365, 367
Sympathomimetikum 353, 354, 355

## T

Tachykardie 124
Tacrin 329
Tacrolimus 249
Tafamidis 342, 409, 410
Tafluprost 365, 369
Tamoxifen 228, 230
Tapentadol 21, 283
Taxan 213
Tegafur 213
Tegafur, Gimeracil, Oteracil 214
Telaprevir 6, 19, 409

Temozolomid 220
Temsirolimus 216
Teniposid 215
Tenofovir 409, 411
Teprotid 124
Teriflunomid 250, 251
Tetanus 185, 187, 191, 195, 196
Tetanusimpfung 186
Tetracain 366
Thalidomid 251
Theobromin 353
Theophyllin 353
Thiaziddiuretika 123
Thiazolidindione 62
Thienopyridin 89
Thrombininhibitor, direkter 19, 88
Thromboseneigung 88, 91
– erhöhte 21, 88
Thromboseprophylaxe 96
Thrombozytenaggregationshemmer 89
Thrombozytenaggregationsneigung 16
Thrombozythämie, essenzielle 216
Tiagabin 294
Tianeptin 328
Tiaprid 315
Ticagrelor 89, 408, 409, 410
Ticlopidin 89
Tilidin 285
Tiludronsäure 274
Timolol 365, 369
Tiotropiumbromid 352, 356
TNF-alpha-Inhibitor 21, 249
TNF-Antagonist 250
Tocilizumab 250, 253
Tolbutamid 62
Tolcapon 306
Tollwut 186
Tolvaptan 123
Topiramat 284, 287, 294, 298
Topotecan 215
Torasemid 123
Toremifen 228
Trabectedin 216
Tramadol 283, 285
Tranexamsäure 102
Transplantatabstoßung 249
Transplantation 249, 255
Tranylcypromin 328
Trastuzumab 215
Travoprost 365, 369
Trigeminusneuralgie 113, 294
Trihexyphenidyl 305
Triptan 284, 286
Triptorelin 228, 232
Tropicamid 366

TTR-FAP 342
Tumorschmerz 288
Tyrosinämie Typ 1 75

# U

Ulkus 56
Ulzera 56
Ustekinumab 250, 251, 259

# V

Valdecoxib 264
Valium 315
Valproinsäure 294
Valsartan 21, 27, 29, 34, 46
Vandetanib 214, 215, 409
Vareniclin 341
Varizellen 187, 196
Vasopressin 123
VEGF-Antagonisten 370
Velaglucerase alfa 75, 76, 77
Vemurafenib 21, 214, 215, 410
Venenthrombose 88, 96
Venlafaxin 328, 336
Verapamil 123
Versorgung
– Grund- 435
– HIV- 435
– Spezial- 435
– Supportiv- 435
Verteporfin 366
Verwirrtheit 323
Vigabatrin 294
Vildagliptin 63, 67, 398, 409
Vinblastin 215
Vincaalkaloid 213
Vincristin 215
Vindesin 215
Vinflunin 214, 215
Vinorelbin 215
Viruserkrankung 186
Vismodegib 214, 216
Vitamin B12 111, 112
Vitamin K 102
Vitamin-K-Antagonisten 88
Vorhofflattern 124
Vorhofflimmern 96

## W

Wechseljahresbeschwerden 276
Weidenrinde 283

## X

Xanthin 352, 353, 354, 360
Ximelagatran 88

## Z

Zahnschmerz 288
Zaleplon 316
Ziconotid 284
Zinkacetat 75
Ziprasidon 315
Zoledronsäure 46, 274
Zolmitriptan 284, 286
Zolpidem 316
Zonisamid 294
Zopiclon 316
Zotepin 315
Zusatznutzen 394
Zytostatika 213, 221
Zytostatische Antibiotika 213

Printing: Ten Brink, Meppel, The Netherlands
Binding: Ten Brink, Meppel, The Netherlands